DU

TRAITEMENT HOMŒOPATHIQUE

DES

MALADIES DE LA PEAU

ON TROUVE CHEZ LE MÊME LIBRAIRE :

Nouveau manuel de médecine homœopathique., divisé en deux parties : 1° *Matière médicale ;* 2° *Répertoire thérapeutique et symptomatologique,* par le docteur G. H. G. Jahr. Cinquième édition augmentée. Paris, 1850, 4 vol. in-12 .... 18 fr.
Cette édition présente le tableau le plus complet et le plus méthodique de la doctrine homœopathique jusqu'à ce jour.

Nouvelle pharmacopée et posologie homœopathiques, ou de la préparation des médicaments homœopathiques et de l'administration des doses, par le docteur G. H. G. Jahr. Paris, 1841, in-12 .... 5 fr.

Notices élémentaires sur l'homœopathie et la manière de la pratiquer, avec quelques-uns des effets les plus importants de dix des principaux remèdes homœopathiques, à l'usage de tous les hommes de bonne foi qui veulent se convaincre par des essais de la vérité de cette doctrine, par le docteur G. H. G. Jahr. Deuxième édition, augmentée. Paris, 1844, in-18 de 135 p........ .... 1 fr. 75 c.

Du traitement homœopathique du choléra, avec l'indication des moyens de s'en préserver, pouvant servir de conseils aux familles en l'absence du médecin ; par le docteur G. H. G. Jahr. Paris, 1848, 1 volume in-12.................................. .... 1 fr. 50.

Sous presse :

Du traitement homœopathique des maladies nerveuses et de plusieurs autres affections chroniques telles que les *Névralgies,* les *Douleurs rhumatismales et arthritiques,* les *Paralysies,* la *Chlorose,* la *Jaunisse,* les *Hydropisies,* etc., avec un répertoire complet de tous les symptômes généraux de la matière médicale qui se rapportent à ces maladies, par le docteur G. H. G. Jahr. 1 vol. in-8.

Des causes des maladies et de leur traitement homœopathique, par le docteur G. H. G. Jahr. 1 vol. in-8.

DE L'IMPRIMERIE DE CRAPELET, RUE DE VAUGIRARD, 9

DU

TRAITEMENT HOMOEOPATHIQUE

DES

MALADIES DE LA PEAU

ET

DES LÉSIONS EXTÉRIEURES EN GÉNÉRAL

PAR

LE DOCTEUR **G. H. G. JAHR**

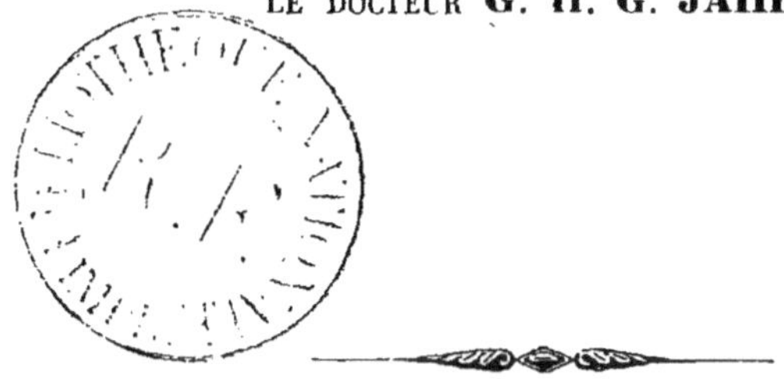

A PARIS

CHEZ J. B. BAILLIÈRE

LIBRAIRE DE L'ACADÉMIE NATIONALE DE MÉDECINE

19, RUE HAUTEFEUILLE

A LONDRES, CHEZ H. BAILLIÈRE, 219, REGENT-STREET

A NEW-YORK, CHEZ H. BAILLIÈRE, LIBRAIRE, 169, FULTON STRELT

A MADRID, CHEZ C. BAILLY-BAILLIÈRE, CALLE DEL PRINCIPE, N° 11

1850

PRÉFACE.

Dans le nouvel ouvrage que nous offrons aujourd'hui au public médical, et particulièrement aux médecins homœopathes, nous avons voulu surtout adapter les symptômes fournis par la matière médicale aux diverses formes de dermatoses qui se présentent dans la nature.

Nous avons dû renoncer à la pensée de ranger tous les symptômes cutanés que contient la matière médicale selon les classes des willanistes, parce qu'elle présentait des difficultés insurmontables à cause même du peu d'exactitude dont ces symptômes ont été caractérisés par les observateurs. Mais nous pensons que le public n'y aurait rien gagné lors même qu'une telle classification aurait été exécutable, attendu que le *même* médicament guérit les formes *anatomiques les plus diverses (papules, vésicules, tubercules*, etc.), lorsque la *cause déterminante* ou les caractères *pathologiques* et les *épiphénomènes* se rapportent à sa sphère d'action. Selon nous, il fallait donc procéder d'une autre manière pour faciliter aux praticiens le traitement des maladies de la peau, et pour les mettre en état de trouver des médicaments, ou, si l'on aime mieux, des *spécifiques* non-seulement pour les diverses formes qui se trouvaient déjà diagnostiquées par les observateurs, mais encore pour le nombre infiniment plus grand de celles qui n'ont pas été signalées quant à l'*ensemble* des phénomènes et des épiphénomènes, et que le médecin rencontre presque à chaque pas dans la pratique. Voici comment nous avons cru y parvenir :

D'abord, nous avons divisé tout l'ouvrage en trois parties entièrement distinctes, et dont chacune doit répondre à un point de vue particulier de la pratique. Dans la PREMIÈRE, intitulée THÉRAPEUTIQUE, nous nous sommes surtout attachés à donner, pour chaque forme de dermatoses admise, autant d'indica-

a

tions particulières que possible pour le choix du médicament correspondant ; mais comme dans la nature ces formes ne se présentent que rarement d'une manière aussi franche et nettement dessinée que les livres le feraient croire, nous avons fait précéder ces indications par quelques notions de thérapeutique (voir pages 34-44) sur les médicaments qui se rapportent, d'une manière plus générale, aux *causes extérieures*, aux divers *épiphénomènes* et aux divers *symptômes locaux* qui pourraient accompagner l'une ou l'autre des dermatoses. Ces données peuvent s'adapter à tous les cas où les symptômes y correspondraient, n'importe le nom qui aurait été imposé à ce cas ; nous espérons donc qu'on y trouvera souvent de quoi suppléer aux indications que nous avons données à l'occasion de chaque forme, et que nous ne pouvions pousser jusqu'à prévoir tous les cas imaginables de complications, sans citer à chaque endroit toute la matière médicale en entier. Afin d'éviter ces répétitions de citations fastidieuses pour le lecteur à chaque maladie où quelques praticiens auraient peut-être désiré le voir, nous ne les avons faites en entier *qu'une fois pour toutes*, dans la SECONDE partie, intitulée : MATIÈRE MÉDICALE DES SYMPTÔMES CUTANÉS. C'est cette partie que nous prions le lecteur de se figurer comme si elle était répétée à l'occasion de chaque dermatose dont nous avons parlé en particulier, attendu que les symptômes décrits dans cette seconde partie forment le complément de ceux décrits dans les articles de la première partie.

Dans la partie *thérapeutique*, nous avons aussi, chaque fois où il nous a paru nécessaire, joint des descriptions pathologiques et quelques renseignements diagnostiques aux indications pour le choix des médicaments ; nous avons pensé que dans bien des cas de la pratique il serait utile d'avoir sous les yeux un ensemble de tout ce que la science est parvenue à constater au sujet du diagnostic et de la pathologie des diverses formes de dermatoses. C'est pourquoi nous nous sommes même fait un devoir d'étudier depuis plusieurs années tout ce qui s'est publié, tant en France qu'en Allemagne, sur la pathologie et le diagnostic des maladies de la peau, afin de pouvoir offrir aux praticiens un résumé qui soit tout à fait à la hauteur de la science. Pour ce qui concerne la *thérapeutique*, nous nous sommes efforcé de présenter partout où les circonstances l'exigèrent des renseignements aussi complets que possible sur les symptômes qui indiquent le choix de l'un ou de l'autre des médicaments cités. Dans ces citations, nous nous sommes laissé guider par les expériences cliniques connues et par les analogies avec les cas tirés de la pratique, cherchant partout à grouper, autour des termes scientifiques, les médicaments que les expérimentations pures et les expériences pratiques nous autorisaient à rapporter à ces termes.

Si nous avions voulu être moins rigoureux, nous aurions pu rapporter aux termes scientifiques bien plus de médicaments encore que ceux cités ; cependant nous avons cru mieux faire de laisser cette tâche au lecteur lui-même et à sa propre appréciation. Seulement, pour le mettre à même de le faire, nous avons donné, dans la partie qui contient la MATIÈRE MÉDICALE (pages 291-494), ainsi que dans le RÉPERTOIRE (page 495 jusqu'à la fin), tous les symptômes cutanés avec les expressions telles qu'elles ont été employées par les observateurs, et sans faire attention aux termes plus ou moins scientifiques dont ceux-ci se sont servis. Ces résumés de la matière médicale sont, comme on pourra s'en convaincre, le rapport fidèle et littéral de TOUS les symptômes cutanés que contient la matière médicale, avec les plus petites circonstances et les détails les plus minutieux : détails que nous n'avions pu donner dans notre *Manuel*.

Nous devons dire pourquoi nous ne nous sommes point borné aux maladies de la peau proprement dite, et pourquoi nous avons traité, dans cet ouvrage, des maladies qui semblent étrangères à celles-ci, telles que les affections des muqueuses, les lésions des os, des glandes, etc. D'après ce que l'ancienne école et quelques-uns de nos critiques appellent de la *science*, nous avons eu tort d'agir ainsi, nous le savons très-bien ; la *théorie* exige qu'on regarde les maladies de la peau comme des lésions à part qui n'ont rien de commun avec le reste des affections morbides. Mais les *praticiens* en pensent-ils de même ? Nous ne le croyons pas. D'abord les maladies cutanées sont si souvent intimement liées à des affections des glandes, des os, des membranes muqueuses, etc., qu'il est quelquefois presque impossible de traiter les unes sans les autres. Mais ce qu'il y a de plus, c'est que toutes les dermatoses ordinaires sont des lésions *organiques,* telles que nous en remarquons, quant à leur nature *pathologique,* de tout à fait analogues dans les autres systèmes anatomiques. Ce sont des *inflammations,* des *hypérémies*, des *hypertrophies*, des *dégénérescences*, etc. Pour savoir *traiter rationnellement les dermatoses*, il faut donc absolument qu'on connaisse non-seulement le traitement particulier de celles-ci, mais encore celui des *lésions analogues* en général. Par exemple, nul ne traitera avec succès des *pustules syphilitiques,* sans savoir traiter la *syphilis*; l'*impetigo* demande souvent qu'on connaisse aussi les médicaments appropriés aux affections muqueuses et aux lésions glandulaires, etc. Voilà donc pourquoi, loin de nous borner aux dermatoses, nous avons étendu nos indications sur presque tout ce qu'on peut comprendre sous la dénomination de *lésions organiques extérieures du corps humain.*

Cette extension du plan de notre ouvrage nous a permis aussi de traiter en détail de toutes les affections *syphilitiques,* auxquelles nous avons consacré plusieurs articles spéciaux (voir pages 186-214), mettant tout notre soin à fournir une description aussi exacte et aussi complète que possible de toutes les formes de ces maladies, attendu qu'il n'y a peut-être pas de dermatoses qui soient plus souvent méconnues que celles-ci.

Nous avons aussi consacré un chapitre au traitement homœopathique de la *lèpre* et des *léproïdes.* Cette maladie, observée rarement en France, se présente assez fréquemment en Algérie à l'observation des médecins homœopathes qui s'y trouvent, et comme par la propagation toujours croissante de notre science nouvelle les médecins qui consultent nos livres ne se trouvent pas seulement en France, nous avons pensé qu'il pourrait être utile de traiter cette question avec quelques détails pour les praticiens des pays où cette affection est endémique.

En ce qui concerne la *classification* des dermatoses que nous avons adoptée et les raisons qui nous ont fait abandonner celle des willanistes, nous renvoyons à ce que nous avons dit (pages 8-44). Seulement, nous ferons observer à nos lecteurs que, pour leur faciliter l'intelligence de notre ouvrage, nous n'avons pas seulement donné une table systématique des matières, mais à la suite de cette table une *concordance* de notre classification avec celle des willanistes. Enfin, nous terminons par une *table alphabétique* qui pourra servir en même temps de *vocabulaire* pour les anciens et les nouveaux systèmes, et à l'aide de laquelle, nous l'espérons du moins, tout praticien, n'importe l'école à laquelle il appartienne, pourra arriver à trouver dans notre ouvrage la dermatose qu'il aurait besoin de chercher.

En publiant ce livre, nous croyons remplir une véritable lacune et seconder ainsi le mouvement qui se fait, depuis quelques années surtout, en faveur de l'homœopathie. Ce mouvement est évident pour tout le monde. Mais aussi, il faut bien le dire, tous les partisans de notre cause, c'est-à-dire de la vérité, rivalisent de zèle, et chacun s'efforce d'apporter sa pierre à l'édifice. Ici, le docteur Tessier, qui le premier a eu le courage d'expérimenter d'abord et de pratiquer ensuite l'homœopathie dans un hôpital de Paris, fait paraître un ouvrage remarquable intitulé : *Recherches cliniques sur le traitement de la Pneumonie et du Choléra.* Là, le docteur Héring, de Philadelphie, un des plus anciens champions de notre cause, publie sous ce titre : *Médecine homœopathique domestique* un livre important qui bien que destiné spécialement aux gens du monde sera lu avec fruit par les médecins. Enfin M. Catellan, pharmacien exclusivement homœopathe à Paris, vient de donner un démenti à ceux qui disent que notre doctrine a fait son temps, en fondant une seconde pharmacie spécialement homœopathique.

Certes, il y aurait là de quoi nous rassurer, s'il en était besoin, sur l'avenir de la doctrine de Hahnemann ; mais nous avouons que nous n'avons jamais eu à cet égard aucune crainte ; le sort d'une telle découverte ne pouvait être douteux pour nous : une vérité ne périt point.

Paris, le 29 août 1850.

G. H. G. JAHR.

TABLE DES MATIÈRES.

PREMIÈRE PARTIE.

THÉRAPEUTIQUE DES MALADIES DE LA PEAU
ET DES LÉSIONS EXTÉRIEURES.

DEUXIÈME PARTIE.

MATIÈRE MÉDICALE DES SYMPTOMES DE LA PEAU

ET DES LÉSIONS EXTÉRIEURES,

Contenant les médicaments par ordre alphabétique depuis

TROISIÈME PARTIE.

RÉPERTOIRE SYMPTOMATOLOGIQUE

DES MALADIES DE LA PEAU ET DES LÉSIONS EXTÉRIEURES.

CONCORDANCE

DU SYSTÈME DES WILLANISTES

AVEC

LA CLASSIFICATION ADOPTÉE DANS CET OUVRAGE.

———

SYSTÈME DES WILLANISTES.	CLASSIFICATION DE CET OUVRAGE.	
Exanthèmes :		
Erythème.	Dermatoses aiguës	§ 59
Erysipèle	— —	§ 62
Roséole..	— —	§ 46
Rougeole	— —	§ 47
Scarlatine	— —	§ 48
Urticaire.	— —	§ 56
Vésicules :		
Miliaire.	Dermatoses aiguës	§ 72
Varicelles	— —	§ 52
Eczema.	Eruptions chroniques	§ 110
Herpes...	Dermatoses aiguës	§ 69
Gale.	Eruptions chroniques	§ 113
Bulles :		
Pemphigus	Dermatoses aiguës	§ 76
Rupia	Eruptions chroniques	§ 139
Pustules :		
Variole.	Dermatoses aiguës	§ 50
Ecthyma.	Eruptions chroniques	§ 135
Impetigo.	— —	§ 131
Acné.	— —	§ 122
Mentagre.	— —	§ 128
Porrigo.	— —	§ 134
Papules :		
Lichen.	Eruptions chroniques	§ 105
Prurigo.	— —	§ 102
Squames :		
Pityriasis.	Eruptions chroniques	§ 95
Psoriasis.	— —	§ 98
Ichthyose.	Hypertrophies	§ 192
Lèpre.	Dermatoses par diathèse	§ 202

SYSTÈME DES WILLANISTES.	CLASSIFICATION DE CET OUVRAGE.	
Tubercules :		
Elephantiasis des Grecs	Dermatoses par diathèse	§ 204
Molluscum	Dégénérescences	§ 194
Framboesia	Sycosoïdes	§ 239
Yaws	—	§ 240
Macules :		
Teinte bronzée	Dyschromasies	§ 141
Ephélides	Eruptions chroniques	§ 92
Nævus	Hypertrophies	§ 180
Albinisme	Dyschromasies	§ 156
Vitiligo	—	§ 157
Purpura	Eruptions chroniques	§ 84
Péliose	— —	§ 86
Ecchymoses	— —	§ 91
Dermatoses diverses :		
Kéloïde	Hypertrophies	§ 187
Lupus	—	§ 195
Elephantiasis des Arabes	Dermatoses par diathèse	§ 204
Pellagre	Léproïdes	§ 208
Syphilides	Syphilides	§ 222

DU TRAITEMENT
HOMOEOPATHIQUE

DES

MALADIES DE LA PEAU

ET DES LÉSIONS EXTÉRIEURES EN GÉNÉRAL.

PREMIÈRE PARTIE.

THÉRAPEUTIQUE DES MALADIES DE LA PEAU
ET DES LÉSIONS EXTÉRIEURES.

CHAPITRE PREMIER.

OBSERVATIONS GÉNÉRALES.

PREMIÈRE SECTION.

OBSERVATIONS PATHOLOGIQUES.

1. Sur la classification des Dermatoses.

§ 1. Ce n'est guère que depuis la dernière moitié du siècle passé que l'on s'est occupé d'une manière plus spéciale des maladies de la peau, et que cette science a fait de véritables progrès. Car quoique nous possédions un traité de ces maladies, écrit au XVIᵉ siècle, par Mercurialis, le premier ouvrage dans ce genre qui contient l'essai d'une classification est celui de Lorry, publié à Paris, 1777, et qui fut bientôt suivi de celui de Plenck, dans lequel nous rencontrons les premiers jets des systèmes anatomiques qui font aujourd'hui la base de la plupart des classifications des modernes. Mais comme la classification de Plenck renfermait un trop grand nombre de genres et d'espèces et qu'elle offrait en outre plusieurs imperfections qui rendaient le diagnostic difficile, elle avait besoin d'être soumise à une réforme, et ce fut Willan, médecin anglais, qui se chargea de cette œuvre, en partant du même point de vue que Plenck, mais en rejetant tout ce que la méthode de celui-ci avait de défectueux et de vicieux. Se fixant principalement sur le caractère que présentent les affections cutanées lorsqu'elles sont arrivées à ce qu'on appelle leur *état*, et avant qu'elles aient éprouvé des altérations consécutives, il établit le premier les *huit ordres* suivants, et qui, sauf quelques modifications ou additions, sont aujourd'hui presque généralement admis, savoir : 1° *Papules*, 2° *Squames*, 3° *Exanthèmes*, 4° *Bulles*, 5° *Pustules*, 6° *Vésicules*, 7° *Tubercules*, 8° *Macules*.

§ 2. Sans nous arrêter aux détails ultérieurs de ce système auquel nous devons revenir plus loin, en parlant des classifications et dénominations actuellement en usage, nous dirons ici seulement que ce système fut ensuite promulgué par Bateman qui termina l'*Atlas* commencé par Willan, en complétant sur d'autres points aussi les travaux de ce dernier, et qu'il fut porté à la connaissance des médecins français et allemands par les travaux de Gomes, de Szalay, de Bertrand, d'Abraham Hahnemann et de Kurt Sprengel. Tous ces travaux contribuèrent beaucoup à faire modifier totalement les classifications de Sauvages, de P. Frank et d'Alibert, d'après les ouvrages desquels les médecins allemands et français s'étaient dirigés jusqu'alors, et des temps desquels datent plusieurs dénominations qui, jusqu'à ce jour, sont restées en vigueur parmi tous les médecins qui n'ont pu encore se familiariser avec les travaux des modernes. Sauvages a été le premier qui essaya de distinguer plusieurs espèces particulières de *dartres*, nom sous lequel on comprenait autrefois, en France, presque toutes les maladies chroniques de la peau, et ce travail fut complété et amendé, plus tard, par H. S. A. de Roussel, dans un mémoire, qui fut couronné par l'Académie de Lyon. Ces deux systèmes, en s'occupant de la classification des dermatoses *chroniques* comme d'une classe *à part*, ont en ce sens quelque analogie avec celui que P. Frank et J. Frank publièrent, en Allemagne, dans la dernière dizaine du siècle passé, et qui, à l'instar de celui d'Alibert en France, est resté jusqu'aux temps les plus modernes, le guide de la plupart des médecins allemands. Dans ce système, les dermatoses aiguës sont presque toutes comprises sous la dénomination d'*Exanthèmes*, et les dermatoses chroniques sous celle de *Maladies impétigineuses* (*Impetigines*). Les noms des espèces particulières sont, en grande partie déjà, ceux qui existent aujourd'hui, à l'exception de ceux du genre *Herpès*, lequel, chez P. Frank, comprend encore bien des espèces qui sont aujourd'hui désignées par des noms particuliers.

§ 3. Donnant, à la fin de cet ouvrage, une espèce de vocabulaire synonymique pour l'usage de ceux de nos lecteurs qui voudraient connaître l'ancienne signification de certains termes hors d'usage aujourd'hui, ou dont l'acception a été changée, nous ne croyons pas avoir besoin d'entrer dans plus de détails sur ces classifications qui n'ont plus, de nos jours, d'autre valeur que celle d'un fait historique. Nous dirons cependant quelques mots de la classification d'Alibert dont les travaux, malgré les progrès que la science a faits depuis son époque, n'ont point encore perdu de leur juste célébrité. C'est lui qui, le premier, a essayé de réunir les maladies de la peau en *familles,* se basant sur les ressemblances que présentent entre elles un certain nombre de ces affections, et l'on peut dire qu'il n'y a personne qui ait saisi, avec plus de vivacité les *aspects* des dermatoses et peint plus heureusement leurs caractères. En fait de système méthodique, sa classification surpasse de beaucoup celle de Willan. Il divise les maladies de la peau en *douze groupes,* savoir :

1° *Dermatoses* **eczémateuses,** comprenant l'*Érythème,* l'*Érysipèle,* le *Pemphygus,* le *Zona,* le *Phlyzacium* ou ecthyma, le *Cnidosis* ou urticaire, l'*Olophlyctide* ou herpès de Willan, l'*Ophlyctide* ou aphthes, le *Pyrophlyctide* ou pustule maligne, le *Charbon* et le *Furoncle.*

2° *Dermatoses* **exanthémateuses,** comprenant la *Variole,* la *Vaccine,* la *Clavelée,* la *Varicelle,* le *Nirl* ou rougeole pustuleuse, la *Roséole,* la *Rougeole,* la *Scarlatine* et la *Miliaire.*

3° *Dermatoses* **teigneuses,** comprenant les *Achores* ou *Porrigo larvalis* de Willan, les *Porrigines,* le *Favus* et le *Trichoma* ou plique polonaise.

4° *Dermatoses* **dartreuses,** comprenant le genre *Herpès* proprement dit, ou l'*Eczéma,* l'*Herpès,* le *Psoriasis* et le *Pityriasis* de Willan, le *Varus* ou acné, le *Mélisagre* ou impétigo, l'*Esthiomène* ou lupus.

5° *Dermatoses* **cancéreuses,** comprenant la *Carcine* d'Alibert ou *Noli-me-tangere* des auteurs, et la *Kéloïde.*

6° *Dermatoses* **lépreuses,** comprenant le *Leuce* des Grecs, la *Spiloplaxie,* l'*Eléphantiasis* des Grecs, l'*Eléphantiasis* des Arabes, la *Radésyge* ou lèpre du Nord.

7° *Dermatoses* **véroleuses** ou *Syphilides,* comprenant les *Syphilides* proprement dites, ainsi que le *Mycosis* ou *Pian.*

8° *Dermatoses* **strumeuses,** comprenant les affections *scrofuleuses* et le *farcin.*

9° *Dermatoses* **scabieuses,** comprenant la *Gale* et le *Prurigo.*

10° *Dermatoses* **hémateuses,** comprenant la *Péliose* ou pourpre, et les *Pétéchies.*

11° *Dermatoses* **dischromateuses,** comprenant le *Pannus* ou éphélides, et l'*Achrome* ou vitiligo de Willan.

12° *Dermatoses* **hétéromorphes,** renfermant l'*Ichthyose,* la *Tylosie* (ou cor, oignon, œil de perdrix), la *Verrue,* l'*Onygose* ou maladie des ongles, la *Dermatolysie* ou relâchement de la peau, et le *Nœvus* ou taches de naissance.

§ 4. Cette classification, quoique basée sur l'ensemble des caractères et sur la nature du mal, et sur beaucoup de points même préférable à celle de Willan, ne fut cependant point trouvée sans inconvénients pratiques, ce qui porta, dans ces derniers temps, M. Duchesne-Duparc à la modifier légèrement, mais sans parvenir à la faire adopter définitivement en France, par les modernes. Le système le plus en vogue, dans les écoles françaises, est aujourd'hui encore celui de Willan et Bateman avec les légères modifications que Biett et Cazenave lui ont fait subir, et auxquelles MM. Rayer, Gibert Beaugrand et autres ont encore ajouté les leurs. Mais les modifications de ces derniers ne constituant point un système nouveau, et la base de toutes ces classifications restant toujours le système de Willan tel que *Cazenave* et *Biett* l'ont promulgué en France, il suffira, nous le pensons du moins, de donner ici un aperçu de la classification de ces derniers, pour comprendre sous un seul coup d'œil tout ce qui est nécessaire pour l'intelligence des termes et des groupes des *willanistes.* Voici donc ce système tel qu'il est exposé dans l'ouvrage de Cazenave et Schedel :

1° **Exanthèmes,** comprenant l'*Érythéme,* l'*Érysipèle,* la *Roséole,* la *Rougeole,* la *Scarlatine,* l'*Urticaire.*

2° **Vésicules,** comprenant la *Miliaire,* la *Varicelle,* l'*Eczéma,* l'*Herpès,* la *Gale.*

3° **Bulles,** comprenant le *Pemphigus* et le *Rupia.*

4° **Pustules,** comprenant la *Variole,* la *Vaccine,* l'*Ecthyma,* l'*Impétigo,* l'*Acné,* la *Mentagre,* le *Porrigo.*

5° **Papules,** comprenant le *Lichen* et le *Prurigo.*

6° **Squames,** comprenant la *Lèpre,* le *Psoriasis,* le *Pityriasis* et l'*Ichthyose.*

7° **Tubercules,** comprenant l'*Éléphantiasis des Grecs,* le *Molluscum,* le *Frambœsia.*

8°**Macules,** comprenant la *Teinte bronzée,* les *Éphélides,* le *Nœvus,* l'*Albinisme* et le *Vitiligo.*

9°–15° Comprenant le *Lupus,* la *Pellagre,* le *Bouton d'Alep,* les *Syphilides,* le *Purpura,* l'*Éléphantiasis des Arabes,* la *Kéloïde.*

§ 5. Comme on peut voir, il n'y a de place, dans ce système, ni pour les dépendances de la peau, telles que les cheveux et les ongles, ni pour les maladies qui, sans être exclusivement propres à la peau, lui impriment pourtant souvent des lésions sensatives et des altérations symptomatiques ou consécutives, comme le font, par exemple, les ulcères, les engorgements et suppurations scrofuleux, les furoncles, la gangrène, etc. Les *Anémies*, les *Névroses*, les *Inflammations* de la peau, ainsi que les *Excroissances*, y sont également négligées. C'est à quoi M. Rayer[1] a dûment suppléé, tout en adoptant pour la classification des espèces, presque en entier, et les ordres de Willan, et sa terminologie, mais complétant les lacunes que Willan et les willanistes avaient laissées dans leurs classifications. L'ordre que M. Rayer a suivi dans l'exposition des matières ne constitue cependant pas non plus un système nouveau, aussi peu que celui suivi par Gibert et Beaugrand ; mais comme il peut y avoir avantage de connaître tout ce que les plus modernes ont compris dans leurs traités des Dermatoses, nous mettons ici sous les yeux de nos lecteurs l'ordre adopté par M. Rayer, tout en nous bornant cependant à ne le citer que très-sommairement. Le voici tel qu'il se trouve dans son ouvrage :

I. *Maladies de la peau.*

A. Inflammations, 1° à une seule forme élémentaire, comprenant les *Exanthèmes*, les *Bulles*, les *Vésicules*, les *Pustules*, les *Papules*, les *Squames*, les *Tubercules*, de Willan, et, en outre, entre les pustules et les papules se trouvent intercalées les Dermatoses *furonculeuses* et les Dermatoses *gangréneuses* ; 2° à plusieurs formes élémentaires, comprenant les *Brûlures*, les *Engelures* et les *Syphilides*.

B. Sécrétions morbides, comprenant les *Ephidroses*, les *Tannes*, les *Concrétions crétacées*, l'enduit *cérumineux*, les *Tumeurs folliculeuses*.

C. Congestions et **Hémorrhagies,** comprenant la *Cyanose*, les *Vibices*, les *Ecchymoses*, les *Pétéchies*, le *Purpura*, la *Dermatorrhagie*.

D. Anémies, comprenant les *Pâles couleurs*, les *Doigts morts*, etc.

E. Névroses, comprenant les *lésions de sensibilité*, le *Prurit*, la *torpeur*, etc., de la peau.

F. Vices de conformation, comprenant les *Appendices*, l'*Hypertrophie* ou l'*Atrophie* du derme ou du réseau vasculaire ; l'*altération du Pigment*, les vices de l'*Epiderme*, de la *couche cornée* et des *Papilles*.

---

[1] *Traité théorique et pratique des maladies de la Peau*, deuxième édition, Paris, 1835, 3 vol. in-8 et un bel Atlas in-4 color.

II. *Altération des dépendances de la peau.*

A. *Maladies des* **ongles** et de la peau qui les fournit.

B. *Altération des* **cheveux** et des follicules qui les produisent.

III. **Corps étrangers** observés à la surface de la peau , dans l'épaisseur ou au-dessous de cette membrane.

A. *Corps inanimés.*

B. *Corps animés.*

IV. **Maladie étrangère à la peau,** mais lui imprimant des altérations : *Eléphantiasis des Arabes.*

§ 6. Ce sont à peu près les mêmes matières qui se trouvent traitées dans l'ouvrage de M. Beaugrand [1], à l'exception des lésions traumatiques que ce dernier auteur a trouvé convenable d'ajouter après avoir parlé des Névroses. Mais le fond de la classification est, ici aussi, le système de Willan. C'est pourquoi nous ne faisons que citer cet ouvrage sans nous y arrêter plus longtemps. Ce n'est de même qu'en passant que nous faisons mention de deux autres ouvrages : celui de M. Baumès , publié à Lyon , en 1842 , et le travail de M. Devergie, publié dans divers journaux de médecine , quoique l'un et l'autre de ces traités contienne de véritables classifications nouvelles et souvent des vues assez fécondes pour le diagnostic pratique. C'est surtout M. Devergie qui a eu une idée très-heureuse en distinguant tout d'abord les maladies cutanées en *deux grandes catégories* : 1° Celles qui *sécrètent une humeur quelconque ;* 2° celles qui *ne fournissent aucune sécrétion humorale.* Dans cette classification , les maladies de la première catégorie sont ensuite divisées en autant de groupes qu'il y a de *natures de sécrétion,* et dans la deuxième catégorie ce sont les diverses natures de la *rougeur* qui aident à constituer les groupes. C'est là une classification excellente, qui, quoiqu'elle puisse laisser à désirer, est néanmoins très-riche en vues pratiques que chacun pourra mettre à profit pour le diagnostic des dermatoses , et à laquelle nous reviendrons nous-même à l'occasion de ce dernier.

§ 7. Nous avons entièrement négligé de parler des travaux de quelques autres dermatologistes, tels que John Wilson , Samuel Plumbe, L. A. Struve, etc.; mais, quoique tous ces auteurs aient contribué, par des observations générales ou par des études spéciales, à éclairer le diagnostic et la nature des maladies de la peau , tous se rattachent pourtant à l'un ou à l'autre des principaux systèmes cités,

[1] *Bibliothèque du médecin praticien,* publiée sous la direction du docteur Fabre, Paris, 1848, tome VIII, MALADIES DE LA PEAU.

de manière qu'un plus ample exposé de leurs études n'offrirait ici aucun avantage pratique. Il en est de même de la plupart des travaux
des dermatologistes allemands, qui, jusqu'aux temps les plus modernes, s'étaient tous plus ou moins rattachés aux systèmes de
P. Frank, ou de Willan, ou d'Alibert. Même Unger et Schœnlein,
qui ont essayé d'établir quelque analogie entre les dermatoses et la
végétation des plantes[1], n'ont pas fondé de systèmes complets, et
leurs travaux dans ce sens n'ont eu aucune influence pratique, si ce
n'est celle d'avoir rendu, non pas leurs auteurs, mais quelques-uns de
leurs adhérents tellement infatués d'eux-mêmes, qu'ils regardent avec
pitié et traitent d'ignorants tous ceux qui ne jurent pas, comme eux,
sur la parole du maître, et ne parlent pas à chaque instant *des récep-
tacles, des fleurs, de la semence* et même *des étamines* des dermatoses.
Mais un autre système allemand qui mérite de fixer notre attention,
c'est celui du professeur Hebra de Vienne. Dans ce système, qui n'a
point encore été publié, mais dont nous pouvons cependant donner
un aperçu, l'auteur a pris pour base de classification les divers *procédés pathologiques* qui président à la production des dermatoses. Voici
l'ordre qu'il a adopté :

Ire CLASSE : **Hyperémies,** telles que l'*Erythème*, la *Roséole*, l'*Urticaire* éphémère, la *Cyanose*, etc.

IIe CLASSE : **Anémies,** telles que la *Chlorose*, les *Doigts morts*, etc.

IIIe CLASSE : *Anomalies des organes de la* **Sécrétion**, telles que les
Ephidroses et les divers *flux sébacés.*

IVe CLASSE : **Exsudations,** divisées en deux sous-ordres, à savoir :

A. *Exsudations* **aiguës**, telles que les *Exanthèmes* fébriles contagieux et non contagieux (Variole, Scarlatine, Rougeole, Erythème,
Roséole, Urticaires, etc.).

B. *Exsudations* **chroniques,** — a) sous forme *solide*, telles que le
Pityriasis, le Psoriasis, etc.; — b) sous forme *liquide,* telles que la
Gale, l'Eczéma, les Teignes, etc.; — c) sous forme *purulente,* telles
que l'Impétigo, l'Ecthyma, etc.

Ve CLASSE : **Hémorrhagies,** telles que les Pourpres, la Péliose, etc.

VIe CLASSE : **Hypertrophies** de l'*Epiderme,* du *Pigment* ou du
Chorion, etc., telles que les Verrues, l'Ichthyose, les Lépreuses, les
Polytrichies et Polychinies, etc.

VIIe CLASSE : **Atrophies,** telles que la *Leucopathie,* l'*Albinisme,* etc.

VIIIe CLASSE : **Néoplasmata** ou nouvelles formations, telles que
les Condylomes, les Cancéreuses, certains *Nævi,* etc.

---

[1] Voyez Ch. Robin, *Des Végétaux qui croissent sur l'homme et les animaux,*
Paris, 1847, in-8, fig.

IXe CLASSE : **Pseudoplasmata et Hétéroplasmata.**

Xe CLASSE : **Ulcères.**

XIe CLASSE : **Dermatophytes et Dermatozoaires,** telles que le Favus et d'autres signes analogues, les Poux, l'Acarus, etc.

XIIe CLASSE : **Névroses de la peau,** telles que le Prurit, l'Anesthésie, l'Hyperesthésie, etc.

§ 8. L'on voit par l'exposition sommaire de ce système qui sort tout à fait des cadres de Willan, et qui est dû à l'un des hommes les plus savants de *l'ancienne* école, qu'il n'est point absolument nécessaire d'être « *ignorant hahnemannien* » ou « *ennemi de tout progrès* » pour ne pas adopter les classifications des willanistes, et, si nos adversaires veulent se donner la peine d'y réfléchir, ils trouveront peut-être que, d'après cela, nous avons, nous aussi, le droit d'abandonner, pour cet ouvrage et pour le but essentiellement *pratique* que nous nous sommes proposé, les classifications usitées depuis quelque temps dans les livres de l'*école*. Nous respectons du reste les classifications des willanistes comme elles le méritent pour la facilité du diagnostic, et si nous ne les prenons point pour base dans la division des matières que nous avons traitées dans cet ouvrage, nous leur avons donné, en revanche, une large part dans les « *observations pathologiques et diagnostiques,* » que nous avons cru nécessaire d'ajouter à cette introduction. Là, nos lecteurs verront pourquoi, tout en les adoptant pour guide dans le diagnostic, nous ne saurions les prendre pour base de nos divisions. En attendant nous exposerons ici l'ordre dans lequel nous avons traité nos matières, sachant bien qu'il n'est point parfait ni au-dessus de toute critique, mais croyant pourtant qu'il peut avoir son utilité pratique tout aussi bien que n'importe quelle autre classification. D'abord, nous avons divisé tout l'ensemble en quatre grandes classes, savoir : 1° *Eruptions et Exanthèmes aigus et fébriles ;* 2° *Dartres et Éruptions chroniques ;* 3° *Divers états morbides de la peau qui ne se caractérisent point par des éruptions proprement dites ;* 4° *États morbides de la peau qui reposent sur une diathèse particulière en vertu de laquelle le travail morbide qui produit les dermatoses affecte non-seulement la peau mais aussi d'autres systèmes.*

§ 9. Dans ces quatre classes qui contiennent les dermatoses proprement dites, et qui comprennent en tout treize ordres, nous avons traité tout ce qui tient aux maladies de la peau, ainsi qu'on pourra le voir dans l'exposé sommaire suivant :

PREMIÈRE CLASSE.

Éruptions et Exanthèmes fébriles aigus :

Ordre I. Exanthèmes aigus, contagieux, comprenant le *Pourpre miliaire* Hahnemann, le *Pourpre typhoïde*, la *Roséole*, la *Rougeole*, la *Scarlatine*, la *Suette miliaire*, la *Variole*, les *Varioloïdes*, les *Varicelles* et la *Vaccine*.

Ordre II. *Exanthèmes fébriles, aigus,* **non contagieux,** comprenant l'*Urticaire*, l'*Érythème*, l'*Érysipèle*, l'*Herpès*, la *Miliaire*, le *Pemphigus* (aigu), le *Zona* ou herpès zoster.

DEUXIÈME CLASSE.

Dartres et Éruptions chroniques.

Ordre III. *Éruptions* **chroniques sans sécrétion aucune,** comprenant les *Pourpres*, la *Péliose*, les *Éphélides* (chloasma et lentigo), le *Prurigo*, le *Lichen*, le *Pityriasis* et le *Psoriasis*.

Ordre IV. *Éruptions chroniques* **sécrétantes** (humides, purulentes ou croûteuses), comprenant l'*Eczéma*, la *Gale*, l'*Acné*, la *Couperose*, l'*Impétigo*, le *Porrigo*, la *Mentagre*, le *Pompholix* et le *Rupia*.

Ordre V. Dartres, Gourmes et **Teignes en général,** comprenant, outre le *Favus*, une revue sommaire de toutes les affections que l'on comprenait autrefois sous les noms de *Teignes* et de *Dartres*.

TROISIÈME CLASSE.

Divers états morbides de la peau qui ne se caractérisent point par des Éruptions proprement dites.

Ordre VI. Dyschromasies, comprenant l'*Albinisme;* le *Vitiligo*, la *Teinte bronzée*, la *Chlorose*, les *Cyanoses*, l'*Ictère*, et le *Mélasictère*.

Ordre VII. Névroses cutanées, comprenant le *Prurit*, l'*Anesthésie* de la peau, l'*Hyperesthésie* cutanée, la *Dermatolysie*, etc.

Ordre VIII. Diverses **Phlogoses,** comprenant les *Engelures*, les *Furonculeuses,* les *Gangréneuses* et l'*Équinia*.

Ordre IX. Hypertrophies et **Dégénérescences,** comprenant les *Nævi*, les *Verrues*, les *Callosités*, les *Cornes de la peau*, l'*Ichthyose*, les *Excroissances vasculaires*, la *Kéloïde*, les *Condylomes*, le *Molluscum*, le *Lupus* et le *Cancer cutané*.

QUATRIÈME CLASSE.

États morbides de la peau qui reposent sur une diathèse particulière, en vertu de laquelle le travail pathologique qui produit les Dermatoses, affecte non-seulement la peau, mais encore d'autres systèmes.

Ordre X. Lèpre et **Léproïdes,** comprenant la *Lèpre*, l'*Éléphantiasis*, le *Mal de la Rose*, la *Jambe des Barbades*, le *Bouton d'Alep*, le *Mal rouge de Cayenne*, la *Radesyge*, le *Mal de la Crimée*, la *Lèpre asturienne*, la *Pellagre* et le *Baras*.

ORDRE XI. **Syphilis** et **Syphilides**, comprenant le *Chancre*, les *Dermatoses syphilitiques*, la *Lèpre du Holstein*.

ORDRE XII. **Sycosoïdes**, comprenant la *Sycose de Hahneman*, le *Pian*, le *Yaws*, le *Sywwens* et le *Lues indica*.

ORDRE XIII. **Diathèses cutanées diverses**, comprenant les *Scrofuleuses*, les *Scorbutiques* et les *Dermatoses toxiques* et *médicamenteuses*.

§ 10. Comme on le voit, ces quatorze ordres embrassent toutes les maladies de la peau à la seule exception de celles des annexes. Pour ces dernières nous les avons réunies, dans un **Appendix,** à d'autres affections et lésions extérieures qui, quoique n'étant point des dermatoses, méritent cependant d'être prises en considération dans un traité pratique des maladies de la peau, ne fût-ce qu'à cause de l'analogie anatomique et pathologique que présentent quelques-unes de ces affections avec les dermatoses, ou à cause de la facilité avec laquelle d'autres d'entre elles peuvent entraîner la peau dans leur action morbide et la faire participer à la lésion primitive. Du nombre de ses affections sont particulièrement : les maladies des *Muqueuses*, des *Glandes*, des *Vaisseaux sanguins* et des *Os*, ainsi que les *tumeurs extérieures*, les *ulcérations* et les *Fongosités*, comme encore les *lésions traumatiques*. Pour pouvoir nous en occuper sans faire du tort à l'ordre scientifique des dermatoses proprement dites, nous avons donc ajouté à nos quatre classes citées plus haut, un **Appendix** dans lequel nous avons groupé toutes ces affections dans deux *Classes annexes* qui comprennent les quatre ordres suivants :

CINQUIÈME CLASSE.

Maladies des appendices de la peau et des membranes muqueuses.

ORDRE XIV. *Maladies des* **Appendices de la peau** et corps étrangers observés à sa surface, comprenant : les maladies des *Cheveux* et des *Ongles*, les *Parasites*, les *Éphidroses* et les autres *Sécrétions morbides*.

ORDRE XV. Maladies des **Membranes muqueuses**, comprenant les *affections générales* de ces membranes, ainsi que les *Aphthes*, la *Stomacace*, la *Diphthérite* et la *Morve du cheval chez l'homme*.

SIXIÈME CLASSE.

Diverses lésions accidentelles de la peau.

ORDRE XVI. *Altérations cutanées produites par diverses* **lésions des tissus ou des organes sous-cutanés,** comprenant les lésions *vasculaires*, *glandulaires*, *ostéonosiques* et *articulaires* qui se manifestent au dehors.

ORDRE XVII. *Diverses lésions* **extérieures particulières,** comprenant les *Contusions*, les *Plaies* et les *Brûlures*, avec les *Piqûres d'insectes*, les *Tumeurs purulentes* ou *abcès*, les *Panaris*, les *Loupes* et les *Ganglions*, les *Tumeurs fongueuses* et les *Polypes*, les *tumeurs squirreuses* et *cancéreuses*, les *Ulcères* et les *Tuméfactions œdémateuses*, et les diverses *Sécrétions morbides*.

Ces quatre ordres joints au reste, nous croyons avoir embrassé tout ce dont on devra parler dans un traité destiné à s'occuper de la thérapeutique non-seulement des dermatoses, mais encore des lésions extérieures en général.

2. Sur l'étiologie des Dermatoses.

§ 11. Si l'on n'entend, par le nom de *dermatoses,* que les formes anatomiques qui apparaissent à la peau, on a tout à fait tort d'appeler ces formes des *maladies*, attendu que toutes sans exception, depuis la simple ampoule de brûlure et la piqûre de puce jusqu'aux formes les plus développées des léproïdes et des syphilides, ne sont absolument que des *symptômes* d'un travail morbide antérieur, lequel seul joint aux altérations matérielles peut constituer ce que l'on a le droit d'appeler une *maladie* dans le sens de l'ensemble de tous les phénomènes suite d'un trouble vital unique. Pour les dermatoses que nous avons classées parmi les *exanthèmes aigus* et surtout pour celles qui sont contagieuses et accompagnées de fièvre, telles que la scarlatine, la rougeole, etc., notre assertion n'a pas besoin d'être prouvée, car tout le monde sait que, dans ces affections, la maladie totale, loin de résider uniquement dans l'éruption qui apparaît à la peau, est bien au contraire un tout autre ensemble de phénomènes dont l'éruption n'est qu'un des symptômes les plus saillants. Il en est de même des éruptions et des autres lésions cutanées comprises sous les noms de léproïdes, syphilides, scrofuleuses, etc. Là aussi, tous les nosologistes profonds sont d'accord de ne point prendre les diverses dermatoses en elles-mêmes pour autant de *maladies* différentes, mais de les regarder plutôt comme de simples phénomènes, signes et symptômes d'une diathèse (dyscrasie, cachexie) constitutionnelle, et de chercher dans cette dernière seule la véritable *maladie*. Ce que les anciens ont dit sur la plupart des éruptions chroniques et surtout sur celles appartenant à l'ancien genre *dartres*, est également connu, au point qu'il est vraiment étonnant qu'il ait pu y avoir, dans nos propres rangs, des écrivains qui n'aient pas craint d'attaquer Hahnemann

de ce qu'il n'avait pas posé comme *nec plus ultra* du diagnostic la distinction nominale de ces dermatoses, dont la connaissance n'a et ne
peut avoir, dans aucun cas, plus de valeur pour la thérapeutique
rationnelle que celle d'un simple symptôme. Les seules dermatoses qu'on pourrait nous opposer comme constituant en elles-
mêmes la maladie totale, ce seraient tout au plus celles résultant d'une lésion traumatique ou d'une action immédiate d'un agent
excitant sur la peau. Car pour ce qui est des autres dermatoses
que quelques auteurs se plaisent encore à regarder comme purement
locales, telles que les verrues, les cors, les télangiectasies, etc., il
n'est pas moins facile de prouver que toutes ces formes ne sont également que des *produits* morbides, et que la *maladie* consiste, ici
comme ailleurs, dans une diathèse particulière, soit constitutionnelle,
soit accidentelle. Une diathèse pareille n'existe point, il est vrai,
dans les lésions immédiates de la peau par des agents traumatiques
ou autres d'une catégorie semblable; mais ce qui existe ici encore, antérieurement à la forme de la dermatose qui en résulte, c'est
le travail pathologique particulier que cet agent a déterminé, et duquel peuvent naître les formes les plus diverses, depuis la plus simple bulle jusqu'à la gangrène, ou depuis la plus simple ecchymose
jusqu'à l'altération cancéreuse de la peau. De là il résulte pour nous
la conclusion qu'il n'y a absolument aucune dermatose, quel qu'en
soit le nom, qui constitue en elle-même l'ensemble d'une maladie,
mais que toutes, sans exception, ne sont que des symptômes d'une
diathèse ou d'une action morbide antérieure, et que c'est dans ces
dernières qu'il faut chercher la maladie.

§ 12. L'*étiologie* des dermatoses, lorsqu'elle est au service d'une
thérapeutique vraiment rationnelle, doit donc chercher à expliquer
quelle est la maladie ou la diathèse morbide, constitutionnelle ou
accidentelle, dont telle ou telle forme constitue l'un des symptômes.
Ceci nous pose, pour l'étiologie, un triple problème, savoir : 1° de
rechercher l'*état morbide général* ou la *cause pathologique* dont une
forme donnée est un symptôme; 2° d'indiquer les *causes pathogénétiques* ou *extérieures* qui ont amené ou fait naître cet état morbide;
3° de préciser les circonstances qui déterminent l'apparition de l'action
morbide sous telle ou telle forme particulière. Le premier de ces
points, la cause *pathologique générale,* est de la plus haute importance
pour le traitement homœopathique, attendu que si, d'un côté, l'on
connaît la maladie entière dont une dermatose est l'un des symptômes, et de l'autre tous les phénomènes qui peuvent se trouver dans
le cours d'une telle maladie, rien n'est plus facile que de détermi-

ner, par la similitude des phénomènes, le médicament qui sera opposé avec le plus de succès à cette forme. Mais malheureusement rien n'est encore enveloppé de plus d'obscurité que les diathèses morbides qui sont la cause prochaine des dermatoses. Nous n'en connaissons presque, sous ce rapport, que les syphilides et les léproïdes ; car ce que nous savons sur les *scrofuleuses*, les *scorbutiques*, etc., n'est point encore parfaitement tiré au clair, et, quant à la plupart des éruptions chroniques appartenant à l'ancien genre *dartres*, nous y admettons bien une diathèse particulière, mais personne n'a encore pu la désigner par l'ensemble de ses symptômes. Il en est de même des rhumatoses, des dermatoses arthritiques, etc., dont l'existence, comme genre pathologique à part, ne peut point être niée, mais parmi lesquelles on ne peut encore ranger, avec sûreté, aucune forme particulière.

§ 13. Ce que nous venons de dire *des causes pathologiques internes* et du peu de connaissance que nous en avons, s'applique presque aussi en entier aux *causes extérieures*, dont le champ n'est guère beaucoup mieux éclairé jusqu'à présent. Nous connaissons, il est vrai, un grand nombre de maladies cutanées dans l'ensemble de leurs phénomènes locaux et généraux, sachant que la cause extérieure en est un *miasme* soit sporadique, soit contagieux, telles que la rougeole, la scarlatine, la suette miliaire, etc. ; nous savons que la gale, la syphilis, les léproïdes, certaines teignes, et probablement aussi plusieurs dartres, sont également dues à un miasme contagieux, et nous connaissons, en outre, bien des substances alimentaires, chimiques, toxiques ou médicamenteuses qui peuvent devenir autant de causes extérieures de maladies cutanées, lorsqu'elles sont appliquées à la peau, ou mises, d'une autre manière, en contact avec l'organisme. Mais pour ce qui est de tout le cortége des causes que les dermatologistes énumèrent, telles que les fautes de régime, la misère, une alimentation insuffisante, appauvrie ou trop succulente, les émotions morales, la suppression brusque de certaines évacuations habituelles, les saisons, les climats, etc., nous savons bien que toutes ces choses peuvent influer et influent effectivement, non pas seulement sur l'état de la peau, mais encore sur la santé générale ; mais nous sommes encore loin de pouvoir préciser l'ensemble des phénomènes que chacune de ces causes produit et doit produire nécessairement. Aussi est-il vraiment pitoyable de voir souvent annotées, dans les livres des dermatologistes, presque toutes les causes possibles pour la production de certaines maladies cutanées, de manière qu'en rassemblant tout cela pour chaque forme, on arriverait presque à conclure que toutes les causes pathogénétiques, surtout celles qui touchent au régime, pourraient produire toutes les formes possibles depuis la chute des cheveux jusqu'aux dégénérescences lépreuses les plus hideuses.

§ 14. La même obscurité et la même confusion règnent enfin au sujet des causes *particulières* qui déterminent l'apparition plutôt de telle forme de dermatoses que de telle autre. Plusieurs maladies cutanées sont, nous le savons très-bien, principalement propres à l'enfance, telles que la rougeole, la variole, la scarlatine, les gourmes et les teignes, etc.; d'autres se montrent presque exclusivement chez les personnes âgées, telles que le pityriasis du cuir chevelu, le prurigo, certaines dartres, etc.; d'autres encore paraissent dans un rapport assez intime avec des souffrances gastriques, ou avec la grossesse, la suppression du flux menstruel ou autres phénomènes semblables, et, s'il faut en croire Alibert, les *impétigineuses* seraient de préférence le partage des tempéraments sanguins, les *pustules* celui des personnes bilieuses et mélancoliques, etc. Mais en admettant même ce qu'il y a de bien constaté et d'incontestable dans ces observations, rien n'est encore éclairé par l'acceptation des faits, et nous ne savons en aucune manière dans quel rapport vraiment causal se trouvent ici les formes des dermatoses et les circonstances sous lesquelles elles apparaissent. Telle dermatose, par exemple, est-elle causée uniquement par le tempérament qu'elle aime de préférence, ou diverses dermatoses appartiennent-elles peut-être à la même maladie fondamentale, se modifiant seulement dans leurs apparences extérieures et dans leurs seuls symptômes visibles, selon les divers âges et tempéraments? Les dermatoses contagieuses et miasmatiques, quoique toujours identiques à elles-mêmes dans l'ensemble de leurs phénomènes *essentiels* et leur marche *caractéristique*, ne modifient pas trop rarement les apparences de leurs symptômes *cutanés*, selon les circonstances accidentelles, sans que pour cela la maladie en elle-même change au point de mériter un autre nom. La *scarlatine* reste *scarlatine*, qu'elle affecte la forme exanthémateuse ou miliaire; la *suette* reste *suette*, que l'éruption miliaire qui l'accompagne ordinairement paraisse sur la peau ou non, et ainsi de suite pour d'autres affections de ce genre. Et si cela se rencontre dans les dermatoses dont nous connaissons l'ensemble des phénomènes, pourquoi n'en serait-il pas de même pour plusieurs autres formes assez dissemblables en apparence, mais appartenant peut-être au fond à un même trouble vital unique produit par une seule et même cause pathogénésique, c'est-à-dire par l'action d'une même influence extérieure?

§ 15. De quelque côté que nous portions nos regards, nous voyons donc que l'étiologie des dermatoses, telle que nous la trouvons dans les livres de l'école, est bien loin de répondre à toutes les questions qu'on a le droit de lui adresser. Ceci vient en grande partie de ce que, avant Hahnemann et les études pharmacodynamiques de ce réformateur, aucun nosologiste n'avait une idée claire et précise des diverses maladies particulières, dans le sens d'un *ensemble de phénomènes morbides*, au moyen desquels une *cause extérieure* développe son action propre autant que la constitution individuelle du malade et les autres circonstances favorables ou défavorables le permettent. Cette idée n'est venue aux penseurs que depuis le moment où ils ont pu voir dans l'action d'un médicament, étudié dans ses effets, se produire les phénomènes les plus divers, appartenant tous à un seul agent pathogénétique, et disparaissant tous, comme un seul symptôme, sous l'influence d'un autre agent, antidotaire du premier. Mais, malheureusement, le nombre de ceux qui ont ainsi saisi l'enseignement profond et important que la matière médicale de Hahnemann nous donne à ce sujet, n'a pas été grand jusqu'à ce jour. La plupart de ceux même qui ont constamment les mots *science* et *progrès* à la bouche, et qui voudraient tout faire pour réformer l'œuvre de Hahnemann, sont encore beaucoup trop imbus des doctrines et des livres de l'ancienne école pour avoir seulement un pressentiment clair de ce qu'il nous faudrait pour faire avancer réellement notre belle science. De là vient que l'étiologie des dermatoses n'est guère, jusqu'ici, plus avancée chez nous que dans l'ancienne école. Et c'est pourtant cette branche qu'il faudrait cultiver en premier lieu, si l'on voulait faire quelque chose de sérieux pour le perfectionnement de notre doctrine. Plusieurs auteurs ont cru amener ce perfectionnement en nous rapportant, dans leurs livres, des copies littérales tirées des écrits pathologiques et diagnostiques de l'ancienne école; mais un tel essai fait dans un tel but, n'a vraiment pas de pareil en fait d'absurdité; car, d'un côté déjà, un tel rapport ne nous avance en rien, puisque les sources où ces rapporteurs ont puisé, étaient avant eux tout aussi accessibles pour nous que pour eux, et les faits acquis pour l'ancienne école l'étaient aussi pour nous. Et ce qu'il y a ensuite de plus important, c'est que notre tâche n'est point celle de copier ce qui a déjà été dit, mais de remplir les lacunes que nos prédécesseurs de toutes les écoles ont laissées, et que nous avons, nous, la mission *spéciale* de remplir. En attendant que ceci se fasse pour l'élaboration d'une *étiologie rationnelle* des dermatoses, sous le point de vue de notre matière médicale, nous nous voyons forcé nous-même de nous en tenir à ce que les auteurs nous rapportent dans leurs écrits, et nous en mettrons à profit, à l'occasion de chaque dermatose en particulier, ce qui nous paraîtra indispensable et propre à notre but purement pratique.

3. Sur la pathologie des Dermatoses.

§ 16. Les divers *états morbides* ou pathologiques qui président à la formation des dermatoses ne se distinguent absolument en rien de ceux des affections internes, *excepté par les organes qui en sont le siége*. Pour le reste, ce sont ici tout à fait les mêmes lésions fonctionnelles ou organiques, les mêmes procédés pathologiques et les mêmes phénomènes fondamentaux que ceux que nous rencontrons dans toutes les autres maladies. Ces divers procédés pathologiques qui concourent ou peuvent concourir à la formation des dermatoses sont : l'*hyperémie* et les congestions sanguines, l'*anémie*, l'*inflammation*, la *sécrétion anormale*, l'*exsudation*, l'*hémorrhagie*, l'*hypertrophie*, l'*atrophie*, l'*ulcération*, la *dégénérescence*, les *parasites* et les *névroses*. C'est l'anémie qui constitue l'état cutané connu sous le nom de *chlorose* ou *pâles couleurs*, état qui n'est cependant pas particulier à la peau, mais qui est, au contraire, le simple symptôme d'une anémie générale. L'*hyperémie* ou la *congestion sanguine cutanée* peut être active ou passive; dans le premier cas, elle produit les érythèmes aigus non exsudatif, le feu volage des dents et l'urticaire éphémère; dans le second, elle constitue les cyanoses, la pneumatolectasie, le morbus cæruleus, etc. Passant à un degré plus fort, la congestion cutanée active donne alors naissance ou aux *hémorrhagies sous-cutanées*, s'il y a rupture de vaisseaux ou exsudation sanguine, ou bien à l'*inflammation*, si l'irritation produite par la congestion continue et s'aggrave. Ce sont les diverses espèces de pourpre, et quelques formes de macules, les ecchymoses, les pélioses rhumatismale et idiopathique, la roséole, les pétéchies, etc., qui sont dues à l'hémorrhagie sous-cutanée. Dans les *inflammations*, il y a toujours *exsudation* soit séreuse, soit purulente ou sanieuse, se manifestant tantôt sous la forme *solide*, tantôt sous la forme *liquide*. Lorsque ces exsudations sont *solides*, elles produisent les formes comprises, par les divers auteurs, sous les noms de *papules*, de *squames*, et quelques-unes des formes tuberculeuses; *liquides*, elles constituent les éruptions rangées ordinairement parmi les vésicules, les bulles, les pustules, les furonculeuses et les gangréneuses. Dans la gale pustuleuse, les impétigineuses, l'érysipèle pustuleux et l'équinia, cette exsudation est dès l'abord purulente; dans les autres formes liquides, elle est pour la plupart séreuse ou séroso-purulente; dans l'ecthyma cachectique et le rupia, elle est purulente et sanieuse. Mais ce qu'il ne faut point confondre avec ces exsudations, ce sont, d'un côté, les *sécrétions anormales*, et, d'un autre côté, les *hypertrophies*. Dans les exsudations, l'humeur suinte à travers les parois de l'organe malade; dans les *sécrétions anormales*, au contraire, la matière sécrétée est fournie par les organes et les canaux sécrétoires ordinaires, comme cela a lieu dans les tannes, la séborrhée ou flux sébacé, le varus miliaire, le comedo, le lichen séborrhique, le strofulus blanc ou candide, le molluscum, et en quelque sorte aussi dans l'ichthyose et le pityriasis. Ce qui distingue ensuite les *hypertrophies* des exsudations c'est que, dans ces premières, ce n'est point par l'oblitération de matières étrangères que l'organe affecté augmente de volume, mais par nutrition anormale, et par un accroissement de sa substance même, sans altération réelle de sa texture intime. C'est l'hypertrophie qui constitue la plupart des dermatoses rangées, par les auteurs, parmi les *tuberculeuses*, et c'est encore elle qui produit les durillons, les verrues, le nævus verruqueux, l'ichthyose, le pityriasis du cuir chevelu, les léproïdes et les éléphantinoïdes, le dermatokéras ou corne de la peau, la polytrichie, la polychie, etc. Plusieurs formes maculeuses, telles que les éphélides, le chloasma, la pellagre, le nævus spilosus, ne sont également que des hypertrophies qui, dans ces dernières formes, ne portent pas sur le derme, mais seulement sur le pigment ou sur les appendices de la peau. L'*atrophie* de la peau ou de l'une de ses parties organiques constitue, au contraire, les formes morbides connues sous les noms de *leucopathie*, d'*albinisme*, de *vitiligo*, d'*argyrie* et d'*alopécie*. Encore faut-il, enfin, distinguer des hypertrophies les *nouvelles formations* qui sont de véritables dégénérescences organiques, dans lesquelles le tissu de la partie affectée est entièrement transformé en un autre tissu sans analogie avec aucun des tissus organiques naturels. Ce sont les condylomes, le cancer épidermoïdal, la kéloïde, les télangiectasies, la couperose et les nævi vasculeux qui ont leur cause pathologique dans une dégénérescence semblable.

§ 17. Nous ne dirons rien ici des dermato-parasites, des ulcérations et des névroses cutanées, attendu que, ayant consacré un chapitre à part à chacun de ces états pathologiques, nous aurons là plus de loisir pour nous occuper à fond de ces affections et des formes particulières qui en sont le résultat. Mais faisons encore quelques remarques sur les *partics anatomiques* qui sont ordinairement le siége des diverses dermatoses. Lorsqu'on lit les auteurs qui ont écrit sur ce sujet, on est frappé du peu de méthode qu'ils ont mis dans leurs explications et de la manière dont ils ont rendu plus difficile à saisir la chose la plus simple du monde. Car, en se pénétrant bien de ce que nous venons de dire des divers états pathologiques dans lesquels les parties affectées peuvent se trouver, et en comparant ces états aux diverses fonctions physiologiques et aux caractères anatomiques de chaque partie, on pourra presque arriver à désigner *a priori* le siége anatomique de plus d'une dermatose. C'est ainsi qu'il n'est en effet que très-naturel que ce ne soit point le *derme*, mais plutôt les *papilles* et les *réseaux veineux* du derme et du chorion, qui se trouvent de préférence affectés dans la plupart des affections inflammatoires et exsudatoires de la peau, dans les papules, les squames, les vésicules, les exanthèmes, les bulles et les pustules. Les affections caractérisées par des *sécrétions* anormales, telles que les tannes, le comedo, le varus, etc., ne peuvent également avoir d'autre siége que les organes dont les fonctions physiologiques sont en rapport avec l'état pathologique, savoir : les follicules sébacés ou pileux. Les anémies, les hyperémies et les hémorrhagies ont de la même manière des siéges anatomiques nécessairement limités. Les hypertrophies, ainsi que les atrophies et les nouvelles formations, sont les seuls états qui puissent affecter les parties anatomiques les plus diverses, et ce sont en effet aussi les formes appartenant à ces classes que nous voyons établir leur siége tantôt dans le *pigment* (les macules), tantôt dans le *derme* (durillons, verrues, etc.), tantôt dans le *chorion* (tubercules, lépreuses, éléphantinoïdes), tantôt dans les annexes de la peau (les cheveux, les ongles), tantôt dans les réseaux capillaires ou veineux (condylomes, télangiectasies, etc.). Il est cependant vrai de dire que les remarques que nous venons de faire ne s'appliquent rigoureusement qu'aux formes simples et élémentaires des dermatoses et au foyer principal de l'action morbide ; car, quoique l'inflammation, dans les exsudations par exemple, ait son siége naturel dans les papilles où les réseaux veineux, comme nous l'avons dit, nous y voyons presque toujours le pigment également altéré; l'épiderme éprouve aussi de nombreuses lésions au déclin ou à la suite de ces maladies, et ainsi de reste. Mais ce sont là constamment des altérations consécutives qui ne peuvent être prises en considération lorsqu'il est question du siége *principal* du travail pathologique.

§ 18. De ces diverses actions pathologiques jointes aux particularités anatomiques et physiologiques des parties affectées résultent ensuite les diverses *formes* sous lesquelles les dermatoses apparaissent. Ces formes, quelle qu'en soit la variété produite par les diverses complications, peuvent cependant très-bien être réduites à celles que Willan et ses adhérents ont désignées comme étant les principales formes élémentaires, savoir :

1° Formes **érythémateuses** (ou exanthémateuses), caractérisées par des *rougeurs* plus ou moins prononcées, plus ou moins étendues ou circonscrites, affectant diverses formes, disparaissant sous la pression du doigt, et se terminant par résolution, délitescence ou desquamation. L'*érythème*, l'*érysipèle*, les *roséoles*, la *rougeole*, la *scarlatine* et l'*urticaire* présentent le plus souvent cette forme, à laquelle nous avons préféré de donner le nom d'*érythémateuse* au lieu de celui d'*exanthémateuse*, parce que ce premier mot, venant d'ἐρύθημα, *rougeur*, nous paraît mieux répondre au contenu de cette classe de formes.

2° Formes **vésiculeuses**, caractérisées par de petits soulèvements de l'épiderme, remplis d'un liquide séreux et transparent qui, dans quelques circonstances, peut changer de couleur et être résorbé ou épanché à la surface de la peau, après la rupture des vésicules, dont ensuite la terminaison a ordinairement lieu par desquamation, excoriations superficielles ou petites croûtes minces. La *miliaire*, la *varicelle*, l'*eczéma* et la *gale* offrent des exemples de ces formes.

3° Formes **bulleuses**, vésicules plus grosses, ou petites tumeurs aqueuses, ayant pour le reste les mêmes caractères anatomiques que la forme précédente. Exemples : *pemphigus* et *rupia*.

4° Formes **pustuleuses**, caractérisées par des élevures formées par du pus ou une humeur morbide non purulente, déposée à la surface du corps muqueux enflammé ; boutons plus ou moins volumineux, à base dure et enflammée, et laissant après eux des indurations ou des surfaces rouges quelquefois légèrement excoriées. Exemples : les boutons de la *variole*, de la *vaccine*, de l'*ecthyma*, de l'*impétigo*, de l'*acné*, de la *mentagre* et du *porrigo*.

5° Formes **papuleuses**, ou élevures solides et résistantes, presque toujours accompagnées de démangeaison, se terminant par résolution ou desquamation lorsqu'elles ne sont pas déchirées par les ongles. Exemples : *lichen*, *prurigo*.

6° Formes **squameuses**, formées par des lames ou lamelles d'épiderme altéré et sec, qui se détachent continuellement de la surface de la peau enflammée. Exemples : les squames de la *lèpre*, du *psoriasis*, du *pityriasis* et de l'*ichthyose*.

7° Formes **tuberculeuses**, tumeurs solides, circonscrites, persistantes, plus ou moins grosses, mais toujours plus volumineuses que les papules, et se terminant par résolution, induration, suppuration ou induration. Exemples : les tumeurs de l'*éléphantiasis*, du *molluscum*, du *frambœsia*, du *lupus*, de quelques *syphilides*, etc.

8° Formes **maculeuses,** caractérisées par des taches d'une coloration anormale, permanentes, pouvant couvrir une surface plus ou moins étendue et n'étant point le résultat d'une affection inflammatoire de la peau.

§ 19. Les formes que les willanistes désignent comme élémentaires existent donc en effet dans la nature, et se distinguent assez les unes des autres pour en faire des classes diverses. Mais ce qu'il y a d'erroné et d'absolument irrationnel dans les systèmes de ceux qui adoptent ces classes, c'est qu'ils en font la base, non pas d'une simple classification de *formes*, mais d'une classification générale des *maladies* de la peau, ce qui est bien loin de revenir au même but. Nous avons dit plus haut (§ 11) ce que nous entendons par *maladie*, savoir : l'ensemble de tous les phénomènes anatomiques et pathologiques qui constituent une affection, depuis le premier trouble vital causé par la cause extérieure jusqu'au dernier symptôme de l'affection arrivée à sa terminaison. Pour qu'on puisse faire de la classification des willanistes la base d'une classification des **maladies** de la peau, dans le sens que nous revendiquons pour cette expression, il faudrait donc que tous les individus d'une de ces classes aient, non pas seulement des caractères *anatomiques* qui leur soient communs, mais qu'ils présentassent en outre un ensemble de phénomènes *pathologiques*, de lésions fonctionnelles et de symptômes accessoires locaux ou généraux qui les distinguât d'une manière absolue de tous les individus des autres classes. Mais c'est là précisément ce qui n'a pas lieu, si l'on prend la distinction des apparences anatomiques extérieures pour base des classifications. Qui n'a pas été frappé par les nombreux points de contact qu'offrent, dans l'ensemble de leur marche et de leurs phénomènes, tous les exanthèmes fébriles et contagieux, par exemple, en leur qualité de fièvres éruptives? Eh bien! c'est cette classe vraiment naturelle et distinctive qui se trouve tout d'abord déchirée et dispersée dans les classifications anatomiques, tandis que la lèpre et le pityriasis, la variole et l'acné, et bien d'autres maladies qui n'ont aucun point de contact entre elles sous le point de vue pathologique, se trouvent réunis dans une même classe. L'ancien genre *dartre*, adopté par d'Alibert pour y classer la plupart des éruptions chroniques, avait, malgré ses défauts, mille fois moins d'inconvénients, et les individus qui s'y trouvaient classés avaient toujours entre eux plus d'analogie vraiment *pathologique* que ceux qui se trouvent aujourd'hui réunis dans les cadres des willanistes. Et encore, si ces caractères anatomiques qu'ils assignent aux individus de leurs classes avaient au moins des caractères vraiment exclusifs et propres !

Mais, hélas! c'est évidemment là que leurs systèmes pèchent le plus. La gale, par exemple, que ces classifications placent parmi les vésiculeuses, présente tout aussi souvent des pustules; la petite vérole et les varicelles affectent, selon le degré de leur développement, plus d'une forme différente; la scarlatine est tantôt purement érythémateuse, tantôt (dans sa forme miliaire) vésiculeuse; la syphilis constitutionnelle se montre sous toutes les formes possibles; les formes réunies par ces dermatologistes sous le nom d'acné, et surtout celles de la couperose, sont loin d'être constamment pustuleuses, mais varient au contraire souvent depuis la simple rougeur cuivrée jusqu'à l'inflammation tuberculeuse et la lésion hypertrophique de la peau. Et quelle énorme différence *pathologique* n'y a-t-il pas enfin entre l'ensemble des phénomènes que présente la lèpre dans le développement de sa marche et ceux qui accompagnent le pityriasis, classés tous deux sur une même ligne par ces systèmes anatomiques!

§ 20. Prendre les diverses formes anatomiques pour base d'une classification *pathologique* des *maladies* cutanées, c'est donc en effet la chose la plus irrationnelle et la moins scientifique qu'on puisse faire. Ce que l'on peut et ce que l'on doit même faire, c'est de se servir de ces classes pour éclairer et pour distinguer, dans l'établissement du diagnostic, la série de faits qu'elles sont destinées à éclairer, c'est-à-dire la série des divers symptômes et apparences *anatomiques*. Mais, en accordant ceci aux classes de Willan, il ne faut pas oublier non plus que cette valeur purement *diagnostique* des formes anatomiques est encore restreinte, et que si, comme série des symptômes, elles peuvent aider à *éclairer* le diagnostic, elles ne peuvent cependant point l'*établir à elles seules ;* ce qui veut dire qu'il y a encore d'autres séries de symptômes qui méritent tout autant d'attention, et que l'on pourrait tout aussi bien diviser en classes que les formes anatomiques. Tels sont d'abord les phénomènes locaux consécutifs qui accompagnent les phénomènes principaux. Exemples : la *tuméfaction* de la partie affectée, la *rougeur,* les *lésions de sensation* (douleur, prurit), la nature pathologique des *sécrétions*, le caractère des *croûtes* qui se forment, les lésions de *continuité*, les *ulcérations,* la structure des tissus dans les nouvelles formations, etc. En outre, plusieurs dermatoses présentant aussi des phénomènes généraux assez tranchés ou bien des affections simultanées dans d'autres organes que ceux de la peau, ces symptômes sont également de la plus haute importance pour compléter le tableau pathologique de chaque affection et pour aider à assigner à celle-ci son caractère nosologique particulier. Dans les dermatoses fébriles, que l'on a aussi appelées *fièvres éruptives*, ces symptômes généraux, et surtout la fièvre, constituent même la plus grande partie de la maladie, au point que plusieurs auteurs, en opposition directe avec les willanistes, ont vu la maladie essentielle, non pas dans l'éruption, mais au contraire dans la fièvre, dont ils n'ont considéré l'éruption que comme un phénomène de crise. Les dermatoses chroniques présentent, il est vrai, pour la plupart, moins de phénomènes généraux et accessoires; mais peut-on dire pour cela qu'il n'y en ait jamais, et sait-on, au fond, s'il n'existe peut-être pas de liaison pathologique très-intime entre certaines dermatoses chroniques et quelques maladies internes, chroniques ou habituelles? Les partisans de la pathologie purement anatomique ont malheureusement fait tout ce qu'ils ont pu pour accoutumer le public médical à voir dans chacune des diverses lésions organiques une maladie particulière et absolument indépendante de toute autre lésion, en sorte que l'on est aujourd'hui, malgré les progrès dont on se vante, moins éclairé que jamais sur cette importante question, et la pathologie des dermatoses attend encore, de ce côté, le génie qui l'élabore et la fasse.

§ 21. Ce que nous venons de dire de la nécessité de ne jamais prendre en considération la symptomatologie des dermatoses sans avoir en même temps égard à l'état général de l'organisme et aux affections simultanées des autres organes, s'applique en quelque sorte aussi à la **marche, la terminaison, les métastases** et le **pronostic** de ces maladies. Nous savons qu'il en est qui suivent constamment une marche *aiguë*, telles que les exanthèmes contagieux, les fièvres éruptives, etc., tandis que d'autres, les dartres et les teignes, par exemple, ont presque toujours un caractère *chronique*, et qu'il n'y a que peu d'espèces qui affectent, selon les circonstances, ou la forme *chronique*, ou la forme *aiguë*. Mais qui sait si, en apprenant mieux à connaître tous les épiphénomènes intérieurs qui peuvent se rattacher à l'une ou l'autre de ces formes, nous ne parviendrions pas bientôt à reconnaître que bien des espèces qui nous paraissent tantôt aiguës, tantôt chroniques, n'ont, au fond, aucun point de contact que leurs seules apparences anatomiques, étant, pour le reste de leur nature pathologique, les plus hétérogènes du monde. Dans d'autres cas encore, notamment dans tous ceux où certaines affections *récidivent* fréquemment, on ne peut point dire que ces affections aient une marche *aiguë*, quelque peu de temps qu'elles restent à la surface de la peau, parce que la cessation du mal n'est ici qu'apparente; l'éruption seule disparaît, mais l'état morbide dont elle est l'un des symptômes reste et doit être considéré comme *chronique*. C'est ainsi que cela se voit notamment dans les syphilides, dans certaines formes dartreuses qui alternent même quelquefois ostensiblement avec d'autres maladies internes, et dans bien d'autres cas analogues. C'est à l'étendue des diverses maladies *générales*, ouvertes ou latentes, qu'il faut aussi rattacher les *affections consécutives*, les *métastases* et les *transformations* que l'on voit souvent arriver dans le cours ou après la terminaison des affections cutanées aiguës, et après la répercussion artificielle ou la disparition naturelle de certaines dermatoses chroniques. Dans tous ces cas, c'est toujours le même principe morbide qui, après avoir produit, en sa qualité de cause pathologique, l'affection cutanée, se manifeste, après la disparition ou la terminaison de celle-ci, dans d'autres parties de l'organisme. Exemples : les affections des membranes muqueuses à la suite de la rougeole, qui, de sa nature pathologique, est une maladie essentiellement catarrhale ; l'hydropisie générale, qui remplace quelquefois de vieux ulcères chez les personnes cachectiques ; les anévrysmes même, qui se déclarent bien moins rarement qu'on ne le pense après la répercussion de certaines dermatoses vasculaires, etc. De là il suit donc qu'on ne saurait jamais porter un *pronostic* dans les maladies cutanées, sans avoir soumis à un examen approfondi, non pas seulement les symptômes locaux et le degré de l'affection cutanée, mais encore l'état général du malade et les divers rapports qui peuvent exister entre l'affection locale et les symptômes généraux. Car tout se lie dans les diverses affections de l'organisme, où rien ne se passe *en dehors* de l'ensemble, bien que plusieurs phénomènes se manifestent à l'*extérieur* des organes par rapport à la situation relative de ces derniers ; mais, pour ce qui est des activités vitales, physiologiques ou pathologiques de l'organisme, il n'y a ni *dehors* ni *dedans* ; tout n'est, sur chaque point, qu'un seul et même système général.

4. Sur le diagnostic des Dermatoses.

§ 22. Le diagnostic tel que l'homœopathie l'exige pour l'établissement d'un traitement vraiment rationnel et radical, ne peut point se borner à reconnaître seulement les formes morbides décrites dans les livres, ou les lésions anatomiques qui président aux troubles fonctionnels ou sensitifs, mais il doit aller, dans chaque cas, jusqu'à bien constater et distinguer tous les phénomènes morbides que présente l'individu malade, nonobstant que ces phénomènes paraissent être en dehors ou en dedans de la sphère de l'affection principale, et sans se laisser préoccuper du nom que les livres de l'école auraient donné au cas dont il s'agit. Cela veut-il dire que les dénominations données jusqu'ici aux diverses formes morbides, et les moyens que présente l'ancienne école pour reconnaître et pour distinguer ces formes, ne puissent ni ne doivent nous servir à rien? Évidemment, non. Ce que nous voulons dire, c'est que, le diagnostic étant achevé selon les règles de l'école, et la forme morbide ou l'ensemble de phénomènes pathologiques reconnu, la tâche n'est point encore terminée pour nous, lors même que l'on aurait constaté toutes les nuances que les livres admettent également dans chaque affection et qu'ils désignent par diverses épithètes ajoutées aux noms génériques des maladies, telles que *syphilitiques, arthritiques, scrofuleuses, rhumatismales, aiguës, chroniques, pernicieuses, bénignes, malignes,* etc. Dans le diagnostic tel que nous l'exigeons, les symptômes **accessoires** jouent un rôle non moins important que les signes de la maladie principale, au point qu'il serait souvent même très-désirable de pouvoir les grouper, les coordonner et leur trouver des *noms* génériques, afin d'en faire la base d'une classification à mettre en regard de celles établies pour le diagnostic ordinaire. Ceci nous donne deux parties bien distinctes, mais également importantes du diagnostic, dont l'une, le diagnostic *ordinaire* ou *général,* sert à constater et à distinguer la maladie en elle-même considérée abstractivement sans égard à l'individu qui en est atteint; tandis que l'autre, que nous voudrions appeler le diagnostic *individuel* ou *spécial,* sert à constater et à distinguer l'état pathologique de l'individu atteint, en le comparant à d'autres individus souffrant de la même maladie. Nous verrons plus tard, à l'occasion des *observations thérapeutiques,* toute l'influence que cette seconde partie du diagnostic a pour le succès du traitement, et combien l'auteur de l'homœopathie avait raison de regarder cette partie comme la plus importante; mais occupons-nous d'abord à faire quelques observations sur chacune de ces parties, sur les signes auxquels il faut faire attention et sur la *méthode* à suivre pour arriver de la manière la plus facile à un diagnostic aussi sûr que possible.

§ 23. Pour faciliter le diagnostic *ordinaire* des maladies cutanées, la distinction de ces affections selon la classification des willanistes (vésicules, papules, bulles, etc.) peut être, comme nous l'avons déjà dit, d'un grand secours; mais comme la distinction de ces classes ne peut être qu'un *moyen* et non pas le but, on se tromperait gravement en pensant qu'elle puisse suffire à elle seule. Au contraire, pour bien discerner les formes particulières, d'autres séries de faits sont tout aussi nécessaires à observer, et ce serait un véritable mérite que de les classer aussi systématiquement que les willanistes ont assé les formes et apparences anatomiques. Nous voulons parl des *symptômes locaux* et des *phénomènes généraux* qui sont propres à chaque dermatose en particulier, des *parties du corps qui peuvent en être le siége*, et des *lésions organiques* qui peuvent y avoir lieu. Tout ceci sont autant de points de vue non moins importants que ceux dont on s'est servi jusqu'à présent, et qui rendraient le diagnostic infiniment plus facile, si l'on s'en servait pour dresser des tableaux qui comprissent, rangées sous chaque caractère un peu saillant, les dermatoses qui présenteraient des analogies sous ce rapport. Car, en effet, par quelque côté qu'on prendrait alors une affection cutanée, en la comparant successivement, dans chacun de ses signes, à celles qui auraient ce signe de commun avec elle, on arriverait infailliblement, et par voie d'exclusion et par méthode de comparaison, à trouver la forme précise qui répondrait à celle qu'on a sous les yeux. De tels tableaux, quelque simples qu'ils paraissent en principe, ne sont cependant pas faciles à dresser, s'ils doivent répondre à tous les besoins de la pratique; nous nous en sommes occupé nous-même; mais plusieurs lacunes et incertitudes qu'offre encore la science et que nous n'avons pu éclaircir, jusqu'ici, comme nous l'aurions voulu, ont fait que nous n'avons jamais pu arriver à faire là-dessus un travail complet et entièrement satisfaisant. Cependant, nous ajouterons ci-après, aux renseignements diagnostiques déjà connus, quelques nouvelles indications, et nous indiquerons les lacunes que nous voudrions voir remplies par des observations pratiques, afin que d'autres puissent se mettre à l'œuvre avec nous.

§ 24. Les principaux points de vue sous lesquels une dermatose peut être envisagée pour le diagnostic ordinaire, sont en général : 1° *l'état pathologique*; 2° l'état ou la forme *anatomique* (apparence extérieure); 3° les *symptômes essentiels locaux*; 4° les *symptômes essentiels généraux*. Nous avons déjà parlé, à l'occasion de nos observations pathologiques (§ 16), des divers *états morbides* qui président à la formation des dermatoses, tels que *l'anémie*, *l'hyperémie*, les *exsudations*, etc., ainsi que des diverses formes ou apparences anatomiques, telles que *vésicules*, *papules*, etc., de manière que nous n'avons pas ici de plus amples explications à donner sur ces deux points. Quant aux *symptômes essentiels locaux*, auxquels on devra faire attention dans le diagnostic, ce sont surtout les *sécrétions* de diverse nature, le genre de la rougeur et de la *couleur* en général, et les diverses lésions de *sensation* (prurit, sensation d'érosion, douleur *lancinante* ou *brûlante*), etc. Mais malheureusement, outre quelques rares données telles que le prurit nocturne et brûlant dans la gale, les douleurs lancinantes dans les affections carcinomateu-

ses, l'absence presque totale de tout prurit dans les syphilides, etc..
les observations pratiques faites jusqu'à ce jour nous fournissent
encore trop peu de renseignements positifs sur ces sensations caractéristiques pour les mettre à profit. C'est ce qui fait que dans
les tableaux diagnostiques que nous allons donner ci-après, nous
avons dû les laisser de côté et nous en tenir aux seuls symptômes
de *sécrétion* et de *coloration*, quoique plusieurs de ces derniers
eussent aussi besoin d'être mieux étudiés et rendus plus complets.
Les cadres des *épiphénomènes essentiels* qui accompagnent d'une manière *constante* certaines dermatoses, tels que la *fièvre*, les symptômes *cérébraux, pulmonaires, gastriques* ou *abdominaux*, ainsi que
les affections *muqueuses, catarrhales, lymphatiques*, etc., sont également on ne peut plus incomplets ; ce n'est que pour les exanthèmes
contagieux que l'on pourrait parvenir à classer ces symptômes ; pour
les autres éruptions aiguës, les descriptions *actuelles* que nous en possédons ne fournissent que très-peu de matière, et pour la plupart des
dermatoses chroniques, à part quelques notions incertaines qui ont
besoin de confirmation, elles nous font presque totalement défaut.
Aussi, nous a-t-il été impossible, malgré les études que nous avons
faites dans un grand nombre d'auteurs, de composer, pour le diagnostic un tableau d'épiphénomènes qui nous ait satisfait nous-
même, ce qui nous a déterminé à ne point le donner dans cet ouvrage,
et à ne le publier que lorsqu'il sera complet.

§ 25. Et que dirons-nous des symptômes **accessoires** qui doivent
servir à l'établissement du diagnostic **individuel ?** Ces symptômes,
s'ils étaient traités scientifiquement, devraient nous apprendre de
quelle manière chaque dermatose peut être modifiée, compliquée ou
dénaturée dans toute la sphère de ses symptômes essentiels et accessoires, par les constitutions individuelles, les diverses causes qui l'ont
produite, et d'autres circonstances accessoires. Mais en existe-t-il
quelque part un traité? Ce serait en vain que nous ouvririons, pour le
chercher, les auteurs de l'ancienne école ; cette école n'ayant jamais
pensé, avant Hahnemann, à prendre en considération particulière les
symptômes individuels du malade, ce n'est donc que dans notre
propre école que nous devrions chercher les renseignements là-dessus. Mais qu'est-ce que celle-ci nous offre? Si nous exceptons le
Manuel thérapeutique de Bœnninghausen [1], y a-t-il, parmi tous les autres traités thérapeutiques écrits par des homœopathes, un seul qui
ait seulement l'air de penser qu'il y ait, outre le diagnostic ordinaire,
toute une science à créer pour le diagnostic individuel ? En prenant

[1] *Manuel de Thérapeutique homœopatique;* Paris, 1846, in-12.

même ce qu'il y a de plus fameux, de plus systématique parmi ces traités, y trouvons-nous une seule indication valable, nous ne disons pas pour les divers individus, mais seulement pour les *constitutions* individuelles ? Il est vrai qu'un auteur en thérapeutique n'est pas rigoureusement tenu de construire ou de compléter la science du diagnostic, s'il ne le trouve pas convenable ; qu'il donne des indications pour le traitement, en mettant à profit, comme nous le ferons nous-même dans ce traité, tout ce que la science la plus moderne apprend à distinguer : voilà tout son devoir. Mais que ceux-là même qui crient tant contre le prétendu manque de science parmi nous, se bornent à la fin à ne nous donner, dans leurs traités ou dans leurs articles, que des indications tout aussi peu spécifiées que celles de l'ancienne école, nous renvoyant pour tout traitement individuel à cette même *matière médicale* et à ces mêmes *Répertoires* dont, à d'autres occasions, ils parlent avec tant de mépris, ceci dépasse toute limite du tolérable et n'a pas de nom. Ce sont précisément ces critiques qui, les premiers, auraient eu le devoir de ranger en ordre systématique ces données et ces éléments qui se trouvent dans la matière médicale pure et dans les Répertoires, afin d'en faire des cadres pour le traitement *individuel* de chaque espèce de maladie. Nous savons bien, nous, que ce que nous demandons là est impossible, et nous savons aussi pourquoi Hahnemann lui-même n'a jamais songé à le faire ; mais enfin, quand on croit avoir le droit de tout critiquer, il faut bien qu'on possède aussi le secret de mieux faire. Quant à nous, nous avouons franchement que nous y renonçons ; tout ce que nous pourrons faire, ce sera de donner, à l'occasion de *nos observations thérapeutiques générales,* quelques indications pour les diverses constitutions et les diverses causes particulières. Nous ferons cela, et nous fournirons en outre, comme nous l'avons déjà fait dans notre manuel, à l'endroit de chaque espèce particulière autant d'indications que possible pour la thérapeutique spéciale selon les symptômes individuels ; mais pour ce qui est d'un *diagnostic* systématique à construire par rapport à ces symptômes, nous renvoyons cette tâche à ceux qui, depuis long-temps déjà brûlent du zèle de réformer et de perfectionner l'œuvre de Hahnemann. C'est là qu'ils peuvent exercer leur génie et leur savoir ; c'est en rendant le diagnostic plus approprié à nos besoins spéciaux, et non en nous racontant ce que nous savons déjà, qu'ils peuvent faire avancer notre science et faire faire un véritable pas de plus à l'homœopathie. *Hic Rhodus, hic salta !*

§ 26. Voici donc maintenant quelques tableaux dans lesquels nous avons rangé les dermatoses d'après les divers points de vue sous lesquels on peut les envisager pour le diagnostic. Nous donnons ces tableaux tels que l'état actuel de la science nous permet de les donner. Mais n'ayant pu compléter, ainsi que nous l'avons dit, ni l'aperçu des *épiphénomènes essentiels*, ni celui des *symptômes accessoires*, nos tableaux n'embrasseront que les *états morbides*, les formes *anatomiques* et les principaux *symptômes locaux*. Quant à la **distinction des dermatoses selon les divers états morbides**, c'est Hebra qui a fondé là-dessus sa classification, selon laquelle, à quelque légères modifications près, les espèces peuvent être groupées ainsi qu'il suit :

I. *États anémiques :* chlorose, doigts et pieds morts.

II. *États hyperémiques :* érythème, roséole, urticaire, cyanoses.

III. *États hémorrhagiques :* les pourpres, quelques espèces de roséole, la péliose, les ecchymoses traumatiques, les pétéchies.

IV. *États inflammatoires* avec *exsudation :* divers exanthèmes, la rougeole, la scarlatine, la variole, les varioloïdes, les varicelles, le nirl d'Alibert, la vaccine, l'érythème, le décubitus, la roséole, les urticaires fébrile, papuleuse et lichénoïde, les brûlures, les engelures, l'érysipèle, le furoncle, l'anthrax, l'herpès, le pemphigus, le pityriasis, le psoriasis, le lichen, l'acné, la mentagre, les lupus, le prurigo, la gale, l'eczéma, les teignes, le rupia, l'ecthyma, l'impétigo, le zona et l'équinia.

V. *Sécrétions anormales :* les éphidroses, le flux sébacé ou varus, le lichen simple, le varus miliaire, le comedo, le strofulus, le molluscum.

VI. *États hypertrophiques :* a) de l'*épiderme :* les durillons, les verrues, le nævus verruqueux, l'ichthyose, le pityriasis, la lèpre squameuse et la teigne asbestine; — b) du *pigment :* le lentigo, les éphélides, le chloasma, la pellagre, le nævus spilosus; — c) du *chorion :* l'éléphantiasis des Grecs, la lèpre des Grecs, la radezyge, le leuce des Grecs, le morphéa, la spiloplacsie d'Alibert, l'ophiasis, le dermatokéras et l'éléphanthiasis des Arabes.

VII. *États atrophiques :* la leucopathie, l'albinisme, le vitiligo, la péliose circonscrite.

VIII. *Dégénérescences et nouvelles formations :* les condylomes, le cancer cutané, la kéloïde, les callosités, le lipôme, les télangieclasies, la couperose et le nævus vasculeux.

§ 27. Quant à la distinction des dermatoses **selon les formes anatomiques**, ce sont, comme nous l'avons déjà dit, les systèmes des *willanistes* qui ont été basés là-dessus. Mais ce qui nous importe ici, ce n'est point de connaître ces classifications que nous avons déjà passées en revue, mais au contraire de connaître toutes les dermatoses qui peuvent, soit dans le *cours* soit à l'*état* de leur développement, affecter l'une ou l'autre de ces formes, quoique les willanistes ne les aient placées que dans une seule de ces catégories. Ceci nous fait grouper les espèces de la manière suivante :

I. *Formes exanthémateuses* ou *érythémateuses ;* se trouvent comme forme *essentielle* dans l'érythème, l'érysipèle, la scarlatine, la rougeole, le pourpre miliaire et la roséole; et comme forme *accidentelle* ou accessoire, dans l'eczéma rouge, le lichen rouge, les engelures et le pityriasis rouge, l'impétigo érysipélateux, certaines syphilides, etc.

II. *Formes vésiculeuses,* — a) *essentielles :* la miliaire, les varicelles, l'eczéma, la zona, l'herpès, la gale ; — b) vésicules *accidentelles :* l'érysipèle vésiculeux, la scarlatine miliaire, la rougeole miliaire, les engelures vésiculeuses.

III. *Formes bulleuses,* — a) *essentielles :* le pemphigus, le pompholix, le rupia; — b) bulles *accidentelles :* l'érysipèle vésiculeux ou bulleux, le zona à grosses vésicules, certaines engelures, les brûlures, l'érythème paratrime avec ampoules, les vésicatoires.

IV. *Formes pustuleuses,* — a) *essentielles :* l'ecthyma, l'acné, la couperose, la mentagre, l'impétigo ; — b) Pustules *accidentelles :* l'eczéma impétigineux, la gale pustuleuse, le zona, les syphilides pustuleuses.

V. *Formes papuleuses,* — a) *essentielles :* le lichen, le strofulus, le prurigo ; — b) papules *accidentelles :* l'érythème papuleux, l'urticaire tubéreux, certaines syphilides.

VI. *Formes squameuses,* — a) *essentielles :* le pityriasis, le psoriasis, l'ichthyose, la pellagre ; — b) *accidentelles :* la lèpre squameuse, certaines syphilides, ainsi que les desquamations légères et furfuracées ou plus considérables après la scarlatine, la rougeole et d'autres exanthèmes, le chloasma, etc.

VII. *Formes tuberculeuses,* — a) *essentielles :* le molluscum, l'éléphantiasis, le framboesia, le bouton d'Alep, le lupus ; — b) tubercules *accidentels :* certaines formes d'acné, la couperose, la mentagre, certaines syphilides.

VIII. *Formes maculeuses,* — a) *essentielles :* les éphélides, le lentigo, le chloasma, les nævi pigmentaires, le vilitigo, les pourpres, la péliose ; — b) macules *accidentelles :* certains syphilides, quelques formes de la lèpre et des léproïdes (morphéa).

§ 28. La distinction des dermatoses **selon leurs principaux symptômes locaux** nous donne également une classification particulière, c'est celle que M. Devergie a établie en prenant pour base les diverses sécrétions et les variétés de la rougeur. Voici comment, selon cette classification, sauf quelques légères modifications, les formes particulières se rangent :

I. Dermatoses qui sécrètent une humeur quelconque :

1° *Sécrétions séreuses* : l'eczéma, le pityriasis rubra aigu, l'eczéma lichénoïde, la gale, l'herpès phlycténoïde, le pemphigus, — *séro-purulentes* : l'eczéma impétiginodes.

2° *Sécrétions purulentes* : l'impétigo, l'acné, la gale pustuleuse, l'ecthyma, le rupia, la mentagre.

3° *Sécrétions sébacées* : l'acné, le varus, les tannes.

II. Dermatoses qui ne fournissent aucune sécrétion humorale :

1° *Rougeur disparaissant sous le doigt* : l'érythème, l'urticaire, la roséole, la couperose érythémateuse.

2° *Rougeur persistante* : les pourpres, le scorbut.

3° *Rougeur n'existant que dans les papules* : le lichen, le strofulus.

4° *Rougeur circonscrite* avec peau furfuracée ; l'herpès circinné, l'herpès nummulaire.

5° *Rougeur diffuse*, avec peau furfuracée : le pityriasis rubra.

6° *Rougeur avec épaississement et squames* : le psoriasis, la lèpre squameuse.

7° *Absence de rougeur, mais squames* : l'ichthyose.

8° *Absence de rougeur, mais papules saillantes* : le lichen chronique, le prurigo.

§ 29. Pour compléter autant que possible les tableaux diagnostiques que nous venons de donner, nous y ajouterons encore un aperçu des dermatoses selon les principaux siéges qu'elles peuvent occuper, espérant que ceci pourra aussi, quelque incomplet qu'il soit, être parfois utile et aider à distinguer les diverses espèces.

1° *Sur le cuir chevelu* : les diverses teignes, le favus, l'impétigo granulé, l'herpès tonsurans, le porrigo décalvans, le pityriasis, le psoriasis, l'érysipèle, l'eczéma.

2° *Sur la peau de la face* : l'érysipèle, l'acné, l'impétigo larvalis, le strofulus, le pityriasis, les éphélides, la couperose, la mentagre (au menton), le psoriasis, le lupus, la croûte serpigineuse, les syphilides (au front).

3° *Aux paupières* : l'eczéma, l'impétigo larvalis.

4° *Aux oreilles* : l'eczéma, l'érythème (derrière les oreilles), l'impétigo capitis.

5° *Au nez* : le lupus, la couperose, l'acné sébacé, les syphilides.

6° *Aux lèvres* et autour de la bouche : l'eczéma, l'herpès, l'impétigo larvalis.

7° *Aux mamelles* : l'érythème, l'érysipèle, l'eczéma, les syphilides.

8° *Aux parties génitales* : la syphilis, les condylomes, les sycosoïdes, l'érythème, l'érysipèle, l'herpès, le prurigo, le psoriasis, le prurigo.

9° *A l'anus* : l'eczéma, le prurigo, l'érythème, les sycosoïdes, les syphilides.

10° *Au tronc* : l'érysipèle, le zona, le prurigo, les éphélides, le pityriasis, le psoriasis, les pourpres, etc., les syphilides, etc.

11° *Aux membres* : l'érysipèle, l'eczéma, le pemphigus, le pompholix, l'ecthyma, le rupia, le pityriasis, le psoriasis, l'ichthyose, la pellagre, les léproïdes, les pourpres, les syphilides, enfin presque toutes les dermatoses, excepté les gourmes et les teignes, la couperose et la mentagre.

12° *Aux mains* : la gale, l'eczéma, l'érythème, les engelures, le psoriasis, les syphilides et les callosités, etc.

13° *Aux pieds* : la gale, le psoriasis, les cors, l'érythème, les callosités, etc.

14° *Par tout le corps* simultanément : l'urticaire, la roséole, la rougeole, la scarlatine, la variole, les varioloïdes, les varicelles, les pourpres fébriles, la miliaire, enfin presque toutes les éruptions fébriles. La scarlatine, la roséole et la rougeole commencent par la face; la miliaire et l'urticaire laissent ordinairement la face libre.

DEUXIÈME SECTION.

OBSERVATIONS THÉRAPEUTIQUES.

1. Remarques générales sur le traitement des Dermatoses.

§ 30. Les règles générales sur le traitement homœopathique des dermatoses ne diffèrent en aucune manière des règles générales pour tout autre traitement homœopathique, attendu que, selon les principes de notre doctrine, aucune de ces formes, quel qu'en soit le nom, ne saurait être traitée autrement que par des médications exclusivement internes. C'est là la règle fondamentale que nous ne saurions assez recommander à la plus stricte observation de tous les praticiens qui ont à cœur de rendre à la santé les malades qui réclament leurs soins, et qui ne peuvent regarder comme des guérisons les seules disparitions momentanées ou inopportunes de l'affection symptomatique extérieure. A part cette règle, toutes les précautions et tous les principes dont l'observation est nécessaire pour le traitement homœopathique des maladies en général, trouvent donc aussi leur application dans celui des dermatoses; partout le même régime que dans les autres maladies aiguës ou chroniques; les mêmes règles pour déterminer le choix du médicament approprié au cas donné; les mêmes principes pour l'administration des doses. Nous ne ferons donc que très-peu de remarques sur toutes ces choses connues. Seulement nous ferons observer d'abord, que la règle qui, dans les *maladies aiguës*, nous fait administrer la plupart des médicaments à la dose de 3 à 6 globules de la 3ᵉ jusqu'à la 300ᵉ dilution, dissous dans 4 à 6 onces d'eau, dont le malade prend une cuillerée à café toutes les 1, 2, 3 ou 6 heures selon la marche et l'acuité de l'affection, conserve sa valeur entière dans les dermatoses aiguës. Et dans les dermatoses *chroniques*, nous agissons aussi comme dans les autres maladies chroniques, faisant prendre à nos malades, tantôt tous les jours une cuillerée à café d'une solution aqueuse semblable à celles dont nous venons de parler, tantôt une dose *unique* de 3 à 6 globules dissous dans une seule cuillerée à café d'eau, et pour plusieurs semaines d'action, selon le cas. Pour dire quels sont les cas particuliers qui exigent l'un ou l'autre de ce mode d'administration, nous en avons donné les règles tant dans notre *Nouveau Manuel de médecine homœopathique* (Paris, 1850, 5ᵉ édition), que dans notre *Pharmacopée* (Paris, 1840) et dans nos *Notices élémentaires sur l'homœopathie* (2ᵉ édition, Paris, 1844), en sorte que nous ne croyons pas avoir besoin d'y revenir ici. Cependant, nous ne pouvons pas laisser passer sous silence, que, selon nos expériences réitérées, plus une dermatose chronique paraît tenir le milieu entre les dermatoses aiguës et les dermatoses chroniques, et plus elle est répandue sur le corps et accompagnée de symptômes généraux ou accessoires, plus aussi l'administration des médicaments dans la forme aqueuse à doses répétées, paraît à sa place; tandis que, plus la dermatose est chronique, indolente, locale et dépourvue d'épiphénomènes, plus il est souvent nécessaire de n'administrer le médicament qu'à une dose unique de 3 à 6 globules, pour plusieurs semaines d'action. C'est de cette manière que nous sommes souvent parvenu à guérir radicalement et dans peu de temps, quelquefois même par un seul médicament, d'anciennes verrues, des dartres invétérées et indolentes, des loupes, des fongus, des polypes, etc.

§ 31. Une autre précaution que nous ne saurions assez recommander, pour le traitement des dermatoses *chroniques* surtout, c'est celle de ne jamais ordonner aucun médicament sans avoir examiné l'état général du malade et recueilli surtout les signes morbides de sa constitution individuelle. Il est vrai que cette règle n'est pas non plus particulière aux dermatoses ; c'est au contraire une règle fondamentale pour tout traitement homœopathique rationnel ; mais si elle trouve quelque part une application toute particulière , c'est assurément dans les dermatoses chroniques. Nous avons eu nous-même un grand nombre de cas, où nous étions sur le point de désespérer de la guérison de certaines affections locales et invétérées, après avoir vainement administré tous les médicaments les plus recommandés contre cette affection, et après en avoir essayé inutilement les doses les plus diverses, jusqu'à ce que, traitant ensuite le malade pour d'autres affections, nous arrivions à trouver une substance qui s'adaptait à sa constitution entière mieux qu'aucun des médicaments précédents, et ce fut celui-ci qui, quoique noté au dernier rang contre l'affection locale qui nous faisait désespérer, guérit cette dernière comme par enchantement. Pour pouvoir guérir avec sûreté les engelures, les cors, les verrues, les loupes, et d'autres affections semblables, il n'y a souvent pas d'autre moyen que de laisser l'affection locale de côté, comme si elle n'existait pas, et de s'attacher uniquement à traiter la constitution du malade par des doses rares à longue action , tout en ayant soin de choisir de préférence , parmi les médicaments qui répondent aux symptômes constitutionnels, ceux qui correspondent en même temps à l'affection locale. Ceci va tellement loin que nous possédons dans notre propre pratique deux cas de guérison de *condylomes*, l'un par *sassap.*, l'autre par *euphras.*, médicaments qui nous ont tout à fait abandonné dans tous les autres cas , mais qui, dans ceux où ils nous ont rendu service , étaient si bien indiqués par la constitution individuelle qu'il n'y avait point à hésiter pour le choix ; et qui sait, si le cas où *n-vom.* , selon le récit d'un autre homœopathe, administré à la 60ᵉ, a guéri des condylomes , n'a pas été caractérisé par des circonstances tout à fait analogues. Dans les dermatoses aiguës et dans celles qui, quoique chroniques, sont cependant accompagnées de plusieurs symptômes généraux ou accessoires , l'examen des symptômes constitutionnels est quelquefois moins indispensable, quoiqu'il soit toujours utile ; mais ce qui, dans ces affections, ne doit jamais être laissé de côté, ce sont les *symptômes accessoires*, et, si l'on peut les connaître , les *causes extérieures* qui ont contribué à engendrer l'affection.

§ 32. Ayant indiqué, à l'occasion de chaque dermatose particulière, les *causes extérieures* qui peuvent y donner naissance , ainsi que les *symptômes généraux et accessoires* qui l'accompagnent ordinairement, nous n'avons rien de particulier à dire ici sur ces faits en eux-mêmes. Mais ce que nous croyons devoir faire , pour faciliter le choix du médicament homœopathique , c'est de donner *quelques indications générales* pour les médicaments qui s'adaptent de préférence à certaines *causes* et à certains *symptômes accessoires* , à quoi nous joindrons encore quelques autres avis pour les substances qui paraissent répondre plus particulièrement à quelques *phénomènes locaux*. Ces indications , jointes aux données qui se trouvent dans le *Répertoire* (voir la IIIᵉ partie de cet ouvrage), mettront, nous l'espérons , le praticien à même de compléter souvent , par les renseignements thérapeutiques *généraux* , ceux que nous avons donnés à l'occasion de chaque espèce , et nous en recommandons même beaucoup l'étude préliminaire aux praticiens qui voudraient se faire quelques formules thérapeutiques générales applicables à bien des cas non déterminés d'avance. Ce n'est que moyennant ces formules générales , et en les ayant constamment présentes à l'esprit, que l'on parvient, à la fin, à bien décider si , dans un cas donné , tel ou tel médicament est réellement indiqué ou non , et celui qui s'est bien mis en possession de ces indications fondamentales arrive bientôt jusqu'à pouvoir se passer entièrement de toute sorte de thérapeutique *spéciale*. Car qu'est-ce que notre thérapeutique *spéciale* , en homœopathie, sinon l'application et la combinaison intelligente *des indications caractéristiques générales* dans un cas individuel? Et, par contre, comment fera-t-on en présence d'un cas ou d'une complication que l'auteur d'une thérapeutique *spéciale* n'a point indiqué ni n'a pu indiquer, si alors on n'a point une base fondamentale sur laquelle on puisse asseoir les combinaisons qu'il faut faire pour déterminer le médicament approprié à ce cas ou à cette complication particulière? C'est surtout pour ces cas-là que nous voudrions que le praticien pût souvent trouver quelque bon conseil dans les indications que nous allons donner ci-après.

<h3 style="text-align:center">2. Indications tirées des causes.</h3>

§ 33. Pour qu'il soit plus facile de jeter un coup d'œil sur ce que nous allons donner, nous diviserons les causes dont nous comptons parler en six classes , savoir : 1° *Causes constitutionnelles* (âge, sexe, tempérament); 2° *causes professionnelles*; 3° *causes physiques*, cosmiques et atmosphériques (saisons , température, soleil, lune, sécheresse, humidité, froid, chaleur, etc.); 4° *causes alimentaires* (régime, aliments particuliers); 5° *causes toxiques et médicamenteuses ; 6° Causes pathologiques et diathèses morbides*. De ces diverses causes , nous ne traiterons cependant en détail que les quatre premières. Quant aux causes *pathologiques,* nous avons préféré de les réunir aux symptômes accessoires, attendu que pour quelques-unes d'entre elles, telles que les affections gastriques, rhumatismales, etc., il est très-difficile de déterminer le véritable rapport (*causal* ou purement *épiphénoménal*) dans lequel ces affections sont avec la dermatose. Et pour ce qui touche les causes pathologiques évidentes, telles que les *diathèses syphilitique, sycosique, lépreuse, scrofuleuse, scorbutique,* etc., ces diathèses se trouvent également traitées à part dans un chapitre du présent ouvrage. Il en est de même des *causes toxiques* et *médicamenteuses* pour lesquelles nous avons également donné, dans le même chapitre, toutes les indications nécessaires, à l'article des *Dermatoses toxiques et médicamenteuses.* Il ne nous reste donc, en effet, à traiter ici que les quatre premières espèces de causes pour lesquelles nous allons fournir, dans les paragraphes suivants, toutes les données que l'état actuel de la science nous permet d'y ajouter. Pour ceux de nos lecteurs qui trouveraient cet exposé bien incomplet, nous leur dirons que nous en connaissons bien nous-même toutes les lacunes, mais que, s'il manque même beaucoup de ce qu'on désirerait y trouver, ce n'est point parce que nous n'y aurions pas pensé, mais tout simplement parce que nous n'avions rien à dire là-dessus.

§ 34. Voici donc d'abord les avis généraux que nous pourrons donner sur les *causes* **constitutionnelles** ou sur les divers âges, sexes, tempéraments, etc., qui méritent être pris en considération relative dans le choix des médicaments :

1° Dans les dermatoses particulières à l'**enfance,** on trouvera souvent indiqués de préférence : 1) *Acon. bell. borax. calc. cham. coff. ipec. merc. sil. sulf.* —2) *Ant. baryt. bry. caps. dulc. cic. hyos. iod. lyc. rhus.*—3) *Ars. chin. hep. n-vom. puls. staph. tart. thui. veratr. viol-tr.*

2° Pour les **Nourrissons** en particulier : 1) *Borax. calc. cham. ipec. merc. phosph. rhus. sep. sulf.*—2) *Acon. ars. bell. bry. chin. dulc. phos-ac. sil. staph. viol-tr.*

3° Pour les **Jeunes sujets :** 1) *Acon. bell. bry. calc. cham. coff. hep. ign. ipec. lach. lyc. merc. sil. sulf.*—2) *Ambr. ars. baryt. borax. n-vom. puls. rhus. staph. sulf-ac.*

4° Pour les **Femmes** en général : 1) *Bell. calc. cham. puls. sep.*—2) *Acon. amm. bry. cic. con. hyosc. ign. n-mos. rhus. sabin.*— 3) *Alum. amm-m. borax. caus. graph. hep. lyc. merc. phosph. sulf. thui. veratr.*

5° Pour les femmes **enceintes :** *Bell. cham. con. puls. merc. sep.*

sulf.—2) *Acon. bry. caus. chin. coff. hyos. ign. ipec. lyc. petr. rhus. staph.*

6° Pour les femmes **en couche :** 1) *Acon. bell. bry. ipec. puls. rhus.*—2) *Ant. calc. coff. con. hyosc. ign. n-vom. phos.*

7° Pour les sujets qui ont les **cheveux** et les **yeux blonds :** 1) *Calc. hyosc. sil.*—2) *Agar. borax. bry. caps. cham. clem. con. cupr. graph. iod. lach. lyc. merc. mez. petr. rhus. sulf. sulf-ac. thui. puls. veratr.*

8° Pour les sujets aux *cheveux* et aux *yeux* **bruns :** 1) *Carb-veg. nitr-ac. n-vom. sep.* — 2) *Acon. ars. caus. dulc. oleand. phosph. phos-ac. staph. sulf.*— 3) *Amm. ant. arn. bell. chin. graph. led. natr. natr-m. oleand. zinc.*

9° Pour les **constitutions replètes :** *Ant. bell. calc. caps. cupr. ferr. graph. lyc. puls. sulf.*

10° Pour les *personnes* **épuisées, cachectiques :** 1) *Arn. calc. chin. natr-m. n-vom. phos-ac. sulf. veratr.*—2) *Ars. carb-veg. lach. merc. phosph. sec. sep.*

11° Pour les *personnes* **boursouflées,** d'une constitution **leuco-phlegmatique :** *Amm. ant. ars. bell. calc. caps. cupr. ferr. hell. kal. lach. merc. puls. rhus. seneg. spig. sulf.*

12° Pour les *constitutions* **lymphatiques :** 1) *Bell. calc. carb-veg. chin. lyc. merc. natr-m. nitr-ac. phosph. puls. sep. sil. sulf.*—2) *Amm. arn. ars. baryt. dulc. ferr. graph. kal. petr. rhus. thui.*

13° Pour les *constitutions* **nerveuses :** 1) *Acon. baryt. bell. chin. coff. con. cupr. ign. merc. natr. n-vom. phos. puls. sil. sulf.*—2) *Alum. ars. carb-veg. cham. graph. hep. hyos. lyc. natr-m. phos-ac. rhus. sep.*

14° Pour les *constitutions* **pléthoriques :** 1) *Acon. bell. ferr. hyos. merc. n-vom. phosph. puls. sulf.*—2) *Arn. aur. bry. calc. chin. graph. lyc. natr-m. nitr. nitr-ac. rhus. sep. stram. thui.*

§ 35. Pour ce qui concerne 2° les *causes* **professionnelles,** les indications générales que nous pouvons fournir à ce sujet sont malheureusement très-limitées, et ce n'est que pour ne priver nos lecteurs d'aucune indication qui pourrait leur être utile que nous donnons ce qui suit :

1° Chez les sujets qui *mènent une* **vie sédentaire,** on trouvera souvent indiqués de préférence : 1) *N-vom. sulf.*—2) *Acon. bry. calc. lyc.*—3) *Bell. lach. puls.*—4) *Arn. aur. natr-m. oleand. plat. sep. sil.*

2° Chez les personnes qui **travaillent dans les souterrains** ou qui y habitent : 1) *Ars. puls.*—2) *Bry. calc. carb-an. caus. lyc. sep. stram.*

3° Chez les *ouvriers* **en bois :** 1) *Graph.*—2) *Carb-an. carb-veg. ferr.*—3) *Calc. hep. lyc. merc. puls. sulf.*

4° Chez les ouvriers *qui* **travaillent dans l'eau :** 1) *Calc. puls. sulf.*—2) *Amm. ant. clem. lyc. rhus. sep.*—3) *Bell. bor. canth. carb-veg. cham. caus. dulc. merc. mez. nitr-ac. n-mosch. phosph. sass. stront. sulf-ac.*

5° Chez les *ouvriers* **en pierre :** 1) *Calc. lyc. sil.*—2) *Natr. nitr-ac. phos-ac. puls. sil. sulf.*

6° Chez les *ouvriers* **en métal :** 1) *Sulf.*—2) *Calc. carb-veg. chin. hep. nitr-ac. phos-ac. puls. sass.*— et en particulier chez les ouvriers **en plomb,** en étain ou en zinc : *Alum. cham. puls. sulf.* — Chez les **doreurs :** *Chin. hep. nitr-ac. sulf.* — Pour le reste, voy. les *Causes* **toxiques** (et **médicamenteuses**).

7° Chez les ouvriers dans les **fabriques de tabac :** *Acon. bry. cham. chin. coloc. cupr. merc. n-vom. puls. staph. veratr.*

8° Chez les personnes livrées à des **travaux de tête :** 1) *Bell. calc. lach. n-vom. puls. sulf.*— 2) *Anac. arn. aur. cocc. ign. lyc. natr-m. oleand. plat. sep. sil.*

9° Chez les personnes occupées de *travaux* **corporels fatigants :** 1) *Acon. bry. calc. chin. merc. rhus. sil.*—2) *Alum. lyc. natr-m. n-vom. sabin. sulf.*

Pour le reste, on pourra aussi voir et comparer, ci-après, les causes **physiques, alimentaires, toxiques** et **médicamenteuses.**

§ 36. Quant aux *causes* **physiques,** parmi lesquelles nous rangeons toutes les influences des astres, de l'atmosphère, de la température, du froid, de la chaleur, de la sécheresse et de l'humidité, on trouvera souvent particulièrement indiqués :

1° Contre les dermatoses qui sont produites *par l'action des* **rayons solaires :** 1) *Acon. bell. camph. clem. hyos.*—2) *Ant. natr. puls.*—3) *Agar. bry. calc. carb-veg. graph. lach. lyc. selen. sulf. valer.*

2° Contre celles que **les phases de la lune aggravent :** 1) *Alum. calc. clem.*—2) *Sabad. sil.*— et en particulier, si cette exacerbation a lieu à la **lune croissante :** *Daph.*—2) *Alum. clem.* — à la lune **décroissante :** *Dulc.*— à la **nouvelle** lune : *Amm. caus. cupr. lyc.*—2) *Alum. calc. sabad. sep. sil.* — à la **pleine** lune : 1) *Sil. sulf.*—2) *Alum. calc. cycl. graph. natr.*—3) *Sabad. spong.*

3° Pour les dermatoses que **l'hiver** provoque de préférence : 1) *Acon. bell. bry. carb-veg. cham. colch. dulc. ipec. n-vom. petr. rhus. sulf. veratr.*—2) *Amm. aur. merc. natr-m. phos. puls. sep.*

4° Pour celles qui reviennent souvent **au printemps :** 1) *Carb-veg. lach. rhus.*—2) *Aur. bell. calc. lyc. natr-m. puls.*

5° Pour celles qui se montrent ou s'aggravent **en été** : 1) *Bell. bry. carb-veg. dulc.*—) *Lyc. natr. puls. sil.*

6° Lorsque l'**automne** les provoque de préférence : 1) *Calc. dulc. lach. merc. petr rhod. rhus. veratr.*—2) *Aur. bry. chin.*

7° Lorsque l'**humidité** a contribué de préférence à leur apparition : 1) *Ars. calc. dulc. puls. rhus. sulf.*—2) *Amm. carb-veg. lach. merc. n-mosch. rhod. sassap. sep. veratr.*—3) *Bell. borax. bry. carb-an. chin. clem. colch. lyc. mang. nitr-ac. ruta. spig.*

8° Lorsqu'elles sont dues à l'influence d'une *trop grande* **chaleur** : 1) *Acon. ant. bell. bry. camph. carb-veg. hyos. natr. puls. sil.*—2) *Acon. agar. caus. euphr. kal. lach. natr-m. n-vom. sel. thui. zinc.*

§ 37. A l'égard des principales *causes* **alimentaires,** on pourra souvent consulter de préférence :

a) Contre les dermatoses produites ou aggravées *par l'abus du* **vin** *ou des* **boissons spiritueuses** : 1) *Ars. bell. calc. lach. merc. n-vom. puls. sulf.*—2) *Ant. chin. ign. led-lyc. natr. natr-m. ran. rhus. selen. sil. zinc.*—3) *Agar. arn. carb-veg. chel. hell. hyos. n-mosch. op. rhod. ruta. sabad. spig. veratr.*

b) Lorsque l'*abus de la* **graisse** *ou du* **lard** y a contribué : 1) *Carb-veg. ipec. puls. sep.*—2) *Ant. ars. colch. cycl. natr. natr-m. tart. thui.*—3) *Asa. bell. hell. caus. chin. ferr. hell. magn-m. nitr-ac. tarax.*

c) Lorsqu'elles sont produites par l'*abus des* **salaisons** *ou du* **sel** : 1) *Ars. calc. carb-veg. dros. lyc. nitr-sp. n-vom.*

d) Par l'*abus des* **acides** : 1) *Ant. staph. sulf.*—2) *Acon. ars. bell. carb-veg. hep. sep.*—3) *Borax. dros. ferr. lach. natr. natr-m. n-vom. phosph. phos-ac. ran. sulf-ac.*

e) Par des **moules** ou des **poissons vénimeux** : 1) *Bell. carb-veg. cop. rhus.*—2) *Chin. euphorb. lyc. puls.*—3) *Carb-an. kal. plumb.*

f) Par l'*usage des* **fraises** : 1) *Bry. puls.*—2) *Acon. dulc. rhus.*

3. Indications tirées des phénomènes locaux.

§ 38. Nous observons dans les *phénomènes locaux,* comme dans ceux de toute autre maladie locale, trois ordres de faits bien distincts, savoir : — *a*) *l'état pathologique* de l'organe atteint, ou bien le procédé morbide qui préside à la formation de la dermatose (anémie, hyperémie, inflammation, etc.); — *b*) la *forme anatomique* sous laquelle la dermatose apparaît (vésicules, papules, pustules, etc.);—*c*) les *symptômes locaux* par lesquels la forme anatomique et l'état pathologique se caractérisent (tuméfaction, rougeur, sécrétion, etc.). Quant au dernier de ces trois ordres, les *symptômes* locaux, nous n'avons point d'autres indications particulières à donner ici, attendu que tout ce que l'on pourrait désirer à cet égard et que l'état actüel de la science permet de donner, se trouve dans le *répertoire* symptomatologique que nous avons joint à ce répertoire. Plusieurs indications qui pourront se rapporter au deuxième de ces ordres, *la forme anatomique* des dermatoses, se trouvent également dans ce répertoire; cependant, comme celles qui y sont annotées se rapportent plutôt aux données de la matière médicale, sans aucun égard aux classifications et dénominations scientifiques de ces formes, nous avons cru mieux faire en donnant ici des indications particulièrement adaptées aux diverses espèces désignées dans les classifications par les noms de vésicules, papules, etc. Mais l'ordre pour lequel ces indications particulières nous paraissent le plus indispensables, ce sont les divers *états pathologiques.* Nous nous occuperons donc, dans cet article, des deux premières espèces de phénomènes locaux, savoir : 1° des indications tirées de l'*état pathologique* de l'organe malade ; 2° des indications tirées des diverses *formes anatomiques* des dermatoses.

§ 39. Nous avons déjà dit plus haut (§ 16), quels sont les divers procédés ou actions pathologiques qui peuvent présider à la formation des dermatoses, en sorte que nous n'avons plus à y revenir ici, et que nous pouvons passer immédiatement aux indications thérapeutiques que nous avons à donner par rapport à chacun de ces états. Voici donc ce que nous fournissent à ce sujet les analogies de la matière médicale et de l'expérience clinique :

a) Dans les dermatoses produites par l'**Anémie**, on trouvera souvent particulièrement indiqués : — 1) *Ars. calc. chin. con. puls. ferr. lyc. nitr-ac. puls. staph. sulf.*— 2) *Arn. bell. bry. carb-veg. chel. cin. hep. ign. kal. lach. merc. natr. natr-m. n-vom. phosph. phos-ac. rhus. sep. sil. verat.*

b. Dans celles produites par l'**hyperémie** ou la **congestion sanguine** locale, lorsqu'elle est **active :** 1) *Acon. bell. bry. ferr. hyos. puls.* — 2) *Arn. calc. cham. ipec. kal. lyc. merc. nitr-ac. n-vom. phosph. rhus. sabin. sep. stram. sulf.* — et lorsqu'elle est **passive :** *Arn. ars. aur. bell. bry. chim. carb-veg. digit. ferr. ipec. kal-hydroc. lach. op. samb. sec. sit. spong.*

c) Dans les dermatoses caractérisées par un **état inflammatoire** de la peau : — 1) *Acon. ant. ars. bell. bry. calc. caus. cham. clem. dulc. hep. lyc. merc. oleand. petr. puls. rhus. sep. sil. staph. sulph. thui.* — 2) *Agar. alum. amm. ant. arn. baryt. borax. canth. carb-an. carb-veg. cic. coff. colch. con. cupr. cycl. euphorb. graph. ign.*

kal. lach. led. lyc. mez. natr. natr-m. nitr-ac. n-vom. phosph. ran. ran-scel. sass. viol-tr. zinc.

d) Dans les dermatoses *inflammatoires avec* **sécrétion séreuse :** — 1) *Alum. carb-veg. graph. lyc. rhus. sulf.* — 2) *Bell. bor. calc. carb-an. cic. clem. dulc. kal. kreos. lach. oleand. petr. sep. staph.* — 3) *Ars. baryt. bry. caus. con. hell. hep. led. merc. natr. natr-m. nitr-ac. phosph. phos-ac. ruta. selen. sil. sulf-ac. thui. viol-tr.*

e) Dans les *inflammations avec sécrétion* **purulente :** — 1) *Merc. puls. rhus. sep. thui.* — 2) *Ant. dulc. lyc. natr. sil. staph. sulf. tart. zinc.* — 3) *Ars. bell. caus. cic. clem. con. cycl. hep. led. magn. natr-m. petr. sass. spig. tarax. viol-tr.*

f) Dans les *inflammations* avec *sécrétion* **sébacée :** 1) *Bell. carb. veg. hep. led. n-vom. n-jugl. sulf.* — 2) *Ars. calc. lach. natr. natr-m. petr. phos-ac. puls. sabin. selen.*

g) Dans les *inflammations avec exsudation* **solide sèche ,** ne sécrétant aucune humeur : 1) *Acon. ars. baryt. bry. calc. led. merc. rhus. sep. sil. staph. veratr.* — 2) *Carb-veg. caus. clem. cupr. dulc. graph. hyos. lyc. magn. natr. natr-m. petr. phosph. phos·ac. sass. sulf. viol-tr. zinc.*

h) Dans les **hypertrophies** du **derme :** 1) *Ant. ars. calc. clem. dulc. graph. ran. rhus. sep. sil. sulf.* — 2) *An. baryt. bell. bry. caus. chin. cic. coloc. hep. kreos. lach. led. lyc. nitr-ac. phosph. ran-sc. thui.* — 3) *Aur. borax. bov. kal. merc. mur-ac. natr. natr-m. oleand. par. petr. phos-ac. squill. staph. veratr.*

i) Pour les *hypertrophies du* **pigment,** voy. **éphélides,** dans le corps de l'ouvrage.

k) Pour les *hypertrophies du* **chorion,** voy. **lépreuses,** dans le corps de l'ouvrage.

l) Pour les *hypertrophies* **vasculaires,** voy. **lésions vasculaires,** également dans le corps de l'ouvrage.   •

m) Pour les **atrophies,** voy. **dyscromasies,** dans le corps de l'ouvrage.

n) Pour les **dégénérescences et nouvelles formations :** — 1) *Ars. bell. calc. carb-an. carb-veg. caus. clem. graph. lyc. nitr-ac. ran. sil. staph. sulf.* — 2) *Ant. aur. cocc. hep. iod. kreos. lach. natr-m. n-vom. phosph. plumb. puls. rhus. sabin. tart.* — 3) *Agar. agn. alum. ambr. amm. arn. bry. cic. colch. con. dig. euphr. kal. merc. mez. natr. petr. phos-ac. rhod. sabad. selen. sep. spong. stann. sulf-ac. zinc.*

§ 40. Pour ce qui concerne les **formes anatomiques** des dermatoses, les médicaments qu'on trouvera sous ce rapport le plus souvent indiqués, sont, en général :

1° Dans les affections **exanthémateuses** des willanistes : — 1) *Acon. bell. bry. coff. merc. phosph. puls. sulf.* — 2) *Ars. amm. baryt. chin. lach. hell. rhus. stram.* — 3) *Camph. carb-veg. dulc. euphorb. graph. sulf.*

b) Dans les formes **vésiculeuses :** — 1) *Ars. bry. canth. euphorb. graph. lach. merc. phosph. ran. rhus. sep. sulf.* — 2) *Acon. ant. bell. calad. carb-an. carb-veg. caus. clem. dulc. hell. hep. ipec. kal. natr. nitr. petr. phos-ac. puls. ran-scel. sabin. sil. staph. stram. sulf-ac. tart. thui. valer. veratr.* — 3) *Amm. amm-m. arn. bov. calc. cham. chin. coff. cupr. hyosc. lyc. mez. n-vom. op. sass. selen. spong. zinc.*

c) Dans les formes **bulleuses :** — 1) *Ars. cham. clem. dulc. graph. rhus. sep.* — 2) *Amm. bell. borax. canth. caus. hep. kal. magn. merc. natr. nitr-ac. pctr. ran. sil. sulf.*

d) Dans les formes **pustuleuses :** — 1) *Ant. ars. cic. dulc. merc. puls. rhus. sulf. tart. thui.* — 2) *Amm-m. arn. bell. bry. clem. hyos. kreos. magn-m. mez. nitr-ac. petr. sass. sec. sil.* — 3) *Cocc. crot. cycl. evon. grat. hydroc. op.*

e) Dans les formes **papuleuses :** — 1) *Acon. bry. calc. cocc. dulc. merc. natr-m. nitr-ac. sep. sil. sulf.* — 2. *Carb-veg. cic. con. lyc. mur-ac. n-vom. op. puls. rhus.* — 3) *Agar. alum. ambr. amm. ars. caus. cham. graph. oleand. phos-ac. staph. stront.*

f) Dans les formes **squameuses :** 1) *Ars. calc. dulc. phosph. sep. sil. sulf.* — 2) *Aur. bry. clem. coloc. graph. lyc. merc.* — 3) *Amm. amm-m. bell. cic. kreos. led. mez. oleand. phos-ac. puls.* — 4) *Agar. alum. anac. bov. bruc. canth. caus. cupr. hell. iod. lach. mur-ac. natr-m. nitr-ac. petr. rhus. sass. staph. thui. veratr.*

g) Dans les formes **tuberculeuses :** — 1) *Calc. caus. dulc. lach. mez. rhus.* — 2) *Agar. alum. ant. bry. hep. led. lyc. magn. natr. natr-m. petr. puls. ruta. sep. sil. staph. veratr.* — 3) *Amm. amm-m. ars. baryt. carb-an. carb-veg. cic. con. graph. hell. magn-m. mur-ac. sil. spig. sulf. tart. thui. zinc.*

h) Dans les formes **maculeuses :** — 1) *Bry. lyc. natr. phosph. sep. sulf.* — 2) *Alum. ant. ars. calc. carb-veg. con. graph. hyos. lach. merc. n-vom. nitr-ac. oleand. rhus. sabad. staph. sulf-ac.* — 3) *Arn. bell. berb. cham. chin. dulc. euphr. ferr. laur. led. natr-m. plumb. ruta. secal. sil. stram. thui.*

4. Indications tirées des épiphénomènes.

§ 41. Nous divisons les épiphénomènes, pour en faciliter l'aperçu, en deux catégories savoir : 1° *Épiphénomènes généraux* (fièvre, faiblesse, douleurs dans les membres, etc.) et *épiphénomènes particuliers* (céphalalgie, angine, souffrances gastriques, etc.).

Pour la première de ces deux catégories les *épiphénomènes* **généraux,** on trouvera souvent particulièrement indiqués :

a) Dans les dermatoses *caractérisées par une forte* **fièvre** : 1) *Acon. bell. bry. con. merc. n.-vom. phosph. puls. rhus.* ; — 2) *Ars. bell. chin. hep. ipec. sulf. veratr.* — 3) *Baryt. kal. lach. lyc. mez. nitr-ac. op. sep. stram.*

b) Lorsqu'il y a de *fortes* **sueurs générales** : 1) *Acon. bry.* — 2) *Bell. calc. carb-an. carb-veg. caus. cham. chin. graph. hep. kal. merc. natr-m. n-vom. op. puls. rhus. samb. selen. sep. sulf. veratr.*

c) Dans les cas où la **sueur** n'affecte que les **parties malades :** *Bell. kal. cham. chin. graph. merc. natr-m. n-vom. phosph. puls. rhod. sep. sulf.*

d) Lorsqu'il y a grande **faiblesse** ou état **adynamique :** *Ars. chin. ferr. hyos. lach. lyc. merc. natr-m. n-vom. phos-ac. rhus. veratr.*

e) Lorsqu'il y a des **douleurs rhumatismales** dans les membres ou dans d'autres parties : 1) *Acon. arn. ars. bry. cham. chin. coff. hep. ign. merc. n-vom. puls. rhus. veratr.* — 2) *Bell. caps. colch. coloc. con. kal. magn. mez. phos. ruta. sep. spig. stann. staph. thui. valer. verb.*

f) Si l'affection se caractérise par un **amaigrissement** général : 1) *Ars. calc. caus. chin. graph. lyc. natr-m. stann. staph.* — 2) *Ambr. baryt. bry. carb-veg. cham. clem. cocc. cupr. ferr. ign. iod. ipec. lach. led. mez. nitr-ac. n-vom. petr. phosph. phos-ac. plumb. puls. sil. veratr.*

g) Lorsqu'il y a *état* **hydropique** ou *tuméfaction* **œdémateuse :** 1) *Ars. chin. ferr. hell. stram.* — 2) *Ant. baryt. bry. con. dulc. hyos. kal. led. lyc. merc. sabad. sabin. sulf.*

h) S'il y a **paralysie :** 1) *Caus. cocc. n-vom. rhus.* — 2) *Arn. baryt. bell. bry. dulc. ferr. lach. led. lyc. oleand. ruta. sil. stann. sulf. zinc.*

i) Lorsqu'il y a des **glandes engorgées :** 1) *Amm. aur. baryt. bell. calc. carb-veg. cham. cic. con. dulc. hep. lyc. merc. nitr-ac. sil. spong. staph. sulf.*

k) Si les *membranes* **muqueuses** étaient en même temps atteintes : — 1) *Alum. ars. bell. bry. calc. caps. carb-veg. caus. chin. dulc. hep. lyc. merc. mez. n-vom. phosph. puls. rhus. seneg. stann. sulf.* —

2) *Acon. ant. borax. carb-an. cham. euphr. graph. hyosc. natr-m. nitr-ac. sep. sil. spig. spong. staph. sulf-ac.*

l) S'il y avait des *douleurs* **ostéocopes** ou autres lésions du **système osseux :** 1) *Aur. bell. calc. dulc. lyc. merc. mez. phosph. sep. sil. sulf.* — 2) *Ang. asa. chin. hep. lach. nitr-ac. phos-ac. rhus. staph.*

m) Lorsque le **moral est très-abattu :** 1) *Ars. aur. bell. ign. lach. puls. sulf.* — 2) *Acon. bry. calc. caus. cham. cocc. con. graph. hell. hyos. lyc. merc. natr-m. n-vom. petr. rhus. sep. sil. staph. stram. sulf. veratr.*

n) S'il y avait grande **surexcitation nerveuse,** agitation, inquiétudes, insomnie, etc. : 1) *Acon. ars. bell. bry. cham. coff. ign. merc. n-vom. puls.* 2) *Arn. aur. bry. calc. carb-veg. chin. ferr. hep. hyos. lyc. natr-m. phosph. sep. sulf. veratr.*

§ 42. Quant aux *affections* **particulières** qui pourraient accompagner l'une ou l'autre des dermatoses aiguës ou chroniques, on pourra toujours consulter de préférence :

a) Dans les cas où il y aurait des *symptômes* **cérébraux** (délire, coma, etc.) : 1) *Acon. bell. bry. hyosc. op. puls. rhus. stram.* — 2) *Arn. camph. carb-veg. cham. chin. lyc. merc. n-vom. phosph. phos-ac. sulf. veratr.*

b) S'il y avait de la **céphalalgie :** 1) *Acon. bell. bry. cham. chin. ign. merc. n-vom. puls. rhus. sep. sil. sulf. veratr.* — 2) *Ant. ars. calc. coloc. lach. lyc. mez. natr-m. phosph.* — 3) *Aur. dulc. hep. ipec.*

c) Lorsqu'il s'y joint des **ophthalmies** ou des **blépharites :** 1) *Acon. ant. ars. bell. calc. hep. merc. puls. sulf.* — 2) *Alum. baryt. bry. caus. cham. chin. euphr. kreos. lyc. phosph. rhus. sep. staph. thui. zinc.*

d) Si la **membrane muqueuse de la bouche** ou de la gorge est en même temps affectée, avec **aphthes, stomacace, diphthérite,** etc.: 1) *Borax. n-vom. iod. sulf-ac.* — 2) *Caps. carb-veg. dulc. merc. sulf.* — 3) *Ars. chin. hep. iod. natr-m. nitr-ac. n-mosch. sep. sil. staph.*

e) S'il y a des **maux de gorge (angine) :** 1) *Acon. bell. cham. dulc. lach. merc. n-vom. puls.* — 2) *Alum. amm. baryt. carb-veg. ign. nitr-ac. rhus. sep. staph. sulf. thui.*

f) S'il y a affections **gastriques :** 1) *Ant. ars. bry. ipec. merc. n-vom. puls.* — 2) *Acon. arn. bell. caps. carb-veg. cham. chin. coloc. hep. rhus. tart. veratr.*

g) S'il s'y joint des **vomissements** ou des **nausées :** 1) *Ipec.*

n-vom. puls. — 2) Ant. ars. bell. bry. calc. con. cupr. dulc. lach. merc. phosph. sep. sil. sulf. tart.

h) Lorsqu'il y a des **gastralgies :** 1) *Bell. bry. calc. carb-veg. cham. chin. ign. n-vom. puls. sulf. — 2) Carb-an. caus. graph. lach. lyc. magn. sil. stann.*

i) S'il y a affections **hépatiques :** 1) *N-vom. sulf. — 2) Bell. lach. merc. puls. — 3) Aur. calc. kal. lyc. magn-m. natr. natr-m. nitr-ac. — 4) Alum. ambr. amm. cann. canth. n-mosch.*

k) S'il y a *douleurs* **intestinales :** 1) *Bell. coloc. n-vom. puls. — 2) Ars. carb-veg. cham. chin. cocc. hyosc. ign. lyc. merc. phosph. sulf. — 3) Alum. ant. calc. caus. colch. cupr. ipec. lach. nitr-ac.*

l) S'il y a **diarrhée :** 1) *Ars. cham. chin. dulc. ipec. merc. puls. rhab. sulf. — 2) Ant. bry. calc. caps. coloc. phosph. phos-ac. rhus.*

m) S'il y a **constipation** opiniâtre ou habituelle : 1) *Bry. calc. lach. lyc. n-vom. op. plumb. sep. sil. staph. sulf. veratr. — 2) Alum. bell. cann. canth. carb-veg. caus. con. graph. kal. zinc.*

n) S'il y a souffrances **hémorrhoïdales :** 1) *Ant. ars. calc. carb-veg. caps. ign. n-vom. puls. sulf. — 2) Ambr. amm. amm-m. caus. chin. graph. kal. lach. nitr-ac. petr. rhus. sep.*

o) Si les voies **urinaires** sont en même temps affectées : 1) *Bell. cann. canth. dulc. hep. merc. n-vom. puls. sulf. — 2) Arn. ars. aur. baryt. caps. caus. colch. coloc. graph. hell. kal. lyc. phosph. phos-ac. rhus. sass. staph.*

p) S'il y a désordre dans les **menstrues** : 1) *Bell. bry. calc. cocc. coff. graph. ign. n-vom. phosph. plat. puls. sulf. sep. veratr. — 2) Amm. amm-m. carb-veg. caus. cupr. kal. kreos. lach. lyc. magn. magn-m. merc. natr-m. n-mosch. petr. sil. zinc.*

q) S'il y a affections **catarrhales** (rhume de cerveau ou de poitrine) : 1) *Acon. bell. bry. cham. merc. n-vom. puls. rhus. sulf. — 2) Arn. ars. calc. caps. carb-veg. caus. chin. dulc. euphr. ign. ipec. lach. phosph. phos-ac. sep. sil. squill. stann. staph. tart. veratr.*

r) S'il y a affections **asthmatiques** : 1) *Acon. ars. bell. cupr. ferr. ipec. lach. n-vom. phosph. puls. samb. sulf. — 2) Ambr. amm. aur. bry. calc. carb-veg. cham. chin. dulc. tart. veratr. zinc.*

s) S'il y a affections **pulmonaires** (pneumonie chronique, phthisie, etc.) : 1) *Calc. hep. kal. lyc. nitr-ac. phosph. puls. spong. stann. — 2) Ars. chin. dros. ferr. iod. lach. nitr. nitr-ac. sep. sil. sulf. — 3) Carb-veg. con. dulc. kreos. led. merc. natr-m. phos-ac. samb.*

———

CHAPITRE II.

PREMIÈRE CLASSE.

EXANTHÈMES FÉBRILES AIGUS.

—

PREMIÈRE SECTION.

ORDRE PREMIER.

Exanthèmes fébriles contagieux.

§ 43. Nous comprenons dans cette section toutes les dermatoses caractérisées par la marche aiguë, la nature fébrile et contagieuse de l'affection, en un mot tout ce que l'on comprenait autrefois sous la dénomination de fièvres éruptives contagieuses. Telles sont : la *miliaire pourprée* de Hahnemann, la *pourpre typhoïde,* la *roséole,* la *rougeole,* la *scarlatine,* la *suette miliaire,* la *variole,* les *varioloïdes* et les *varicelles.* Toutes ces affections ont cela de commun entre elles qu'elles peuvent régner *sporadiquement* ou *épidémiquement,* et qu'elles offrent toutes un ensemble de phénomènes généraux qui en fait plutôt des affections générales de l'organisme que de simples dermatoses. C'est là aussi la raison qui fait que nous ne saurions point nous en occuper dans cet ouvrage, attendu que le cadre restreint de celui-ci ne nous permet de donner ni dans la *matière médicale,* ni dans le *répertoire* de ce traité, les détails nécessaires pour compléter, en cas de besoin, les indications thérapeutiques que nous serions obligé de fournir. Ces affections trouveront beaucoup mieux leur place lorsque nous parlerons, dans un ouvrage à part, de la thérapeutique des *maladies fébriles* en général; en attendant, nous devons renvoyer le lecteur qui voudrait en connaître le traitement, à notre **Manuel** (IIᵉ partie, sect. II), où nous avons traité ces exanthèmes avec plus de détails et d'une manière beaucoup plus complète qu'aucune autre dermatose, en sorte que tout ce que nous saurions en dire ici ne serait qu'une répétition pure et simple de ce que nous en avons déjà dit ailleurs. Cependant, comme il peut être avantageux d'avoir ici au moins un coup d'œil sur les médicaments qui conviennent de préférence à ces affections, nous allons les passer sommairement en revue, nous rapportant, pour le reste, aux indications détaillées que nous avons données à l'endroit cité.

MILIAIRE POURPRÉE DE HAHNEMANN.

§ 44. Éruption de taches rouge pourpre, tirant au brunâtre, restant invariables sous l'impression du doigt; rougeur nettement circonscrite, parsemée de boutons miliaires qui paraissent plutôt enfoncés dans le derme que proéminents, quoiqu'ils soient tout aussi perceptibles à la vue qu'au toucher. — Médicaments : *Bell. dulc.*

POURPRE TYPHOÏDE.

§ 45. Éruption pétéchiale qui paraît quelquefois dans le cours des fièvres typhoïdes, et que l'on a tort de regarder comme une maladie distincte du typhus en général. La présence de cette éruption peut quelquefois indiquer particulièrement : 1) *Ars. bry. rhus.* — 2) *Hyos. lach. led. n-vom. phos. sec.* — 3) *Arn. bell. berb. con. phell. ruta. sil. stram. sulf-ac.*

ROSÉOLE.

§ 46. Exanthème qui paraît tenir le milieu entre la scarlatine et la rougeole, en ce sens que lorsque l'éruption se rapproche des taches de la scarlatine, les symptômes généraux se rapprochent de ceux qui accompagnent la rougeole, et *vice versa.* — Médicaments principalement à recommander : *Acon. bell. n-vom. puls.*

ROUGEOLE.

§ 47. Exanthème suffisamment connu ; éruptions de petites taches rouges, un peu proéminentes, semblables aux morsures de puces, et apparaissant du troisième au cinquième jour de l'invasion, étant précédées et accompagnées de fièvre, de coryza, d'angine, de larmoiement et de toux.

Médicaments principaux, selon les circonstances : 1) *Acon. puls.* — 2) *Bell. bry. chin. phosph. sulf.* — 3) *Ars. coff. dulc. iod. n-vom. rhus. stram.* — 4) *Carb-veg. cham. dros. ign. ipec. magn.*

Avant l'apparition de l'exanthème : 1) *Acon. puls.* — 2) *Bell. bry.*

Pendant l'existence de l'exanthème : 1) *Acon. puls.* — 2) *Bell. bry. coff. phosph.*

Lorsque l'éruption est rentrée brusquement : 1) *Phosph. puls.* — 2) *Bry. rhus.* — 3) *Ars. bell. caus. hell. sulf.* — 4) *Carb-veg. mur-ac. phos-ac. sulf-ac.*

Contre les suites de la maladie : 1) *Ars. bry. phosph. puls. rhus.* 2) *Dulc. iod. n-vom.* — 3) *Carb-veg. cham. chin. cin. dros. hyos. ign. sep. stram. sulf.*

SCARLATINE.

§ 48. Maladie également suffisamment connue, caractérisée par l'éruption de taches larges, irrégulières, lisses, d'un rouge écarlate, non proéminentes, se montrant d'abord au visage et au cou, et précédée d'un malaise général, avec frisson, dégoût, céphalalgie, et forte angine. Médicaments principaux : 1) *Bell.*—2) *Acon. amm. merc. phosph.* — 3) *Ars. baryt. camph. carb-veg. lach. sulf.* — 4) *Con. coff. ipec. phos-ac. rhus.*

Contre les prodromes : *Acon. bell.*

Contre l'angine : 1) *Bell. baryt. merc.* — 2) *Amm. ars. carb-veg.*— 3) *lach. sulf.*

Lorsque l'exanthème est brusquement rentré : 1) *Bry. phosph. phos-ac. sulf.* — 2) *Bell. op.*

Contre les suites, selon les circonstances : *Arn. ars. bell. carb-veg. dig. hell. merc. phosph. phosph-ac. rhus. seneg.*

SUETTE MILIAIRE.

§ 49. Affection épidémique, caractérisée par l'apparition d'une sueur abondante, ou plutôt celle d'une vapeur chaude, fétide, par tout le corps, précédée de lassitude, avec céphalalgie sous-orbitaire et anorexie, et suivie d'une éruption miliaire qui consiste en petites vésicules perlées, diaphanes, entremêlées de papules rouges et de véritables bulles. Caractère tantôt bénin, tantôt très-malin. — Médicaments principaux : 1) *Acon. bry.* — 2) *Rhus. veratr.*

VARIOLE.

§ 50. Phlegmasie cutanée, tantôt sporadique, tantôt épidémique, caractérisée par de petits boutons rouges, isolés, distincts, qui se transforment en pustules ombiliquées à leur sommet et finissent, pendant l'apparition d'une *fièvre secondaire*, par suppurer et par se dessécher ensuite, laissant après elles des cicatrices marquées. On distingue la variole *discrète* et la variole *confluente*.

Médicaments principaux : 1) *Thui.*—2) *Ars. merc. rhus.*—3) *Acon. bell. bry. camph. chin. sulf.*

Dans la période des prodromes : *Acon. coff. bry. merc. rhus. puls. tart.*

Pendant la fièvre : 1) *Acon. bell.* — 2) *Op. ars.*

Pendant l'éruption : 1) *Thui.* — 2) *Merc. sulf.* — 3) *Ant. bell. stram.*

Pendant la suppuration : 1) *Thui.* — 2) *Merc.*

Pendant la dessiccation : 1) *Acon. bell. cham. puls.*—2) *Bry. rhus.*

Lorsqu'il y a pustules noires : 1) *Ars. carb-veg. chin.* — 2) *Bell. hyos. lach. rhus. sec. sil.*

VARIOLOIDES.

§ 51. Variole modifiée par la vaccination, caractérisée, comme la variole, par l'éruption de pustules ombiliquées et qui finissent par entrer en suppuration, mais sans *fièvre secondaire.*

Médicaments principaux : 1) *Ars. rhus.* — 2) *Merc. sulf. thui.* — 3) *Ant. puls. tart.* — 4) Voy. **Variole**.

VARICELLES.

§ 52. Diverses éruptions semblables à la variole, mais toutes, comme les varioloïdes, sans fièvre secondaire. Les auteurs distinguent : la varicelle *conoïde,* la varicelle *vésiculeuse* ou *aqueuse,* la varicelle *papuleuse* ou *venteuse,* la varicelle *pustuleuse* ou *claveloïde,* et la varicelle *verruqueuse* ou *swine-pox.* Toutes ces formes ne paraissent cependant que des variétés dans le développement des pustules dans une seule et même maladie qui ne diffère peut-être en rien des varioloïdes.

Médicaments principaux : 1) *Acon. ant. bell. puls. rhus. tart.* — 2) *Ars. canth. carb-veg. con. ipec. merc. sep. sil. thui.* — 3) *Asa. caus. cycl. led. natr. natr-m. sec. sol-m. sulf.*

DEUXIÈME SECTION.

ORDRE II.

Exanthèmes fébriles aigus non contagieux.

§ 53. Les affections cutanées que nous comprenons dans cet ordre sont : l'*érysipèle,* l'*érythème,* l'*herpès* (aigu), la *miliaire,* le *pemphigus,* l'*urticaire* et le *zona* ou *herpès zoster.* Toutes ces dermatoses ont cela de commun entre elles et avec celles de l'ordre précédent, qu'elles sont toujours accompagnées d'un mouvement fébrile plus ou moins fort, et qu'elles ont ordinairement une marche aiguë. Ce qui les distingue de l'ordre précédent, c'est, d'une part, qu'elles ne sont jamais contagieuses ni susceptibles de régner épidémiquement; qu'elles ne paraissent pas avoir pour cause pathogénétique un miasme particulier, et, d'autre part, que les symptômes généraux qui les accompagnent sont d'ordinaire beaucoup moins tranchés et beaucoup moins nombreux que dans les exanthèmes fébriles contagieux. Quelques-unes d'entre elles ne sont pas, il est vrai, toujours aiguës, mais peuvent affecter aussi la forme chronique, telles que l'*herpès*, le *pemphigus*, l'*érythème* et l'*urticaire*. Cependant, comme on les observe beaucoup plus fréquemment dans leur forme aiguë, et que leur forme chronique ne paraît nullement constituer une variété, mais seulement une espèce de dénaturation de la forme primitive, nous avons cru devoir les rattacher toutes, sans exception, à cet ordre, qui comprend, par conséquent, non-seulement les exanthèmes *non contagieux*, qui sont *toujours* aigus, mais en général ceux qui peuvent affecter la forme aiguë. Mais nous avons exclu de cet ordre toutes les dermatoses qui, bien qu'elles aient quelquefois une marche très-aiguë, comme les *gangréneuses*, les *furonculeuses*, le *maliasmus*, etc., ne sont pourtant point des dermatoses nécessairement fébriles.

§ 54. Toutes les affections de cet ordre offrent aussi pour la thérapeutique un point de contact commun; c'est celui de la nécessité de bien apprécier les symptômes généraux et l'ensemble des épiphénomènes qui caractérisent chaque cas individuel. Mais comme les épiphénomènes ne sont ordinairement pas très-nombreux dans ces affections, et que c'est souvent la fièvre seule qui mérite une attention particulière, le choix du médicament ne sera pas difficile. Dans la plupart des cas, on trouvera toujours un médicament bien approprié parmi : *Acon. bell. bry. ipec. n-vom. puls. rhus. sulf.*, si toutefois l'un ou l'autre de ceux que nous avons indiqués contre les espècesparticulières ne suffisait pas pour enlever en même temps et l'exanthème et les épiphénomènes. Mais ce qu'il y a de plus important à observer, c'est que dans toutes les affections de cet ordre le médecin doit, aussi bien que pour les affections précédentes, porter toute son attention à ce que l'exanthème ne disparaisse pas subitement de la peau, par des applications extérieures, par un refroidissement, etc., parce que les métastases qui pourraient en être la suite sont quelquefois très-dangereuses et peuvent aller jusqu'à mettre en péril la vie du malade.

§ 55. En général, on pourra toujours, dans les dermatoses fébriles aiguës, qu'elles soient contagieuses ou non, prendre en considération particulière :

Aconitum, contre la fièvre, lorsque celle-ci affecte un caractère synochal, avec chaleur sèche, pouls fort et accéléré, forte soif, grande agitation et insomnie.

Arsenicum, souvent après la rétrocession brusque d'un exanthème, surtout lorsqu'il y a alors souffrances pulmonaires ou anasarque.

Belladonna, dans bien des fièvres éruptives, après l'usage de l'*aconit*, soit que celui-ci ait déjà apaisé la fièvre synochale, ou lorsque la chaleur fébrile est accompagnée de sueurs, et que le cerveau menace de s'engager.

Bryonia, lorsque les éruptions tardent à sortir sur la peau, avec angoisse, souffrances cérébrales ou pulmonaires, souvent après l'usage de l'*aconit*.

Cocculus, souvent du plus grand secours lorsqu'une transpiration a été arrêtée.

Dulcamara, dans bien des cas d'exanthèmes dus à un refroidissement.

Ipecacuanha, souvent lorsque *bryon.* n'a pas suffi pour faire sortir l'exanthème, ou pour combattre les suites immédiates de sa rétrocession.

Mercurius, souvent après *bell.* dans tous les cas où la fièvre éruptive est accompagnée de sueurs et lorsque l'éruption entre en suppuration.

Nux vomica, quelquefois, lorsque *cocc.* n'a pas suffi pour rétablir la transpiration arrêtée.

Pulsatilla, quelquefois contre les exanthèmes suppurants, lorsque *merc. thui.* ou *hep.* ne suffisent point.

Rhus, quelquefois indispensable dans les exanthèmes caractérisés par un grand accablement des forces vitales ou dans ceux où ni *ars.* ni *dulc.* n'ont suffi.

Ceci pour les indications générales, le reste à l'occasion de chacune des formes particulières que nous faisons suivre ci-après :

URTICAIRE.

§ 56. L'*urticaire* (*fièvre ortiée*), rangée par les willanistes dans la classe de leurs *exanthèmes* et par Hebra de Vienne parmi ses *exsudations fébriles non contagieuses*, est une phlegmasie exanthémateuse, caractérisée par des taches proéminentes, plus pâles ou plus rouges que la peau qui les entoure, rarement persistantes, se reproduisant par accès ou s'aggravant par paroxysmes, et produisant un prurit et une cuisson semblables à ceux que causeraient les piqûres d'orties. L'éruption dure ordinairement peu d'heures, et disparaît promptement, pour revenir de nouveau pendant quelques jours. Les tumeurs de l'urticaire ne contiennent aucun fluide et ne montrent aucune tendance à la suppuration, quoique la surface en soit blanchâtre. Quelquefois plusieurs taches deviennent confluentes ; la peau est parfois assez enflammée, au point que les parties affectées ont l'aspect comme si elles étaient le siége d'un érysipèle. Les auteurs distinguent les variétés suivantes :

1° L'*Urticaire* **fébrile,** type fondamental de l'espèce, caractérisée par l'éruption d'élevures irrégulières, d'un rouge assez vif, ou rouge bleuâtre ou blanchâtre, qui, surtout le soir lorsque le malade se déshabille, causent un prurit et une cuisson insupportables et dont l'apparition est quelquefois précédée de céphalalgie, avec anorexie, lassitude, dégoût, gastralgie, angoisse, somnolence et chaleur fébrile entremêlée de frissons. Durée de l'exanthème de 4 à 7 jours.

2° L'*Urticaire* **infantile,** variété très-bénigne et sans fièvre, qui attaque quelquefois les enfants à la mamelle, et disparaît ordinairement au bout de quelques instants.

3° L'*Urticaire* **fugace** (*urticaria evanida*), exanthème sans fièvre et quelquefois très-opiniâtre, en ce sens que les taches reviennent constamment peu de temps après avoir disparu. Les personnes qui en sont atteintes, se plaignent ordinairement, dans les intervalles que laissent les éruptions réitérées, de céphalalgie, de désordres dans les digestions, de lassitude et de douleurs rhumatismales, tandis qu'elles se portent bien lorsque l'éruption est sortie. Les taches sont parfois rondes et longitudinales, semblables à celles que produirait un coup de fouet.

4° L'*Urticaire* **persistante** (*urticaria perstans*) se distingue de la variété précédente en ce que les boutons persistent lors même que la rougeur qui les entourait s'est dissipée. Cet exanthème dure ordinairement pendant 2 à 3 septenaires, les taches sont dures et proéminentes et laissent après elles une plaque rouge.

5° L'*Urticaire* **confluente** (*urticaria conferta*), boutons plus nombreux que dans les variétés précédentes, confluents et affectant une forme irrégulière. Elle dure ordinairement pendant plusieurs semaines et se montre de préférence chez les sujets qui ont passé quarante ans et qui ont la peau brune.

6° L'*Urticaire* **sous-cutanée** (*urticaria subcutanea*), exanthème qui s'annonce par des picotements continuels dans la peau, qui deviennent violents et lancinants aux changements de température et à l'occasion de fortes émotions ; quelquefois il y a éruption de quelques boutons, mais qui ne persistent que pendant quelques jours. Les personnes qui en sont atteintes souffrent quelquefois de désordres dans la digestion ou de crampes dans les extrémités inférieures.

7° L'*Urticaire* **tubéreuse** (*urticaria tuberosa*), caractérisée par le volume considérable qu'atteignent quelquefois les boutons. Souvent il se forme, surtout sur les membres, des tubérosités dures, s'étendant profondément au tissu cellulaire sous-cutané, et devenant quelquefois le siége d'une chaleur et d'une douleur très-vives. Les boutons sortent ordinairement la nuit, et disparaissent vers le matin.

8° L'*urticaire* **essera** (*essera, porcellanea*), variété dans laquelle la surface blanchâtre des boutons est entourée d'un liséré rouge, ce qui donne à la peau un aspect bigarré particulier.

§ 57. Les **causes** de l'urticaire sont très-variées. Souvent les sujets les mieux portants, surtout les femmes et les enfants, s'en trouvent atteints sans cause appréciable, et sans autres symptômes précurseurs ou accessoires, et c'est de cette manière qu'on l'a même vue régner sous forme d'épidémie. Chez d'autres personnes l'exanthème se montre d'une manière constante et quelquefois immédiatement après l'usage de certains aliments, tels que les écrevisses, les moules, les champignons, certains poissons, les amandes non pelées et d'autres noyaux, les fraises, les framboises et même le gruau. Dans tous ces cas l'éruption est très-peu persistante et disparaît quelquefois totalement dans l'espace de vingt-quatre heures. Cependant l'usage répété de certaines substances, telles que les fruits, le sucre, le vinaigre, le vin blanc et d'autres boissons spiritueuses, comme en général, une alimentation trop succulente, peuvent aussi produire des urticaires très-opiniâtres. Chez les petits enfants, cet exanthème paraît quelquefois lié à la dentition. Dans bien des cas il dépend d'un changement brusque de température, et c'est ainsi qu'on le voit fréquemment à la suite des affections catarrhales ou rhumatismales. D'autres personnes ont une prédisposition particulière à cette affection, qui se montre chez elles souvent après le moindre échauffement. — Quant au **diagnostic** il n'y a guère que l'*érythème* et la *roséole* que l'on puisse confondre avec l'urticaire. Mais l'érythème n'a jamais ce prurit ni cette cuisson qui distingue les taches de l'urticaire de toutes les autres taches exanthématiques. La roséole n'a point non plus ce prurit cuisant, et, en outre, les taches de celle-ci ne sortent point par accès et par paroxysmes, comme celles de l'urticaire et ne sont jamais blanchâtres ni proéminentes. Pour la *scarlatine* et la *rougeole,* il n'y a point de confusion possible avec l'urticaire.

§ 58. Quant **au traitement** de l'urticaire, cette affection est d'ordinaire si insignifiante et si peu dangereuse en elle-même, qu'elle disparaît presque toujours sans que l'art ait besoin d'intervenir. Tout ce que le médecin a à faire se borne donc, dans la règle, à veiller à ce qu'il n'y ait point rétrocession de l'exanthème soit par suite d'un refroidissement, soit par suite d'applications extérieures. Quelquefois cependant, l'éruption se montre aussi plus opiniâtre, selon la forme qu'elle affecte ou les désordres intérieurs auxquels elle est liée. Dans ce cas, un traitement rationnel qui s'adresse en même temps et à l'effet et à la cause, sera indispensable. Les médicaments qui, selon l'expérience clinique, méritent alors d'être consultés de préférence, sont en général : 1) *Dulc. hep. rhus.* — 2) *Acon. ars. calc. carb-veg. caus. cop. lyc.* — 3) *Ant. bell. bry. con. clem. ign. mez. natr-m. n-vom. petr. puls. sep. sulf. urt. veratr.* — et selon l'expérimentation pure : 4) *Amm. amm-m. anthrok. baryt. carb-an. chin. cic. cocc. frag. graph. ipec. kal. kreos. lach. led. magn. mcrc. natr. nitr-ac. phosph. phos-ac. rut. sec. sel. sil. staph. stram. tart. thui. zinc.*

Parmi ces médicaments paraissent ensuite particulièrement se recommander :

Contre l'*urticaire* **fébrile :** *Acon. bry. dulc. rhus. urt.*

Contre l'*urticaire* **chronique :** 1) *Calc. lyc.* — 2) *Ars. carb-veg. caus. lyc. petr. rhus. sulf. urt.*

Contre celle produite par les **moules :** *Cop.*

Contre l'urticaire **essera :** *Cop. puls.*

En outre, on pourra prendre en considération :

Aconitum, lorsque la fièvre est fortement prononcée, avec agitation et impatience à cause du prurit et de la cuisson que causent les élevures, et surtout lorsque l'exanthème couvre tout le corps, avec face rouge, ardente, frissons chaque fois que le malade se découvre, soif prononcée, oppression et respiration courte, gênée, suspirieuse, parole difficile, voix enrouée, peau sèche et brûlante.

Arsenicum, lorsque ni *dulc.* ni *rhus* n'ont suffi, ou quelquefois dès le début dans les urticaires chroniques.

Calcarea, contre des urticaires chroniques ou habituelles chez les jeunes sujets d'une constitution replète, et dans bien d'autres cas d'urticaires chroniques.

Carbo veget., souvent en l'alternant avec *ars.* et *calc.* dans les cas les plus opiniâtres, ou bien dès le début chez les sujets adonnés à des boissons spiritueuses.

Causticum, lorsque l'exanthème paraît lié à des affections catarrhales ou rhumatismales habituelles.

Dulcamara, l'un des plus puissants médicaments contre toute espèce d'urticaire aiguë ou chronique, et toujours à consulter et à administrer en premier lieu , lorsqu'il n'y a point d'indication positive pour un autre médicament.

Hepar, contre des urticaires chroniques ou habituelles, quelquefois en l'alternant avec *ars*.

Nux vomica , quelquefois après *acon.*, lorsque celui-ci , tout en combattant la fièvre, n'a pu prévenir le retour de l'éruption, dans les urticaires fébriles.

Lycopodium , dans quelques urticaires chroniques où *calc.* ou *caus.* seraient indiqués, sans suffire.

Rhus, toujours le premier médicament à consulter après *dulc.*, lorsque celui-ci n'a pas suffi et qu'aucun autre médicament ne serait mieux indiqué par l'ensemble des symptômes.

Sulfur, souvent indispensable et d'un secours immense, lorsque, dans les urticaires chroniques , nul autre médicament ne paraît suffire pour amener la guérison radicale.

ÉRYTHÈME.

§ 59. Rien de plus arbitraire que l'application du nom d'*érythème* telle que les divers auteurs l'ont faite dans les dermatoses, au point que nous n'en finirions pas, si nous voulions tracer ici l'histoire de cette dénomination. Qu'il suffise donc de dire que nous entendons ici, avec les willanistes, par **Érythème** une phlegmasie cutanée aiguë, non contagieuse, avec ou sans fièvre, caractérisée par l'apparition d'une ou de plusieurs taches rouges de plus ou moins d'étendue, et qui peuvent occuper les différentes parties du corps, être bornées à ces parties ou s'étendre sur la surface entière de la peau. On l'observe aux cuisses, au-dessous des seins, chez les personnes qui ont beaucoup d'embonpoint , sur les jambes et entre les plis de la peau , chez les enfants, etc. La teinte rouge de ces taches est plus claire que celle de l'érysipèle, duquel l'érythème diffère, en outre, par l'absence de toute tuméfaction phlegmoneuse, quoique, dans quelque cas , ses taches surmontent aussi un léger gonflement douloureux ou indolent.

Les auteurs distinguent les variétés suivantes :

1° L'*Érythème* **papuleux ,** caractérisé par des points colorés qui sont soulevés en forme de papules arrondies. Cette éruption se présente surtout chez les femmes, à la poitrine, au cou, sur les bras et à la partie postérieure des avant-bras, et est souvent précédée de fièvre, et accompagnée d'abattement, de faiblesse , d'anorexie et de douleurs dans les membres. Quelquefois elle se montre aussi chez des individus atteints de rhumatisme aigu.

2° L'*Érythème* **tuberculeux,** qui diffère de la variété précédente en ce qu'il y a entre les plaques papuleuses de petites tumeurs légèrement proéminentes qui s'affaissent dans l'espace de huit jours, tandis que les plaques pâlissent plus lentement, deviennent livides, et ne disparaissent que huit jours plus tard. Cette forme, que M. Rayer a, le premier, séparée de la forme précédente, avec laquelle on la confondait autrefois, est toujours précédée de fièvre, et ordinairement accompagnée de malaise et d'insomnie.

3° L'*Érythème* **nodosum,** taches rouges dispersées sur les différentes régions du corps, mais occupant surtout le menton, les bras et la partie antérieure des jambes. Sa marche est ordinairement aiguë; il s'accompagne souvent d'accidents fébriles plus ou moins intenses, et survient quelquefois, comme les deux variétés précédentes, dans le cours d'un rhumatisme avec des douleurs très-aiguës.

4° L'*Érythème* **lisse** ou **læve,** taches confluentes sur les extrémités inférieures, à surface uniformément unie et luisante. Il est, dans la plupart des cas, accompagné d'anasarque générale, et attaque, selon Bateman, de préférence les jeunes gens qui mènent une vie sédentaire. Il s'y joint d'ordinaire une fièvre légère, et après la disparition de l'anasarque, la maladie se termine progressivement, et dans un temps plus ou moins long, par une desquamation étendue.

5° L'*Érythème* **marginé,** caractérisé par des taches d'un rouge livide circulaire, de la largeur d'un demi-pouce jusqu'à un pouce, à surface luisante et comme vésiculeuse, et à circonférence proéminente, légèrement papuleuse et bien détachée de la peau. Il se montre sur toutes les régions du corps jusque dans le cuir chevelu et même sur la conjonctive ; il est toujours précédé ou accompagné de fièvre, et paraît, selon Bateman, quelquefois avoir une signification fâcheuse.

6° L'*Érythème* **centrifuge,** plaques larges, rouges, de la grandeur d'une pièce de trente sous, dépassant le niveau du derme par la circonférence, et déprimées au centre où la peau conserve sa couleur normale. C'est une variété extrêmement rare, et qui paraît avoir une prédilection pour la figure.

7° L'*Érythème* **fugace,** taches rouges, irrégulières et ressemblant à la rougeur produite par la pression. Ces taches paraissent liées à un dérangement des voies digestives; leur durée est courte, elles paraissent successivement sur les bras, le cou, la poitrine et la face.

8° L'*Érythème* **intertrigo,** rougeur et excoriation produites par le frottement de deux surfaces contiguës. On l'observe au-dessous des mamelles, aux aisselles, aux aines, à la partie supérieure des cuisses, au nombril, et en général sur tous les points où la peau forme des plis ou des rides, surtout chez les enfants et les personnes qui ont de l'embonpoint. Il peut être produit aussi par le contact des flueurs blanches, du flux gonorrhéique ou dyssentérique, par celui des urines et des matières fécales. Mais c'est surtout chez les enfants qu'on le rencontre, tant aux aisselles, derrière les oreilles et au cou qu'entre les cuisses. On remarque quelquefois une rougeur très-vive, avec des excoriations et l'exsudation d'une humeur séreuse ou séro-purulente, qui se dessèche à l'air, et forme des croûtes plus ou moins épaisses.

9° L'*Érythème* **paratrime,** produite par la pression, ainsi qu'on l'observe, entre les fesses et les cuisses après une équitation prolongée, ou bien aux pieds et aux orteils après une marche forcée. Le *décubitus*, tel qu'on le remarque chez les malades frappés de scorbut, de typhus, d'affections pulmonaires et de fièvres adynamiques, se rattache aussi à cette variété.

10° L'*Érythème* **épidémique** ou **acrodynie,** forme particulière observée dans une seule épidémie, et décrite par M. Rayer, mais dont il n'a jamais plus été question depuis 1826.

§ 60. Le **diagnostic** de l'érythème n'est pas difficile pour la plupart des cas. L'on ne trouve de rapprochement entre l'érythème et l'*érysipèle*, avec lequel on pourrait le confondre le plus facilement, que lorsque l'érythème occupe une grande surface, et lorsque la rougeur couvre uniformément cette surface ; mais il est encore très-facile de le distinguer par l'absence de gonflement, de tension et de douleurs, que l'on trouve dans l'érysipèle. Pour la *roséole*, les taches de celle-ci sont plus foncées que celles de l'érythème. Quant à la *rougeole* et la *scarlatine*, ces deux affections offrent un ensemble de symptômes généraux qui ne permet pas même de les assimiler un instant à l'érythème. L'érythème papuleux ressemble un peu à l'*urticaire*, mais dans l'urticaire, l'élévation des plaques est plus grande et plus claire, surtout au sommet. Dans le *lichen urticaire*, les papules sont pâles, moins larges et plus solides que celles de l'érythème. Enfin, les taches syphilitiques qui ressemblent à l'érythème sont encore faciles à distinguer par la teinte cuivrée qui leur est particulière.

§ 61. Quant au **traitement** de l'érythème, l'homœopathie nous offre plusieurs médicaments suffisamment approuvés par l'expérience contre plusieurs des espèces citées plus haut.

D'abord, dans tous les cas d'*érythème* **fébrile** ou aigu, les principaux médicaments sont toujours : *Acon. ars. bell. cham. graph. ign. lycop. puls. sep. sulf.,* parmi lesquels le médecin devra choisir selon les symptômes constitutionnels et l'ensemble des épiphénomènes qui accompagneraient un cas donné.

Quant à l'*érythème* **intertrigo** qui forme une espèce toute particulière, nous citons, comme approuvés par l'expérience clinique : 1) *Arn. cham. chin. graph. petr. puls. sep. sulf.*—2) *Bell. calc. carb-vg. caus. hep. ign. lyc. merc. n-vom. petr. ruta. sulf-ac.*—3) *Amm. ant. baryt. kal. kreos. lach. mang. natr-m. oleand. phosph. phos-ac. sil. squill. zinc.*

Et contre l'*intertrigo* **des enfants** en particulier : 1) *Acon. cham. sulf.*—2) *Bell. calc. chin. graph. ign. lyc. puls. sep.*—3) *Amm. ant. baryt. caus. hep. kreos. merc. natr. ruta. sil. squill.*

En outre, lorsqu'il y a **suintement** *abondant : Cham. chin. merc. puls. sulf.*

Contre l'intertrigo **derrière les oreilles :** 1) *Graph. lach. merc. oleand.*—2) *Anac. calc. kal. nitr-ac. petr.*

Contre celui de l'**anus :** 1) *Carb-an. carb-vg. nitr-ac.* — 2) *Calc. ferr. kal. lach. merc. natr-m. n-vom. phosph. sep. zinc.*

Contre celui **entre les cuisses** et aux **parties génitales :** 1) *Carb-vg. caus. cham. graph. lyc. merc. n-vom. sep. sulf.*—2) *Amm. hep. ign. natr. nitr-ac. rhod.*—3) *Alum. ambr. arn. ars. aur. calad. calc. caus. coff. hyos. iod. meph. natr-m. petr. phosph. plumb. veratr. zinc.*

Contre celui **des aiselles :** *Ars. carb-vg. mez. teucr. zinc.*

Contre celui **des mamelons :** 1) *Cham. graph.*—2) *Arn. calc. caus. lyc. merc. nitr-ac. n-vom. sep. sil.*

Contre celui **entre les orteils :** 1) *Carb-an. graph.*—2) *Coff. mang. natr. nitr-ac. phos-ac.*

Contre celui **des malades alités** (*décubitus*) : 1) *Arn. sulf-ac.*—2) *Carb-vg. chin. puls.*—3) *Chinin. euphr.*

Contre celui par **équitation forcée :** *Carb-an. carb-vg.* — et par une **marche forcée :** *Arn. cham. puls. ruta. sulf.*

ÉRYSIPÈLE.

§ 62. L'érysipèle, rangé par les willanistes parmi leurs *exanthèmes*, et par Hebra de Vienne, le plus moderne des dermatologistes, parmi ses *exsudations aiguës non contagieuses*, est une phlegmasie cutanée aiguë qui, de superficielle qu'elle est d'abord, s'étend non-seulement de proche en proche sur les parties voisines, mais qui se répand aussi sur le réseau des vaisseaux lymphatiques du derme jusqu'au tissu cellulaire cutané, selon les circonstances. Cette phlegmasie est presque toujours accompagnée de fièvre, avec tension et tuméfaction de la partie affectée, douleur et chaleur plus ou moins âcre, rougeur tirant un peu sur le jaune, inégalement circonscrite, et disparaissant sous la pression du doigt pour reparaître bientôt après. Souvent elle est précédée de plusieurs prodromes, tels que lassitude, lourdeur des membres, mal à la tête, anorexie et sommeil agité. La partie affectée est ordinairement peu dure, mais toujours le siége d'une vive démangeaison avec ardeur et tension, et parfois même avec douleurs vives, lancinantes. La fièvre a, en outre, dans la plupart des cas, un caractère gastrique ou synochal. L'*érysipèle facial* est presque toujours accompagné d'une violente fièvre, avec alternation de froid et de chaleur, mal à la tête, étourdissement, délire, bourdonnement d'oreilles, scintillement devant les yeux, vertiges, insomnie ou état soporeux. Dans les cas plus graves, l'inflammation s'étend jusqu'aux parties intérieures de la bouche et de la gorge, aux yeux, et quelquefois même jusqu'au cerveau, ce qui amène facilement l'apoplexie. Les épiphénomènes qui accompagnent l'érysipèle des membres et des autres parties sont ordinairement insignifiants; seulement celui du scrotum peut quelquefois devenir très-dangereux.

§ 63. Par rapport à l'intensité, la profondeur et l'étendue de l'érysipèle, on en distingue les **variétés** suivantes :

1° L'*érysipèle* **superficiel**, la forme la plus simple et qui, d'ornaire, n'est accompagnée que d'une fièvre légère.

2° L'*érysipèle* **phlegmoneux**, avec tuméfaction de la peau et des parties sous-jacentes, forme qui s'accompagne toujours de tous les symptômes d'une inflammation ordinaire et d'une fièvre en conséquence.

3° L'*érysipèle* **vésiculeux** (*pustuleux* ou *bulleux*), caractérisé par la formation de vésicules (bulles ou pustules), depuis la grosseur d'une petite épingle et d'un petit pois jusqu'à celle d'un œuf de pigeon ou même de poule. Les vésicules deviennent parfois confluentes, et contiennent un fluide clair blanchâtre ou jaunâtre, séreux ou lymphatique, qui cause de vives ardeurs, et forme des croûtes jaunâtres après que les vésicules se sont crevées et ont épuisé leur contenu. Au-dessous de ces croûtes, il s'établit ensuite la suppuration qui s'étend quelquefois très-loin, formant des ulcérations malignes et opiniâtres. Chez plusieurs personnes, l'érysipèle vésiculeux est habituel,

ou paraît tous les ans à certaines époques ; souvent aussi il se transforme en une espèce d'herpès.

4° L'*érysipèle* **œdémateux**, caractérisé par une inflammation qui,
dès l'origine, est accompagnée d'une infiltration séro-lymphatique du
tissu cellulaire. La tumeur est uniforme, luisante, molle, pâteuse,
non circonscrite, sans tension, indolente, un peu pruriteuse, et laisse
des marques sous la pression des doigts. Chez les femmes, le siége de
cette inflammation est ordinairement aux grandes lèvres ; chez
l'homme, c'est le scrotum ; mais elle se manifeste souvent aussi aux
membres infiltrés des hydropiques.

5° L'*érisypèle* **ambulant**, caractérisé par la tendance qu'a l'inflammation à passer d'une partie à l'autre, en sorte qu'elle passe
quelquefois successivement par toute la peau du corps. Souvent
aussi, cet érisypèle disparaît subitement et se jette sur un organe important, surtout sur le cerveau.

6° L'*érysipèle des* **nouveau-nés**, qui a son siége invariable sur
la peau du ventre, se répandant, de la région ombilicale, sur tout le
ventre jusqu'aux parties génitales et même jusqu'à la partie interne
des cuisses. La peau prend une teinte rouge qui, au centre, va jusqu'au rouge pourpré, tandis qu'aux bords la couleur est d'un rose
jaunâtre. La partie affectée est chaude et dure au toucher, et douloureusement sensible au contact ; l'urine colore le linge d'une teinte
jaune rougeâtre. La fièvre est celle de l'érysipèle, avec langue
chargée, pouls fréquent et irrité, température de la peau augmentée.

7° L'*érysipèle* **gangréneux**, variété encore très-contestée par la
plupart des auteurs, et qui, probablement, n'existe point ; les faits
que l'on cite à l'appui paraissent être, ou de la gangrène proprement
dite ou de celle qui arrive quelquefois comme terminaison d'une
phlegmasie cutanée très-intense.

§ 64. Quant aux variétés de l'érysipèle selon son **siége**, quelques
auteurs citent particulièrement ceux de la *face*, du cuir *chevelu*, des
mamelles, du *tronc* et des *membres*.

L'érysipèle de la **face**, dont nous avons déjà parlé dans le paragraphe précédent, est le plus fréquent de tous et presque toujours
phlegmoneux, et plus sujet qu'aucun autre à disparaître brusquement
et à être suivi d'affections du cerveau ou de ses membranes.

L'érysipèle du **cuir chevelu** offre également presque toujours les
caractères de l'érysipèle phlegmoneux, et il est dû, pour la plupart
des cas, à des causes traumatiques. C'est une des variétés des plus
dangereuses, en ce sens qu'elle se termine facilement par la gangrène.

L'érysipèle des **mamelles** se montre assez fréquemment chez les nouvelles accouchées, où il s'accompagne d'une vive rougeur, de douleurs violentes et de troubles dans la sécrétion du lait; quelquefois aussi l'on voit survenir de petits abcès circonscrits, des engorgements glandulaires et une gangrène plus ou moins étendue.

L'érysipèle du **tronc** n'est autre que le *zona*, mais qui appartient plutôt au genre *herpès* qu'à l'érysipèle. (Voy. **Zona**.)

L'érysipèle des **parties génitales** est le même que celui que nous avons cité dans le paragraphe précédent sous le nom d'érysipèle **œdémateux**.

Quant à l'érysipèle des **membres,** c'est ordinairement l'érysipèle **phlegmoneux,** qui n'offre du reste aucune autre particularité notable que son siége sur les membres inférieurs, et le plus souvent aux jambes et aux pieds.

§ 65. Parmi les **causes** qui peuvent produire l'érysipèle, on peut citer en première ligne les refroidissements ou l'usage d'aliments gâtés, gras, de digestion difficile, ainsi que certaines substances particulières, telles que les œufs de poisson, les écrevisses, les huîtres, etc. Les lésions extérieures, telles que les plaies, des frictions violentes, l'influence des rayons solaires, les piqûres d'insectes, le contact de certaines substances irritantes, etc., peuvent aussi produire des érysipèles. Il en est de même des émotions violentes, de l'abus des spiritueux, de la suppression d'un flux sanguin habituel, etc. Souvent aussi l'érysipèle se joint à des éruptions ou à des ulcères antérieurs, à l'œdème, au squirrhe, au cancer, et, dans d'autres cas encore, il apparaît comme prodrome de la scarlatine ou comme épiphénomène de quelques dyssenteries épidémiques. Les personnes d'une peau fine, sensible et vulnérable, ainsi que celles qui sont sujettes à des affections rhumatismales et arthritiques, paraissent avoir une plus grande disposition que d'autres à en être atteintes. Ceux qui l'ont eu une fois le contractent facilement de nouveau à la moindre occasion, et souvent l'érysipèle prend chez eux le caractère d'une affection habituelle.

§ 66. Le **diagnostic** de l'érysipèle est toujours tellement facile, qu'il nous paraît inutile de nous y arrêter. Quant à sa **marche** et sa **terminaison,** l'affection dure ordinairement de quatre à dix jours; mais souvent aussi elle traîne beaucoup plus en longueur, surtout chez les sujets scrofuleux, arthritiques et cachectiques, chez lesquels elle fait souvent des rechutes et détermine quelquefois des ulcérations très-opiniâtres. Les applications topiques humides, les refroidissements, les émotions violentes, etc., en interrompent facilement le cours et produisent quelquefois des métastases très-dangereuses. La **terminaison** de l'affection dépend autant du caractère de celle-ci que du sujet affecté et du traitement. Dans la plupart des cas, l'érysipèle se termine par la *guérison complète,* en sorte que la fièvre s'apaise avec émission abondante d'une urine saturée , tandis que la rougeur, la tension et la tuméfaction diminuent avec la desquamation de la peau et la chute des croûtes qui se seraient formées. Mais souvent aussi la guérison n'est que *partielle,* en ce sens qu'il se forme un *œdème* ou un *herpès,* comme dans l'érysipèle vésiculeux, ou une *induration* du tissu sous-jacent, ou bien il s'établit une *suppuration,* comme l'on voit cela surtout dans les cas de complication avec *phlébite.* La terminaison par la *gangrène* est plus rare, mais elle se voit quelquefois dans l'érysipèle des *pieds* chez les sujets âgés, cachectiques et affaiblis. La terminaison par *métastase* sur un organe interne est surtout à craindre lorsque l'érysipèle a été répercuté par une cause quelconque. Le plus souvent la maladie se jette alors sur les membranes du cerveau, les testicules, les ovaires ou l'utérus, déterminant, dans ces organes, une inflammation qui montre toujours une grande tendance à l'exsudation. Enfin , lorsque l'érysipèle se termine *par la mort ,* cette terminaison peut avoir lieu : *a*) par complication avec une *méningite,* une *hépatite,* etc.; *b*) par la métastase de l'érysipèle sur un organe interne ; *c*) dans l'érysipèle des extrémités par complication avec une phlébite , et *d*) chez les nouveau-nés, par extension de l'ulcération ou par épuisement des forces, ou par complication avec l'inflammation de la veine ombilicale.

§ 67. Le **pronostic** de l'érysipèle est en général favorable. L'érysipèle facial est le plus dangereux de tous ; l'érysipèle *vésiculeux* et l'érysipèle *bulleux* sont les formes les moins dangereuses , et admettent en général un pronostic beaucoup plus favorable que l'érysipèle lisse. En outre, plus la couleur est pâle et tirant au jaune, plus le pronostic est favorable; plus elle est foncée et tirant au violet , plus le cas est dangereux. Les érysipèles apyrétiques sont en général aussi plus bénins que lorsqu'il y a forte fièvre , et moins la fièvre s'approche du caractère synochal , plus le pronostic reste favorable. Toutes les métastases et complications sont toujours des signes fâcheux ; et plus la marche de l'affection est régulière , plus une issue favorable est à prévoir. Chez les nouveau-nés, l'érysipèle est toujours une maladie grave ; si , chez eux, il se forme des complications ou des métastases, la mort est presque inévitable.

§ 68. Quant au **traitement** de l'érysipèle, il n'offre ordinairement

pas de difficultés en homœopathie, surtout lorsqu'on prend la précaution indispensable d'éloigner du malade tout ce qui a pu produire ou
pourrait entretenir cette affection, et qu'on le soumet à un régime
convenable. Les médicaments que l'expérience nous a jusqu'ici fait
connaître comme les plus efficaces sont en général : 1) *Acon. bell.
graph. merc. rhus.* — 2) *Camph. cham. crotal. lach. phosph. puls. sulf.*
— 3) *Arn. ars. bryon. carb-an. dulc. hep. nitr-ac. phos-ac. sep.* — et,
selon l'expérimentation pure : — 4) *Amm. ant. baryt. borax. canth.
carb-veg. clem. hyos. iod. lyc. magn. natr. petr. plumb. ran. samb.
sil. spong. stram. thui.* — 5) *Amm-m. anthrok. calc. caus. chin.chinin.
euphorb. ipec. kal. mang. mur-ac. natr-m. ophiot. rhod. ruta. sabad.
sass. spong. stann. staph. stram. vip-red. zinc.*

Parmi ces médicaments, se recommandent particulièrement :

a) Contre l'*érysipèle* **simple** : *Acon. bell. hep. lach.*

b) Contre l'*érysipèle* **phlegmoneux,** selon l'expérience clinique :
1) *Acon. bell. hep. lach. merc. rhus.* — 2) *Arn. bry. carb-an. cham.
graph. phosph. puls. sep. sulf.* — et selon l'expérimentation pure :
— 3) *Ars. borax. calc. chin. kal. lyc. petr. zinc.* — 4) *Camph. canth.
carb-veg. caus. cist. euphorb. gins. hell. mag. nitr-ac. ruta. sabad.
samb. sass. sil. stram. thui.*

c) Contre l'*érysipèle* **vésiculeux,** selon l'expérience clinique :
1) *Rhus.* — 2) *Ars. bell. graph. lach. puls. ran. sep. sulf.* — 3) *Amm.
baryt. bry. carb-an. chin. cist. euphorb. hep. petr. phosph. sabad.
staph.*

d) Contre l'*érysipèle* **œdémateux,** selon l'expérience clinique :
1) *Rhus.* — 2) *Ars. chin. hell. kal. lyc. merc. sulf.*

e) Contre l'*érysipèle* **gangréneux,** selon les analogies de l'expérience clinique : 1) *Ars. carb-veg. lach.* — 2) *Acon. bell. camph.
chin. hyosc. mur-ac. rhus. sabin. sec. sil.*

f) Contre l'*érysipèle* **fugace :** *Bell. rhus. graph.*

En outre, pour les variétés de l'érysipèle selon son siége, sont spécialement à recommander :

a) Contre l'*érysipèle* **de la face :** 1) *Bell. graph. lach. rhus.* —
2) *Carb-an. cham. crotal. hep. puls. sep. sulf.* — 3) *Borax. calc.
camph. canth. cist. euphorb. gins. nitr-ac. ruta. stram.* — C'est cet
érysipèle qui exige le plus de soins à cause du danger des métastases, mais on les préviendra dans la plupart des cas, en administrant
dès le début, lorsque la fièvre est très-forte, *acon.* (3 glob. 30 e. en
solution aqueuse, une cuillerée à café toutes les trois heures) jusqu'à
l'apaisement de la fièvre , après quoi *bell.* fera quelquefois tout le
reste.

b) Contre celui du **cuir chevelu :** *Arn. ars. bell. graph. hep. rhus. sulf.* — des **oreilles :** *Lach. meph.* — du **nez** : *Canth. plumb.*

c) Contre celui **des mamelles** : *Cham. carb-an. phosph. sulf.*

d) Contre celui des **parties génitales** : *Merc. sep. sulf.*

e) Contre celui du **tronc** : *Ars. graph. merc. puls. rhus.*

f) Contre celui des **membres** : *Borax. calc. graph. hep. petr. puls. rhus. zinc.* — et en particulier, des **pieds** : *Bry. puls. rhus.* — des **jambes** : *Borax. calc. hep. puls. sulf.*

Enfin, dans les **métastases** qui peuvent survenir, se recommandent de préférence :

Lorsqu'il y a métastase **sur le cerveau** : 1) *Bell. hyos. stram.* — 2) *Bryon. crotal. lach. merc. sulf.*

Contre les métastases sur **les testicules** : *Carb-veg.*

Contre les métastases sur les **ovaires** ou sur la **matrice** : *Bell. canth. merc. sep. stram.*

HERPÈS DES MODERNES.

§. 69. En désignant l'affection dont nous allons parler dans cet article, nous ajoutons à dessein l'épithète *des modernes,* attendu que le mot *herpès,* longtemps synonyme de **dartre,** signifiait autrefois bien d'autres dermatoses que celles qui sont aujourd'hui comprises sous cette dénomination. Selon les willanistes, dont nous adoptons, pour cet article, la définition, l'*herpès* est une éruption *vésiculeuse,* caractérisée par de légères élevures transparentes, rassemblées en groupes sur une base enflammée, de manière à présenter une ou plusieurs surfaces plus ou moins larges, mais bien circonscrites, et séparées les unes des autres par des intervalles plus ou moins grands, dans lesquels la peau est parfaitement saine. La durée de l'herpès est d'ordinaire de deux ou trois semaines, et il ne présente aucune espèce de pronostic fâcheux. Les auteurs distinguent les **variétés** suivantes :

1° L'*herpès* **labialis** (*hydroa febrile,* de J. Frank, *olophlyctite prolabiale* d'Alibert), éruption boutonneuse des lèvres, apparaissant souvent comme exanthème critique dans les fièvres, dans les rhumes, après un écart de régime, etc., et caractérisée par l'apparition 'de cinq ou six vésicules réunies en groupes et supportées par une base enflammée. Quelquefois il se forme plusieurs groupes semblables, d'autres fois il n'y en a qu'un seul qui occupe la lèvre ou le coin de la bouche, quelquefois aussi ce groupe se forme à la joue, aux oreilles, aux paupières (*herpès facialis, auriculaire, palpébrale*). Abandonnées à elles-mêmes, ces vésicules forment, au bout de quatre à six jours, des croûtes épaisses, brun foncé , qui se détachent du huitième au douzième jour.

2° L'*Herpès* **præputialis** (*olophlyctite progéniale* d'Alibert), ayant les mêmes caractères anatomiques que la variété précédente , à la seule exception, que, dans cette variété, la surface enflammée s'ulcère plus facilement après la rupture des vésicules , et qu'il y a quelquefois des symptômes consensuels assez prononcés , tels que tuméfaction et endolorissement des ganglions inguinaux, etc. Cet herpès, qui n'est jamais une affection grave, peut occuper la face interne du prépuce ou des *grandes lèvres* (*herpes vulvaris*), et sa durée ordinaire est de six à dix jours.

3° L'*herpès* **phlycténoïde** ou **miliaire** , souvent précédé de fièvre légère et caractérisé par l'apparition de vésicules petites , transparentes , réunies en deux groupes réguliers , se rompant ordinairement vers le quatrième jour et formant ensuite des croûtes noires ou jaunes qui se détachent vers le huitième ou le dixième jour, tandis que l'affection totale, à cause des éruptions successives qui se manifestent, se prolonge quelquefois jusqu'au treizième ou quatorzième jour. Cette affection est également sans nulle gravité , quoiqu'elle soit quelquefois accompagnée d'un dérangement plus ou moins grand dans la constitution, et que, dans d'autres cas, elle puisse même prendre une marche chronique. L'éruption n'affecte point de siége spécial , mais elle se montre de préférence sur les parties supérieures du corps , les joues, le cou, la poitrine et les bras.

4° L'*herpès* **circinnatus** (*ringworm* des Anglais), variété assez commune chez les enfants et chez les jeunes femmes qui ont la peau fine , et caractérisé par de petites vésicules globuleuses très-rapprochées, et disposées en forme d'anneaux ou de bandes circulaires, dont le centre est ordinairement intact et dont les bords , surmontés de vésicules , sont d'un rouge plus ou moins vif. L'affection est également sans aucune gravité , mais elle peut se prolonger pendant plusieurs semaines , lorsque les taches et les vésicules qui la caractérisent se développent successivement sur diverses régions du corps. Dans la marche ordinaire de l'affection , la chute des croûtes brunâtres qui se forment, a lieu du dixième au quinzième jour. Le cou, les joues, les bras et les épaules sont le siége le plus fréquent de cette affection.

5° L'*herpès* **nummulaire,** sous-variété de l'*herpès* **circinnatus,** caractérisé parce qu'il ne guérit pas au centre , tandis que la circonférence s'agrandit , mais qui ne présente , pour la thérapeutique , aucune particularité.

6° L'*herpès* **tonsurant,** *ringworm,* qui occupe le cuir chevelu et y détruit les cheveux, se caractérisant par la présence d'une ou de plusieurs plaques circulaires, chauves et présentant une desquamation furfuracée [1].

7° L'*herpès* **iris**, affection très-rare, se montrant quelquefois chez les jeunes sujets qui ont les cheveux blonds et la peau très-blanche, et qui se caractérise par la formation de petits groupes vésiculeux, exactement entourés de quatre anneaux érythémateux de nuances différentes.

8° L'*herpès* **zoster**, dont nous parlerons à l'article **Zona**.

§ 70. Le **diagnostic** des diverses variétés d'herpès n'offre guère de difficultés que pour les *herpès præputialis* et *vulvaris* que l'on pourra quelquefois confondre avec le *chancre*, et pour l'herpès *phlycténoïde*, qui se rapproche quelquefois du *pemphigus*. Mais dans le *chancre* il n'y a jamais qu'une seule vésicule primitive, tandis que dans les herpès *præputialis* et *vulvaris*, il y en a toujours plusieurs réunies en groupe ; de plus, la vésicule primitive du chancre est plus grosse, plus dure et plus ferme que les vésicules de l'herpès, et l'on n'y voit point ces parties rouges, élevées, avec ces petites vésicules qui se rompent promptement. Encore, le chancre n'est-il jamais aussi élevé au-dessus de la peau environnante, et ne se répand pas non plus avec la même vitesse que l'herpès. — Quant au *pemphigus*, avec lequel on pourrait quelquefois confondre l'herpès phlycténoïde, il suffira de se rappeler que le pemphigus est toujours une affection *bulleuse*, présentant des bulles *isolées*, tandis que les *vésicules* de l'herpès sont toujours *réunies en groupes*. Pour les autres variétés de l'herpès, les caractères en sont si tranchés qu'il est presque impossible de les confondre avec aucune autre affection cutanée, excepté dans les cas très-rares où l'eczéma des lèvres ou des membres se présenterait avec des vésicules disposées en groupe. Mais dans ces cas encore on pourrait les distinguer en ce que les vésicules de l'eczéma sont toujours moins élevées, plus rouges, et confluentes, tandis que celles de l'herpès restent isolées jusqu'à ce qu'elles se rompent.

§ 71. Dans la plupart des cas, les diverses variétés de l'herpès n'exigent point un **traitement**, attendu que, abandonnées à elles-mêmes, elles se guérissent sans le secours de l'art. Toute application extérieure est même absolument nuisible, en ce que non-seulement elle irrite facilement la partie affectée et prolonge, par là, l'affection, mais encore en ce qu'elle peut donner lieu à la rétrocession trop

---

1. Voyez A. Cazenave, *Traité des Maladies du cuir chevelu*. Paris, 1850, p. 190.

prompte de l'éruption, ce qui peut toujours déterminer des affections intérieures ou d'autres phlegmasies beaucoup moins bénignes. Et grâce à l'homœopathie, nous avons, ici aussi, pour les cas où l'incommodité que cause l'éruption, exigerait un traitement, des moyens pour la combattre promptement par la médication interne. Les médicaments qui se rattachent le plus à ce genre d'éruptions, sont en général : 1) *Ars. bell. dulc. graph. hep. merc. rhus. sep. sulf.* — 2) *Acon. amm-m. aur. bov. calc. cic. ign. lyc. nitr-ac. petr. phos-ac. puls. sil.*

Parmi ces médicaments sont à recommander particulièrement :

Contre l'*herpès* **labialis** : 1) *Acon. bell. dulc. hep. sil.* — 2) *Ars. cic. sulf.* — Et lorsque ce sont surtout les commissures des lèvres qui sont affectées : 1) *Bell. calc. graph. ign. merc.* — 2) *Amm-m. hep. nitr-ac. sil.*

Contre l'*herpès* **præputialis** : 1) *Aur. hep. nitr-ac. phos-ac.* — 2) *Dulc. sep. sil. sulf.* — Hartmann conseille surtout le *merc.*, lorsque l'affection occupe la surface interne du prépuce, et *phos-ac.*, lorsqu'elle s'est fixée près du *frenulum ;* tandis qu'il croit *hep. sil. sepia* plus appropriés à celle qui a son siége à la surface externe du prépuce. Dans plusieurs cas que nous avons observés nous-même, *sepia* nous a réussi très-promptement contre l'herpès de la surface interne, et *hepar* contre celui de la surface externe.

Contre l'*herpès* **phlycténoïde,** pendant la période fébrile surtout : 1) *Acon.*, suivi de *bell.* ou de *merc.*, et si malgré cela l'éruption apparaît et s'étend : *Natr-m.*, ou bien : 2) *Amm. ars. canth. clem. hep. phosph. ran. rhus. sil. sulf.* — 3) *Bov. calc. lyc.*

Contre l'*herpès* **circinatus :** 1) *Sep.* — 2) *Clem. natr. natr-m.* — 3) *Magn. magn-m.* — 4) *Calc.? caus.? sulf.?*

Contre l'*herpès* **iris,** l'*herpès* **nummulaire,** etc., nous manquent jusqu'ici les expériences assez constatées pour être citées.

Contre l'*herpès* **zoster,** voy. **Zona.**

MILIAIRE.

§ 72 La miliaire est une phlegmasie cutanée *vésiculaire,* souvent accompagnée de fièvre, caractérisée par de petits boutons rouges, isolés ou rassemblés, élevés d'abord très-peu au-dessus du niveau de la peau, et surmontés, dès le second jour, d'une petite vésicule rouge qui devient bientôt blanche et transparente et ne tarde pas à tomber en écailles. Selon que le fluide est encore diaphane ou qu'il est devenu opaque et laiteux, la miliaire est rouge ou blanche, d'où les distinctions en *miliaire rouge* et *miliaire blanche.* Tous les auteurs s'accordent à ne regarder la miliaire que comme une affection symptomatique pouvant survenir dans le cours de plusieurs maladies fébriles , surtout lorsque celles-ci sont accompagnées de transpirations abondantes ; seulement, M. Rayer et M. Beaugrand regardent la *miliaire sudatoire* ou *suette miliaire,* comme la *miliaire fébrile* par excellence et rejettent toute autre fièvre miliaire à l'article *Sudamina.* Nous ne saurions, en aucune manière, adopter cette manière de voir; d'abord, parce que nous pensons que la miliaire qui survient dans la suette n'est ni plus ni moins *symptomatique* que toute autre espèce de sudamina ; ensuite, parce que nous avons observé nous-même des éruptions *miliaires fébriles, rouges,* survenant avec des caractères entièrement semblables à d'autres éruptions fébriles idiopathiques, et sans être précédées d'aucune autre maladie, ni même d'aucune sorte de transpiration extraordinaire , en sorte que nous serions beaucoup plus porté à admettre une *miliaire fébrile rouge,* comme maladie idiopathique, que de prendre la miliaire de la *suette* pour autre chose que pour un phénomène purement symptomatique. C'est ce qui a fait que nous avons rangé la *suette miliaire* dès l'abord parmi les exanthèmes et éruptions fébriles contagieuses, et que nous ne parlerons ici que des *miliaires rouges* et *blanches ,* en général, telles qu'elles peuvent se manifester soit idiopathiquement , soit symptomatiquement.

§ 73. Du reste, quelle que soit la nature des miliaires, l'éruption est presque toujours précédée de plusieurs phénomènes assez caractéristiques, tels que : sueurs abondantes d'une odeur acide, anxiété, respiration oppressée et suspirieuse, toux sèche et courte, agitation, horripilations fréquentes , picotements dans la peau·, et parfois même des spasmes, du délire et autres accidents nerveux. Avec l'apparition de l'éruption, la fièvre et les autres prodromes s'apaisent quelquefois d'une manière frappante. L'exanthème est tantôt peu considérable , tantôt, au contraire, très-fort, surtout au cou, à la poitrine et au dos, se répandant de là sur tout le corps , n'exceptant que le visage. Dans la plupart de ces cas elle se montre dispersée d'une manière irrégulière et reste visible pendant plusieurs jours. La durée en varie depuis une jusqu'à deux septénaires, à cause des éruptions successives qui surviennent ordinairement. Lorsque cette éruption se montre d'une manière plus *idiopathique,* c'est-à-dire sans apparaître dans le cours d'une autre maladie , elle paraît avoir pour cause des irritations gastriques, des aliments malsains ou indigestes; *symptomatiquement,* elle se rencontre fréquemment dans toutes les maladies qui se distinguent par des sueurs abondantes , telles que la *fièvre typhoïde ,* la *scarlatine,* les *fièvres catarrhales* et *rhumatismales ,* etc., comme on la voit aussi assez souvent chez les *femmes en couche,* chez les *nouveau-nés* et en général chez les personnes qui s'exposent à des transpirations abondantes, soit par trop de couvertures, soit par des exercices corporels trop violents.

§ 74. Dans la plupart des cas, l'apparition d'une éruption miliaire est toujours un phénomène qui mérite toute l'attention du médecin. Car, quoique la miliaire, dans la marche ordinaire des choses, ne soit pas toujours une maladie grave, et que, dans bien des cas même, elle n'ait absolument aucune signification ni pour le pronostic, ni pour le diagnostic de l'affection primitive à laquelle elle se joint, toujours est-il qu'elle tend plutôt à augmenter qu'à soulager les symptômes qui existent déjà. Souvent cependant cette éruption est aussi d'un augure des plus fâcheux ; c'est lorsqu'elle se joint à des fièvres malignes ; mais ici encore, le danger n'existe point dans l'éruption en elle-même, mais en ce que cette apparition dénote quelquefois, dans ces cas-là, un haut degré de torpeur de la peau et une grande chute des forces vitales. Aussi la miliaire est-elle, dans ces cas, toujours *blanche,* telle qu'on la désigne particulièrement sous la dénomination de *sudamina.*

§ 75. Dans le **traitement** de la miliaire, toute l'attention du médecin doit se porter sur la maladie principale, lorsque l'éruption n'est que symptomatique. Ce n'est que dans les cas où la miliaire constituerait en elle-même le principal phénomène, ou lorsque son apparition serait accompagnée de nouveaux épiphénomènes qu'il faudrait y porter une attention spéciale. Mais, en tout cas, il est nécessaire de régler le régime du malade, de le préserver également d'une trop grande chaleur et de l'action du froid, afin de faire éviter autant que possible et l'augmentation et la rétrocession de l'exanthème. Quant aux médicaments que l'expérience nous a fait connaître jusqu'ici comme les plus efficaces dans presque tous les cas de miliaire, soit symptomatique, soit idiopathique, on pourra toujours consulter de préférence : 1) *Acon. bry. ipec. merc.*—2) *Ant. ars. bell. cham. coff. dulc. puls. rhus..sulf. tart. veratr.*—3) *Calad. carb veg. caus. euphr. lach. led. mez. phos-ac. selen. staph.* — et selon les expérimentations pures : 4) *Amm. amm-m. arn. bruc. calc. canth. clem. dulc. graph. hell. hyos. lach. led. n-vom. phosph. sass. sil. spong. stram. viol-tr. zinc.*—5) *Alum. asa. chin. cupr. dig. natr-m. op. rhab. ruta. sec. sep. valer. teucr.*

Et contre la *miliaire* **blanche** en particulier : 1) *Ars. bry. n-vom. valer.*—2) *Agar. bov. ipec. phos. sulf.*

Contre la *miliaire* **habituelle** et **chronique :** 1) *Amm. staph.*—2) *Carb-veg. clem. mez. sass. staph. sulf.*

Contre la miliaire des **femmes en couche :** *Bry. ipec.*

Contre celle des **nouveau-nés** ou des **nourrissons ;** *Acon. bell. bry. cham. ipec.*

En général, on pourra prendre en considération :

Aconitum, lorsqu'il y a agitation très-grande et anxieuse, avec exaspération, bouillonnement de sang, forte chaleur tant à la peau qu'à l'intérieur, et grande soif.

Arsenicum, lorsque l'angoisse et l'inquiétude deviennent telles que le malade ne peut trouver nulle part de repos, avec jactation continuelle et oppression anxieuse de la poitrine et du cœur; ou bien lorsqu'il y a *miliaire blanche*.

Belladonna, lorsqu'il y a de fortes congestions à la tête, pendant la chaleur, avec délire, pulsation des carotides, enflure des veines du cou et du front, bouffissure et rougeur de la face, yeux rouges et brillants.

Bryonia, souvent dès le début pour étouffer l'affection dans son germe, lorsque, dans le cours d'une maladie fébrile, il se manifeste des prodromes, tels que grandes angoisses, oppression dans la région précordiale, agitation, soupirs et gémissements, surtout chez les femmes en couche ou les nourrissons, ou bien lorsque la miliaire est en liaison avec des désordres gastriques.

Chamomilla, souvent chez les femmes en couche ou chez les petits enfants, lorsque *bry.* n'a pas suffi, ou que, chez les enfants, il y a en même temps des selles diarrhéiques avec évacuations ayant l'aspect d'œufs brouillés, et corrodant l'anus.

Coffea, lorsqu'il y a forte surexcitation nerveuse, avec toux courte et sèche, agitation et jactation, mais sans grande angoisse ni forte irritation vasculaire.

Ipecacuanha, dans les mêmes cas où *bryon.* serait indiqué, sans suffire, ou bien en alternant avec ce médicament. Convient aussi d'une manière toute particulière lorsqu'il y a beaucoup de souffrances gastriques avec la miliaire, ou qu'elle est due à des désordres dans la digestion.

Rhus, souvent après l'action de *bryon.* ou d'*ipec.*, lorsque ni l'un ni l'autre de ces médicaments n'a suffi entièrement, et qu'il n'y a point d'indications positives pour des médicaments mieux appropriés à l'état général.

Sulfur, quelquefois après *cham.*, chez les petits enfants, ou bien dès le début, surtout lorsque la miliaire occupe de préférence le ventre, la face interne des cuisses et la nuque, avec excoriation des parties affectées.

PEMPHIGUS.

§ 76. Le *pemphigus* (*fièvre bulleuse* des anciens) est une phlegmasie cutanée caractérisée par la formation de bulles volumineuses, jaunâtres, transparentes, qui se terminent au bout d'un ou deux jours par l'effusion du liquide qu'elles contiennent et par la dessiccation de leurs bases dénudées. L'éruption commence par un prurit qui est promptement suivi de plaques rouges qui servent de base aux bulles. Dans la plupart des cas, le pemphigus occupe les extrémités inférieures, la poitrine ou le tronc; il se montre plus rarement à la plante des pieds, au cuir chevelu et aux parties génitales. La fièvre qui l'accompagne est plus ou moins forte selon l'intensité de l'inflammation cutanée; elle peut même aller jusqu'à devenir synochale, lorsque l'éruption de plusieurs bulles se fait à la fois, mais surtout lorsque l'exanthème se déclare à la suite d'une autre phlegmasie cutanée, telle que la vaccine, des plaies, des ulcères, etc.; ou bien, lorsque le pemphigus est précédé par une gastro-entérite, comme cela a quelquefois lieu dans le pemphigus symptomatique. Quelques auteurs prétendent aussi que le pemphigus peut régner épidémiquement, ce qui a cependant besoin d'une plus ample confirmation. Les auteurs distinguent les variétés suivantes :

1° Le *pemphigus* **aigu vulgaire,** forme ordinaire de cette affection caractérisée par les symptômes que nous avons cités plus haut.

2° Le *pemphigus* **solitaire,** ou *pompholix,* également *aigu,* et caractérisé par l'éruption d'une seule et large vésicule, qui se forme ordinairement la nuit et qui s'étend si rapidement qu'elle contient quelquefois la valeur d'une tasse remplie de lymphe. Cette bulle ayant laissé écouler son fluide, au bout de quarante-huit heures, elle est suivie d'une ulcération superficielle, près de laquelle une autre ou même deux, trois autres bulles s'élèvent quelquefois successivement de deux en deux jours, parcourant la même marche que la première, ce qui porte la durée de toute l'affection à huit ou dix jours.

3° Le *pemphigus* **infantilis,** non moins *aigu* que les deux variétés précédentes, mais dont l'existence, proclamée par Willan, n'est point encore admise par tous les autres dermatologistes. Selon Willan, il attaque surtout les enfants faibles et émaciés, s'accompagne d'une fièvre violente, se transforme en ulcérations serpigineuses et très-douloureuses, et peut se terminer par la mort en quelques jours.

4° Le *pemphigus* **chronique** ou *pompholix diutinus* de Willan, forme que l'on observe surtout chez les adultes et plus encore chez les personnes avancées en âge, mais qui, par les symptômes généraux qui s'y joignent presque toujours, et par tous ses autres caractères constitue, nous ne disons pas une *dermatose,* mais une *maladie* tellement distincte des autres variétés du pemphigus que nous l'avons entièrement rejetée de ce chapitre, en lui donnant, sous le nom de *pompholix diutinus* une placé à part parmi les *dartres et éruptions chroniques* (Chap. III, sect. II, § 142).

§ 77. Le pemphigus se trouve dans tous les climats, surtout en automne et en hiver, et peut attaquer sans distinction tous les âges et les deux sexes. Il n'est jamais contagieux ni épidémique, quoi qu'on en ai dit; mais il est très-fréquent chez les personnes qui séjournent habituellement dans les caves, les souterrains, etc., et dont la constitution porte les caractères d'une grande laxité. Les **causes** extérieures immédiates les plus fréquentes du pemphigus sont la malpropreté, l'immersion des membres dans une eau sale, l'application extérieure de substances irritantes, des aliments malsains, des émotions prolongées, enfin tout ce qui peut occasionner l'inflammation des membranes muqueuses de l'estomac ou des intestins. La **durée** du pemphigus aigu est d'ordinaire de quinze à vingt et un jours; le pemphigus chronique dure quelquefois pendant deux, trois mois et même plus longtemps, et entraîne à sa suite souvent de nombreuses et très-dangereuses excoriations, si toutefois il ne se termine pas même par la gangrène ou par une anasarque générale. Quelques auteurs parlent aussi d'une terminaison du pemphigus par la paralysie.

§ 78. Le **diagnostic** du pemphigus est en général très-facile. Lorsque l'éruption est complétement développée, elle ressemble beaucoup aux bulles et ampoules produites par une brûlure, ou même encore aux bulles d'un vésicatoire. Mais la cause occasionnelle fait cesser toute possibilité de confusion. La seule dermatose avec laquelle on pourrait quelquefois confondre le pemphigus, c'est le zona; mais les bulles du zona sont toujours entremêlées de vésicules, elles sont toujours disposées et groupées en forme de zone ou de bande autour de la partie qu'elles occupent; la douleur et la chaleur locales sont plus fortes, et la tendance à l'ulcération est beaucoup plus grande que dans le pemphigus. Quant à l'*érysipèle vésiculeux,* dont les vésicules se transforment quelquefois aussi en bulles, cette dermatose se distingue du pemphigus, en ce que la surface enflammée qui leur sert de base est d'une rougeur uniforme et que les bulles et les vésicules qui s'y développent ne sont ni entourées d'une auréole, ni séparées par des intervalles d'une peau intacte, comme cela a lieu dans le pemphigus. Quant aux éruptions impétigineuses, leur caractère *pus-*

tuleux les distingue assez des *bulles* du pemphigus pour ne permettre aucune espèce de confusion.

§ 79. Dans le **traitement** du pemphigus, le règlement du régime du malade est la première chose à laquelle on doit porter son attention. Un régime trop nourrissant ou trop succulent prolonge toujours la maladie, tandis que, sous un régime frugal et plutôt végétal qu'animal, combiné avec des exercices réguliers au grand air et l'observation d'une grande propreté, elle disparaît quelquefois sans médication aucune. Cependant, pour peu que les bulles soient nombreuses ou volumineuses, cette disparition spontanée n'aura lieu que rarement avant son terme naturel, sans le secours de l'art. Les médicaments que l'expérience a jusqu'ici démontré comme les plus efficaces, sont, en général : 1) *Dulc. rhus.* — 2) *Ars. canth. hep. ran.*, auxquels on pourrait peut-être ajouter : 3) *Bell. caus. graph. lach. puls. sulf.* — ou même encore : *Amm. carb-an. euphorb. phosph. staph.*

Arsenicum se recommande surtout lorsqu'il y a complication évidente avec gastrite ou gastro-entérite.

Cantharis, lorsque les voies urinaires se trouvent affectées en même temps.

Dulcamara, dans bien des cas l'un des premiers médicaments à prendre en considération, et surtout lorsqu'il y a en même temps : diarrhée muqueuse, urines troubles, ulcération ichoreuse des bulles, éruptions occupant surtout les membres inférieurs.

Hepar, quelquefois après l'usage de l'*arsen.* lorsqu'il y a beaucoup de symptômes gastriques.

Ranunculus bulb., lorsque les bulles sont très-douloureuses, fortement enflammées, et que *canth.* n'a pas suffi contre cet état.

Rhus, dans la plupart des cas, lorsque *dulc.* n'a pas suffi, ou même dès le début, surtout lorsque les membres affectés sont en même temps le siége d'une faiblesse paralytique.

Pour le reste des médicaments cités, on devra choisir, selon les circonstances.

ZONA.

§ 80. Le *zona* (*herpès zoster*), rangé par les willanistes parmi les variétés de l'*herpès*, par les anciens auteurs parmi les *érysipèles,* et par Hebra, le plus moderne des dermatologistes, parmi les *exsudations aiguës,* est une éruption *vésiculo-bulleuse* qui semble tenir à la fois du *pemphigus,* de l'*érysipèle* et de l'*herpès phlycténoïde.* Cette phlegmasie, qui entoure sous forme de demi-ceinture la poitrine ou l'une des trois régions abdominales, s'annonce par des taches irrégulières, d'un rouge assez vif, et qui se montrent quelquefois aux deux extrémités de la zone, pour se rejoindre par des taches intermédiaires ordinairement plus petites. Ces taches sont bientôt couvertes de vésicules blanches, argentées, transparentes, du volume et de la forme de petites perles, qui, dans l'espace de deux ou trois jours acquièrent la dimension d'un gros pois. Au bout de cinq ou six jours, l'humeur qu'elles renferment devient séro-purulente et finit quelquefois par se transformer en véritable pus, après quoi la suppuration dure pendant quelques jours ; mais la plupart des vésicules se dessèchent et se couvrent de croûtes brunes ou jaunâtres qui se détachent depuis le huitième jusqu'au vingt et unième jour à dater de l'invasion, laissant après elles des taches d'un rouge foncé et qui s'effacent peu à peu. L'état aigu du zona est toujours accompagné de fièvre et de douleurs locales quelquefois très-vives, brûlantes ou lancinantes. Les causes paraissent être les mêmes que celles de l'érysipèle, mais quelquefois, et peut-être même plus souvent qu'on ne le pense, elles gisent aussi dans des diathèses morbides générales, surtout chez les personnes sujettes à cette affection.

§ 84. **Le traitement** du zona est en général celui de l'érysipèle, en ce sens qu'on ne saurait assez recommander l'abstention totale de toute sorte d'application extérieure, quelles que soient les douleurs que le malade éprouve et l'aspect des vésicules. Les principaux médicaments, justifiés par l'expérience contre cette maladie, sont en général : 1) *Rhus.* — 2) *Graph.* — 3) *Ars. caus. merc. puls. sulf.* — 4) *Bry. cham. natr. selen. sil. sulf.* — 5) *Euphorb. nitr-ac.*

Arsenicum est particulièrement indiqué lorsque le malade est, surtout la nuit, tourmenté par des douleurs brûlantes, et que ni *rhus* ni *graph.* n'ont amélioré son état.

Causticum, lorsque les douleurs brûlantes sont accompagnées d'une vive démangeaison.

Graphites, dans la plupart des cas, après l'action de *rhus*, surtout lorsque la base des vésicules est très-enflammée, et que celles-ci, après avoir été déchirées par l'action des ongles causent des douleurs brûlantes insupportables.

Mercurius, lorsque les vésicules sont le siége d'un prurit violent et qu'elles montrent une grande tendance à la suppuration.

Pulsatilla, souvent après l'action du *merc.* ou en l'alternant avec ce médicament, lorsqu'il y a plutôt du prurit et des douleurs lancinantes que des douleurs brûlantes, et que la tendance à la suppuration est très-prononcée.

Rhus, toujours à administrer en premier lieu, lorsqu'il n'y a point d'indication particulière pour un autre médicament mieux approprié.

Sulfur, quelquefois, lorsque, parmi les médicaments précédents, aucun n'a suffisamment répondu à ce que l'on pouvait en attendre.

CHAPITRE III.

DEUXIÈME CLASSE.

DARTRES ET ÉRUPTIONS CHRONIQUES.

—

PREMIÈRE SECTION.

ORDRE III.

Éruptions chroniques sèches.

§ 82. Nous avons rangé dans ce chapitre toutes les dermatoses qui se caractérisent par des éruptions ou des exanthèmes chroniques, à la seule exception de celles qui, bien qu'elles présentent des *éruptions* et qu'elles aient une marche *chronique,* reposent en même temps sur une diathèse particulière, en vertu de laquelle le travail morbide qui leur est propre ne se manifeste pas seulement à la peau, mais encore dans d'autres systèmes anatomiques, comme cela a lieu dans la lèpre et les léproïdes, dans la syphilis et les syphilides, etc. Pour les dermatoses de cette dernière espèce, nous avons cru mieux faire en les plaçant toutes ensemble dans un chapitre à part, ne nous occupant ici que des *éruptions chroniques simples,* que nous avons divisées en deux ordres, savoir : 1° *Éruptions chroniques* **sèches,** ou qui ne sécrètent rien ; 2° *éruptions chroniques* **sécrétantes,** formant des croûtes ou des squames, ou restant à l'état de suppuration ouverte. A ces deux ordres, qui forment les deux premières *sections* de ce chapitre, nous avons ensuite ajouté une troisième section contenant les *dartres,* les *gourmes* et les *teignes,* non pour en former un ordre à part, attendu que presque toutes les formes qu'on puisse ranger dans cette section ont déjà trouvé leur place dans l'une des deux sections précédentes, mais parce qu'il nous a semblé avantageux pour la pratique de réunir sous un seul coup d'œil toutes ces affections qui ont tant de rapport entre elles.

§ 83. D'après ce que nous venons de dire, la présente section contiendra donc les *éruptions chroniques* **sèches,** c'est-à-dire celles qui se caractérisent par l'*absence de toute sécrétion humorale,* et qui en même temps ne sauraient être rangées ni parmi les léproïdes, ni parmi aucune autre de ces dermatoses qui reposent sur une diathèse particulière. Les espèces que nous avons admises dans cet ordre sont les *macules* (pourpres, éphélides, péliose), les *squames* (pityriasis et psoriasis) et les *papules* (prurigo, lichen) des willanistes. Nous avons excepté des squames l'*ichthyose,* qui est plutôt un *état* morbide (hypertrophique) de la peau qu'une éruption, ce qui fait que nous l'avons traitée dans un article à part, dans le chapitre suivant, à l'occasion des hypertrophies. Nous avons également exclu de cet ordre les *nævi,* qui ne sont non plus ni exanthèmes, ni éruptions proprement dits, et nous les avons traités à part dans l'ordre des *hypertrophies et désorganisations* (chap. IV), attendu que les uns sont des hypertrophies du pigment, les autres des hypertrophies vasculaires. Il en est de même de toutes les *excroissances* cutanées, dont celles même qui ne sécrètent rien ne devaient pas moins être exclues de cet ordre que le *lupus,* le *molluscum,* le *cancer cutané,* etc. Les espèces qui nous restent à traiter dans cette section sont donc : les *pourpres,* la *péliose,* les *éphélides,* le *pityriasis* et le *psoriasis,* le *prurigo,* le *lichen* et le *strophulus.*

PURPURA.

§ 84. Nous entendons par *purpura,* avec les willanistes, une affection de la peau caractérisée par des *taches hémorrhagiques* plus ou moins étendues et d'un rouge plus ou moins foncé, occupant, les unes le tissu dermoïde, les autres le tissu cellulaire sous-cutané, conservant leur couleur sous la pression du doigt la plus forte, et accompagnées quelquefois d'hémorrhagies plus ou moins considérables. On distingue ordinairement les **variétés** suivantes de *purpura :*

1° Le *Purpura* **simplex,** ou *pétéchies sans fièvre,* caractérisé par l'apparition de taches petites, de la grosseur d'un grain de millet, circulaires, peu nombreuses et de couleur plus ou moins purpurine, occupant de préférence les membres inférieurs, d'où elles s'étendent quelquefois consécutivement sur les épaules, les bras et d'autres régions du corps. La durée de ces taches peut varier depuis trois à quatre semaines jusqu'à dix-huit mois et deux ans.

2° Le *Purpura* **petechialis,** caractérisé par l'apparition de petites taches dont la coloration peut être rouge, pourpre, violette, brune ou noirâtre, et dont l'étendue varie depuis celle d'un grain de millet jusqu'à celle d'une lentille. C'est le pourpre que l'on observe ordinairement dans le typhus et autres fièvres graves, où il est connu sous le nom de *pétéchies*.

3° Le *Purpura* **scorbutica,** éruption de pétéchies grandes, circulaires, d'un rouge tirant un peu au vert, et accompagnées de stomacace, d'ulcères cachectiques, etc., particuliers aux affections scorbutiques.

4° Le *Purpura* **urticans,** variété distinguée par Willan, mais qui est très-rare et qui ne paraît être qu'une forme particulière du *purpura scorbutique*, caractérisée par des taches élevées comme celles de l'urticaire.

5° Le *Purpura* **senilis,** taches d'un rouge brun prononcé, tirant quelquefois au vert, comme les taches scorbutiques, irrégulières dans leur forme et leur dimension, et affectant surtout les personnes âgées.

6° Le *Purpura* **febrilis** ou *fièvre* **pourprée,** la même affection que nous avons placée parmi les *fièvres éruptives* sous le nom de *miliaire pourprée* (voir § 44).

7° Le *Purpura* **hemorrhagica** ou *maladie tachetée* de Werlhof, variété que nous traiterons ci-après dans un article à part.

8° Le *Purpura* **contagiosa,** même variété que le *purpura petechialis*.

§ 85. Le diagnostic de toutes ces formes n'offre aucune difficulté. Quant au *traitement*, c'est ici, comme dans toutes les éruptions chroniques, l'ensemble des symptômes constitutionnels et accessoires qui doit décider du choix. Les médicaments parmi lesquels, selon l'expérience clinique, on devra choisir de préférence, sont en général : 1) *Arn. ars. bry. calc. con. hep. n-vom. puls. rhus. ruta. sulf. sulf-ac.* — 2) *Bell. berb. carb-veg. lach. merc. nitr-ac. sabad. sep.* — et selon les *expérimentations pures*, encore : — 3) *Cham. chin. hyos. crotal. dulc. euphr. ferr. laur. natr. natr-m. pur. plumb. sec. sil. stram.* — 4) *Amm. carb-an. kreos. mur-ac. phos-ac. staph.*

Parmi ces médicaments, se recommandent en outre particulièrement :

a) Contre le *purpura* **petechialis** : 1) *Ars. bry. rhus.* — 2) *Hyos. lach. led. n-vom. phosph. sec.* — 3) *Arn. bell. berb. con. phell. ruta. sil. stram. sulf.*

b) Contre le *purpura* **scorbutica** : 1) *Ars. carb-an. carb-veg. kreos. merc. mur-ac. natr-m. nitr-ac. n-vom. staph. sulf-ac.* — 2) *Bell. bry. calc. caus. chin. con. dulc. phosph. phos-ac. rhus. ruta. sil. sulf.*

c) Contre le *purpura* **senilis** : 1) *Con.* — 2) *Ars. bry. rhus. sec.* — 3) *Baryt. lach. sulf-ac.*

PÉLIOSE ou **PURPURA HÉMORREHAGICA.**

§ 86. La *péliose,* ou *purpura hemorrhagica,* est une dermatose *hé-mateuse,* caractérisée par l'apparition de taches pourpres , depuis la largeur d'une lentille jusqu'à celle d'une pièce de dix sous , et qui deviennent parfois confluentes , formant alors des stries plutôt que des taches. Ces taches sont, au début, d'un rouge clair; mais bientôt elles deviennent foncées, violettes et même tout à fait noires ; quelquefois elles sont, dès le début, d'un rouge foncé. A la fin, elles passent au brun sale, puis au jaune, après quoi elles disparaissent sans desquamation. L'éruption ne se fait point en une seule fois, mais elle se prolonge au contraire pendant des semaines et même pendant des mois. Les gencives se ramollissent, deviennent douloureuses et saignent au moindre contact; quelquefois il survient même d'autres hémorrhagies, principalement des poumons, du nez et de l'anus. La peau semble froide au toucher, la transpiration est supprimée, les selles sont ordinairement retardées, et les évacuations alvines qui ont lieu se trouvent mêlées de sang. La sécrétion d'urine est aussi diminuée; l'urine est d'un brun foncé, se décompose promptement et exhale une odeur ammoniacale très-forte. Lorsque la fièvre se joint à cette maladie, l'exacerbation en a ordinairement lieu vers le soir, avec chaleur précédée de quelques légers frissonnements, et accompagnée de soif violente, de rougeur des joues et de l'irritation dans le pouls. Dans la plupart des cas, la rate paraît affectée dans cette maladie ; la face a un teint particulier, la tête est entreprise, surtout à la région frontale, le sang qui sort de la narine gauche est noir, l'hypochondre droit est plus ou moins enflé et douloureux au toucher. Ce sont ces symptômes qui ont fait penser que cette variété de la péliose avait sa cause dans une splénite, opinion qui n'est cependant point encore assez confirmée pour pouvoir l'admettre sans examen ultérieur et des observations réitérées.

§ 87. On distingue deux variétés de péliose, savoir : 1° la péliose *confluente,* ou *maladie tachetée* de Werlhof, et la péliose *circonscrite* ou *rhumatismale.* La première est celle que nous venons de décrire dans le paragraphe précédent. Quant à la deuxième variété, la *péliose* **circonscrite** ou **rhumastismale,** elle se distingue de la première, en ce que les taches n'y deviennent jamais confluentes. En outre, les malades qui s'en trouvent atteints ont ordinairement souffert auparavant d'affections rhumatismales , ou ils sont même affectés simultanément de douleurs périodiques lancinantes dans les articulations des genoux et des pieds, avec endolorissement et tuméfaction œdémateuse de ces parties. Les taches de la maladie apparaissent d'ordinaire d'abord aux extrémités, et particulièrement aux pieds et aux jambes jusqu'au genou ; elles sont petites, de la largeur d'une lentille, rouge clair, non proéminentes, disparaissant sous la pression du doigt, passant peu à peu au brun sale jaunâtre, et se terminant par une légère desquamation furfuracée. L'éruption se fait par plusieurs reprises successives, et le moindre changement de température peut provoquer une nouvelle éruption. La maladie est souvent accompagnée de fièvre, avec type rémittent, exacerbation vers le soir et crises par les urines.

§ 88. On a quelquefois confondu la péliose rhumatismale avec la maladie tachetée de Werlhof. Cependant le **diagnostic** est très-facile, attendu que, dans la péliose rhumatismale, il n'y a jamais de taches dans la bouche, ni hémorrhagies par d'autres organes, ni ces taches bleuâtres, livides et confluentes, comme dans la péliose de Werlhof. En outre, les douleurs dans les membres, qui caractérisent la péliose rhumatismale, manquent absolument dans la maladie de Werlhof, et, par contre, les phénomènes nerveux, l'accablement général et l'abattement moral qui accompagnent cette dernière, ne se trouvent point dans la péliose rhumatismale. Quant à l'**étiologie** de la péliose, la *maladie de Werlhof* paraît atteindre plus fréquemment les femmes que les hommes, et elle se montre plus souvent avant et peu de temps après l'âge de la puberté qu'à une autre époque. Parmi les causes extérieures et occasionnelles, on compte : 1° l'atmosphère viciée, imprégnée d'émanations animales; 2° l'usage alimentaire de substances d'une digestion difficile, contenant peu de matières nutritives. On rencontre du reste la maladie le plus souvent dans les basses classes, et surtout dans les villes, parmi la population qui habite les souterrains, les lieux humides, etc. Elle est aussi plus rare dans les endroits élevés que dans le voisinage des fleuves et dans les pays marécageux. Au printemps et vers la fin de l'automne, elle règne quelquefois épidémiquement, s'il faut en croire quelques auteurs. Pour la *péliose rhumatismale,* elle se trouve de préférence chez des sujets qui ont la peau fine et vulnérable, et qui ont été plusieurs fois atteints de rhumatisme.

§ 89. Abandonnée à elle-même, la maladie tachetée de Werlhof peut se terminer, 1° par la *guérison radicale,* 2° par la *guérison partielle,* 3° par la *mort.* La guérison radicale s'opère, dans la forme ordinaire, sans nulle crise, par la résorption des taches, qui disparaissent, tandis que les forces du malade reviennent et les sécrétions retournent à l'état normal. Cependant la disposition aux récidives est toujours grande. Dans la péliose rhumatismale, il y a au contraire des crises par la sueur et les urines, et l'exanthème se maintient encore pendant quelque temps après les crises, ne cessant qu'avec la desquamation. La guérison *partielle* s'opère ordinairement, dans la maladie de Werlhof, par des indurations qu'elle laisse dans la rate, qui déterminent à la fin une hydropisie, ou bien la maladie se change en fièvre intermittente. Dans la péliose rhumatismale, l'affection, en quittant la peau, se jette quelquefois sur le cœur ou les gros vaisseaux, déterminant l'inflammation de ces organes. Quant à la terminaison *par la mort,* elle arrive, dans la plupart des cas, par suite des hémorrhagies qui épuisent les malades jusqu'à la défaillance. Ce sont surtout les hémorrhagies dans les organes internes qui deviennent pernicieuses. Les selles sanguinolentes, les hémoptysies, l'hématémèse, etc., sont des efforts que fait la nature pour évacuer le sang extravasé, et qui ne font qu'affaiblir davantage le malade, en sorte que la mort arrive presque toujours avec les symptômes de l'anémie, si toutefois elle n'a pas lieu par suite de maladies consécutives, telles que la splénite ou l'hydropisie. Le *pronostic* n'est cependant pas défavorable en général. Dans la plupart des cas, la guérison est possible et d'autant plus sûre à obtenir qu'il y a moins de complications, que la fièvre est moins forte et plus bénigne, et que l'exanthème en lui-même est d'un bon aspect. L'existence simultanée de taches confluentes et de l'induration du tissu cellulaire sous-cutané est toujours d'un mauvais augure, surtout lorsqu'en même temps la partie qui est affectée d'hémorrhagie paraît molle et pâteuse au toucher. La variété *rhumatismale* de la péliose est toujours d'un pronostic plus favorable que celle de Werlhof.

§ 90. Le **traitement** de la *péliose de Werlhof,* qui offre tant de difficulté, selon les principes de l'ancienne école, s'obtient, en homœopathie, d'une manière beaucoup plus facile et dans un temps beaucoup moins long, quoique la maladie, lorsqu'elle est déjà avancée, demande quelquefois aussi beaucoup de soins et d'attention de la part du médecin homœopathe, et ne saurait être obtenue sans régler en même temps les habitudes et la manière de vivre du malade, et le mettre dans de meilleures conditions hygiéniques. Dans la plupart des cas cependant, l'on obtiendra déjà une grande amélioration par l'emploi du *bry.*, glob. 3, 30ᵉ, dissous dans 4 onces d'eau, et dont on fera prendre une cuillerée à café toutes les trois heures. Dans tous les cas que nous avons eu à traiter, ce médicament a opéré à lui seul toute la guérison au bout de trois à quatre jours. S'il y avait cependendant des cas où *bry.* ne se montrât point suffisant , on trouverait facilement un autre médicament mieux indiqué parmi ceux que nous avons cités à l'occasion du *purpura,* et dont nous recommandons ici en particulier, après l'usage de *bry.* : 2) *Rhus.* — 3) *Acon. arn. ars. lach. kreos. led. phosph. sec.* — 4) *Bell. chin. hyos. n-vom. ruta. sil. stram.*

S'il y avait des *hémorrhagies dans les organes internes,* on trouverait souvent d'un grand secours : *Acon. arn. chin. phosph.* si toutefois *bry.* ou *rhus* ne suffisaient point à ces indications.

Pour la *péliose* **rhumatismale,** les principaux médicaments sont : 1) *Acon. bry. n-vom.* — 2) *Arn. ars. bell. chin. lach. rhus.*

ECCHYMOSES , VIBICES.

§ 91. Les *ecchymoses* (*vibices*) ne constituent point une dermatose particulière, attendu qu'elles peuvent se montrer tant par cause traumatique (contusion, coup, pression) que dans les hémateuses les plus diverses. Ce sont des hémorrhagies cutanées interstitielles, qui forment des taches d'un rouge violacé , livide ou même bleuâtre ou noirâtre, d'une couleur plus foncée à leur centre qu'à leur périphérie, et de dimensions très-diverses, et qui disparaissent par l'absorption du sang extravasé, s'accroissant en largeur lorsqu'elles marchent vers la résolution. On distingue les ecchymoses *idiopathiques* et les ecchymoses *symptomatiques.* Les dernières se trouvent ordinairement dans les diverses espèces de purpura, ainsi que dans l'*erythema nodosum,* et leur traitement est alors celui de la maladie principale. Pour les ecchymoses *idiopathiques,* qui sont ordinairement dues à une cause externe, les principaux médicaments, que l'on pourra même consulter contre toute sorte d'ecchymoses, sont, en général : 1) *Arn.* — 2) *Sulf-ac.* — 3) *Con. hep. n-vom. puls. ruta. sulf.* — 4) *Bry. calc. rhus.* — 5) *Cham. chin. dulc. euphr. ferr. lach. laur. natr. natr-m. par. plumb. sec.*

ÉPHÉLIDES.

§ 92. Les *éphélides* sont également des éruptions *maculeuses* qui se distinguent du *purpura* et de ses diverses espèces en ce qu'il n'y a point, dans ces formes , extravasation de sang, mais au contraire, augmentation de pigment. Les auteurs ne sont, du reste, pas tous d'accord sur ce qu'il faut comprendre sous la dénomination d'*éphélides :* quelques-uns donnent ce nom indifféremment aux taches de rousseur, au lentigo, aux taches hépatiques et au *pourpre scorbutique ;* d'autres n'y comprennent que les taches hépatiques et celles causées par les rayons du soleil (*petites éphélides*). Pour nous, nous y groupons : 1° les *petites éphélides* ou *taches solaires* ; 2° les *grandes éphélides* ou *taches hépatiques* ; 3° les *éphélides lentiformes* ou *taches de rousseur* ; 4° les *éphélides ignéales* ou *taches de chaleur*.

La première de ces variétés, les éphélides **solaires,** sont tantôt des taches larges plus ou moins vivement colorées, comme on les observe chez les personnes fortes et sanguines ; tantôt de petites taches, lenticulaires, d'un jaune foncé, parsemées en grand nombre sur les parties affectées, et assez semblables au lentigo. Elles sont en général plus vives chez les femmes et chez les enfants qui ont la peau fine et blanche, et apparaissent particulièrement sur les parties habituellement exposées à l'action du soleil, telles que la face, le cou, les mains, etc.

Les *taches* **hépatiques** ou **grandes éphélides,** sont irrégulières, indolentes ou prurigineuses, d'un jaune pâle ou brun ; elles se développent sans cause appréciable, particulièrement à la nuque, à la poitrine, au tronc et aux seins. Les taches des femmes enceintes, connues sous le nom d'*envies*, appartiennent également à cette variété.

Les **taches de rousseur** ou **éphélides lentiformes** (*lentigo*), sont de petits points jaunes répandus çà et là sur la figure, le cou, les mains et la partie antérieure de la poitrine. Elles se montrent de préférence chez les personnes qui ont les cheveux roux, et sont souvent congéniales, ce qui a fait que quelques auteurs ont préféré les ranger parmi les taches de naissance ; mais le fait est que loin d'être exclusivement congénitales, elles se développent beaucoup plus fréquemment chez les jeunes enfants de huit à douze ans.

Quant aux *taches de* **chaleur** ou *éphélides* **ignéales,** elles se développent exclusivement à la partie interne des cuisses, chez les femmes qui font usage de chaufferettes très-chaudes.

§ 93. Le diagnostic des éphélides est généralement exempt de toute difficulté. La desquamation légère qui accompagne quelquefois les taches hépatiques, et qui est tout à fait farineuse, suffit pour les distinguer du *pityriasis versicolor*, dont la desquamation est lamelleuse et bien plus considérable que celle des éphélides. Quant aux taches syphilitiques, leur teinte livide et cuivrée, leur forme circulaire, l'absence de toute démangeaison et les épiphénomènes particuliers aux productions syphilitiques ne peuvent laisser aucun doute sur la forme qu'il s'agit de diagnostiquer. La distinction des *nœvi* ou *taches de naissance* n'est pas moins facile ; le petit nombre dans lequel ces dernières se présentent ordinairement et leurs autres caractères particuliers, rendent toute confusion impossible.

§ 94. Quant au traitement homœopathique de toutes ces variétés, il ne présente pas non plus de grandes difficultés, pourvu qu'on ne néglige point de faire attention à tous les symptômes que présenterait le malade. Les médicaments que l'expérience a jusqu'ici particulièrement confirmés, sont :

1° Pour les *taches* **solaires** : 1) *Calc. lyc. phosph. sulf.*—2) *Amm. ant. dulc. graph. puls. sep.*

2° Pour les taches **hépatiques** : *Ant. laur. lyc. sulf.*

3° Pour les taches de **rousseur** : *Lyc. nitr-ac. phosph. sep.*

4° Pour les taches **ignéales** : *Carb-veg. caus.*

5° Pour les éphélides chez les **femmes enceintes** (*envies*), en particulier : *Sep. con.*

Pour le reste des médicaments à consulter, voyez dans le **Répertoire,** à la fin de ce traité, les articles : **Taches, Éphélides, Envies,** etc.

PITYRIASIS.

§ 95. Comme le *éphélides,* dans la variété qu'on appelle taches *hépatiques,* jettent une espèce de pont entre les *macules* et les *squames,* en sorte qu'on pourrait les appeler des maculeuses avec tendance à la desquamation, le *pityriasis* se joint naturellement et d'une manière presque immédiate aux éphélides, faisant de son côté, pour les *macules* ce que les éphélides ont fait pour les *squames,* c'est-à-dire que c'est une *squameuse* formant des *taches.* En effet, le pityriasis est une inflammation chronique, superficielle de la peau, caractérisée par l'apparition de *petites taches,* plus ou moins colorées ou rouges, souvent à peine apercevables et suivies d'une desquamation *furfuracée* permanente, et qui se distingue de celle que présentent les taches *hépatiques* en ce que, dans ces dernières, la desquamation n'est jamais que *farineuse.* Dans toute l'étendue des taches du pityriasis, la peau est sèche et rude au toucher. L'affection peut envahir toutes les parties du corps, mais elle se montre de préférence au cuir chevelu. On en distingue les variétés suivantes :

1° Le *pityriasis* **simple,** dans lequel la desquamation furfuracée qui peut avoir lieu, s'opère sur des taches qui conservent la coloration normale de la peau. C'est une furfuration plus ou moins abondante qui s'établit indistinctement sur toutes les parties du corps.

2° Le *pityriasis* **rubra,** dans lequel les taches furfuracées offrent une coloration d'un rouge plus ou moins prononcé, et qui présentent quelquefois une desquamation en écailles foliacées plus ou moins larges et lamelleuses.

3° Le *pityriasis* **versicolor,** dans lequel les taches offrent une teinte jaunâtre plus ou moins prononcée, qui peut se comparer à la rhubarbe ou au safran. La dimension des taches varie de celle d'une lentille à celle d'un diamètre de plusieurs centimètres, et elles occupent quelquefois la plus grande étendue de la surface du corps.

4° Le *pityriasis* **nigra**, variété excessivement rare, s'éloignant beaucoup des autres et n'ayant été observée, jusqu'à présent, que sur quelques enfants transportés des Indes en Angleterre. Ce pityriasis commençait par une éruption boutonneuse et se terminait par une décoloration noirâtre avec desquamation furfuracée.

5° Le *pityriasis* **capitis**, qui n'est autre que le *pityriasis* **simple**, occupant le cuir chevelu, où il détermine la desquamation de l'épiderme, qui se présente sous l'aspect d'une poussière blanche, furfuracée, sur la tête.

§ 96. Quant au **diagnostic** du *pityriasis*, les écailles furfuracées qui accompagnent cette affection, le font distinguer facilement des *exfoliations* et des desquamations de l'épiderme qui se présentent quelquefois après les fièvres éruptives ou par suite de légères sensations morbides à la peau. En outre, le pityriasis *capitis* se distingue des *gourmes* et des *teignes* en ce que les squames du pityriasis sont toujours parfaitement sèches, qu'elles ne font point de saillies sensibles et qu'elles ne sont jamais accompagnées ni précédées de vésicules, de pustules, de papules. Les plaques *syphilitiques* avec lesquelles on pourrait parfois confondre le pityriasis *versicolor*, sont dépourvues de prurit et d'exfoliation.

§ 97. Le **traitement** du pityriasis, qui n'est jamais qu'une affection légère, est celui que prescrit l'homœopathie dans toute autre affection chronique et locale : c'est-à-dire, choix du médicament selon les symptômes constitutionnels et accessoires que présenterait le malade ; doses rares, éloignées et administrées de manière à ce que chaque médicament puisse épuiser entièrement ses effets. Les médicaments parmi lesquels on trouvera, selon l'expérience clinique, le plus souvent un remède efficace contre cette affection, sont : 1) *Ars. bry. calc. kreos. sil. sulf.* — 2) *Dulc. graph. lyc. phosph. sep.* — 3) *Agar. alum. anac. aur. bruc. lach. led. merc. natr-m. petr. thui.*

PSORIASIS.

§ 98. Le psoriasis est une affection *squameuse* de la peau, caractérisée par l'apparition d'élevures solides qui se transforment ensuite en plaques squameuses de diverses dimensions, non déprimées au centre, et dont les bords sont ordinairement irréguliers et très-peu proéminents. C'est une affection assez commune, héréditaire, et que plusieurs auteurs ont voulu assimiler à la *lèpre*, mais de laquelle elle se distingue, outre plusieurs autres caractères, en ce qu'elle n'est jamais contagieuse. Quelquefois le tissu de la peau finit par s'endurcir, et se couvrir de squames dures, sèches, blanches, épaisses, qui donnent à la surface du membre malade l'aspect rugueux que présente l'écorce des vieux arbres. On distingue plusieurs variétés de psoriasis, dont nous allons d'abord mentionner celles qui sont établies selon *les caractères* de l'affection. Ce sont les suivantes :

1° Le *psoriasis* **guttata**, caractérisé par l'éruption de petits points rouges ou rosés, portant sur leur centre une légère écaille, et qui, en s'étendant de plus en plus, se changent en plaques lenticulaires qui peuvent être semées sur toute la surface du corps, surtout à la poitrine, aux bras, à la nuque, aux lombes, aux cuisses. Les écailles se détachent facilement et laissent après elles une surface rouge, luisante.

2° Le *psoriasis* **diffusa**, offrant des plaques beaucoup plus étendues que celles de la variété précédente, et qui se confondent les unes avec les autres, enveloppant quelquefois un membre entier. Les squames qui couvrent ces plaques sont plus ou moins épaisses et plus ou moins adhérentes, et lorsque l'affection passe à l'état chronique, la peau se durcit et devient quelquefois fendillée et sillonnée. Dans d'autres cas, les squames forment une espèce d'étui dans lequel sont renfermées les membranes, et souvent alors les ongles participent à l'altération.

3° Le *psoriasis* **gyrata**, dans lequel les taches sont disposées en spirales.

4° Le *psoriasis* **inveterata**, qui n'est autre que le psoriasis *diffusa*, passé à l'état invétéré.

5° Le *psoriasis* **syphilitica**, variété de syphilide, qui dissimule le psoriasis *palmaris* ou le psoriasis *plantaris*, mais qui se distingue des derniers par les caractères communs à tous les syphilides.

6° Le *psoriasis* **infantilis**, taches comme dans le psoriasis *diffusa*, quelquefois rugueuses, proéminentes, excoriées et sillonnées de fissures et de rhagades, se présentant surtout chez les jeunes enfants scrofuleux.

§ .99 Les variétés que présente le psoriasis selon le *siége* qu'il occupe n'offrent pas moins de particularités que les précédentes. Nous en citons les plus importantes :

1° Le *psoriasis* **du cuir chevelu**, affection facile à confondre avec le *pityriasis capitis,* mais qui se distingue de ce dernier par ses plaques blanches, épaisses, écailleuses, sèches et adhérentes, mais non furfuracées, quoique les écailles, dans cette variété de psoriasis, soient en effet plus farineuses que dans les autres.

2° Le *psoriasis* **de la face,** plaques rouges, formées d'écailles très-minces, passant facilement à l'état *invétéré,* avec tuméfaction de la peau, qui se fendille. Occupant les paupières, ces plaques se rencontrent quelquefois aux angles oculaires, et les paupières deviennent raides, tendues et gercées, avec une sorte de palpébrite qui peut amener la chute des cils et des sourcils.

3° Le *psoriasis* **labial,** variété qui se présente, selon M. Cazenave, sous la forme d'un cercle qui entoure complétement la bouche, souvent dans la largeur d'un demi-pouce, et qui est sillonné d'une foule de lignes qui donnent à ces parties un aspect froncé. Les écailles se détachent facilement et sont souvent entremêlées de fissures et de gerçures.

4° Le *psoriasis* **du tronc,** se présentant ordinairement sous les formes dites *gyrata* et *inveterata.*

5° Le *psoriasis* **du scrotum,** dans lequel le scrotum présente une peau écailleuse, durcie et épaissie, souvent avec excoriation et gerçures. On parle aussi d'un psoriasis *du prépuce,* mais cette variété paraît être très-rare.

6° Le *psoriasis* **des membres.** C'est ordinairement le psoriasis *diffusa* que l'on y observe; les coudes, les genoux et les jambes en sont souvent atteints, et, aux dernières, il passe souvent à l'état *invétéré.*

7° Le *psoriasis* **palmaris,** affectant la paume des mains, où il débute par des taches rugueuses, écailleuses, d'un brun sale ou noirâtre, dont la peau se détache en squames larges, quelquefois entremêlées de rhagades profondes et saignantes, comme dans le psoriasis *invétéré.*

8° Le *psoriasis* **plantaris,** ne se distinguant du précédent que par son siége, qui est la plante des pieds.

9° Le *psoriasis* **général,** extension de l'affection sur l'enveloppe tégumentaire entière qui est alors recouverte de manière à ce que les diverses variétés du psoriasis affectent seulement les parties de la peau qu'elles occupent ordinairement. Ces cas sont cependant excessivement rares.

§ 100. Quelle que soit la forme sous laquelle se présente le psoriasis, la **marche** de cette affection est toujours chronique, et on le voit quelquefois subsister pendant vingt, trente, quarante ans. Quelquefois l'affection disparaît spontanément aux approches de l'automne, et reparaît au commencement du printemps suivant ; dans d'autres cas, cette disparition a lieu par suite de l'invasion d'une maladie aiguë, d'une fièvre, d'un érysipèle, etc., et quelquefois même par l'effet d'une vive et profonde émotion.

Quant au **diagnostic** du psoriasis, les squames indolentes, leur aspect et leur étendue suffisent pour le distinguer des desquamations qui suivent ordinairement le *lichen* et l'*eczéma*, affections dans lesquelles il existe en outre, et toujours plus ou moins simultanément avec la desquamation, des vésicules ou des papules. Le *pityriasis*, avec lequel on pourrait le confondre plus facilement, n'a point ces squames blanches, épaisses, écailleuses, sèches et adhérentes, comme le psoriasis, mais des furfures. L'affection qui se rapproche le plus du psoriasis, c'est le *syphilide squameux ;* mais, dans celui-ci, les écailles sont minces et ont une couleur cuivrée qui ne peut pas les faire méconnaître. En outre, elles sont toujours entourées d'un liseret blanc.

Les **causes** du psoriasis sont enveloppées dans une grande obscurité. Tout ce que l'on en sait, c'est que souvent il repose sur un vice héréditaire, et que, en général, les hommes en sont plus souvent affectés que les femmes, et que la plupart des malades sont des sujets de plus de vingt-cinq ans. En outre, on voit la maladie apparaître le plus souvent au commencement du printemps ou à l'entrée de l'automne. Plusieurs professions, telles qu'épiciers, blanchisseurs, cuisiniers, boulangers et autres qui obligent le contact avec des substances irritantes, sont également citées par les auteurs comme des causes prédisposantes et déterminantes. Enfin Bateman et Biett citent encore l'action d'un grand froid ou d'une grande chaleur comme pouvant donner naissance au psoriasis.

§ 101. Le **traitement** homœopathique du psoriasis est également celui de toutes les autres affections chroniques et locales, comme nous l'avons fait observer à l'occasion du *pityriasis*. Parmi les médicaments sur lesquels le médecin devra surtout diriger son attention, nous citons, appuyé sur les expériences cliniques, comme les plus importants : 1) *Ars. calc. cic. clem. con. dulc. led. lyc. merc. sep. sulf.* — 2) *Bry. caus. graph. hep. iod. mur-ac. nitr-ac. oleand. petr. phosph. rhus.* — 3) *Aur. cupr. ign. kal. magn. mez. natr-m. phos-ac. sass. sil. zinc.*

Et en particulier :

Contre le *psoriasis* **diffusa :** 1) *Cic. dulc. lyc. sulf.* — 2) *Ars. calc. clem. graph. mur-ac. rhus.*

Contre le *psoriasis* **infantilis :** *Calc. cic. lyc. merc. sulf.*

Contre le *psoriasis* **inveterata :** 1) *Clem. sulf.* — 2) *Calc. merc. petr. rhus. sep.* — 3) *Ars. aur. graph. hep. sass. sil.* — 4) *Merc.*

mezer. natr-m. phos-ac. puls. zinc.; — et, lorsque la maladie se présente chez les boulangers ou les meuniers, selon Hartmann : 1) *Graph. sil.* — 2) *Aur.*

Contre le *psoriasis* **de la face** et celui du **cuir chevelu :** 1) *Calc.* — 2) *Graph. lyc. sep. sulf.* — 3) *Cic. led. merc. oleand.*

Contre le *psoriasis* **labial** : 1) *Merc. natr-m.* — 2) *Calc. graph. mez. nitr-ac. phosph. sep. sil.*

Contre le *psoriasis* **du scrotum :** *Petr. nitr-ac. thui.*

Contre le *psoriasis* **palmaris** ou **plantaris :** — 1) *Clem. mur-ac. sulf.* — 2) *Aur. calc. graph. hep. merc. petr. sass. sil. sulf-ac.*

Pour le reste, voy. aussi l'article **Dartres.**

PRURIGO.

§ 102. Le *prurigo* est une éruption cutanée caractérisée par des *papules* peu saillantes, du volume d'une tête d'épingle, et produisant une démangeaison vive et quelquefois intolérable. Ces papules sont aplaties, dures, visibles à l'œil et sensibles au toucher, conservant la même couleur que le reste de la peau, ou offrant une teinte légèrement rouge. Elles peuvent occuper les différentes régions du corps, étant quelquefois bornées à une seule, et envahissant d'autres fois des étendues plus considérables, et même toute la surface du corps. Mais c'est surtout la face dorsale et externe des membres supérieurs qu'elles occupent le plus souvent. La démangeaison qu'elles causent force les malades à se gratter, et alors, déchirées par les ongles, elles offrent souvent à leur sommet un petit caillot de sang qui pourrait les faire confondre avec une éruption pustuleuse. On distingue les *variétés* suivantes de prurigo :

1° Le *prurigo* **mitis,** éruption discrète, peu prononcée, accompagnée d'un prurit considérable et affectant de préférence les jeunes sujets.

2° Le *prurigo* **formicans,** papules plus larges et plus saillantes que dans la variété précédente, accompagnées d'un prurit intense, et se montrant de préférence chez les adultes.

3° Le *prurigo* **senilis,** particulier à la vieillesse, et quelquefois accompagné de *phthiriasis.*

4° Le *prurigo* **partiel,** occupant soit l'anus, soit le scrotum, la vulve ou le prépuce; de là les dénominations : *Prurigo* **podicis, pudendi, muliebris, scroti, præputii,** etc., variétés dont le caractère commun est un prurit très-intense, mais souvent on n'y aperçoit aucune espèce d'éruption, ou seulement une légère rugosité de la peau. Dans le *prurigo* **scroti,** la peau devient épaisse, rugueuse, et prend une teinte brunâtre.

§ 103. La maladie est d'ordinaire très-opiniâtre, surtout le *prurigo senilis*, qui est presque toujours incurable. Lorsque l'affection se guérit, elle disparaît sans laisser de traces. Ce que l'on a dit des cas où le prurigo s'est transformé en *gale* doit être regardé comme des fables, à moins qu'on n'applique, par extension, le nom de *gale* à certains eczéma occupant les mains et les doigts, et caractérisés par un prurit nocturne. Mais ce qui est sûr, c'est que la rétrocession subite ou inopportune du prurigo peut tout aussi bien que celle des autres dermatoses, déterminer des métastases sur les organes internes. Parmi les **causes** prédisposantes ou déterminantes de cette affection, on cite surtout l'usage alimentaire de substances peu nutritives ou irritantes, les salaisons, les poissons de mer, la malpropreté, les émotions morales, des désordres dans la sécrétion urinaire, des flux hémorrhoïdaux arrêtés, etc. Pour le **diagnostic** du prurigo, l'absence de l'*acarus* le distingue suffisamment de la gale, et celle des vésicules, de l'eczéma. La confusion avec le lichen ou le strophulus serait peut-être quelquefois plus facile; mais ce qui distingue ces deux formes, c'est que, dans le lichen, les papules sont groupées, tandis que, dans le prurigo, elles sont isolées les unes des autres, plus plates que dans le lichen, et couvertes à leur sommet d'un petit caillot noir de sang qui provient des excoriations, résultat du grattement.

§ 104. Le **traitement** du prurigo, si nous exceptons la forme dite **sénile**, n'a pas ordinairement à lutter avec de grandes difficultés. Dans la plupart des cas, il suffit d'un régime propre au but pour le voir disparaître sans danger. C'est ce qui fait que même le traitement homœopathique ne réussira que plus facilement lorsqu'on fera en même temps attention à ce que les malades ne prennent que des aliments faciles à digérer, et qui ne soient ni trop gras, ni trop salés, qu'ils observent une grande propreté, etc. Quant au traitement interne, les médicaments que l'expérience a jusqu'ici approuvés comme les plus propres à combattre le prurigo sont en général : 1) *Calc. merc. nitr-ac. sep. sil. sulf.* — 2) *Acon. bry. carb-veg. con. graph. natr-m. n-vom. op. puls. rhus.* — 3) *Alum. ambr. amm. baryt. caus. cocc. graph. lyc. oleand. phosph. thui.*

Et en particulier :

Contre le *prurigo* **mitis :** 1) *Bry. n-vom. puls. rhus. sil. sulf.* — 2) *Acon. cocc. oleand. op.*

Contre le *prurigo* **formicans :** 1) *Calc. merc. nitr-ac. sulf.* — 2) *Carb. veg. con. natr-m. sep.* — 3) *Alum. ambr. amm. baryt. caus. cocc. graph. phosph. rhus. sil. thui.*

Contre le *prurigo* **senilis :** 1) *Ars. merc. mez. oleand. sulf.;* — et peut-être encore : *Arg. bov. canth. caps. laur. mags-arc. magn-m. plat. rhod. rut. sabad. staph.*

Contre le *prurigo* **podicis : 1)** *Merc. nitr-ac. sep. sulf. thui.* — 2) *Alum. amm. baryt. calc. caus. kal. lyc. zinc.* — 3) *Phosph. sil.*

Contre le *prurigo* **scroti : 1)** *Dulc. nitr-ac. petr. sulf.* — 2) *Ambr. carb-veg. caus. cocc. graph. lyc. rhod. thui.*

Contre le *prurigo* **vulvaris : 1)** *Calc. carb-veg. ccn. natr-m. sep. sil. sulf.* — 2) *Alum. ambr. amm. merc. nitr-ac. rhus.*

LICHEN.

§ 105. Le *lichen* est une affection cutanée caractérisée par l'éruption de très-petites papules, ayant quelquefois la couleur du reste de la peau, d'autres fois rouges et enflammées, se présentant ordinairement réunies en groupes plus ou moins nombreux, circonscrits ou disséminés sur les différents points du corps. Les auteurs distinguent les *variétés* suivantes de lichen :

1° Le *lichen* **simplex**, la variété la plus bénigne, papules petites, très-peu ou point enflammées et conservant la couleur du reste de la peau.

2° Le *lichen* **pilaris**, sous-variété du lichen simplex, caractérisé par des papules par le centre desquelles passe un poil.

3° Le *lichen* **circumscriptus**, caractérisé par des plaques circonscrites et isolées qui servent de base aux papules.

4° Le *lichen* **agrius**, espèce de *lichen circumscriptus*, dans lequel la base qui porte les papules devient enflammée, douloureuse, se couvrant quelquefois de gerçures, tandis que les papules mêmes se remplissent d'une humeur séro-purulente qui finit par former des croûtes. Cette variété occupe les différents points du corps, le dos de la main, la face, les poignets; on lui a donné aussi le nom de *gale des épiciers.*

5° Le *lichen* **lividus**, variété fort rare, caractérisée par la coloration rouge obscure ou livide des papules.

6° Le *lichen* **gyratus**, variété dans laquelle les papules réunies en groupes forment une espèce de bandes ou de stries qui s'étendent le long des membres.

7° Le *lichen* **tropicus**, ne se montrant que dans les pays tropiques, et caractérisé par l'éruption de petites papules du volume d'une tête d'épingle, causant un prurit très-violent avec un picotement comme par des épingles.

8° Le *lichen* **urticans**, papules plus larges que dans les variétés précédentes avec prurit violent.

9° Le *lichen* **strophulus**, dont nous parlerons ci-après, dans un article à part.

§ 106. Quant au **diagnostic** du lichen, il se distingue du prurigo, avec lequel on pourrait le confondre le plus facilement, en ce que, dans ce dernier, les papules ne sont pas groupées, mais isolées les unes des autres, plus plates, et souvent couvertes, à leur sommet, d'un petit caillot noir de sang, résultat du grattement. Quelquefois aussi, le *lichen agrius* pourrait être confondu avec l'eczéma, mais on distinguera facilement ces deux formes, en se rappelant que, dans le lichen agrius, la peau offre toujours un épaississement plus ou moins prononcé, tandis que, dans l'eczéma, elle est au contraire amincie. — La **durée** du lichen est d'ordinaire d'un à trois septenaires, mais elle peut se prolonger pendant plusieurs mois, par suite des éruptions successives. L'éruption se termine par une desquamation furfuracée et disparaît d'ordinaire sans laisser d'autres traces que, dans quelques cas, de petites cicatrices et un léger épaississement de la peau. Le lichen agrius se transforme quelquefois en une espèce de dartre chronique. Les métastases qui peuvent résulter de la répercussion de cette éruption sont quelquefois dangereuses. — Parmi les **causes** de l'affection, on compte des désordres gastriques, des boissons et des aliments échauffants, la chaleur du soleil, des affections arthritiques et scorbutiques.

§ 107. Le **traitement** homœopathique du lichen est, en somme, celui des autres dartres et éruptions chroniques. Dans le choix des médicaments, l'attention du médecin doit se diriger surtout sur la combinaison de l'éruption avec d'autres affections externes ou internes. Les médicaments que l'on trouvera le plus souvent indiqués, selon les expériences cliniques faites jusqu'à présent et les analogies, sont en général : 1) *Acon. bry. cic. cocc. dulc. lyc. mur-ac. natr-m. sulf.* — 2) *Agar. amm. ars. calc. carb-veg. caus. cham. con. graph. merc. phos-ac. puls. rhus. staph. stront.*

Et en particulier :

Contre le *lichen* **simplex** : 1) *Cocc. dulc.* — 2) *Acon. bry. puls.*

Contre le *lichen* **agrius** : 1) *Cic. lyc. sulf.* — 2) *Calc. dulc. graph. mur-ac. rhus.*

STROPHULUS.

§ 108. Le *strophulus* est une espèce de *lichen,* particulière aux jeunes enfants, et spécialement à ceux qui sont à la mamelle. Il se montre surtout à l'époque de la dentition, et se caractérise par une éruption de papules, tantôt rouges, tantôt moins colorées que la peau dans son état normal. On en distingue *deux variétés*, savoir :

1° Le *strophulus* **confertus**, papules *rouges*, quelquefois enflammées, saillantes, éparses çà et là sur les joues, les avant-bras ou le revers de la main, et entremêlées quelquefois de petites taches érythémateuses.

2° Le *strophulus* **albidus** ou **candidus**, papules *blanches*, tantôt proéminentes et entourées d'une auréole inflammatoire, tantôt larges, épaisses, d'une coloration mate et sans auréole.

Souvent on rencontre sur le malade toutes ces variétés à la fois. La marche de cette affection est, dans la plupart des cas, aiguë, mais elle peut durer aussi plusieurs semaines par suites des éruptions successives. Elle ressemble, du reste, beaucoup au *lichen aigu*, mais la cause, qui est toujours la dentition, et la marche fugace du strophulus, feront toujours distinguer ce dernier du lichen aigu. En général, l'affection ne présente jamais de gravité, et nécessitera rarement un traitement spécial. Toutefois, si l'intervention de l'art était nécessaire, les médicaments parmi lesquels ou devrait choisir de préférence, seraient : *Caus. cham. cic. graph. merc. rhus. sulf.*

DEUXIÈME SECTION.

ORDRE IV.

Éruptions chroniques sécrétantes.

§ 109. Nous avons également exclu de cet ordre toutes les dermatoses qui, quoique fournissant des sécrétions humorales et ayant une marche chronique, ne sont pourtant point de simples éruptions, telles que les *condylomes*, le *molluscum*, le *lupus* et le *cancer cutané*, ainsi que les dermatoses qui reposent sur une *diathèse particulière*, comme la *lèpre*, les *syphilides*, les *sycosoïdes*, etc. Toutes ces formes trouvant leur place dans les ordres qui comprennent les *hypertrophies*, les *désorganisations* et les *dermatoses par cause de diathèse*, il ne nous reste donc, pour cette section, que l'*eczéma*, la *gale*, la *crouto-serpigineuse*, l'*acné*, la *couperose*, la *mentagre*, l'*impetigo*, l'*ecthyma*, le *rupia* et le *pompholix*. Les trois premières de ces formes, l'eczéma, la gale et la croûte-serpigineuse, appartiennent à l'ordre des *vésicules* des Willanistes; les cinq suivantes, l'acné, la couperose, le mentagre, l'impetigo, le porrigo et l'ecthyma, aux *pustules*, et le rupia et le pompholix, aux *bulles*. Toutes ces formes ont cela de commun entre elles qu'elles fournissent des sécrétions humorales soit séreuses, soit séro-purulentes, soit purulentes ou sanieuses, et que, sans naître d'un état morbide antérieur de la peau, elles apparaissent toutes brusquement à la surface de la peau, comme les autres éruptions, entraînant après elles les désorganisations ou lésions ultérieures dont elles peuvent être accompagnées. Presque toutes ces formes appartiennent en outre à l'ancien genre *dartre*, et particulièrement aux *dartres humides* et *pustuleuses*.

Les médicaments qui se rapportent le plus à cet ordre, sont, en général : 1) *Calc. carb-veg. cic. clem. graph. lyc. merc. mez. rhus. sep. staph. sulf.*—2) *Ars. bov. con. dulc. hep. kreos. lach. led. natr. oleand. petr. phosph- selen. sil. sulf-ac. thui.*— 3) *Alum. baryt. bell. borax. carb-an. caus. cham. kali. natr-m. phos-ac. ruta. sass. spig. viol-tr.*

Pour le reste, *voy.* les diverses espèces ci-après :

ECZÉMA.

§ 110. L'*eczéma* ou *herpes squamosus madidans* d'Alibert, est une dermatose *vésiculeuse* caractérisée par l'éruption de petites vésicules très-rapprochées les unes des autres, et dont l'apparition s'annonce ordinairement par un sentiment de fourmillement et de cuisson à la peau, dont la base est à peine enflammée. Ces vésicules se terminent ou par la résorption du fluide qu'elles contiennent, ou par des excoriations très-superficielles accompagnées d'une exhalaison séreuse, à laquelle succède la desquamation de l'épiderme. Selon M. Cazenave, le siége de cette forme est l'extrémité des conduits sudorifères enflammés, et elle affecte de préférence les régions du corps où les follicules sont nombreux et très-apparents, telles que le cuir chevelu et les oreilles, se montrant plus rarement à la face, au tronc, à la face dorsale des mains et aux membres supérieurs; mais quelquefois elle s'étend même sur les membranes muqueuses. Les auteurs en distinguent quatre espèces principales, dont les trois premières sont *aiguës*, la quatrième chronique, savoir :

1° L'*eczéma* **simple,** variété qui s'observe fréquemment à la suite d'applications irritantes, ainsi que sur les parties exposées aux rayons du soleil (*eczema solare* de Bateman), ou entre les doigts chez les femmes en couche. Il est ordinairement très-bénin; la peau, sans chaleur ni tuméfaction, conserve ordinairement sa teinte naturelle entre les élevures; les vésicules sont très-petites et plus ou moins rapprochées.

2° L'*eczema* **rubrum,** phlegmasie cutanée plus aiguë et plus intense que la forme précédente, et précédée ordinairement d'un état de tension, de chaleur brûlante et de démangeaison, à laquelle se

joint bientôt un gonflement assez prononcé des parties atteintes, et
une forte rougeur semblable à celle de l'*érythème*, avec cette différence, cependant, que, dans l'eczéma, cette rougeur est produite par
des vésicules innombrables, et que la peau est constamment rude au
toucher. L'eczéma peut quelquefois envahir successivement toute la surface du corps, qui se couvre alors d'excoriations, avec gerçures douloureuses aux plis de la peau. Après la rupture des vésicules surviennent des squames jaunâtres et croûteuses plus ou moins humides et
plus ou moins adhérentes.

3° L'*eczéma* **impetiginodes,** caractérisé par une inflammation plus
vive des vésicules, qui prennent alors la forme de pustules analogues
à celles de l'impetigo, auquel ressemblent aussi les croûtes jaunâtres et molles dont la rupture de ces vésicules est suivie.

4° L'*Eczéma* **chronique,** variété qui peut succéder à chacune des
trois formes précédentes, et dans laquelle la peau présente une surface enflammée, d'un rouge vif, tendue, luisante, chaude et suintant
abondamment un liquide très-purulent, en même temps que les parties affectées deviennent le siége d'une démangeaison insupportable.
C'est *la dartre squameuse humide* d'Alibert.

§ 111. Quant aux variétés que présente l'eczéma, selon les parties
qui peuvent en être le siége, les auteurs en distinguent les espèces
suivantes :

1° L'*eczéma du* **cuir chevelu** ou *teigne muqueuse* d'Alibert, ou *porrigo larvalis* de Willan, variété très-fréquente chez les enfants, à
l'époque de la première ou de la seconde dentition. Il se propage
quelquefois jusqu'au front, aux tempes, à la face, à la nuque et aux
épaules, et est fréquemment accompagné de tuméfaction des ganglions de la nuque et des régions parotidiennes.

2° L'*eczéma des* **paupières,** éruption de petites vésicules qui occupent surtout le bord libre des paupières, s'excorient, suintent, se
recouvrent de petites écailles qui adhèrent aux cils, avec rougeur et
agglutination des paupières, et parfois même, avec chute des cils et
vésicules jusque sur la conjonctive suivies d'excoriation ou de renversement de la paupière.

3° L'*eczéma des* **oreilles,** dû pour la plupart à l'extension de celui
du cuir chevelu, et accompagné quelquefois de rougeur, avec tuméfaction, fissures et suintement d'un fluide roussâtre, ou bien de
squames sèches, nombreuses.

4° L'*eczéma des* **lèvres** *et des* **narines,** très-commun autour de la
bouche, avec rougeur du pourtour des lèvres, fissures rayonnées et
squames blanchâtres.

5° L'*eczéma des* **mamelles** **,** se montrant surtout chez les jeunes femmes, avec de très-vives démangeaisons, et quelquefois avec engorgement des glandes mammaires et des ganglions axillaires.

6° L'*eczéma des* **parties génitales,** se montrant chez l'homme tant à la surface interne et sur le gland à l'état aigu, que sur le scrotum à l'état squameux, sec; tandis que, chez la femme, il se montre assez fréquemment au mont de Vénus et aux grandes lèvres.

7° L'*eczéma de l'*anus**,** occupant les environs de la région anale, et s'étendant de là plus ou moins loin vers les organes génitaux ou à la partie interne des cuisses.

8° L'*eczéma des* **membres,** se montrant le plus souvent aux mains chez les ouvriers exposés au contact de substances irritantes, ou même entre les doigts, où il a été souvent confondu avec la gale; chez les vieillards atteints de vieux ulcères il affecte, au contraire, souvent les jambes à l'état chronique, et s'accompagne alors fréquemment d'excoriations, de fissures, etc.

§ 112. Pour le **traitement** de l'eczéma et de ses formes, il est absolument impossible de donner des indications détaillées, attendu que le choix des médicaments dépendra nécessairement, dans chaque cas donné, des circonstances particulières et des symptômes individuels que l'on observerait sur le malade, et qu'il est indispensable de faire entrer en première ligne dans la série des faits à consulter. En général, les médicaments qui se recommandent de préférence, sont : 1) *Acon. bell. dulc. merc. phosph.*—2) *Ars. aur. carb-an. carb-veg. clem. con. hep. n-jugl. petr. rhus. sulf. zinc.,* et Hartmann [1], recommande aussi : *Bry. camph. canth. nitr. oleand. ran-scel. sep. staph. thui.*

Parmi ces médicaments paraissent particulièrement recommandables contre quelques-unes des diverses espèces : 1° Contre l'*eczema* **simplex** : *Ars. aur. dulc. merc. petr. phosph. sulf.*

2° Contre l'*eczéma* **aigu** ou **fébrile** : *Acon. bell. dulc. petr. phosph.*

3° Contre l'*eczema* **rubrum** : *Ars. aur. dulc. merc. phosph. sulf.,* et lorsque cette forme est produite par l'abus du *mercure,* particulièrement : 1) *Chin. hep. sulf.*—2) *Acon. bell. dig.*

4° Contre l'*eczema* **impetiginodes** : *Carb-veg. con. rhus. zinc.*

5° Contre l'*eczema* **luridum** ou des vieillards **:** *Aur. phosph. sulf. staph.*

6° Contre l'*eczema* **infantile :** *Acon. bell. dulc. phosph. sulf.*

7° Contre l'*eczéma* **chronique,** en général : *Clem. dulc. merc. phosph.*

1. *Thérapeutique homœopatique des maladies aiguës et des maladies chroniques.* Paris, 1850, t. II, p. 53.

De même : 1° Contre l'*eczéma* **du cuir chevelu :** *Ars. carb·an. merc. rhus. staph.*

2° Contre celui des **paupières :** *Ars. bell. bry. hep. merc. petr. rhus. staph. sulf.*

3° Contre celui des **oreilles :** *Hep. oleand. staph.*

4° Contre celui des **narines** et des **lèvres :** *Aur. merc. rhus. sulf.*

5° Contre celui des **mamelles :** *Petr. staph.*

6° Contre celui des **parties génitales :** *Dulc. merc. petr. sep. sulf.*

7° Contre celui de l'**anus :** *Petr.*

8° Contre celui des **membres,** et en particulier des **mains :** *Carb-veg. dulc. merc. sep. staph. sulf.;*—et contre celui des **jambes :** *Ars. clem. con. merc. staph. sulf.*

GALE.

§ 113. La *gale* est une espèce d'*eczéma* produit par la présence d'un insecte parasite, l'*acarus scabiei,* et caractérisée par de vives démangeaisons tourmentant le malade surtout la nuit, et par l'éruption de vésicules acuminées, desquelles part un sillon droit ou serpentant, au bout duquel se trouve l'*acarus.* On comprenait autrefois sous la dénomination de *gale,* employée comme synonyme de *gratelle,* toutes les éruptions accompagnées d'une vive démangeaison, et ayant leur siége principal aux mains et entre les doigts, et il est, en effet, bien possible qu'avant la découverte de l'*acarus* on ait souvent confondu quelque variété de *prurigo* ou d'*eczéma* avec ce qu'on appelle aujourd'hui, et d'une manière exclusive, la *gale.* Les vésicules de la gale sont dures à leur base; elles contiennent une sérosité d'abord limpide, puis purulente, et occasionnent une démangeaison des plus vives qui augmente non-seulement la nuit à la chaleur du lit, mais encore lorsque les parties affectées se réchauffent après avoir été exposées au froid, et qui devient cuisante et brûlante après que le malade s'est gratté. La gale affecte de préférence l'intervalle des doigts, les poings, le dos de la main, les coudes, la face interne des membres thoraciques et abdominaux, les aisselles, les jarrets et les aines. Ce que l'on dit de la gale *spontanée* n'est point encore suffisamment établi, et il est plus que possible qu'elle ne se contracte absolument que par *contagion,* soit en ce que le petit insecte qui la produit passe immédiatement de la peau d'un malade à celle d'un homme sain, ou que cet insecte y soit porté par l'intermédiaire des vêtements, de vieux habits de laine, etc. Encore, ces cas où l'insecte passe immédiatement de la peau d'un individu à celle d'un autre sont-ils peut-être beaucoup plus rares que ceux où il passe par l'intermédiaire des vêtements, du lit, etc. Les personnes qui donnent la main aux galeux ne sont pas plus facilement affectées que celles qui les soignent, qui font leur lit, qui raccommodent leurs habits, etc. Plusieurs auteurs prétendent que non-seulement l'insecte lui-même, mais encore l'humeur que sécrètent les vésicules peuvent communiquer l'affection ; on ne sait encore rien de positif là-dessus ; mais, si toutefois cette humeur ne peut donner *la gale* avec l'*acarus*, pourquoi ne pourrait-elle pas déterminer, par ses effets venimeux, une éruption assez semblable à la gale ? Car ce qu'on dit de la *gale* depuis qu'on y a découvert l'*acarus*, à savoir que la maladie en elle-même n'aurait plus aucune importance cet insecte une fois détruit, ceci repose entièrement sur des suppositions gratuites. Chaque insecte porte en lui son venin particulier qui peut déterminer non-seulement des affections locales, mais encore des affections générales et accessoires, et dont les productions peuvent avoir, aussi bien que l'insecte lui-même, des effets venimeux. Quoi qu'il en soit, toujours est-il que la gale doit être regardée comme une dermatose contagieuse. Pour la forme sous laquelle la gale peut se montrer, on en distingue deux *variétés*, savoir :

1° La *gale* **miliaire** ou **canine** (*scabies canina, miliaria* ou *sicca*), caractérisée par de petites vésicules qui ne suppurent point, mais qui causent un prurit très-vif.

2° La **grosse** *gale* (*scabies crassa*, scabies *humida*, scabies *pustulosa*), consistant dans l'éruption de vésicules plus grosses, pustuleuses et apparentes, et qui causent un prurit beaucoup moins vif que la variété précédente.

§ 114. Quant au **diagnostic** de la gale, rien n'est plus facile, parce que la présence de l'insecte rend toute confusion impossible. Ce petit animal, qui appartient à la classe des arachnides, et en particulier à la subdivision des *sarcoptes*, est blanc à la vue simple, et marqué de quelques points d'un brun rougeâtre. Sous le microscope, il montre le corps arrondi, un peu comprimé des deux côtés, à la manière des tortues, et le dos couvert de papilles rigides qui lui donnent un aspect rugueux. Il a huit pattes, dont les quatre de devant se trouvent près de la tête réparties en forme de main, tandis que les quatre pattes de derrière s'éloignent davantage les unes des autres. Les dernières pattes sont adhérentes au corps, plus longues que celui-ci et cylindriques. Quant aux pattes du devant, l'animal peut les cacher, ainsi que sa tête, sous la partie qui répond au corselet des tortues. En examinant la gale avant que l'éruption soit dénaturée par l'action des ongles ou par l'application des onguents, on peut aisé-

ment remarquer une ligne blanchâtre et très-fine, tantôt droite, tantôt tortueuse, partant d'une ou de plusieurs de ces vésicules, et se terminant en un petit point plus foncé. Cette ligne est le sillon creusé
par l'insecte, et le point plus foncé que le sillon, la place qu'il
occupe. En enfonçant obliquement une aiguille très-fine sous la peau,
et parvenant à soulever avec la pointe de l'aiguille le point foncé,
on reconnaîtra en celui-ci bientôt un petit animal aux mouvements
très-vifs, et ressemblant, au premier aspect, au ciron du fromage.
Dans la gale des animaux, notamment celle du cheval, on a
trouvé des insectes semblables, mais la question si la gale des
animaux peut être communiquée à l'homme, n'est point encore dé-
cidée.

§ 115. Quoi qu'on en ait dit, le **traitement** de la gale n'est
point exempt de difficultés, à moins qu'on ne veuille imiter la rou-
tine absolument intolérable de l'ancienne école, en traitant tous les
malades par des frictions soufrées. Mais ceci serait tout à fait indigne
d'un médecin consciencieux et sincèrement homœopathe. Il est vrai
qu'il est des cas où l'on ne parviendra peut-être pas à la guérison
sans détruire directement l'*acarus et ses œufs* par des applications extérieures, mais ces applications ne sauraient être administrées sans de
grandes précautions. Car tout ce que l'on a dit de l'innocence de
l'éruption scabieuse en elle-même et du peu d'importance à y ajouter,
pourvu que l'*acarus* soit détruit, tout cela ne repose que sur des suppositions gratuites. Nous pourrons même accorder aux *acaristes*, qui
ne voient la maladie que dans l'insecte, que celui-ci soit véritablement la *cause* et non le *produit* de l'affection, sans que ce fait ôte la
moindre valeur à tout ce que Hahnemann, Autenrieth et tant d'autres ont dit et écrit sur le danger qu'il y aurait de ne traiter la gale
que par des applications extérieures. Nous avons dit plus haut que
tout insecte malfaisant porte sur lui son venin propre à produire des
effets particuliers sur l'économie générale, et ceci est tellement vrai
que, si dans bien des cas on peut sans danger traiter à l'extérieur
seul la piqûre d'une abeille ou d'un autre insecte semblable, ce danger
cesse d'être nul, aussitôt qu'il y a, non pas une seule, mais un grand
nombre de piqûres, au point que nous ne voudrions conseiller à personne de s'abstenir, dans ce cas, d'un traitement interne simultané.
C'est là ce qui fait que, depuis plusieurs années déjà, nous ne trai-
tons pas même la plus légère piqûre d'insecte sans faire prendre en
même temps à l'intérieur le médicament que nous faisons administrer à l'extérieur. Il en est de même de la gale. Il se peut que,
si l'on parvient à détruire l'acarus aussitôt que les premières vési-

cules apparaissent, le traitement extérieur puisse suffire sans entraîner après lui des suites fâcheuses pour l'économie générale; mais
encore reste-t-il à prouver ce fait. C'est donc à d'autant plus forte
raison que nous devons insister de toutes nos forces pour que le
médecin homœopathe commence le traitement contre la gale, dans
tous les cas sans exception, par la médication interne, et que, si
toutefois des applications extérieures étaient reconnues inévitables,
l'on n'y ait recours qu'après avoir sensiblement amélioré, par des
médications internes, l'aspect de l'éruption.

§ 116. Ceci bien entendu, on commencera donc toujours le traitement de la gale par une médication interne exclusive, quel que soit
l'aspect de l'éruption. Le médicament principal qui mérite constamment la première attention , c'est *sulf.* Que la gale soit *grosse* et *purulente*, ou *sèche* et *miliaire*, on ne saurait jamais mieux faire que de
faire prendre au malade tous les jours, matin et soir, une cuillerée à
café d'une solution aqueuse de 3 à 6 glob. de *sulf.* (0 ou 30, et selon
quelques-uns, mieux encore, 300ᵉ). Si, au bout de huit jours de cette
médication, il y a amélioration, on en observera la marche sans rien
faire, jusqu'à ce qu'elle s'arrête ou qu'il y ait nouvelle aggravation;
alors on répétera *sulf.* en passant à une autre dilution (15ᵉ, 30ᵉ, 200ᵉ),
en faisant prendre, comme la première fois, matin et soir, une cuillerée à café de la solution aqueuse. S'il y a nouvelle amélioration, on
agira comme pour la première dose; mais s'il n'y a point de changement, on remplacera le *sulf.*, si la gale est *sèche,* par *merc.* (*carb-veg.*
ou *hep.*), administrés de la même manière, ou bien par *caust.* (ou
lyc.), si la gale est *purulente,* en alternant l'un ou l'autre de ces médicaments avec le *sulf.*, tant que l'amélioration marche bien. Dans le
cas où ces médicaments resteraient sans effet, et que la présence de
l'*acarus* serait encore évidente, on pourrait faire faire des lotions avec
un mélange de 2 grammes d'*acide sulfurique* sur un demi-litre d'eau,
et dont le malade pourra se laver pendant trois à quatre jours, matin
et soir, les parties les plus atteintes, sauf à y revenir au bout de huit
a dix jours s'il était nécessaire, ou de recourir de suite à l'administration intérieure de *sulf.*, ou mieux encore d'*ars.*, si par ce moyen la
gale disparaissait trop promptement. Il y a cependant aussi des cas
où, même après la destruction de l'acarus, l'éruption se montre re-
belle ou revient constamment de nouveau. Dans ces cas, on pourra
prendre en considération , selon les circonstances :

   a) Si la gale est **grosse** ou **pustuleuse,** 1) *Caus. kreos. merc.
sep. sulf.* — 2) *Carb-veg. graph. lyc.* — 3) *Ant. clem. rhus. squill.
staph.*

b) Contre la gale **miliaire**, lorsqu'elle est **sèche** : 1) *Carb-veg. merc. sep. sil. sulf.* — 2) *Calc. caus. cupr. dulc. led. veratr.;* — et lorsqu'elle est accompagnée d'un **suintement** plus ou moins prononcé : 1) *Carb-veg. graph. lyc. sulf.* — 2) *Caus. clem. kreos. sep. staph.;* — et si l'éruption **saigne** facilement : 1) *Merc.* — 2) *Calc. dulc. sulf.*

c) S'il se forme de petits **ulcères** : 1) *Clem. rhus.* — 2) *Ars. carb-veg. caus. kreos. lach.;* — et s'il se forme des **vésicules grosses,** jaunâtres ou **bleues** : *Lach.*

En outre,

Dans les cas de **répercussion** de l'éruption, les médicaments qui se recommandent le plus, soit pour la faire revenir à la peau, soit pour en combattre les suites, sont en général : 1) *Ars. sulf.*—2) *Caus. sep.* — 3) *Ambr. carb-veg. graph. natr-m. selen. zinc.* — 4) *Alum. ant. calc. dulc. kreos. lach. natr. phos-ac. sil. tart. veratr.*

Et en particulier,

Si la gale a été répercutée par des **onguents soufrés** : 1) *Caus. merc.* — 2) *Calc. dulc. nitr-ac. puls. selen. sep.*

Et si elle a été répercutée par le **mercure** et le **soufre** : 1) *Caus. chin. sep.* — 2) *Carb-veg. nitr-ac. puls. selen. staph.* — 3) *Ars. calc. dulc. hep. sil. valer.* — 4) *Agn. bell. iod. rhus. sass. thui.*

CROUTE SERPIGINEUSE.

§ 117. La *croûte serpigineuse*, que la plupart des auteurs confondent avec l'*impetigo larvalis* ou la croûte de lait, a été décrite pour la première fois par Wichmann, qui la rangeait parmi les *syphilides,* où elle est restée jusqu'à ce qu'Autenrieth en ait démontré jusqu'à l'évidence la nature *scabieuse.* C'est en vain que nous avons cherché, dans les auteurs français, des traces de cette dermatose; tous font comme si elle n'existait point. Et cependant elle a des caractères assez saillants qui la distinguent positivement et du *lupus serpigineux,* et de l'*impetigo rodens,* et de la *croûte de lait.* C'est une affection *vésiculeuse* qui, comme la croûte de lait, affecte de préférence les enfants à la mamelle, caractérisée par l'éruption de petites vésicules entourées d'une auréole rouge et accompagnées d'un prurit très-intense. Ces vésicules se montrent d'abord autour des oreilles, se rompent assez promptement et forment une croûte jaune verdâtre, sous laquelle la sécrétion d'une humeur corrosive continue. Par suite de ce suintement, l'affection se répand des oreilles sur la face, le cou, le tronc et même les extrémités. Souvent aussi les paupières sont attaquées en même temps, et dans l'œil même il se développe quelquefois une inflammation particulière (*ophthalmie psorique* ou *impétigineuse*). Lorsque l'affection est très-étendue, il y a amaigrissement et mouvements fébriles vers le soir. Lorsque l'éruption traîne en longueur, on voit survenir d'autres affections encore, telles que la tuméfaction des glandes axillaires et inguinales, ou bien des abcès au tronc ou aux extrémités, ayant le volume d'une noix, et qui, après s'être ouverts et avoir terminé leur cours, laissent après eux des taches bleuâtres comme celles qu'on observe quelquefois chez les adultes à la suite des grosses pustules de la gale purulente.

§ 118. Selon Autenrieth, la croûte serpigineuse n'est absolument autre chose que la *gale même*, affectant chez les enfants à la mamelle une autre forme que chez les enfants plus avancés en âge ou chez les adultes. Cependant, ceci a besoin d'être confirmé davantage; la seule chose qu'on puisse soutenir avec quelque certitude, c'est que cette affection, tout aussi bien que l'impétigo et toutes les variétés de ce dernier, est de nature scrofuleuse, et qu'on ne la rencontrera guère que chez les individus atteints de cette diathèse morbide. Ce qui distingue la *croûte serpigineuse* de l'impétigo, et en particulier de l'impetigo larvalis, c'est d'abord que cette dernière n'est jamais pustuleuse, mais toujours *vésiculeuse;* en outre, la croûte de lait se montre d'abord au front et aux joues; la croûte serpigineuse, au contraire, dans la région de l'oreille, et la première n'a pas non plus ce prurit violent, nocturne, qui caractérise la croûte serpigineuse. Enfin les croûtes de l'impetigo larvalis sont épaisses et jaunâtres, tandis que celles de la croûte serpigineuse sont plus minces et tirent au brun foncé. Quant au *lupus serpigineux*, toute confusion est impossible, attendu que celui-ci est une dermatose *tuberculeuse*, tandis que la croûte serpigineuse ne présente jamais que des *vésicules*. Enfin la croûte serpigineuse ne se montre absolument que chez les enfants à la mamelle, et paraît ne jamais se développer d'une manière spontanée, mais seulement par le contact de personnes atteintes de la gale, ce qui, du reste, a encore besoin d'une plus ample confirmation.

§ 119. Le **traitement** de cette affection est encore celui de toutes les éruptions chroniques et scrofuleuses, et la guérison s'obtiendra d'autant plus sûrement et plus promptement que le médecin s'attachera, dans le choix des médicaments, non aux symptômes locaux, mais plutôt aux symptômes généraux, constitutionnels et accidentels du malade. Les médicaments qui paraissent mériter le plus d'attention dans le traitement de cette affection sont en général : 1) *Ars. calc.*

sulf.—2) *Clem. dulc. graph. sass. sep.*—3) *Cic. con. lyc. merc. natr-m. phos-ac. ran. rhus.*

Arsenicum, est toujours indiqué lorsque, après l'administration infructueuse de *sulf.*, ou même dès l'abord, l'éruption s'étend rapidement, avec prurit brûlant que la chaleur du lit apaise, et surtout s'il y a en même temps un amaigrissement prononcé.

Calcarea, dans la plupart des cas, immédiatement après l'action salutaire de *sulf.*, lorsque ce dernier médicament ne paraît plus avancer la guérison.

Clematis, lorsque les boutons ressemblent à ceux de l'impétigo ou à ceux de la grosse gale, avec prurit très-intense et rupture prompte des vésicules.

Dulcamara, lorsqu'il y a en même temps des glandes engorgées sous les aisselles, au cou, à la nuque et dans les aines.

Graphites, dans bien des cas, lorsque *ars.* paraîtrait indiqué, sans suffire, ou après l'action salutaire de *calc.*

Sassaparilla, lorsque les croûtes se détachent facilement au grand air, et que la peau de dessous montre des gerçures et des rhagades.

Sepia, souvent au début de la maladie, lorsque l'affection n'a pas encore fait beaucoup de progrès.

Sulfur, toujours au début du traitement, si toutefois il n'y avait pas d'indications positives pour un autre médicament.

Pour le reste des médicaments indiqués, *voyez* ceux-ci dans la matière médicale, à la deuxième partie de ce traité, et comparez aussi l'article **Gourmes et Teignes.**

TANNES.

§ 120. Nous entendons par *tannes* une maladie particulière des *follicules sébacés* de la peau, consistant dans le produit de leur sécrétion et se distinguant de l'*acné,* dont nous parlerons ci-après, en ce que, dans cette dernière affection, la substance même de ces follicules est enflammée, tandis que, dans les affections tanneuses, ce n'est que la matière sébacée qui se trouve dans un état anormal, et ordinairement augmentée. Selon qu'elle est rejetée facilement au dehors ou qu'elle reste dans le follicule, s'y amassant, se concrétant ou s'endurcissant, on observe plusieurs formes et *variétés* de tannes, savoir :

1° Les *tannes* **simples** ou **vermiformes** (*varus comedo* ou *acné punctata* de quelques auteurs), caractérisées par la présence dans la peau de petits corps filiformes, formés par une matière grasse, facile à écraser entre les doigts, ordinairement noirs ou bruns à leur extrémité, et sortant de la peau sous la forme d'un petit ver blanchâtre et filiforme, lorsqu'on comprime entre les doigts le follicule qui la contient. On observe ces tannes sous la forme de *pores noires*, principalement sur le nez, sur la région zygomatique, sur le sternum et autour des mamelons. Chez quelques individus elles sont quelquefois tellement nombreuses que les parties affectées paraissent comme piquetées en noir.

2° Les *tannes* **miliaires** (*varus miliaire* d'Alibert), caractérisées par la présence de petites élevures dures, rénitentes, tantôt arrondies, tantôt acuminées, et d'un gris perlé, occupant surtout le front des jeunes filles chlorotiques, et qui peuvent aller au point de donner aux parties affectées l'aspect de la *chair de poule* ou de la *peau de chagrin*. Les élevures sont souvent entremêlées de points noirs, et sur leur sommet même on peut distinguer à l'œil ou à la loupe un petit point noir qui n'est autre chose que l'orifice d'un follicule.

3° Les *tannes* **enkystées**, petites tumeurs souvent solitaires, pouvant acquérir le volume d'un petit pois, d'une noisette et même plus encore, et se manifestant principalement sur le cuir chevelu, la face et le dos. Elles sont molles et sans altération de la peau qui les recouvre, ressemblant assez à des loupes, dont elles ne paraissent même former qu'une variété. La matière qu'elles contiennent a souvent l'apparence du lait caillé, et acquiert une odeur très-fétide, si les parois des follicules sont accidentellement enflammées.

4° Les *tannes* **fluentes** (*acné sébacée* de Biett, ou *flux sébacé* de quelques autres auteurs), sécrétion abondante des follicules sébacés, quelquefois sans nulle élevure sur la peau, mais communiquant quelquefois à la peau une sensation douce et huileuse, suite de l'humeur onctueuse qui sort des follicules, et qui, en se desséchant, forme quelquefois une sorte de crasse brunâtre, que l'on observe principalement dans les sourcils et les cheveux.

§ 121. Quant au **traitement** de ces affections, il doit être purement interne, et le choix des médicaments doit être déterminé, en dernier lieu, par les symptômes généraux et accessoires que présenterait le malade en dehors de l'affection locale. Les principaux médicaments que l'on pourra toujours prendre les premiers en considération sont en général : 1) *Sulf.* — 2) *Calc. graph. natr. nitr-ac. sabin.* — 3) *Baryt. hep. kal. natr-m. selen. sil.* — 4) *Agar. ant. aur. bry. chin. dig. dros. héracl. merc. natr-m. plumb. sabad. selen. spong. stram.*

Et en particulier,

Contre les *tannes* **fluentes** : 1) *Bry. chin. merc. natr-m.* — 2) *Agar. calc. selen.* — 3) *Aur. heracl. plumb. stram.*

Contre les *tannes* **vermiformes** : 1) *Graph. natr. nitr-ac. selen. sulf.* — 2) *Bry. calc. natr-m. sabin.* — 3) *Aur. bell. dig. dros. hep. plumb. sabad.*

Contre les *tannes* **enkystées** : 1) *Calc.* — 2) *Graph. hep. nitr-ac. ulf.* —3) *Baryt. sabin. sil.* — 4) *Agar. ant. caus. kal. spong.*

Contre les *tannes* **miliaires**, l'un ou l'autre des médicaments indiqués contre les tannes en général.

ACNÉ.

§ 122. Le mot *acné* a été d'abord employé par Æstius et Sauvages pour distinguer une variété de la *couperose*; plus tard Willan et Bateman ont réuni sous ce nom la *couperose*, la dartre *pustuleuse miliaire* et la *dartre disséminée pustuleuse* d'Alibert. M. Rayer a restreint ce nom à la *dartre pustuleuse disséminée*, et il définit l'*acné* : « Une inflammation chronique des follicules sébacés, commune chez les adolescents et chez les adultes, caractérisée par des pustules isolées, acuminées, le plus ordinairement développées sur les régions scapulaire et sternale, dont la peau est grasse et huileuse, plus rarement sur la face; suivies, après leur dessiccation, de taches violacées, d'indurations tuberculeuses violacées, d'un blanc laiteux, presque toujours entremêlées de tannes et d'élevures folliculeuses. » Nous suivrons ici l'exemple de M. Rayer, en excluant du genre *acné* et la *couperose*, que nous traiterons séparément en son endroit, et l'*acné sébacé* ou *ponctuée*, dont nous avons parlé à l'article **Tannes**, parce qu'elle n'est point pustuleuse et n'a rien de commun avec l'acné que le siége. D'après cela, il ne nous reste donc ici que *deux espèces* d'acné, savoir :

1° L'*acné* **simplex**, ou *varus disséminé* d'Alibert, consistant dans l'éruption de nombreuses petites pustules qui couvrent quelquefois toutes les parties du corps, et en plus grand nombre le front, les joues et les épaules, et se terminent par la desquamation en forme de petites écailles presque furfuracées.

2° L'*acné* **indurata**, constitué par des pustules plus élevées, indurées, parfois d'apparence tuberculeuse, qui tantôt succèdent aux pustules de la forme précédente, tantôt se forment primitivement, et presque toujours compliquent les différentes formes d'*acné*.

§ 123. Quant au **diagnostic** de l'acné, il est difficile de le confondre avec aucune autre dermatose, à cause de son siége (front, joues et épaules), si ce n'est avec la syphilis pustuleuse, qui constitue ce que l'on nomme le *corona veneris*. Mais, dans cette syphilide, les pustules occupent souvent aussi le tronc et les membres, tandis que celles de l'acné ne résident guère que sur le tronc et la face. En outre, les pustules de l'acné ne sont jamais disposées en forme de demi-cercles, comme celles de la syphilis, et il leur manque aussi la teinte cuivrée particulière qui caractérise toutes les syphilides. Les pustules larges, plates et suppurantes de l'*ecthyma* diffèrent également trop de celles de l'acné pour confondre ces deux maladies. En outre, ce qui peut toujours aider au diagnostic, c'est que les différentes formes de cette dermatose se trouvent souvent liées et réunies entre elles, et avec la couperose et les tannes.

§ 124. L'acné étant en lui-même une maladie qui n'a rien de grave, plusieurs personnes en sont affectées pendant longtemps sans faire aucune espèce de traitement. Mais comme elle peut devenir aussi très-incommode et très-désagréable pour les jeunes gens, et surtout pour les jeunes filles, il est pourtant souvent nécessaire de la soumettre à un traitement. Dans ce cas, les principaux médicaments auxquels on pourra s'adresser, et qui suffiront presque toujours à la combattre, sont : 1) *Bell. carb-veg. hep. led. n-vom. n-jugl. sulf.* — 2) *Ars. calc. lach. natr. natr-m. nitr-ac. phos-ac. puls. sabin. selen.*

Chez les jeunes gens d'une constitution replète, on réussira souvent de préférence par : *Bell. calc. sulf. carb-veg. n-vom.*

Chez les personnes adonnées aux boissons spiritueuses, ainsi que chez celles qui mènent une vie luxurieuse, on trouvera quelquefois particulièrement indiqués : *Carb-veg. led. ars. n-vom. puls. sulf. bell.*

COUPEROSE.

§ 125. La *couperose* (*acne rosacea, gutta rosa s., rosea*), est une affection pustuleuse et une variété d'acné, caractérisée par une inflammation chronique des follicules sébacés, formant des pustules peu étendues, séparées, environnées d'une auréole rosée, à base plus ou moins dure. Elle a cela de particulier qu'elle commence ordinairement au bout du nez, et s'étend de là à la face, aux joues et jusqu'au menton. Dans sa forme la plus simple, elle n'est constituée que par quelques boutons rouges qui déterminent un léger fourmillement, et qui se convertissent en pustules que recouvre, après l'écoulement d'un liquide séro-purulent, une petite croûte très-mince. Mais dans d'autres cas elle est caractérisée par des points noirs et saillants produits par l'accumulation du fluide sébacé dans les follicules; ou bien, les pustules sont nombreuses, rapprochées, volumineuses, violacées, et ne suppurent que longtemps après leur formation. Quelquefois encore, toute la peau de la partie affectée s'engorge et se déforme; le

visage devient comme tuberculeux, le tissu cellulaire prend part à
l'engorgement ; la couleur est dans quelques points rouge vif, ailleurs
rouge violet ou rouge de vin ; des veinules variqueuses se dessinent
comme des lignes bleues ; plusieurs boutons se réunissent en groupes,
et forment des plaques par leur réunion. C'est là l'aspect de l'affection arrivée à son plus haut degré. Quelquefois aussi, et surtout au
début de la maladie, la couleur de la peau est ordinairement pâle le
matin, plus rouge dans la journée, et surtout après le repas, ainsi
qu'après toute excitation morale ou physique, et particulièrement
après celle par des boissons alcooliques. La maladie n'attaque guère
que les adultes et les personnes d'un âge mûr, les hommes de trente
à cinquante ans, les femmes à l'âge critique, et elle paraît en général plus commune chez les femmes que chez les hommes. Une constitution pléthorique, hémorrhoïdaire paraît particulièrement y dis-
poser, ainsi que des désordres dans les voies digestives. On la remarque
aussi particulièrement chez les personnes qui boivent beaucoup de
vin acide et qui souffrent par là d'aigreurs. Ces individus ont, en
outre, ordinairement une grande disposition à la dilatation des veines
dans les organes internes, et sont plus tard souvent affectées de lésions
organiques du cœur.

§ 426. Le **traitement** de cette maladie présente toujours de
grandes difficultés, même en homœopathie, si l'affection est déjà ancienne, et rarement on parviendra , dans ce cas, à des résultats satisfaisants, si l'on ne peut obtenir du malade d'aider au traitement
par l'adoption d'un régime convenable à sa santé. Ceci est surtout nécessaire chez les personnes qui ont l'habitude des fortes épices, des
boissons alcooliques et d'autres substances irritantes ou excitantes,
ou qui se trouvent sous le poids d'un grand chagrin ou d'émotions
déprimantes continuelles. Mais ce qui importe surtout, c'est que cette
maladie soit constamment traitée à l'intérieur seul, sans aucune application extérieure ; le danger qu'en fait courir la répercussion est
imminent ; on a vu survenir à sa suite des anévrysmes du cœur,
et même une mort assez prompte. Lorsque l'affection est encore
assez récente, elle se guérit quelquefois en peu de temps par l'administration des médicaments homœopathiques bien choisis ; mais lorsqu'elle est déjà tant soit peu ancienne, il ne faut rien attendre d'un cu-
mul inopportun des doses qui ne feraient souvent qu'irriter davantage
la peau et aggraver plutôt le mal que de le guérir. Que, dans ce cas,
le malade prenne avant tout patience , et que le médecin mette son
zèle plutôt à bien choisir son médicament , et à lui laisser le temps
d'agir, que d'en trop multiplier les doses. Dans la plupart des cas, il

suffira de faire prendre au malade, pendant huit à dix jours, tous les matins, une cuillerée à café de la solution aqueuse (glob. 3,30 et même plus haut) du médicament indiqué, après quoi l'on fera cesser la médication aussi longtemps que l'amélioration fera encore de progrès, et jamais on ne devra passer à une nouvelle dose ou à une autre substance, sans avoir observé, au moins pendant huit jours, les changements qui se produiraient après que le malade aura pris la dernière (8ᵉ ou 10ᵉ) cuillerée de sa solution.

§ 127. Les médicaments qui se rapportent le mieux à cette maladie, sont en général : 1) *Carb-an.* — 2) *Ars. kreos. mez. rhus. ruta. veratr.* — 3) *Calc. cann. carb-veg. cic. euphr. kali. led. nitr-ac. phosph. phos-ac. sil. thui.*—4) *Alum. aur. canth. caps. clem. lach. petr. plumb. sep. sulf. sulf-ac.*

Arsenicum est surtout indiqué lorsque la partie de la peau où siégent les pustules est d'un rouge vif, et qu'il y a douleurs brûlantes, éruption très-étendue, et boutons ou tubercules rouges avec taches rouges dispersées çà et là, ou lorsque les boutons suppurent à leur sommet, se couvrant ensuite de croûtes, ou causant un prurit assez prononcé. Convient aussi tout particulièrement lorsque les boutons sont très-serrés dans la région de la barbe.

Calcarea, surtout chez les femmes qui ont les règles ordinairement très-abondantes, ou qui les ont eues ainsi autrefois, mais qui ont éprouvé des désordres dans ce flux, ainsi que chez les personnes disposées aux pâles couleurs, ou bien lorsque le nez est principalement affecté et très-rouge.

Cannabis, lorsque le nez est rouge et gonflé, avec des tubercules gros et rouges, sans grande altération du reste de la peau à la face.

Carbo animalis, convient également lorsque la peau de la face est douloureuse et brûlante surtout après que le malade s'est fait la barbe, et qu'il y a un grand nombre de pustules et de boutons, entremêlés de taches rosées, lisses et épaisses, aux joues, au front et surtout au nez. Mérite presque toujours d'être pris en considération en premier lieu, si toutefois les circonstances n'indiquent point un autre médicament.

Carbo vegetabilis, quelquefois, au lieu de *carbo animalis,* lorsque celui-ci a paru indiqué, sans suffire, et que *ars.* ou *veratr.,* administrés après, seraient restés également sans effet.

Cicuta, quelquefois lorsque les tubercules sont d'un rouge foncé et qu'ils deviennent confluents.

Euphrasia, a été recommandé contre cette affection lorsqu'elle n'est qu'à son début, n'ayant encore atteint que le nez, sur lequel surgissent des boutons séparés.

Kali, quelquefois alternativemnent avec *ars.,* surtout lorsqu'il y a des taches et des boutons rouges, disséminés.

Kreosotum, quand il y a des boutons au front, comme chez les ivrognes; peau râpeuse et rugueuse autour de la bouche et aux joues, et boutons purulents et croûteux.

Ledum, surtout chez les personnes adonnées aux boissons spiritueuses, ou lorsqu'il y a des tubercules rouges à la face ou des boutons purulents au front, avec douleurs lancinantes au toucher.

Mezereum, quelquefois lorsqu'il y a douleurs brûlantes et de gros boutons, et que ni *ars.,* ni *veratr.* ni *carb-an.* n'auront suffi.

Nitri acidum, quelquefois lorsque la rougeur cuivrée a pris une grande étendue; mais **jamais** dans les cas douteux où le diagnostic resterait incertain quant à une complication de syphilis, parce que, dans la plupart de ces cas, l'acide nitrique est l'un des palliatifs les plus perfides, et ne convient guère dans aucun cas de syphilis occulte que quand cette dernière a été positivement remplacée par des symptômes mercuriels.

Phosphorus ou **Phosph. ac.,** quelquefois, lorsque l'éruption se borne aux joues et au nez, avec des boutons purulents rouges, douloureux au toucher, comme s'ils étaient excoriés.

Rhus, lorsque le nez surtout est rouge et gonflé, avec des boutons purulents et croûteux; douleurs fourmillantes ou lancinantes; *éruption surtout autour de la bouche et au menton.*

Ruta, souvent alternativement avec *rhus,* surtout lorsqu'il y a prurit rongeant et éruption de préférence autour de la bouche.

Silicea, lorsque les douleurs dans les parties affectées sont pulsatives, avec des pustules et des boutons purulents, épars; petits furoncles fréquents aux joues; boutons au front, au-dessus du nez et des sourcils; peau rugueuse et gercée.

Thuia, quelquefois lorsque l'éruption occupe de préférence le menton et la partie au-dessous du nez, ou qu'il y a des tubercules rouges, pruriteux et douloureux au front ou aux tempes.

Veratrum, lorsque le nez est principalement affecté, avec taches rouges, petites pustules très-serrées, ou boutons rouges à bords durs et rouges, avec pointes brunâtres, purulentes et prurit rongeant ou formicant. Convient souvent en l'alternant avec *ars., carb-an.* ou *kali.*

Voy. aussi: **Dartres,** et dans le *Répertoire,* l'article: **Éruptions cuivrées.**

MENTAGRE.

§ 128. La *mentagre* est une affection *pustuleuse* qui atteint particulièrement le menton, et qui se caractérise par des boutons pointus,
isolés. C'est une variété de l'acné, dans laquelle l'inflammation peut
quelquefois pénétrer tout le derme, le gonfler et lui donner l'apparence de végétations humides (*sycosis menti*). Quelquefois même elle
se propage jusqu'aux bulbes des poils, qui tombent pour ne revenir
que plus tard, avec une teinte plus claire que celle des premiers.
L'affection s'annonce ordinairement par une tension douloureuse à
divers endroits du menton, après quoi les pustules commencent à apparaître sous la forme de petits points rouges qui s'élèvent et forment,
vers le deuxième ou le troisième jour, des boutons blancs. Chez les jeunes
sujets, les pustules sont plus nombreuses et groupées d'une manière
plus serrée. Lorsque l'inflammation pénètre le chorion et qu'elle devient chronique, il se forme alors des tubercules, ce qui arrive surtout chez les sujets lymphatiques. Quelquefois ces tubercules couvrent
tout le menton, en même temps qu'il se forme de nouvelles croûtes,
pustules et squames, au point de donner un aspect hideux à la figure
de ces malades.

§ 129. La mentagre attaque surtout les jeunes sujets et les hommes
à l'âge viril. Les individus d'un tempérament sanguin et colérique
paraissent y être particulièrement prédisposés, et c'est surtout chez
les sujets qui mènent une vie luxurieuse et déréglée qu'on la rencontre le plus fréquemment, ainsi que chez les personnes qui sont souvent exposées à l'influence d'une forte chaleur. — Le **diagnostic** de
cette affection n'est pas toujours facile, attendu qu'on pourra aisé-
ment la confondre avec l'*impetigo figurata* ou quelque *syphilide*.
Mais l'*impétigo* commence toujours par des pustules *psydraciées*,
dont le développement est plus rapide, plus aigu; les pustules sont
groupées, plus nombreuses, et sécrètent une humeur séro-purulente,
qui se transforme rapidement en croûtes larges, épaisses, jaunâtres.
Quant aux pustules *syphilitiques,* l'anamnèse peut toujours aider à
éclairer le diagnostic, et, en outre, l'aspect circulaire qu'offre toujours
l'ensemble d'une éruption syphilitique, pourra également servir à établir la distinction.

§ 130. Quant au **traitement** de cette affection, il n'est pas besoin
de dire que le règlement du régime du malade est chose indispensable, surtout si le sujet qui en est atteint a mené jusque-là une vie
plus ou moins déréglée. Le reste du traitement est entièrement con-

forme à celui des autres éruptions chroniques. Les médicaments parmi lesquels on trouvera souvent un remède efficace, surtout lorsqu'on ne néglige pas de prendre en considération l'ensemble de tous les symptômes généraux et constitutionnels, sont, en général : 1) *Ant. ars. cic. graph. hep. sil. sulf.* — 2) *Amm-m. carb-an. carb-veg. clem. dulc. kreos. merc. sass. sep.* — 3) *Con. led. oleand. spig. staph. thui.*

Pour les détails, voy. la *matière médicale* à la deuxième partie de ce traité.

IMPÉTIGO.

§ 131. Le mot *impétigo* a été d'abord employé par P. Frank et l'école allemande pour désigner toutes les éruptions chroniques. Plus tard, on s'en est servi pour désigner des éruptions de la nature de la gale ou des dartres. Selon Willan et Bateman, dont nous adoptons la terminologie pour cette dermatose, l'*impétigo* est une affection cutanée apyrétique, caractérisée par de petites *pustules*, agglomérées ou discrètes, et dont l'humeur, en se desséchant, forme des croûtes épaisses, rugueuses et jaunâtres. Ces croûtes, en tombant, laissent ordinairement, si elles ont persisté longtemps, une tache rouge, squameuse, puis furfuracée, et qui finit par faire place à la coloration normale de la peau. Mais si, au contraire, elles se détachent de bonne heure, elles laissent à la place qu'elles occupaient une surface rouge, poreuse, sur laquelle suinte une humeur ichoreuse particulière. On distingue plusieurs **variétés** d'impétigo, et, d'abord, selon la *nature* ou les *symptômes* de l'affection :

1° L'*impétigo* **figurata**, attaquant de préférence les enfants à l'époque de la dentition, les individus jeunes, les femmes à teint frais et à peau fine. Les pustules sont disposées en groupes circulaires ou ovalaires, elles occupent ordinairement la face et surtout les joues, se rompent dès le troisième ou le quatrième jour, et sécrètent une humeur jaunâtre qui forme des croûtes semblables à du miel desséché.

2° L'*impétigo* **sparsa**, pustules disséminées sur les parties qu'elles occupent, et se montrant sur le tronc, les membres, le cuir chevelu, etc. La teigne granuleuse en est une sous-variété.

3° L'*impétigo* **erysipelatodes**, variété qui occupe surtout la face et y produit un gonflement considérable, absolument semblable à celui d'un érysipèle, en sorte qu'on pourra le confondre facilement avec cette dernière affection, si, dans l'impétigo, l'éruption n'était pas suivie de croûtes.

4° L'*impétigo* **scabida**, variété qui occupe ordinairement toute la longueur d'un membre, et lui donne, par son enveloppe croûteuse, l'aspect de l'écorce de certains arbres.

5° L'*impétigo* **rodens,** se montrant ordinairement à l'angle interne de l'un des deux yeux, en dehors de l'aile du nez ou au sommet de cet organe, où il commence par l'apparition de deux ou trois boutons ou pustules, sécrétant un liquide jaunâtre qui se dessèche en croûte très-petite, nettement circonscrite. Au-dessous de ces croûtes, l'ulcération érode souvent profondément les parties, et donne lieu à une cicatrice très-déprimée et *indélébile*.

6° L'*impétigo* **purifluens,** caractérisé par une sécrétion purulente ou séro-purulente excessive, mais ne se distinguant par aucun autre caractère particulier de l'impétigo *sparsa* ou *figurata,* lesquels tous deux peuvent prendre ce caractère.

7° L'*impétigo* **pilaris,** caractérisé, selon M. Devergie, par l'éruption de petites pustules plus saillantes, plus coniques et plus profondes que celles des autres variétés d'impétigo, et dont chacune est traversée par un poil.

Quant au **siége** de l'impétigo, les auteurs distinguent surtout les deux variétés suivantes :

1° L'*impétigo* **larvalis** (*porrigo larvalis*, Willan, ou *croûte de lait* des anciens auteurs), caractérisé par une éruption de pustules superficielles plus ou moins confluentes et attaquant de préférence les enfants à la mamelle.

2° L'*impétigo* **granulé,** la *teigne granulée* d'Alibert, se montrant, d'ordinaire, chez les enfants de deux à huit ans, et se manifestant par de petites pustules d'un blanc jaunâtre, traversées chacune par un cheveu, et accompagnées d'inflammation et de démangeaison. Ces pustules, en se rompant, fournissent une humeur qui agglutine souvent plusieurs cheveux, et qui se dessèche en petites croûtes séparées, sèches et friables, comparables à de petits fragments de mortier grossièrement brisés.

§ 132. Le **diagnostic** de l'impétigo n'est pas toujours aussi facile que celui des autres dermatoses, attendu que les pustules n'ont pas toujours un caractère aussi constant et permanent qu'on pourra le croire. Mais ce qui suffira toujours pour distinguer l'impétigo de toutes les autres affections pustuleuses et vésiculeuses, c'est la formation de croûtes épaisses, rugueuses et jaunâtres. L'impétigo *figurata* se distingue en outre de la *mentagre,* en ce que les pustules de cette dernière sont plus grandes, moins jaunes et plus élevées que celles de l'impétigo ; le suintement est aussi moins abondant et les croûtes sont plus sèches et plus foncées dans la mentagre. On a aussi confondu souvent l'impétigo avec la *teigne faveuse* ou avec quelques *syphilides*. Ce qui distingue l'*impétigo granulé* du *favus*, c'est que ce dernier est seul contagieux et qu'il a pour caractère essentiel des croûtes sèches, circulaires et déprimées en forme de gobelets. Quant aux *syphilides*, on les distinguera toujours par leurs croûtes larges, noirâtres, épaisses, très-adhérentes, reposant sur des chairs violacées, entourées çà et là de cicatrices indélébiles, laissant à leur chute des ulcérations profondes, et offrant, en outre, dans l'ensemble de l'éruption, une certaine forme arrondie et un aspect particulier à toutes les syphilides.

§ 133. **Le traitement** de l'impétigo est celui de toutes les éruptions chroniques et des dartres, et surtout des affections *scrofuleuses*, c'est-à-dire que l'on devra choisir les médicaments selon les symptômes particuliers que fournissent, outre l'affection locale, la constitution générale et les autres lésions fonctionnelles ou organiques que pourrait offrir l'individu malade. Les médicaments parmi lesquels on trouvera le plus souvent un remède efficace sont, selon les analogies et l'expérience clinique en général : 1) *Ars. calc. graph. rhus. sulf.* — 2) *Bell. cic. clem. dulc. lep. merc. mur-ac. natr-m. nitr-ac. sep. sil. staph.* — 3) *Alum. amm. ant. baryt. carb-veg. caus. con. hep. kreos. lach. natr. oleand. phosph. phos-ac. sass.;* — 4) selon Hartmann, encore : *Asa. cham. coloc. puls. viol-tr.*

Et en particulier, en outre :

Contre l'*impétigo* **figurata :** *Ars. calc. clem. dulc. graph. hep. rhus. sulf.*

Contre l'*impétigo* **sparsa :** *Cic. lach. sulf.*

Contre l'*impétigo* **scabida :** 1) *Dulc.* — 2) *Graph. lyc. sulf.*

Contre l'*impétigo* **erysipelatodes :** 1 *Graph. rhus.* — 2) *Ars. bell. merc. hep. sep. sulf.*

Contre l'*impétigo* **rodens :** 1) *Ars. graph. rhus. sulf.* — 2) *Calc. carb-veg. cic. con. hep. merc. sep. sil. staph.* — 3) *Bell. natr-m. nitr-ac.*

Contre l'*impétigo* **purifluens :** 1) *Calc. merc. rhus. sulf.* — 2) *Carb-veg. cic. con. graph. lyc. nitr-ac. sep. sil. staph.*

Contre l'*impétigo* **pilaris :** Vacat.

Contre l'*impétigo* **larvalis** (*croûte de lait*) : 1) *Rhus.* — 2) *Calc. sulf.* — 3) *Ars. cic. graph. lyc. merc. sass.* — 4) *Bell. carb-veg. dulc. natr-m. phosph. phos-ac. sep. viol-tr.*

Contre l'*impétigo* **granulé** (*teigne granulée*) : 1) *Calc. sulf.* — 2) *Ars. hep. merc. phosph. rhus.*

En outre, selon Hartmann :

Lorsque le fond de l'éruption est très-rouge et enflammé, avec douleur tensive : *Bell.*

Lorsqu'il y a suppuration abondante, avec tendance de l'affection à s'étendre en largeur : *Merc.*

Chez les personnes âgées, avec caractère putride de la sécrétion, et douleurs brûlantes aux alentours de l'éruption, qui occupe de préférence les jambes : *Mur-ac.*

Lorsque l'humeur sécrétée corrode les parties voisines : 1) *Merc.* — 2) *Carb-veg. con.*

Lorsque l'éruption est caractérisée par un suintement abondant, avec ardeur et prurit prononcés : *Sep.*

Voyez, du reste, aussi les articles : **Gourmes et teignes,** et **Dartres,** ainsi que la **Matière médicale,** à la deuxième partie de ce traité.

PORRIGO.

§ 134. Le mot **porrigo** a été employé par Willan pour désigner la *croûte de lait* ou l'*impétigo* **larvalis,** et la *teigne* **faveuse** (*Porrigo* **favosa**). Ayant traité la première de ces affections à l'article *Impétigo*, et ayant donné à l'autre (le *favus*,) une place dans l'article **Gourmes et teignes,** nous n'avons point à nous occuper davantage de cette affection comme d'un genre particulier, et pouvons, par conséquent, renvoyer nos lecteurs aux articles **Impétigo** et **Gourmes et teignes.**

ECHTYMA ou DARTRE PUSTULEUSE.

§ 135. Nous comprenons sous ce nom la même affection à laquelle Willan a donné cette dénomination, et qui est connue aussi sous le nom de *phlyzacia* ou *pustules phlyzaciées*. C'est une inflammation des follicules sébacés, caractérisée par des pustules larges, arrondies, ordinairement discrètes, à base dure et enflammée, auxquelles succède une croûte plus ou moins épaisse, qui laisse après elle une empreinte rouge plus ou moins persistante, ou quelquefois même une véritable cicatrice. Samuel Plumbe, et après lui, Schoenlein et d'autres, ont confondu, dans leurs descriptions, l'*ecthyma* et le *rupia*, quoique ces deux affections aient des caractères bien particuliers qui les distinguent positivement l'une de l'autre. La forme primitive de l'*ecthyma* est toujours pustuleuse, tandis que celle du rupia est constamment bulleuse ; en outre, la base sur laquelle reposent les pustules de l'ecthyma, est toujours plus enflammée que celle du rupia, et les croûtes de l'ecthyma sont plus dures, plus larges et plus adhérentes que celles du rupia. Quant aux pustules de l'*acné*, de l'*impétigo*, de la *mentagre* et du *porrigo*, elles n'ont jamais ni le volume ni le degré d'inflammation à leur base que celles de l'ecthyma. Inutile de parler de celles de la *gale,* de la *variole,* de la *vaccine* et de la *syphilis,* attendu que les épiphénomènes et autres symptômes offrent toujours des caractères suffisants pour faire la distinction. Au reste, l'ecthyma se manifeste, selon Alibert, ordinairement de préférence chez les pauvres, les prisonniers, les buveurs, ou chez les individus qui se nourrissent d'aliments gâtés, ainsi que dans les temps de famine, ou chez des personnes qui font des travaux pénibles ou qui touchent habituellement des substances irritantes, etc. Il peut se développer sur toutes les régions du corps, mais ordinairement il affecte de préférence les membres inférieurs ou supérieurs.

§ 136. On distingue l'ecthyma *aigu* et l'ecthyma *chronique.* Dans la première de ces deux espèces, l'ecthyma **aigu**, qui est la forme la plus simple (*ecthyma simplex*), la maladie s'annonce ordinairement par des douleurs lancinantes suivies de grosses élevures discrètes, rouges, conoïdes, dures, douloureuses et de la grosseur d'une lentille jusqu'à celle d'un gros pois. Leur base, d'un rouge vif et animé, s'élargit en même temps que leur sommet devient plus proéminent; alors il se forme un point purulent qui donne aux pustules l'apparence de petits furoncles, mais sans présence de bourbillon. Au début de la suppuration, on remarque quelquefois à leur sommet un point noir qui, plus tard est remplacé par une croûte fort adhérente et comme enchâssée dans le derme. Au bout d'une ou de deux semaines, les croûtes se détachent ordinairement et laissent après elles des taches livides au centre desquelles se trouve quelquefois une petite cicatrice. A cette forme se rattache aussi l'ecthyma vulgaire de Willan.

§ 137. La forme la plus fréquente de l'ecthyma n'est cependant point la forme aiguë, mais au contraire la forme **chronique**. Celle-ci se compose de plusieurs éruptions pustuleuses successives, dans lesquelles les pustules ont, dès l'origine, une teinte rouge foncée, et se convertissent quelquefois, surtout chez les vieillards, en petits ulcères d'une guérison difficile. Dans la plupart des cas, l'ecthyma chronique paraît coïncider avec une constitution détériorée, cachectique, ou avec une affection chronique de l'appareil digestif ou respiratoire, et se développe fréquemment chez les enfants réduits à un état de marasme ou chez les vieillards débilités. On distingue ordinairement quatre espèces d'ecthyma chronique, dont les trois premières ont été décrites par Bateman, tandis que la quatrième a été, pour la première fois, observée et décrite par Gibert. Ces espèces sont :

1° L'*ecthyma* **infantile,** qui se montre ordinairement chez les enfants à la mamelle mal nourris et placés dans de mauvaises conditions hygiéniques, et dans lequel les pustules s'étendent ordinairement beaucoup plus loin que dans les autres espèces;

2° L'*ecthyma* **luridum,** qui attaque surtout les vieillards dont la santé a été altérée par des travaux pénibles ou l'abus des spiritueux, et qui présente ordinairement des pustules plus larges, à base plus rouge et plus rude que les autres espèces ;

3° L'*ecthyma* **cachectique,** ayant des pustules à base dure et enflammée qui paraissent quelquefois d'abord à la poitrine, mais le plus souvent sur les extrémités ;

4° L'*ecthyma* **perforant** de Gibert, présentant des pustules à base indurée et livide, occupant le tronc ou les membres inférieurs, et suivies d'ulcérations rondes et grisâtres, qui font à la peau des perforations semblables à celles produites par un emporte-pièce.

§ 138. Quant au traitement de cette dermatose, nous ne possédons encore aucune observation qui puisse nous mettre en état de donner des indications positives sur les principaux médicaments à consulter; mais l'analogie et les principales causes auxquelles cette dermatose doit ordinairement son existence, nous fait croire que l'on pourra souvent trouver indiqués : 1) *Ars. merc. rhus. sulf.* — 2) *Ant. borax. cham. puls. staph. tart. thui.* Le choix définitif ne saurait être déterminé que par l'appréciation des circonstances particulières et des symptômes constitutionnels qui caractériseraient chaque cas individuel.

RUPIA.

§ 139. Le *rupia* est une dermatose *bulleuse*, caractérisée par l'éruption de grosses vésicules à base très-rouge, peu nombreuses, aplaties et remplies d'un fluide séro-purulent, tantôt épais, tantôt sanguinolent, et qui forme des croûtes noires, minces et proéminentes. Le rupia se développe d'ordinaire sur les jambes, quelquefois sur les lombes et les cuisses, plus rarement sur les autres endroits de la peau, et s'annonce d'abord par des taches rouges sur lesquelles les bulles ne tardent point de s'élever. Ces bulles ressemblent quelquefois assez bien aux coquilles de petites moules. Elles contiennent un liquide transparent qui se trouble plus tard, tandis que la base devient rouge, comme celle des pustules de l'ecthyma, et lorsque le fluide est devenu purulent il se dessèche et forme les croûtes. Dans les cas les plus simples, il se forme un nouvel épiderme sous les croûtes du rupia; mais les endroits affectés présentent toujours, pendant longtemps encore, une teinte noire ou livide. Lorsque les croûtes se détachent avant la cicatrisation de la peau, l'inflammation peut se répandre sur tout le derme et donner lieu à des ulcérations très-opiniâtres. On distingue plusieurs *variétés* de rupia, savoir :

1° Le *rupia* **simplex**, dans lequel le liquide qui s'écoule se transforme en croûtes superficielles, brunâtres, offrant en dessous des excoriations. C'est la *bulle rongeante* de Hahnemann, et l'*ulcère phagédénique scrofuleux* de quelques auteurs.

2° Le *rupia* **prominens**, dans lequel les croûtes ont une forme conique, et se composent de plusieurs couches successives. Selon Hebra de Vienne, c'est cette forme seule qui mérite le nom de *rupia,* et, suivant lui, elle n'est rien moins qu'un *syphilide,* ne se distinguant par aucun caractère du *rupia syphilitique* des autres auteurs.

3° Le *rupia* **escharotica**, variété qui, chez les jeunes enfants, se termine quelquefois par des escarres gangréneuses.

§ 140. Le **diagnostic** du rupia n'offre aucune difficulté sérieuse, attendu que les seules formes avec lesquelles on pourrait le confondre, sont l'*ecthyma* et le *pemphigus*. Quant au *pemphigus,* les bulles, dans cette affection, sont larges et renferment une sérosité citrine et transparente, tandis que dans le *rupia* les bulles sont petites, aplaties et renferment un liquide épais, sanieux et trouble. En outre, le liquide du pemphigus forme en se desséchant des squames minces et jaunâtres, tandis que celui du rupia forme des croûtes épaisses et rugueuses, qui s'accompagnent souvent d'ulcération. Dans l'*ecthyma,* la première forme de l'éruption est toujours *pustuleuse,* tandis que celle du rupia est *bulleuse,* et les croûtes du premier sont en outre moins larges, mais plus adhérentes que celles du rupia. Encore les bulles de cette dernière sont beaucoup moins enflammées à leur base et moins dures à leur circonférence que les pustules de l'ecthyma, et les croûtes dont elles se couvrent sont moins enchâssées dans le derme.

§ 141. Le **traitement** du rupia doit toujours être général et adapté à la constitution et à l'ensemble des symptômes qu'offre le malade. L'affection en elle-même n'est jamais grave, à la seule exception du *rupia escharotica,* qui peut quelquefois même causer la mort. Cependant, les ulcérations qui surviennent à la suite du rupia peuvent quelquefois être très-opiniâtres, lorsqu'elles restent abandonnées à elles-mêmes. Mais dans un traitement homœopathique sagement dirigé, on ne les trouvera jamais longtemps rebelles à l'art. Les médicaments parmi lesquels on pourra choisir de préférence, tout en ne négligeant point l'ensemble des symptômes, sont, en général, 1) *Ars.*

cham. graph. merc. petr. sep. sulf. — 2) *Alum. borax. calc. clem. hep. natr. nitr-ac. rhus. sep. staph.*

Pour les détails, *voy.* l'article **Dartres** ainsi que la *matière médicale* des lésions extérieures, à la 2ᵉ partie de ce traité.

POMPHOLIX.

§ 142. Nous avons séparé le *pompholix* du pemphigus, non pas seulement parce qu'il est toujours chronique, mais encore parce que, malgré sa ressemblance extérieure avec le pemphigus qui fait que les willanistes ne l'ont traité que comme une variété de ce dernier, il nous paraît, par les symptômes internes qui l'accompagnent, presque toujours constituer, sinon une *dermatose,* mais, ce qui est plus, une *maladie entière à part.* Les caractères et le développement des bulles, sont, du reste, tout à fait les mêmes que ceux du pemphigus aigu ; seulement, le *pompholix* ne se montre jamais que *symptomatiquement.* Dans la plupart des cas, l'éruption est, pendant longtemps, précédée d'inflammation des membranes muqueuses de l'estomac, des intestins, des parties génitales ou des voies urinaires, et l'une ou l'autre de ces mêmes affections accompagne ordinairement aussi l'éruption. Avec le pompholix de la face, on voit souvent des inflammations de la cavité buccale ; avec celui du ventre ou des cuisses, la *colite*, la *vaginite* ou la *cystite.* Avant l'éruption, on observe aussi de l'accablement, de la lassitude, des maux de tête, des nausées, de la dysurie, des douleurs dans les membres, etc. Souvent encore, il y a même d'autres complications, telles que *pneumonie, œdème* et *inflammation de la vulve, ophthalmies,* etc. Quelquefois le pompholix peut aussi accompagner la *vaccine,* la *gale,* et autres dermatoses. Willan distingue trois variétés de pompholix, savoir :

1° Le *pompholix* **benignus,** qui n'est autre que le *pemphigus aigu.*

2° Le *pompholix* **diutinus,** variété ordinaire du pemphigus chronique, et caractérisée par plusieurs éruptions consécutives, se reproduisant à plusieurs reprises, et souvent accompagnées de nombreuses excoriations, quelquefois très-douloureuses.

3° Le *pompholix* **solitarius,** autre variété du pemphigus *aigu,* et que nous avons citée, en parlant de ce dernier, sous la dénomination de *pemphigus solitarius.*

§ 143. Le **diagnostic** et le **traitement** du pompholix sont, en général, les mêmes que ceux du pemphigus aigu. Seulement, pour le traitement, ce sont avant tout les symptômes constitutionnels et les symptômes accessoires qu'il importe de prendre en considération dans le choix' du médicament. Ceci entendu, on trouvera souvent un médicament efficace parmi les suivants : 1) *Bell. dulc. rhus. sep.* — 2) *Ars. canth. caus. hep. ran.* — *Voy.*, du reste, aussi **Pemphigus** (§ 77-80).

TROISIÈME SECTION.

ORDRE V.

Éruptions dartreuses, ou Teignes, Gourmes et Dartres en général.

§ 144. Nous avons déjà dit plus haut qu'il n'y a au fond rien de plus arbitraire que la classification des willanistes, et que, si l'on s'en sert exclusivement dans un traité sur les maladies de la peau, on n'en retire d'autres avantages que de voir déchirées et dispersées çà et là une quantité d'affections cutanées, qu'il importe, non pas seulement pour la pratique, mais même pour le diagnostic, de voir réunies sous un seul coup d'œil afin de pouvoir les comparer et distinguer entre elles. Et si cela est évident, que dire ensuite de cette tyrannie et de ce despotisme abominables qui veulent qu'on ne se serve plus, sous aucune condition, pour aucun but, dans aucun traité scientifique, des anciennes dénominations ou classifications, à moins qu'on ne veuille risquer d'être traité d'*ignorant* ou d'*ennemi de tout progrès?* Nous demandons bien pardon à messieurs ces critiques qui se croient seuls le droit de faire la loi parmi nous et de blâmer tout ce que font les autres; mais nous pensons que, s'il y a une manière de mettre des bornes à la science, c'est plutôt en défendant d'envisager les choses sous plus d'un point de vue, qu'en s'efforçant de voir toutes les faces d'une question. C'est pourquoi, tant que nous vivrons dans un siècle de liberté, nous userons largement de cette précieuse prérogative, nous arrogeant pour nous-même le droit d'avoir, aussi bien que d'autres, notre opinion et notre manière de voir à nous. Nous n'hésitons donc nullement à faire ici ce qui nous semble avantageux pour la pratique, et de réunir, sous le titre de *gourmes et teignes* et sous celui de *dartres,* en un seul coup d'œil, toutes les affections que l'on comprenait autrefois sous ces dénominations. Ceci nous procurera le moyen d'ajouter aux indications que nous avons déjà données à l'occasion des dermatoses particulières, d'autres renseignements et observations pratiques, que, sans cela, nous n'aurions su placer nulle part, par le fait seul que les auteurs desquels nous les avons tirées n'ont pas assez précisé les formes qu'elles avaient traitées. Mais, comme la plupart de ces observations contiennent beaucoup d'indications générales, très-précieuses et applicables aux dermatoses les plus diverses, pourvu qu'elles présentent les mêmes symptômes accessoires, nous espérons que les articles suivants seront d'une utilité réelle pour le *praticien*, et que celui-ci, en dépit du *théoricien*, qui ne connaît de science que dans la *terminologie* de l'école, saura les mettre à profit et s'en servir souvent pour compléter les renseignements que nous avons donnés ailleurs.

Nous avons, au reste, divisé les matières de cette section en trois articles, savoir : 1° *Favus* ou *teigne proprement dite ;* 2° *gourmes et teignes diverses ;* 3° *dartres diverses.* Nous parlerons successivement de chacun de ces points.

FAVUS ou TEIGNE PROPREMENT DITE.

§ 145. Le *favus* (*porrigo favosa*, de Willan), est, selon la définition de M. Rayer, une maladie contagieuse du cuir chevelu, caractérisée par des croûtes d'un jaune clair, tres-sèches, très-adhérentes, circulaires, déprimées en godet, isolées ou agglomérées en larges incrustations, à bords saillants et relevés, dont la surface présente plusieurs dépressions caractéristiques. Willan avait rangé cette affection parmi les *pustules ;* mais, d'après les recherches les plus récentes, les croûtes du favus ne sont autre chose que des *parasites végétaux*, appartenant, selon M. Gruby, au genre des *cryptogames*, et particulièrement au groupe des *mycodermes.* Nous avons examiné nous-mêmes, sous le microscope, plusieurs parcelles de ces croûtes et toutes ont offert les mêmes caractères ; c'étaient de petits corpuscules oblongs (ou ronds) assez semblables à de petits champignons, transparents, à surface lisse, à bords nets, et visiblement composés d'une seule substance. Ordinairement, le favus se développe sur le cuir chevelu, mais souvent aussi il s'étend jusqu'aux tempes, aux cils, au front, et même aux épaules, aux coudes et aux avant-bras. Les croûtes de cette affection peuvent acquérir jusqu'à cinq ou six lignes d'épaisseur, et lorsque les pustules sont très-nombreuses et confluentes, elles forment quelquefois de larges incrustations qui couvrent la tête en forme de bonnet. La dépression centrale qu'offrent les croûtes donne ordinairement à leur ensemble l'aspect des alvéoles d'une ruche à miel. Après la chute des croûtes, l'odeur que les parties affectées exhalent, est tout aussi désagréable et repoussante que l'aspect de ces parties ; cette odeur a quelque analogie avec celle de l'urine du chat. On distingue les *variétés* suivantes de favus :

1° Le *favus* **vulgaris** (*porrigo lupinosa*, de Willan, *porrigo favosa*, de Biett), caractérisé par ces petits godets dont nous venons de parler, et offrant, par là, de la ressemblance avec les alvéoles d'une ruche, ou avec les semences du lupin. Il paraît occuper spécialement les bulbes des poils.

2° Le *favus* **scutiformis** (*porrigo* **scutellata,** de Biett), caractérisé par des plaques arrondies formées par des croûtes jaunâtres, par le centre duquel passe un cheveu; mais qui sont moins saillantes que celles de la variété précédente et moins enchâssées dans la peau. Cette variété est la *teigne annulaire* de quelques auteurs.

§ 146. Le favus est, parmi toutes les teignes, la plus fréquente; il attaque, sans distinction, l'un et l'autre sexe, et peut se développer depuis la naissance jusqu'à l'âge le plus reculé. Abandonnée à elle-même, cette teigne se guérit quelquefois après une durée de plusieurs mois; mais, dans la règle, elle dure plusieurs années. Le caractère contagieux de cette affection est aujourd'hui hors de doute; elle se communique facilement d'un enfant à l'autre par le moyen des peignes et des brosses à cheveux, surtout lorsqu'il y a de petites plaques excoriées au cuir chevelu. M. Rayer cite l'exemple d'une femme qui, pour avoir souvent porté sur ses bras un de ses enfants atteint du favus, fut atteinte au bras par la même maladie. — Quant au **diagnostic** du favus, il n'est guère possible de le confondre avec aucune autre affection croûteuse du cuir chevelu, attendu qu'aucune autre n'offre ces petites élevures pustuleuses qui ne crèvent point et ne sécrètent rien, et qui ne font presque pas de saillie au-dessus du niveau de la peau, et, ce qui est plus, aucune autre n'offre ces parasites végétaux, dont nous avons parlé plus haut. En outre, les pustules et les croûtes de l'*impétigo* sont bombées, tandis que celles du *favus vulgaris* offrent la forme caractéristique de petits godets qui le distingue aussi du *favus scutiformis*.

§ 147. Quant au **traitement** de cette affection, le médecin homœopathe n'aura jamais besoin d'aucune application extérieure, et pourra, grâce à notre bel art, épargner à ses malades les tortures que prescrit l'ancienne école, pour faire tomber les croûtes. En outre, le traitement doit toujours être purement *interne;* car, que la cause du *favus* soit dans la présence de parasites végétaux ou dans toute autre circonstance, l'expérience a assez démontré que, par un traitement interne sagement dirigé et adapté non-seulement à l'affection locale, mais à tout l'ensemble des symptômes accessoires et constitutionnels que présente le malade, on peut parfaitement bien parvenir au but. et avoir, en plus, l'avantage de guérir, de cette manière, non pas une affection locale au détriment de la santé générale, mais l'individu malade entier. Les médicaments qui méritent le plus d'attention contre le favus, sont, en général : 1) *Ars. hep. merc. phosph. sulf.* — 2) *Baryt. brom. calc. sulf.*

Voy., du reste, l'article suivant.

GOURMES ET TEIGNES DIVERSES.

§ 148. C'est sous cette dénomination que nous allons exposer ci-après un coup d'œil rapide sur toutes les affections cutanées rangées par les divers auteurs dans ces classes, en indiquant en même temps et les dénominations que portent aujourd'hui plusieurs de ces affections, et les médicaments qui se rapportent en général à toutes ces formes prises dans leur ensemble et sous le rapport des affinités plus ou moins grandes que toutes ont entre elles. Car s'il est évident, et aucun homœopathe expérimenté ne le met plus en doute, que ce sont *moins* les caractères anatomiques que tous les autres caractères des dermatoses, qui fournissent les indications pour le choix des médicaments, il doit être clair aussi qu'on doit souvent pouvoir conclure, par la comparaison des effets d'un médicament dans une de ces affections, sur ce qu'on devra en attendre dans une autre maladie analogue. Les indications suivantes offriront, nous l'espérons, le moyen de faire des combinaisons de cette sorte, et de trouver souvent un remède efficace contre telle ou telle forme que nous n'avions point indiquée à l'occasion de celle-ci, et que nous ne pouvions même indiquer, faute de précision dans les termes chez les auteurs que nous avons pu consulter là où notre propre expérience nous abandonnait.

§ 149. Voici donc d'abord la liste de toutes les affections que l'on avait rangées autrefois parmi la classe des *gourmes et des teignes*. Ce sont les suivantes :

1° La *teigne* **amiantacée**, ou l'*eczéma du cuir chevelu*, dont nous avons parlé à l'article **Eczéma**.

2° La *teigne* **annulée**, ou le *favus* **scutiformis**, dont nous avons parlé à l'occasion du **Favus**.

3° La *teigne* **crustacée**, ou le *favus* **vulgaris**.

4° La *teigne* **furfuracée**, qui est le *pityriasis du cuir chevelu*, dont il a été question à l'occasion du **Pityriasis**.

5° La *teigne* **granulée**, ou l'*impétigo du cuir chevelu*, que nous avons mentionné à l'article **Impétigo**.

6° La *teigne* **porrigineuse** (*tinea capitis muciflua*), qui n'est autre chose que le *porrigo larvalis* Biett, et dont il a été également question à l'article **Impétigo.**

7° La *teigne* **squameuse,** ou le **psoriasis** du cuir chevelu, mentionné à l'article **Psoriasis.**

8° La *teigne* **herpétique,** ou l'**herpès tonsurans,** dont nous avons parlé à l'article **Herpès.**

9° La *teigne* **serpigineuse,** ou *croûte serpigineuse* de Wichmann, gourmes dont nous avons parlé dans un article à part sous le titre de **croûte serpigineuse.**

10° La **croûte de lait,** qui est l'*impétigo larvalis* (*porrigo larvalis* de Willan), et dont nous avons aussi fait mention à l'article **Impétigo.**

Quant aux teignes dites *asbestine, faveuse, humide, impétigineuse, lupineuse, miliaire, porrigineuse, sèche, scutulaire, squameuse,* etc., ce ne sont que des expressions synonymes de celles que nous venons d'énumérer, et dont on trouvera la signification moderne équivalente dans le **Vocabulaire,** à la fin de ce traité.

§ 150. Quoique nous ayons indiqué, à l'occasion de chaque espèce particulière, les médicaments propres à chacune, nous croyons pourtant faire une chose utile en résumant ici sous un seul coup d'œil toutes ces indications, afin de faciliter les comparaisons et les conclusions que l'on pourrait en tirer dans quelques cas. D'abord les médicaments qui répondent le mieux à la plupart des diverses gourmes et teignes sont, en général : 1) *Ars. calc. hep. lyc. rhus. sulf.*—2) *Baryt. carb-an. cic. graph. merc. oleand. phosph. sep. staph. zinc.*—3) *Alum. chel. hell. kal. magn-c. mur-ac. nitr-ac. par. petr. rut. sil.* — 4) *Arg. aur. bar-m. clem. kreos. led. mez. phos-ac. sass. seneg. sulf-ac. veratr. viol-tr.*

En particulier, on pourra ensuite prendre de préférence en considération :

Contre les teignes qui **ne sécrètent rien** : 1) *Calc. sulf.* — 2) *Baryt. merc. mez. sep. sil. staph. veratr.*—3) *Alum. ars. aur. carb-an. carb-veg. caus. clem. graph. kreos. led. lyc. magn-c. natr-m. petr. phosph. phos-ac. rhus. sass. sulf. viol-tr. zinc.* — 4) *Cupr. dulc. par. thui.*

Contre les *teignes* **humides** ou **sécrétantes** : 1) *Ars. calc. cic. graph. hep. lyc. rhus. sep. sulf.*—2) *Baryt. oleand. staph. zinc. viol-tr.* — 3) *Alum. cic. clem. merc. natr-m. nitr-ac. sil.* — 4) *Carb-veg. caus. kreos. oleand. phosph. phos-ac. sass.*

En outre, comme il a été dit ailleurs :

Contre la *teigne* **faveuse** ou le **favus :** 1) *Ars. hép. merc. phosph. sulf.*— 2) *Baryt. brom. calc. sulf.*

Contre la *teigne* **amiantacée** ou l'**eczéma** du cuir chevelu : *Ars. carb-an. merc. rhus. staph.*

Contre la *teigne* **furfuracée** ou le **pityriasis** du cuir chevelu : 1) *Alum. mez. oleand.* — 2) *Bry. calc. graph. kal. lach. rhus. staph.* —3) *Ars. dulc. lyc. phosph. sep.*— 4) *Agar. anac. aur. bruc. led. merc. natr-m. petr. thui.*

Contre la *teigne* **granulée** ou l'**impétigo** du cuir chevelu : 1) *Calc. sulf.* — 2) *Ars. hep. merc. phosph. rhus.*

Contre la *teigne* **porrigineuse** ou le **porrigo** *larvalis* (*tinea* **muciflua**) : 1) *Calc. rhus. sulf.* —2) *Ars. hep. lyc. sep.* —3) *Baryt. cic. graph. lyc. merc. oleand. staph. vinc. viol-tr.* — 4) *Carb-veg. dulc. natr-m. phosph. phos-ac. sep.*

Contre la *teigne* **squameuse** ou le **psoriasis** du cuir chevelu : 1) *Calc.* — 2) *Graph. lyc. sep. sulf.* — 3) *Cic. led. merc. oleand.*

Contre la *teigne* **serpigineuse** ou la **croûte serpigineuse :** 1) *Ars. calc. sulf.* — 2) *Clem. dulc. graph. sass. sep.* — 3) *Cic. con. lyc. merc. natr-m. phos-ac. ran. rhus.*

Contre la **croûte de lait** ou l'**impétigo** larvalis : 1) *Rhus.* — 2) *Calc. sulf.* — 3) *Ars. cic. graph. lyc. merc. sass.* — 4) *Bell. carb-veg. dulc. natr-m. phosph. phos-ac. sep. viol-tr.*

§ 151. Nous terminons cet article en ajoutant encore un aperçu des **symptômes** qui ont caractérisé les divers cas de gourmes, de teignes et de *dartres faciales* dont la guérison obtenue par l'homœopathie est venue à notre connaissance, ou dont nous possédons nous-même des observations. Selon ces cas, on trouvera toujours particulièrement indiqués :

Alumina, quand il y aura : chute, sécheresse et *aridité des cheveux ; prurit qui force à se gratter jusqu'au sang ;* écailles pruriteuses au cuir chevelu ; croûtes suintantes aux tempes ; *sécrétion muqueuse abondante, aux yeux, avec agglutination nocturne des paupières ;* écoulement purulent de l'oreille ; *nez rouge et gonflé ;* sensation de pesanteur à la face et tuméfactions tuberculeuses ; peau de la face rugueuse, surtout au front ; boutons miliaires ou vésicules confluentes au front ou au menton ; lèvres gonflées et couvertes de vésicules.

Arsenicum, quand il y a : *endolorissement du cuir chevelu et des cheveux, comme si tout était ulcéré au-dessous ;* petite tache brunâtre à la bosse frontale, ayant au centre un point noir et causant de vives douleurs qui forcent à gémir et à pleurer ; gonflement des téguments de la tête et de la face ; *prurit rongeant avec douleur d'ulcération ;*

pustules brûlantes ou boutons rouges, croûteusés, ou vésicules remplies de sérosité sanguinolente, au cuir chevelu, au front ou aux tempes; *ulcères rongeants* et *croûtes suppurantes* au cuir chevelu jusqu'à la moitié du front; croûtes sur la tête, avec engorgement des glandes du cou et de la nuque; *yeux rouges et enflammés, avec tuméfaction des paupières;* taches et *ulcères à la cornée;* agglutination nocturne des paupières; desquamation furfuracée de la peau du nez; gonflement tuberculeux au nez; éruption papuleuse au front et à la face; *ulcérations par toute la face et ulcères verruqueux; lèvres gonflées;* peau dartreuse, rugueuse, autour de la bouche; éruptions ulcérées et brûlantes autour des lèvres; engorgement des glandes sous-maxillaires.

Baryta, lorsqu'il y a: endolorissement du cuir chevelu au toucher; *chute des cheveux et alopécie;* éruptions et *croûtes sèches* ou humides à la tête; petits boutons purulents et éruptions dartreuses au front, avec prurit brûlant; yeux enflammés avec photophobie et *agglutination nocturne;* rougeur des paupières à leur surface interne; *éruption aux oreilles et derrière;* croûtes au-dessous du nez; boutons purulents et autres *éruptions à la face;* taches sèches, rugueuses, aux joues; engorgement dur et douloureux des glandes sous-maxillaires, ainsi que de celles de la nuque et du cou.

Belladona : yeux enflammés, avec gonflement rouge et dur des paupières; ramollissement de la sclérotique; taches, épaississement et ulcères de la cornée; ecchymoses dans l'œil et saignement des yeux; agglutination nocturne des paupières; écoulement purulent de l'oreille; gonflement rouge et douloureux du nez; boutons purulents, croûteux, au nez; narines enflammées et ulcérées; épaississement de la peau de la face; ulcérations et croûtes aux lèvres et aux coins de la bouche; *gonflement des glandes sous-maxillaires.*

Bryonia : cheveux très-gras; *dartres furfuracées aux paupières* et au-dessus des yeux, au front; pavillon d'oreille ulcéré; *narines ulcérées,* avec cuisson; dartres aux joues; nodosités dures à la face, comme des glandes engorgées; lèvres gonflées, et couvertes de cloches ulcérées.

Calcarea : Endolorissement du cuir chevelu, comme excorié ou ecchymosé; desquamation furfuracée à la tête; *éruptions à la tête, avec engorgement des glandes du cou; croûtes sèches ou humides au cuir chevelu,* avec squames jaunes et blanchâtres; boutons et furoncles au front; *chute des cheveux; yeux enflammés,* avec excoriation et ulcération des angles et sécrétion abondante de mucosités; *agglutination nocturne des paupières,* avec *gonflement et rougeur;* taches, ulcères et épaississement de la cornée; exsudation de sang dans l'œil; écoulement purulent de l'oreille; *éruption suintante sur et derrière* *les oreilles ;* athérome derrière l'oreille ; *nez rouge et gonflé à sa partie antérieure ; boutons, croûtes et ulcération dans les narines ; éruptions à la face, boutons pruriteux,* ou taches blanches, au front, aux joues et à la région des favoris ; *croûtes suintantes aux joues et au front,* avec douleur brûlante ; *boutons à la face, suintant après s'être gratté* et *se couvrant de croûtes jaunâtres ; boutons croûteux et ulcérés autour de la bouche et aux commissures des lèvres ; glandes engorgées, dures et douloureuses, au cou et à la mâchoire inférieure ;* lèvres épaisses et vultueuses ; face pâle et boursouflée.

Carbo animalis : douleur d'ulcération sous-cutanée, au cuir chevelu ; *éruptions et croûtes à la tête,* avec prurit qui force à se gratter jusqu'au sang ; chute des cheveux ; *écoulement des oreilles ; rougeur du nez,* surtout à la pointe, avec gerçures, tension et douleur au toucher ; *gonflement du nez,* avec rougeur, excoriation et croûtes au nez et dans les narines ; sécheresse et desquamation de la peau à la pointe du nez ; *éruption de nombreux boutons à la face ;* petites pustules à la joue et au front ; taches rouges, lisses, épaisses aux joues ; *gonflement des lèvres,* et *coins de la bouche ulcérés,* avec cuisson.

Carbo vegetabilis : endolorissement du cuir chevelu et même des cheveux, au toucher ; *chute des cheveux ;* boutons rouges et lisses, ou papules blanches sur la peau du front ; agglutination nocturne des paupières ; saignement aux yeux ; *écoulement des oreilles, purulent* ou épais, brunâtre ou couleur incarnate ; prurit et éruptions au nez, autour des ailes ; croûtes sur la pointe du nez ; *dartres humides* à la face ; furoncles devant l'oreille et aux tempes ; boutons tanneux à la face et au front ; pustules brûlantes à la lèvre ; éruption dartreuse et pruriante autour de la bouche ; ulcération aux commissures des lèvres ; éruptions au menton.

Chelidonium : Croûtes au cuir chevelu ; agglutination nocturne des paupières ; épaississement de la cornée ; prurit par toute la face et au front ; dartres à la face et au menton.

Cicuta : Éruptions suppurantes au cuir chevelu ; boutons purulents aux oreilles, au-dessous et derrière, avec douleur d'ulcération ; écoulement de sang par l'oreille ; croûtes sous les narines, et écoulement jaunâtre du nez ; *boutons rouge foncé du volume d'une lentille, et plus tard confluentes, à la face et au front ; éruption de croûtes épaisses, jaune de miel, au menton,* à la lèvre supérieure, et à la partie inférieure des joues, avec cuisson, excoriation et suintement, gonflement des glandes sous-maxillaires, croûtes au nez et faim insatiable.

Dulcamara : Éruption suintante à la joue ; verrues et éruptions à la face ; *croûtes dartreuses, épaisses,* brunâtres ou jaunâtres, aux joues, au front, aux tempes et au menton ; petits boutons et ulcérations autour de la bouche, avec déchirement à chaque mouvement des parties ; boutons pruriteux au menton ; engorgement des glandes sous-maxillaires.

Graphites : Douleur d'érosion au cuir chevelu ; transpiration facile à la tête, en se promenant au grand air ; grisonnement et *chute des cheveux, même aux parties latérales de la tête ; prurit fréquent* à la tête et *écailles abondantes qui se transforment en croûtes,* qui, en se levant, tombent et suintent ; *éruptions, croûtes et dartres au cuir chevelu,* occupant surtout le vertex, avec *suintement et douleur d'ulcération au toucher ;* les anciennes croûtes tombent et répandent une mauvaise odeur ; *ulcération et suppuration des yeux, agglutination nocturne des paupières et sécrétion abondante de chassie dans les angles ;* prurit derrière les oreilles, aux lobes et aux joues, avec suintement et croûtes après s'être gratté ; *dartres, croûtes, plaques excoriées et suintement* derrière l'oreille ; ulcération du pavillon ; mauvaise odeur des oreilles ; *écoulement des oreilles,* purulent ou sanguinolent ; rougeur, prurit, pores noirs et boutons suintants au nez ; excoriation, gerçures, *ulcération et croûtes sèches aux narines ; boutons à la face,* suintant surtout après s'être gratté ; éruption à la face, comme une rougeur rugueuse ; *éruptions et ulcérations croûteuses aux lèvres, aux joues, aux coins de la bouche et au menton ;* ulcères à la face interne des lèvres ; glandes sous-maxillaires engorgées, avec nodosités douloureuses.

Helleborus : Croûtes humides au cuir chevelu ; boutons et petits tubercules au front, avec douleur de meurtrissure au toucher ; excoriation des angles des yeux, avec suintement ; paupières rouges et gonflées ; lèvres gonflées et couvertes de vésicules blanches ; coins de la bouche ulcérés.

Hepar sulfuris : *Boutons tuberculeux au cuir chevelu* et à la nuque, *avec douleur d'excoriation au toucher ; croûtes suintantes à la tête ;* chute abondante des cheveux, et beaucoup de plaques chauves à divers endroits du cuir chevelu ; *inflammation des yeux et des paupières, avec rougeur et gonflement, douleur d'excoriation et sensation de meurtrissure au toucher ;* boutons sur les paupières supérieures et au-dessous des yeux ; agglutination des paupières ; *taches et ulcérations sur la cornée ;* prurit, chaleur, rougeur, éruption et *croûtes sur et derrière les oreilles ; écoulement purulent de l'oreille,* avec mauvaise odeur ; nez rouge et gonflé ; croûtes dans les narines ; boutons croûteux ou miliaires à la face ; *croûtes, boutons et ulcérations aux lèvres et aux coins de la bouche ;* boutons, vésicules brûlantes, bosses et ulcérations au menton.

Kali carb : Prurit au cuir chevelu avec douleur d'excoriation après s'être gratté ; boutons gros et rouges se transformant en pustules, et taches squameuses, jaunâtres, au front ; croûtes au cuir chevelu ; sécheresse, aridité et *chute des cheveux ;* éruptions dans les sourcils ; excoriation fréquente ; ulcération et suppuration aux angles des yeux ; agglutination nocturne des paupières ; boutons aux oreilles ; *excoriation et suppuration derrière les oreilles ;* écoulement fétide ou purulent de l'oreille ; gonflement rouge et épais du nez , surtout à la pointe ; boutons blancs au nez , avec chaleur et rougeur de la peau ; petit ulcère superficiel au-dessus de l'aile ; *narines excoriées et ulcérées ;* boutons purulents à la face ; nodosités dans la peau , et peau sèche, cassante ; petite pustule rouge au front ; *gonflement et ulcération des lèvres,* croûtes à la lèvre supérieure ; boutons pruriteux, cuisants et suintants autour de toute la bouche ; engorgement des glandes sous-maxillaires.

Lycopodium : *chute abondante des cheveux, et alopécie ; grisonnement des cheveux ;* éruptions à la tête, avec gonflement des glandes du cou ; *croûte par tout le cuir chevelu,* saignant après s'être gratté, et en même temps un abcès à l'occiput ; *éruptions à la tête avec suppuration abondante,* mauvaise odeur et *croûtes poreuses ;* yeux enflammés *avec agglutination nocturne* et larmoiement abondant ; boutons purulents et orgéolets fréquents aux paupières ; rougeur et *ulcération des paupières, croûtes humides sur et derrière les oreilles ; ulcération et écoulement des oreilles ; croûtes et ulcération dans les narines ;* gonflement de la pointe du nez , avec douleur au toucher, et ardeur dans les yeux ; prurit et *boutons pruriteux aux joues, au front, aux tempes; dartres pruriteuses, furfuracées* et squameuses, parfois à fond jaune, à la face, aux coins de la bouche, et à côté du nez, sous l'œil ; éruptions autour de la bouche ; ulcères aux lèvres ; boutons pruriteux au menton ; engorgement des glandes du cou et de la mâchoire inférieure.

Magnesia carb. : Croûtes au front ; prurit et squames au cuir chevelu ; chute abondante des cheveux ; agglutination nocturne des paupières ; épaississement de la cornée ; rougeur et gonflement du nez ; croûtes dans les narines ; vésicules nombreuses, boutons et *pustules à la face,* avec croûtes brûlantes ; épaississement et gonflement tuberculeux de la peau de la face ; éruptions dartreuses autour de la bouche.

Mercurius : *Endolorissement de tout le cuir chevelu, comme par ulcération sous-cutanée ; prurit brûlant, cuisant,* ou comme celui que causeraient des poux ; *éruptions au cuir chevelu,* sèches et douloureuses au toucher, ou pruriteuses ; *éruptions humides,* détruisant les cheveux, avec douleur pressive aux plaques excoriées; *croûtes au cuir chevelu,* pruriteuses et brûlantes après s'être gratté; croûtes épaisses, très-adhérentes, entre les cheveux; *chute des cheveux; paupières rouges et enflammées,* avec *ulcères et croûtes aux bords;* agglutination nocturne des paupières; pustules sur la conjonctive; ulcères sur la cornée; *croûtes autour des yeux; excoriation de la face interne des oreilles; ulcération* de la conque; *écoulement de l'oreille, purulent,* jaunâtre, fétide et sanguinolent; écoulement de cérumen ou de sang pur; boutons squameux et dartreux au lobe, suintants et pruriteux; *excroissances fongueuses dans l'oreille;* inflammation et *rougeur pruriteuse, luisante, du nez,* surtout à la pointe, au côté gauche et aux ailes; cloison du nez excoriée et gercée; pustule douloureuse au nez; narines croûteuses; taches rouges à la face; taches dartreuses, rugueuses, blanches et rougeâtres, aux pommettes; *croûtes jaunes à la face,* avec sécrétion fétide, prurit nuit et jour, et saignement après s'être gratté; *gerçures et rhagades aux lèvres; gonflement mou et rouge de la lèvre, avec des cloches ulcérées,* suintant une humeur séreuse, jaunâtre, fétide, et saignant au toucher; *coins de la bouche ulcérés;* pustules, petits ulcères, et croûtes jaunâtres au menton; *glandes sous-maxillaires engorgées.*

Muriatis acidum : Furoncles au front et aux tempes, et boutons purulents, confluents et formant des croûtes; boutons pruriteux aux oreilles, confluents et se couvrant de croûtes; boutons à la face; vésicules jaunes, du volume d'un petit pois, à la lèvre.

Nitri acidum : Endolorissement du cuir chevelu, comme par ulcération sous-cutanée; *éruption croûteuse,* suintante et pruriteuse à la tête; mauvaise odeur des croûtes à la tête et *plaques ulcérées* à la tête, avec suintement et prurit; furoncles autour de la tête, à la nuque et au menton; *chute abondante des cheveux; paupières gonflées* et couvertes de boutons pruriteux; ulcération des yeux; taches de la cornée; boutons, *rougeur, prurit, excoriation et suppuration derrière les oreilles; excoriation, ulcération et croûtes dans les narines;* pointe du nez rouge et couverte de vésicules croûteuses; *boutons et tubercules au front,* à la naissance des cheveux; peau squameuse par toute la face; *pustules, avec auréole rouge,* et se couvrant de croûtes, au front, aux tempes, aux lèvres et au menton; dartres pruriteuses dans la région des favoris; taches dartreuses à la bouche, s'étendant vers le menton; éruptions pruriteuses et boutons ulcérés aux coins de la bouche et aux lèvres; engorgement des glandes sous-maxillaires.

Oleander : *Prurit au cuir chevelu, comme par des poux, avec* cuisson après s'être gratté; *éruptions boutonneuses, croûteuses, squa-*

meuses ou *suintantes* à la tête, avec prurit *nocturne* et ardeur après s'être gratté ; *écailles abondantes au cuir chevelu ; plaques suintantes, fétides, derrière les oreilles,* avec des *taches dartreuses, rouges et rugueuses, sur le devant ;* pustules au menton.

Paris quadrif. : Prurit et petites croûtes au cuir chevelu ; chute des cheveux ; boutons au-dessus des sourcils, avec élancement comme par des échardes ; éruptions et boutons purulents avec auréole rouge aux lèvres ; dartres autour de la bouche, avec lèvre grosse et gercée ; *boutons sanguinolents, du volume d'un grain de millet,* à la mâchoire inférieure.

Petroleum : *Endolorissement du cuir chevelu, comme s'il était ulcéré ou ecchymosé,* surtout au toucher ; *tumeurs molles à la tête avec forte douleur au toucher ;* boutons et croûtes au cuir chevelu et à la nuque ; chute des cheveux ; prurit dans les oreilles et écoulement purulent ; éruptions aux oreilles ; *rougeur, excoriation et suintement derrière les oreilles ;* boutons et pustules au nez et dans les narines, avec douleur au toucher ; *gonflement du nez,* avec écoulement purulent ; *narines ulcérées ;* pustules et boutons à la face, surtout autour des yeux ; boutons croûteux aux coins de la bouche et sur la lèvre supérieure ; pustules au menton, douloureuses au toucher ; tuméfaction des glandes sous-maxillaires.

Phosphorus : Écailles abondantes au cuir chevelu, avec prurit ; croûtes sèches, avec cuisson ; bulbes des cheveux comme desséchées ; *chute des cheveux,* surtout au-dessus des oreilles ; *gonflement des paupières,* avec rougeur, agglutination nocturne et suppuration pendant le jour ; gonflement du nez, douloureux au toucher ; narines ulcérées et croûteuses ; prurit violent à la face, forçant à se gratter jusqu'au sang ; pustules et croûtes ulcérées, après la moindre blessure à la face ; éruption rouge, rugueuse, marbrée ; desquamation de la peau du visage ; boutons et pustules autour de la bouche, ou ulcération ; dartres sur la lèvre supérieure, et peau rugueuse autour de la bouche.

Rhus : *croûtes à la tête,* revenant périodiquement tous les ans ; *croûtes épaisses, verdâtres, détruisant les cheveux,* ou *suppurantes, avec prurit nocturne ; rougeur inflammatoire des paupières,* avec *agglutination nocturne et orgéolets ;* gonflement des oreilles, avec écoulement purulent ; gonflement du nez, avec éruptions croûteuses à côté de l'aile et au-dessous du nez ; *vésicules remplies d'un fluide jaune, sur la peau* de la face qui est gonflée, suivies de desquamation furfuracée ; *éruptions opiniâtres, dartreuses et suppurantes, à la face,* parfois surtout autour de la bouche et du nez, avec tressaillement et prurit brûlant ; *croûtes épaisses, comme les croûtes de lait,* avec sécrétion sanieuse, sanguinolente et fétide ; boutons et vésicules aux lèvres, pustules au menton.

Ruta : Prurit rongeant au cuir chevelu, comme par des poux ; *croûtes suintantes* au cuir chevelu ; petits ulcères, avec prurit rongeant.

Sassaparilla : Prurit au cuir chevelu, avec sensibilité douloureuse au peigne, et chute des cheveux ; prurit et croûtes aux oreilles ; éruption pruriteuse au-dessus du nez ; narines croûteuses ; taches rugueuses au front, de la dimension d'une lentille ; boutons enflammés ; croûteuses et brûlantes, à la face ; pustules au front ; vésicules et dartres à la lèvre supérieure ; boutons pruriteux et pustules au menton.

Sepia : Endolorissement du cuir chevelu ; prurit fréquent, *croûtes humides et petits ulcères au cuir chevelu ; chute abondante des cheveux ; paupières rouges et gonflées ;* croûtes dans les sourcils ; tache dartreuse, rugueuse sur la paupière supérieure, suivie de desquamation ; *pustules sur la cornée ;* éruptions suppurantes aux oreilles ; *dartres derrière les oreilles,* sur le lobe et à la nuque ; écoulement purulent de l'oreille ; *nez rouge, enflammé et gonflé ; narines excoriées, ulcérées et croûteuses ;* éruptions douloureuses, et croûtes au nez et à la pointe ; éruption à la face, comme une rougeur rugueuse ; *dartres, croûtes et pores noires à la face et autour de la bouche ;* boutons douloureux au toucher, aux commissures des lèvres ; boutons et croûtes au menton ; *verrues à la face.*

Silicea : Croûtes pruriteuses et suintantes au cuir chevelu ; chute abondante des cheveux ; ulcère à l'œil ; agglutination nocturne des paupières ; taches et ulcères à la cornée ; croûtes derrière les oreilles, bords des oreilles enflammés et suintants ; écoulement de l'oreille ; *rougeur et vésicules croûteuses* à la pointe du nez ; *narines croûteuses et ulcérées ;* boutons, furoncles et peau gercée, à la face ; *vésicules, croûtes et ulcères aux lèvres* et au coin de la bouche ; dartres, furoncles et taches dartreuses au menton, engorgement des glandes sous-maxillaires.

Staphysagria : Prurit rongeant au cuir chevelu, avec douleur d'excoriation, et tous les soirs à la même heure ; beaucoup d'écailles pruriteuses sur la tête ; chute abondante des cheveux ; *croûtes pruriteuses* ou *suintantes et fétides* au cuir chevelu, surtout derrière et immédiatement au-dessus de l'oreille ; très-mauvaise odeur des croûtes ; nodosités dans les bords des paupières ; yeux enflammés et entourés de boutons ; *boutons aux joues, au front et aux coins de la bouche,* avec douleur d'ulcération ; *boutons croûteux et ulcères aux lèvres ;* engorgement douloureux des glandes sous-maxillaires.

9

Sulfur : Endolorissement du cuir chevelu, comme par ulcération sous-cutanée; *prurit et boutons au cuir chevelu; croûtes ou sèches, ou suintantes*, jaunes et avec sécrétion épaisse, purulente; *chute abondante des cheveux; paupières gonflées et ramollies; bords des paupières ulcérés; sécrétion abondante de mucosités aux yeux, avec agglutination nocturne des paupières;* écoulement purulent de l'oreille; *nez rouge et enflammé; narines ulcérées et croûteuses;* prurit, *éruptions opiniâtres,* pores noires, *dartres sèches et pruriteuses à la face;* forte éruption au front; *croûtes et petits groupes de vésicules blanches* au front, aux joues, aux paupières, avec prurit vers le soir; *rugosité rouge de la peau de la face; lèvres gonflées, couvertes de vésicules, de dartres, d'ulcères et de croûtes; glandes sous-maxillaires engorgées.*

Vinca : Éruption chronique, humide et fétide, à la tête, à la face et derrière les oreilles.

Viola tricolor : Dartres faciales, semblables à la croûte de lait, avec prurit nocturne brûlant, et sécrétion purulente, épaisse et jaunâtre.

Zincum : *Douleur d'excoriation au cuir chevelu;* boutons pruriteux et suintants à la tête; chute des cheveux; *boutons, croûtes et ulcères aux lèvres* et aux coins de la bouche.

Voy. du reste aussi, ci-après : **Dartres diverses,** et les symptômes des médicaments dans la **matière médicale des lésions extérieures,** à la 2ᵉ partie de ce traité.

DARTRES DIVERSES.

§ 152. Ce que nous venons de faire, dans l'article précédent, pour les *gourmes* et les *teignes* diverses, nous le ferons, dans celui-ci, pour l'ensemble des éruptions comprises autrefois sous le nom générique de *dartres.* En faisant cela, nous savons très-bien que nous risquons par là d'encourir, de la part des théoriciens, le même reproche auquel nous nous sommes exposés pour la réunion des gourmes et des teignes sous un seul coup d'œil : mais n'ayant en vue, dans tout ce que nous écrivons, que les *praticiens,* nous aimons mieux mécontenter quelque méchant critique que de sacrifier les avantages évidents que cette réunion et les indications générales, dont nous pouvons l'accompagner, pourront, dans plus d'un cas compliqué, procurer à la pratique. Les diverses espèces de dermatoses que l'on comprenait autrefois sous le nom de dartres, et que nous avons traitées séparément, chacune en son lieu, sont les suivantes :

1° La *dartre* **furfuracée**, ou le *pityriasis*, qui a été traité par nous sous ce dernier nom.

2° La *dartre* **squameuse**, dont il a été question aux articles : *Eczéma*, *Lichen*, *Pityriasis* et *Psoriasis*.

3° La *dartre* **crustacée**, que l'on trouvera à l'article : *Impétigo*.

4° La *dartre* **rongeante**, placée aux articles : *Impétigo* (*rodens*) et *Lupus*.

5° La *dartre* **pustuleuse**, traitée aux articles : *Impétigo*, *Acné*, *Couperose*, *Mentagre* et *Ecthyma*.

6° La *dartre* **phlycténoïde**, voy. l'article : *Herpes*.

7° La *dartre* **érythémoïde**, qui se trouve à l'article *Érythème*.

8° La *dartre* **vive** de Sauvages , à l'article *Eczéma*.

9° La *dartre* **annulaire**, à l'article : *Herpes* (*circinnatus*).

10° La *dartre* **lichénoïde**, à l'article : *Lichen*.

Quant aux autres dénominations des dartres, celles-ci n'étant que des expressions synonymes des précédentes, nous renvoyons nos lecteurs, pour ce qui concerne ces expressions, au **Vocabulaire** que nous avons donné à la fin de cet ouvrage.

§ 153. Plusieurs de ces dénominations comprennent, à ce que l'on voit, chacune dans leur genre, plusieurs dermatoses qui, selon les nouvelles classifications, se trouvent éparses; et cependant il est évident que ces diverses dermatoses, dispersées par les modernes, offrent aussi des caractères qui leur sont communs, et en vertu desquels les anciens, qui n'étaient pas plus dépourvus d'intelligence que leurs successeurs, avaient trouvé des raisons assez puissantes pour les réunir dans des genres à part. Nous croyons donc faire une chose utile en indiquant ci-après les divers médicaments qui répondent le mieux à cet ensemble de caractères qui se trouvent réunis et groupés dans les anciennes classifications. D'abord, les médicaments que l'on trouvera en général indiqués de préférence dans ce genre d'éruptions chroniques, sont, selon l'expérience clinique et les analogies : 1) *Ars. calc. clem. con. dulc. graph. lyc. merc. oleand. rhus. sass. sep. sulf.*—2) *Alum. bov. bry. carb-veg. caus. cic. hep. kreos. led. natr. natr-m. petr. phosph. phos-an. ran. sil. staph. zinc.*—3) *Ambr. aur. baryt. cupr. lach. magn. mur-ac. nitr-ac. vinc-min. viol-od. zinc.*

Et en particulier :

Contre les *dartres* **furfuracées :** 1) *Ars. bry. calc. kreos. sil. sulf.*—2) *Dulc. graph. lyc. phosph. sep.*—3) *Agar. alum. anac. aur. bruc. lach. led. merc. natr-m. petr. thui.*

Contre les *dartres* **squameuses :** 1) *Ars. calc. dulc. phosph. sep.*

sil. sulf. — 2) *Aur. bry. clem. coloc. graph. lyc. merc.* — 3) *Amm. amm-m. bell. cic. kreos. led. mez. oleand. phos-ac. puls.* — 4) *Agar. alum. anac. bov. bruc. canth. caus. cupr. hell. iod. lach. mur-ac. natr-m. nitr-ac. petr. rhus. sass. staph. thui. veratr.*

Contre les *dartres* **crustacées :** 1) *Ars. calc. graph. rhus. sulf.* —2) *Bell. cic. clem. dulc. lyc. merc. mur-ac. natr-m. nitr-ac. sep. sil. staph.* — 3) *Alum. amm. ant. baryt. carb-veg. caus. con. hep. kreos. lach. natr. oleand. phosph. phos-ac. sass.* — 4) *Asa. cham. coloc. puls. viol-tr.*

Contre les *dartres* **rongeantes :** 1) *Ars. carb-veg. cham. clem. graph. merc. nitr-ac. petr. ran. rhus. sep. sil. sulf.* — 2) *Bell. calc. caus. chel. hep. kal. lach. lyc. natr. ran-scel. squill. staph. sulf-ac.* — 3) *Alum. amm. baryt. borax. magn. mang. mur-ac. oleand. phosph. phos-ac. plumb. viol-tr.*

Contre les *dartres* **pustuleuses :** 1) *Carb-an. ars. cic. dulc. merc. puls. rhus. sulf. tart. thui.* — 2) *Amm-m. ant. bell. bry. calc. cann. carb-veg. clem. hyos. kreos. magn-m. mez. nitr-ac. petr. sass. sil.* — 3) *Alum. aur. canth. caps. kal. lach. led. phosph. phos-ac. plumb. sep. sulf-ac.*

Contre les *dartres* **phlycténoïdes :** 1) *Ars. bell. dulc. graph. hep. merc. rhus. sep. sulf.* — 2) *Acon. amm-m. aur. bov. calc. cic. ign. lyc. nitr-ac. petr. phos-ac. puls. sil.*

Contre les *dartres* **érythémoïdes :** 1) *Arn. cham. chin. graph. petr. puls. sep. sulf.* — 2) *Bell. calc. carb-veg. caus. hep. ign. lyc. merc. n-vom. petr. ruta. sulf-ac.* — 3) *Amm. ant. baryt. kal. kreos. lach. mang. natr-m. oleand. phosph. phos-ac. sil. squill. zinc.*

Contre la *dartre* **vive** (de Sauvages), *voy.* **Eczéma.**

Contre la *dartre* **annulaire,** *voy.* **Herpes** *circinnatus.*

Contre la *dartre* **lichénoïde,** *voy.* **Lichen.**

§ 154. Nous joignons à ces expositions sommaires quelques indications générales tirées des observations cliniques de plusieurs auteurs parmi nous, mais qui n'ont pas été assez précisées pour leur donner une place à l'endroit des dermatoses particulières. Selon ces observations, on trouvera toujours utiles, n'importe le **nom** que mériterait une dermatose :

Alumina , lorsqu'il y aura : *dartres pruriteuses* ou rongeantes ; *croûtes suintantes,* surtout aux tempes, tout près des cheveux, et aux avant-bras ; prurit des éruptions, surtout vers le soir ; inflammation facile et cuisson des plus petites blessures ; *renouvellement des symptômes à chaque nouvelle ou pleine lune ; leucorrhée ou coryza avec écoulement corrosif* et brûlant ; tuméfactions tuberculeuses ; boutons miliaires.

Ambra, dans bien des cas de répercussion des dartres ou contre quelques dartres brûlantes.

Arsenicum, contre : *dartres phlycténoïdes* brûlantes, avec peau râpeuse entre les omoplates, et au creux de l'estomac ; *dartres ulcérées* à la face, la poitrine, le cou, les mains et les pieds, suintant un pus sanieux, avec douleur brûlante comme par des charbons ardents, et se couvrant de croûtes sous lesquelles l'ulcération continue ; éruption de *pustules sanguinolentes,* depuis la grosseur d'un petit pois jusqu'à celle d'une noisette, accompagnées de douleurs atroces ; *ardeur* ou *prurit brûlant aux dermatoses ;* exfoliation de la peau en squames larges ; taches bleuâtres ou semblables aux morbilles ; éruptions squameuses, scorbutiques et scrofuleuses ; *boutons à pointes blanches surgissant avec prurit* brûlant, surtout au ventre, aux pieds, aux mains et entre les doigts ; petits boutons au front et à la mâchoire, avec une ardeur telle que le malade ne sait que faire d'angoisse ; *boutons purulents rouges* jusqu'à la tête et aux favoris, se transformant en *ulcères brûlants, croûteux et sanieux ;* petites papules de la grosseur d'une lentille, de la couleur de la peau, avec cuisson, surtout la nuit.

Aurum : Croûtes dartreuses au nez, se renouvelant constamment après être tombées, avec prurit et gonflement du nez, reptation, élancement et rongement se propageant aux angles des yeux et des orbites, en même temps ventre resserré, coliques venteuses.

Baryta, lorsque les dartres sont très-douloureuses après s'être gratté, et qu'il y a en même temps grande vulnérabilité de la peau, avec inflammation, suppuration et ulcération facile des plus légères blessures. Rend aussi de grands services contre des dartres pustuleuses douloureuses au toucher et se couvrant plus tard de croûtes pruriteuses.

Bovista : Dartres apparaissant tous les hivers ; petits boutons rouge clair, réunis en groupes sur le revers de la main, disparaissant souvent subitement, causant un prurit violent et brûlant, suintant un fluide clair et laissant après elles une tache râpeuse, croûteuse, rouge foncé, et qui continue à suinter. Convient en général souvent contre des *dartres suintantes, croûteuses, et consistant en boutons rouges.*

Bryonia : Éruptions, surtout au dos et à la nuque, avec prurit qui force à se gratter jusqu'au sang, ou avec ardeur et cuisson, le matin et la nuit, au ventre, au dos, aux jambes et aux avant-bras ; *vésicules qui crèvent, surgissant avec prurit et ardeur sur tout le corps et suivies de desquamation ; boutons* brûlants et pruriteux avec cuisson, après s'être gratté, au ventre et aux hanches ; petits boutons rouges et brûlants aux jambes, aux genoux et aux cuisses, le soir, après un prurit qui force à se gratter ; boutons scabéiformes aux articulations de la main, du coude et du genou ; *dartres farineuses avec prurit brûlant et desquamation* aux paupières.

Calcarea : *Dartres impétigineuses, croûteuses et humides,* surtout *à la face aussi et aux avant-bras ; croûtes sèches* ou *humides,* avec squames jaune blanchâtre ; *pustules suintantes* et se *couvrant de croûtes verdâtres ; peau sèche, aride,* comme *parsemée de miliaire ;* bulles pruriteuses, surtout au-dessus des hanches ; *dartres scrofuleuses ;* groupes serrés de taches proéminentes de la grosseur d'une lentille chez un nourrisson, surtout entre les épaules, aux joues et aux coudes, avec soif, chaleur et manque d'appétit, et laissant après elles des taches de couleur foncée, comme des ecchymoses ; d'anciennes dartres reparaissent. *Éruptions croûteuses, suintantes* et parfois en forme de grappes ; croûtes à la jambe avec ardeur.

Carbovegetab. : Éruption de petits grains semblables à la gale sèche ; dartres et *stries* d'un brun rougeâtre ; *prurit brûlant,* surtout la nuit ou le soir, en se réchauffant au lit ; dartres humides ; ulcérations croûteuses.

Causticum : *Dartres pruriteuses* et suintantes ; *vésicules phagédéniques ;* vésicules blanchâtres, avec prurit à la chaleur du lit, ardeur après s'être gratté, et laissant après elles des taches ; *éruptions scabéiformes.*

Cicuta : *Éruptions suppurantes,* avec *croûtes jaunâtres* et douleurs brûlantes ; élevures grosses comme des lentilles, à la face et aux mains, brûlantes au début, et plus tard confluentes et se terminant par la desquamation. Tous les ans (au mois de septembre) petite croûte au coin de la bouche suintant une eau jaune qui corrode la peau, après quoi les endroits excoriés suintent et se couvrent d'une croûte jaunâtre et épaisse qui se répand peu à peu depuis la lèvre supérieure jusqu'au menton et la partie inférieure de la joue, avec engorgement des glandes sous-maxillaires et croûtes brun jaunâtre dans les narines.

Clematis : *Croûte squameuse* à la cuisse suintant une humeur jaunâtre, ichoreuse et corrosive, et reposant sur une base rouge, excoriée, suintante et couverte de nombreuses vésicules qui crèvent, et dont le suintement forme de nouvelles croûtes, avec prurit insupportable, surtout à la chaleur, amaigrissement et engorgement des glandes inguinales. Éruption pruriteuse et suintante, avec rougeur et tuméfaction de la peau ; pustules scabéiformes par tout le corps. A la lune croissante, les dartres sont rouges et suintantes ; à la lune décroissante, au contraire, pâles et sèches.

Conium : *Dartres brûlantes, cuisantes et suintantes aux mains et* *aux avant-bras; — croûtes larges comme la main à plusieurs endroits du corps; — dartres aux articulations du bras et du genou;* — boutons blancs, transparents, remplis d'une humeur corrosive, se transformant en croûtes scabéiformes, avec sueur locale fétide et cuisante; — *dartres opiniâtres,* suintantes, croûteuses ou brûlantes; — taches opiniâtres au corps, brunâtres ou bien rouges, pruriteuses et se renouvelant souvent; — *dartre à l'avant-bras,* avec peau d'un aspect poreux, rouge vif et plaques excoriées suintant une lymphe visqueuse, parfois même du sang, et se couvrant d'une croûte blanchâtre, avec prurit et rongement insupportable, surtout le soir, et avec nodosités glandulaires autour des endroits affectés.

Cuprum : *Éruptions* semblables à la gale ou même à la lèpre; — dartres squameuses jaunâtres.

Dulcamara : *Dartres suintantes, suppurantes,* ou bien sèches et furfuracées; — dartres pâles, suintant après s'être gratté; dartres rouges, avec auréole rouge; — petites dartres rondes, jaune brun et *saignant après s'être gratté;* — dartres avec un bord rougeâtre, douloureuses au contact de l'eau froide; — croûte dartreuse par tout le corps; — dartres aux articulations; — *éruptions dartreuses avec glandes engorgées.*

Graphites : Boutons suppurants, par tout le corps, avec *croûte dartreuse* à la lèvre supérieure, sous le nez, avec prurit violent, suintement d'un ichor corrosif, et formant une croûte épaisse, sèche; — *dartres suintantes* et croûteuses, avec prurit le soir et la nuit; — éruptions croûteuses avec suintement corrosif; — une ancienne dartre se transforme en tumeur inflammatoire; — gerçures, rhagades aux membres qui sont affectés de dartres.

Hepar sulf. : Dartres croûteuses aux oreilles tant suintantes que sèches, aux oreilles, reposant sur une base enflammée; dartres avec rhagades et gerçures, surtout aux mains et aux pieds.

Kreosotum : *Dartres de toutes natures,* furfuracées, pustuleuses, sèches, suintantes, etc., tant aux mains et aux doigts, qu'aux oreilles, aux coudes, aux poignets et aux malléoles. — Gros boutons, semblables aux pustules de la variole, par tout le corps; — pustules scabéiformes, avec gonflement et roideur des pieds.

Lachesis : les dartres répercutées, à la face et aux jambes, reviennent en grande quantité, avec diminution considérable de l'expectoration qui s'était établie; — de petites dartres rougeâtres, à la face, au cou et aux bras surviennent d'abord plus nombreuses, se couvrent de croûtes et disparaissent ensuite.

Ledum : Dartre sèche, râpeuse, à la face, avec brûlement douloureux surtout au grand air, et avec tension brûlante à tout mouvement des muscles faciaux; — boutons entremêlés d'éruptions furonculeuses au front et à d'autres endroits; — boutons rouges à la face, avec douleurs lancinantes au toucher; — boutons au front comme chez les ivrognes; taches rouges à la poitrine, entremêlées de miliaire et avec prurit rongeant comme par des poux.

Lycopodium : Dartres à la face, à la nuque et aux mollets, larges comme un écu, nettement circonscrites, avec base jaunâtre, desquamation, prurit violent à tout échauffement et rougeur plus forte après s'être frotté; — dartres aux avant-bras, basées sur une plaque rouge, avec boutons purulents, semblables à la miliaire, plus tard confluentes et formant une seule plaque suppurante entourée d'une vive rougeur, avec douleur lancinante empêchant le mouvement du bras; plus tard, taches hépatiques à la poitrine, la nuque et au bras; — éruption dartreuse aux jambes, avec rhagades profondes, croûtes épaisses, jaune de paille, douleurs brûlantes la nuit, et varices aux jambes; — dartres suintantes, croûteuses et pruriteuses sous les aisselles, avec furoncles autour et engorgement des glandes axillaires. (Après *lycop.* convient souvent *sulf.*, ou bien *sepia,* si *lycop.* avait produit une aggravation inopportune; *graphit.* paraît quelquefois plutôt nuisible que salutaire après l'usage du *lycop.*)

Magnesia carb.: Dartres à la poitrine et aux mollets, petites, rouges, lisses et plus tard squameuses; — vésicules rongeantes.

Mercurius : Face couverte d'une croûte d'un jaune sale et suintant une humeur fétide, avec prurit insupportable, saignement après s'être gratté, yeux rouges, larmoyants, sensibles à la lumière et entourés de croûtes, avec pustules sur la conjonctive; — *dartres syphilitiques, ichoreuses* et *phagédéniques,* ou bien avec pustules suppurantes, confluentes et formant ensuite des taches irrégulières, furfuracées, ou se creusant et se cicatrisant, tandis qu'il en vient de nouvelles à leur place; — éruptions dartreuses, brûlantes au toucher; — dartre fortement suintante, squameuse aux bords, couvrant presque tout l'avant-bras et se montrant aussi au genou; — éruption impétigineuse, à la partie inférieure du ventre, la cuisse et les parties génitales, ainsi qu'aux oreilles et autour des narines, avec scrotum gonflé et dur par le pus desséché, et écoulement de liqueur prostatique par l'urètre.

Muriatis acidum : Éruptions croûteuses, pruriteuses à la chaleur du lit.

Natrum carb.: *Dartres,* suintant une humeur purulente; — anneaux jaunâtres, restes de taches dartreuses; taches roses, et tubercules lépreux.

Natrum muriaticum : *Dartres* et *croûtes* autour de la bouche, formées par des vésicules qui se couvrent de croûtes, laissant après elles des taches rouges, opiniâtres; — taches rouges au creux de l'estomac, avec picotement au toucher et se transformant plus tard en pustules pruriteuses; — croûtes sous les aisselles; — dartres dans les jarrets.

Nitri acidum : Dartres pruriteuses; — taches brun rougeâtre sur la peau du corps; — dartres mercurielles; — *convient très-rarement contre les dartres syphilitiques franches,* à moins qu'il n'y ait en même temps abus de mercure; — dartres pruriteuses et pustules avec auréole rouge, large, à la face.

Oleander : *Éruption dartreuse,* peau rouge et râpeuse, devant l'oreille, avec suintement et fétidité derrière l'oreille, et collement de la conque à la tête; — boutons croûteux.

Petroleum : *Dartres pruriteuses;* — éruptions pustuleuses, avec ardeur et prurit; — taches brunâtres ou jaunâtres à la peau; — dartres pruriteuses au scrotum et au périnée (chez les personnes qui ont des hémorrhoïdes).

Phosphorus : Dartres au cou et à la poitrine, consistant *en taches brun clair, irrégulières,* peu élevées et râpeuses, parfois avec prurit et légère desquamation; — *taches dartreuses, rondes, par tout le corps; dartres sèches, furfuracées;* taches cuivrées; *taches brunâtres, élevées,* dans les jarrets, à la poitrine, au front et au coin de la bouche.

Phosphori acidum : Éruption dartreuse, suintante, à la partie rouge des lèvres, et à la joue près du coin de la bouche, avec excoriation en plusieurs endroits; croûtes brunâtres, minces, et saignantes, aux lèvres, et croûtes épaisses, jaunâtres, aux joues; — dartres sèches et humides; — éruptions rouges, en groupes et composées de boutons très-petits.

Pulsatilla : Éruptions chroniques produites par l'abus du lard, avec prurit violent à la chaleur du lit.

Ranunculus bulb. : Éruptions dartreuses consistant en petites vésicules bleu foncé, en groupes serrés, avec *prurit brûlant* et croûtes calleuses.

Rhus toxicod. : *Éruptions dartreuses,* alternant avec selles dyssentériques et souffrances asthmatiques; — croûtes par tout le corps; — croûte épaisse, humide par toute la tête et la face, sécrétant une humeur ichoreuse, sanguinolente, et fétide, avec peau rouge, décolorée et râpeuse, paupières rouges et gonflées, plaques croûteuses suintantes et excoriées aux bras et aux jambes, et prurit rongeant, surtout le soir, la nuit, et dans la chaleur; — éruption vésiculeuse, apparaissant tous les ans au printemps et en automne, et se transformant en croûtes épaisses, jaunâtres, sécrétant un pus jaune, corrosif et brûlant qui cause de vives douleurs; — rugosité dartreuse de la peau, avec vésicules et prurit brûlant; — herpès lichénoïde, s'étendant sur toute la peau du corps.

Sassaparilla : Dartres, taches râpeuses, peu élevées, de la grosseur d'une lentille, au front; — dartre à la lèvre supérieure, avec picotement comme par des épingles; — taches dartreuses aux mollets.

Sepia : *Taches dartreuses*, brunâtres, *rougeâtres*, ou rouge de vin; — *dartres humides* et croûteuses, avec prurit et brûlement; *dartres* annulaires avec exfoliation de l'épiderme, surtout aux mains et aux doigts; *dartres à la face et au dos de la main*, avec prurit violent surtout le soir, peau dure comme du parchemin, rougeur à la base et autour de la dartre, et sécrétion d'une lymphe jaunâtre qui forme des croûtes en s'épaississant; — dartres semblables aux taches hépatiques, avec desquamation furfuracée; — *dartres humides*, pruriteuses et brûlantes; — *taches lépreuses*, râpeuses et luisantes.

Silicea : Dartres pustuleuses, se transformant en ulcères avec forte suppuration.

Staphysagria : *Éruptions dartreuses,* pour la plupart sèches et croûteuses, ou bien avec prurit nocturne et brûlant après s'être gratté.

Sulfur : *Dartres de diverses espèces,* surtout dartres sèches furfuracées; — *dartres croûteuses,* gris jaunâtre, après prurit brûlant; — dartres tachetées de rouge, avec phlyctènes; — une dartre squameuse qui avait été répercutée reparaît, avec prurit violent et qui devient brûlant après s'être gratté; — les anciennes dartres deviennent très-pruriteuses, forçant à se gratter jusqu'au sang; — points rouges aux mains et aux pieds, avec prurit; — éruption papuleuse aux bras et aux jambes, avec prurit; — éruption de larges cloches, débutant par de petites vésicules remplies d'un pus jaune, qui, en séchant, forme des croûtes, avec auréole rouge et prurit violent; — dartre squameuse au front; — dartre humide et pruriteuse, couvrant toute la face, surtout la région au-dessus du nez et autour des yeux, ainsi qu'aux paupières, qui sont rouges et gonflées, avec photophobie, larmoiement violent, cuisson et prurit aux yeux et glandes engorgées au cou; — *dartre miliaire, phlycténoïde,* surtout aux extrémités, formant des taches circonscrites, irrégulières, couvertes de vésicules suintantes ou se couvrant de squames minces blanchâtres; — *dartre croûteuse,* surtout à la face, formée par des vésicules serrées, dont la lymphe sécrétée forme, en se séchant, des croûtes épaisses jaune verdâtre; — dartres humides aux mollets et au tibia, de temps en temps pruriteuses, brûlantes et suintantes.

Vinea minor.: Éruption chronique, humide et fétide, à la tête, à la face et derrière les oreilles.

Viola tricol.: Dartres faciales semblables à la croûte de lait.

Zincum : Petites taches dartreuses aux mains, râpeuses et pruriteuses, avec saignement des gencives; — dartres gonorrhéiques aux amygdales, au palais et à la racine de la langue, consistant en taches lardacées, bleuâtres, irrégulières et dures à la surface, avec gonflement des amygdales et rougeur des parties affectées.

Voy. aussi : **Gourmes** et **Teignes**, ainsi que la **matière médicale** de tous les **symptômes cutanés,** dans la deuxième partie de cet ouvrage, et consultez, en outre, dans le *Répertoire,* l'article *dartres.*

CHAPITRE IV.

TROISIÈME CLASSE.

DIVERS ÉTATS MORBIDES DE LA PEAU QUI NE SE CARACTÉRISENT POINT PAR DES ÉRUPTIONS PROPREMENT DITES.

PREMIÈRE SECTION.

ORDRE VI.

Dyschromasies.

§ 155. Les affections que les divers auteurs, ou du moins ceux qui tiennent à être les plus complets, rangent ordinairement dans cette classe sont : les *éphélides,* les *nœvi,* la *nigritie,* la *teinte bronzée,* l'*albinisme,* le *vitiligo,* la *chlorose,* la *cyanose,* l'*ictère,* et le *mélasictère.*

Mais quant au quatre dernières, la chlorose, la cyanose, l'ictère et le mélasictère, il n'est pas besoin de dire que ces affections, loin d'être particulières à la peau, sont plutôt des maladies générales ou des *symptômes* généraux qui se manifestent dans d'autres organes aussi bien qu'à la peau. Nous ne pouvons donc nous occuper ici du traitement de ces affections, mais nous leur avons donné une place plus convenable dans notre ouvrage sur les **Maladies nerveuses** et les **Affections chroniques générales internes,** où le lecteur pourra trouver des renseignements plus amples, si toutefois ceux qui sont renfermés dans notre *Manuel de médecine homœopathique* ne lui suffisaient pas. En outre, nous avons placé les *éphélides* parmi les **éruptions** chroniques, parce qu'elles en portent tous les caractères, et pour les *nœvi* qui sont tous des *hypertrophies* (pigmentaires ou vasculaires), nous avons préféré de les réunir tous en un seul article, et de les placer, pour cela, parmi les **hypertrophies** qui se trouvent à la quatrième section de ce chapitre. Il ne nous reste donc de toutes les dyschromasies que quatre dont nous devons parler ici, savoir : l'*albinisme*, le *vitiligo*, la *Nigritie* et la *teinte bronzée*. Nous allons en occuper successivement ci-après.

ALBINISME.

§ 156. L'on désigne sous le nom d'**albinisme** (*leucopathie, albinie, leucœthiopie, chacretas, œthiopes albi*), une anomalie congéniale, qui consiste dans la diminution ou même l'absence totale du pigment destiné à colorer la peau. Cette anomalie peut être générale ou partielle, ou ne consister qu'en une simple diminution du pigment, comme cela a lieu chez les *albinos* ou *kakerlaques*. Ne sachant point si cet état est susceptible d'un traitement fructueux, et ne connaissant point encore de médicaments que nous puissions conseiller d'après l'expérience, nous nous bornons à dire que si l'on pouvait obtenir quelque chose sur les albinos pour ainsi dire *sporadiques*, on pourrait peut-être consulter avec le plus de succès : *Ambr. amm. ars. calc. carb-an. cupr. dig. graph. iod. merc. natr. natr-m. nitr-ac. phosph. phos-ac. sep. sil. spong. sulf.*

VITILIGO.

§ 157. Le *vitiligo* (*éphélide blanche*), n'est autre chose qu'un *albinisme partiel*, limité à une ou plusieurs régions de la peau. Tous les endroits de la peau peuvent être le siége de cette affection, mais on les rencontre plus souvent aux parties génitales et dans leur voisinage qu'ailleurs, et les poils participent ordinairement à cette affection. Ce sont des taches d'un blanc mat, de diverses dimensions et éparses çà et là, s'agrandissant et se multipliant ordinairement à mesure que l'individu qui en est atteint avance en âge.

Si l'art peut faire quelque chose contre cette affection, les médicaments qui nous paraissent promettre le plus, selon leurs analogies, sont : 1) *Alum. ars. sep. sil. sulf.* — 2) *Amm. calc. carb-an. merc. natr. nitr-ac. phosph.* — 3) *Ambr. cupr. dig. graph. iod. phos-ac. sil. spong.*

NIGRITIE.

§ 158. C'est M. Rayer qui, dans son *Traité sur les maladies de la peau*, parle de cette affection dans laquelle la peau des blancs acquiert accidentellement une teinte noire, générale ou partielle, semblable à celle des nègres ou des mulâtres, et qui, si elle est partielle, s'observe le plus souvent aux parties génitales, aux mamelons et à la face, et plus fréquemment chez les femmes que chez les hommes.

Quant à nous, nous n'avons jamais vu cette affection, ni ne connaissons, jusqu'à présent, aucun médicament que nous puissions citer comme méritant d'être consulté de préférence. Nous signalons donc ce fait à l'attention des praticiens, pour qu'ils nous fassent part de leurs observations cliniques, si jamais un cas de cette affection se présentait à eux.

TEINTE BRONZÉE.

§ 159. On entend pas *teinte bronzée* ou *ardoisée* la décoloration anormale de la peau qui est quelquefois produite par l'administration du nitrate d'argent à l'intérieur. Plusieurs auteurs en font mention et prétendent l'avoir observée, mais le professeur Hebra de Vienne, nie complétement l'existence de ce fait. Parmi les plus modernes, il y a cependant aussi M. Rayer, qui a vu cette affection se produire sur des épileptiques traités par le nitrate d'argent. Ce qui paraît résulter de ces contradictions, c'est qu'il faut peut-être une idiosyncrasie particulière pour permettre à ce fait de se produire, ou un concours de circonstances qui ne se réunissent pas toujours d'une manière également favorable à la production. Quoi qu'il en soit, nous enregistrons en attendant ces contradictions, et nous attendons, en outre, qu'un cas semblable s'offre, pour être traité homœopathiquement, à l'un ou l'autre de nos confrères, afin d'être renseigné nous-même sur les médicaments à administrer de préférence. En attendant, nous pensons que l'on n'emploiera peut-être pas sans succès : 1) *Hep.* ou *sulf.* —2) *Calc. merc. puls.*

DEUXIÈME SECTION.

ORDRE VII.

Diverses Névroses de la peau.

§ 160. Les affections que nous comprenons dans cet ordre, sont le *prurit*, *l'hypersthésie*, *l'anesthésie*, la *laxité* de la peau, et la *chair de poule.* Les trois premières se rapportent à l'état de la sensibilité, les deux autres à l'état fonctionnel, qui est aussi un état nerveux, et, par conséquent, une névrose, aussi bien que les *spasmes* et les *paralysies* nerveuses. Nous dirons quelques mots sur chacun de ces états.

PRURIT.

§ 161. Le *prurit* est cet état particulier de la peau qui force à se gratter ou à se frotter, ceux qui en sont atteints. Cet état est, d'ordinaire, *lié à d'autres maladies* de la peau, mais il peut aussi exister *idiopathiquement,* sans autre altération appréciable de la peau. Dans le premier de ces deux cas, il faut traiter avant tout la maladie principale. Mais souvent aussi cette affection paraît idiopathique, lorsqu'elle ne l'est point : plusieurs cas de *prurigo* offrent quelquefois des papules si petites que l'on croirait la peau entièrement saine, si l'on n'examinait point de plus près. Tels sont surtout le prurigo de l'anus et de la vulve, ou la peau ne devient souvent rouge qu'après que les malades se sont grattés pendant quelque temps. Nous ne parlerons donc point ici de ces espèces de prurit, dues pour la plupart à une espèce du prurigo. Le véritable prurit *idiopathique* est très-rare, mais s'il existe, les médicaments les plus propres à le combattre, sauf à baser le choix sur les autres symptômes du malade, sont, en général : 1) *Bry. n-vom, op. puls. rhus. sil. sulf.* — 2) *Cocc. oleand.*

Pour le reste du *prurit* et de ses nuances, en leur qualité de symptômes indicateurs pour le choix des médicaments, *voy.* **Prurit,** dans le *Répertoire,* à la fin de ce traité.

HYPERSTHÉSIE DE LA PEAU.

§ 162. L'*hypersthésie* de la peau est un état dans lequel la sensibilité de la peau est douloureusement exaltée, c'est-à-dire que le plus léger contact est douloureusement ressenti par le malade. Cet état peut être également ou *symptomatique* ou *idiopathique. Idiopathique,* on le rencontre fréquemment au cuir chevelu, mais il peut se montrer à toutes les régions de la peau, et être ou partiel ou général. Les principaux médicaments, pour combattre cet état sont : 1) *Ars. asa. bell. calc. carb-an. carb-veg. led. lyc. merc. natr-m. n-vom. petr. phos-ac. rhus. sil. spig. thui. verat.* — 2) *Agar. amm. baryt. coff. ipec. nitr-ac. sulf.* — 3) *Baryt. bry. camph. canth. chin. coff. ferr. hep. magn. mosch. natr. n-mosch. phosph. puls. selen. sep. staph.*

Voy. du reste, aussi : **Sensibilité douloureuse,** dans le *Réper-toire,* à la fin de cet ouvrage.

LAXITÉ DE LA PEAU.

§ 163. Nous entendons par *laxité de la peau* cet état dans lequel la peau a perdu de son élasticité, et de son *turgor vitalis.* Cet état se rencontre, entre autres, dans le *choléra,* et plus ou moins, comme état consécutif, dans toutes les affections asthéniques, dans les ca-chexies, etc. ; mais il peut aussi exister idiopathiquement. Ces cas où des instruments non tranchants, comme par exemple des ciseaux, laissent des impressions extraordinairement profondes et durables après leur application, en sont des exemples. Symptomatiquement, on trouve aussi cet état dans les œdèmes, et c'est encore lui qui contribue, dans bien d'autres affections, à la laxité des traits de la face, etc.

Pour la *thérapeutique,* cet état n'a de valeur que comme sym-ptôme indicateur, attendu que, joint à d'autres symptômes, il peut quelquefois contribuer à déterminer le choix du médicament. Il indique toujours de préférence : 1) *Calc. cocc. chin. iod. lyc. sec. ve-ratr.* — 2) *Ars. bov. borax. caps. cham. clem. con. cupr. dig. ferr. hell. hyos. ipec. lach. magn. merc. natr. puls. rhab. sabad. seneg. sil. spong. sulf. sulf-ac. zinc.*

Voy. du reste aussi le même article dans le *Répertoire.*

CHAIR DE POULE.

§ 164. La *chair de poule* est l'aspect que présente la peau, lorsque l'impression du froid y détermine des aspérités dues à la saillie des bulbes de poils, ce qui la fait ressembler à la peau d'une poule plu-mée. Cette saillie est due, à son tour, à la contraction du reste de la peau, c'est une espèce de spasme produit par l'action du froid. Dans les frissons des fièvres, cet état se présente souvent symptomatiquement, mais il n'a presque jamais de valeur pour la thérapeutique.

TROISIÈME SECTION.

ORDRE VIII.

Diverses Phlogoses.

§ 165 Nous comprenons sous la dénomination de *phlogoses sim-ples,* certaines inflammations cutanées ou sous-cutanées qui *ne sont point caractérisées par des éruptions* proprement dites, et nous excluons de l'autre côté de cet ordre toutes les phlegmasies cutanées qui reposent sur une diathèse particulière en vertu de laquelle le travail morbide qui se fait à la peau se manifeste en même temps aussi dans d'autres organes. Mais, par contre, nous avons admis dans cet ordre les *gangréneuses* (pustule maligne) et l'*équinia* à côté des *engelures* et des *furoncles* parce que toutes sont des dermatoses inflammatoires sans être des éruptions proprement dites. Quant aux *panaris*, que nous n'avons jamais regardés comme des *dermatoses*, nous leur avons pourtant donné une place dans cet ordre, attendu qu'elles présentent pour le *traitement* beaucoup d'analogie avec les autres affections de cet ordre. Quant aux *gangréneuses*, on pourrait peut-être s'étonner que nous n'ayons point rangé la *pustule maligne* parmi les éruptions aiguës et contagieuses; mais nous n'avons jamais non plus regardé cette affection comme une *éruption*, mais au contraire comme un état morbide essentiel de la peau, véritable foyer de la maladie, semblable à une brûlure qui se gangrènerait et que l'on ne pourrait pas non plus ranger parmi les éruptions. Les *furoncles* ne nous paraissent pas non plus participer à la nature des éruptions, autrement, il faudrait y ranger aussi les *abcès* et les glandes engorgées. Des considérations absolument semblables nous ont fait aussi ranger l'*équinia* dans cet ordre-ci et non point parmi les *éruptions* aiguës contagieuses, quoiqu'elle soit souvent aussi non-seulement contagieuse, mais encore aiguë. Du reste, peu importe en dernier lieu la place qu'on donne à une affection; il y a même certaines classifications dont les raisons qui les ont dictées sont quelquefois difficiles à expliquer par des définitions, mais faciles à saisir par l'impression générale que produisent sur nous certaines analogies dans les caractères pathologiques essentiels. Ce sont souvent ces analogies-là qui nous ont guidé dans nos classifications. Les dermatoses, dont, d'après cela, nous avons à parler dans cette section, sont donc : 1° la *dermatite*, 2° les *engelures*, 3° les *panaris*, 4° les *furonculeuses*, 5° les *gangréneuses*, et 6° l'*équinia*. Nous nous en occuperons successivement ci-après.

DERMATITE.

(Intertrigo, Rhagades, Vulnérabilité de la peau.)

§ 166. Nous ne faisons mention de la *dermatite* ou *inflammation de la peau* que pour lier ensemble certains états morbides du derme qui, sous le rapport *thérapeutique,* se rapprochent beaucoup les uns des autres. Ce sont :

1° **L'intertrigo** ou l'**excoriation** de la peau, tel qu'on l'observe chez les enfants à la mamelle, chez les personnes très-grasses, entre les fesses, etc., et dont nous avons déjà parlé à l'article **Érythème** (§ 60).

2° Les **rhagades** ou **gerçures** que l'on observe dans plusieurs dermatoses, notamment le psoriasis, ainsi que chez les personnes qui travaillent dans l'eau, en hiver , chez les sujets qui ont la peau délicate, dans quelques affections syphilitiques, chez les malades qui ont fait abus du mercure, etc.

3° La **vulnérabilité de la peau,** ou état particulier de cet organe qui fait que la moindre coupure ou blessure tarde à se guérir, s'enflamme, s'ulcère même quelquefois, enfin tourne constamment à l'exacerbation.

Tous ces états se guérissent facilement par la seule médication interne, en y opposant l'un ou l'autre des médicaments suivants : 1) *Arn. cham. hep. lach. petr. sulf. — 2) Calc. graph. lyc. mang. merc. nitr-ac. puls. rhus. sep. sil. zinc. — 3) Alum. ant. aur. baryt. borax. kal. kreos. magn. natr. natr-m. sass. staph.*, etc.

Pour le reste et les détails, voy. **Érythème,** § 60, et, dans le *Répertoire,* à la fin de cet ouvrage, les articles : **Excoriation, Gerçures,** et **Vulnérabilité** de la peau.

ENGELURES.

§ 167. L'*engelure (pernio)* est une tuméfaction chronique de la peau et du tissu sous-jacent, produite par l'action du froid. Elle est ordinairement d'un rouge violet, quelquefois très-douloureuse, mais dans la plupart des cas accompagnée seulement d'un prurit pénible ; elle est plus fréquente chez les enfants que chez les adultes et les vieillards, et se montre de préférence aux mains, aux pieds, aux oreilles et à la pointe du nez. Les engelures commencent à se former vers la fin de l'automne, augmentent pendant l'hiver et disparaissent au printemps, pour reparaître de nouveau au retour du froid. Abandonnées à elles-mêmes elles se guérissent quelquefois seules vers l'âge de la puberté. Quelquefois, et c'est là leur état le plus simple, elles ne présentent qu'une tuméfaction superficielle , avec peu de rougeur, mais avec un prurit pénible, surtout lorsqu'on expose les parties affectées à la chaleur. Mais quelquefois aussi, la tuméfaction s'étend davantage en profondeur, avec douleurs brûlantes et mouvement difficile du membre affecté, à quoi se joint parfois même une éruption de phlyctènes remplies d'une sérosité rougeâtre ou sanguinolente. Dans quelques cas, on les voit aussi s'*ulcérer,* et devenir phagédéniques ou même *gangréneuses,* au point de dénuder les surfaces des articulations

et les os. Le diagnostic en est facile, attendu que l'*érythème* et l'engorgement du tissu cellulaire cutané, les *bulles*, les *gerçures*, les *ulcérations* et la *gangrène* qu'on observe dans les engelures diffèrent assez,
par leur mode de développement et la succession de leurs autres phénomènes, des lésions analogues, pour ne permettre aucune confusion.

§ 168. Le **traitement** homœopathique des engelures n'offre point
de grande difficulté, pourvu qu'on ne néglige jamais de faire en même
temps attention aux autres symptômes morbides constitutionnels qui
se présenteraient en outre sur le malade dans un cas donné. L'expérience a jusqu'ici fait connaître, comme les remèdes les plus utiles
contre les engelures : 1) *Ars. bell. carb-an. lyc. nitr-ac. n-vom. petr.
phosph. puls. rhus. sulf. thui.* — 2) *Arn. bry. carb-veg. cycl. hyosc.
phos-ac. sulf-ac.,*—et selon l'expérimentation pure: 3) *Agar. ant. colch.
croc. hep. kal. mags-aus. sep.* — 4) *Ambr. asar. aur. berb. borax.
cham. chin. cocc. mags-arc. magn-c. n-mosch. op. rhab. ruta. spig.
stann. staph. zinc.*

Et, en particulier :

Lorsque les engelures occupent surtout les **mains et les doigts** :
1) *Agar. n-vom. petr. puls. sulf.* — 2) *Berb. borax. carb-an. lyc. mags-
arc. nitr-ac. spig. stann. sulf-ac. zinc.*

Lorsqu'elles siégent de préférence aux **pieds** et **aux orteils** : 1)
Agar. n-vom. puls. sulf. thui. — 2) *Alum. amm. ant. cocc. colch. kal.
lach. nitr-ac. n-mosch. phosph. sabin. staph. zinc.* — 3) *Asar. berb.
borax. bry. cann. carb-an. carb-veg. caus. chin. hep. kal. lyc. mags-
aus. petr. rhab. rhus.*

Si elles occupent les **oreilles** ou le **nez** : *Agar. colch. zinc.*

En outre :

Contre les *engelures* **pruriteuses** : 1) *Lyc. nitr-ac. n-vom. sulf.*—
2) *Agar. berb. colch.* — 3) *Asar. aur. borax. cocc. croc. mags-arc.
spigel.* et avec *prurit* **formicant** : 1) *Rhus.* — 2) *Colch. mgs-aus.* —
3) *Arn. n-vom. sep.*

Lorsqu'elles sont **douloureuses** : 1) *Nitr-ac. n-vom. petr. puls.*
— 2) *Arn. bell. hep. chin. lyc. magn. phosph. phos-ac. sep.;* — et, en
particulier, lorsqu'elles causent des douleurs **brûlantes** : *N-vom.
puls. spig. ;* — avec douleurs **lancinantes** : *Mags-aus.*

Lorsqu'elles sont **très-enflammées** : 1) *Ars. nitr-ac. puls. sulf.*—
2) *Bell. cham. hep. lyc. phosph. rhus. staph.*

Lorsqu'elles sont **bleuâtres** : *Arn. bell. kal. puls.*

Lorsqu'elles sont **gercées** : *N-vom. petr.*

Lorsqu'il y a des **phlyctènes** dessus : 1) *Carb-an. nitr-ac. rhus.* —
2) *Ant. bell. chin. cycl. magn. phosph. sep. sulf.*

Lorsqu'elles **s'ulcèrent** et deviennent *phagédéniques* : 1) *Ars. carb-veg. lyc. merc. nitr-ac. petr. rhus. sulf.* — 2) *Cham. clem. graph. lach. lyc. natr. sep.* — 3) *Bell. hep. kal. puls. ran. ran-secl. sulf-ac.*

Enfin, lorsqu'elles deviennent **gangréneuses** : 1) *Bell. camph. sabin.* — 2) *Acon. chin. hyosc. lach. mur-ac. rhus. sil.*

PANARIS.

§ 169. Le *panaris* (*mal d'aventure*) n'est autre chose qu'une *tumeur flegmoneuse* développée ordinairement au bout des doigts, à côté de l'ongle. On en distingue quatre variétés, savoir :

1° Le *panaris* **superficiel,** *panaris sous l'ongle* ou *tourniole*, qui a son siége entre l'épiderme et la peau, et qui se caractérise ordinairement par une inflammation *érysipélateuse*, avec une douleur vive et un gonflement rouge et luisant, qui est bientôt suivi du soulèvement de l'épiderme, sous lequel se trouve une sérosité sanguinolente, et la peau ulcérée et perforée jusqu'au tissu cellulaire sous-jacent.

2° Le *panaris* **sous-cutané,** ayant son siége dans le tissu sous-cutané, entre la peau et les cloisons aponévrotiques, et se caractérisant toujours par une inflammation *flegmoneuse*, avec douleurs profondes, lancinantes, et des symptômes inflammatoires très-intenses qui finissent ordinairement par la formation d'un abcès purulent.

3° Le *panaris* **tendineux,** ayant son foyer dans la gaîne des tendons et les membranes synoviales mêmes, et caractérisé par les mêmes symptômes que la variété précédente, seulement que ces symptômes montrent une plus grande intensité.

4° Le *panaris* **du périoste,** caractérisé par une douleur fixe, circonscrite, assez vive, quelquefois sans gonflement ni changement de couleur à la peau, mais passant ordinairement bientôt à la suppuration, avec destruction de l'os, carie ou nécrose.

§ 170. Le **traitement** de cette affection est, en général, le même que celui que nous avons indiqué contre les *abcès flegmoneux*. Les cataplasmes chauds de graine de lin ou de mie de pain trempée dans du lait sont seuls permis en fait d'application extérieure ; le reste du traitement doit être exclusivement *interne*.

Les médicaments que l'on trouvera le plus souvent efficaces contre les divers cas, sont, en général : 1) *Hep. lach. merc. sil. sulf.* — 2) *Alum. ars. calc. carb-vg. caus. kal. nitr-ac. petr. puls. sang. sep.;* — et peut-être encore : 3) *Ant. con. graph. lyc. nitr-ac. puls. ran. sep. squill.* — 4) *Amm-m. aur. baryt. bell. borax. chin. mgs-arc. mgs-aus. mur-ac. natr-m. petr. phos-ac. plat. rhus. ruta. sabad. sec. sulf-ac. teucr. thui.*

Et en particulier :

Contre le *panaris* **sous l'ongle** : 1) *Hep. lach. sil. sulf.* — 2) *Ars. carb-veg. caus.*—3) *Alum. calc. graph. lach. merc. natr-m. nitr-ac. phos-ac. puls. rhus. sep.* — 4.) *Con. hell. lyc. teucr.*

Contre le *panaris* **sous-cutané** : 1) *Hep. sil. sulf.* —2) *Caus. lach. merc.* — 3) *Ars. calc. graph. nitr-ac. puls.* — 4) L'un ou l'autre des médicaments cités contre les panaris en général.

Contre le *panaris* **tendineux** : 1) *Sil. sulf.* — 2) *Caus. hep. lach. merc.* — 3) L'un ou l'autre des médicaments précédents.

Contre le *panaris* **du périoste** : 1) *Sil.* — 2.) *Calc. merc. sulf.* — 3) *Hep. lyc. nitr-ac. phos-ac.* — 4) Plusieurs des médicaments cités à l'article **Ostéonosie**, contre la *carie*, l'*ostéite*, la *périostite*, etc.

En outre :

On pourra toujours commencer par faire administrer :

Au début : 1) *Merc.*, et s'il n'y a pas d'amélioration : *Hep.* ou *caust.*

Si malgré le *caust.* **le mal persiste** : *Sil.* alterné avec *hep.*

Et lorsque la tumeur devient **bleuâtre** ou **pourpre**, avec des douleurs excessives : *Lach.* alterné avec *hep.*

Et si, malgré cela, le **mal fait du progrès** : *Ars.* alterné avec *carb-veg.*

FURONCULEUSES.

Orgéolet, Furoncle, Anthrax bénin.

§ 171. Les affections furonculeuses sont une inflammation des prolongements celluleux qui remplissent les aréoles du derme et à laquelle la peau participe toujours. Abandonnées à elles-mêmes elles se terminent toujours par l'explosion d'un ou de plusieurs bourbillons, qui sont le résultat de la mortification des petits cônes celluleux enflammés. Toutes les inflammations de ce genre sont très-voisines des inflammations gangréneuses, mais elles s'en distinguent en ce que, si elles passent à la gangrène, c'est toujours d'une manière accidentelle, tandis que, dans les *gangréneuses* proprement dites, la gangrène est un phénomène essentiel de l'affection, produit par une cause *spécifique*. A l'exemple de M. Rayer, nous rangeons dans ce groupe les affections suivantes :

1° L'**orgéolet**, qui est une petite tumeur furonculeuse des paupières, située le plus souvent près du bord libre de la paupière supérieure, et vers le grand angle de l'œil. C'est une petite tumeur oblongue, rouge, arrondie et proéminente, assez semblable à un *grain d'orge*, et qui cause des douleurs plus ou moins vives, suivant que sa marche est plus ou moins aiguë ; ses symptômes et sa terminaison sont d'ailleurs les mêmes que ceux d'un petit furoncle.

2° Le **furoncle** proprement dit, tumeur inflammatoire circonscrite, offrant au centre une saillie qui lui a fait donner le nom vulgaire de *clou*, et dont les symptômes, la marche et la terminaison sont ceux que nous avons indiqués plus haut.

3° Le *furoncle* **charbonneux** ou *l'anthrax bénin*, tumeur plus grosse que les furoncles ordinaires, très-dure, très-douloureuse, d'un rouge foncé, avec chaleur brûlante, acquérant, dans l'espace de quelques jours, plusieurs pouces de diamètre et faisant saillie au-dessus du niveau de la peau. Cette espèce d'anthrax consiste dans la *réunion de plusieurs furoncles*, c'est-à-dire dans l'inflammation de *plusieurs* des prolongements que le tissu cellulaire sous-cutané envoie dans les aréoles fibreuses du derme. Comme le furoncle, l'anthrax bénin se termine par la formation et la chute d'un *bourbillon*, mais avec cette différence que l'anthrax s'ouvre toujours par *plusieurs* perforations de la peau, tandis que le furoncle ne s'ouvre jamais que par une seule. En outre, la peau peut aussi, dans l'anthrax, être mortifiée dans une étendue plus ou moins considérable, et offrir la teinte noire et l'insensibilité propre à la gangrène.

§ 172. Quant au **traitement** de ces affections, le médecin homœopathe qui sait choisir ses médicaments selon le cas et les circonstances, n'aura jamais besoin d'applications de sangsues ou d'autres moyens extérieurs semblables, pour guérir les furoncles, et pourra, dans la plupart des cas, se passer même des cataplasmes émollients. Les principaux médicaments qui répondent à ces inflammations, sont, en général, selon les expérimentations cliniques : 1) *Arn. bell. hep. lach. lyc. phos. sil. sulf.* — 2) *Ant. calc. hyosc. led. merc. mur-ac. nitr-ac. n-mosch. n-vom. nitr-ac. petr. phos-ac. puls. sep. staph.;* — et, selon l'expérimentation pure : 3) *Alum. amm. amm-m. ars. aur. bry. carb-an. chin. euphorb. magn-m. natr-m. nitr. sec. spong. sulf-ac. zinc.* — 4) *Anac. carb-veg. cocc. graph. ign. kreos. laur. mgs. mgn-c. mez. natr. stram. tart.* — 5) *Baryt. grat. magn-m.*

Et en particulier :

Contre les **petits** furoncles : 1) *Arn.* — 2) *Bell. sulf.* — 3) *Lyc. magn-c. natr-m. n-vom. zinc.* — 4) *Baryt. grat. magn-m.*

Contre les **gros** furoncles : 1) *N-vom. sil.* — 2) *Hep. lyc. nitr-ac.* — 3) *Hyosc. natr. phosph. tart.* — Contre l'**anthrax bénin** : 1) *N-vom. sil.* — 2) *Ars. bell.* — 3) *Caps. hyos. lach. rhus. sec.* — Si l'on peut administrer *n-vom.* dès le début, ce médicament fait souvent avorter subitement toute l'affection.

Contre les **orgéolets** : 1) *Puls. staph.* — 2) *Ambr. con. dig. graph. merc. sulf.* — 3) *Alum. amm. bry. calc. caus. ferr. graph. lyc. phosph. phos-ac. rhus. sep. stann.* — 3) *Magn-aus. men. seneg.*

En outre :

Contre les *furoncles* **périodiques** ou **habituels** : 1) *Lyc. nitr-ac. staph.* — 2) *Hyosc. n-vom. phosph. sulf.*

Contre ceux qui occupent de préférence **la tête** ou **la face** : 1) *Baryt. bell. bry. calc. led. mur-ac. nitr-ac. sil.* — 2) *Alum. amm. arn. carb-veg. chin. cin. kal. laur. magn-m. mez. natr. natr-m. rhus*; — et s'ils siègent particulièrement aux **oreilles** : *Sil. sulf.*; — au **nez** : *Amm. carb-an. magn-m.*; — dans la région de la **bouche** : *Natr. petr.*; — au **menton** : *Hep. nitr-ac. sil.*

Contre ceux qui occupent de préférence le **tronc** (dos, poitrine, épaules) : 1) *Bell. n-vom. sil.* — 2) *Borax. caus. lyc. magn. mur-ac. natr-m. nitr-ac. sulf-ac. thui. zinc.*; — et s'ils siègent *sous* les **aisselles** : 1) *Phos-ac.* — 2) *Borax. lyc.*; — à la **poitrine** : *Amm. chin. magn. phosph.*; — au **cou** ou à la **nuque** : *Magn. natr-m. nitr-ac. phosph. sep.*; — entre les **épaules** et au **dos** : *Amm. bell. caus. led. lyc. mur-ac. nitr-ac. sil. sulf-ac. zinc.*; — au **ventre** : *phosph. zinc.*; — à la région **sacrale** ou aux fesses : 1) *Phos-ac. ratanh.* — 2) *Agar. alum. amm. baryt. graph. hep. lyc. nitr-ac. sabin. thui.*

Contre ceux qui occupent de préférence les *membres* **supérieurs** : 1) *Calc. sil. zinc.* — 2) *Amm. carb-veg. lyc. magn-m. mez. nitr. petr. phos-ac.*; — et s'ils siègent particulièrement aux **épaules** ou à la *partie* **supérieure** des bras : 1) *Mez. nitr. sil. zinc.* — 2) *Amm. carb-veg. phos-ac.*; — aux **avant-bras** : 1) *Calc.* — 2) *Lyc. magn-m. petr.*; — aux **mains** ou aux **doigts** : 1) *Calc.* — 2) *Lyc. nitr.*

Contre ceux qui occupent de préférence les *extrémités* **inférieures** : 1) *Magn. phos-ac. ratanh. sil.* — 2) *Cocc. hep. hyos. ign. lyc. nitr-ac. stram.* — 3) *Alum. amm. baryt. calc. clem. graph. magn. natr-m. n-vom. petr. sep.*; — et s'ils siègent particulièrement aux **cuisses** ou aux **fesses** : 1) *Phos-ac. ratanh. sil.* — 2) *Cocc. hep. hyos. ign. lyc. nitr-ac.* — 3) *Alum. amm. baryt. clem. graph. magn. n-vom. petr. phosph. sabin. sep.*; — aux **genoux** : *Natr-m. n-vom.*; — aux **jambes** ou aux mollets : 1) *Magn. sil.* — 2) *Nitr-ac.*; — aux **pieds** : *Calc. ratanh. stram.*

Enfin :

Lorsque les furoncles **tardent à arriver à l'état de maturité,** le médicament le plus efficace est souvent *hep.*, ou bien, s'il y a beaucoup de douleurs et forte inflammation : *Merc.* ou *bell.*

GANGRÉNEUSES.

(Gangrène, Anthrax malin, Pustules malignes, Nôme de Suède .)

§ 173. Nous réunirons dans cet article, non-seulement les inflammations gangréneuses idiopathiques, telles que la *pustule maligne*, le *charbon des bêtes à cornes*, le *nôme de Suède*, mais encore les *gangrènes accidentelles* et consécutives de la peau, attendu que, l'inflammation gangréneuse jouant le rôle le plus important dans toutes ses affections, il y a des considérations thérapeutiques générales, communes à toutes ces affections, et qui nécessiteraient des répétitions vraiment inutiles, si nous voulions séparer ces espèces. Nous nous en occuperons donc successivement dans les paragraphes suivants.

§ 174. **Gangrène simple de la peau.**—La gangrène de la peau peut être la suite de certaines dermatoses, telles que la pustule maligne, certains érysipèles, certaines lésions traumatiques, ou bien elle peut se présenter comme phénomène consécutif dans des affections internes graves, telles que la fièvre typhoïde, le nôme de Suède, etc. La gangrène sénile est due à la mortification des membres par suite d'un desséchement des parties faute de circulation du sang. La *gangrène*, prise en général, est une mort locale dans laquelle l'action organique s'éteint dans une partie molle, avec réaction de la puissance vitale dans les parties contiguës. Elle s'appelle *humide* lorsque la partie affectée est engorgée de liquides qui entrent en putréfaction ; mais elle prend le nom de *sèche* lorsque la partie dont la mortification s'empare, au lieu de s'engorger de liquides, se dessèche, comme cela se voit dans la gangrène sénile. Enfin on l'appelle *sphacele* lorsqu'elle attaque toute l'épaisseur d'un membre ou d'un organe composé de plusieurs tissus. Lorsqu'elle siége à l'extérieur, la gangrène est toujours facile à distinguer, particulièrement à l'odeur *sui generis* des parties qu'elle frappe ; en outre, lorsqu'elle vient à la suite d'une inflammation, elle est ordinairement précédée d'abord de la cessation de la douleur, de l'affaissement de la tuméfaction, d'une coloration moins vive, brunâtre et violacée, d'une diminution de la chaleur, de l'apparition de phlyctènes, puis de prostration de forces et d'un froid général. Ensuite il s'établit une suppuration plus ou moins abondante qui détruit le tissu cellulaire et les vaisseaux au moyen desquels les parties affectées communiquaient avec les parties voisines; la partie malade se décompose et se convertit en une escarre fétide qui se détache plus ou moins promptement et laisse à découvert une plaie simple. Mais, si cette séparation entre les parties mortifiées et les parties saines n'a pas lieu, la maladie envahit de proche en proche les tissus voisins, et le malade succombe.

Quant au **traitement** homœopathique de la gangrène, le médecin qui est au fait de cet art n'aura jamais besoin d'application de sangsues ou d'autres moyens antiphlogistiques extérieurs pour la prévenir, ni de moyens chirurgicaux pour guérir celle qui s'est déjà déclarée. Les médications internes suffisent, et au delà, dans toutes les affections gangréneuses. Les principaux de ces médicaments sont en général, selon l'expérimentation clinique : 1) *Acon. ars. bell. chin. lach. sec. sil.* — 2) *Euphorb. plumb. sabin. squill.;* — et selon l'expérimentation pure : 3) *Camph. caps. carb-veg. con. crot. hell. hyos. merc. mur-ac. phosph. plumb. ran. rhus. sulf. sulf-ac. tart. vip-red. vip-torv.*

Et, en particulier :

Contre la *gangrène* **humide** : *Chin. hell. phosph. vip-red.*

Contre la *gangrène* **inflammatoire** : 1) *Acon. sabin. sec.* — 2) *Ars. bell. mur-ac.*

Contre le **sphacèle** : 1) *Ars. lach. plumb. sec. sil. squill.* — 2) *Asa. bell. con. euphorb. merc. ran. sulf. sulf-ac. tart.*

En outre,

Contre la *gangrène* dans la **bouche** : *Ars. chinin. lach. sec.*

Contre la *gangrène* des **parties génitales** : *Ars. canth. laur. plumb. sec.*

Contre la *gangrène* **sénile** : *Ant. sec. tart. viper-torv.*

Contre des **ulcères** qui se gangrènent : 1) *Ars. asa. sabin. sec.* — 2) *Acon. bell. con. mur-ac. rhus. squill. vip-red.*

Contre l'**érysipèle** gangréneux : 1) *Ars. bell. chin. sabin.* — 2) *Acon. amm. camph. chinin. hyos. lach. mur-ac. rhus. sec. sil.*

§ 175. Charbon ou **anthrax malin.** — *L'anthrax malin* est une tumeur dure et circonscrite, extrêmement douloureuse, avec tension et chaleur brûlante dans le tissu cellulaire sous-cutané, et avec rougeur livide de la peau, au centre de laquelle il s'élève bientôt une ou plusieurs phlyctènes qui crèvent et se convertissent en une escarre ou croûte noirâtre, gangréneuse, ce qui a fait donner aussi à cette affection le nom de *charbon*. La mortification s'étend rapidement et amène une mort prompte, si l'on ne se hâte pas d'arrêter les progrès du mal. Ordinairement le charbon est contracté par contagion, et on l'observe particulièrement sur des individus qui ont touché sans précaution des animaux atteints de cette affection ; les insectes qui ont sucé le cadavre d'animaux morts du charbon peuvent aussi le transmettre aux individus sur lesquels ils vont se poser. Encore cette maladie peut-elle résulter de l'usage d'aliments putrides, septiques.

Le **traitement** de cette affection ne saurait également être qu'interne, et les médicaments qui méritent le plus d'attention sont, selon les expériences cliniques : 1) *Ars. sil.* — 2) *Bell.;* — et souvent on pourra peut-être encore consulter l'un ou l'autre des médicaments cités dans le paragraphe précédent contre la gangrène, nommément :

3) *Caps. hyos. lach. rhus. sec. sil.* — 4) *Acon. camph. carb-veg. mur. ac. ran. sabin. sec.*

§ 176. **Pustule maligne.** — La pustule maligne n'est, quant à son essence pathologique, que le *charbon* ou l'*anthrax malin*, mais contractée non par voie de contagion, mais par voie d'inoculation du virus charbonneux. Aussi cette maladie présente-t-elle absolument les mêmes accidents généraux que ceux qui accompagnent le *charbon*, avec cette seule différence que, dans ce dernier, la formation de la tumeur est précédée de ces accidents, tandis que, dans la pustule maligne, c'est celle-ci qui précède tous les autres symptômes. La pustule maligne atteint non-seulement les personnes qui soignent les animaux affectés du charbon, mais aussi ceux qui manient la peau, la laine ou quelques autres dépouilles de ces animaux. On aperçoit d'abord sur la peau un point semblable à une morsure de puce, et qui cause de la chaleur et de la démangeaison; puis s'élève une petite vésicule qui s'ouvre, et sous laquelle est un petit tubercule rénitent et livide, du volume d'une lentille. Plus tard, l'auréole qui entoure cette vésicule s'étend et prend une couleur brune; il se forme de nouvelles vésicules, et le tubercule central se change en tache gangréneuse, après quoi le mal gagne le tissu cellulaire, puis les muscles et ensuite toutes les parties profondes.

Le **traitement** homœopathique de cette affection ne diffère en rien de celui du *charbon*, et les médicaments à consulter sont absolument les mêmes que ceux que nous avons cités dans le paragraphe précédent.

§ 177. **Nôme de Suède, ou cancer aquatique.** — Le nôme de Suède n'appartient par aucun de ses symptômes essentiels aux affections *cancéreuses*, mais il est au contraire d'une nature évidemment *gangréneuse* entée sur une constitution scrofuleuse ou scorbutique. Il est d'ordinaire précédé par plusieurs symptômes généraux, tels que lassitude, inquiétude, pâleur de la face, odeur fétide de la bouche, puis chaleur, soif, diarrhée, dégoût, insomnie et enflure passagère du corps. Bientôt après ces symptômes il apparaît un *bouton noirâtre* à l'une des deux joues ou au cou, et les gencives deviennent d'un vert foncé. En même temps les dents tombent, une eau fétide découle de la bouche; la langue, la face et les lèvres se tuméfient, et le malade tombe dans une grande faiblesse, avec pouls petit et accéléré, respiration fréquente et urines brunes. Dès le deuxième jour, les extrémités deviennent froides, le bouton s'étend, la croûte tombe et laisse un ulcère couvert d'un pus gris noirâtre, épais et fétide, le pouls devient irrégulier, fréquent et faible, et bientôt le malade meurt. Cette maladie attaque d'ordinaire les enfants d'un an à dix; mais, loin d'être particulière à la Suède, on la rencontre aussi dans le *Holstein* et dans la *Frise*, et l'affection *gangréneuse des joues* qui se montre en France, surtout sur les enfants scrofuleux, ne paraît pas autre chose que ce *nôme*.

Le **traitement** de cette maladie peut être obtenu par l'homœopathie. Nous connaissons un cas d'affection gangréneuse des joues, dans lequel 1) *sulf.* fit bientôt disparaître les symptômes les plus dangereux, après quoi *calc.* et *sil.* (chacun à une seule dose de 3 glob. 30ᵉ) achevèrent la guérison. Encore pourra-t-on peut-être recommander : 2) *Sulf-ac.* — 3) *Borax. chin. n-vom.* — 4) *Bell. caps.*

ÉQUINIA.

§ 178. Ce sont MM. Cazenave et Schedel qui ont introduit dans nos dermatologies le mot d'*équinia* pour désigner par là deux affections provenant de la *morve* du cheval par la transmission de cette maladie à l'homme. Ces deux maladies sont :

1° L'*équinia* **glandulosa,** ou la **morve** proprement dite, mais dont nous parlerons plus au long au chapitre des Affections des membranes muqueuses, à l'article **Morve du cheval chez l'homme.**

2° L'*équinia* **mitis,** ou les **eaux aux jambes,** provenant de la maladie des chevaux connue sous ce dernier nom (1), et se caractérisant, chez l'homme, par l'apparition d'une éruption vésiculeuse sur le dos de la main qui a touché les parties malades du cheval. Cette éruption repose sur une large base rouge, qui ne tarde pas à s'agrandir par la formation d'une auréole érythémateuse, en même temps que la vésicule devient pustuleuse, se remplissant de pus vers le huitième ou le dixième jour, après quoi elle commence à se dessécher. Alors il se forme une croûte assez épaisse qui laisse, à sa chute, une cicatrice bien prononcée.

La dernière de ces deux affections, l'*équinia mitis*, est un phénomène de peu d'importance, attendu que le repos seul et la propreté suffisent quelquefois pour la faire disparaître au bout de quelques jours. Mais il en est tout autrement de la première, l'*équinia* **morveuse,** laquelle n'a pu être guérie jusqu'ici par aucun moyen de l'ancienne école. L'homœopathie a été plus heureuse, comme on le verra lorsque nous parlerons de la **morve.** Quant à l'*équinia* **mitis,** si cette affection ne cédait point au repos seul joint à la propreté,

(1) Voyez Gunther, *Nouveau Manuel de Médecine vétérinaire homœopathique;* Paris, 1846, pag. 113.

nous conseillerions aux praticiens de voir si, en examinant soigneusement les symptômes, ils ne trouveraient pas indiqués de préférence :
1) *Ars. thui.* — 2) *Merc. sec. sil. sulf.*

—

QUATRIÈME SECTION.

ORDRE IX.

Hypertrophies et Dégénérescences diverses.

§ 179. Nous avons réuni, dans cet ordre, toutes les dermatoses caractérisées par un état d'*hypertrophie,* de *dégénérescence* et de vices de conformation de la peau ou de l'un de ses organes, à la seule exclusion de celles qui ont en même temps pour caractère essentiel de *produire des éruptions,* et de celles qui reposent sur une *diathèse spécifique qui se manifeste en même temps dans d'autres organes* que ceux de la peau. Les affections dont nous avons à parler dans cette section sont donc : Les *nœvi* (hypertrophies pigmentaires ou vasculaires), les *verrues,* les *callosités,* les *cornes de la peau,* l'*ichthyose,* les *excroissances vasculaires,* les *condylomes,* la *kéloïde,* le *molluscum* et le *lupus.*

NÆVI ou TACHES DE NAISSANCE.

§ 180. Les *nœvi,* ou *taches de naissance,* sont des *signes* que les enfants apportent en naissant, et que l'on a appelés aussi *envies,* parce que l'on s'imaginait trouver de la ressemblance avec certains objets que la mère avait désirés pendant sa grossesse. Ces taches sont de *trois* espèces, dont chacune est d'une nature particulière, savoir :

1° Les *nœvi* **pigmentaires,** qui résultent d'un excès local de pigment sous la peau, et qu'on a appelés aussi taches *mélaniennes* à cause de leur teinte intermédiaire entre la couleur normale et le noir. Ils sont du reste de diverses couleurs, depuis le jaune et le jaune brun jusqu'à la teinte du vin rouge ou le rouge ardent et le noir ; mais leur cause est toujours dans un excès local de matière colorante.

2° Les *nœvi* **vasculaires,** résultant de la présence locale, dans une portion de la peau, d'artérioles ou de veinules capillaires, hypertrophiées, dilatées ou plus nombreuses, et souvent disposées autrement que dans l'état normal. Ces taches sont ordinairement rouges, rosées, violacées ou bleuâtres, et forment quelquefois ces *arborisations, réseaux veineux* que l'on observe surtout à la face, au menton, aux joues, aux lèvres, au nez, etc. Ces taches sont de véritables *télangiectasies* ou *tumeurs érectiles,* dont nous parlerons plus bas.

3° Les *nœvi* **velus** ou *nœvi spilosi*, taches pigmentaires couvertes de poils, et ne formant qu'une sous-variété des *nœvi pigmentaires*.

§ 181. Quant au **traitement** de ces taches, il doit et peut toujours être purement interne, comme celui de toutes les dermatoses sans exception. Les principaux médicaments parmi lesquels le choix définitif doit être établi, sont en général :

1° Pour les *nœvi* **pigmentaires :** 1) *Con. phosph. sep. sulf.* — 2) *Amm. ant. calc. graph. lyc. puls. sil.*—3) *Carb-veg. caus. natr-m. nitr-ac. petr. phos-ac. plumb. thui.*

2° Pour les *nœvi* **vasculaires :** 1) *Carb-veg. plat. sep. thui.* — 2) *Berb. crotal. lyc. natr-m. sulf.*— 3) *Calc. graph. nitr-ac. petr. phos-ac. sil. sulf-ac.*

TÉLANGIECTASIES.

Fongus hématode, Nœvi, Végétations vasculaires, Tumeurs mélanotiques
et variqueuses.

§ 182. Les *télangiectasies* ou *tumeurs érectiles* (*fungus hœmatodes*) sont des développements anormaux du réseau vasculaire de la peau, qui peuvent se présenter sous différentes formes, couleurs et dimensions, et dont les auteurs les plus modernes distinguent ordinairement trois *variétés*, savoir :

1° Les **taches** *vasculaires*, ou **nœvi** *vasculaires*, dont nous avons parlé à l'article précédent (§ 180).

2° Les **végétations** *vasculaires*, caractérisées par de petites élevures rouges, persistantes, éparses ou disposées en groupes, dépassant d'abord à peine le niveau de la peau, mais acquérant ensuite une ou plusieurs lignes de longueur, et formant ensuite de véritables **végétations.**

3° Les **tumeurs érectiles** ou *mélanotiques*, formées d'un lacis inextricable d'artères et de veines, et présentant des masses plus ou moins volumineuses, rougeâtres ou brunâtres, ordinairement granulées à leur surface, à base large, étendue, implantées dans la peau et le tissu cellulaire sous-cutané, molles au toucher, mais acquérant une résistance et un gonflement remarquables à la moindre irritation. On les voit le plus souvent dans le tissu sous-cutané des lèvres, des paupières, de la face interne des bras et des cuisses, des mamelles, de la paume de la main. Ces tumeurs tendent constamment à s'accroître, et, développées à un degré très-élevé, elles s'ouvrent quelquefois spontanément, se couvrent de fongosités ou causent des hémorrhagies réitérées qui peuvent occasionner la mort.

4° Les *tumeurs* **variqueuses,** tumeurs sanguines, bleuâtres, molles, formées par une sorte de plexus des veines dilatées, et s'affaissant par l'impression du froid et la compression.

§ 183. Le **traitement** homœopathique de toutes ces affections est tout aussi simple que celui des autres affections cutanées, et le praticien qui sait bien choisir ses médicaments, pour un traitement interne, parviendra constamment à des résultats satisfaisants, sans jamais être obligé de recourir à la compression, la ligature, l'excision des tumeurs ou à l'ablation de la partie affectée. Les médicaments qui méritent d'être pris en considération particulière dans ce genre d'affection, sont, en général : 1) *Ars. carb-an. carb-veg. plat. phosph. sep. sil.*—2) *Crotal. lach. lyc. merc. nitr-ac. sulf.*—3) *Bell. calc. clem. puls. tart. thui.*—4) *Berb. graph. kreos. natr-m. n-vom. petr. rhus. staph.*

Et en particulier :

Contre les **taches** vasculaires : 1) *Carb-veg. plat. sep. thui.*—2) *Berb. crotal. lyc. natr-m. sulf.*—3) *Calc. graph. nitr-ac. petr. phos-ac. puls. sil. sulf-ac.*

Contre les **végétations** vasculaires : 1) *Phos-ac. sep. thui.*—2) *Lyc. merc. nitr-ac. n-vom. staph. sulf.*

Contre les **tumeurs** *vasculaires* ou érectiles : 1) *Ars. carb-an. phosph. sil.*—2) *Carb-veg. lach. lyc. merc. nitr-ac. sulf.*—3) *Bell. calc. clem. sep. tart. thui.*—4) *Kreos. n-vom. puls. rhus. staph.*

CONDYLOMES.

§ 184. Les *condylomes* sont des *végétations* en forme de *crêtes de coq*, de *verrues* ou de *choux-fleurs*, qui se développent quelquefois, sous l'influence d'un virus syphilitique, sur la membrane muqueuse des parties génitales, au pourtour de l'anus, ou bien encore, mais plus rarement, sur la peau et sur la membrane muqueuse des mamelons, de la bouche ou du pharynx. Ces végétations sont dues à un accroissement morbide du corium, des papilles, du réseau vasculaire et des couches épidermiques des téguments. Dans la plupart des cas, ces végétations sont de nature vénérienne (*sycosique*), quoiqu'elles puissent aussi se présenter dans d'autres affections cutanées, mais alors l'état antérieur des parties atteintes, leur marche et leur coïncidence avec d'autres affections mettront toujours le diagnostic hors de doute. — Quant au **traitement** de ces végétations, nous en parlerons à l'article **Sycosoïdes**, dans la troisième section du chapitre suivant.

VERRUES.

§ 185. Les *verrues* sont des *végétations* cutanées dues à l'hypertrophie des papilles, ou même parfois de toutes les parties de la peau, morbides ou adhérentes, sessiles ou pédiculées, à surface ordinairement rugueuse et granulée, ou même creusée de sillons profonds. Elles peuvent occuper toutes les régions de la peau, mais elles sont surtout fréquentes sur la peau des mains, de la face et des parties sexuelles. En général, les verrues se montrent beaucoup plus souvent pendant l'enfance qu'aux autres âges; et une chose digne de remarque, c'est qu'elles s'observent surtout aussi sur les mains et les doigts des *onanistes*, quoique ce vice ne soit nullement l'unique cause de leur existence. Il est même possible que les verrues des sujets adonnés à ce vice présentent quelques caractères particuliers qui puissent les faire distinguer des autres; mais jusqu'à présent nous ne pouvons fournir aucun renseignement positif là-dessus. Mais nous continuerons à y porter notre attention, et nous espérons que les praticiens de notre école nous aideront à arriver à un diagnostic satisfaisant, si toute fois il en existe un dans ce sens. — On distingue ordinairement deux *variétés* de verrues, savoir :

1° La *verrue* **vulgaire,** siégeant ordinairement aux mains, formée par de petits prolongements dermiques rapprochés les uns des autres, et formant un petit tubercule aplati, adhérent, sans pédicules, à surface rugueuse et d'un aspect fendillé. Cette verrue est ordinairement indolente et insensible; seulement, en la comprimant à sa base, on développe la sensibilité.

2° La *verrue* appelé **poireau,** tenant à la peau par un pédicule tantôt large, tantôt étroit et aminci, de diverses formes et couleurs, rouge, blanche ou absolument semblable à la couleur de la peau; tantôt dure et calleuse, tantôt molle au toucher, pouvant se rencontrer sur toutes les régions de la peau, mais occupant le plus souvent le cou, la poitrine, le tronc et les parties génitales.

§ 186. Le **traitement** des verrues peut également se faire d'une manière purement *interne*, et ne doit même jamais être tenté autrement. Les médicaments qui répondent le plus à ces affections sont, en général : 1) *Calc. caus. dulc. natr. nitr-ac. rhus. sep. sulf. thui.* —2) *Ars. baryt. bell. hep. lyc. natr-m. phos-ac. sil. staph.*—3) *Amm. euphorb. euphr. kal. nitr-sp. petr. ruta.;*— et selon l'expérimentation pure : 4) *Ambr. anac. ant. borax. bov. carb-an. carb-veg. chel. cupr. ferr-mg. lach. mgs-aus. phosph. ran. sabin. sass. spig. sulf-ac.*

Et, en particulier :

Lorsque les verrues sont **prurileuses :** *Euphr. kal. nitr-ac. phosph. thui.*

Lorsqu'elles sont **douloureuses :** 1) *Calc. caus. petr. phosph. rhus.*

— 2) *Lyc. nitr-ac. sep. sil. sulf.* — Avec douleurs **brûlantes** : 1) *Ars. petr. rhus.* — 2) *Lyc. phosph. sep. sulf. thui.* — Avec douleurs **d'excoriation** : 1) *Hep. lach.* — 2) *Natr-m. nitr-ac. sabin. thui.* — Avec douleurs **lancinantes** : 1) *Calc. sulf.* — 2) *Ant. baryt. caus. euphr. hep. lyc. nitr-ac. rhus. sep. sil. staph. thui.* — Avec douleurs **pulsatives** ou **battements** : *Calc. lyc. nitr-ac. petr. sep. sil. sulf.*

Lorsque les *verrues* sont **enflammées** : 1) *Caus. natr. nitr-ac. sil. sulf.*—2) *Amm. calc. rhus. sep. staph.*

Lorsqu'elles s'**ulcèrent** ou qu'elles **suppurent** : 1) *Calc. caus. hep. natr.*—2) *Ars. phosph. sil.*

Lorsqu'elles **saignent** facilement : *Mgs-aus. natr. nitr-ac. thui.*

En outre :

Contre les **anciennes** verrues : *Calc. caus. nitr-ac. rhus. sulf.*

Contre les **petites** verrues : 1) *Calc. nitr-ac. rhus. sass. sep. sulf.*—2) *Dulc. ferr. hep. lach.*

Contre les **grosses** verrues : 1) *Caus.*—2) *Dulc. kal. natr. nitr-ac. sep.*

Contre les verrues **plates** et **lisses** : *Dulc. lach.*

Contre les verrues **dures** et **calleuses** : 1) *Ant. dulc. sulf.*—2) *Borax. graph. ran. thui.*

Contre les verrues en **forme de crêtes** : 1) *Nitr-ac. phos-ac. rhus. thui.*—2) *Calc. euphr. lyc. sabin. staph.*

Contre les verrues **pédiculées** : 1) *Dulc. lyc. thui.*—2) *Phos-ac. staph.*

Enfin :

Contre les verrues qui siégent à **la face** : 1) *Caus. kal. sep.*—2) *Dulc. nitr-ac. sulf.* — dans les **sourcils** : *Caus.* — aux **paupières** : *Nitr.-ac.* — **sous les yeux** : *Sulf.* — au **nez** : *Caus.*

Contre celles qui siégent aux **extrémités supérieures**, et particulièrement aux **bras** : 1) *Calc. caus. sep. sulf.* —2) *Nitr-ac.;* — aux **avant-bras** : *Calc.* — aux **mains** : 1) *Calc. natr. nitr-sp. rhus. sep. sulf. thui.* — 2) *Dulc. lach. lyc. nitr-ac.* — 3) *Anac. berb. ferr-mg. natr-m. phosph.;* — aux **doigts** : 1) *Rhus. sep. sulf. thui.;* — 2) *Berb. ferr-mg. lach.*

KÉLOIDE.

§ 187. La kéloïde, décrite pour la première fois par Alibert, est, selon cet auteur, une tumeur irrégulière, ovale, aplatie, déprimée à son centre, dure et résistante au toucher, recouverte d'un épiderme luisant, aminci et un peu ridé, laissant toujours après elle une sorte de cicatrice. Elle est plus fréquente chez les femmes que chez

les hommes, et se montre le plus ordinairement sur la partie antérieure de la poitrine, où elle apparaît sous la forme d'une tumeur
unique, débutant d'une manière inaperçue, sans autres phénomènes
locaux excepté une coloration de la peau un peu plus animée que sur
les parties environnantes ; lorsqu'elle est *unique*, elle peut acquérir
jusqu'à deux pouces de diamètre, mais lorsqu'elle est multiple, ce
qui arrive quelquefois, elle ne dépasse pas quelques lignes. La kéloïde est ordinairement indolente ; seulement à l'époque des règles
ou aux changements de température, elle devient quelquefois le siége
d'élancements ou de picotements, mais qui ne présentent aucun in-
dice grave, quoiqu'ils puissent parfois devenir assez violents pour
faire croire aux malades d'avoir au sein un crapaud qui leur mange
la chair. En effet, la kéloïde semble quelquefois aussi s'étendre par
des digitations qui partent du bourrelet que forme sa circonférence,
et qui ressemblent aux pattes des crabes, ce qui avait d'abord fait
donner à Alibert le nom de *Cancroïde* à cette affection. Autrefois on
prenait la kéloïde pour une affection cancéreuse, mais elle s'éloigne
beaucoup par ses caractères essentiels de ceux des cancers cutanés.
Ces derniers donnent toujours lieu à des tubercules proéminents, arrondis, violacés, entourés de veines visibles, dilatées, et ils finissent
tous par s'ulcérer, ce qui n'a jamais lieu dans la kéloïde. Il serait
peut-être plus facile de confondre la kéloïde avec les *tumeurs érectiles ;* mais ces tumeurs sont molles, brunâtres et granulées à leur surface, tandis que la kéloïde est dure, peu différente de la couleur
normale de la peau, et recouverte d'un épiderme luisant. Pour ses
caractères *anatomiques,* la kéloïde paraît se rapprocher le plus des
loupes et des *stéatines.*

Quant au **traitement** de cette affection nous ne pouvons encore
donner aucune espèce d'indication là-dessus ; cependant, on ne trouvera peut-être pas sans utilité dans quelques cas : 1) *Calc.* — 2)
Graph. kal. — 3) *Hep. nitr-ac. sil. sulf.*

CALLOSITÉS, CORS, OIGNONS.

§ 188. Nous avons réuni dans cet article, les *durillons* ou *callosités*
proprement dites, les *cors* et les *oignons.*

Les premiers, les **callosités** ou *durillons,* sont des indurations
accidentelles de l'épiderme, telles qu'on les observe à la plante des
pieds, par suite de la compression de la chaussure, et chez ceux qui
marchent pieds nus, ou à la paume des mains chez les ouvriers, par
l'effet de travaux rudes. Ces durillons, lorsqu'il n'y a pas d'autre irritation, sont ordinairement très-indolents et ne demandent pas de traite-

ment, attendu que, la cause se renouvelant toujours, et ces durillons préservant la peau, chez les ouvriers, tout traitement serait non
pas seulement inutile, mais encore presque toujours très-inopportun.
Cependant ces durillons déterminent quelquefois une inflammation de
la peau qu'ils recouvrent, et qui peut amener la suppuration et la formation d'un petit abcès. Dans ce cas, il est clair qu'il ne faudrait point
négliger de fendre avec le bistouri le durillon pour pratiquer l'ouverture
de l'abcès, si les circonstances l'exigeaient, mais souvent aussi l'on
réussira parfaitement bien en ne faisant prendre qu'à l'intérieur l'un
ou l'autre des médicaments appropriés à l'état de la peau, en faisant
en même temps laver, avec une solution aqueuse de ce médicament,
le pourtour du durillon. Les médicaments, parmi lesquels on pourra
choisir de préférence, sont : 1) *Borax. graph. sil. cham. hep.*, —
ou bien : *Amm. ant. sep. sulf.* — *Voy.* aussi **durillons** et **callosités** dans le *Répertoire*.

§ 189. Pour ce qui concerne les **Cors** (*clavus, gemursa*), ce sont des
excroissances en forme de clou, ou des tumeurs épidermiques dures
et circonscrites, qui se forment ordinairement sur les orteils et plus
particulièrement sur le cinquième, au-dessus des articulations des
phalanges, mais on en rencontre aussi à la plante des pieds, entre les
orteils, ou près de l'extrémité de ceux-ci, au-devant de l'articulation
de la seconde avec la dernière phalange. On en distingue ordinairement deux portions, dont l'une, superficielle et sèche, est formée de
plusieurs couches d'épiderme superposées, et sans organisation apparente, tandis que l'autre portion, plus étroite, plus profonde, et
s'enfonçant quelquefois jusqu'au périoste, paraît avoir une espèce
d'organisation, car on y a découvert des vaisseaux à l'aide du microscope. Cette dernière portion est celle qu'on nomme aussi la *racine* du
cor. Encore distingue-t-on des cors *unicuspides, bicuspides, tricuspides,* suivant le nombre des racines qui en font partie ; distinction
qui cependant n'a de valeur que pour la pratique des pédicures,
mais nullement pour un traitement rationnel et interne de ces excroissances. Car, quoique les cors existent, dans la plupart des cas, par
suite d'une cause mécanique, telle que la compression de la chaussure, toujours est-il qu'ils ne disparaissent que rarement avec la
cessation de la cause, mais que, tout au contraire, ils subsistent
presque constamment d'une manière indépendante lorsqu'ils ont une
fois apparu, ce qui dénote assez une cause interne présidant à cette
durée et que l'on doit pouvoir détruire par des médicaments internes.
Aussi l'expérience a-t-elle déjà plusieurs fois justifié cette théorie
par la pratique de l'homœopathie. Lorsque les *cors* sont récents et

produits indubitablement par la compression de la chaussure, il suffit, il est vrai, dans bien des cas, de les faire extirper et de panser ensuite la place avec une solution d'*arnica* goutt. 6, dans un verre d'eau. Mais si malgré cela les cors reviennent, il faudra avoir recours à d'autres médicaments, dont on n'administrera le mieux qu'une seule dose, laissant épuiser à celle-ci toute l'action, avant d'avoir recours à une nouvelle ou à une autre substance. Les médicaments parmi lesquels on trouvera le plus souvent un remède efficace, sont : 1) *Ant. calc. sep. sil.*— 2) *Amm. carb-an. ign. petr. lyc. nitr-ac. sulf.*— Pour le reste, *voy.* dans le *Répertoire*, l'article : **Cors.**

§ 190. **Oignons.** — Cette tumeur épidermique n'est, au bout du compte, qu'une espèce de cor à plusieurs racines, implanté sur le tissu cutané qui paraît dans ce point ramolli, tuméfié et rougeâtre. Ils se montrent le plus souvent au côté interne de l'articulation métatarsique du gros orteil, et sont en général moins douloureux et incommodes que les cors. Pour le traitement ils n'exigent point d'autres médicaments que ceux que nous avons indiqués contre les cors.

CORNES DE LA PEAU.

§ 191. A la suite des plaies ou aux parties qui ont suppuré longtemps, on voit quelquefois s'élever sur les cicatrices des productions conoïdes ou stalactiformes tellement semblables aux *cornes* des animaux qu'on leur en a donné le nom. Il y a peu d'années on pouvait, dans un magasin de préparations anatomiques, dans la rue de l'École de Médecine, en voir exposé un échantillon. C'était le buste d'une femme, sur le front de laquelle s'était développée une belle corne semblable à celle d'une *Licorne.* Ces *cornes* peuvent affecter toutes les régions de la peau ; on en a vu à la tête, au front, à la cuisse, à la tempe, au nez, à la joue, à la mâchoire, à la poitrine, au dos, à la verge, au gland, au genou, au jarret, à la jambe, au pied, au talon, tant chez des femmes que chez des hommes. Dans la plupart des cas, elles sont sous la forme d'un petit tubercule dur, conique et d'apparence variqueuse. Ce tubercule grossit, devient plus dur à mesure qu'il grandit, et se recourbe à la façon des cornes des béliers. Quelquefois ces cornes sont assez solidement fixées sur la peau, d'autres fois elles sont plus ou moins mobiles. Quant à leur caractère anatomique, quelques dermatologistes ne voient là qu'un épaississement de l'épiderme sécrété en plus grande abondance par le fait de l'irritation des papilles sous-jacentes. Morgagni, au contraire, en attribuait l'origine au développement anormal des papilles mêmes. Quoi qu'il en soit, dénuées de vaisseaux et de nerfs, ces excroissances ne jouissent d'aucune sensibilité, et lorsqu'elles font souffrir, ces souffrances ont leur cause dans le tiraillement de la peau sur laquelle ces cornes sont implantées. Du reste, leur substance est fibreuse, très-solide, et la combustion en donne l'odeur de la corne brûlée.

Quant au traitement de ces cornes, il n'y a encore ni observation pratique ni fait pathogénétique qui puisse nous indiquer quelquem é- dicament qui mérite d'être consulté de préférence ; mais l'analogie nous porte à croire que l'on ne consultertait peut-être pas sans succès : *Graph. sil. sulf.* et même encore : *Ant. alum. calc. sabad. sep. — Cic. dulc. ran-sc. rhus. lach. — Amm. thui.*

ICHTHYOSE.

§ 192. L'ichthyose, ainsi appelée par Alibert, est une maladie de la peau caractérisée par l'épaississement de l'épiderme, qui est recou- vert d'écailles plus ou moins épaisses et comme imbriquées en forme de squames de poissons. Cette affection est, dans la plupart des cas, congéniale ou héréditaire ; ce que l'on dit des exemples d'ichthyose ac- cidentelle demande encore de plus amples confirmations. Les auteurs distinguent trois *variétés* d'ichthyose, savoir :

1° L'*ichthyose* **nacrée,** dans laquelle les écailles sont dures, luisan- tes, d'un blanc nacré et grisâtre, qui leur donne de la ressemblance avec les écailles des poissons, et spécialement avec celles de la carpe.

2° L'*ichthyose* **serpentine,** dans laquelle les écailles sont plus molles, ayant la finesse et la ténuité de la cuticule des serpents, et dont la division épidermique ressemble, selon M. Rayer, assez à la peau de la patte des poules.

3° L'*ichthyose* **cornée,** dans laquelle les écailles sont noires, dures, ayant l'aspect de la corne, et formant quelquefois même de petits appendices piquants qui donnent aux individus qui en sont atteints assez de ressemblance avec les *porcs-épics.*

§ 193. Le **diagnostic** de cette maladie ne présente aucune diffi- culté, attendu que, parmi toutes les affections *squameuses,* desquelles elle se rapproche le plus, il n'en est aucune avec laquelle elle puisse être confondue. — Quant au **traitement** de l'ichthyose, nous n'en connaissons, jusqu'à présent, aucun cas qui se soit présenté à l'un ou l'autre de nos praticiens ; mais les analogies nous portent à diriger l'attention de ces derniers, principalement sur : 1) *Coloc. hep. plumb.* — 2) *Ant. alum. graph. sabad. sep. sil. sulf.* — 3) *Amm. cic. dulc. lach. ran-sc. rhus. thui.*

MOLLUSCUM.

§ 194. Le *molluscum* est une affection cutanée caractérisée par l'apparition de tubercules du volume d'un gros pois jusqu'à celui d'un œuf de pigeon, disséminés sur les différents points du corps, s'accroissant lentement, indolents, ou du moins peu douloureux, contenant une matière semblable à de la bouillie, tantôt pédiculés, tantôt sessiles et aplatis. Selon Bateman, il y a deux *variétés* de cette affection, savoir :

1° Le *molluscum* **contagieux,** variété très-rare, caractérisée par l'écoulement d'un liquide laiteux des tubercules, qui paraît la cause de la contagion, et par une grande tendance qu'ont les tubercules à entrer en suppuration.

2° Le *molluscum* **non contagieux,** caractérisé par des tubercules indolents, de couleur fauve, aplatis et n'étant jamais le siége d'une irritation marquée.

Quant au **traitement** de cette affection, nous devons nous borner à la signaler seulement à l'attention des praticiens, afin qu'on recueille les observations que l'on pourrait faire sur les médicaments à y oppposer. Jusqu'ici rien ne nous est connu qui nous permette de donner la moindre indication pratique. Mais nous ne pouvons laisser passer sous silence que, si cette affection se présentait à nous pour être traitée, les premiers médicaments auxquels nous penserions seraient peut-être : 1) *Thui.* — 2) *Ant. ars. merc. puls. sulf. tart.*

LUPUS.

§ 195. Le mot de *lupus,* autrefois synonyme de *dartres rongeantes* en général, signifie aujourd'hui, selon les modernes, une affection cutanée chronique, ayant pour siége le plus fréquent une partie du visage, et caractérisée par la formation de tubercules larges et aplatis qui ne tardent pas, en très-peu de temps, à se changer en ulcères qui rongent de plus en plus les parties qu'ils envahissent, ou qui, même sans ulcération, altèrent profondément la structure de la peau, et quelquefois détruisent même complétement les cartilages du nez. Ces ulcérations se couvrent ordinairement d'une couche croûteuse assez épaisse et rampent ainsi successivement sur les différentes parties, et, à mesure qu'une portion de la peau est cicatrisée, l'autre est emportée par l'ulcération ou par la dégénérescence. Les tubercules du lupus sont plus ou moins volumineux, livides, indolents, solitaires ou réunis en groupes, et les croûtes dont ils se recouvrent sont ordi-

nairement très-adhérentes. Selon MM. Cazenave et Biett, on doit distinguer *trois variétés* de lupus, savoir :

1° Le *lupus* **serpigineux** (*dartre rongeante* des anciens, *lupus qui
détruit en surface*, de Biett, ou *esthiomène serpigineux* d'Alibert), variété qui s'annonce ordinairement sur une partie quelconque de la
peau, et le plus souvent à la face, par une rougeur violacée qui est
bientôt suivie de l'apparition de plusieurs tubercules bruns ou rouge
livide, ovalaires et aplatis, qui se confondent par leur base, tandis
que la peau autour se tuméfie et devient comme œdémateuse ; les
sommets de ces tubercules s'ulcèrent ; il se fome une croûte noirâtre
très-adhérente, et, à mesure que l'ulcération gagne de proche en proche, il s'établit sur les parties premièrement atteintes des cicatrices
blanches, des espèces de brides irrégulières semblables à celles que
laissent les brûlures. Cette variété ne se montre pas seulement à la
face, mais aussi au cou, à la poitrine, aux membres, et elle peut
étendre ses ravages sur de larges surfaces ; lorsqu'elle occupe le
visage, elle l'envahit ordinairement tout entier.

2° Le *lupus* **perforans** (*lupus* **du nez,** ou *lupus qui détruit en
profondeur*, de Biett, ou *esthiomène perforans* d'Alibert), variété qui
attaque le plus ordinairement le *nez*, où elle se manifeste par un petit
tubercule extérieur d'un rouge obscur, dur, indolent, ou quelquefois
par une inflammation chronique de la muqueuse nasale avec rougeur
et gonflement du nez ; une légère ulcération s'établit ; elle se couvre
d'une croûte qui devient bientôt plus épaisse et qui gagne en profondeur chaque fois qu'elle se renouvelle. Le malade ne souffre presque
pas, mais la peau et quelquefois les cartilages se détruisent, et sous
la croûte l'ulcération laisse suinter une humeur séro-purulente et
fétide.

3° Le *lupus* **non exedens** (*lupus* **de la face** ou *lupus avec hypertrophie*, de Biett), variété qui se manifeste ordinairement *à la face* où
elle débute par des groupes irréguliers de petits tubercules d'un
rouge fauve, aplatis, lenticulaires, dépassant à peine le niveau de la
peau, ne s'ulcérant pas à leur sommet, mais étant bientôt suivis de
nouveaux tubercules qui naissent près des premiers et agrandissent
successivement l'étendue des surfaces malades. Plus tard, les tubercules au centre des groupes s'affaissent et il se forme des cicatrices
blanchâtres, comme dans le lupus serpigineux. En même temps toute
la peau des parties atteintes s'hypertrophie, et la face acquiert ainsi
souvent un volume prodigieux semblable à celui qu'on observe dans
l'éléphantiasis des Grecs.

§ 196. Le **diagnostic** du lupus n'offre aucune difficulté sérieuse ;

il se distingue par des caractères assez saillants de la couperose, de l'éléphantiasis des Grecs et des affections scrofuleuses ordinaires. Les seules affections avec lesquelles on pourrait le confondre seraient peut-être les *syphilides* et le *cancer cutané*. Mais l'aspect cuivré de toutes les productions syphilitiques et l'aspect de ces ulcérations taillées à pic, sont encore des caractères assez tranchés pour servir de distinction. Quant au *cancer cutané,* les tubercules de cette affection sont toujours durs et le siége de douleurs lancinantes, et le cancer ne s'observe en outre que chez les personnes avancées en âge, tandis que le lupus attaque de préférence les jeunes sujets. Le *lupus non exedens* se distingue enfin de l'éléphantiasis des Grecs, non pas seulement parce qu'il n'a jamais cette teinte fauve de la peau ni ces petites tumeurs bosselées et inégales qui caractérisent l'éléphantiasis, mais encore parce qu'il lui manque tous les autres phénomènes qui accompagnent ordinairement cette dernière.

§ 197. Le **traitement** homœopathique de cette affection qui, dans la plupart des cas, repose sur une diathèse scrofuleuse, se réduit, comme celui de toutes les dermatoses, à une médication purement interne. Les principaux médicaments à consulter contre cette affection sont en général : 1) *Ars. lyc. sep.* — 2) *Calc. graph. merc. natr-m. sil. staph. sulf.* — 3) *Ambr. aur. bell. chin. hep. nat. nitr-ac. petr. phosph. puls. zinc.*

Et en particulier :

Contre le *lupus* **serpigineux** : 1) *Ars. lyc. sep.* — 2) *Calc. graph. merc. phosph. sil. staph.* — 3) *Ambr. chin. natr. petr. puls. sulf. zinc.*

Contre le *lupus* **perforans** : 1) *Ars. sep. sil. staph. sulf.* — 2) *Graph. merc. natr-m. nitr-ac.* — 3) L'un ou l'autre des précédents.

Contre le *lupus* **non exedens** : 1) *Alum. ars. graph. magn. staph.* — 2) *Natr. phosph. sil. sulf.*

CANCER CUTANÉ.

§ 198. Selon M. Rayer, le *cancer cutané* s'annonce ordinairement par l'apparition d'un ou de plusieurs tubercules qui, au bout d'un certain temps, deviennent le siége de douleurs aiguës, lancinantes, et se terminent par des ulcères dont la surface s'élève en forme de champignon, ou bien qui rongent profondément la peau et les parties voisines. M. Rayer en distingue cinq formes principales, dont chacune a pour caractère principal la présence du *tissu squirrheux* ou de la *matière cérébriforme.* Ces cinq variétés sont :

1° Le *cancer* **vulgaire,** qui se développe le plus fréquemment sur le cuir chevelu, la face, les lèvres, le nez, le pourtour de l'anus, les parties génitales, etc. Souvent les tubercules de cette espèce peuvent rester indolents pendant plusieurs années, tandis que, dans d'autres cas, ils sont dès leur formation le siége de douleurs lancinantes et d'une assez forte démangeaison. Mais irrités accidentellement, ils se tuméfient, deviennent livides et douloureux, se couvrent de crevasses à leur surface et finissent par s'ulcérer. Cette ulcération est tantôt celle de l'*ulcère cancéreux* ordinaire, à bords durs et renversés, à surface inégale et fongueuse, rongeant les parties voisines dans une étendue plus ou moins considérable; tantôt, avant de passer à l'état d'*ulcère cancéreux*, la surface du tubercule ulcéré se couvre de petits mamelons qui présentent l'aspect d'une *mûre* (tubercules *mûriformes*); ou bien il se forme des mamelons plus volumineux qui finissent par faire prendre à la tumeur la forme d'un champignon (cancer *fongiforme* ou *pédiculé*). M. Rayer a vu aussi le cancer vulgaire se terminer par la gangrène.

2° Le *cancer* **mélané** ou *anthracine* de quelques auteurs, qui comprend soit des tumeurs formées par la mélanose, soit des affections cancéreuses accompagnées de mélanose; dans le premier cas, ces tumeurs ne portent qu'à tort le nom de *cancer;* dans le *second,* la mélanose n'est presque toujours qu'un accident qui ne constitue nullement une nouvelle espèce, mais seulement une variété qui ne se distingue des autres par aucun autre caractère anatomique que la teinte violacée *mélanique.*

3° Le *cancer* **leucé,** qui se distingue de toutes les autres variétés par la couleur de ses tubercules, qui sont d'un blanc laiteux.

4° Le *cancer* **mollusciforme,** qui varie davantage des autres espèces. Il consiste dans un épaississement quelquefois très-considérable du *corion*, dont le tissu devient dur et de consistance squirrheuse. Les tubercules de cette variétés sont plats ou légèrement bombés à leur centre, et de la même couleur que la peau.

5° Le *cancer* **des ramoneurs,** qui n'a été observé jusqu'ici qu'en Angleterre. Il a pour siége ordinaire le scrotum, où il débute, comme tous les cancers cutanés, par une sorte de tubercule ou de *verrue*, qui reste quelquefois stationnaire pendant plusieurs mois, et même plusieurs années, puis s'ulcère et fournit une matière ichoreuse qui excorie les tissus voisins et les désorganise rapidement. La maladie paraît causée par le séjour de la suie dans les plis du scrotum.

§ 199. Quant aux cancers de **diverses régions de la peau** qui peuvent en être le siége, voici quels en sont, selon M. Rayer, les caractères particuliers :

Le *cancer* **du cuir chevelu** s'observe principalement chez les vieillards; les tubercules affectent le plus fréquemment la forme globuleuse, et se distinguent des loupes, en ce qu'ils sont constamment le siége de douleurs aiguës, lancinantes; quelquefois aussi on observe au cuir chevelu le cancer *vulgaire* qui étend ses ravages jusqu'aux os du crâne.

Le *cancer* **du nez** prend ordinairement la forme du cancer vulgaire et se montre, dans la plupart des cas, sur le sac lacrymal, sur les lobes, les ailes ou la racine du nez. Il débute presque toujours par un tubercule de la même couleur que la peau, qui reste quelquefois stationnaire pendant quelques mois et même pendant des années, mais qui, lorsqu'il est irrité accidentellement, rougit, s'ulcère, se couvre d'une croûte brunâtre, et étend quelquefois ses ravages jusqu'aux cartilages du nez.

Le *cancer* **des lèvres** s'annonce par un tubercule vulgaire ou mélané qui se développe presque toujours sur la lèvre inférieure, et dont l'ulcération, une fois déclarée, fait des progrès rapides lorsque la membrane muqueuse de la lèvre a été atteinte.

Le *cancer* **des joues,** qui débute ordinairement par des tubercules aplatis, se termine par une ulcération qui s'étend surtout en surface, et qui, ordinairement crevassée sur ses bords et entourée de veines variqueuses, se couvre d'une croûte jaune ou grise.

Le *cancer de la peau* **de l'anus** consiste ordinairement en un tubercule cancéreux unique situé sur un point de la marge.

Le *cancer* **du prépuce** s'annonce par un tubercule presque toujours indolent qui se tuméfie et se termine par un ulcère fongueux lorsqu'il est irrité par le frottement.

Le *cancer* **du gland** débute ordinairement par un tubercule végétant ou verruqueux et se trouve souvent accompagné d'un engorgement des glandes inguinales.

Dans le *cancer* **des mamelles,** il se forme souvent dans l'épaisseur de la peau qui couvre les parties affectées de petits tubercules d'un blanc mat ou terreux, aplatis et de l'aspect du cancer leucé ou du cancer mollusciforme.

Enfin, dans le *cancer* **des membres,** les tubercules sont presque toujours violacés et entourés de petites veines variqueuses; et c'est surtout à la *paume* des mains et à la *plante* des pieds qu'on observe cette variété mélanée.

§ 200. Envisagé sous le point de vue pathologique, le cancer est toujours dû à l'existence d'une diathèse morbide générale, quoi qu'en disent quelques auteurs, et de là il résulte pour le médecin homœopathe, comme pour tout médecin qui voudra traiter cette affection d'une manière rationnelle, de ne jamais avoir recours à des moyens opératoires ou extérieurs, mais, au contraire, de ne chercher du secours que dans l'administration de médicaments internes bien appropriés. Il va sans dire qu'ici aussi, comme dans toutes les affections chroniques, le médicament sera toujours d'autant plus approprié qu'il s'adressera, non pas seulement aux phénomènes locaux, mais en même temps à tous les phénomènes morbides que présentera le malade dans toute la sphère de sa constitution, de ses fonctions physiologiques et de l'état des autres organes. En observant bien ceci, on pourra, pour le choix du médicament, toujours prendre en considération particulière : 1) *Ars. con. graph. kreos. sil. sulf.* — 2) *Bell. calc. carb-an. carb-veg. cic. hep. lach. sep. staph.*, ou bien encore : 3) *Aur. chin. clem. lyc. merc. phosph. thui.* — 4) *Arn. cham. iod. carb-veg. nitr-ac. n-vom. puls.*

Dans les affections cancéreuses par suite d'un **coup** ou d'une **contusion,** *con. cic.* ou *staph.* paraissent mériter le plus souvent la préférence.

En outre, contre le cancer du **cuir chevelu**, nous pouvons citer comme particulièrement appropriés : *Ars. calc. sil. staph.*

Contre le cancer de la **face :** *Ars. sil.*

Contre celui du **nez :** *Ars. sulf.* — (*Aur. carb-an. sep.*)

Contre celui des **lèvres :** *Ars. con. sil. sulf.* — (*Bell. clem.*)

Contre celui des **mamelles :** *Hep. lach.* — *Bell. clem. con. sil. sulf.* — Et contre l'induration des glandes : *Carb-an. con. cic. phosph. rhus.* — *Bell. clem. bry. merc. sil. sulf.*

Contre celui du **scrotum,** chez les ramoneurs : *Ars.*

Contre celui du **prépuce** ou du **gland :** *Sep. sil. sulf.*

Voy. aussi, dans le **Répertoire,** les articles : **Indurations, Squirrhes,** etc., et comparez dans l'article des **Ulcères,** les *ulcères* **cancéreux.**

CHAPITRE V.

QUATRIÈME CLASSE.

DERMATOSES DUES A DES DIATHÈSES SPÉCIFIQUES,

EN VERTU DESQUELLES LE PRINCIPE MORBIDE QUI LES PRODUIT
ENVAHIT ENCORE D'AUTRES ORGANES QUE LA PEAU.

—

PREMIÈRE SECTION.

ORDRE X.

Affections lépreuses et léproïdes.

§ 201. Persuadé que nous le sommes que toutes les affections que les anciens avaient confondues dans la dénomination de *lèpre* ou rapprochées de cette maladie, sont en effet tous les enfants d'une même diathèse spécifique, se manifestant tantôt de cette manière, tantôt d'une autre, nous les avons toutes réunies dans un même ordre. Nous parlerons donc ici de la *lèpre,* du *baras,* du *leucé,* de l'*éléphantiasis,* du *bouton d'Alep,* de la *pellagre,* du *mal rouge de Cayenne,* du *mal de la Crimée,* du *mal de la rose,* de la *radésyge,* de la *jambe des Barbades,* de la *lèpre asturienne,* etc., et pour nous faciliter l'explication et la distinction de ces diverses affections lépreuses ou léproïdes, nous les réunirons dans deux groupes : la *lèpre* et les *léproïdes,* dont nous nous occuperons successivement ci-après.

LÈPRE.

§ 202. Lorsqu'on étudie les divers auteurs qui ont écrit sur la lèpre, on est vraiment étonné de la confusion qui règne partout à cause de l'emploi qu'on a fait de diverses dénominations pour des formes semblables et des mêmes noms pour des formes diverses. Nous avons tâché de nous former à nous-même une opinion positive là-dessus, et après avoir lu et relu ce que Bateman, Biett, Rayer, Beaugrand et les plus modernes ont écrit à ce sujet, et après l'avoir comparé aux travaux des anciens, nous nous sommes arrêtés à distinguer *deux* espèces principales d'*affections lépreuses,* savoir :

1° *La lèpre* **squameuse** ou *lèpre proprement dite,* caractérisée par des squames habituelles ou par des desquamations réitérées de la peau entière.

2ᵉ *La lèpre* **tuberculeuse** ou **éléphantine,** caractérisée par l'apparition, à la peau, de tubercules de diverses formes.

Nous parlerons successivement de l'une et de l'autre de ces deux espèces en nous occupant, en premier lieu, dans cet article, des *lèpres squameuses* ou *lèpres proprement dites ;* mais avant d'aborder l'exposition de ces diverses affections, il nous importe de donner la liste des principales dénominations dont on s'est servi pour les désigner, et d'indiquer les noms équivalents sous lesquels on les trouvera mentionnées ci-après :

A) **lèpres,** voy. ce mot, § 202.

Lèpre blanche § 203,2.

Lèpre *des Arabes,* **éléphantiasis des Grecs,** § 204,1.

Lèpre *de Saint-Lazare,* voy. *Éléphantiasis* **des Grecs,** § 204.

Lèpre *léontine,* voy. *Éléphantiasis* **des Grecs,** § 204.

Lèpre *éléphantine,* voy. *Éléphantiasis* **des Arabes,** § 204.

Lèpre *noire,* voy. *Lèpre* **noire,** § 203.

Lèpre *squameuse,* voy. ce mot, § 203.

Lèpre *tuberculeuse,* voy. **Éléphantiasis,** § 204.

Lèpre *vulgaire,* voy. ce mot, § 203.

Lèpre *des Grecs,* voy. *Lèpre* **bénigne,** § 203.

Lèpre des Hébreux, voy. *Lèpre* **squameuse blanche,** § 203.

B) **des Arabes.**

Lèpre des Arabes, voy. **Éléphantiasis des Grecs,** § 204.

Éléphantiasis des Arabes, voy. ce mot, § 204.

Baras alba des Arabes, voy. *Lèpre* **blanche,** § 203.

C) **des Grecs.**

Lèpre des Grecs, voy. Lèpre **vulgaire** bénigne **noire,** § 203.

Leucé des Grecs, voy. Lèpre **blanche,** § 203.

Éléphantiasis des Grecs, voy. ce mot, § 204.

D) **Vitiligo** ou **baras.**

Vitiligo *blanc,* voy. **Lèpre blanche,** § 203.

Vitiligo *noir,* voy. Lèpre **noire,** § 203.

E) **Éléphantiasis.**

Éléphantiasis *des Grecs,* voy. ce mot, § 204.

Éléphantiasis *des Arabes,* voy. ce mot, § 204.

§ 203. La lèpre **squameuse** n'est point, comme le prétendent quelques modernes, un simple *psoriasis,* mais au contraire une maladie *sui generis,* dont la lèpre *tuberculeuse* ou l'*éléphantiasis* n'est qu'un degré plus avancé, et dans laquelle les squames et les autres formes des lésions anatomiques de la peau sont bien les moindres formes à considérer, puisque la maladie ne siége point là, mais au contraire, dans l'action de la diathèse spécifique qui préside à l'ensemble de tous ces phénomènes. Prise dans son ensemble, *la lèpre* peut donc être définie comme une maladie chronique, héréditaire et contagieuse, caractérisée par l'apparition de taches indolentes, plus ou moins blanches ou de couleur foncée, ou par des plaques circonscrites qui se couvrent de squames ou de croûtes, ou se transforment en ulcères, ou en tubercules durs et insensibles, avec les symptômes d'une cachexie générale. Ordinairement, la maladie s'annonce par l'apparition de taches plus ou moins grandes, semblables à celles du *lentigo* ou du *vitiligo,* ou par des taches dartreuses *annulaires,* qui s'étendent et deviennent le siége de douleurs rongeantes ; en même temps, on observe des plaques cuivrées ou rosées, les cheveux tombent et se fendillent, le malade éprouve une sensation de torpeur dans les membres ; il devient triste, est tourmenté par des rêves effrayants, et par des pensées lascives très-prononcées. La transpiration acquiert une odeur de bouc, l'urine devient jumenteuse, et le sang tiré des veines est d'un rouge très-noir. En même temps que les altérations de la peau font des progrès, la respiration devient gênée, la voix enrouée, et l'amaigrissement général plus prononcé. La maladie peut durer ainsi pendant des années ; quelquefois la guérison s'opère par la desquamation générale de l'épiderme ou par des sécrétions critiques ; mais dans la plupart des cas elle se termine par une consomption qui amène la mort.

On distingue *trois* variétés de lèpre squameuse, savoir :

1° La *lèpre* **vulgaire** (*lèpre des Grecs, lèpre bénigne*), affection squameuse peu grave, se manifestant surtout sur les parties peu charnues, aux coudes, aux genoux, etc., d'où elle se répand des deux côtés, le long du membre affecté jusqu'au tronc. On remarque d'abord des plaques petites, circulaires, lisses, rougeâtres et sèches, dont la surface se couvre de squames blanches, et qui finissent par se confondre et s'entourer d'une auréole rouge. Très-souvent ces squames s'amassent et forment des croûtes, sous lesquelles la peau offre un aspect poreux, ridé et gercé. Les squames ne causent ordinairement de prurit qu'au changement de température et à la chaleur du lit ; mais lorsque le mal est plus développé, il y a souvent des douleurs assez fortes, et raideur des articulations. Quelquefois tout le cuir chevelu est ainsi recouvert d'une croûte blanche ; d'autres fois on observe cela aux parties génitales. La *lèpre nigricans* de Willan et la *lèpre alphoïde* de quelques auteurs sont des sous-variétés de cette forme.

2° La *lèpre* **blanche** ou *lèpre de Moïse* (*leucé des Grecs, éléphantiasis blanche, baras alba des Arabes*), caractérisée par des taches et des croûtes blanches. La maladie débute par l'apparition du *vitiligo* blanc (*morphea alba*), sur les taches duquel il se forme des pustules ou des ulcères qui se couvrent de squames ou de croûtes blanches et qui sont souvent un phénomène critique. Si ce phénomène n'a pas lieu, on voit les taches de plus en plus s'étendre, la peau au-dessous devient insensible, il se forme des tumeurs dans le tissu cellulaire sous-cutané, produites par la stagnation d'une lymphe coagulée, et l'épiderme tombe souvent plusieurs fois par an, en grands lambeaux, semblables à ceux que jettent les serpents lorsqu'ils changent de peau. Enfin, il survient des rhagades et des ulcères, la face devient œdémateuse, les gencives fongueuses et putrides, les cheveux tombent, les sens s'émoussent, le sang tiré des veines est blanchâtre et trouble, et la mort arrive par hydropisie ou par consomption.

3° La *lèpre* **noire** (*baras nigra*), variété caractérisée par des taches et des squames noires. Elle débute par le *vitiligo noir* (*morphea nigra*); les plaques caractéristiques s'étendent en forme d'anneaux; il se forme une grande quantité de squames et de croûtes, au point qu'on peut les ramasser à pleins poignets dans le lit des malades. La peau, dans les intervalles des squames, est enflammée et le siége de douleurs brûlantes qui tourmentent les malades surtout pendant la nuit; plus tard il se forme des rhagades et des ulcères, sur lesquels on remarque des plaques blanches, lardacées; les ongles deviennent difformes, les cheveux se fendillent et tombent; souvent aussi les ganglions inguinaux s'engorgent, et des nodosités dures surviennent en différentes régions du corps. En même temps, il se manifeste des sueurs abondantes d'odeur de bouc, de l'enrouement, des symptômes asthmatiques, de la consomption, plus tard des syncopes et des convulsions, pendant lesquelles la mort arrive. Souvent, cette affection n'attaque que les bras ou les jambes, qui prennent une couleur livide, et semblent dans un état complet de mortification, ce qui a fait donner à cette forme le nom de *mal de mort* (*malum mortuum*).

§ 204. La *lèpre* **tuberculeuse** n'est autre chose qu'un degré plus avancé de la lèpre *squameuse*. C'est cette forme que l'on trouve aussi décrite chez les divers auteurs, sous les noms de : *éléphantiasis*, *lèpre léonine* ou *éléphantine*, *lèpre des Arabes*, etc. Elle s'annonce, comme la *lèpre squameuse noire*, par des taches de couleur foncée, et se développe fréquemment à la suite de la lèpre squameuse. Ordinairement on voit d'abord les glandes inguinales et axillaires s'engorger, la face prend un teint rouge ou plombé, et il se forme d'abord aux sourcils, puis dans toute la face, des tubercules indolents et insensibles, depuis le volume d'un petit pois jusqu'à celui d'un œuf de poule, et qui défigurent le visage d'une manière hideuse. Les mêmes tuberculeuses se manifestent aussi aux bras, aux jambes et au ventre. Dans l'intervalle de ces tubercules, la peau est gercée et ridée ; il se forme des rhagades surtout aux lèvres, qui sont parsemées de veines injectées et saignant facilement, les gencives sont fongueuses et ulcérées. Les yeux sont proéminents, le regard du malade est ou fixe et farouche, ou sans vie et sans feu ; les malades tombent dans une mélancolie profonde ou en manie, les sens s'émoussent, la voix s'enroue, la respiration s'embarrasse, et la mort arrive par consomption. Après la mort, on a trouvé toute la peau hypertrophiée, le tissu cellulaire et les muscles transformés en une masse uniforme, lardacée et fortement adhérente aux os, les vaisseaux sanguins dilatés et déchirés, les os ramollis et dépourvus de leurs canaux et de moelle, les viscères atteints d'indurations et de déchirations. On distingue, en général, *deux variétés* de la lèpre tuberculeuse, savoir :

1° La *lèpre* **tuberculeuse** proprement dite, ou l'**éléphantiasis des Grecs,** variété dans laquelle les tubercules occupent tout le corps et surtout la face, à laquelle ils donnent un aspect hideux, et la font ressembler à celle d'un *lion*. Ces tubercules se transforment en ulcères cancéreux, à bords calleux, à surface spongieuse et couverte d'excroissances en forme de framboise, accompagnées de lésions dans le système osseux, et de sphacèle qui fait que des membres entiers se mortifient et se détachent du corps.

2° *La lèpre* **éléphantine** ou l'**éléphantiasis des Arabes,** variété caractérisée par l'intumescence *locale* d'un membre, du scrotum, des grandes lèvres ou de la face, et surtout par celle d'un des membres inférieurs appelée aussi la *jambe noueuse* ou le *pied d'éléphant*. Cette affection débute ordinairement par la tuméfaction des glandes inguinales, d'où part une *raie rouge,* suivant la direction des vaisseaux lymphatiques ; le pied ou le bras s'enflent, deviennent durs et brillants, et la pression du doigt ne produit aucune impression dans la tumeur ; celle-ci devient de plus en plus grosse, difforme, totalement insensible, et la peau se couvre de squames ; les ongles deviennent râpeux et tubéreux ; la santé générale est souvent peu altérée, mais souvent aussi il se joint une fièvre quarte à l'affection, fièvre caractéristique pour les affections lépreuses. Dans bien des cas, la maladie peut rester stationnaire pendant toute la vie, à moins que le membre atteint ne commence pas à s'ulcérer. Plusieurs auteurs ont voulu absolument séparer l'*éléphantiasis des Arabes* des affections lépreuses, mais à tort. Ce qu'il y a de vrai, c'est que souvent de semblables intumescences peuvent se présenter sans diathèse lépreuse ; mais alors ces intumescences n'appartiennent point à l'**éléphantiasis des Arabes,** mais à des causes accidentelles, particulières, et se

distingueront toujours par l'absence de la *raie rouge* qui caractérise
la **lèpre** éléphantine.

§ 205. Le **diagnostic** de la lèpre n'offre nulle difficulté lorsqu'on
prend cette affection dans son ensemble, et les descriptions que nous
venons de donner de ces diverses variétés peuvent entièrement suffire à
distinguer cette maladie de toutes les autres dermatoses. — Quant aux
causes de cette affection, on ne sait encore rien de positif sur celles
qui déterminent les cas qui ne sont point dus à la contagion. Ordinairement l'affection est héréditaire, contagieuse, et se communique
de préférence par la cohabitation sexuelle. Elle se développe surtout
au temps de la puberté, est plus fréquente dans les climats chauds
que dans les climats froids, et se trouve beaucoup favorisée dans son
développement par de grandes chaleurs, un air humide et rempli
d'émanations marécageuses, ainsi que par l'usage de la chair de
porc, de poissons marinés, etc. Les causes qui favorisent la lèpre,
surtout dans certains pays, se trouvent probablement dans la manière
de vivre de leurs habitants, et dans la nature du climat et du sol.
La *lèpre blanche*, qui est actuellement très-rare, se montrait autrefois très-fréquemment en Égypte, en Arabie et en Palestine ; la *lèpre
noire* régnait surtout en Grèce, et se répandit de là sur l'Europe ; la
lèpre tuberculeuse a, selon quelques auteurs, pris naissance en Égypte,
et s'est répandue de là en Europe et en Afrique ; on la trouve aussi
dans l'Amérique du Sud, et notamment au Brésil.

§ 206. En ce qui concerne le **traitement** de la lèpre, nous avons
une série d'observations très-précieuses du docteur Héring, qui a
traité, pendant plusieurs années, bien des cas de cette affection dans
l'Amérique du Sud. Les médicaments que ce praticien distingué recommande de préférence, sont, en général : 1) *Alum. ars. graph. natr.
phosph. sep. sil. sulf.* — 2) *Baryt. carb-veg. caus. kal. lyc. petr. zinc.*
— 3) *Calc. carb-an. coloc. con. natr-m? nitr-ac?*
Et, en particulier,
Alumina, contre : *Tubercules cuivrés à la face ; oreilles et nez
tuméfiés ; veines injectées au bout du nez ; taches lépreuses ; peau des
jambes tendue et couverte de taches tuberculeuses ; avant-bras rugueux
et râpeux ; tubercules de couleur rose ;* inflammation des yeux et larmoiement sans douleur, avec sensation de pesanteur à la face, comme
si elle était gonflée ; regard triste et morne ; lèvres gonflées, gercées
et exfoliées ; *nez bouché* et beaucoup de mucosités épaisses, tenaces ;
voix enrouée et râle muqueux ; narines excoriées et croûteuses ; fourmillement, prurit et ardeur au bout de la langue ; orteils luisants et

rouges, comme par des engelures, avec sensibilité douloureuse à la pression extérieure; prurit rampant sur de petits endroits; taches dartreuses qui démangent surtout le soir; apparition de vésicules réunies en groupes; doigts douloureux au bout, comme par ulcération sous-cutanée; ulcères à la plante des pieds; sensibilité douloureuse des durillons; prurit dans les anciennes cicatrices.

Arsenicum, contre : *Ulcères brûlants*, avec sécrétion sanguinolente, sale et fétide, croûtes minces, inflammation autour, bords élevés, beaucoup de douleurs pendant le repos, et surtout la nuit: *ulcères gangréneux avec douleurs brûlantes ;* prurit brûlant avec endolorissement de la peau; *taches circulaires à la peau ; taches jaunes sur la poitrine ; gonflement élastique de la peau, de la face, du front, des paupières, des lèvres, avec papules, boutons et couleur altérée de la face ;* élancement dans les os du nez; *tuméfaction du nez tuberculeux, avec obturation des narines et pesanteur au front ;* endolorissement de l'oreille extérieure; voix rauque et enrouement, avec amaigrissement et toux; raccourcissement et paralysie des muscles aux pieds et aux jambes, avec douleurs ostéocopes, insensibilité de la peau et raideur; tuméfaction chaude et luisante des pieds jusques au-dessus des malléoles, avec taches circulaires, rouges; douleur brûlante et pesanteur des pieds; ulcères vermineux; endolorissement des taches lépreuses, alternant avec insensibilité de ces taches; *brûlement à la peau, dans les ulcères, dans les intestins; ulcères rongeants, à la plante des pieds et aux orteils, ordinairement planes, à bords rouges, déchiquetés, membraneux et décollés, à fond jaunâtre, sale,* brûlant surtout la nuit, avec sécrétion ichoreuse, abondante; *ulcères brûlants au bout des doigts; ulcères indolents sur les tubercules lépreux ;* ulcères au-dessus du nombril; petit ulcère verruqueux à la joue, au-dessous de l'œil; tubercules et taches tuberculeuses proéminentes; plaques brunâtres, cuivrées; *taches lépreuses blanches ;* raccourcissement des muscles du jarret; faiblesse paralytique des cuisses.

Baryta, contre : Ulcération autour des ongles; éruptions autour des oreilles; tuméfaction tuberculeuse de la face; tension à la peau du visage, comme si elle était couverte d'une toile d'araignée; sensation de tuméfaction et de plénitude dans la lèvre supérieure; sécheresse de la peau des mains, et chatouillement dans la paume.

Calcarea, rarement indiqué dans la lèpre tuberculeuse, mais peut être, malgré cela, applicable dans d'autres variétés de cette maladie, surtout quand il y aurait : prurit et éruptions à la face, obturation du nez par des matières fétides, purulentes; enrouement, toux, le soir au lit; peau rugueuse, comme parsemée de miliaire; grande sensibilité au froid; chaleur et inquiétude la nuit.

Carbo animalis, peut être important dans la *lèpre de Norwége* (*Radésyge*), mais peu applicable dans la lèpre tuberculeuse.

Carbo vegetabilis, dans la lèpre tuberculeuse plus fréquemment indiqué que *carb-an.*, surtout quand il y aura : *Stries rouges, brunâtres, sans centre grisâtre ; taches à centre plus foncé que les bords, restées à la suite des tubercules ;* ulcères indolents au bout des doigts et des orteils ; orteils rouges et gonflés, comme par des engelures.

Causticum, contre : Raccourcissement des muscles fléchisseurs des doigts et de la main ; ulcères au bout des doigts ; vésicules et ulcères rongeants aux talons ; *raccourcissement des muscles du cou-depied ; torpeur douloureuse du pouce et de l'index, surtout en touchant un objet.*

Colocynthis, peut être contre le raccourcissement des muscles, dans quelques cas de lèpre ; desquamation de tout l'épiderme ; abcès sous les aisselles.

Conium, peut être quelquefois contre : Prurit à la face, obturation matutinale des narines ; écoulement purulent du nez ; lèvres sèches et râpeuses ; taches brunes sur la peau du corps ; disposition à se fâcher ; maussaderie et tristesse.

Graphites, non moins important que l'*ars.*, surtout quand il y a : Croûtes sèches dans les narines ; obturation du nez ; voix fausse pour le chant ; dartres aux cuisses ; orteils ulcérés ; ongles des orteils épais, difformes, racornis ; regard morose ; mouchement de sang ; éruptions à la face, à la bouche, au menton, aux oreilles et aux fesses ; taches rouges, indolentes aux cuisses et au tibia ; élancement pruriteux à la place d'un ancien furoncle ; vésicules rongeantes aux doigts ; ulcération aux crêtes des orteils ; contraction des doigts ; *raccourcissement des muscles du jarret* et du tendon d'Achille ; raideur de l'articulation du pied ; *appétit vénérien augmenté ; manque de transpiration ; sueurs fétides ; taches lépreuses et restes de ces taches ; taches cuivrées, annulaires, élevées, à la face ; tubercules cuivrés à l'oreille ; ulcères calleux aux pieds ; tubercules couleur rose ; raideur et torpeur des orteils.*

Iodium, très-rarement et peut-être jamais indiqué dans la lèpre tuberculeuse.

Kali, également très-rarement applicable, mais peut-être utile, dans quelques cas, contre : Sécheresse des cheveux ; narines bouchées ; gonflement de la partie entre les yeux et le nez, et de la peau entre les paupières et les sourcils ; tubercules indolents aux joues ; nez gonflé et douloureux ; saignement de nez le matin ; mouchement fétide ; gonflement de la lèvre supérieure ; excoriation du bout de la langue ; désir de choses acides ; voix rauque ; vésicules aux doigts ;

12

brûlement au bout des doigts; éruptions dans les jarrets; tubercules rouges, enflammés; endolorissement de la peau comme par ulcération sous-cutanée; *taches dartreuses cuivrées, à bords proéminents.*

Lycopodium, paraît tout aussi rarement applicable que *calcarea,* dans la lèpre *tuberculeuse.*

Magnesia carb., pas moins important que *sil.* et *alum.,* surtout lorsqu'il y aura : Tension à la peau de la face, comme si de l'albumine séchait dessus; air morose; croûtes dans les narines; ulcères rongeants aux mains ou aux doigts, avec douleurs lancinantes; doigts gonflés, rouges et chauds; prurit aux fesses, avec taches rouges après s'être gratté; tubercules lancinants; sécheresse aride de la peau; petites dartres insensibles, rouges, élevées, d'abord lisses, puis squameuses; *tuméfaction tuberculeuse de la peau de la face et des doigts.*

Natrum carb., médicament également très-important, surtout contre : *Tubercules opiniâtres à la face, et pores noires;* papules blanches au frein de la langue; *taches tuberculeuses aux cuisses et aux jambes;* taches lépreuses aux bras; *anneaux jaunes, restes de taches dartreuses; taches circulaires, dartreuses, brunes et cuivrées, à bords élevés, tuberculeux; ulcères opiniâtres, à la suite de vésicules phagédéniques aux talons; éruption galeuse au bas-ventre; taches de lentigo à la face; tubercules rosés;* ulcération au haut des narines; obturation du nez, avec expulsion de morceaux durs, fétides; formication au dos; rhagades dans la peau des mains; sensibilité douloureuse des bouts des doigts; éruption sèche aux fesses; sécheresse pénible de la peau.

Natrum muriaticum, paraît plutôt aggraver qu'améliorer les symptômes; cependant il se peut qu'il y ait des cas où ce médicament puisse devenir utile, surtout lorsqu'il y aurait : Tubercules au front et à la nuque; douleur de meurtrissure aux pommettes; douleurs ostéocopes au nez, taches dartreuses aux bras; taches marbrées aux doigts; éruption en groupes, comme des îles, aux jambes; inflammation autour des ongles; fléchissement difficile des articulations des doigts.

Nitri acidum, palliatif puissant, mais des plus perfides et des plus nuisibles, dans presque tous les cas de lèpre aussi bien que dans bien d'autres maladies chroniques, à moins que le choix ne soit parfaitement bien fait, et que les principaux signes du médicament répondent aussi bien que ses symptômes secondaires aux mêmes symptômes de la maladie.

Petroleum, médicament assez important, surtout lorsqu'il y a : Taches jaunes aux bras; rhagades aux mains et au bout des doigts; vésicules aux talons: *tubercules à la face; taches dartreuses et tuber-*

culeuses au corps ; ulcères opiniâtres aux doigts , à bords élevés et calleux , et à fond plane, humide et rouge ; ulcères fétides au bout des doigts ; *ulcère large, sale, avec chair luxuriante, au tibia ; enrouement ; toux suffocante la nuit ; lourdeur dans les membres ; pissement au lit.*

Phosphorus, l'un des médicaments les plus importants, mais *rarement au début du traitement*, avant *que les parties insensibles soient revivifiées,* contre : Taches planes , brun clair ; tubercules au corps, surtout aux fesses ; taches brunes , élevées, au corps ; taches tuberculeuses aux fesses ; plaques épaisses sur la peau de la face ; bords décolorés autour des taches blanches et des sugillations ; taches blanches aux bras ; *douleurs et chaleur aux doigts tuméfiés ;* obturation du nez ; douleurs dans les tubercules de la face ; douleurs ostéocopes à la face ; tension à la peau de la face ; tension dans les doigts et pesanteur dans les bouts ; douleurs aux fesses et à d'autres endroits, comme par ulcération sous-cutanée ; plaques excoriées, avec rougeur, cuisson et élancement ; bourrelets rouges, enflammés ; stries rouges après s'être gratté.

Sepia, peut-être le plus important de tous les médicaments dans le traitement de la lèpre, même lorsqu'il y aurait : *Face grosse, tubéreuse, semblable à celle d'un lion, avec oreilles pendantes, yeux rouges, ternes, abattus* et larmoyants ; *narines ulcérées et écoulement purulent continuel du nez ; tubercules et taches par tout le corps ; ulcères rongeants aux doigts et aux orteils, qui sont tuméfiés et luisants ;* excoriation du bout de la langue ; enrouement ; ardeur dans la paume des mains ; raideur et manque d'agilité dans les articulations ; douleurs brûlantes ; accès fréquents de chaleur ; *gonflement au front, au-dessus des tempes ;* yeux rouges, vitrés, comme noyés dans l'eau ; formication dans les yeux ; prurit dans les ongles ; taches dartreuses , rugueuses, squameuses, sur la paupière supérieure ; contraction et tension de la peau de la face ; *taches jaunâtres au front , à cheval sur le nez et les joues ;* éruption pruriteuse à la face, *comme une rugosité rouge ;* douleurs crampoïdes dans les os de la face ; *gonflement de l'oreille externe ;* nez douloureusement gonflé et enflammé ; sensation d'excoriation dans les narines ; éruption dartreuse sur les lèvres ; tension et gonflement de la lèvre inférieure ; *plaques dartreuses autour de la bouche ;* mouchement de membranes jaunes , sanguinolentes ; obturation du nez ; mucosités endurcies dans les narines ; enrouement avec toux sèche ; *taches rougeâtres, dartreuses au-dessus des hanches ; taches de la dimension d'une lentille, brunes, au coude,* entourées de taches dartreuses ; contraction des doigts ; fourmillement, élancement, chatouillement et *sensation d'érosion* autour des ongles et aux bouts des doigts ;

ongles racornis; sensibilité à l'air frais; dartres annulaires; la nuit, bouillonnement de sang, chaleur et anxiété; indifférence, apathie, insensibilité; *ulcères aux articulations des doigts; dartres aux doigts, comme des plaques brûlées; plaques dartreuses et ulcérées, entourant les doigts; taches blanches et taches décolorées autour; taches cuivrées, tuberculeuses par tout le corps, surtout aux fesses et sous les aisselles; taches irrégulières, isolées, couleur claire, au dos et aux bras; taches cuivrées avec tendance à se transformer en tubercules; face pâle, blême, amaigrie, couleur sale;* taches tubéreuses à la face; *tubercules aux fesses; plaques rugueuses, râpeuses, luisantes, aux extrémités, surtout aux jambes; plaques tuberculeuses au prépuce; croûtes et éruptions scabieuses aux mains; ulcères aux talons, à la suite de vésicules rongeantes; yeux cernés; diarrhées affaiblissantes; dégoût de la viande; bouchons dans les narines.*

Silicea, non moins important que *sepia*, surtout lorsqu'il y a : *Obturation opiniâtre du nez;* enrouement; *paralysie de l'articulation de la main;* mouchement de mucosités sanguinolentes; écoulement de quelques gouttes de sang du nez, en se baissant; saignement du nez en y remuant avec le doigt; excoriation du nez par des sérosités d'une odeur de sang; narines ulcérées; cloison du nez douloureuse; taches blanches sur les joues; tubercules durs, bruns, pruriteux; vésicules rongeantes aux doigts ou aux talons; sensation dans les bouts des doigts, comme si tout était ulcéré sous la peau; *ulcères au nez et dans les narines; douleurs ostéocopes au nez; bords des narines ulcérés, avec coins de la bouche excoriés; ulcères aux bouts des doigts;* raccourcissement des muscles du jarret; *tubercules et taches cuivrées, surtout aux fesses; taches tuberculeuses, pruriteuses, aux testicules;* taches jaunâtres autour des plaques blanches.

Sulfur: *le médicament probablement le plus important* dans *le traitement de la lèpre, ou du moins tout aussi important que l'arsen. Souvent il guérit à lui seul toute l'affection lorsqu'elle n'est qu'à son début, et toujours aura-t-on besoin de l'administrer au début du traitement, à la dose de 3 à 6 glob. 0, une seule dose pour plusieurs semaines d'action; dans les cas les plus avancés même, il fera au moins tout autant que tous les autres médicaments ensemble.*

Zincum, médicament de peu d'importance dans le traitement de la lèpre, mais peut-être applicable dans quelques cas rares, lorsque les symptômes l'indiqueraient positivement.

LÉPROIDES.

Pellagre, Mal de la Rose, Mal rouge de Cayenne, Mal de la Crimée, Radésyge,
Lèpre du Holstein.

§ 207. Nous avons réuni sous ce titre toutes les affections qui ont quelque ressemblance avec la lèpre, telles que : le *mal de la rose*, le *mal rouge de Cayenne*, le *mal de la Crimée*, la *lèpre du Holstein*, la *pellagre* et la *radèsyge*. Toutes ces affections ne sont probablement que des variétés de la grande famille de la *lèpre*, modifiées selon les pays, les climats, les habitudes de leurs habitants, etc. Et qui sait, si bien des dermatoses que nous désignons sous un nom particulier, ne sont pas des branches de ce même arbre. « Les transitions, dit le docteur Héring, se trouvent partout ; dans les dartres, elles sont surtout insensibles depuis la dartre vulgaire la plus simple jusqu'aux taches tuberculeuses les plus développées de la lèpre. Il est difficile de donner, sans de longues explications et sans tableaux faits exprès, surtout sans une définition positive des dénominations, le diagnostic des maladies de la peau. Les mêmes phénomènes qui apparaissent dans la lèpre de l'Amérique du Sud, surtout au début de cette affection, se trouvent en Europe, seulement ils y sont baptisés d'un autre *nom*. Le même visage qu'offrent les lépreux avant l'apparition des tubercules, et les mêmes taches que présentent ces malades, se rencontrent chez nous ; même les plaques bleuâtres, transparentes dans les joues, particulières à la lèpre, ont été observées sur une jeune fille de Leipzig ; mais on les appela alors *une espèce de cyanose*. Bien des dermatoses, que l'on voit en Europe sous le nom de dartres, apparaissent au Surinam comme des symptômes lépreux. La maladie de Louis XVIII n'était probablement autre chose que la même qui affecte les nègres du Surinam, et qui fait qu'on les exclut de la société humaine. C'est ainsi que *les mêmes maladies* se présentent *sous diverses formes*, d'une manière plus ou moins complète, dans les divers pays et aux divers temps ; on sépare dans les livres ce qui est inséparable dans la nature ; on y réunit ce qui n'a nul point de contact quant à sa nature essentielle. Partout la nature est identique d'elle-même, et ses créations, tant dans les formes que dans les difformités, s'opèrent partout d'après les mêmes lois. Mais l'homme y ajoute *ses noms divers*. Les phénomènes changent quelquefois selon les divers lieux, mais c'est précisément alors qu'il importe de reconnaître ce qu'il y a de stable sous ces diverses formes. Bien des formes paraissent des choses nouvelles et inouïes, grâce aux *divers noms seuls* qu'on leur a donnés, et bien des différences ne sont que des différences *nominales*. Celui qui verrait de ses propres yeux la lèpre en Amérique, en Afrique, en Palestine et en Norwége, trouverait assurément les différences entre les variétés moindres que les livres ne nous les donnent. La confusion babylonienne des langues s'est effacée partout, *excepté en médecine.* » Nous avons besoin d'une *terminologie* nouvelle, mais bien malheureux celui qui croirait nous l'avoir donnée en remplaçant les mots français, allemands ou anglais, par des *mots grecs.* Ces simples traductions resteraient toujours *du grec et de l'hébreu* pour les vrais observateurs, c'est-à-dire pour ceux qui cherchent la science dans *la nature* et non dans les *livres.* Ce que la *vraie* science demande, ce sont des *définitions* et non des *mots.* — Nous regarderons donc aussi les diverses *léproïdes* comme faisant partie d'une même famille, mais nous nous contenterons de n'en citer que *très-sommairement* les principaux caractères, renvoyant, pour tout ce qui concerne leur traitement, au paragraphe précédent.

§ 208. Pellagre. — La *pellagre* (*lèpre de Milan*) est une affection cutanée particulière à certaines contrées de l'Italie, et surtout au Milanais et au Piémont, caractérisée par une inflammation chronique, exanthématique ou squameuse, qui se reproduit ou s'aggrave à chaque printemps, qui est bornée aux parties exposées aux rayons solaires, et qui est souvent accompagnée ou suivie de troubles graves des fonctions digestives et cérébrales. Elle se manifeste, par conséquent, surtout à la face et au dos des mains, avec desquamation furfuracée. Les épiphénomènes les plus fréquents sont : torpeur dans les membres, vertiges, mélancolie qui peut aller jusqu'à porter au suicide, sueurs fétides et diarrhées. Peu à peu, la peau s'endurcit, devient rugueuse et ridée ; les cheveux deviennent durs et raides, les ongles cornus ; il survient des vésicules brûlantes et des éruptions dartreuses par tout le corps, des croûtes sur la tête, des sugillations scorbutiques et des aphthes ou des ulcères aux gencives. Quelquefois il s'y joint encore des convulsions, des paralysies, des symptômes d'amaurose, des affections hydropiques et la consomption. La pellagre est commune chez les personnes dont la constitution a été détériorée par la misère et les maladies.

§ 209. Mal de la rose. — Le *mal de la rose* ou *mal des Asturies,* est une espèce de pellagre que l'on observe dans diverses provinces de l'Espagne et particulièrement dans les Asturies. Il survient à plusieurs endroits de la peau une rougeur qui se termine par la formation de croûtes noirâtres, fétides et gercées. Quelquefois l'éruption se

manifeste d'abord au cou et descend de la partie inférieure et antérieure du cou, des deux côtés du sternum jusqu'au milieu de la poitrine, ce qui a fait donner aussi à cette affection *le nom* de *collier du
chevalier des Asturies.* En même temps, on observe la tuméfaction
des parties supérieures du corps, éruptions vésiculeuses dans la bouche et autour, chaleur brûlante de tout le corps, la nuit, grande
faiblesse, aliénation mentale et autres phénomènes généraux.

§ 210. **Mal rouge de Cayenne.** — Le *mal rouge de Cayenne* est
une espèce de *lèpre tuberculeuse,* particulière à Cayenne, et caractérisée par l'apparition de taches d'un rouge mat, entremêlées de
taches jaunes, insensibles, se montrant d'abord à la face, puis par
tout le corps, avec desquamation furfuracée. En même temps, il survient des tubercules épais, surtout aux oreilles, aux lèvres et à la face,
qu'ils difforment d'une manière hideuse; de petites pustules apparaissent et se transforment en ulcères fongueux; la peau s'épaissit, les
os se ramollissent et se carient, et les membres se couvrent de tumeurs livides.

§ 211. **Mal de la Crimée.** — Le *mal de la Crimée (lèpre tauri-
que ou lèpre des Cosaques),* est également une espèce de lèpre qui
règne parmi les habitants de la Crimée, et qui, tantôt contagieuse
tantôt héréditaire, attaque de préférence les sujets robustes des basses
classes et principalement les hommes. Elle ne fait que des progrès
lents et ne parvient souvent que dans la sixième année au plus haut
degré de son développement. Quelquefois, elle reste stationnaire pendant plus de vingt ans et ne devient jamais plus grave. Elle débute
d'ordinaire par l'apparition de tubercules plats, bleu noirâtre, indolents, ou par des taches épaisses, insensibles, rouge bleu, et qui se
montrent surtout à la face, aux côtés du corps, aux extrémités (surtout au poignet). Dans la deuxième année, ces taches s'étendent, se
multiplient, deviennent brunâtres ou noirâtres; dans la troisième année, elles deviennent pruriteuses, avec douleurs brûlantes, cuisantes, lancinantes ou formicantes; l'année suivante, elles se transforment en tubercules bigarrés, rugueux, râpeux, squameux ou croûteux,
en même temps que toute la peau du corps devient rouge brunâtre,
rugueuse, squameuse, dure et calleuse, avec suintement d'une humeur
visqueuse, mais en sorte que toujours, même au plus haut degré du
mal, la face interne des mains, des doigts et des articulations du bras,
ainsi que les aisselles, les jarrets, les fesses et le cuir chevelu restent
libres. Plus le mal s'aggrave, plus aussi les symptômes généraux
augmentent; il s'y joint de la paresse, de la mélancolie, de la lassi-

tude, des frissonnements avec bouffissure et difformité de la face, larmoiement, enrouement, épuisement général, engorgement des glandes, douleurs dans les membres et dans les articulations. Dans la cinquième année les tumeurs s'ouvrent et se transforment en ulcères malins. Dans la sixième année, toutes les sécrétions deviennent fétides, le mal gagne la cavité buccale, les narines et les poumons, et la mort arrive par asphyxie.

§ 212. **Radésyge.** — La *radésyge* ou *lèpre de Norwége* est une affection cutanée qui, quant à ses formes, paraît tenir le milieu entre les *affections lépreuses* et la *syphilis*. Cependant elle ne se montre point de préférence chez les libertins ; elle ne se répand point par la voie du coït, ni par aucune espèce de contact, et ne règne point dans les endroits où la syphilis est plus répandue qu'ailleurs. Souvent, elle se développe à la suite d'une faute de régime, et elle peut rester long-temps latente, avant de faire irruption à la surface du corps. Quelque-fois on remarque, comme prodromes, un coryza pénible, de l'enroue-ment, gonflement de la luette, des douleurs errantes, nocturnes, une rougeur particulière, bleuâtre, de la face, qui paraît enflée et lui-sante, des taches rouge foncé sur le nez, avec prurit à la peau, lassi-tude, dyspnée, fièvre lente, etc. D'autres fois, l'affection se ma-nifeste dès le début par l'apparition de tubercules plats, livides ou cuivrés, qui, de mobiles qu'ils sont d'abord, deviennent peu à peu im-mobiles, plus gros et squameux, et qui finissent par se transformer en ulcères, en même temps que la peau se couvre de rides et que les joues livides s'enflent. Souvent aussi on remarque des tubercules et des ulcères rongeants dans la gorge, à la face interne des joues, aux lèvres, au nez et à l'anus ; ou bien des condylomes à l'anus ou par tout le corps ; ou bien encore des pustules et des taches noirâtres ou cuivrées, lenticulaires, ordinairement insensibles, mais s'ulcérant facilement à la suite de la moindre lésion traumatique. Enfin, il n'est pas rare non plus d'observer, dans cette affection, des éruptions her-pétiques ou dartreuses, humides ou sèches, insensibles ou pruriteuses, avec desquamation furfuracée de l'épiderme, qui finit par devenir de plus en plus épais, squameux et croûteux, avec rhagades et ulcères par tout le corps. Ces divers symptômes ne se montrent cependant jamais tous à la fois, et ils changent souvent de siége ou disparaissent pour quelque temps. Vers la fin, les ulcères s'élargissent beaucoup, les cheveux tombent, il survient des douleurs ostéocopes, des exos-toses, avec faim canine, lasciveté, enfin fièvre hectique et la mort. La marche de la radésyge est tantôt très-lente, tantôt d'une rapidité effrayante.

§ 213. Lèpre du Holstein. — La *lèpre du Holstein* paraît identique de la radésyge quant à ses symptômes ; mais elle se distingue de cette dernière parce qu'elle se transmet par la voie du coït, ce que la radésyge ne fait jamais. Elle n'est cependant non plus de nature syphilitique, attendu que tous ses symptômes cutanés sont accompagnés et caractérisés par un prurit violent. Pour le reste, on observe, comme dans la radésyge, des taches de diverse nature, couvertes de croûtes blanches ou brunes, des pustules, des éruptions dartreuses, des tubercules, des exostoses, des condylomes, surtout à l'anus, des rhagades, des ulcères à la peau et dans les cavités de la bouche et du nez. L'affection débute quelquefois par des symptômes catarrhaux et des douleurs nocturnes dans les membres, ou bien par un écoulement corrosif et brûlant de l'urètre, et par des bubons, qui finissent par entrer en suppuration. Souvent on observe, dès les premiers signes, de la paresse et de la stupidité. Plus tard, les membres deviennent insensibles, raides et paralysés ; il s'y joint de la carie, des tubercules, de l'hydropisie, de l'hémoptysie, de l'hypocondrie, de la manie et une fièvre hectique.

§ 214. Traitement.— Nous passons sous silence plusieurs autres affections qui sont ou trop rares, ou trop peu connues pour occuper notre attention. Telles sont : la *lèpre anesthésique de l'Inde*, la *lèpre des Égyptiens* (qui ne paraît plus exister), la *lèpre rouge* (qui paraît une complication du scorbut avec la lèpre tuberculeuse), la *jambe des Barbades*, le *tara de la Sibérie*, le *bouton d'Alep*, etc. Au reste, le traitement de toutes ces affections se rapproche beaucoup de celui de la lèpre, pour qui nous avons fourni les indications au § 206. Quelle que soit la forme de léproïde que l'on ait à traiter, en examinant tous les symptômes et les comparant avec les tableaux symptomatologiques que nous avons donnés à la 2ᵉ partie de cet ouvrage, dans la *Matière médicale des lésions cutanées et extérieures,* on pourra être sûr de trouver toujours un médicament efficace parmi : 1) *Alum. ars. graph. lach. natr. phosph. sep. sil. sulf.* — 2) *Baryt. carb-veg. caus. kal. lyc. petr.* —3) *Calc. carb-an. coloc. con. merc. natr-m. nitr-ac. sass. staph. thui.*

Cependant il est nécessaire de dire que ni le *merc.* ni le *nitr-ac.* ne sauraient jamais être mis en usage sans de grandes précautions, ni sans être bien indiqués par tous les symptômes, à cause de leur action palliative, quelquefois très-perfide et nuisible pour la suite.

C'est dans la *radésyge* seule, ainsi que dans la *lèpre du Holstein,* que l'on trouvera souvent d'une grande utilité *merc.* et *nitr-ac.,* ainsi que *lyc. sass. staph. thui. clem.*

DEUXIÈME SECTION.

ORDRE XI.

syphilis et syphilides.

§ 215. On entend ordinairement par le nom de *syphilis*, non pas seulement les diverses affections produites par le *virus du chancre*, mais encore toutes les maladies contractées par voie de contagion dans le coït, telles que les blennorrhagies, la balanite, les ulcères simples, etc. Hahnemann avait, comme tous ses disciples le savent, séparé ces dernières affections de celles qui naissent comme des phénomènes primitifs ou consécutifs de l'inoculation du *virus vérolique*, attendu que ce dernier seul cause tout ce cortége de maux qu'on comprend sous le nom générique de *syphilis constitutionnelle*, tandis que la gonorrhée, la balanite et les ulcères simples paraissent en effet de toute autre nature quant à leur essence pathologique. Il en est de même des *condylomes* et des *excroissances* autres que ceux qui appartiennent à l'ulcère syphilitique fongueux ; ces phénomènes appartiennent à un ordre de faits que nous mentionnerons dans l'article suivant, lorsque nous parlerons de la *sycose* et des *sycosoïdes*. Nous suivons donc ici l'exemple de Hahnemann, en comprenant sous le nom de *syphilis* le produit seul du *virus vérolique*, et nous définissons ainsi la *syphilis* comme une maladie *chronique contagieuse*, qui, prise dans son ensemble, attaque tout aussi bien que la lèpre, *non-seulement la peau, mais encore d'autres organes, se manifestant par des ulcérations ou d'autres phénomènes locaux et matériels qui tous ont pour caractère essentiel la destruction ou la désorganisation des parties qu'elles attaquent, et qui tirent leur source première uniquement d'une infection par le virus vérolique.* Cependant, comme il peut être utile, tant pour le diagnostic que pour la thérapeutique, de réunir sous un seul coup d'œil toutes les maladies vénériennes, nous parlerons à la fin de cette section aussi, sous le titre d'*affections vénériennes non syphilitiques*, de la *gonorrhée*, de la *balanite* et des *ulcères simples*. Quant aux affections syphilitiques, tant primitives que consécutives, il en est qui n'appartiennent point à la peau ; mais, pour compléter le tableau de ces affections, et parce qu'il est impossible de bien étudier le traitement des unes sans parler des autres, nous avons cru devoir les comprendre toutes dans notre cadre, malgré les critiques auxquelles ceci nous pourrait peut-être exposer de la part de messieurs les théoriciens. S'ils nous en veulent pour cela, nous n'aurons qu'un mot à leur dire, savoir : « *Ton œil est-il envieux de ce que je suis si bon?* » c'est-à-dire de ce que nous donnons plus que ce à quoi la stricte rigueur nous oblige. Nous exposerons donc ci-après, en vue de la thérapeutique homœopathique : 1° les *affections syphilitiques primitives ;* 2° les *affections syphilitiques consécutives autres que celles de la peau;* 3° les *syphilides cutanées ;* 4° les *affections vénériennes non syphilitiques.*

SYPHILIS PRIMITIVE.

§ 216. Les affections syphilitiques primitives sont toujours le résultat d'un contact immédiat, et ne s'observent, par conséquent, que dans les régions du corps dont la situation permet d'y appliquer soit une snrface atteinte d'inflammation ou d'ulcération vérolique, soit le liquide qu'exhale une pareille surface ; aussi ne s'établissent-elles que dans le tissu muqueux et le tissu cutané, seules limites naturelles du corps ; si parfois elles se développent ailleurs, c'est qu'un accident a produit une solution de continuité dans l'un ou l'autre de ces tissus, et mis les parties sous-jacentes à découvert. Si nous exceptons des affections syphilitiques les maladies vénériennes simples, nous pouvons dire que les premiers phénomènes primitifs de la syphilis proprement dite, sont toujours des *ulcérations* survenant à l'endroit même ou à la partie qui a été en contact avec le virus, et connues sous le nom de *chancres.* A ces ulcères, il se joint cependant quelquefois d'autres phénomènes qui, quoique ne survenant souvent que dans le cours de l'ulcère primitif, doivent cependant aussi être regardés comme *primitifs ,* parce qu'ils appartiennent évidemment à la première période de la maladie. Tels sont les *bubons,* la *balanite* et la *gonorrhée véroliques ;* car la syphilis vérolique, prise dans son ensemble, offre clairement deux ordres de phénomènes bien distincts, savoir :

1° **L'ulcère primitif** *avec ses symptómes accessoires* qui surviennent pendant que l'ulcère garde encore son aspect particulier lardacé, et son *caractère inflammatoire aigu.* C'est la période pendant laquelle la manifestation de l'action virulente est absolument bornée aux parties génitales et aux organes qui sont en contact assez immédiat avec ces parties pour être affectés symptomatiquement, comme l'urètre, par exemple, les glandes inguinales, etc.

2° Les **phénomènes secondaires,** qui ne se déclarent que lorsque l'ulcère primitif a disparu, ou que l'inflammation aiguë dont il était le siége a cessé et fait place à un état chronique ou indolent de cet ulcère. Telles sont les affections syphilitiques *secondaires* de la *peau,* des *membranes muqueuses,* des *os,* des *yeux,* etc.

Ayant à nous occuper, dans cet article, de la syphilis *primitive,* nous dirons donc aussi quelques mots non-seulement sur le traitement des *chancres*, mais encore sur celui des *bubons* et des autres accidents qui peuvent compliquer *l'ulcère primitif*.

§ 217. Les **ulcères primitifs**, vulgairement désignés par le nom de *chancres*, sont de petits ulcères qui paraissent ordinairement comme premier phénomène de l'infection, du troisième au sixième ou au dixième jour après un coït suspect. Ils débutent par de petites taches rouges, inflammatoires, ne causant tout au plus qu'un prurit très-léger, mais dont le centre s'élève rapidement, devient blanchâtre, vésiculeux, transparent, et laisse échapper une sérosité rougeâtre et corrosive ; ils se creusent à leur sommet ; les bords se durcissent; leur surface est grisâtre et fournit une matière purulente, visqueuse, fétide, et assez abondante. Abandonnés à eux-mêmes ou soumis à un traitement non approprié, ces ulcères deviennent, sous peu de jours, à mesure qu'ils s'accroissent, le siége d'une inflammation locale très-forte et très-douloureuse, avec des douleurs pressives, pongitives et térébrantes, qui, à l'instar des douleurs syphilitiques ostéocopes, tourmentent le malade, surtout la nuit, depuis neuf heures du soir jusqu'à deux heures du matin, et le privent de tout sommeil. Cet état, s'il n'est pas traité convenablement, peut durer pendant six à huit septénaires, mais au bout de ce temps, ou plus tard, l'inflammation aiguë s'apaise, les douleurs deviennent moindres, l'ulcère perd son caractère lardacé et son aspect particulier, ses bords taillés à pic s'affaissent, et le tout présente une surface rouge, foncée, quelquefois spongieuse, d'autres fois gangréneuse ou cancéreuse, *mais toujours dure* et d'un mauvais aspect, sécrétant un pus séreux et sanieux. En même temps que l'ulcère acquiert ces nouveaux caractères, les premiers symptômes de l'infection générale commencent ordinairement à se manifester par l'apparition de taches roséoliques sur la peau du ventre, les cuisses et les avant-bras, ainsi que par l'éruption de pustules à la face, autour de la bouche ou au front. — M. Rayer et quelques autres auteurs distinguent *cinq* espèces d'*ulcères syphilitiques primitifs* ou de *chancres*, mais la plupart de ces prétendues variétés, particulièrement les ulcères dits *gangréneux, indurés* et *cancéreux,* ne sont que de diverses formes que prend le *même* et *unique ulcère*, selon les diverses périodes de sa marche naturelle abandonnée à elle-même, et les diverses circonstances qui ont contribué à son développement. Pour nous, il n'existe que *deux* espèces de *chancres,* c'est le *chancre induré* ou *huntérien,* et l'*ulcère élevé* ; les autres ne sont que des formes variées de l'un ou de l'autre de ces ulcères, et encore n'y a-t-il même, entre l'*ulcère élevé* et le *chancre huntérien* de différence que pour la *forme*. Toutefois, comme il est utile de connaître tous les aspects sous lesquels peut se présenter le *chancre*, nous allons mentionner les variétés que les auteurs admettent, tout en répétant que nous n'y voyons absolument que différence de *forme*, purement *accidentelle*.

Ces variétés sont :

1° Le *chancre* **élevé**, qui peut avoir son siége sur la peau de la verge, à la surface interne ou externe du prépuce, ou même au scrotum. C'est d'abord un petit ulcère de la dimension d'une lentille jusqu'à celle d'une pièce d'un franc, dont, vers le huitième au dixième jour, les bords s'élèvent en même temps que le fond, et forment un ulcère saillant, proéminent et comme fongueux. Cet ulcère n'est point dur, comme le chancre *huntérien*, les douleurs sont peu prononcées ou même nulles, le pus est d'une nature plus séreuse; mais souvent, lorsque ces ulcères siégent au prépuce, il s'y joint une phimose très-prononcée, avec tuméfaction dure et inflammatoire du prépuce.

2° Le *chancre* **huntérien** ou **induré**, qui a ordinairement son siége près du frein du prépuce, à la couronne du gland ou au gland même, plus rarement au corps de la verge ou à la partie intérieure du scrotum. Ce chancre commence ordinairement par l'apparition d'une petite vésicule (ou pustule) *unique*, qui se transforme bientôt en un ulcère creux, circulaire ou ovalaire, à fond lardacé, blanc ou brunâtre (*chancre simple*). Mais, abandonné à lui-même, cet ulcère ne tarde pas de prendre une couleur foncée, livide et sale, sa base devient calleuse et ses bords durs, élevés et taillés à pic (*chancre huntérien* proprement dit). Souvent il reste, même après la cicatrisation de l'ulcère, une induration opiniâtre, ce qui est toujours un phénomène grave, parce qu'il prouve que, bien que l'*ulcère* soit ce qu'on appelle guéri, la *syphilis* ne l'est point; aussi voit-on souvent la syphilis constitutionnelle éclater pendant l'existence de ces indurations.

3° Le *chancre* **phagédénique**, qui peut se développer aussi bien du *chancre élevé* que du *chancre huntérien*, et qui se caractérise par la rapidité et par les ravages très-considérables qu'il produit. C'est un ulcère d'apparence corrodée; sa surface n'offre point de granulations, et les parties molles qui l'entourent ne sont calleuses ou indurées que lorsqu'il est dû à la dégénérescence du chancre huntérien. Il peut continuer ses ravages jusqu'à la destruction complète du gland, et quelquefois il amène des hémorrhagies considérables par l'érosion des artères. Quelquefois aussi ce caractère phagédénique se montre dès les premiers jours de l'existence d'un chancre, ce qui probablement a fait que quelques auteurs en ont voulu faire une classe à part.

4° Le *chancre* **gangréneux,** qui n'est qu'une sous-variété de l'ulcère phagédénique, et les observations de Carmichael qui paraît avoir eu une véritable manie de diviser les chancres, et selon lequel cet ulcère se montrerait dès le début par une tache noire, ont encore besoin d'être confirmées davantage. Dans la plupart des cas les ulcères syphilitiques dits *gangréneux*, ne sont autre chose que des ulcères vulgaires ou huntériens amenés à l'état gangréneux par diverses causes favorables au développement de cet état. Il en est de même de ce qu'on appelle

5° Le *chancre* **cancéreux,** qui n'est absolument qu'un ulcère syphilitique devenu *fongueux*. Cet ulcère, auquel il survient des excroissances, détruit également, quelquefois, le gland en totalité, au point que la verge ne présente plus alors qu'une espèce de chou-fleur aplati et collé contre le pubis.

6° Deux autres formes de chancres, citées par Attomyr (*voy.* la *Traduction des maladies de la peau, de Rückert,* Dijon), ne sont point des ulcères *véroliques*. Le *chancre* que cet auteur appelle la quatrième variété et dont il dit qu'il est tout à fait superficiel, n'est autre chose qu'un ulcère ou plutôt une *érosion* ulcérée *gonorrhéique*, telle qu'on les voit souvent pendant le cours d'une gonorrhée, et qui, en effet, se guérit très-bien par *nitr-ac.* et *thui.* L'autre, que le docteur Attomyr appelle le chancre galeux, et dont il dit que le *sulf.* est le médicament principal, est tout simplement l'*herpès præputialis.*

§ 218. Tous ces ulcères peuvent, comme nous l'avons dit plus haut, être accompagnés ou immédiatement suivis de quelques autres phénomènes également primitifs et qu'il importe de bien distinguer. Ces phénomènes sont : l'*écoulement uréthral,* la *balanite,* le *bubon* et les *indurations* au gland ou au prépuce. Mais ce qu'il y a de plus remarquable à noter, c'est que ces phénomènes peuvent se présenter aussi *sans ulcère primitif,* et ce sont là les cas où on les a vus être suivis plus tard de tous les phénomènes de la syphilis constitutionnelle. Nous avons vu nous-même exister des gonorrhées, des balanites, et des bubons évidemment véroliques sans qu'aucun ulcère primitif ait accompagné ou précédé ces phénomènes, mais qui trahissaient leur origine *vérolique* par plusieurs symptômes cutanés portant évidemment les caractères des syphilides. Mais le fait le plus intéressant que nous ayons observé, il y a peu de temps encore, c'est une syphilis constitutionnelle des plus complètes chez un jeune homme qui n'avait jamais eu autre chose au pénis qu'une *induration* survenue peu de jours après un coït suspect. S'étant déchiré, pendant l'acte, le prépuce, il avait pansé la plaie avec de l'*arnica,* ce qui en avait amené la cicatrisation du soir [au lendemain ; mais au bout de quelques jours l'induration dont nous parlons et qui portait, du reste , tous les caractères des affections syphilitiques, était survenue à l'endroit même qu'avait occupé la plaie. Un autre fait semblable s'était présenté chez un jeune homme de Lyon , qui avait aussi pansé avec de l'arnica la déchirure qu'il s'était faite pendant le coït, mais chez celui-là il n'y avait, outre l'induration au prépuce, qu'un *psoriasis disséminé* à la face interne des mains.

§ 219. Quant au **diagnostic** des *ulcères primitifs,* les caractères que nous en avons exposés au § 217, et leur siége, joints à l'*anamnèse,* suffisent ordinairement au delà pour les distinguer de tout autre ulcère. Même l'*herpès præputialis* ne saurait être sérieusement confondu avec le chancre, attendu que celui-ci débute toujours par l'apparition d'une vésicule *unique,* tandis que dans l'*herpès* on voit constamment *plusieurs* vésicules réunies en groupes s'élever sur une tache érythémateuse, et disparaître au bout de quelques jours. Pour les *bubons* aussi, le diagnostic n'offre point de difficulté réelle, parce que, dans aucun des engorgements inflammatoires des glandes inguinales produits par la gonorrhée, les scrofules, un coup, ou toute autre cause, on n'y voit survenir des *ulcérations syphilitiques* après leur terminaison par suppuration. Même les *indurations* au gland ou au prépuce , restées à la suite d'un chancre ou survenues sans être précédées par un ulcère, portent tellement la couleur caractéristique des affections syphilitiques qu'il est impossible de s'y méprendre , lorsqu'on a vu une fois ces colorations rouge violet ou brun cuivré. Les seules affections syphilitiques primitives, difficiles à reconnaître lorsqu'elles existent *sans chancre ni bubon syphilitique,* ce sont la *gonorrhée* et la *balanite véroliques,* et nous n'hésitons point d'avouer franchement que nous ne connaissons nous-même, jusqu'ici, aucun signe certain par lequel on puisse distinguer, *avant l'apparition des symptômes consécutifs,* ces phénomènes des *gonorrhées* et des *balanites non véroliques,* excepté, peut-être, par un examen attentif des *sécrétions,* qui paraissent , en effet , avoir, dans les affections *véroliques,* une autre odeur que dans la *gonorrhée simple* et dans la *balanite* due à l'irritation gonorrhéique ou à une sécrétion augmentée des follicules sébacés du prépuce.

§ 220. Ce que nous venons de dire de la facilité que présente ordinairement le diagnostic des *ulcérations* syphilitiques *primitives,* souffre cependant une exception à l'endroit des ulcérations dues à **l'abus du mercure** comme médicament antisyphilitique. Il y a , nous le savons bien, non pas seulement dans l'ancienne école, mais malheureusement aussi parmi certains critiques qui s'intitulent homœopathes, des écrivains qui, pour se donner un air de grands philosophes, nient absolument l'action malfaisante du mercure et les ulcérations mises au compte de cet agent. Mais ce qu'il y a de très-certain, c'est que ces ulcérations existent en effet, et certains chancres, dont on a voulu faire une classe à part, comme le *chancre serpigineux*, par exemple, ne sont peut-être autre chose qu'une complication de la syphilis avec les effets du mercure, qui ne fait ordinairement qu'aggraver ces ulcérations, lorsqu'on en continue l'usage. Il importe donc de fixer autant que possible les caractères distinctifs de ces ulcères. Voici ce que nous croyons devoir en dire : **L'ulcère mercuriel** n'est point indolent, mais ordinairement très-sensible et douloureux au toucher, mais sans ces élancements et ces térébrations et douleurs pongitives nocturnes qui accompagnent entre autres le chancre huntérien. Cet ulcère s'étend rapidement dans tous les sens, il est d'un blanc de lait, grisâtre ou livide, quelquefois à bords d'un blanc bleuâtre, quelquefois très-superficiel, comme une simple excoriation, sécrétant une humeur séreuse ou purulente, jaunâtre, ou couvert d'un enduit caséeux ; d'autres fois il est profond, sale, lardacé même, *mais toujours d'une forme irrégulière*, à circonférence inégale, à bords déchiquetés, et se guérissant par la reproduction des chairs en commençant *par les bords*, et non, comme l'ulcère syphilitique, par la seule formation d'un nouvel épiderme, qui commence toujours au *centre* de l'ulcère. S'il n'y a aucune complication syphilitique, l'ulcère mercuriel se guérit de lui-même, mais souvent il se rouvre de nouveau à plusieurs reprises. On le trouve fréquemment dans la gorge, ainsi qu'aux parties génitales ou dans le voisinage de ces parties. Dans la plupart des cas, il se place sur d'anciennes plaies ou cicatrices ou d'autres ulcérations, qui s'étendent alors rapidement et deviennent douloureuses, phagédéniques, sanieuses et saignantes. Quelquefois on le trouve aussi, au milieu de croûtes dartreuses, à la face ou sur des parties velues, sous la forme d'un ulcère superficiel à surface rouge et inégale, avec des excroissances fongueuses lardacées, mais qui ne présentent aucune malignité et se transforment en pus, après quoi l'ulcère se cicatrise promptement pour bientôt reparaître ailleurs (*chancres volants*). Souvent il reste, à la suite de ces ulcères, des cicatrices rouges, larges et profondes, qui gardent toujours de la sensibilité et s'ulcèrent facilement de nouveau.

§ 224. Quant au **traitement** homœopathique des *affections sy-*

philitiques primitives, inutile de dire que le médecin ne saurait jamais avoir recours à aucune application extérieure quel qu'en soit le nom. Toutes les productions syphilitiques, et surtout les productions primitives, sont de véritables *noli-me-tangere,* dont la présence à la surface du corps ne saurait jamais être dérangée impunément, même pendant un traitement interne, et qui doivent nécessairement rester sans qu'on y touche, jusqu'à ce que, par suite d'une médication bien dirigée, elles disparaissent naturellement par l'extinction du virus qui les soutenait. Rien de plus pernicieux que cette opinion généralement répandue que l'on puisse cautériser le chancre sans aucun danger pour la suite, lorsqu'il n'est qu'à la première période de sa formation, c'est-à-dire dans sa forme vésiculeuse ou pustuleuse! Nous avons vu nous-même plus d'une fois des victimes bien malheureuses de cette opinion erronée, et ne saurions, par conséquent, assez prévenir les praticiens des suites fâcheuses qui peuvent en résulter. Rien de plus opiniâtre et de plus difficile à guérir que ces formes secondaires et ces syphilides qui se montrent quelquefois au bout de quelques années seulement après la cautérisation des premières pustules. Et par contre, rien de plus facile que le traitement homœopathique, interne, d'une affection syphilitique *primitive* et non encore dégénérée. Quelle que soit la forme particulière de cette affection, chancre vulgaire, ulcère huntérien, chancre phagédénique ou gangréneux, bubon ou induration, balanite ou gonorrhée vérolique, le médicament principal et spécifique reste toujours le *mercure,* à moins que la maladie ne soit déjà dénaturée par l'abus de ce médicament administré à doses trop fortes. Car rien n'est plus contraire à l'obtention d'une prompte guérison qu'un usage trop large du médicament spécifique. Mais, d'un autre côté, il paraît que les médicaments homœopathiques produisent quelquefois, dans leurs atténuations *éloignées,* précisément le contraire de ce qu'ils produisent à leur état *non dynamisé,* et c'est peut-être ainsi qu'il faut s'expliquer ce fait que le mercure ne jouit, dans la *syphilis primitive,* d'une action véritablement homœopathique et salutaire que dans ses *premières* atténuations, depuis la première jusqu'à la troisième; tandis que les atténuations *éloignées* sont, par contre, beaucoup plus efficaces que les premières dans les phénomènes syphilitiques *secondaires.* On devra donc, dans toutes les affections véroliques primitives, accorder la préférence à l'une ou l'autre des *trois premières* triturations du mercure, dont on fera prendre au malade, matin et soir, une dose (5 centigrammes de la trituration) jusqu'à cicatrisation complète de l'ulcère, tout en prenant cependant la précaution d'éloigner davantage les doses (une dose toutes les 24 ou seulement toutes les 48 heures), lorsque l'amélioration commence à faire des progrès sensibles. En procédant ainsi, on remarquera souvent, comme nous l'avons déjà dit ailleurs, dès le deuxième ou le troisième jour du traitement, un commencement de bonne granulation qui fera des progrès visibles de jour en jour, en même temps que l'ulcère commence quelquefois à saigner un peu, et, dans la plupart des cas de chancres ou de bubons *récents*, la guérison sera complète le dixième jour au plus tard.

Quelquefois, il arrive cependant aussi que l'ulcère, quoique bien amélioré par le traitement, et dépouillé de tous ses caractères *syphilitiques*, tarde à se cicatriser complétement, offrant encore une plaie simple quoique d'un bon aspect. Ce phénomène est dû, dans la plupart des cas, à un excès d'action mercurielle, qui peut même faire quelquefois que l'ulcère paraît s'étendre de nouveau et se couvrir d'une sorte d'excroissance fongueuse. Dans ce cas, on aura à examiner si l'ulcère avait déjà perdu, pendant le traitement suivi, ses caractères syphilitiques et *notamment son aspect lardacé;* si le malade ne s'est exposé à aucune nouvelle infection; si la plaie telle qu'on la voit paraît plutôt porter les caractères de l'ulcère mercuriel que ceux des ulcères syphilitiques. Tout cela est-il bien constaté, on pourra alors, sans hésiter, remplacer l'usage du *mercure* par celui du *nitr-ac.* 6 glob. de la 30ᵉ dissous dans une demi-tasse d'eau, dont on fera prendre matin et soir une cuillérée à café, en ne tardant cependant point de revenir immédiatement au *mercure,* si l'on s'était par hasard trompé dans le diagnostic de cette ulcération, ce que l'on verrait le deuxième ou le troisième jour par une nouvelle exacerbation de la plaie et par les caractères syphilitiques dont celle-ci ne manquerait alors pas de se revêtir d'une manière plus marquée. Car, de quelque utilité que soit le *nitr-ac.* dans bien des cas de syphilis *mercurielle* et de *sycose,* il est toujours nuisible dans les affections véroliques franches, et nous possédons nous-même plusieurs observations où ce médicament, administré mal à propos contre des ulcères véroliques *primitifs,* a fait éclater presqu'à vue d'œil l'infection syphilitique générale.

Tout ce que nous venons de dire s'applique, il est vrai, de préférence au traitement des *chancres* ou des *bubons récents;* mais le traitement des cas négligés ne diffère point, quant au fond, de celui que nous venons d'exposer. Seulement il faut alors faire attention à deux choses, savoir : ou le malade a déjà été traité par des préparations mercurielles; ou il ne l'a pas été. Dans le premier de ces deux cas, il se peut que *nitr-ac.* convienne également, surtout lorsque les ulcérations ne porteront plus le caractère syphilitique. Dans le second cas, on traitera l'affection comme les affections récentes, par le *mercure,* ou bien encore par le *cinnab.*, qui remplace quelquefois d'une manière très-efficace le *merc.*, dans bien des cas de syphilis primitive ou secondaire. Seulement, si l'ulcère n'avait plus alors son caractère inflammatoire aigu, ni son aspect lardacé, mais qu'il présentât au contraire une surface rouge foncé violet ou noirâtre, avec ou sans apparition de quelques syphilides à la peau, on ferait mieux d'éloigner un peu les doses, n'en faisant prendre matin et soir que pendant huit jours, et d'en continuer ensuite toutes les quarante-huit heures seulement jusqu'à la guérison complète, laquelle n'arrivera cependant pas aussi promptement dans ces cas que dans ceux des chancres *récents*. Il faut, pour l'obtenir, quelquefois quatre à six semaines et plus, et le rapprochement des doses, lorsqu'il est continué pendant trop longtemps, fait souvent plutôt retarder que hâter la guérison. — Quant aux *bubons*, la *balanite*, et les *indurations* qui peuvent accompagner l'ulcère primitif, ces phénomènes n'exigent jamais aucun traitement spécial ; ils cessent par le fait même de la médication dirigée contre le chancre, et disparaissent avec la guérison de ce dernier. Seulement les *bubons* qui ne se déclareraient qu'après la destruction de l'ulcère par des applications extérieures, nécessitent quelquefois d'autres remèdes encore, surtout lorsque le malade a déjà été traité par de fortes doses de *mercure*. Dans ce cas, on trouvera quelquefois d'une grande utilité : 1) *Aur.* — 2) *Carb-an.* — 3) *Carb-veg. nitr-ac.*

Contre les **ulcères dénaturés** par de trop fortes doses de **mercure**, on trouvera, si *nitr-ac.* ne suffit pas, souvent encore utiles : 1) *Lach. sep. sulf. thui.*— 2) *Aur. carb-veg. dulc. hep. phosph. phos-ac. sil. staph.* — 3) *Alum. amm-m. ferr. mur-ac. natr-m.*, etc. Ces mêmes médicaments, choisis selon les symptômes que présentera le malade, seront encore à prendre en considération dans les complications qu'il pourrait y avoir avec des affections *scrofuleuses, psoriques, herpétiques, scorbutiques,* etc.

Enfin, contre les chancres *non syphilitiques* (4ᵉ et 5ᵉ variétés du docteur Altomyr), et, en particulier, contre la 4ᵉ variété, l'*ulcère* **gonorrhéique**, les principaux médicaments sont : *Nitr-ac. thui.*; et contre la 5ᵉ variété du même auteur, l'*ulcère* **herpétique** : *Sulf.*, ainsi que les autres médicaments cités à l'article **Herpès.**

SYPHILIDES.

§ 222. Nous entendons par *syphilides* toutes les affections *secondaires* du tégument externe produites par l'infection syphilitique générale. Ces affections peuvent revêtir toutes les formes que présentent les dermatoses; on y trouve des *exanthèmes*, des *macules*, des *vési-*

cules, des *bulles*, des *pustules*, des *papules*, des *squames*, des *tuber-cules*, des *ulcères secondaires* et des altérations particulières des *pa-pilles*, des *ongles* et des *poils*. Ces syphilides se montrent quelquefois *pendant* l'existence des symptômes primitifs ou peu de temps après leur apparition ; mais le plus souvent c'est après plusieurs mois et même plusieurs années d'une guérison apparente, que ces phénomènes se déclarent. Quelquefois ces éruptions sont précédées de *fièvre* et ac-compagnées de douleurs nocturnes dans les os ou les articulations, et presque toujours elles alternent avec un ou plusieurs autres symp-tômes véroliques. Le plus souvent elles se déclarent aux parties gé-nitales, à la marge de l'anus, à la face et surtout au front, aux com-missures des lèvres, sur le dos, sur l'abdomen, etc., et, quelle que soit la forme qu'elles affectent, elles ont toujours une *teinte particu-lière* qui varie depuis le rouge violet jusqu'au jaune terreux, et qui est généralement connue sous la désignation de *teinte cuivreuse*. En outre, elles montrent toutes une grande tendance à l'ulcération, qui prend alors toujours les caractères des ulcères syphilitiques. Quant aux différences que présentent ces diverses syphilides entre elles, nous dirons encore quelques mots de chacune en particulier.

1° **L'exanthème** *syphilitique* se présente ordinairement sous la forme de taches *rouges, jaunes* ou *violacées*, disséminées sur le tronc ou les membres, irrégulières, quelquefois arrondies, mais le plus sou-vent sans forme déterminée, très-superficielles, non proéminentes ; disparaissant complétement sous la pression du doigt, plus apparentes au froid qu'à la chaleur, et accompagnées tout au plus d'un prurit presque insignifiant. Ces taches sont d'abord ordinairement *rouges, violacées*, mais, au bout de quelques jours, elles pâlissent et devien-nent jaunâtres, état dans lequel elles restent ordinairement plus long-temps qu'à l'état violacé. C'est cet exanthème qui se montre ordinai-rement en premier lieu lorsque, pendant l'existence de l'ulcère pri-mitif, l'infection devient générale.

2° Les **macules** *syphilitiques* sont des taches arrondies ou ova-laires, depuis la dimension d'une pièce d'un franc jusqu'à celle d'un écu de trois francs, d'une teinte cuivrée très-foncée, surtout à leur centre, siégeant le plus fréquemment à la face, surtout au front, plus rarement sur le tronc ou sur les membres, et se montrant ordinaire-ment peu nombreuses. Quelquefois elles deviennent le siége d'une desquamation assez marquée et d'un léger prurit. En disparaissant, elles se guérissent de la circonférence au centre, en prenant la teinte jaune des feuilles mortes.

3° Les **vésicules** *syphilitiques* ressemblent assez à celles de l'ec-zéma *simplex*, seulement elles sont un peu plus volumineuses et entourées de la couleur *cuivrée* caractéristique. Cette forme est cependant très-rare.

4° Les **bulles** *syphilitiques* sont de grosses pustules à la base desquelles se forme une auréole bulleuse, et qui se couvrent plus tard d'une large croûte brunâtre, proéminente et en quelque sorte pyramidale. C'est là l'affection que Hebra désigne sous le nom de *rupia*, prétendant que le *rupia proeminens* de Bateman n'est autre chose qu'une syphilide bulleuse.

5° Les **pustules** *syphilitiques* peuvent se montrer sous deux formes diverses, selon qu'elles ressemblent à celles de l'*impétigo* (pustules *psydraciées*) ou à celles de l'*ecthyma* (pustules *phlyzaciées*). Les premières, c'est-à-dire les pustules *psydraciées*, sont petites, de la dimension de celles de la couperose, d'une couleur qui varie du rouge pâle au rouge carminé, de forme conoïde, à base dure et entourée d'une auréole cuivrée, remplies à leur sommet de lymphe ou de pus, ou couvertes d'une petite croûte jaune grisâtre, au-dessous de laquelle existe une petite ulcération. Les pustules *phlyzaciées*, au contraire, sont plus larges, aplaties, peu proéminentes, le plus souvent discrètes, contenant une humeur jaunâtre qui finit par former une croûte noirâtre, adhérente, à base cuivrée ou livide, et ordinairement suivie de cicatrices déprimées. Ces pustules se montrent le plus souvent sur la nuque ou sur les épaules, quelquefois sur les joues ou dans la barbe, plus rarement ailleurs, quoique nous les ayons vues aussi au pourtour de l'anus. Les pustules *psydraciées*, au contraire, peuvent se montrer sur toutes les régions du corps; mais elles apparaissent le plus souvent sur le front et sur les épaules. Dans l'une et l'autre de ces deux formes, les pustules sont disposées de manière à décrire des lignes courbes, symétriques ou spirales, ou de toute autre forme *régulière*.

6° Les **papules** *syphilitiques* sont des élevures dures, solides, tantôt petites et confluentes, occupant le dos ou la face, de manière à donner à la peau une apparence rugueuse, rougeâtre, cuivrée; tantôt larges, disposées en groupes ovalaires, jaunes et squameuses, ou même s'ulcérant à leur sommet. Quelquefois aussi ces papules sont réunies en groupes circonscrits, dont la guérison s'opère du centre vers la circonférence.

7° Les **squames** *syphilitiques* sont des exfoliations épidermiques qui s'opèrent sur des *plaques cuivreuses* plus ou moins arrondies, lisses et luisantes, et peu ou point pruriteuses. On les observe ordinairement à la face, au front, dans le cuir chevelu, à la paume des mains ou à la plante des pieds. En ces deux derniers endroits elles ressemblent souvent beaucoup aux *psoriasis palmaris* ou *plantaris*; mais ce qui peut toujours les faire distinguer de ce dernier, c'est que le *psoriasis syphilitique* fait constamment des éruptions successives, qu'il présente toujours un mélange de taches jaunes et de taches rouges, violacées ou cuivreuses, cernées par un liséré épidermique ; phénomène que ne présente jamais le psoriasis *ordinaire*. Le psoriasis syphilitique s'annonce en outre par de petites taches proéminentes offrant une teinte jaunâtre analogue à celle des durillons. Si nos observations sont exactes, il paraîtrait cependant que les traitements mercuriels peuvent aussi produire une espèce de psoriasis qui nous a paru se distinguer du psoriasis syphilitique en ce qu'il débute, non par des taches jaunes, mais par des taches *érythémateuses,* d'une couleur plus *franche* que celle des syphilides. Outre le *psoriasis* syphilitique, on a aussi observé des formes analogues au *pityriasis capitis,* à la *teigne,* etc.

8° Les **tubercules** *syphilitiques* sont ordinairement livides ou d'un rouge cuivreux, lisses ou squameux, plats ou proéminents, secs ou humides, *suivis d'ulcérations* quelquefois phagédéniques ou serpigineux, ou *couverts de croûtes.* Ils sont la forme la plus fréquente qu'affectent les syphilides, et se montrent aux joues et *aux ailes du nez,* au front, au cou, *au scrotum,* sur la verge, au pubis, à la partie antérieure et intérieure des cuisses, *à la marge de l'anus, aux commissures des lèvres,* au nombril, à l'intérieur du conduit auditif externe, sur le cuir chevelu, etc. Souvent ces tubercules sont disposés en *groupes* ou en *arcs* qui entourent un milieu dans lequel la peau est quelquefois entièrement saine.

9° Les **ulcérations** *syphilitiques* secondaires sont ordinairement des ulcères *serpigineux* disposés en *arcs* ou en *cercles,* ou bien ils se développent d'une espèce de *tubercules sous-cutanés* qui, d'indolents qu'ils sont d'abord, finissent par se ramollir et par perforer la peau, où ils apparaissent alors sous forme de petits bubons ulcérés et suppurent. Ces ulcères tuberculeux, qui occupent de préférence les membres supérieurs ou inférieurs, ont cela de commun avec les ulcères serpigineux que dès qu'un de ces tubercules se guérit, un autre apparaît ordinairement bientôt à la place, non loin du premier.

10° L'**alopécie** *syphilitique,* très-fréquente autrefois, ne s'observe guère plus de nos jours ; cependant Hahnemann nous a parlé souvent d'un cas assez intéressant observé par lui-même sur un chevalier polonais, qui, outre plusieurs autres symptômes d'infection syphilitique générale, présentait une calvitie au vertex, qui, sans autre lésion apparente du cuir chevelu qu'une large tache circulaire *cuivreuse,* avait perdu successivement tous ses cheveux à la place qu'occupait cette tache, et à mesure que celle-ci s'élargissait successivement.

11° L'*altération syphilitique des* **ongles** peut se présenter sous deux formes: comme *inflammation* et comme *changement de structure.* La première, connue sous le nom d'*onyxis* syphilitique, se montre plus souvent aux *orteils* qu'aux doigts, où elle se porte quelquefois exclusivement sur la matrice des ongles, se caractérisant par un gonflement rouge violacé et l'ulcération du bourrelet qui cerne la racine. — Quant aux altérations syphilitiques de la *structure* des ongles, elle se caractérise par un épaississement partiel de l'extrémité libre, à laquelle les ongles deviennent plus secs, plus cassants, d'un blanc jaunâtre nettement limité et s'exfoliant à la fin. Quelques auteurs parlent aussi de la *chute des ongles* sans autres symptômes à ces parties; mais si ce fait existe, il doit être excessivement rare.

Toutes ces affections se compliquent souvent entre elles ou encore avec des éruptions scrofuleuses, scorbutiques ou herpétiques; mais on les reconnaîtra toujours en faisant attention à l'existence des autres symptômes particuliers à la syphilis et à leur teinte caractéristique.

§ 223. Le **traitement** homœopathique des syphilides est celui de toutes les autres éruptions, c'est-à-dire la médication interne Dans la plupart des cas, le *mercure* sera ici aussi le médicament prin cipal, si le malade n'en a point encore fait abus; et s'il existe en même temps encore des symptômes *primitifs,* on administre le *mercure* à la première, deuxième ou troisième trituration, tous les deux jours une dose. Mais si ces éruptions se sont déclarées plusieurs mois ou même plusieurs années après une guérison apparente, les *dernières* atténuations du mercure (30ᵉ jusqu'à la 300ᵉ) seront souvent préférables et amèneront une guérison plus prompte et plus durable. Mais il y a aussi des cas où l'on n'obtiendra point la guérison par le *mercure* seul, ni par aucune des diverses préparations de ce métal, telles que *merc. préc. rouge, merc. corr., cinnab., merc. nitros.,* et où il faudra avoir recours à d'autres médicaments. Dans ces cas, les principales substances qu'on pourra prendre en considération sont en général : 1) *Carb-veg. n-jugl. phosph. phos-ac. clem. staph. thui.* — 2) *Hep. iod. lach. nitr-ac. sass. sep. sil. sulf.* — 3) *Aur. guai.*

Et en particulier :

Contre les **pustules** syphilitiques : 1) *Merc.* — 2) *Nitr-ac. thui.*

Contre les **squames** syphilitiques, et en particulier le **psoriasis** : 1) *Merc.* — 2) *Clem. dulc.* — 3) *Lyc. mez.* — 4) *Calc. thui.*

Contre les **tubercules :** 1) *Merc.* — 2) *Carb-veg.*

Contre les **ulcérations :** 1) *Merc.* — 2) *Carb-veg. sil. thui.* — 3) *Phosph. sass. staph. sep.* — Les ulcérations croûteuses au **scrotum** trouvent souvent leur spécifique en : *thui.*

Contre les *affections des* **ongles :** *Merc.*

En outre, contre les *complications :*

Avec des affections **mercurielles :** 1) *Carb-veg. lach. nitr-ac. phosph. phos-ac. staph. thui.* — 2) *Aur. clem. hep. mez. sep. sil. sulf.*

Avec des affections **scrofuleuses :** *Aur. carb-veg. iod. merc. n-jugl. phosph. sil. sulf.*

Avec des affections **scorbutiques :** *Carb-veg. lach. merc. phosph. staph. sulf.*

SYPHILIS SECONDAIRE EN DEHORS DES TÉGUMENTS EXTERNES.

§ 224. Ce n'est que pour compléter tout ce que nous avons à dire sur le traitement homœopathique de la syphilis que nous faisons aussi mention de ces affections-ci, qui se montrent dans les **membranes muqueuses,** dans les **os**, dans l'**œil,** et dans les **glandes.** Dans les **membranes muqueuses,** on observerait sans doute les mêmes formes que celles des syphilides cutanées, si l'on pouvait les distinguer aussi bien que celles de la peau. En général, on les comprend toutes sous la dénomination d'*ulcérations* dont la distinction en ulcères *pustuleux* et ulcères *condylomateux* a peu de valeur pour la pratique, pour laquelle il suffit au delà de savoir que ces ulcérations peuvent revêtir l'une ou l'autre de ces deux formes. Ordinairement on ne les voit que sur les muqueuses de la *gorge* et des parties voisines, où elles débutent aux *tonsilles* ou au *voile du palais* par une **inflammation érythémateuse,** connue sous le nom d'**angine syphilitique**, et caractérisée par une rougeur foncée, brunâtre, inégale, flamboyante, traversée souvent par des veines injectées et toujours accompagnée d'une tuméfaction plus ou moins considérable des parties affectées. Abandonnée à elle-même, cette rougeur passe, après un temps plus ou moins long, à l'**ulcération,** laquelle peut offrir des formes aussi diverses que celles de l'ulcère primitif, depuis la simple *excoriation* jusqu'à la forme du *chancre huntérien.* Ces ulcérations siégent le plus fréquemment dans les plis de la muqueuse, entre les tonsilles, ou à la racine de la langue, à l'entrée du larynx. Souvent l'affection passe de là au larynx même, où elle est alors accompagnée de tous les symptômes de laryngite chronique ulcérée ; mais dans la plupart des cas, l'ulcération, en commençant derrière le voile du palais, remonte vers la muqueuse du nez et forme ce que l'on appelle l'*ozène syphilitique*, caractérisé par un écoulement purulent fétide, avec coryza chronique, et douleurs brûlantes dans le nez.

Dans tous ces cas, et n'importe le siége de l'inflammation ou de l'ulcé-ration, celle-ci, loin de se borner à la destruction des parties molles, finit au contraire presque toujours par attaquer aussi les *os du palais, de la mâchoire et du nez*, ainsi que les *cartilages du larynx*. Dans la membrane muqueuse des tonsilles et de l'arrière-gorge, c'est la forme *pustuleuse* des ulcères que l'on voit le plus fréquemment ; ces ulcères sont creux, à fond lardacé, à bords taillés à pic et rouges. L'ulcération *exanthématique* se montre, au contraire, de préférence sur la voûte du palais, ainsi que sur la face interne des joues et des lèvres, et sur la racine et le dos de la langue ; ce sont des ulcérations planes, blanchâtres, entourées d'une auréole rouge et accompagnées souvent d'excroissances condylomateuses. Toutes ces ulcérations se distinguent des ulcérations *mercurielles* en ce que ces dernières ont toujours un fond blanc de lait sans auréole érythémateuse, qu'elles siégent ordinairement aux *bords* de la langue et à la face interne des joues, qu'elles s'étendent d'une manière plus rapide que les ulcères syphilitiques, et qu'elles s'agrandissent du devant en arrière, tandis que les ulcères syphilitiques montrent la marche opposée.

§ 225. Les affections syphilitiques des **glandes lymphatiques** constituent ce qu'on appelle les *bubons*, caractérisés par la tuméfac-tion douloureuse et inflammatoire, le plus souvent d'une glande *unique*, qui finit par entrer en suppuration et par former un ulcère syphili-tique, à bords durs, renversés et calleux. Ces bubons peuvent étendre au loin leurs ravages, et transformer, non-seulement toute la région inguinale, mais encore toute la face interne des cuisses, en une large surface ulcérée, lardacée et suppurante, ou couverte d'excroissances condylomateuses. Ces bubons se trouvent, dans la plupart des cas, dans la région inguinale ; mais on les rencontre aussi sous les aisselles et au cou. Toutefois il ne faut pas confondre ces bubons *idiopathiques* avec l'engorgement consensuel des glandes qui accompagne souvent la gonorrhée ou même toute autre irritation voisine d'une partie riche en vaisseaux lymphatiques.

§ 226. Les affections syphilitiques dans le **système osseux**, sont ou indépendantes de tout autre symptôme syphilitique, ou elles sont la suite d'ulcérations qui commencent ailleurs et qui finissent par s'étendre jusqu'aux os. Nous avons parlé, au § 222, de ces dernières, qui détruisent souvent les os du palais, des mâchoires et du nez. Quant aux premières, ces affections se montrent de préférence aux os qui ne sont recouverts que de téguments externes, tels que le tibia, le péroné, les os de l'avant-bras et le crâne. Ce sont des *tuméfactions* *dures ou molles du périoste*, des *exostoses*, ou des *douleurs ostéocopes*.

Les *tuméfactions* du périoste sont toujours très-douloureuses ; elles sont toujours précédées de périostite, à la suite de laquelle elles se forment ou entre le périoste et l'os, ou entre le périoste et l'aponévrose. Dans le premier cas, ce sont de petites tumeurs, molles et pâteuses au toucher, et portant le nom de *gumma* ; dans l'autre cas, ces tumeurs sont dures, et portent le nom de *tophies*. L'*exostose* syphilitique est au contraire une excroissance du tissu même de l'os ; elle est plus molle que le reste de ce tissu, plus riche en vaisseaux, douloureuse au toucher, et accompagnée de douleurs ostéocopes nocturnes. Ces *douleurs ostéocopes* peuvent aussi exister sans nulle altération dans le tissu des os ou du périoste ; ce sont des douleurs semblables aux douleurs rhumatismales, d'abord vagues, passagères, passant d'un os à l'autre, *térébrantes*, rongeantes, se manifestant surtout la nuit, depuis neuf heures du soir, en privant souvent le malade de tout sommeil, mais s'apaisant ordinairement vers les trois heures du matin par une transpiration qui soulage.

§ 227. Outre les affections syphilitiques que nous venons de citer, il y a encore deux formes qui affectent les **yeux.** Ce sont la *conjonctivite* syphilitique et l'*iritis* syphilitique. La *conjonctivite* syphilitique se caractérise par le développement d'une couronne veineuse nettement limitée sur la conjonctive et dans la sclérotique, là où la cornée commence, en sorte que cette couronne forme une ligne de démarcation entre la cornée et la sclérotique. L'*iritis syphilitique* se caractérise par le rétrécissement de la pupille, et quelquefois par des excroissances condylomateuses qui déforment la pupille d'une manière frappante. Quelquefois aussi ces excroissances se forment sur la membrane *choroïde,* où elles donnent lieu à l'*amaurose syphilitique* par la pression qu'elles exercent sur la *rétine.*

§ 228. Le **traitement** homœopathique de toutes ces affections que nous venons de citer est encore celui de la syphilis primitive. Le *mercure* reste, ici aussi, le médicament principal, pourvu que le malade n'en ait pas déjà fait abus. Dans ce cas, ou si, par suite de quelque complication, le *mercure* et les diverses préparations de ce métal (administrées contre les cas récents dans les *premières,* et contre les cas secondaires invétérés dans les *dernières* atténuations) restaient infructueuses, on pourrait encore consulter : 1) *Aur. nitr-ac. thui.*—2) *Aur. m. iod. lach. lyc. phos. phos-ac. staph.* — 3) *Carb-an. carb-veg. cinn. guai. mez. sass. sil. sulf.* — 4) *Bell. clem. con. hep.*

Et en particulier :

Contre les *ulcères à la* **gorge :** 1) *Merc.* —2) *Cinnab. iod. nitr-ac. thui.* — 3) *Aur. aur-m.;* — et s'il y a eu **abus de mercure :** 1) *Iod. nitr-ac. thui.* — 2) *Staph. natr-m.* — 3) *Bell. hep. sulf.*

Contre l'**ozène** syphilitique : 1) *Merc.* —2) *Aur. aur-m. nitr-ac.;* — et s'il y a **abus de mercure :** 1) *Aur. aur-m. nitr-ac.* — 2) *Asa.*

Contre la **carie des os du palais** ou **du nez :** 1) *Merc.*—2) *Aur. aur-m. nitr-ac.;* — et s'il y a eu **abus de mercure :** *Aur. aur-m. carb-veg. guai. lach. mez. nitr-ac. phos-ac. sil. staph.*

Contre les *douleurs* **ostéocopes :** 1) *Merc.* — 2) *Aur. lyc. nitr-ac. phos-ac. sil.;* — et s'il y a eu **abus de mercure :** 1) *Aur. nitr-ac. phos-ac. sil.* — 2) *Carb-veg. guai. lyc. phosph. sass. sulf.* — 3) *Ars. chin. dulc. mang. mez. op. staph.* — 4) *Calc. hep. iod. sulf.*

Contre les **bubons :** 1) *Merc.* — 2) *Aur. carb-an. nitr-ac.;* — et s'il y a eu **abus de mercure :** *Aur. carb-an. carb-veg. nitr-ac.*

Contre les *affections des* **yeux :** 1) *Merc-corr.* — 2) *Merc-viv.* — 3) *Nitr-ac. thui.;* — et s'il y a eu **abus de mercure :** 1) *Nitr-ac. thui.* —2) *Clem. con. hep.*

SYPHILIS DES NOUVEAU-NÉS.

§ 229. La *syphilis des nouveau-nés* peut être *congénitale* ou *acquise*, *secondaire* ou *primitive*. On observe les symptômes *secondaires* lorsque le père ou la mère étaient affectés de symptômes syphilitiques secondaires, ou bien lorsque la mère a été infectée pendant la grossesse. Dans l'un ou l'autre de ces cas, l'enfant peut porter sur lui les symptômes de cette maladie *en venant au monde*, ou n'en être affecté que *quelques mois après sa naissance*. Dans le premier cas, les nouveau-nés sont petits, chétifs; leurs traits semblent vieux; ils ont les muscles flasques, mous; la peau offre une teinte jaune de paille ou brun jaunâtre; l'épiderme s'élève en bulles ou se détache facilement; le nez est bouché; les commissures des lèvres sont ulcérées. Éclatant plus tard, deux ou trois mois après la naissance, la maladie se montre ordinairement sur la peau, sous la forme *squameuse* ou *maculeuse*, affectant de préférence la face ou les fesses, et passant facilement à l'ulcération. Quelquefois, surtout lorsque l'affection se montre à une époque encore plus éloignée de la naissance, on observe aussi des condylomes aux parties génitales, des rhagades aux commissures des lèvres, des plaques ulcérées sur la muqueuse des lèvres, de la bouche et de la gorge, et quelquefois même un écoulement purulent de l'oreille ou des symptômes d'*iritis* ou de *périostite*.

De ces cas de syphilis *congénitale*, il faut distinguer ceux où l'enfant n'aurait été infecté que *pendant son passage* par les parties génitales de la mère affectée en cet endroit d'ulcères *primitifs,* ou bien *pendant l'allaitement,* par des ulcères primitifs que la nourrice aurait eus au sein. Dans l'un et l'autre de ces deux cas, les symptômes syphilitiques qui se montrent sur l'enfant sont toujours *primitifs;* mais ils ne se manifestent souvent que plusieurs semaines après sa naissance.

Quant au **traitement** de ces affections, c'est celui que nous avons exposé en parlant des affections syphilitiques primitives et secondaires; les médicaments que nous avons indiqués contre les diverses formes restent les mêmes; seulement, lorsque l'enfant tette encore, il est indispensable de faire prendre les médicaments à sa nourrice. Les doses restent les mêmes que celles que nous avons notées contre les autres affections syphilitiques.

BLENNORRHAGIE VIRULENTE.

§ 230. Quoique nous ayons exclu la **gonorrhée** des affections *syphilitiques* proprement dites, nous ne saurions terminer cet article sans dire quelques mots aussi sur cette affection. Nous entendons par *blennorrhagie* ou *gonorrhée, l'inflammation de l'urètre* et du prépuce chez l'homme, et de l'urètre et du vagin chez la femme, *avec écoulement mucoso-purulent.* Cette affection peut être causée par toute irritation de la membrane muqueuse génito-urinaire; mais, dans la plupart des cas, elle est le résultat d'une *contagion virulente.* Lorsqu'elle est due à une simple irritation, elle porte aussi le nom de gonorrhée *bénigne* ou *symptomatique,* tandis que, dans le cas contraire, on lui donne le nom de *gonorrhée virulente* ou *idiopathique.* La première de ces deux espèces n'étant qu'une affection légère qui se guérit ordinairement d'elle-même sous peu de jours, et qui ne présente jamais un écoulement abondant, nous ne nous occuperons ici que de la dernière, c'est-à-dire de la *blennorrhagie virulente.* Celle-ci se manifeste ordinairement du deuxième au huitième jour d'un coït suspect, rarement plus tôt, mais quelquefois beaucoup plus tard. Elle débute par un sentiment de châtouillement et de constriction au bout de la verge, qui se transforme, vers le deuxième ou troisième jour, en une cuisson très-incommode; en même temps les bords de l'ouverture du méat urinaire se montrent collés par une mucosité qui suinte de l'intérieur du canal; il s'y joint des besoins fréquents d'uriner, l'expulsion des urines est accompagnée de douleurs vives, brûlantes, et il survient des érections fréquentes qui sont d'autant plus douloureuses que le gland et le prépuce sont tuméfiés. Du sixième au huitième jour, l'écoulement devient plus épais, plus abondant, laiteux et opaque, et plus tard jaune ou vert. Les symptômes inflammatoires persistent ordinairement jusqu'au douzième, quinzième, vingtième jour, après quoi ils décroissent, en même temps que l'écoulement diminue d'abondance et passe successivement, du vert où il est arrivé, au jaune, puis au blanc, devient plus lié, plus visqueux, et disparaît enfin ordinairement vers le trentième ou quarantième jour. Les épiphénomènes qui peuvent accompagner le plus fréquemment la gonorrhée sont : le *phimosis*, l'*engorgement des ganglions inguinaux*, la *balanite*, et quelquefois aussi des *érosions ulcérées* au gland et au prépuce. Ces *érosions ulcérées*, ainsi que les *tuméfactions des glandes inguinales*, n'ont absolument rien de commun avec les *ulcères* et les *bubons véroliques*, et elles disparaissent ordinairement d'elles-mêmes avec la guérison de la gonorrhée. Ce n'est que dans les cas où la *gonorrhée* serait due, non pas au virus *blennorrhagique*, mais au contraire au virus *vérolique*, que l'on peut observer en même temps de véritables *chancres* ou de véritables *bubons* syphilitiques. Quelquefois aussi on observe pendant ou après le cours d'une *gonorrhée*, et plus souvent même qu'à la suite ou pendant le cours des *ulcères véroliques*, ces excroissances connues sous les noms de *fics, condylomes, crêtes de coq, choux-fleurs, poireaux,* etc.; mais ces excroissances sont probablement aussi la suite d'un autre *virus sui generis*, désigné par Hahnemann sous le nom de virus *sycosique*, et dont nous parlerons plus en détail à l'article **Sycose.**

§ 234. La *blennorrhagie virulente* pourra donc être due à trois virus divers, ou à la complication de deux ou même de tous les trois de ces virus, qui sont :

1° Le *virus* **gonorrhéique simple**, qui ne produit qu'une blennorrhagie simple sans excroissances ni *ulcères véroliques ;*

2° Le virus **vérolique**, qui produit une gonorrhée compliquée ou suivie d'*ulcères véroliques*, de *bubons ulcérés* ou d'autres affections syphilitiques primitives ou secondaires ;

3° Le virus **sycosique**, qui produit une gonorrhée compliquée ou suivie d'excroissances sycosiques (voy. **Sycose**).

Dire à quoi l'on puisse distinguer une *gonorrhée virulente simple* d'une gonorrhée *vérolique* ou *sycosique*, tant qu'il n'existe que l'écoulement sans autres symptômes, nous est malheureusement encore impossible à l'heure qu'il est. Il n'y a d'autre moyen que l'aspect des ulcères, des tuméfactions ganglionnaires ou des autres épiphénomènes qui puissent aider le diagnostic. Quant aux érosions non syphilitiques qui appartiennent quelquefois à la gonorrhée *simple*, elles se distinguent assez des *ulcères syphilitiques* en ce qu'elles n'ont point cet aspect lardacé, qu'elles s'étendent souvent rapidement en largeur, mais en restant toujours superficielles, couvertes d'un enduit jaunâtre, à fond comme excorié, et se guérissant facilement à mesure que la gonorrhée elle-même marche vers la guérison. Les tumeurs glandulaires *gonorrhéiques* se distinguent du *bubon* syphilitique, en ce qu'elles se composent toujours de plusieurs glandes engorgées, petites, sensibles plutôt au toucher qu'à la vue, et ne s'ulcérant jamais, mais disparaissant d'elles-mêmes avec la cessation de l'écoulement.

§ 232. Les diverses affections qui peuvent compliquer la gonorrhée simple sont en général :

1° La **balanite** simple, ou l'inflammation du gland avec sécrétion augmentée de la matière sébacée.

2° Le **phimosis** et le **paraphimosis,** ou les resserrements du prépuce au-devant ou derrière le gland.

3° L'**inflammation cordée** de la verge, dans laquelle cet organe est roide, courbé et le siége d'érections douloureuses.

4° Le **rétrécissement** *de l'urètre,* qui peut être ou purement *spasmodique,* ou causé par des *callosités* qui se forment dans le canal urinaire ; dans ce dernier cas, ces rétrécissements ne se forment quelquefois que des mois ou même des années après plusieurs gonorrhées contractées successivement.

5° L'**engorgement des ganglions** *inguinaux,* dont nous avons déjà parlé plus haut.

6° L'**inflammation du col de la vessie,** caractérisée par des besoins fréquents et inutiles d'uriner, et quelquefois par une *rétention complète* des urines.

7° L'**inflammation de la prostate,** caractérisée par une sensation de lourdeur et de la tuméfaction au périnée.

8° L'**hématurie,** ou écoulement de sang par l'urètre plus ou moins abondant.

§ 233. Outre ces épiphénomènes primitifs, la gonorrhée peut encore être suivie de plusieurs symptômes secondaires, savoir :

1° L'**orchite** *gonorrhéique* (ou *l'inflammation des testicules*), attaquant ordinairement de préférence l'un des *épididymes,* et se déclarant, dans la plupart des cas, à la suite d'une suppression subite de l'écoulement urétral.

2° L'**ophthalmie** *gonorrhéique,* qui peut être due aussi bien à la suppression brusque de l'écoulement qu'à l'infection immédiate par l'introduction du virus dans l'œil. Ordinairement elle n'attaque qu'un seul œil, où elle débute par des douleurs brûlantes, avec rubéfaction rapide et foncée, et tuméfaction bourrelée de la conjonctive et des paupières. Cette inflammation ne tarde pas à s'étendre jusqu'à la cornée, qui s'injecte, se ramollit et prend un aspect granulé, en même temps que l'œil sécrète un liquide mucoso-purulent semblable aux mucosités gonorrhéiques. Souvent la cornée est ainsi entièrement détruite, avec écoulement des liquides oculaires, ce qui entraîne l'atrophie de l'œil, ou bien, s'il n'y a que destruction partielle de la cornée, il se forme un staphylôme. Cette affection fait toujours des progrès avec une rapidité effrayante.

3° Le **rhumatisme articulaire** gonorrhéique, attaquant de préférence le *genou* ou le *cou-de-pied*, avec douleur et gonflement de l'une ou l'autre de ces articulations, et presque toujours d'un seul côté seulement.

4° Les **dartres gonorrhéiques**, affectant de préférence la muqueuse de la bouche ou de la gorge.

§ 234. Si la supériorité du **traitement homœopathique** est mise hors de doute dans toutes les affections gonorrhéiques secondaires, ainsi que dans les gonorrhées chroniques, il n'en est pas tout à fait ainsi quant au traitement de la gonorrhée inflammatoire, dans lequel les *injections* que font faire les praticiens de l'ancienne école, réussissent souvent beaucoup plus promptement que toute médication interne. Mais ceci ne doit point être une raison pour faire adopter ces dernières comme règle thérapeutique, à cause des suites fâcheuses auxquelles un tel traitement peut exposer le malade, et auxquelles la répercussion extérieure de l'écoulement l'exposera infailliblement dans tous les cas où la gonorrhée sera due non au virus gonorrhéique *simple*, mais au virus *vérolique* ou au virus *sycosique*. Quelque lent que soit le traitement purement intérieur, en comparaison des *injections*, c'est donc à celui-là seul que le médecin homœopathe consciencieux pourra avoir recours. Il y a plusieurs monographies touchant le traitement de la gonorrhée dans nos divers journaux homœopathiques, notamment deux, l'un du docteur Altomyr, et l'autre du docteur Crosério. Mais le travail du premier est plutôt théorique, tandis que celui du docteur Crosério est essentiellement pratique et basé sur des expériences et des observations cliniques très-nombreuses. Nous mettrons à profit, ci-après, tout ce que cet excellent travail offre de nouveau, joint à nos propres expériences et à ce que d'autres praticiens nous ont fait connaître sur le traitement interne, toujours plus ou moins difficile, de la gonorrhée inflammatoire.

Les principaux médicaments sont, en général : 1) *Cann. merc.*—2) *Acon. canth. petros. puls. sulf.*—3) *Agn. caps. ferr. natr-m. nitr-ac.*

n-vom. phos-ac. sep. thui.—4) *Aur. cinn. clem. con. cop. dulc. hep. led. lyc. mez. petr. sabin. selen.*

Et, en particulier :

Contre la *période* **inflammatoire :** 1) *Cann.*, dont on peut administrer dès le début du traitement une dose de 3 glob. 15ᵉ à 30ᵉ, dissous dans une demi-tasse d'eau, et dont le malade prendra une cuillerée à café toutes les trois heures, jusqu'à la cessation ou l'amélioration marquée des douleurs. —2) *Aconit.*, lorsque les douleurs sont très-violentes, et que *cann.* n'a produit aucune amélioration dans l'espace de trois jours.—3) *Canth.*, si ni *acon.*, ni *cann.* n'ont pu apaiser les douleurs, et que la *dysurie*, les *érections* et les douleurs sont très-prononcées.—4) *Merc.*, lorsque l'inflammation aiguë est apaisée, mais qu'il reste encore des douleurs, avec écoulement jaune verdâtre ; une dose de la 3ᵉ trituration, tous les quatre jours, guérira alors souvent toute l'affection dans très-peu de temps ; souvent aussi une dose de 3 glob. 30ᵉ, dissous dans une demi-tasse d'eau, dont on fera prendre une cuillerée à café toutes les trois heures, fera beaucoup de bien, même dans la période inflammatoire aiguë.—5) *Petrosel.*, si *mercur.* ne suffit pas pour apaiser le reste des douleurs.—6) *Cinnab.*, souvent après *petros.*, dans les cas où *merc.* aurait été indiqué sans suffire.

Contre la *gonorrhée* **chronique,** selon les circonstances et les complications mentionnées ci-après : 1) *Merc. sulf.*—2) *Agn. caps. cinn. ferr. natr-m. nitr-ac. n-vom. phos-ac. sep. thui.*— 3) *Agn. con. cop. cubeb. dulc. hep. lyc. mez. petr. sabin. thui.*

Et en particulier, n'importe la période de l'inflammation, contre les **douleurs aiguës :**1) *Acon. cann. canth.*—2) *Merc. petros.*

Contre les **érections** douloureuses : 1) *Canth.*—2) *Cann. merc. puls.*—3) *Acon.*

Contre la **dysurie** avec **besoin fréquent** ou avec **rétention** complète : 1) *Cann.*—2) *Canth. petros. puls.*—3) *Acon. dig. merc.*

Contre l'**hématurie** qui aurait lieu : 1) *Cann. canth.*—2) *Puls.*

Contre l'**inflammation cordée :** 1) *Cann.*—2) *Acon. canth. merc. puls.*

S'il y a **gonflement de la prostate :** 1) *Puls. thui.*—2) *Agn. merc. iod. nitr-ac.*

S'il y a des **rétrécissements** spasmodiques : 1) *Cann. canth.*— 2) *Merc. n-vom. puls.*; — et contre les rétrécissements **calleux :** 1) *Clem.*—2) *Petr. sulf.*—3) *Agn. dig. dulc. puls. rhus.*

S'il y a **phimosis** ou **paraphimosis :** 1) *Cann. canth.*—2) *Cinnab. merc. puls. sulf.*

S'il y a **balanite** avec **érosions ulcérées :** 1) *Nitr-ac.*—2) *Cinnab. merc. phos-ac. sulf. thui.*—3) *Corall. natr-m. sep.*

S'il y a **ulcères véroliques :** 1) *Merc.*—2) *Merc.*—3) *Merc.* et toujours *merc.*, et peut-être, dans quelques cas, aussi : *Cinnab.*

S'il y a excroissances **condylomateuses :** 1) *Nitr-ac. thui.*—2) *Cinn. merc. phos-ac. sulf.*—3) *Euphr. lyc. n-vom. sabin. sass. staph.* (*Voy.* aussi **Sycosis**).

Si l'*engorgement des* **glandes inguinales** demande à être pris en considération particulière : 1) *Cann.*—2) *Merc.*

En outre :

Lorsque l'**écoulement** est **verdâtre :** 1) *Cann. canth.* – 2) *Merc.*

Lorsqu'il est **blanc et séreux :** 1) *Sulf.*—2) *Agn. natr-m. sep. phos-ac. nitr-ac. thui.*

Lorsqu'il est **blanc, épais et crémeux :** 1) *Caps.*—2) *Ferr. n-vom.*—3) *Puls. sulf.*

Enfin :

Contre l'**orchite** *gonorrhéique*, les principaux médicaments sont : 1) *Aur. puls.*—2) *Merc. clem. nitr-ac. zinc.;*—et contre l'**induration** des *testicules :* 1) *Clem.*—2) *Agn. rhod.*—3) *Arg. aur. bar-m. cann. graph. lyc. sulf.*

Contre l'**ophthalmie** *gonorrhéique :* 1) *Acon. puls.*— 2) *Merc. nitr-ac. thui.*—3) *Cann. euphr. sulf.*—4) *Aur. bell. hep.*

Contre le **rhumatisme articulaire** à la suite d'une gonorrhée : 1) *Clem.*—2) *Colch. cop. sass. sulf.*—3) selon Hartmann, encore : *Hep. mang. phosph. sabin. tereb. thui.*

Contre les **dartres** sur la muqueuse de la bouche ou de la gorge, à la suite d'une gonorrhée : *Zinc.*

TROISIÈME SECTION.

ORDRE XII.

Affections sycosiques.

§ 235. Nous entendons, avec Hahnemann, par affections sycosiques toutes les affections contagieuses, vénériennes ou autres, caractérisées par la production, à la peau ou aux membranes muqueuses, d'excroissances désignées sous les noms de *condylomes, crêtes de coq, fics, choux-fleurs, verrues suintantes, poireaux,* etc. Les affections particulières que nous avons à mentionner dans cette classe sont : 1° le *sycosis* de Hahnemann; 2° le *pian* ou *yaws,* et plusieurs autres affections semblables que nous rangerons toutes, avec le *pian* ou *yaws*, sous la dénomination générique de *sycosoïdes*, nous en occupant après avoir d'abord parlé particulièrement du *sycosis* de Hahnemann.

SYCOSIS VÉNÉRIEN.

§ 236. Le *sycosis vénérien* est, selon Hahnemann, une maladie *sui generis*, distincte de la *vérole* ou *syphilis proprement dite*, et caractérisée par un *écoulement gonorrhéique virulent, contagieux* et accompagné d'une tendance prononcée à la production d'*excroissances condylomateuses*, connues sous le nom de *crètes de coq*, *choux-fleurs verrues suintantes*, *fics*, etc. Toutes ces excroissances appartiennent, selon Hahnemann, au virus *sycosique* dont elles sont le produit exclusif; et si dans le cours d'une *vérole* ou d'une *gonorrhée* il se montre de ces excroissances, c'est une preuve évidente qu'il y a complication *sycosique*. D'autres auteurs regardent, au contraire, ces excroissances comme appartenant positivement aux *syphilides* produites par le virus *vérolique*. Il est difficile de dire où est la vérité, mais le fait est que ces excroissances se montrent souvent après des gonorrhées qui n'ont été ni accompagnées, ni précédées, ni suivies d'aucun symptôme *vérolique* primitif ni secondaire, et qu'elles seules résistent opiniâtrément à toute espèce de traitement mercuriel, tandis que toutes les syphilides *véroliques franches* cèdent toujours au *mercure*, et éprouvent encore des améliorations sensibles par ce médicament, même dans les cas où des complications diverses rendent le mercure à lui seul insuffisant. Cependant, quoi qu'il en soit de cette distinction des virus *vérolique* et *sycosique*, la pratique reste toujours la même, et nous décrirons ici ces *excroissances* et leur *traitement homœopathique*, laissant aux praticiens le soin de se former sur la nature de ces phénomènes telle opinion qu'il leur plaira. On distingue plusieurs *variétés* de ces végétations, selon leur aspect et leur forme, savoir :

1° Les **verrues** *sycosiques*, qui sont des excroissances sèches, calleuses, revêtues d'un épiderme épais.

2° Les **condylomes** ou excroissances molles, humides, suintant un liquide particulier et corrosif, et revêtues d'une peau très-mince ou absolument nulle.

Parmi les condylomes, on distingue ensuite :

1° Les **condylomes plats,** formant des végétations molles, superficielles, à base large et à surface lisse, et se montrant de préférence entre les fesses, au pourtour de l'anus, au périnée, aux cuisses, au scrotum, sur la peau de la verge et sur la face interne des grandes lèvres.

2° Les **condylomes fendillés**, se présentant sous la forme de *crêtes de coq* ou de *framboises*. Ces excroissances sont ordinairement petites, mais très-luxuriantes ; elles résistent le plus longtemps aux traitements, et se manifestent de préférence à la face interne du prépuce, au clitoris, à l'entrée du vagin, aux petites lèvres, etc.

3° Les **choux-fleurs**, petites tumeurs rougeâtres ou blanchâtres, uniques ou multiples, s'élevant sur une espèce de tige ou de pédoncule, et s'épanouissant en une tête volumineuse, granulée, quelquefois saignante ou enduite d'une humeur mucoso-purulente. Elles sont les plus luxuriantes de toutes ces végétations, et acquièrent quelquefois jusqu'au volume d'une noix et au delà. Elles se montrent à peu près aux mêmes endroits que les condylomes fendillés, mais on les a vues occuper le gosier et même le pharynx, et acquérir un tel développement qu'ils ont fini par gêner la respiration jusqu'à faire mourir le malade d'asphyxie.

4° Les **têtes d'épingles**, excroissances très-petites, occupant de préférence le gland, ou la surface interne des grandes lèvres et les deux faces des petites lèvres chez la femme.

§ 237. Le **traitement** de toutes ces excroissances doit être également purement *interne*, et jamais le médecin homœopathe ne doit s'aviser, pour en opérer la destruction, d'avoir recours aux ciseaux ou à la cautérisation. Seulement, pour les *verrues calleuses*, il est peut-être permis de faire faire aux malades quelques lotions extérieures avec le même médicament qu'ils prennent à l'intérieur, mais jamais avant que la guérison, à la suite d'une médication *purement interne*, ne soit avancée déjà jusqu'au delà de la moitié. Le meilleur mode d'administration, ce sont, du reste, dans ces affections, toujours les atténuations les plus éloignées (30ᵉ à 300ᵉ), dont on fera dissoudre 3 à 6 glob. dans une demi-tasse d'eau, pour en faire prendre aux malades une cuillerée à café tous les matins ou bien matin et soir, selon les circonstances. Les médicaments qui, selon les expériences cliniques faites jusqu'ici, se recommandent de préférence au choix, sont, en général : 1) *Nitr-ac. thui.* — 2) *Cinn. lyc. phos-ac. sass.* — 3) *Euphr. n-vom. sabin. staph. sulf.* — 3) *Calc. mgs-aus.*

Et, en particulier :

Contre les **verrues plates :** 1) *Thui.* — 2) *Nitr-ac. sass. sulf.*

Contre les **condylomes fendillés :** 1) *Thui.* — 2) *Nitr-ac. lyc.*

En outre :

Lorsque les excroissances sont **douloureuses :** *Euphr. sabin. thui.* — Lorsqu'elles causent des **démangeaisons** ou des **chatouillements :** *Euphr. thui.*

Lorsqu'elles **saignent** facilement : 1) *Thui.*—2) *Mgs-aus.* — Lorsqu'elles **suintent** ou suppurent beaucoup : *Thui.*—Lorsqu'elles sont **sèches :** *Sass. thui. n-vom. cinn.*

SYCOSOIDES.

(Framboesia, Yaws, Pian, Siwwens.)

§ 238. Nous entendons par *sycosoïdes* plusieurs dermatoses contagieuses, compliquées d'affections en dehors de la peau, et dont le caractère essentiel est de présenter à la peau des excroissances semblables aux condylomes sycosiques. Plusieurs de ces affections ressemblent tellement aux affections vénériennes qu'on a de la peine à croire que les excroissances que nous observons dans nos climats ne dérivent point de l'une ou de l'autre de ces affections-là, ou que toutes ensemble ne soient, avec l'inclusion de notre *sycosis actuel*, une seule et même maladie, modifiée seulement selon les divers pays, les divers climats, les diverses habitudes de leurs habitants, et d'autres circonstances accidentelles. Aussi avons-nous préféré de les mettre toutes ensemble, et de les présenter sous un seul coup d'œil ; elles pourront servir ainsi à faire compléter le tableau symptomatologique du sycosis de nos climats, et à faire trouver, de cette manière, peut-être d'autres médicaments auxquels on n'avait pas encore songé, faute d'un tableau symptomatologique complet du *sycosis entier*, dont les excroissances que nous observons ne sont, au bout du compte, qu'un seul symptôme. Ces affections, dont nous avons à parler ici, sont au nombre de quatre, savoir : le *framboesia*, le *yaws*, le *pian* et le *siwwens.*

§ 239. Le **Framboesia** (*syphilis des Indes, lèpre fongueuse* ou *rubula*) est une affection contagieuse, chronique, régnant en Afrique et aux Indes occidentales, surtout parmi les nègres et les enfants. Elle se transmet par le coït, par voie d'hérédité, par les mouches et par d'autres espèces de contact, sans produire des affections locales primitives. Les personnes qui ont eu une fois cette maladie ne la contractent jamais pour la seconde fois, malgré la cohabitation sexuelle avec les individus qui en sont atteints. Elle n'est point dangereuse en elle-même ; mais si l'éruption ne se fait pas d'une manière complète, il en résulte souvent des affections du système osseux ou d'autres suites fâcheuses. Les principaux phénomènes de cette affection consistent dans l'apparition à la peau de pustules ou d'excroissances fongueuses très-diverses en nombre, couleur, forme et dimension, et dont l'éruption est ordinairement précédée de lassitude avec céphalalgie et douleurs dans les membres. Ces excroissances peuvent se montrer sur toutes les régions de la peau, à la face, au cou, aux parties génitales, etc., et elles sont ordinairement répandues sur une grande partie du corps. L'éruption se fait très-lentement et met quelquefois plusieurs mois avant d'être complète; mais dès qu'elle l'est, tous les autres phénomènes cessent, après quoi les excroissances suivent leur cours en parcourant d'une manière non moins lente diverses époques, et finissent quelquefois, au bout de plusieurs années seulement, par se dessécher sans laisser de cicatrices, à moins qu'il n'y ait eu des ulcérations profondes. Souvent on observe, peut-être par suite de plusieurs pustules, une pustule plus grande, la *pustule mère*, laquelle, de superficielle qu'elle est d'abord, finit par devenir muqueuse, fongueuse et érodant profondément les téguments. En même temps la peau de la plante des pieds et de la paume des mains s'épaissit, devient dartreuse ou variqueuse, très-douloureuse, couverte de rhagades et d'ulcérations, ou de fongosités larges, douloureuses et excoriées, et il se forme aux ongles des ulcères rouge cerise, très-douloureux.

§ 240. Le **Yaws** ou *sycosis des Indes* est également une affection chronique contagieuse qui débute ordinairement par des douleurs ostéocopes nocturnes, après quoi la peau se couvre d'un enduit blanc comme saupoudrée de farine, la tête se gonfle avec tension, douleur, chaleur et prurit à la peau, et les excroissances apparaissent d'abord à la face, puis dans la gorge, à la fin aux extrémités. Ces excroissances varient depuis le volume d'un petit pois jusqu'à celui d'une noisette et plus gros; elles sont d'abord dures, d'un rouge rosé ou bleuâtre, couvertes d'un mucus rougeâtre, saignant facilement et légèrement adhérentes à la peau par une large base. Plus tard leur sommet se blanchit, les excroissances se ramollissent, deviennent blanc jaunâtre, se remplissent d'un pus épais, blanc et corrosif, et se couvrent de croûtes. Le yaws se guérit souvent d'une manière spontanée, mais il y a des rechutes fréquentes; si les excroissances se multiplient, il s'y joint à la fin une fièvre hectique, avec des accidents nerveux, des symptômes hydrophobiques ou des squames, quelquefois des ulcères carieux. Les cheveux blanchissent facilement autour des excroissances. Le yaws affecte moins les parties génitales que la gorge et le larynx.

§ 241. Le **Pian** ou *thymosis des Indes* débute ordinairement par des démangeaisons violentes ou par des éruptions dartreuses, après quoi on voit apparaître aux parties génitales et avec des engorgements glandulaires dans les aines, des taches rouges, petites, de la grosseur d'une *tête d'épingle* (voy. § 236, 4°), qui s'élèvent comme les pustules de l'*acné,* et qui finissent par se rompre et par laisser écouler une eau jaune, corrosive. Plus tard il se forme des croûtes sur ces papules érodées, sous lesquelles sont cachées de petites fongosités qui s'élèvent bientôt en forme de *choux-fleurs* ou de *framboises.* Le *pian* ne se guérit jamais spontanément, mais il finit, au contraire, par se compliquer d'affections hydropiques, de coliques avec paralysie, de névroses, de phthisies, de symptômes lépreux et de ramollissement des os.

§ 242. Le **Siwwens**, ou *sycosis de l'Écosse* est une affection contagieuse mortelle, caractérisée par l'apparition de taches petites, proéminentes, blanches, siégeant particulièrement aux commissures des lèvres et dans la bouche, s'accompagnant d'ulcères rongeants dans la bouche et la gorge, qui altèrent la voix et rongent quelquefois la luette dans l'espace de quelques jours. Plus tard il se forme des excroissances fongueuses, blanches, de la forme et de la dimension des *framboises,* blanches, saignant facilement, à base dure et à surface rugueuse, suitant une humeur corrosive et se couvrant de croûtes irrégulières, brun foncé, ou se transformant en ulcères rongeants et trèsdouloureux.

§ 243. N'ayant aucune expérience dans le **traitement** de ces affections, nous sommes hors d'état de donner les moindres indications positives; mais nous serions très-étonné qu'il n'y eût point parmi les principaux médicaments cités contre les *affections lépreuses* et la *sycosis,* plusieurs qui se montrassent aussi efficaces dans les maladies dont nous venons de parler. A cet effet, nous citons particulièrement : 1) *Nitr-ac. thui.* — 2) *Cinn. phosph. phos-ac. staph.* — 3) *Alum. ars. carb-an. carb-veg. lach. natr, sep. sil. sulf. zinc.*

Le *mercure* ne fait qu'aggraver les symptômes, selon les observations de plusieurs auteurs de l'ancienne école.

—

QUATRIÈME SECTION.

ORDRE XIII.

Dermatoses diverses produites par des Diathèses diverses.

§ 244. Nous avons réuni dans cette section plusieurs diathèses sur le compte desquelles, faute d'observations et d'études suffisantes, nous n'avons que très-peu d'indications positives à donner, mais que

nous ne saurions laisser passer sous silence, ne fût-ce que pour exciter les praticiens de notre école à porter leur attention de ce côté et
à contribuer à remplir les lacunes que l'état actuel de la science nous
force encore de laisser. Ces affections diathétiques, dont nous essaye-
rons de dire quelques mots, sont : les *scrofuleuses*, les *scorbutiques*,
les *arthritiques* et les *médicamenteuses*, y compris l'*hydrargyrie*.

DERMATOSES SCROFULEUSES.

§ 245. Personne ne doute, certainement, que les *scrofules* ne forment une diathèse morbide *sui generis;* mais personne, excepté Alibert, qui l'a fait d'une manière assez incomplète, n'a encore songé à
faire pour les dermatoses *scrofuleuses* ce que l'on a fait pour les *syphilides*, c'est-à-dire de les réunir toutes sous un seul coup d'œil.
C'est ce qui aurait été vraiment fructueux pour une thérapeutique rationnelle. Mais, pour messieurs les professeurs de l'ancienne école, il
n'y a jamais eu que le diagnostic qui ait eu de la valeur ; la théorie
est tout dans cette école ; la pratique et la thérapeutique n'y sont jamais regardées comme des sciences sérieuses , et voilà pourquoi on
n'a jamais songé à grouper les maladies pour la thérapeutique, mais
seulement en vue du diagnostic. Et il y a des critiques parmi nous
qui, loin de blâmer une telle manière d'agir, font au contraire tous
leurs efforts pour en faire adopter une pareille par nos praticiens ! *Odi
profanum vulgus et arceo!* Nous nous sommes beaucoup occupé nous-
même de la question d'une classification, non pas seulement des dermatoses, mais de toutes les maladies, selon les diathèses fondamentales
sur lesquelles chacune repose ; nous avons particulièrement porté
notre attention sur les scrofules ; nous avons lu tout ce qui a été écrit
sur ce sujet, et notamment l'excellent et savant travail du docteur
Léon Simon père ; mais nous ne sommes pas encore arrivé à des conclusions positives et à des indications aussi détaillées et aussi précises
que nous voudrions pouvoir les donner. Voici en quoi se résume tout
ce que nous pouvons dire à ce sujet. Les dermatoses qui sont presque
sans contradiction de nature scrofuleuse sont :

1° **L'impétigo** et en général les formes essentiellement pustuleuses, croûteuses et suppurantes, notamment les *impétigos capitis,
facialis* et *labialis*.

2° Le **lupus**, probablement dans toutes ses variétés; ainsi que le
noma ou la *gangrène des joues*.

3° **L'érythéma intertrigo,** surtout lorsqu'il affecte d'une manière
plus constante les enfants plus avancés en âge.

4° **L'acné**, surtout l'*acné disséminé,* et probablement aussi la *cou-perose* et la *mentagre.*

5° Quelques variétés d'**ecthyma** et de *rupia,* notamment celle que Hahnemann a désignée sous la dénomination de *bulles rongeantes,* qui se transforment en ulcères et qui sont une espèce de rupia.

6° Le **psoriasis** non syphilitique, et peut-être aussi quelques variétés du *pityriasis.*

En général, on remarque fréquemment chez les sujets scrofuleux, outre les affections des glandes lymphatiques, *des croûtes suintantes au cuir chevelu,* surtout à sa partie postérieure et inférieure; des *dartres croûteuses et humides à la face* ou *au nez,* ainsi que *sur et derrière les oreilles;* des *croûtes,* des *éruptions* et des *ulcérations autour de la bouche et aux commissures des lèvres;* des taches dartreuses, rouge jaunâtre, farineuses, autour de la bouche; des *excoriations sous les aisselles, entre les jambes, aux parties génitales,* entre les orteils ou dans le pli d'autres articulations; des éruptions dartreuses, humides ou croûteuses sur différentes régions de la peau; des *ulcères indolents, flasques, mous;* l'épiderme paraît plus épais, mais plus sec que chez les individus non scrofuleux; il s'y forme facilement des desquamations furfuracées, ou la peau devient cassante et bruyante; il y a peu de prurit, excepté quelquefois aux parties génitales. En outre, on observe des épistaxis fréquentes, avec obturation du nez ou mucosités abondantes; des toux grasses, avec râle muqueux; des accidents asthmatiques; des flueurs blanches, souvent corrosives et pruriteuses; des *glandes engorgées;* des *ophthalmies;* des *otorrhées;* des *tumeurs blanches* ou stéatodes; des affections des cartilages et des ligaments aux articulations; l'hypertrophie, le ramollissement et la carie des os; enfin des atrophies, des *affections tuberculeuses* ou hydropiques.

§ 246. Pour le **traitement** de toutes les dermatoses scrofuleuses, quels qu'en soit le caractère anatomique et l'ordre dans lequel les classificateurs anatomistes les aient rangées pour le diagnostic, les principaux médicaments à consulter restent toujours : 1) *Sulf.* — 2) *Calc. clem. con. graph. hep. lyc. merc. rhus. sil.* — 3) *Ars. baryt. bar-m. carb-an. carb-veg. cist. dulc. iod. lach. mur-ac. natr. natr-m.* — 4) *Alum. ant. aur. bell. canth. kal. kreos. magn. magn-m. mez. nitr-ac. ol-jec. petr. phosph. phos-ac. ran. sep. sulf-ac. thui.* — 5) *Amm. asa. borax. bov. nitr. puls. ran-scel.*

DERMATOSES SCORBUTIQUES.

§ 247. L'obscurité qui règne au sujet des dermatoses qu'il faut regarder comme engendrées par le vice scorbutique est encore plus
grande que celle qui entoure les *scrofuleuses*. Ce qu'il y a de sûr, c'est
qu'on peut y ranger :

1.° Plusieurs variétés de **lichen**, notamment le *lichen urticaire*, et
probablement aussi le *lichen livide*.

2° Plusieurs variétés de **purpura**, et particulièrement le *purpura
hémorrhagique* ou la *péliose*.

3° Quelques variétés de **psoriasis** et de **pityriasis**, et particulièrement peut-être le *psoriasis guttata* et le *psoriasis gyrata*.

4° Quelques espèces d'**ecthyma** et de **rupia**, notamment peut-
être l'*ecthyma luridum* et l'*ecthyma cachectique*.

En général, on observe dans les affections scorbutiques des éruptions livides et maculeuses, quelquefois pustuleuses et se transformant en ulcères livides et atoniques, connus sous le nom d'ulcères
scorbutiques ; la peau devient tendue et luisante, ou sèche, rugueuse
et couverte de croûtes quelquefois serpentantes, de squames et de furfures. En même temps il y a souvent de la dyspnée ; la face est pâle,
blême, bouffie ; le teint livide, plombé, jaune verdâtre, avec lèvres
gonflées, verdâtres ou bleuâtres ; les gencives sont rouges, molles,
tuméfiées, fongueuses et saignent facilement ; l'haleine devient fétide ;
il y a une grande tendance aux hémorrhagies passives et aux ulcérations fongueuses, avec un état de débilité générale ; urines brunes,
noirâtres, se putréfiant facilement ; ou bien douleurs ostéocopes,
palpitations, disposition à la défaillance, gonflement des genoux,
roideur des membres, paralysies, sphacèle, surtout aux pieds, ou affections hydropiques.

Les principaux **médicaments** contre les affections scorbutiques
sont en général : 1) *Amm. amm-m. merc. mur-ac. n-vom. staph. sulf.*
—2) *Ars. canth. carb-an. carb-veg. caus. cist. hep. kreos. natr-m. nitr-
ac. phosph. sep. sulf-ac.*— 3) *Alum. ambr. ant. bell. borax. bry. calc.
caps. chin. cic. con. dulc. kal. lyc. nitr. petr. phosph. phos-ac. rhus.
ruta. sabin. sil. stann. zinc.*

DERMATOSES ARTHRITIQUES ET RHUMATISMALES.

§ 248. Il est plus que probable que si l'on avait bien étudié toute
la sphère des affections rhumatismales et arthritiques, l'on serait
parvenu aussi à déterminer mieux qu'on ne l'a fait jusqu'ici toutes

les dermatoses qui sont en rapport direct avec ces affections. En attendant, et jusqu'à plus ample informé, nous citons :

1° Plusieurs variétés de **lichen,** notamment le *lichen agrius,* et peut-être aussi le *lichen simplex.*

2° Quelques variétés de **purpura,** et particulièrement la *péliose rhumatismale.*

3° Probablement aussi quelques espèces de **prurigo.**

4° Plusieurs espèces d'**herpès,** probablement aussi l'*herpès zoster,* ainsi que plusieurs *affections* **miliaires.**

5° Plusieurs **exanthèmes,** *érysipèles* et affections *érythémateuses.*

Quoi qu'il en soit, les principaux médicaments qui seront toujours indiqués de préférence dans les dermatoses qui se montreront sur les constitutions rhumatismales ou arthritiques sont, en général : 1) *Acon. ant. bry. calc. caus. calc. lach. led. lyc. puls. rhus. sass. sulf. thui.* —2) *Alum. aur. carb-an. cic. dig. graph. merc. rhod. staph.*—3) *Agn. alum. arn. bell. cocc. ferr. iod. hep. kal. kreos. men. nitr-ac. ol-jec. phosph. phos-ac. ran. ran-scel. sabin.*

DERMATOSES CATARRHALES.

§ 249. Nul doute qu'il n'y ait aussi des dermatoses dues essentiellement à des affections catarrhales. La *rougeole,* plusieurs espèces d'*herpès,* quelques *érysipèles* peut-être, en fournissent des exemples. Mais ce champ est bien le plus obscur de tous, et il ne nous reste qu'à indiquer sommairement les médicaments qu'on pourra toujours prendre en considération particulière lorsqu'une dermatose se caractérise évidemment et essentiellement par des phénomènes *catarrhaux.* Ces médicaments sont : 1) *Acon. bell. bry. caps. cham. chin. dulc. euphr. hep. merc. puls. sulf.* — 2) *Alum. ars. calc. carb-veg. caus. lyc. mez. n-vom. phosph. rhus. seneg. stann.* — 3) *Ant. borax. carb-an. graph. hyosc. natr-m. nitr-ac. sep. sil. spig. spong. staph. sulf-ac.*

DERMATOSES GASTRIQUES ET BILIEUSES, etc.

§ 250. Nous pourrions encore multiplier beaucoup toutes ces classifications ; mais les cadres resteraient vides ou se rempliraient de données incertaines ou conjecturales. Nous aimons donc mieux renvoyer le lecteur, pour tout le reste, aux « *indications thérapeutiques tirées des épiphénomènes,* » que nous avons données aux §§ 42 et 43 de cet ouvrage, jointes aux autres indications qui se trouvent aux §§ 34 , 35 et 37.

DERMATOSES MÉDICAMENTEUSES.

§ 251. Il y aurait non-seulement un travail très-beau, mais encore un travail très-instructif et très-utile à faire sur les dermatoses *médicamenteuses* et *toxiques*, si quelque praticien voulait se donner la peine d'y porter une attention particulière et exclusive. L'ancienne école n'y a jamais songé ; le *mercure* seul a eu l'honneur d'être privilégié par elle, et encore n'a-t-elle décrit, sous le nom d'*hydrargyrie*, qu'une seule des dermatoses si variées que produit cette substance. Mais, n'ayant jamais possédé de matière médicale *pathogénétique*, comment aurait-elle fait pour déterminer les diverses dermatoses particulières à chaque substance médicamenteuse ou toxique ? Les *éléments* d'une dermatologie semblable se trouvent dans notre *Matière médicale* homœopathique. Mais ce qui manque encore à cet exposé, c'est son *diagnostic*, c'est-à-dire la désignation positive et nette des caractères fixes qui distinguent les dermatoses que produit le *phosphore*, par exemple, de celles que produit le *mercure*, et ainsi de suite pour tous les médicaments. Un travail semblable est long et pénible ; il demande, non pas des années, mais peut-être des décades d'années ; aussi il y a du mérite à s'en occuper. Depuis plus de quinze ans, nous avons fait nous-même, pour notre propre instruction, plusieurs travaux et tableaux comparatifs dans ce sens, sans être parvenu à un résultat assez satisfaisant pour être exposé aux yeux du public ; mais ce qui nous étonne, c'est que personne autre que nous n'ait déjà pensé depuis longtemps à un travail semblable. Les esprits critiques parmi nous se sont beaucoup occupés à blâmer tout ce que Hahnemann n'avait pas fait, parce qu'il ne pouvait pas tout faire ; ils nous ont même donné une définition magnifique de ce que c'est que le *diagnostic*, savoir : *la science qui nous enseigne à distinguer entre elles les diverses formes des affections morbides ;* mais, si l'on se demande ce qu'ils ont fait pour faire avancer cette science *là où elle est pleine de lacunes,* on ne trouve rien. Et cependant tous les praticiens homœopathes savent quel rôle important joue, dans la thérapeutique homœopathique et pour le choix du médicament *spécifique,* la connaissance de la *cause pathogénétique ;* ceci va si loin que souvent les dermatoses les plus diverses selon les classifications ordinaires, se guérissent comme une seule et même maladie par l'administration de l'*antidote spécifique* de cette cause. Ce qui nous serait nécessaire avant tout, ce n'est donc point une simple copie des indications diagnostiques qui se trouvent dans les livres de l'ancienne école, mais au contraire un diagnostic qui nous apprenne à **distinguer,** par leurs caractères anatomiques, pathologiques ou autres, les diverses formes produites par *telles* substances *toxiques, médicamenteuses, alimentaires, physiques*, etc., en sorte que, lors même que le malade ne saurait donner aucun renseignement là-dessus, on pût les reconnaître par les symptômes. Nous invitons donc formellement tous ceux qui savent si bien blâmer Hahnemann, et qui sont tant à la recherche des médicaments *spécifiques*, à se mettre à l'œuvre, au moins pour le *diagnostic des maladies médicamenteuses*, avant de tailler de nouveau leur plume pour une critique quelconque. Lorsqu'ils nous auront fourni ce travail, et surtout *lorsqu'ils l'auront achevé à la satisfaction, non pas seulement de quelques individus de leur parti, mais à la satisfaction des grands praticiens homœopathes en Amérique, en Angleterre, en Allemagne et en France*, nous en profiterons nous-même et nous leur permettrons de critiquer à l'avenir tout ce qu'ils voudront, les ouvrages de Hahnemann aussi bien que les nôtres; car alors ils auront acquis un titre qui leur donnera le droit de parler. En attendant, nous dirons à nos lecteurs que ce *diagnostic* des maladies *cutanées médicamenteuses* ne cessera point de nous occuper nous-même, et que dès que nous croirons pouvoir leur en fournir quelque partie achevée, nous ne manquerons pas de le faire.

§ 252. Tout ce que nous pouvons dire, pour le moment, au sujet des dermatoses médicamenteuses se réduit donc aux symptômes de la matière médicale que nous avons donnés dans la deuxième partie de cet ouvrage, et qui, en cas de besoin, pourront servir non-seulement à déterminer le choix du médicament, mais encore à faire reconnaître certaines dermatoses qui seraient la suite évidente de l'abus de telle ou telle substance médicamenteuse, du *mercure*, par exemple, contre les affections syphilitiques, etc. Et, quant au **traitement** de ces dermatoses médicamenteuses, lorsque la cause en est positivement connue, ce sera toujours l'un ou l'autre des *antidotes* de cette cause auxquels on devra avoir recours de préférence. Établir ici la liste entière de tous ces antidotes nous mènerait trop loin, et nous paraît d'autant plus superflu que nous les avons indiqués tous, à l'occasion de chaque médicament, dans la première partie de notre *Nouveau Manuel de médecine homœopathique*, où le lecteur pourra les trouver facilement. Seulement, pour être aussi complet que possible dans les choses indispensables, nous indiquerons ici encore les principaux antidotes contre les substances dont l'abus se montre le plus fréquemment dans la pratique et dans les dermatoses. On pourra donc prendre en considération particulière :

Contre les dermatoses **mercurielles :** 1) *Hep. nitr-ac. thui. sulf.* — 2) *Aur. aur-m. bell. chin. dulc. iod. lach. lyc. phosph. phos-ac.*

staph. — 3) *Carb-an. carb-veg. clem. con. guai. mez. sil.* — 4) *Alum. amm. arn. asa. cham. graph. natr-m. sep.*

Contre celles par l'abus de la **belladone :** 4) *Hep. hyos.*— 2) *Coff. op. puls.*

Contre celles par l'abus de l'**arsenic :** 4) *Hep. ipec. n-vom.* — 2) *Carb-veg. chin. ferr. graph. iod. lach. samb. veratr.*

Après l'abus de la **camomille :** 4) *Acon. bell. calc. n-vom. phosph. puls. rhus. sep. sulf.* — 2) *Bry. chin. cocc. ign. lyc. merc. spig.*

Après l'abus du **quinquina :** 4) *Ars. carb-veg. ipec. puls. veratr.* — 2) *Arn. bell. calc. ferr. merc. natr. natr-m. sep. sulf.*

Après l'abus des **ferrugineux :** 4) *Puls.* — 2) *Chin. ipec. puls. veratr. sulf.*

Après l'abus de l'**iode :** 4) *Bell. hep. phosph.*—2) *Ars. camph. chin. coff. sulf.*

Après l'abus du **mézéréon :** 4) *Merc.*— 2) *Bell. bry. camph. cham. rhus.*

Après l'abus du **rhus toxicodendron :** 4) *Bell. bry.* — 2) *Ars. merc. puls. sulf.*

Après l'abus de la **salsepareille :** 4) *Bell. merc.*—2) *Amm. cham. lyc. sulf.*

Après l'administration du **nitrate d'argent :** 4) *Natr-m.* — 2) *Hep. merc. puls.* — 3) *Bell.*

Après l'abus du **soufre :** 4) *Merc. puls. sil.* — 2) *Ars. chin. n-vom. sep.*

Après l'abus du **tartre stibié :** 4) *Puls. sulf.*— 2) *Hep. merc.* — 3) *Cocc. ipec. op. puls. sep.*

Après l'abus de la **valériane :** 4) *Cham. coff.*— 2) *N-vom. sulf.*

Après l'abus du **muriate d'or :** 4) *Merc.* — 2) *Bell. chin. coff. cupr. puls. spig.*

CHAPITRE VI.

MALADIES DES APPENDICES DE LA PEAU ET DES MEMBRANES MUQUEUSES.

—

PREMIÈRE SECTION.

ORDRE XIV.

Maladies des appendices de la peau; Parasites et Éphidroses.

§ 253. Nous avons réuni , dans cette section, non-seulement les maladies des *poils* et des *ongles,* mais aussi les *éphidroses,* et encore les *parasites végétaux* et *animaux* qui peuvent vivre sur la peau ou dans les poils. Nous donnerons ci-après de toutes ces affections un aperçu aussi complet que la pratique l'exige et que le cadre restreint de cet ouvrage le permet.

MALADIES DES CHEVEUX ET DES POILS (1).

Alopécie, Canitie, Plique, Feutrage, etc.

§ 254. Les principales affections des poils sont : l'*alopécie,* la *canitie* ou *calvitie,* la *plique polonaise, divers vices de conformation* ou *de nutrition* (grosseur, longueur, quantité, sécheresse ou humidité et direction anormale) de ces organes. Plusieurs de ces affections constituent de véritables maladies; d'autres ne sont au contraire que des phénomènes accidentels ou symptomatologiques, qui cependant méritent d'être mentionnés pour rendre cet aperçu aussi complet que possible. Nous nous occuperons des premières plus au long, tandis que nous glisserons sur les autres d'une manière tout à fait sommaire et rapide.

§ 255. L'**Alopécie** ou *chute des cheveux* peut être naturelle ou accidentelle, l'une amenée par l'âge et appelée par plusieurs auteurs *calvitie,* l'autre causée par des maladies générales ou locales, et pour laquelle d'autres ont revendiqué particulièrement le nom d'*alopécie.*

(1) Voyez l'ouvrage important et éminemment pratique que vient de publier M. le docteur A. Cazenave, *Traité des maladies du cuir chevelu.* Paris, 1850. 1 vol. in-8, avec figures coloriées.

Nous ne tenons ni à l'un ni à l'autre de ces noms, et nous nous bornons à indiquer sommairement les diverses causes qui peuvent amener la chute des poils. On distingue, suivant ces causes :

1° La **calvitie sénile** ou *chute des cheveux ou des poils, par l'âge,* qui commence ordinairement par le blanchissement des cheveux, s'opérant en général d'une manière lente et progressive, sans altération appréciable du cuir chevelu. Cette affection attaque, du reste, non-seulement le cuir chevelu, mais encore le menton chez l'homme, ainsi que les parties génitales, les aisselles, les sourcils et les bords libres des paupières chez les deux sexes. Dans la marche normale des choses, ce ne serait que vers l'âge de soixante ans que cette chute devrait commencer ; mais souvent aussi on l'observe déjà dans l'adolescence, et quelques auteurs parlent même de calvitie congéniale.

2° L'**alopécie par cause débilitante,** telle qu'on l'observe après des maladies graves, chez les femmes en couche, après des hémorrhagies abondantes, chez les sujets épuisés par abus des plaisirs sexuels, à la suite de soucis et de chagrins profonds ou prolongés, chez les personnes qui se fatiguent beaucoup l'esprit, etc. Dans tous ces cas les cheveux repoussent ordinairement lorsque les causes débilitantes qui ont suspendu la nutrition cessent et que les forces reviennent.

3° L'*alopécie* **vitiligineuse,** que plusieurs auteurs appellent aussi le *vitiligo du cuir chevelu* ou le *porrigo decalvans,* et qui, pouvant occuper non-seulement tous les points de la tête, mais encore le menton et le pubis, s'observe pourtant le plus souvent à la partie postérieure de la tête, où elle se caractérise par une plaque circulaire, nettement découpée, décolorée, blanchâtre, luisante, polie, et ne présentant ni desquamation furfuracée, ni endroits prurigineux. Quelquefois on voit plusieurs plaques semblables qui finissent par se confondre.

4° L'*alopécie* **herpétique,** appelée aussi par quelques auteurs *herpes tonsurans,* et caractérisée par la présence au cuir chevelu d'une ou de plusieurs plaques circulaires, dégarnies de cheveux, et présentant une desquamation furfuracée très-légère. M. Cazenave la croit contagieuse et l'attribue à la présence de petites vésicules qui, en se rompant, produisent les furfures dont l'obstacle mécanique amène la section du cheveu. D'autres attribuent cette alopécie, ainsi que le vitiligo, à la présence d'un *cryptogame parasite,* semblable à celui du *favus.*

5° L'*alopécie* **teigneuse,** qui s'observe ordinairement pendant l'existence de la plupart des dermatoses qui peuvent affecter le cuir chevelu, mais qui n'est jamais que temporaire.

6° L'*alopécie* **syphilitique,** dont nous avons parlé au § 220, n° 10.

7° L'*alopécie* **médicamenteuse** ou *artificielle,* amenée par l'abus de certaines substances prises sous forme de médicaments ou employées sous forme de pommades ou de cosmétiques.

§ 256. La **Canitie**, ou le blanchissement ou grisonnement des poils et des cheveux, peut être également naturelle ou accidentelle. En général on distingue, selon les diverses causes qui peuvent la produire, les *variétés* suivantes de canitie :

1° La **canitie sénile**, qui commence ordinairement à l'âge de trente à quarante ans en débutant aux cheveux et particulièrement aux tempes par des cheveux blancs d'abord très-peu nombreux, mais qui se multiplient bientôt et finissent par envahir toute la tête, après quoi la canitie attaque aussi la barbe du menton ainsi que les poils du pubis, des aisselles et des autres régions velues.

2° La *canitie* **congénitale,** dans laquelle les cheveux sont dès la naissance d'un blanc argenté ou clair, variété du *blond* poussé jusqu'à la dernière extrémité. Cette canitie peut quelquefois n'être que partielle, selon quelques auteurs qui parlent des enfants qui avaient d'un côté de la tête des cheveux blancs, de l'autre des cheveux foncés. Quoi qu'il en soit, cette canitie appartient essentiellement aux genres *vitiligo* et *albinisme*.

3° La *canitie* **par cause débilitante,** et qui s'observe à la suite de tous les accidents qui peuvent affaiblir l'organisation, tels que les affections vénériennes, les maladies très-aiguës ou très-longues, les céphalalgies fréquentes, les soucis, les chagrins, les émotions morales, les travaux d'esprit très-fatigants, les traitements mercuriels ou autres par des substances nuisibles, les excès vénériens, les débauches répétées, etc.

§ 257. La **Plique polonaise** est une maladie particulière des poils que l'on observe surtout en Pologne, et qui est caractérisée par l'agglomération et le développement anormal des cheveux, et quelquefois de tout le système pileux. Le cuir chevelu est douloureux au toucher ou devient le siége d'une vive démangeaison ; une sueur gluante et fétide, qui semble sortir de toute la tête et des cheveux, se coagule et se dessèche en forme de croûtes, ou bien cette matière manque, mais les cheveux n'en sont pas moins gonflés par une humeur brunâtre qui distend les bulbes et rompt quelquefois les cheveux. Au bout de deux, trois ou quatre mois les bulbes des cheveux cessent de sécréter l'humeur morbide ; les cheveux croissent alors, comme à l'état normal, et tiennent ainsi suspendu au cuir chevelu la plique, qui se détache quelquefois spontanément. On a vu cette affection se produire aussi sur les poils des aisselles et du pubis ; les ongles même y participent quelquefois, en sécrétant une humeur visqueuse, et devenant difformes, striés, brunâtres et fendus à leur surface. Le professeur *Hebra* de Vienne, nie absolument l'existence de la plique en qualité de maladie particulière ; il l'assimile absolument au feutrage ou simple entortillement des cheveux, en attribuant tous les phénomènes que présente la plique à la malpropreté presque proverbiale qui règne en Pologne. Ce qu'il y a de plus que possible, c'est que cette maladie ait en effet sa cause pathogénitique dans la malpropreté et qu'elle commence par un simple entortillement des cheveux, comme on l'observe chez les personnes qui transpirent beaucoup et qui ne se lavent ni ne se peignent jamais ; mais ce qui n'est pas moins vrai, c'est que l'on observe dans la plique des symptômes qui ne sont point particuliers au simple feutrage des cheveux. Dans le simple feutrage, les cheveux se réunissent par leur sommet seulement ; on peut toujours les démêler, et jamais ni les bulbes ni les cheveux ne présentent cet engorgement et cette humeur brunâtre qui s'observe dans la plique. — Plusieurs auteurs ont distingué plusieurs variétés de plique, telles que : 1° *plique à queue*, avec les sous-variétés de pliques *latérale*, *fusiforme*, *falciforme* et en *massue* ; 2° *plique en masse*, avec les sous-variétés de *pliques nitriforme* et *globuleuse* ; et 3° *plique multiforme* ou *caput Medusœ*. Mais toutes ces variétés ne constituent point d'affections particulières ; toutes ne sont que des formes purement *accidentelles* d'une même et unique affection, et il faut vraiment avoir la rage des variétés pour séparer ainsi ce qui n'est qu'un dans la nature.

§ 258. Parmi les **autres affections** du système pileux nous citerons encore, mais seulement d'une manière sommaire, et pour en faire mention :

1° Les **vices de conformation**, en vertu desquels on trouve parfois quelques poils de la barbe plus gros que le reste du même endroit, ou d'autres fois des poils d'une longueur beaucoup plus considérable que d'ordinaire ;

2° La **coloration accidentelle** *des poils*, en vertu de laquelle les cheveux changent quelquefois de couleur, en devenant bruns, de blancs, de blonds ou de roux qu'ils étaient d'abord ;

3° Le **feutrage des poils**, entortillement ou plutôt entrelacement inextricable des tiges pileuses, causé par la malpropreté, chez les personnes qui transpirent beaucoup et négligent de se peigner ;

4° La **sécheresse des cheveux** ou *herotrixie*, consistant dans la suppression de la sécrétion de l'huile animale qui pénètre les tiges capillaires, et s'observant le plus souvent chez les individus jeunes, lymphatiques, transpirant difficilement et prédisposés à des maladies cutanées ;

5° L'**état trop gras des cheveux**, consistant dans une sécrétion trop abondante de l'huile animale qui nourrit les tiges;

6° La **surabondance des poils**, en vertu de laquelle on observe des individus presque entièrement velus, des femmes avec des moustaches frappantes, des *nævi materni* couverts de poils, et d'autres anomalies semblables.

§ 259. Dans toutes ces affections le **traitement** homœopathique doit et peut être exclusivement interne, et le choix du médicament doit être déterminé, en dernier lieu, par les symptômes que le malade présentera en dehors de l'affection locale. Les pommades et toutes sortes de cosmétiques, outre la moelle de bœuf préparée avec du vin blanc, sont absolument nuisibles ou de pures attrapes du charlatanisme. Les médicaments, parmi lesquels on pourra choisir de préférence, à cause de leur rapport particulier avec le système pileux, sont en général : 1) *Calc. hep. graph. kal. lyc. natr-m. nitr-ac. phosph. phos-ac. sil. sulf.* — 2) *Ambr. ars. aur. baryt. bell. carb-vg. caus. chin. ferr. magn. merc. petr. sass. sep. staph.* — 3) *Amm. bor. canth. con. cycl. dulc. hell. ign. iod. lach. nitr-ac. par. plumb. rhus. sec. selen. sil. zinc.* — 4) *Amm-m. canth. carb-an. chel. colch. kreos. magn. natr. op. sabin. sulf-ac. tab.*

Et en particulier :

Contre la **chute** des cheveux ou des poils (**alopécie**): 1) *Calc. graph. hep. kal. natr-m. phosph. sep. sulf.* — 2) *Ambr. ars. baryt. carb-an. carb-vg. ferr. lyc. merc. nitr-ac. petr. phos-ac. sass. sil. staph.* — 3) *Amm. ant. bell. canth. con. cycl. dulc. hell. iod. kreos. lach. par. plumb. rhus. sec. selen. sil. zinc.* — 4) *Alum. amm-m. aur. bor. chel. colch. ferr-mgn. magn. natr. op. sabin. sulf-ac. tab.*

Contre la **canitie** ou **grisonnement** des poils ou des cheveux : 1) *Graph. lyc. phos-ac.* — 2) *Staph. sulf. sulf-ac.*

Contre le **porrigo décalvans** (alopécie vitiligineuse): 1) *Baryt. lyc.* — 2) *Carb.-veg. hep. phosph. sil.* — 3) *Calc. petr. sep. staph. sulf.*

Contre la **plique :** 1) *Lycop.?* — 2) *Borax.? Natr-m.*

Contre la *trop grande tendance au* **feutrage**, en disproportion avec les causes : *Borax. natr-m.*

Contre la *trop grande* **sécheresse** des poils et des cheveux : 1) *Kal.* — 2) *Alum. calc. phos-ac.*

Contre les cheveux *trop* **gras :** *Bry.*

Contre la trop grande **sensibilité des cheveux** et du cuir chevelu : 1) *Calc. baryt. carb-veg. chin. hep. natr-m. sil. sulf.* — 2) *Ambr. ars. bell. ferr. ign. nitr-ac. n-vom. veratr.* — 3) *Agar. amm. caps. cinn. mez. natr-s. par. spig. spong. thui.*

En outre :

Lorsque les **côtés** de la tête sont attaqués de préférence : 1) *Graph. phosph-ac.* — 2) *Bovis. kal. staph. zinc.*

Lorsque l'affection attaque la **région frontale :** 1) *Ars. natr-m. phosph.* — 2) *Bell. hep. merc. sil.*

Lorsqu'elle se manifeste surtout au **sommet de la tête :** 1) *Baryt. graph. lyc. sep. zinc.* — 2) *Calc. carb-an. hep. lyc. nitr-ac. plumb. selen. sil.*

— A la **région temporale :** 1) *Calc. kal. lyc. natr-m.*—2) *Merc. par. sabin.*

— A la partie **postérieure** de la tête : 1) *Carb-veg. phosph. sil.* — 2) *Calc. hep. petr. sep. staph. sulf.*

— Par **plaques isolées :** 1) *Canth. phosph.* — 2) *Hep. iod. nitr.*

— Autour ou derrière les **oreilles :** *Phosph.*

Lorsque les poils sont affectés **par tout le corps :** 1) *Calc. carb-veg. graph. natr-m.* — 2) *Ars. hell. kal. lach. phosph. sec. sulf.* — 3) *Ophiot. op. sabin.*

Contre l'affection des **sourcils :** 1) *Caus. kal.* — 2) *Agar. bell.* — 3) *Hell. par. plumb. selen.*

— Des **favoris :** 1) *Calc. graph. natr-m.* — 2) *Agar. ambr. natr. nitr-ac. plumb. sil.*

— Des **moustaches :** *Baryt. kal. natr-m. plumb.*

— Des poils des **narines** : 1) *Caus. graph.* — 2) *Calc. sil.*

— Des poils **du pubis** : 1) *Natr-m.* — 2) *Rhus. selen.* — 3) *Bell. hell. natr. nitr-ac.*

Encore :

Lorsqu'il y a en même temps beaucoup de **prurit** à la partie affectée : *Graph. kal. lyc. sil. sulf.*

Lorsqu'il y a **desquamation furfuracée** : 1) *Alum. mez. oleand.* — 2) *Calc. graph. magn. staph.* — 3) *Crotal. kal. lach. rhus. staph.*

Lorsque les parties affectées **transpirent** beaucoup : *Chin. merc.*

Enfin :

Lorsque ces affections se manifestent :

Après de **longues** ou de **graves maladies :** 1) *Lyc. hep. sil.* — 2) *Calc. carb-veg. natr-m. phos-ac. sulf.*

Chez les **femmes en couches** : *Calc. lyc. natr-m. sulf.*

Après des **pertes d'humeurs** (évacuations sanguines , excès vénériens, etc.) : *Chin. ferr.*; — et à la suite de **transpirations** abondantes : *Chin. merc.*

Après des **soucis** et des **chagrins** : 1) *Phos-ac. staph.* — 2) *Caus. graph. ign. lach.*

Après des **traitements mercuriels** : 1) *Hep.* — 2) *Carb-veg. chin. lach. lyc. natr-m. nitr-ac. phosph. phos-ac. sulf.*

Après l'abus du **quinquina** : 1) *Bell. hep.* — 2) *Ars. carb-veg. natr-m. sulf.*

A la suite de **teignes** ou de **croûtes** sur la tête. (Voy. **Teignes et Gourmes**, § 149-152).

AFFECTIONS DES ONGLES.

(*Onyxis, Onglade,* Ongle rentré dans la chair, etc.)

Les **diverses lésions** qui peuvent s'observer aux ongles, sont en général :

1° **L'onyxis,** ou l'inflammation de la matrice, dont nous parlerons plus au long ci-après, tandis que nous ne ferons que très-sommairement mention des autres.

2° **L'absence** ou la **chute** des ongles, qui peut être ou *congénitale,* c'est-à-dire existant dès la naissance, ou *accidentelle,* par suite d'une lésion traumatique, de l'onyxis, d'un panaris, de la syphilis, etc., ou qui peut même se produire sans altération appréciable de la matrice des ongles, comme cela se voit quelquefois dans l'*alopécie unguinale syphilitique.*

3° **L'hypertrophie** *des ongles,* ou l'accroissement anormal de ces organes, et qui peut quelquefois aller jusqu'à produire des ongles d'une longueur et d'une grosseur en dehors de toute mesure, de 12 à 18 ou 20 pouces de longueur, figurant de véritables excroissances cornées.

4° La **difformité** des ongles, qui fait qu'on voit ces organes recourbés, épaissis, rugueux, couverts d'aspérités, cannelés, traversés de sillons transversaux, et qui se manifeste souvent dans certaines professions, ou à la suite de quelques maladies graves, particulières, comme la fièvre typhoïde, etc.

5° Les **altérations de couleur,** qui font qu'on voit des ongles représentant des taches blanches ou jaunes, ou qui ont même une couleur blanche générale. Mais il ne faut point confondre avec ces altérations essentielles, ces faits où, dans la cyanose, le choléra, pendant le froid de la fièvre, etc., on voit des ongles bleuâtres, violacés, etc., puisque, dans ces cas, ce n'est point la couleur de l'ongle qui a changé, mais celle des parties sous-jacentes, dont la teinte de l'ongle n'est que le reflet.

6° **L'incarnation** *de l'ongle,* ou *ongle entré dans les chairs,* que nous mentionnerons plus au long au paragraphe 262.

§ 260. L'**onyxis** ou *onygose* d'Alibert, est l'inflammation de la matrice des ongles. On distingue plusieurs variétés de cette affection, savoir :

1° l'*onyxis* **aiguë,** caractérisée par des abcès qui se développent sous l'ongle sans avoir été précédés de lésions traumatiques, et qui ressemblent beaucoup à la variété de panaris qu'on appelle aussi *panaris sous-unguinal.* Quelquefois on les voit se terminer par le sphacèle.

2° L'*onyxis* **chronique** ou *onglade,* se développant plus souvent au gros orteil et aux pouces qu'aux autres doigts, et débutant par une tuméfaction légère et un cercle rougeâtre à la racine de l'ongle, qui finit par s'ulcérer et laisser suinter, sous la peau, une suppuration abondante, jaune ou grisâtre, quelquefois sanguinolente et très-fétide, qui entraîne à la fin la chute de l'ongle et donne naissance à des fongosités qui se développent à la base de l'ongle.

3° L'*onyxis par cause* **spécifique,** ou l'altération de la matrice des ongles par l'*eczéma chronique,* le *psoriasis des mains,* les ulcérations *scrofuleuses,* les affections *syphilitiques,* la *plique,* etc.

4° L'*onyxis* **latérale** ou *ongle entré dans les chairs,* qui affecte ordinairement le gros orteil, et qui peut également aller jusqu'à produire l'ulcération et le développement d'excroissances fongueuses.

5° L'*onyxis* **traumatique,** occasionnée par des contusions, des plaies, des piqûres, des échardes, etc., et pouvant se terminer également par la suppuration, l'ulcération, des excroissances fongueuses, etc., suivant les circonstances et les traitements plus ou moins sensés ou insensés qu'on y applique.

§ 261. Le **traitement** principal de toutes ces affections, y compris toutes les variétés de l'*onyxis,* doit être purement interne, comme celui de toutes les autres affections, sauf les secours manuels et les applications simples, indispensables, tels que l'éloignement des échardes ou des débris d'ongle entrés dans la chair ou dans les parties affectées, le pansement des parties ulcérées ou érodées avec de la charpie sèche et enduite, en cas de besoin, de cérat non saturné. Mais tous les autres onguents, toutes les cautérisations ou autres applications semblables sont vicieuses, peuvent même avoir des suites fâcheuses dans tous les cas d'inflammation spontanée, non traumatique, et sont, par conséquent, absolument à proscrire. Tout au plus, on pourra permettre, dans quelques cas de développement opiniâtre de chairs luxuriantes, de panser la plaie avec du sucre de canne pulvérisé, dont on saupoudrerait les excroissances fongueuses, tout en ne négligeant point d'administrer en même temps à l'intérieur le médicament approprié à cet état.

Pour les **ongles entrés dans la chair,** rien de plus inutile et de plus contraire au but que de les exciser du côté rentrant, parce que l'ongle se régénère toujours avec plus de force du côté où il a été coupé. Le meilleur moyen, proposé depuis des années par Hahnemann, c'est de racler souvent l'ongle sur son milieu, jusqu'à ce qu'il soit réduit à sa plus mince épaisseur, et de le couper en sens inverse de sa forme , en sorte que la coupure forme non pas une convexité dont les deux côtés seraient plus courts que le milieu, mais qu'il forme un arc évasé qui donne aux côtés de l'ongle plus de longueur qu'à son milieu. De cette manière, la force reproductrice de l'ongle portera son action plus vers le milieu de l'ongle, les côtés s'aminciront naturellement, et il sera plus facile d'introduire un peu de charpie fine sous les côtés, pour faire sortir peu à peu et sans douleur les parties de l'ongle entrées dans la chair. En même temps on pourra panser l'orteil avec une solution d'*arnica*, ou avec une solution aqueuse de *caust.* 3ᵉ ou 6ᵉ glob. 3 , lorsqu'il y a des chairs luxuriantes.

§ 262. Quant aux remèdes à administrer à l'intérieur, les principaux médicaments contre les diverses affections des ongles sont en général : 1) *Ant. graph. hep. sil. sulf.* — 2) *Alum. ars. carb-veg. lach. magn-aus. merc. natr-m. nitr-ac. puls. rhus. sabad. sep. squill.* — 3) *Alum. borax. calc. caus. con. hell. n-vom. par. ran. sulf-ac. teucr.* — 4) *Amm-m. aur. baryt. bell. bov. chel. chin. cocc. colch. dig. dros. iod. kal. lyc. mgs-arc. mosch. mur-ac. petr. phos-ac. plat. ran. rhus. ruta. sec. thui.*

Et en particulier :

Contre l'**inflammation** de la matrice ou des parties environnantes : 1) *Hep. lach. sil. sulf.* — 2) *Ars. carb-veg. caus.* — 3) *Alum. calc. graph. kal. lach. merc. natr-m. nitr-ac. phos-ac. puls. rhus. sep.* — 4) *Con. hell. lyc. teucr.*

Contre les *ongles* **entrés dans la chair**. 1) *Mgs-aus. sulf.* — 2) *Graph. teucr.* — 3) *Ars. caus. colch. kal. sil.*

Contre la **chute** des ongles : 1) *Graph.* — 2) *Alum. ars. hell. merc. sec.* — 3) *Ant. calc. sabad. sep. sil.* ; — et lorsque les ongles s'**exfolient** : 1) *Graph. merc. sil. sulf.* 2) *Alum. calc. sabad. sep.* — Lorsqu'ils se **fendent** : *Sil. squill.* ; — et lorsqu'ils se **cassent** facilement : 1) *Alum. graph. sil. sulf.* — 2) *Calc. merc. sabad. sep.*

Contre la **difformité** des ongles : 1) *Graph. sep. sil. sulf.* —2) *Alum. calc. merc. sabad.* ; — et en particulier, contre l'**épaississement** : 1)

Graph. sil. sulf. — 2) *Alum calc. merc. sabad. sep.* ; — et lorsqu'ils sont **canelés :** *Sabad. sil* .

Contre les *ongles* **décolorés** : 1) *Graph. nitr-ac.* — 2) *Ant. ars. mur-ac. sil. sulf.* — Lorsqu'ils sont **tachetés** : 1) *Nitr-ac. sil.* — 2) *Alum. ars. natr-m. sep. sulf.* — Lorsqu'ils sont **jaunes** : 1) *Con. merc. nitr-ac. n-vom. sep. sil. sulf.* — 2) *Ambr. ant. ars. aur. carb-veg. chel. ign. phos-ac. spig.* ; — et lorsqu'ils sont **bleus** : 1) *Aur. dig. sil.* — 2) *Carb-veg. chel. chin. cocc. dros. lyc. natr-m. n-vom. petr. phos-ac. sassap.*

Contre l'**hypertrophie** des ongles : 1) *Ant. graph.* — 2) *Alum. sil. sulf.* — 3) *Calc. merc. sabad. sep.*

Contre les **envies** (*reduviæ*) à côté des ongles : 1) *Calc. natr-m. rhus. sulf.* — 2) *Lyc. merc. sabad. stann.*

Enfin :

Lorsque les ongles sont **douloureusement sensibles** : 1) *Caus. graph. hep. mgs-aus. n-vom. sil.* — 2) *Ant. merc. natr-m. nitr-ac. squill. sulf.* — 3) *Amm-m. bell. carb-veg. kal. lyc. mgs-arc. par. petr. phos-ac. puls. ran. rhod. rhus. sabad. sep. stann.* ; — et lorsqu'il y a douleurs **pressives** : *Calc. caus. magn-arc. mgs-aus. sass. sulf.* ; — ou douleurs d'**excoriation** : 1) *Graph. merc. sep. sulf.* — 2) *Alum. ant. hep. merc. n-vom.* — 3) *Calc. caus. kal. mez. natr-m. puls.* — Avec douleurs d'**ulcération** : 1) *Amm-m. graph. hep. kal. merc. nitr-ac. puls. rhus.* — 2) *Bell. con. sulf. sulf-ac.* — 3) *Berb. caus. chin. hell. mgs-arc. mgs-aus. mur-ac. natr-m. natr-r. nicc. n-vom. ol-an. ran. sep. sil. thui.* — Avec douleurs **comme par des échardes** : 1) *Nitr-ac.* — 2) *Hep. sil. sulf.* — 3) *Colch. petr. plat. ran.* — Avec douleurs **lancinantes** : 1) *Kal. nitr. nitr-ac. sil. sulf.* — 2) *Amm-m. bell. carb-veg. colch. con. graph. hep. lyc. mgs-aus. natr-s. nicc. phos-ac. sep.* — Avec douleurs **tressaillantes** : 1) *Calc. caus. graph. mgs-aus. natr-m. n-vom. puls. rhus. sil.* — 2) *Alum. mosch. nitr-ac. sep. sulf.*

Lorsqu'il y a **ulcération** ou **suppuration** : 1) *Hep. sil. sulf.* — 2) *Ars. calc. graph. merc. nitr-ac. puls.* — 3) *Alum. kal. puls. rhus. sep.* — 4) *Alum. ant. con. crotal. lach. lyc. ran. squill.* — 5) *Amm-m. aur. baryt. bell. borax. bov. caus. chin. ferr-mg. iod. mgs-arc. mgs-aus. mur-ac. natr-m. petr. phos-ac. plat. rhus. ruta. sabad. sec. sulf-ac. thui.*

PARASITES DE LA PEAU.

(Mouches, cousins, puces, punaises, poux, acarus, crinon, chique, dragonneau, furie infernale, dermatophytes).

§ 263. Nous jetterons dans ce chapitre un coup d'œil sur les divers êtres organisés qui vivent sur la peau, ou qui en tirent accidentellement une partie de leur nourriture : ces êtres sont :

1° Les **insectes,** qui, sans habiter la peau, viennent cependant s'y attacher par moments, pour y chercher leur subsistance ; tels que la puce, la punaise, etc., et que nous appellerons, avec M. Beaugrand, *dermatozoaires*.

2° Les **insectes qui habitent la peau**, tels que les *poux*, auxquels on donne ordinairement le nom d'*épizoaires*.

3° Les **vers** qui se **logent dans la peau**, et que nous appellerons *entozoaires cutanés*.

4° Les divers **végétaux** qui se produisent dans diverses affections cutanées, et qui portent généralement le nom de *dermatophytes*.

Nous parlerons ci-après de chaque espèce en détail.

§ 264. Les **dermatozoaires** qui tirent ordinairement une partie de leur nourriture de notre peau, sont : la *mouche*, les *cousins*, les *puces* et les *punaises*, animaux assez connus pour nous épargner le soin d'en parler plus au long. Seulement, quant aux *mouches*, il importe de dire qu'elles peuvent quelquefois loger leurs œufs dans les plaies ouvertes, dans les ulcères ou même sous la peau, et donner par là occasion au développement de vers dans ces ulcères ou ces plaies, ce qui est toujours une complication très-grave et très-pénible dans les affections cutanées. Dans la *lèpre*, il arrive fréquemment que ces vers se produisent même dans les ulcérations au haut des narines, qu'ils pénètrent jusque dans les sinus frontaux, et causent aux malades des douleurs atroces qui, au dire de tous ceux qui ont vu ces malades, sont au-dessus de toute comparaison.

Le **traitement** de ces plaies consiste uniquement dans l'emploi de la plus grande propreté, dans des lotions répétées et dans l'éloignement des vers, si l'on peut le faire. Si la nature de la plaie permet d'employer le *camphre* avec ces lotions, on en obtiendra parfois assez promptement la destruction des vers. Mais si la nature de la plaie ne supporte pas l'application de cette substance ou que ces vers se soient logés à un endroit où l'on ne peut pas parvenir, on pourra encore employer pour médication *interne :* 1) *Sabad. sil.* — 2) *Ars. calc. merc. sulf.*

§ 265. Les **épizoaires** sont les **poux** dont la présence sur la peau constitue la maladie connue sous le nom de *phthiriasis*. Selon l'espèce de *poux* à laquelle est due l'affection, on distingue *trois variétés* de phthiriasis, savoir :

1° Le *phthiriasis* **capitis**, dû à la présence des *poux de tête*, qui sont cendrés, avec les lobes ou découpures de l'abdomen arrondis, et qui se logent sur le cuir chevelu et y produisent, outre la démangeaison, une sécrétion visqueuse plus ou moins abondante qui agglutine les cheveux, les rend collants, plastiques et humides, en même temps que la peau elle-même devient excoriée, suintante, croûteuse et même quelquefois le siége d'une éruption particulière qui a beaucoup de ressemblance avec la *gale*, et qui peut couvrir toute la nuque et les épaules.

2° Le *phthiriasis* **corporis,** dû à la présence des *poux de corps*, qui sont d'un blanc sans taches, avec les découpures de l'abdomen moins saillantes que celles du pou de tête. Ces insectes se trouvent à la surface de la peau, sur les membres, sur le tronc, et en particulier sur la poitrine et aux aisselles; ils déposent leurs œufs sur les poils. Lorsque la maladie est de date récente, la peau ne se trouve nullement altérée; mais lorsqu'elle est déjà ancienne, on observe souvent de petits tubercules papuleux, coniques et rougeâtres, ou bien des tubercules et même de petites tumeurs qui, lorsqu'on les ouvre, laissent sortir une grande quantité de poux. Ce dernier fait, qui est assez constaté par des observations dignes de foi, constitue la véritable phthiriase, dans laquelle on attribue la grande quantité de poux à la génération spontanée de ces insectes. Quoi qu'il en soit de cette dernière opinion, toujours est-il qu'il existe une espèce de *prurigo pédiculaire* dans lequel les poux paraissent se multiplier d'une manière prodigieuse, malgré tous les soins de propreté.

3° Le *phthiriasis* **pubis,** dû à la présence des *poux du pubis* ou *morpions*, qui ont le corps arrondi et large, le corselet très-court, se confondant avec l'abdomen, et les quatre pieds postérieurs très-forts. On ne trouve ces insectes qu'aux parties génitales, à la barbe, dans les sourcils et aux aisselles, où ils adhèrent fortement à la peau et s'implantent à la base des poils.

Tous les poux ont la bouche tubulaire, située à l'extrémité antérieure de la tête et renfermant un suçoir. Leurs œufs éclosent au bout de cinq ou six jours; les petits arrivent en huit ou dix jours à l'âge adulte, et ils se multiplient avec une telle rapidité que deux individus suffisent pour en produire jusqu'à dix-huit mille en moins de deux mois.

Quant au **traitement** de ces affections, les soins de propreté suffisent ordinairement pour détruire les *poux de la tête;* sinon, on peut avoir recours à l'*huile,* dont on graissera largement les cheveux, et si cela ne suffisait pas non plus, on pourrait ajouter à cette huile un peu de *tabac à priser,* tout en n'employant cependant ce dernier moyen que lorsque la peau de la tête est saine, parce que l'action du tabac n'est pas toujours sans inconvénient. Ce même moyen réussit ordinairement aussi contre les *poux du pubis* et n'offre jamais les inconvénients ni le danger des frictions mercurielles. Le vinaigre, surtout lorsqu'on y a mêlé du *tabac* à priser, rend aussi les mêmes services que l'huile, et a l'avantage sur cette dernière de détruire plus sûrement les œufs, mais il a aussi l'inconvénient de causer des cuissons et d'être beaucoup moins facilement supporté que l'huile. — Pour les *poux du corps*, l'emploi des *bains sulfureux* et l'exposition de tous les vêtements du malade à la chaleur d'un four duquel on vient de sortir le pain, ou aux vapeurs du soufre, sont quelquefois indispensables.

Quant à la *disposition* particulière que paraissent avoir certains individus d'être plus sujets que d'autres à gagner cette maladie ou à ne plus pouvoir s'en débarrasser, les médicaments les plus propres à combattre, par la médication interne, cet état morbide sont : 1) *Ars. chin. staph.* — 2) *Merc. sulf.* — 3) *Lach. mgs-arc. oleand. sabad.*

§ 266. Parmi les **entozoaires** *cutanés*, il y en a qui ne sont que *microscopiques*, d'autres qui n'habitent pas exclusivement la peau, mais qui la perforent pour y déposer et faire éclore leurs œufs, et d'autres encore dont l'existence est plus que douteuse. Nous ne les rangerons cependant pas en classes selon ces différences; le nombre de ces animalcules étant très-petit, nous les mentionnerons tous l'un après l'autre. Ce sont les suivants :

1° **L'acarus scabiei**, dont nous avons fait mention en parlant de la gale.

2° La **chique** ou *pulex penetrans*, petit insecte aptère de l'Amérique méridionale appartenant au genre puce. La femelle s'introduit sous la peau des talons et sous les ongles des pieds et y acquiert bientôt le volume d'un petit pois par le gonflement d'un sac membraneux qu'elle a sous le ventre et qui renferme ses œufs. Si l'on ne fait pas bientôt l'extraction, il peut en résulter des ulcères dangereux.

3° Le **crinon**, entozoaire qui a le corps allongé, cylindrique, grêle, atténué vers les extrémités, mais moins vers la tête que vers la queue; tête munie de deux tubercules latéraux. On trouve les crinons sur les chiens, ainsi que dans les intestins et dans les parois des artères du cheval, et, selon Ettmüller, ils se trouvent quelquefois aussi sur les enfants nouveau-nés. Mais les modernes doutent de l'exactitude des observations de cet auteur, et le fait reste sans être éclairci.

4° Le **dragonneau filiaire** ou *ver de Médine*, est un petit ver filiforme de la grosseur d'une plume de corbeau et de la longueur de deux à trois pieds jusqu'à dix ou douze. On ne l'observe que dans les contrées de la zone torride, et il attaque particulièrement les membres inférieurs; souvent on ne s'aperçoit de sa présence que lorsqu'il s'ouvre un passage à travers la peau, sous laquelle il est presque immédiatement logé et contourné en tous sens. En sortant, il détermine une petite tumeur qui se convertit en une pustule, après l'ouverture de laquelle la tête du ver se montre au milieu des matières qui s'écoulent, et de laquelle on peut alors le retirer en saisissant la tête avec précaution et en tournant le ver à mesure autour d'un petit rouleau de toile. Mais il est essentiel de s'arrêter sitôt qu'on éprouve la moindre résistance, parce que la rupture du ver peut donner occasion à des douleurs très-vives et à une suppuration opiniâtre.

5° La **furie infernale,** petit insecte vermiforme fort petit, long de deux lignes, qui pénètre dans les chairs, où il s'insinue dans un moment et cause de si grandes douleurs par les aiguillons crochus dont il est hérissé, qu'il peut tuer dans un quart d'heure les bêtes et les hommes sur lesquels il tombe. L'affection qu'il cause est connue aussi sous le nom de *clavelée furieuse;* mais quoique ce soit le grand et savant Linnée qui ait donné la description de cet insecte, les modernes mettent aujourd'hui fort en doute son existence.

6° **L'œstre,** insecte diptère semblable à une grosse mouche trèsvelue, et qui dépose ses œufs dans l'épaisseur de la peau des animaux herbivores, mais dont on a trouvé aussi les larves dans la peau des hommes.

7° Le **ver d'oreille,** petit animalcule microscopique du genre tardigrade, allongé, à teinte bleuâtre, muni de quatre pattes courtes et qui peuvent se rétracter sous le corselet, légèrement renflé à la partie postérieure, où se trouve la bouche, ayant le thorax solide et fortifié par six côtes dont la réunion sur la ligne médiane constitue un sternum, et portant deux suçoirs placés aux deux côtés de la bouche. Ce petit ver a été découvert par M. Berger dans le cérumen de l'oreille.

8° Le **ver des follicules sébacés,** petit insecte également microscopique, que Simon de Berlin a découvert et que cet auteur regarde comme la cause de l'*acné sébacé* et des *tannes.* C'est un petit animal de $1/3$ à $1/2$ ligne de long sur $1/50$ à $1/60$ de large. Sa bouche se compose d'une trompe placée entre deux palpes; ses pattes, au nombre de huit, sont courtes et épaisses et se terminent par des crochets. L'abdomen est plus long que la partie antérieure du corps, arrondi en arrière, et renferme un contenu grenu de couleur foncée.

Quant au **traitement** des affections causées par ces parasites, il doit être également interne, si, après l'extraction de l'insecte, il reste encore de l'inflammation ou même de l'ulcération. Les médicaments qui conviennent le plus à ces cas et qui contribuent souvent à faire expulser par la suppuration ce que l'extraction n'a pu éloigner sont en général : 1) *Sabad. sil.* — 2) *Ars. calc. merc. sulf.*

§ 267. Les **dermatophytes** ou *végétaux parasites* qui se développent sur la peau dans certaines affections cutanées, sont tous une espèce de champignon appartenant au genre des *cryptogames*, et s'observent sans exception dans les diverses teignes. Ce sont ceux du *favus*, de la *mentagre*, du *porrigo decalvans*, de l'*herpes tonsurans* et de la *plique*. La présence des champignons dans ces affections est mise hors de doute par les dernières recherches microscopiques; mais ce qui reste encore à éclaircir, c'est le rapport causal dans lequel ces champignons se trouvent avec les affections qu'ils caractérisent, s'ils en sont la cause, le produit ou un simple épiphénomène. Nous attendons, pour nous prononcer, que de nouvelles recherches multipliées aient jeté plus de lumière sur cette question; mais en attendant, nous nous permettrons de les regarder comme *produit* et non comme *cause* de la maladie, quelque scandale que cette opinion *par trop hahnemanienne* puisse causer à certains critiques matérialistes. Nous continuerons donc aussi, comme nous l'avons fait jusqu'ici, à conseiller toujours un traitement purement *interne* dans toutes ces affections, persuadé que nous sommes que Hahnemann, quoi qu'on en dise, a été au moins aussi savant et aussi grand observateur que ceux de ses détracteurs qui ne connaissent la science que par les *livres*, et qui, dans l'étroitesse de leur esprit, croient acquérir la réputation de grands savants en critiquant et en révoquant en doute tout ce que les autres ont avancé.

ÉPHIDROSES.

§ 268. Nous entendons par *éphidroses* non-seulement les sueurs trop abondantes, mais toutes les sécrétions anormales qui se font moyennant la transpiration. Mais nous ne parlerons point ici des sueurs qui arrivent par suite d'une maladie fébrile ; ce qui nous occupe, ce sont les transpirations locales ou générales qui s'observent sans cause fébrile. Toutes, sans exception, ne sont à la vérité que symptomatiques ; mais elles méritent, malgré cela, une attention particulière, ne fût-ce que comme symptômes indicateurs dans le traitement d'autres affections. Ces sueurs sont :

1° Des *sueurs* **générales**, se manifestant d'une manière indépendante de toute autre affection ;

2° Les *sueurs* **locales** aux pieds, aux aisselles, aux parties génitales, à la paume des mains, aux articulations, au cuir chevelu, etc.;

3° Des *sueurs* **altérées dans leur composition**, et présentant **des odeurs** particulières ;

4° Des *sueurs* **altérées dans la couleur**, sueurs rouges, jaunes, etc.;

§ 269. Les médicaments qui, dans ces diverses affections, méritent d'être consultés de préférence sont :

Pour les *sueurs* **générales**, provoquées par le moindre effort : 1) *Calc. carb-an. carb-veg. caus. chin. hep. kal. natr. natr-m. puls. selen. sep. sulf. veratr.*—2) *Amm-m. asar. bell. bry. ferr. graph. lach. lyc. merc. nitr-ac. n-vom. petr. phosph. phos-ac. rhod. rhus. spig. staph. sulf-ac. zinc.*

Contre des *sueurs* **semilatérales** : *Ambr. baryt. bry. cham. ign. n-vom. puls. rhab. rhus. spig. sulf.*

Contre les *sueurs* **fétides** : 1) *Amm-m. baryt. dulc. graph. hep. led. lyc. nitr-ac. n-vom. phosph. rhus. selen. sep. sil. staph. sulf.*—2) *Bell. canth. carb-an. ferr. kal. magn-c. merc. puls. rhod. spig. veratr.*

Contre les *sueurs d'une odeur* **acide** : 1) *Ars. asar. bry. lyc. nitr-ac. sep. sil. sulf. veratr.* — 2) *Arn. bell. carb-veg. cham. ferr. hep. ipec. kal. led. magn. merc. n-vom. rhus.*

Contre les *sueurs de* **diverses odeurs**, et particulièrement d'une odeur **amère** : *Veratr.;*— d'une odeur de **sang** : *Lyc.;*—d'une odeur **empyreumatique** : *Bell. magn-arc. sulf.;*—d'une odeur **putride** : *Carb-veg. n-vom. staph. stram.;*— d'une odeur **âcre** : *Rhus.*

En outre :

Contre les sueurs au **cuir chevelu** : 1) *Bell. bry. calc. cham. chin. merc. puls. sil. veratr.* — 2) *Graph. kal. n-vom. op. phosph. rhab. rhus. sass. staph. valer.*—3) *Camph. dulc. guai. hep. magn-m. sabad. sep. spig.*

Contre les sueurs à **la face** : 1) *Carb-veg. ign. puls. rhus. samb. spong. veratr.*— 2) *Alum. bell. borax. carb-an. chin. cocc. coff. dros. dulc. magn-arc. merc. phosph. rhab. ruta. sep. sil. stram. sulf.;*—et particulièrement **au-dessous ou autour du nez** : *Bell. n-vom. rhab.*

Contre les sueurs à **la nuque et au cou** : 1) *Bell. nitr-ac. sulf.*— 2) *Ars. kal. mang. n-vom. phos-ac. rhus. stann.*

Contre les sueurs **au dos** : 1) *Chin. petr. phos-ac.* — 2) *Ars. calc. dulc. guai. hep. lach. natr. sep. sil. veratr.*

Contre les sueurs à **la poitrine** : *Agar. arn. canth. chin. con. graph. hep. lyc. nitr. nitr-ac. phosph. phos-ac. selen. sep. sil.*

Contre les sueurs **au ventre** : *Ambr. anac. arg. canth. dros. phosph. plumb. staph.*

De même :

Contre les sueurs **aux aisselles :** 1) *Hep. kal. lach. nitr-ac. petr. sep. sulf.* — 2) *Bovis. bry. caps. carb-an. dulc. rhod. selen. squill. thui. zinc.*

Contre les sueurs **aux parties génitales** ou **entre les jambes :** 1) *Sep.* — 2) *Aur. hep. sil. sulf. thui.* — 3) *Amm. baryt. bell. canth. con. ign. magn-m. merc. n-vom. phos-ac. rhod. selen. staph.*

Contre les sueurs **aux mains :** 1) *Calc. con. hep. sep. sil. sulf.* — 2) *Baryt. carb-veg. dulc. ign. iod. led. nitr-ac. n-vom. petr. puls. rhab. rhus. thui. zinc.*

Contre les sueurs **aux pieds :** 1) *Calc. carb-veg. kal. lyc. nitr-ac. sep. sil. sulf.* — 2) *Amm. baryt. cupr. dros. graph. lach. magn-m. natr-m. petr. phos-ac. puls. sabad. sabin. zinc.;*—et lorsque ces sueurs sont **très-fétides :** *Baryt. graph. kal. nitr-ac. sep. sil. zinc.*

DEUXIÈME SECTION.

ORDRE XV.

Maladies des Membranes muqueuses.

§ 270. Le rapport remarquable dans lequel les membranes muqueuses sont avec la peau ne permet presque pas d'étudier les maladies de l'une sans jeter aussi un coup d'œil au moins sur celles des autres. Ayant tant de caractères communs et pour leur conformation, et pour leur structure, les membranes tégumentaires et les muqueuses présentent aussi un grand nombre d'affections et d'altérations analogues, et les maladies des unes se transmettent souvent aux autres; telles sont : les affections *syphilitiques*, presque toutes les *éruptions fébriles aiguës*, le *pemphigus*, le *zona*, l'*herpès*, l'*eczéma*, l'*impétigo*, les *affections cancéreuses*, le *pityriasis*, la *pustule maligne*, etc. Et quant aux affections qui paraissent particulières à l'une ou à l'autre de ces deux membranes tellement analogues, il est plus que probable que plusieurs d'entre elles sont, quant au fond, une seule et même maladie qui prend seulement une autre forme à cause des différences qui, à côté de leurs analogies, séparent sous d'autres rapports la peau et les muqueuses. C'est ainsi que le docteur Hering pense que l'exsudation membraneuse dans le croup n'est, au fond, qu'une espèce d'*urticaire* se manifestant sur la muqueuse sous une autre forme qu'à la peau ; les *aphthes*, la *stomatite* et la *diphthérite* ne sont probablement non plus autre chose que des modifications de certaines dermatoses connues sous un autre nom ; enfin, bien des inflammations même, qui

affectent la muqueuse de l'estomac, des intestins, des bronches, etc.,
ne sont peut-être encore dues qu'à ce même travail pathologique, qui,
s'il se jetait sur la peau, produirait telle ou telle dermatose. Quoi
qu'il en soit, nous parlerons ci-après, 1° de certaines affections *générales* qui s'observent sur les *muqueuses*, 2° de quelques affections
particulières qui peuvent affecter ces membranes.

QUELQUES AFFECTIONS GÉNÉRALES
DES MUQUEUSES.

§ 271. Nous entendons par *affections générales* des muqueuses
celles qui peuvent affecter ces membranes, n'importe l'organe dont
celles-ci font partie, en opposition de celles qui ne se montrent ordinairement que sur une partie circonscrite de ce système. Ces affections
sont principalement :

1° **L'inflammation,** se caractérisant, comme partout ailleurs,
par la rougeur, la chaleur, la tuméfaction et le manque de sécrétion,
ou la sécheresse de la partie affectée, et qui peut présenter toutes les
variétés des inflammations ordinaires, et se terminer, comme celles-
ci, par la *résolution*, la *suppuration*, l'*ulcération*, l'*induration* et la
gangrène.

2° **L'augmentation de la sécrétion,** qui est ordinairement
due à un état de faiblesse de ces membranes à la suite d'une inflammation aiguë ou chronique, et qui constitue les divers flux muqueux
ou catarrhaux que l'on remarque dans les catarrhes nasaux ou bron-
chiques, dans les flueurs blanches muqueuses, dans le catarrhe vé-
sical, etc.

3° **L'ulcération** ou la **suppuration,** suites assez fréquentes de
certaines inflammations, et dénotant toujours une inflammation chronique de la muqueuse, comme on la trouve dans les phthisies *laryngée,
trachéale, bronchique,* dans l'*eczéma* et d'autres affections semblables.

4° Les **altérations de texture,** telles que l'*induration*, le *ramollissement*, l'*épaississement* ou l'*hypertrophie*, des *rétrécissements*, etc.

5° Diverses **éruptions** et **productions morbides,** dont quelques-unes sont particulières à ces membranes, telles que les *aphthes*,
la *stomacace*, la *diphthérite*, etc., mais dont la plus grande partie
s'observe aussi à la peau et même dans d'autres organes, telles que
les *polypes*, les *taches pileuses*, la *mélanose*, les *excroissances cornées*
ou autres, les *kystes séreux*, les *tumeurs graisseuses*, etc.

§ 272. Le **traitement** de toutes ces affections n'offre aucune particularité essentielle pour le praticien qui sait traiter ces mêmes affec-

tions se présentant dans d'autres organes; la méthode et les principes sont toujours les mêmes. Seulement il est certains médicaments qui se rapportent d'une manière *spéciale* aux membranes muqueuses, que nous allons indiquer ci-après, afin de donner aux praticiens un élément de plus qui puisse les guider dans le choix. Ces médicaments sont en général : 1) *Alum. ars. bell. bry. calc. caps. carb-veg. caus. chin. dulc. hep. lyc. merc. mez. n-vom. phos. puls. rhus. seneg. sep. stann. sulf. —* 2) *Acon. amm-m. ant. borax. carb-an. cham. dig. dros. euphr. graph. hyos. ign. kal. magn. natr-m. nitr-ac. plumb. sep. sil. spig. spong. staph. sulf-ac. —* 3) *Cann. canth. cin. cocc. colch. guai. iod. lach. magn-m. natr. petr. thui. zinc.*

Et en particulier :

Contre l'**inflammation** des muqueuses : 1) *Acon. ars. bry. cann. canth. merc. mez. n-vom. phosph. sil. spong. sulf. —* 2) *Borax. cham. dros. hyosc. ign. ipec. kreos. petr. puls. sep. squill.*

Contre l'**augmentation de la sécrétion** muqueuse (les **flux muqueux**) : 1) *Calc. caps. chin. dulc. euphr. merc. natr-m. phosph. puls. seneg. sep. stann. sulf. —* 2) *Alum. ars. borax. canth. carb-an. carb-veg. caus. cham. dig. dros. graph. hep. hyosc. ign. lyc. magn. mez. nitr-ac. n-vom. petr. rhus. sil. spig. staph. sulf-ac.*

Contre l'**ulcération** ou la **suppuration** de ces membranes : 1) *Ars. asa. bell. calc. carb-veg. caus. merc. nitr-ac. phosph. puls. sil. sulf. —* 2) *Aur. canth. chin. con. dros. dulc. hep. kreos. lach. lyc. petr. rhus. staph. thui. zinc.*

Contre les **altérations de texture** (ramollissement, épaississement, etc.) : 1) *Calc. caus. con. dulc. merc. mez. natr-m. petr. phosph. puls. sil. sulf.—*2) *Alum. ars. bell. carb-veg. chin. euphr. graph. lyc. seneg. sep. stann. staph.*

En outre : .

Pour la **nature des sécrétions** muqueuses, *voy.* le **Répertoire** de la IIe partie de cet ouvrage.

Quant aux **éruptions** et autres affections que les membranes muqueuses ont de commun avec la peau, *voy.* ces affections à leurs endroits respectifs.

Et pour ce qui concerne les affections particulières aux muqueuses, telles que les *aphthes*, la *stomatite*, la *diphtérite*, *voy.* les articles ci-après.

APHTHES.

§ 273. Les *aphthes* (*muguet*, *blanchet*, *milet*) consistent en une éruption qui n'attaque que la membrane muqueuse du canal alimentaire, et le plus souvent celle de la bouche. Ils sont ou *symptomati-*

ques ou *idiopathiques*. Les premiers se manifestent le plus souvent chez les adultes comme épiphénomène d'une autre maladie, fébrile ou chronique; les derniers, au contraire, se montrent comme maladie indépendante particulière à l'enfance et surtout aux nouveau-nés. Comme les aphthes *symptomatiques* ne peuvent être traités indépendamment de la maladie dans laquelle ils se manifestent, et dont ils indiquent toujours un caractère excessivement grave, il est clair que nous ne pouvons pas non plus nous en occuper ici, et que nous devons borner nos remarques aux aphthes *idiopathiques*. Ceux-ci se montrent d'abord sous la forme de vésicules blanches, ou grisâtres de la grosseur d'une tête d'épingle ou d'une lentille; ces vésicules se rompent plus tard et se transforment en petits ulcères superficiels qui se couvrent d'une croûte blanchâtre plus ou moins épaisse. Lorsque ces vésicules sont très-rapprochées les unes des autres, elles deviennent ordinairement confluentes et forment alors un enduit épais qui tapisse quelquefois toute la cavité buccale. Les parties sous-jacentes sont rouges, un peu enflammées, et les croûtes se renouvellent bientôt lorsqu'on les enlève. Souvent aussi elles ne se bornent point à la bouche, mais s'étendent tout le long de la membrane muqueuse du canal digestif. Dans ce cas, on en rencontre quelquefois même à l'anus, et il se manifeste en outre fréquemment d'autres phénomènes, tels que dysphagie, douleurs dans les organes affectés, divers désordres dans les fonctions digestives, et parfois même des vomissements sanguinolents. — Quant à la **cause** des aphthes *idiopathiques*, ils doivent leur existence, dans la plupart des cas, à des *aigreurs* de l'estomac produites par un lait corrompu et autres choses semblables.

§ 274. Avant d'entreprendre le traitement des aphthes chez les petits enfants, il est donc de toute urgence d'examiner la manière dont le malade est nourri. Souvent les *biberons*, et même les *bouts* de biberons seuls, ainsi que toute espèce de *mamelons artificiels*, sont la seule cause de cette maladie, parce qu'il n'est presque pas de soins, quelque grands qu'ils soient, qui puissent faire que ces instruments ne prennent une odeur aigre au bout de quelques jours et corrompent constamment le lait que l'enfant prend. En outre, pour bien réussir, le meilleur mode d'administration est toujours celui de faire prendre à la mère ou à la nourrice de l'enfant toutes les trois heures *une cuillerée à café* d'une solution de 3 glob. (20ᵉ à 30ᵉ du médicament dans une demi-tasse d'eau. Ceci bien réglé, les médicaments par lesquels on réussira le plus fréquemment à guérir toute la maladie en peu de jours, sont: 1) *Borax. merc. sulf-ac. sulf.*, ou bien si, dans quelque cas exceptionnel, aucun de ceux-ci ne suffisait : 2) *Agar. cham. cicut. hell. iod. n-moch. n-vom. sassap. thui. zinc.*

Borax est surtout indiqué, lorsque l'urine du malade a une odeur forte et pénétrante, semblable à celle des chats, et qu'en même temps l'enfant crie et pleure beaucoup ; avec réveil en sursaut, couleur pâle ou terreuse de la face, peau flasque, répugnanca pour le sein de sa nourrice, et membrane muqueuse de la bouche comme racornie.

Mercurius, lorsque la gorge est fortement affectée, avec dysphagie, plaques excoriées, odeur fétide, cadavéreuse, de la bouche, et soif fréquente. Convient aussi tout particulièrement, lorsque tous les organes digestifs paraissent affectés, et qu'il y a en même temps diarrhée aqueuse.

Sulfur, lorsque les autres médicaments (surtout *borax* ou *merc.*) restent sans effet.

Sulfuris acid., quelquefois en l'alternant avec borax, ou bien, lorsque *merc.* après une dose de *sulf.* sera resté encore sans effet. Convient quelquefois aussi dès l'abord dans les cas simples et peu compliqués.

Voy., du reste, aussi l'article **Stomacace,** ci-après.

STOMACACE.

§ 275. La *stomacace* est une affection particulière de la membrane muqueuse de la bouche et des gencives, caractérisée par l'éruption de vésicules aphtheuses, très-douloureuses, après la rupture desquelles il survient de petits ulcères planes, lentiformes, à fond grisâtre ou blanc sale, et entourés d'une auréole rouge très-enflammée. Quelquefois ces ulcères sont peu nombreux, mais souvent aussi il y en a beaucoup qui finissent même par devenir confluents et par couvrir des surfaces considérables. L'affection débute ordinairement, dans la partie antérieure de la bouche, par l'inflammation des gencives, qui deviennent d'un rouge foncé, avec prurit et ardeur brûlante ; elles se tuméfient, saignent au moindre contact, deviennent fongueuses et se décollent. Plus tard, cette inflammation se répand dans toute la bouche, avec la même éruption vésiculeuse et ulcérée, en gagnant d'abord les lèvres, puis la face interne des joues, les tonsilles, la langue et quelquefois même le pharynx. L'affection est ordinairement précédée de plusieurs symptômes généraux, tels que : perte de l'appétit, fatigue, soif, diarrhée, engorgement douloureux des glandes du cou et goût métallique de la bouche. Lorsque l'inflammation est très-étendue, il s'y joint aussi de la fièvre, avec exacerbation nocturne, urines rouge brun, érodant et ulcérant les parties qu'elles touchent, et quelquefois aussi des diarrhées qui érodent l'anus. Quelquefois on observe aussi la chute des dents, des hémorrhagies passives, très-débilitantes, et des aphthes de nature maligne au nombril. Dans la plupart des cas, cependant, l'affection prend une issue favorable, faisant ses crises le huitième, le quinzième ou le vingt-huitième jour par des sueurs abondantes, par la sécrétion d'une urine avec sédiment couleur de brique et des évacuations stercorales, en même temps que les ulcères se cicatrisent, ce qui s'accomplit ordinairement dans l'espace de huit jours. — Plusieurs auteurs ont voulu assimiler la stomacace à la diphthérite, comme une variété de cette dernière, en la désignant sous le nom de *diphthérite buccale,* mais il y a des différences *essentielles* entre ces deux maladies, et non pas seulement des différences *locales.* Dans la stomacace on n'observe jamais cette tendance à la formation de fausses membranes, qui fait le signe caractéristique de la diphthérite. — Les causes de la stomacace sont ordinairement le vice *scrofuleux,* ou le vice scorbutique, ou bien des *traitements mercuriels.* Les affections *syphilitiques* qui peuvent se montrer dans la bouche ou dans la gorge ne constituent jamais une maladie semblable; ces ulcérations sont ordinairement sans fièvre, sans accompagnement de symptômes généraux, et portent en outre plusieurs caractères distinctifs dont nous avons donné la description à l'article : **Syphilis.**

§ 276. Inutile de répéter, pour la centième fois peut-être, que le **traitement** homœopathique de cette affection ne saurait être associé avec aucune espèce d'application locale. Le choix du médicament doit être fait selon les symptômes locaux et généraux, constitutionnels ou accidentels, que présentera le malade. Les principaux médicaments sur lesquels l'attention du praticien devra se diriger de préférence, sont, en général : 1) *Merc. n-vom.* — 2) *Ars. borax. caps. carb-veg. dulc. natr-m. nitr-ac. phosph. staph. sulf. sulf-ac.* — 3) *Alum. amm. bell. brom. chin. gran. hep. iod. lach. n-mosch. phos-ac. sep. sil.*

Et en particulier :

Chez les individus **scrofuleux :** 1) *Ars. borax. merc. sulf.* — 2) *Bell. caps. carb-veg. dulc. hep. iod. sep. sil. staph.*

Lorsqu'il y a en même temps des **symptômes scorbutiques** généraux : 1) *Carb-veg. merc. n-vom. sulf.* — 2) *Ars. caps. natr-m. nitr-ac. staph. sulf-ac.* — 3) *Amm. chin. hep. lach.*

Après les **traitements mercuriels** : 1) *Carb-veg. dulc. hep. nitr-ac. staph. sulf.* — 2) *Alum. chin. iod. natr-m.*

Après l'**abus du sel de cuisine** : *Carb-veg. nitr-sp.*

En outre, on pourra toujours prendre en considération :

Alumina, lorsqu'il y a sensation dans la bouche comme si l'on s'était brûlé, ou *douleur d'excoriation qui permet à peine de manger; excoriations et ulcérations nombreuses;* odeur putride de la bouche; *salivation abondante; rougeur inflammatoire des parties affectées, limitée par une teinte livide;* exacerbations nocturnes; accumulation abondante de mucosités dans la gorge. Convient quelquefois particulièrement après *sulf.*

Ammonium : Vésicules brûlantes et lancinantes; petits ulcères avec douleur d'excoriation; salivation; sensation de gonflement et de rétrécissement dans la bouche; parole difficile, comme par faiblesse des organes; *face très-pâle;* taches rouges sur la peau du corps; *branlement et chute des dents;* gonflement inflammatoire des gencives.

Arsenicum, lorqu'il y a : Ulcération de la langue aux bords; aphthes dans la bouche, *avec douleurs brûlantes,* violentes; gencives gonflées et saignant facilement, avec branlement des dents; *grande faiblesse et lassitude.*

Belladonna, lorsque les lèvres sont en même temps affectées, avec *gonflement épais, ulcérations et croûtes dans la partie rouge* et aux coins de la bouche, avec un engorgement des glandes du cou.

Borax : Gencives ulcérées; *aphthes dans la bouche et à la gorge,* saignant facilement; mucosités tenaces dans la gorge; *urines corrosives, fétides,* ayant une odeur d'urine de chat.

Capsicum, surtout chez les *sujets phlegmatiques, d'une constitution grasse et replète, et menant une vie sédentaire,* et lorsqu'il y a : vésicules brûlantes dans la bouche et sur la langue; gencives gonflées, etc.

Carbo vegetabilis, lorsque les *gencives sont décollées, excoriées* et *ulcérées,* avec *saignement abondant;* branlement des dents; chaleur dans la bouche; *grande fétidité des ulcères;* excoriation et mouvement difficile de la langue; boutons et gerçures aux lèvres; *ardeur et accumulation de mucosités dans la gorge.*

Dulcamara, souvent après *bell.* lorsque ce médicament a paru indiqué, sans suffire, ou lorsque le moindre refroidissement provoque des rechutes, avec engorgement des *glandes du cou et diarrhée aqueuse.*

Lachesis, quelquefois après l'action de *carb-veg.,* lorsque ce médicament a paru indiqué, sans suffire, ou qu'il aurait même aggravé l'état de la bouche.

Mercurius : *Gencives rouges, fongueuses, décollées, ulcérées* et *saignant facilement,* avec *douleurs brûlantes, nocturnes,* et douleur d'excoriation au toucher; *branlement des dents; inflammation, excoriation* et *ulcération de la langue,* qui est parfois *couverte d'aphthes; odeur fétide, cadavéreuse de la bouche et des ulcères;* écoulement abondant d'une *salive sanguinolente,* avec ulcération de l'orifice des canaux salivaires; langue gonflée, roide et dure, ou humide et couverte de mucosités; pâleur de la face, avec horripilation fréquente; selles diarrhéiques brûlantes, érodant l'anus.

Natrum muriaticum : Gencives gonflées et saignant facilement, avec grande sensibilité aux choses froides ou chaudes; *vésicules ou ulcères avec douleurs brûlantes dans la bouche, sur la langue et aux gencives,* avec parole difficile; salivation abondante; langue roide, surtout d'un seul côté.

Nitri acidum : Gencives gonflées, blanches et saignant facilement; branlement des dents; *odeur putride de la bouche;* excoriation de la bouche, avec douleurs lancinantes; salivation.

Nux vomica, surtout chez les *individus maigres, menant une vie sédentaire,* et doués d'un *tempérament vif et colérique,* et particulièrement lorsqu'il y a : ulcères fétides, boutons et vésicules douloureuses aux gencives, dans la bouche, au palais et sur la langue; *tuméfaction douloureuse et putride des gencives,* avec douleurs brûlantes ou pulsatives; salivation nocturne; salive sanguinolente; langue blanche et couverte de mucosités épaisses; *odeur putride de la bouche;* face pâle, avec traits et yeux creux; amaigrissement, constipation, humeur colère et irritable.

Phosphorus : Gencives ulcérées, douloureusement sensibles, enflammées et gonflées, décollées et saignant facilement, avec douleur d'excoriation en mâchant; *excoriation de la bouche et saignement fréquent;* vésicules douloureuses aux gencives, sur la langue, au palais et à la face interne des joues; *brûlement et cuisson dans la bouche et la gorge;* langue couverte de mucosités blanches; diarrhée colliquative; *épistaxis fréquente;* urines rouges, avec sédiment couleur de brique.

Staphysagria : Gencives tuméfiées, pâles, blanches, ulcérées et douloureuses, avec *saignement facile;* bouche et langue couvertes de vésicules ou d'ulcères; *excroissances fongueuses* aux gencives et dans la bouche; écoulement d'une salive sanguinolente; douleurs lancinantes dans la langue; teint sale de la face, avec joues creuses, yeux caves et cernés; engorgement des glandes du cou; pustules sous la langue; selles diarrhéiques.

Sulfur : *Gencives gonflées, avec douleurs pulsatives,* saignement facile et décollement; vésicules, cloches et *aphthes dans la bouche et sur la langue,* avec brûlement et douleur d'excoriation, surtout en mangeant; salivation; salive sanguinolente; *langue chargée d'un enduit épais,* blanchâtre ou brunâtre; selles muqueuses, verdâtres, avec ténesme; éruptions miliaires; agitation nocturne, etc.

Sulfuris acidum : *Aphthes dans la bouche;* gencives gonflées, ulcérées et saignant facilement; *salivation abondante.*

Pour le reste des médicaments indiqués, *voy.* la *Matière médicale* dans la 2ᵉ partie de cet ouvrage.

DIPHTHÉRITE.

§ 277. La *diphthérite* est une inflammation particulière caractérisée par une tendance très-prononcée à la formation de fausses membranes, et qui, bien qu'elle attaque de préférence les membranes muqueuses, peut cependant affecter aussi la peau. Le plus souvent elle se montre à la gorge, où elle constitue la maladie connue sous le nom d'*angine couenneuse,* et qui est caractérisée par le développement de taches irrégulières, d'un blanc jaunâtre ou grisâtre, et d'un aspect lardacé, qui souvent s'étendent rapidement sur les amygdales, sur les côtés du pharynx et sur le voile du palais. Autrefois on prenait ces taches pour des ulcères gangréneux, d'où le nom d'*angine gangréneuse* qu'on a donné aussi à cette affection ; mais ces plaques ne sont que de fausses membranes, dont les lambeaux, rejetés par les malades, constituent ce que l'on prenait quelquefois pour des escarres. — Lorsque la diphthérite affecte la peau, où elle ne se montre, du reste, que sur les parties dépouillées de leur épiderme, elle se caractérise par la même formation de fausses membranes. La plaie ou l'excoriation qui en est affectée accidentellement devient douloureuse, laisse écouler une sérosité incolore et fétide, et se recouvre bientôt d'une couenne grisâtre et mollasse. Les bords de la plaie, d'une teinte rouge violette, se gonflent et deviennent proéminents ; il se manifeste autour de la plaie un érysipèle, à la surface duquel s'élèvent des vésicules sous lesquelles la formation des fausses membranes continue, se propageant de proche en proche, et dont les couches extérieures exhalent une fétidité insupportable.

§ 278. Bretonneau qui, le premier, a décrit la diphthérite, admet plusieurs variétés de la *diphthérite des membranes muqueuses,* savoir :

1° La *diphthérite* **pharyngienne,** ou *angine couenneuse,* que nous venons de décrire.

2° La *diphtérite* **buccale,** qui n'est point une diphthérite, mais la *stomacace,* dont nous avons parlé dans l'article précédent, et dans laquelle la formation des fausses membranes, si toutefois il y en a, dans quelques cas, n'est que purement accidentelle.

3° La *diphthérite* **laryngée** et **trachéale,** ou *croup,* mais qui n'est pas non plus une diphthérite, attendu d'une part, que, si toutefois dans quelques cas très-rares la diphthérite pharyngienne se propage jusqu'au larynx, les symptômes n'en deviennent jamais ceux du croup. Il peut y avoir de la gêne dans la respiration et des accès de suffocation ; mais la marche totale de la maladie, les caractères de la respiration gênée et autres signes encore, sont tous différents dans l'une et l'autre de ces deux affections. Mais ce qu'il y a de plus, c'est que, dans le croup, la formation des fausses membranes n'est ni le signe distinctif de la maladie, *ni même la cause de la mort par asphyxie ;* il en meurt bien des malades, chez lesquels on ne trouve trace de ces membranes après la mort ; d'autres, chez lesquels ces quelques plaques qui se montrent sont si peu nombreuses que l'on ne conçoit point comment elles auraient fait pour intercepter le passage de l'air. Joignez à cela ces intervalles de respiration presque libre, qui se manifestent dans le croup, entre les accès de suffocation ; il sera impossible d'ajouter à l'avenir encore tant de valeur à la formation des fausses membranes dans le croup. Selon nous, le croup doit être regardé plutôt comme une *inflammation nerveuse* ou *névrose inflammatoire* des parties affectées, ou, comme le pense Héring, comme une espèce d'*urticaire,* accompagnée de *spasmes* qui causent la mort, et dans laquelle les fausses membranes ne sont qu'*accidentelles.* Tout le monde sait du reste aussi que les plaques urticaires se reproduisent ordinairement par paroxysmes, et qu'elles sont plus proéminentes la nuit, époque où les accès du croup augmentent aussi d'intensité, probablement par la proéminence de ces plaques et la tuméfaction passagère de la muqueuse.

Nous n'avons donc qu'*une seule* espèce de *diphthérite,* celle de *la gorge (angine couenneuse),* qui peut, ou se borner à la gorge ou se manifester aussi, mais seulement d'une manière *accidentelle,* à *la peau.*

§ 279. Pour le **traitement** de cette maladie, qui se montre ordinairement d'une manière épidémique, nous devons à l'obligeance d'un de nos confrères, M. le docteur *Serrand* de Châlon-sur-Saône, des observations précieuses que ce médecin homœopathe très-distingué a recueillies à l'occasion d'une épidémie assez meurtrière, dans laquelle il a traité beaucoup d'enfants avec le plus grand succès.

Voici ce que ce médecin nous écrivit à ce sujet, il y a quelques semaines :

« Au printemps de l'année dernière, dit-il, à l'issue d'une épidémie de *scarlatine,* s'est tout à coup manifestée une épidémie d'*angine diphthérique* dont beaucoup d'enfants ont été victimes. Grâce à l'homœopathie, j'ai eu la joie de voir tous mes petits malades échapper aux dangers de cette grave maladie, et voici quel a été mon traitement :

« 1° **Nux vomica,** 2/30 dans une cuillerée d'eau pure répétée toutes les 12 heures. Si au bout de dix-huit heures l'action de ce médicament restait obscure, j'administrais :

« 2° **Iodium,** 3ᵉ dilution, pendant dix-huit heures, une goutte toutes les trois heures, sur un petit morceau de sucre préalablement trempé dans l'eau fraîche. Si au bout de vingt-quatre heures l'action de l'iodium restait obscure, j'administrais :

« 3° **Borax,** une seule dose, que je laissais agir aussi longtemps que j'observais la marche soutenue de l'amélioration. Dans les quelques cas où l'amélioration n'a pas suivi l'administration de *borax,* j'ai eu recours à :

« 4° **Sulf. tinct.** 0, dont je laissais tomber six gouttes dans six onces d'eau distillée et que je faisais administrer par cuillerées à café, de deux heures en deux heures.

« Enfin, dans trois ou quatre cas plus graves, où ces médicaments ne guérissaient pas, j'ai eu recours au moyen suivant qui m'a promptement réussi et que je ne saurais trop recommander :

« Je faisais un mélange de quelques gouttes de

« 5° **Sulfuris acidum,** dans quarante-cinq grammes d'eau, mélange auquel j'imprimais plusieurs fortes secousses, et dont je faisais donner à l'enfant une petite cuillérée de temps en temps. Ce dernier moyen m'a même réussi dans deux cas où il y avait *quelques taches gangréneuses.*

« Je n'ai jamais eu lieu d'être satisfait de l'action de *merc.* dans cette maladie, et *bellad.* n'a pas mieux soutenu sa vieille réputation. »

Les principaux médicaments contre la *diphthérite* paraissent donc être : 1) *Sulf-ac.* — 2) *Borax. iod. n-vom. sulf.*, auxquels on pourrait ajouter encore, pour quelques cas : 3) *Amm. brom.* 4) *Alum. chin. hep. nitr-ac. spong.* — 5) *Alum. ars. euphorb. kreos. lach.*

Pour les détails qui indiqueraient plus spécialement l'un ou l'autre de ces médicaments (*voy.* la **Matière médicale** dans la 2ᵉ *partie* de cet ouvrage, et *comp.* aussi les articles **Aphthes** et **Stomacace**).

MORVE DU CHEVAL CHEZ L'HOMME.

§ 280. La *morve* est une maladie contagieuse, particulière aux quadrupèdes mammifères dont le cheval est le type, et qui a pour siége principal la membrane muqueuse. Chez le *cheval,* la morve se caractérise par un écoulement muqueux et purulent des naseaux, avec ulcération de la membrane, engorgement et induration des glandes lymphatiques voisines, et l'épaississement de la membrane muqueuse. Depuis longtemps les Anglais croyaient que la morve aiguë était transmissible à l'homme, et cette opinion est aujourd'hui suffisamment constatée par des faits. Chez l'*homme*, elle se caractérise par un écoulement nasal, auquel il se joint presque toujours une éruption pustuleuse, quelquefois même des bulles gangréneuses à la peau, et presque toujours plusieurs abcès sous-cutanés, ainsi qu'une éruption dans les fosses nasales qui s'étend souvent jusque dans le larynx, pouvant même produire des inflammations pulmonaires. Dans l'Atlas de M. Rayer, pl. II, fig. 1 et 2, se trouve un cas parfaitement bien dessiné de cette maladie.

§ 281. La *morve* est une des maladies les plus redoutables, qui jusqu'ici n'a pas pu être mieux guérie sur l'homme que sur le cheval, par les moyens de l'ancienne école. L'homœopathie a été plus heureuse. Elle n'a point, il est vrai, pu trouver de *spécifique absolu* qui guérisse en bloc toutes les diverses formes de cette maladie, et que l'on puisse appliquer dans tous les cas, sans autre réflexion, pour en obtenir constamment une guérison infaillible. De tels spécifiques n'existent point, ni ne sauraient exister ; les chercher, ce serait perdre son temps d'une manière aussi sûre qu'à la recherche de la *pierre philosophale* ou de *l'art de fabriquer de l'or*. Mais ce à quoi l'on peut arriver et à quoi l'on est arrivé en effet, c'est à déterminer une certaine série de médicaments qui, chacun en son temps et à son lieu et sous les circonstances favorables à son action particulière, pourront guérir des formes déterminées de cette affection. Ces médicaments sont, selon les expériences faites jusqu'ici : 1) *Ars.* — 2) *Phos-ac.* — 3) *Calc. sulf.* — 4) *Asa. euphr.* — 5) *Dulc. merc.* — C'est l'*ars.* qui paraît répondre à la plupart des formes diverses que cette affection peut présenter.

CHAPITRE VII.

SIXIÈME CLASSE.

LÉSIONS ACCIDENTELLES DE LA PEAU.

—

PREMIÈRE SECTION.

ORDRE XVI.

**Lésions de divers organes ou tissus sous-cutanés,
dont les altérations se manifestent en même temps
aux téguments extérieurs.**

§ 282. Il est certaines lésions des organes externes qui, quelque étrangères qu'elles soient à la peau quant à elles-mêmes, ne sauraient exister sans altérer en même temps soit la continuité ou la texture de la peau, soit l'aspect général ou du moins la forme naturelle des limites tégumentaires du corps. Telles sont particulièrement quelques altérations matérielles des *vaisseaux sanguins* ou *lymphatiques sous-cutanés*, plusieurs lésions des *articulations* et des *os*, ainsi que toutes les *tumeurs, suppurations, ulcérations* et *excroissances visibles* et *appréciables au dehors*. Toutes ces lésions se manifestent essentiellement par des changements saisissables dans la sphère des téguments extérieurs, et mériteraient déjà, par ce fait seul, d'être au moins mentionnés dans un traité qui s'occupe, non pas seulement des *maladies*, mais encore des *lésions* de la peau. Mais ce qui nous fait donner ici une place particulière à ces altérations, c'est l'habitude qu'a l'ancienne école d'en assimiler absolument le *traitement pratique* à celui des *maladies cutanées*. Qu'une *ulcération*, une *suppuration*, une affection *squirrheuse* ou *cancéreuse*, une *excroissance fongueuse* ou une *tumeur* appartienne à la peau ou à tout autre organe quant à son siége *primitif*, pourvu seulement qu'elle apparaisse à l'œil du praticien et qu'il puisse la toucher de ses doigts ou de ses instruments, la *thérapeutique générale* qu'enseigne l'ancienne école, sera la même, c'est-à-dire le *traitement local* et *externe*, par les *onguents*, les *cautérisations*, les *instruments tranchants*, les *ligatures*, etc. Pour la *thérapeutique* de cette école, il n'y a donc que *deux* grandes classes de maladies qui exigent des traitements essentiellement divers, savoir : 1° Les affections *générales* et *internes* ; 2° les affections *locales* et *externes*. Dans les premières seules, c'est la médication *interne* qui est le principal moyen thérapeutique ; dans les autres, n'importe le tissu qui soit atteint, c'est le traitement *externe*. Pour les *praticiens homœopathes*, qui traitent tout à l'intérieur et qui ne regardent les dermatoses et les altérations extérieures que comme de simples symptômes à être pris en considération *conjointement avec les symptômes internes*, cette distinction des maladies en *internes* et *externes* n'existe point, et un traité *spécial* des *maladies de la peau* n'a même aucune valeur particulière pour le praticien *expérimenté* qui se sert toujours de la matière médicale *entière*. Mais le présent ouvrage est particulièrement destiné aux débutants en homœopathie, et comme la plupart de ceux-ci ont toujours de la peine à se défaire entièrement des idées qu'on leur inculque à l'école, et qu'ils voient constamment dans leurs idées deux classes d'affections pour la thérapeutique, et dont *l'une seule* leur paraît exiger des *médicaments internes*, nous avons dû réunir, dans cet ouvrage essentiellement pratique, tout ce que l'ancienne école range, pour ces *traitements* **pratiques,** dans la même catégorie que les dermatoses, c'est-à-dire toutes les affections qu'elle enseigne à traiter par les *moyens externes*. Ce n'est qu'ainsi qu'un traité *spécial* des maladies de la peau, qui, en lui-même, n'aurait pas eu de sens, pouvait en acquérir un, c'est-à-dire celui de montrer aux nouveaux adeptes de notre art, non pas seulement la *nécessité,* mais encore les *moyens* de traiter *toutes les lésions extérieures,* non comme de simples lésions locales d'un organe ou d'un tissu, mais comme une maladie *de l'organisme,* exigeant avant tout un traitement par la médication *interne*. En partant de ce point de vue, nous aurions peut-être dû aller plus loin encore que nous ne l'avons fait, et réunir, dans cet ouvrage, *toutes les altérations matérielles extérieures,* parce que, dans toutes, le médecin de l'ancienne école pourrait se sentir porté à les traiter par des moyens locaux. Car en effet, où est-ce que les traitements locaux s'arrêteront, pour peu que la méthode actuelle de l'ancienne école prenne encore de l'extension ? On traiterait peut-être les lésions organiques du cœur même par ces moyens, par la cautérisation, l'onction, l'emplâtrement et les instruments tranchants, s'il y avait moyen de parvenir à cet organe, soit avec les mains, soit avec les instruments ! Il a donc fallu s'arrêter aussi quelque part, et pour cela nous avons pensé que, tout en faisant connaître à nos lecteurs le traitement interne d'autant d'affections extérieures que possible, la limite naturelle pour cet ouvrage serait là où finissent les lésions qui se présentent à l'inspection de l'œil dans la sphère des limites extérieures du corps humain, soit à la *peau*, soit à l'entrée d'une des ouvertures naturelles de l'organisme, telles que les narines, la cavité buccale, l'anus, l'urètre, le vagin, etc. C'est sous ce point de vue que nous

nous occuperons de quelques lésions extérieures, mais non cutanées, dont nous allons parler ci-après.

LÉSIONS VASCULAIRES.

§ 283. Les *lésions des vaisseaux sanguins* qui peuvent apparaître à la peau ou à l'extérieur du corps sont :

1° L'**Hypertrophie des vaisseaux capillaires** formant les *réseaux veineux,* les *télangiectasies,* les *tumeurs sanguines* et les *fongus hématodes,* dont nous avons déjà parlé à l'article **Télangiectasies.**

2° Les **Anévrysmes,** tumeurs produites sur le trajet d'une *artère* par la dilatation des parties qui constituent ses parois. Selon que ces tumeurs artérielles sont la suite d'une blessure ou d'un travail morbide interne, on les divise en *traumatiques* et en *spontanées,* et l'on distingue parmi ces dernières encore les anévrysmes *vrais* et les anévrysmes *mixtes,* selon que la dilatation porte sur toutes les tuniques artérielles ou seulement sur une ou deux de ces membranes, avec rupture des autres. Parmi les anévrysmes *traumatiques,* on distingue ensuite également plusieurs variétés, selon que l'épanchement du sang s'est fait dans le tissu cellulaire ou qu'il est resté circonscrit dans les parois de l'artère, ou selon que la blessure a frappé une *artère seulement* ou une *artère* et la *veine correspondante simultanément.* Dans ce dernier cas, on donne à l'anévrysme le nom d'*anévrysme variqueux* ou de *varice anévrysmale.* Les anévrysmes peuvent être *internes* ou *externes,* selon qu'ils sont situés dans une des *cavités splanchniques* (anévrysmes du *cœur,* de l'*aorte*) ou dans un organe *extérieur* (anévrysmes des artères des *membres,* etc.). Ce sont ces derniers seuls dont la présence peut devenir appréciable au dehors.

3° Les **Varices,** consistant dans la *dilatation permanente d'une veine,* produite par l'accumulation du sang dans sa cavité, et offrant l'apparence d'une nodosité molle, inégale, indolente, livide, noirâtre, sans pulsation, cédant facilement à l'impression du doigt, et reparaissant dès qu'on cesse la compression. Ces dilatations variqueuses s'observent particulièrement dans les veines superficielles des jambes chez les personnes qui restent longtemps debout ou qui sont exposées au froid et à l'humidité, chez les femmes enceintes, etc. Quelquefois ces varices s'enflamment, s'ulcèrent, se rompent et donnent lieu à une hémorrhagie.

4° Les **Hémorrhoïdes,** petites tumeurs sanguines se montrant au pourtour de l'anus et formées par la dilatation des veines du rectum. Ces tumeurs peuvent être formées par simple dilatation d'une portion de veine dont les parois sont ou amincies ou épaissies dans le point dilaté; mais souvent aussi elles sont plus compliquées, offrant un tissu spongieux assez semblable au tissu érectile et paraissant formées par des filaments fibro-celluleux entrelacés en divers sens, entre lesquels on trouve du sang épanché en plus ou moins grande quantité. D'autres de ces tumeurs résultent d'une sorte de cavités creusées dans le tissu cellulaire sous-muqueux, dans lesquelles une veine plus ou moins grande vient s'ouvrir et verser du sang. Ces tumeurs occupent ordinairement la marge de l'anus; tantôt il n'y en a qu'une seule, tantôt elles sont très-nombreuses, et forment une sorte de bourrelet autour de l'anus. Dans leur état de vacuité, elles sont flasques, décolorées et souvent peu visibles; mais dans leur turgescence, elles deviennent tendues, rondes ou ovales, rouges ou bleuâtres, et quelquefois elles s'enflamment même, deviennent le siége d'une grande irritation et peuvent aller jusqu'à s'ulcérer. — L'écoulement sanguin qui résulte de la rupture d'une de ces tumeurs constitue ce que l'on appelle le *flux hémorrhoïdal* ou les *hémorrhoïdes fluantes*.

5° L'**inflammation locale** des *artères* ou des *veines*, **Artérite** ou **Phlébite**, affections très-rares en dehors des causes traumatiques.

§ 284. Le **traitement** homœopathique de ces affections est excessivement simple, et les médicaments purement internes font obtenir, dans tous les cas, plus que tous les traitements externes que l'ancienne école leur oppose ne sauraient atteindre. Même dans les cas les plus graves d'*hémorrhagies* par suite de *rupture* d'une *veine variqueuse*, ou encore d'un *anévrysme*, le médecin qui saura bien choisir son médicament et l'adapter soigneusement à la constitution individuelle du malade et aux épiphénomènes particuliers du cas donné, parviendra quelquefois, à l'aide de cette seule médication, à faire que le sang s'arrête plus vite et plus sûrement que par tous les moyens mécaniques ou chirurgicaux qu'on pourrait employer. Ceci ne veut pourtant pas dire qu'en cas d'hémorrhagie grave on n'eût jamais besoin d'avoir recours à la ligature ou à d'autres moyens semblables; au contraire, toutes les fois que cela est indispensable, le médecin homœopathe devra le faire. Mais en même temps, et même avant d'entreprendre quelque opération que ce soit, il doit songer à faire prendre à son malade le médicament interne approprié au cas, et attendre, aussi longtemps qu'il le pourra sans danger, que ce médicament fasse son effet. Dans bien des cas, cet effet se déclarera plus promptement qu'on ne l'aura attendu, et ceci rendra toute opération inutile. Mais, si nous admettons l'opportunité et même la nécessité de ces moyens mécaniques dans quelques cas graves où il y a *péril en la demeure,* nous devons nous opposer de toutes nos forces contre l'emploi de ces mêmes moyens dans le traitement des varices et des anévrysmes *chroniques*. Il en est de même du traitement des *hémorrhoïdes,* qui ne nécessitent jamais l'usage des moyens externes, excepté, lorsqu'elles sont ulcérées, un pansement simple (de la charpie sèche ou enduite d'huile d'olive) pour les garantir au besoin de toute sorte de frottement, moyen innocent et très-utile qu'on peut employer aussi sans danger lorsqu'il y a des varices ulcérées ou irritées.

§ 285. Quant à la **médication interne** par laquelle seule on parviendra et à guérir les altérations vasculaires chroniques, et à remédier rationnellement aux accidents aigus qui surviendraient, les médicaments qui, selon l'expérience clinique, méritent surtout l'attention du médecin, sont d'abord, en général : 1) *Arn. ars. calc. carb-veg. caus. graph. phosph. puls. sep. sulf.* — 2) *Acon. amm. bell. caps. carb-an. lyc. mur-ac. nitr-ac. n-vom. sil. spig. thui. zinc. ;* — et, selon les observations pathogénétiques : 3) *Ambr. amm. baryt. chin. croc. crotal. clem. ferr. kal. kreos. merc. rhus.* — 4) *Alum. ang. camph. cham. chel. cic. coloc. con. cycl. hyos. lach. mgs-arc. mgs-aur. men. mosch. natr-m. nitr. oleand. op. phosac. rhad. sass. spong. staph. stront. tart.*

Et, en particulier :

Contre les **Télangiectasies** (tumeurs érectiles, varicodes, etc.) : 1) *Ars. carb-an. carb-veg. plat. phosph. sep. sil.* — 2) *Crotal. lach. lyc. merc. nitr-ac. sulf.* — 3) *Bell. calc. clem. puls. tart. thui.* — 4) *Berb. graph. kreos. natr-m. n-vom. petr. rhus. staph.*

Contre les **anévrysmes** : 1) *Carb-veg. lach.* — 2) *Arn. caus. lyc. puls. sep. spig.*

Contre les **varices :** 1) *Arn. carb-veg. puls. sulf.* — 2) *Ars. calc. caus. lyc. n-vom. zinc.* — 3) *Ambr. ferr. graph. kreos. lach. mgs-aus. natr-m. spig. tart.* — 4) *Berb. coloc. magn. sil. sulf-ac.*

Contre les **tumeurs hémorrhoïdales :** 1) *Puls. n-vom. sulf.* — 2) *Ars. calc. caps. carb-veg. graph. mur-ac. phosph. sep.* — 3) *Alum. amm. carb-an. ferr. ign. kal. natr-m. nitr-ac. sulf-ac.* — 4) *Ambr. amm-m. anac. ang. arn. baryt. bell. canth. caus. cham. chin. coloc. cupr. euphr. grat. hell. hep. hyos. lach. lyc. mgs-arc. mgs-aus. magn. merc. petr. phos-ac. plat. plumb. ran. rhad. rhus. sabin. sil. spig. stann. staph. stram. stront. tart. veratr. zinc.*

Contre les **inflammations locales** des **artères :** 1) *Acon. bell. cham. sep.* — 2) *Arn. ars. carb-veg. lach. lyc. puls. sep. spig.;* — contre l'enflammation des **veines** (*phlébite*) : 1) *Acon. puls.* — 2) *Arn. ars. cham. sulf.* — 3) *Kreos. lyc. n-vom. sil. spig. thui. zinc.*

En outre :

Lorsque ces tumeurs variqueuses, anévrysmales, hématodes ou hémorrhoïdales, sont très-**irritées** et **enflammées :** 1) *Ars. puls. sulf.* — 2) *Arn. cham. lyc. sil. spig.* — 3) *Calc. kal. kreos. n-vom. thui. zinc.*

Lorsqu'elles s'**ulcèrent :** 1) *Ars. lyc. sil.* — 2) *Cham. lach. puls. sulf.* — 3) *Kreos. tart.*

Lorsqu'elles **saignent** facilement par suite d'exhalaison : 1) *Calc. phosph. puls. sulf.* — 2) *Acon. cham. ferr. kal.*

Et lorsque, par suite de la **rupture** d'un vaisseau, il y a **hémorrhagie déclarée :** 1) *Acon. arn. chin. ferr. phosph.* — 2) *Bell. calc. canth. ipec. merc. nitr-ac. n-vom. puls. sabin. sep. sulf.* — 3) *Ant. ars. bry. caps. carb-veg. cham. croc. cupr. dros. hyosc. led. lyc. rhus. sec. sil. stram. sulf-ac. zinc.*

Voy. aussi l'article **Hémorrhagies** dans le *Répertoire.*

LÉSIONS GLANDULAIRES.

§ 286. Les *affections des glandes* qui occupent ici notre attention particulière comme pouvant donner lieu à des symptômes visibles et appréciables à l'extérieur de la peau, sont particulièrement celles des *glandes superficielles,* et les lésions qui s'y observent de préférence sont :

1° L'**engorgement** *des glandes,* ou les *tumeurs froides,* résultant d'une dégénération de ces glandes avec altération du fluide qu'elles contiennent, et se présentant comme symptôme de la maladie scrofuleuse, surtout au cou, à la nuque, à la mâchoire inférieure, aux aisselles et aux aines. Ce sont des tumeurs dures, indolentes, mobiles et sans altération de couleur à la peau. Ces tumeurs s'accroissent peu à peu, et finissent souvent par la suppuration et l'ulcération.

2° L'**inflammation** des glandes, souvent un phénomène symptomatique se joignant à l'inflammation d'un organe voisin dont les parties se trouvent en état de continuité avec celles de l'organe attaqué, mais souvent aussi le résultat d'un engorgement *idiopathique* par suite d'une augmentation de la sécrétion propre à la glande. Ce sont des tumeurs rouges, quelquefois bleuâtres ; la peau qui les recouvre est luisante ou érysipélateuse; les parties affectées sont douloureuses au toucher et portent tous les caractères des *tumeurs inflammatoires,* pouvant se terminer, comme celles-ci, par la résorption ou par la suppuration.

3° La **suppuration** et l'**ulcération** des glandes, résultat final assez fréquent d'une *inflammation* ou d'un engorgement.

4° L'**induration des glandes,** résultat non moins fréquent d'une inflammation, et présentant ordinairement des tumeurs dures, indolentes, rouges, bleuâtres ou sans altération de la couleur à la peau.

5° Quant à l'affection **squirrheuse** ou **cancéreuse** des glandes, nous en parlerons plus bas, à l'article **Squirrhes et Cancers.**

§ 287. Dans le **traitement** de ces affections, il n'y a pas non plus d'autre traitement extérieur à faire que le pansement simple et *non médical* d'un abcès ouvert, ou l'ouverture d'un abcès mûr, s'il s'en était formé un qui, sous l'influence d'un traitement interne, tardât à s'ouvrir ou à se guérir par voie de résorption. Pour le **traitement interne,** il s'entend par lui-même que le médecin devra avant tout faire attention aux causes *pathologiques* et *pathogénétiques* qui ont déterminé l'affection, à la constitution de l'individu atteint, aux symptômes accessoires généraux et locaux qui accompagneraient un cas donné, et adapter le médicament aux indications qui résulteraient de l'appréciation de tous ces faits. Ceci bien entendu, on pourra toujours prendre de préférence en considération, selon les expériences cliniques : 1) *Amm. aur. baryt. bell. calc. carb-veg. cham. cist. con. dulc. hep. lyc. merc. nitr-ac. sil. spong. staph. sulf.*—2) *Alum. bov. canth. carb-an. graph. iod. kal. mang. n-jugl. ol-jec. plumb. sabin.*— 3) *Ars. asa. ferr. hell. ign. kreos. lach. natr-m. n-vom. petr. phosph. rhus. sep. thui.;*—et, selon les observations pharmaco-dynamiques: 4) *Acon. agn. alum. ambr. amm-m. ant. ars. arn. bar-m. berb. borax. bov. calad. calend. camph. canth. caps. caus. chin. cic. cinn. clem. cocc. coloc. corall. cupr. cycl. dig. euphorb. ferr. hyosc. led. magn. magn-m. mang. mez. mur-ac. natr. phos-ac. plumb. prun. puls. staph. rat. ran. ran-sc. rhod. ruta. sabad. sabin. samb. sass. spig. squill. stann. stram. stront. sulf-ac. tart. tan. veratr. viol-od. zinc.*

Et, en particulier :

Contre l'**engorgement simple** des glandes: 1) *Amm. baryt. bell. cist. con. dulc. hep. lyc. merc. nitr-ac. phosph. rhus. sil. sulf.* — 2) *Amm. ars. bry. calc. carb-an. carb-veg. cham. clem. graph. iod. kal. lach. natr. puls. sep. spong. staph. thui.;* — et, selon les observations pathogénétiques : 3) *Acon. ambr. arn. canth. chin. ferr. phos-ac. plumb. staph. stram.* — 4) *Alum. amm-m. ant. arg. bar-m. borax. bov. calad. camph. cann. caps. caus. cic. cinn. cocc. coloc. corall. croc. cupr. cycl. dig. euphorb. hyosc. ign. led. magn. magn-m. mang. mez. mur-ac. natr-m. raph. ran. ran-sc. rhod. ruta. sabad. sabin. samb. sass. stann. stront. sulf-ac. tart. tereb. teuc. veratr. viol-od. zinc.*

Contre les tumeurs **froides :** 1) *Calc. con. dulc.* — 2) *Ars. bell. cocc. cycl. rhod.* — 3) *Asa. calc. lach. merc. sec.*

Contre les tumeurs **inflammatoires :** 1) *Bell. merc. phosph. sil.*

sulf.— 2) *Acon. arn. baryt. bry. camph. cham. carb-veg. graph. nitr-ac.*—3) *Ars. canth. carb-an. cham. hep. lyc. n-vom. puls. rhus. staph.* — 4) *Aur. calc. carb-veg. con. dulc. kal. lach. laur. mgs·aus. petr. phos·ac. plumb. samb. sass. spig. squill. sulf-ac. thui. veratr. zinc.*

Contre la **suppuration** des glandes (**abcès lymphatiques**) : 1) *Hep. merc. sil.* — 2) *Bell. calc. cist. dulc. lyc. nitr-ac. sulf.* — 3) *Aur. kreos. lach. petr. phosph. sep.* — 4) *Bar-m. canth. coloc. hyos. ign. phosph. sass. squill.*

Contre l'**ulcération** des glandes : 1) *Ars. phosph. sil.* — 2) *Bell. con. hep. sulf. thui.* — 3) *Ambr. canth. clem. con. lach. merc.* — 4) *Aur. calc. carb-an. kreos. phos-ac. sulf-ac. thui.* — 5) *Ant. arn. asa. carb-veg. caus. cupr. hyos. ign. kal. lyc. nitr-ac. rhus. sass. sep. spong. squill. zinc.*

Contre les *ulcérations* **Fongueuses** : 1) *Carb-an. merc. sil. sulf. thui.* — 2) *Clem. kreos. lach. nitr-ac. rhus. sep. sulf. thui.*

Contre l'**induration** des glandes : 1) *Baryt. bell. clem. con. iod. spong.*—2) *Calc. carb-an. carb-veg. chin. graph. lyc. magn-m. puls. rhus. sulf.* — 3) *Agn. ambr. amm. arn. bry. calc. cham. dig. dulc. ferr. kal. merc. natr. nitr-ac. phosph. plumb. rhus. sil. spig. squill. staph.* — 4) *Ant. ars. aur. bov. camph. cann. canth. caps. caus. cocc. coloc. cupr. cycl. hep. hyosc. ign. mang. n-vom. petr. rhod. sep. thui. veratr.*

Contre les **nodosités** et les **cordons ganglionnaires** : 1) *Carb-an. cham. graph. nitr-ac. phosph.* — 2) *Bry. calc. clem. dulc. hep. iod. lyc. puls. rhus.*

Contre les affections **squirrheuses** et **cancéreuses** : 1) *Ars. con. kreos. sil. sulf.* — 2) *Bell. carb-an. clem. graph. hep. merc. phosph. sep. squill.* — 3) *Arn. calc. carb-veg. caus. clem. cupr. dulc. kal. lyc. nitr-ac. phos-ac. rhus. sulf-ac. zinc.*

§ 288. Nous joignons à ces indications encore quelques avis particuliers pour les **diverses espèces de glandes** qui peuvent être le siége de ces affections apparaissant à l'extérieur. Sous ce rapport, on pourra toujours consulter de préférence :

Contre les affections des *glandes* **lymphatiques** (chez les individus scrofuleux) : 1) *Amm. aur. baryt. bell. calc. carb-veg. cham. cist. con. dulc. hep. lyc. merc. nitr-ac. sil. spong. staph. sulf.* — 2) *Alum. bov. canth. carb-an. graph. iod. kal. mang. ol-jec. plumb. sabin.*

Contre les *bubons* **syphilitiques**, voy. **Syphilis.**

Contre l'affection des glandes **sous-maxillaires** : 1) *Amm. ars. baryt. bell. calc. lyc. merc. natr-m. sil. staph. sulf-ac.* — 2) *Dulc. graph. kreos. nitr-ac. petr. rhus. sulf.* — 3) *Amm-m. arg. arn. aur.*

chin. cic. clem. cocc. coral. crot. ign. iod. kal. lact. led. mgs-arc. mgs-aus. magn. mez. natr. phosph. phos-ac. puls. raph. sep. spong. squill. stann. veratr. zinc.

Contre l'affection des glandes **du cou** : 1) *Bell. calc. carb-an. lyc. merc. nitr-ac. sil. sulf.* — 2) *Amm. cist. electr. kreos. lach. phosph. staph.* — 3) *Arn. caus. ferr. graph. kal. magn-m. natr. spig. spong.*— 4) *Alum. bar-m. caps. carb-veg. cinn. cupr. hell. ign. natr-m. puls. selen. tart. viol-tr.*

— Des glandes **de la nuque** . 1) *Sil. sulf.* — 2) *Baryt. bell. calc. hell. ign. mur-ac. nitr-ac. petr. phosph. staph.*

— Des glandes **axillaires** : 1) *Bell. carb-an. nitr-ac. sil. staph. sulf. thui.* — 2) *Hep. kal. lyc. natr-m. phosph. rhus. sep.*— 3) *Amm. amm-m. ars. asar. baryt. calc. calend. clem. coloc. cupr. iod. phos-ac. prun. sulf-ac.*

— Des glandes **inguinales** : 1) *Aur. carb-veg. dulc. merc. nitr-ac. staph. sulf.* — 2) *Ars. calc. graph. thui.* — 3) *Clem. lyc. natr. phosph. stann. stram. tereb.* — 4) *Cann.*

En outre :

Contre le **Goître** ou les affections de la **glande thyroïde** : 1) *Iod. spong.*— 2) *Amm. calc. lyc. natr.*— 3) *Ambr. carb-an. merc. natr-m. plat.*—4) *Bell. caus. con. dig. kal. lyc. magn. petr. phosph. sil. sulf.*

Contre les **Oreillons** ou les affections des **parotides** : 1) *Bell. kal. merc. rhus.* — 2) *Amm. aur. calc. carb-veg. cham. con. ign. sil.* — 3) *Baryt. carb-an. cocc. dig. nitr-ac. n-vom. sabad.*— 4) *Arg. arn. bry. caps. caus. chin. dulc. euphorb. graph. hep. hyosc. lyc. magn. mang. mez. natr. petr. phosph. phos-ac. puls. sep. staph. sulf. thui.*

Contre les affections des **testicules** : 1) *Arn. aur. clem. merc. nitr-ac. n-vom. puls. rhod. spong. zinc.* — 2) *Agn. chin. con. dig. iod. kal. lyc. phos-ac. staph. sulf. thui.* — 3) *Amm. calc. carb-veg. caus. cocc. ign. mgs-aus. natr. phosph. plumb. sep. spig. tarax. teucr. thui.* — 4) *Acon. agar. alum. ambr. ant. arg. ars. asa. baryt. bell. bism. bry. cann. canth. caps. coff. dig. euphorb. euphr. graph. hep. hyos. ipec. mgs-arc. mang. men. mez. natr-m. nitr. petr. plat. rhus. ruta. sabad. sabin. selen. sil. squill. sulf-ac. tart. valer. veratr.*

Contre les affections de la **prostate** : 1) *Puls. thui.;* — et peut-être encore : 2) *Agn. cann. nitr-ac. phos-ac. sulf.* — 3) *Alum. calc. petr. sep. sil.* — 4) *Anac. ars. bell. con. daph. dig. eugen. euphorb. lyc. natr. n-mosch. selen. spig. staph. zinc.*

Contre les affections des **mamelles** : 1) *Bell. bry. carb-an. con. phosph. sil.* — 2) *Arn. ars. calc. cham. clem. dulc. graph. hep. iod. merc. nitr-ac. sulf.* — 3) *Asa. borax. cann. carb-veg. coloc. kreos. laur. lyc. plumb. puls. rhus. sabin. sep.* — 4) *Acon. alum. ambr. amm.*

baryt. camph. caus. cocc. croc. cupr. dig. ferr. guai. kal. mang. mez.
natr. natr-m. n-mosch. n-vom. op. petr. phos-ac. ran-scel. ran. rhab.
ruta. samb. thui. veratr. zinc.

Enfin :

Pour les diverses **douleurs** et **sensations locales** qui peuvent
accompagner les lésions des glandes, *voy.* l'article **Glandes** dans le
Répertoire.

LÉSIONS OSTÉONOSIQUES.

§ 289. Les diverses **affections des os** qui peuvent se manifester
à l'extérieur par des lésions, soit de forme, soit de continuité, sont :

1° L'**Ostéite** ou *inflammation des os,* plus commune chez les enfants
que chez les adultes, qui attaque les os spongieux, les os du carpe
ou du tarse, les vertèbres, les extrémités des os longs, et qui peut se
terminer par résolution, suppuration ou gangrène. Dans toutes les
inflammations des os superficiels, la maladie se manifeste par un
gonflement précédé ou accompagné de pesanteur et de douleur obtuse
qui augmente subitement à la moindre commotion que le membre
éprouve.

2° La **périostite,** difficile à distinguer de l'ostéite, mais en général
accompagnée d'une tuméfaction plus lente, et d'un gonflement plus
dur et plus douloureux.

3° La **carie,** ou *suppuration* et *ulcération* de l'os à la suite d'une
ostéite, et ayant pour caractères essentiels le ramollissement de la
partie malade, la transformation de la matière animale du tissu osseux en matière grasse, la suppuration avec friabilité et destruction de
ce tissu, accompagnée de rougeur et de ramollissement des couches
environnantes et d'ulcération fongueuse du périoste.

4° L'**ostéoporosie** ou *carie dans l'épaisseur du tissu osseux,* caractérisée par le ramollissement de ce tissu, qui prend une teinte jaunâtre ou brunâtre, et s'infiltre d'un pus sanieux, fétide et gris sale,
qui rend l'os friable, comme poreux ou vermoulu, présentant entre
ses lamelles des fongosités rouge grisâtre, mollasses et saignantes.

5° L'**ostéomalacie** ou *ramollissement des os,* attaquant de préférence les os longs, qui, privés des sels qui entrent dans leur composition, acquièrent une souplesse qui les rend inaptes à remplir leurs
fonctions.

6° La **nécrose** (*carie sèche* ou *gangrène* des os), se distinguant de la
carie proprement dite par l'absence de toute suppuration pendant le
cours que suit la destruction de l'os.

7° L'**exostose,** tumeur osseuse qui se développe à la surface d'un
os, avec la substance duquel elle se confond. Ces tumeurs, résultat

d'une exsudation morbide , sont dures au toucher, ayant le tissu tantôt lamelleux et formé de canalicules médullaires , tantôt celluleux , plein d'une moelle saine, et couvert d'une couche mince de substance compacte .

8° L'**hypérostose,** ou le développement excessif d'un os sans production d'un tissu anormal.

9° La **déviation** ou courbure des os , presque toujours le résultat d'une sorte de ramollissement qui fait changer la direction naturelle de l'os et produit toutes les difformités connues sous les noms de *gibbosité , rachitisme , cyphose , lordose* et *scoliose.*

10° La **fracture** des os, par suite d'une lésion mécanique ou violence extérieure.

§ 290. Toutes ces affections se guérissent ordinairement très-bien par les **traitements** *purement internes* que l'homœopathie est en état de leur opposer, et sans qu'il soit besoin d'avoir recours à d'autres moyens qu'un pansement *simple* et *non médical* dans les cas de plaies ou d'ulcérations *ouvertes,* ou, en cas de *fractures,* les secours chirurgicaux ordinaires pour la réunion des fragments et le maintien des parties réunies dans la position nécessaire pour la guérison. Plusieurs praticiens homœopathes très-distingués ont encore reconnu que l'usage **extérieur** de l'*arnica* ou de tout autre spécifique homœopathique semblable n'était pas toujours ce qu'il y avait de plus favorable dans les fractures, et ils ont fini par donner la préférence, pour tous les cas sans exception, aux *pansements secs,* ne faisant jamais plus administrer qu'à l'intérieur le médicament approprié. En outre, dans toutes les affections *chroniques* du système osseux, les atténuations les plus éloignées (30° à 300°) et les doses les plus rares à six, sept, huit semaines d'action, font quelquefois obtenir beaucoup plus que les premières atténuations et les doses trop souvent répétées. De cette manière, nous avons guéri nous-même, non-seulement bien des cas de *carie,* d'*exostose,* etc., mais encore plusieurs *déviations rachitiques* auxquelles l'ancienne école n'a pas d'autres moyens à opposer que ses tortures orthopédiques.

§ 291. Les médicaments sur lesquels on pourra diriger de préférence son attention dans ces diverses affections, tout en ne négligeant pas les symptômes concomittants, sont en général : 1) *Ang. asa. aur. bell. calc. dulc. lyc. merc. mez. phosph. ruta. sep. sil. sulf.* —2) *Aur. m. chin. hep. nitr-ac. phos-ac. rhus. staph. symph.* — 3) *Bry. clem. coloc. guai. hep. kreos. sabin.* — 4) *Amm. carb-an. con. dig. euphorb. ferr. iod. mang. natr. natr-m. petr. plumb. rhod. spig. thui-veratr.*

Et, en particulier :

Contre l'**ostéite** simple, sans carie : 1) *Merc. sil. staph. sulf.* — 2) *Asa. aur. calc. chin. lyc. nitr-ac. phos. phos-ac. puls.* — 3) *Acon. ars. bell. bry. clem. con. hep. mang. mez. rhus. sep.*— 4) *Chin. coloc. cupr. dig. euphorb. iod. lach. magn-m. natr. plumb. spig. thui. veratr.*

Contre la **périostite** : 1) *Merc. phos-ac. sil. staph.*—2) *Asa aur. chin. puls.*—3) *Ant. bell. led. rhus.*

Contre la **carie** : 1) *Asa. lyc. merc. sil.*—2) *Aur. calc. hep. phos-ac. ruta. sabin. sulf.*—3) *Ang. ars. cist. fluor-ac. mez. nitr-ac. rhus. spong. staph.*—4) *Caps. chin. con. cupr. euphorb. graph. iod. lach. op. puls. sec. sep. spong. thui.*

Contre la **suppuration** du **périoste seul** : 1) *Merc. phos-ac. sil.*—2) *Bell. chin. puls. ruta.*—3) *Ant. aur. ign. mgs-arc. mgs-aus. rhus. spig. staph.*

Contre l'**ostéoporosie** ou la **friabilité** des os : 1) *Asa. calc. lyc. merc. phos-ac. sil. sulf.*—2) *Guai. mez. nitr-ac. phos. staph.*—3) *Aur. hep. puls. ruta. sep.*—4) *Bell. dulc. ferr. petr. rhod. rhus. sabin.*

Contre l'**ostéomalacie** : 1) *Asa. calc. merc. sil. sulf.*—2) *Hep. lyc. mez. nitr-ac. phosph. puls. ruta. sep. staph.*—3) *Amm. bell. ferr. iod. phos-ac. puls.*—4) *Cic. ipec. petr. plumb. rhod.*

Et contre le **ramollissement du périoste** : 1) *Asa. merc. phos-ac. sil. staph.*—2) *Ant. aur. chin. puls.*—3) *Bell. bry. mang. mez. rhod. rhus. ruta. sabin.*

Contre la **nécrose** : 1) *Asa. calc. sil. sulf.*—2) *Ars. merc. phosph. sabin. sec.*—3) *Bell. con. euphorb. phos-ac. plumb. thui.*

Contre les **exostoses** : 1) *Asa. aur. calc. lyc. merc. phosph. phos-ac. sil. staph. sulf.*—2) *Bell. clem. daph. guai. dulc. mez. nitr-ac. puls. ruta. sep.*—3) *Bry. coloc. hep. iod. kreos. lach. rhus. sabin.*—4) *Amm. bell. carb-an. con. dig. euphorb. ferr. mang. natr. natr-m. petr. plumb. rhod. spig. thui. veratr.*

Contre l'**hyperostose**, manquent encore les observations qui permettent de donner des indications positives.

Contre la **déviation** des os : 1) *Asa. calc. merc. puls. rhus. sil. sulf.*—2) *Bell. hep. nitr-ac. phosph. sep. staph.*

Contre les **fractures**, pour favoriser le travail curatif de la nature et la formation du callus : 1) *Asa. calc. lyc. nitr-ac. phos-ac. ruta. sil. sulf. symph.*—2) *Arn. calend. ferr. merc. mez. phosph. puls. ruta. sep. staph.*

§ 292. Quant à quelques *affections* **particulières** des os, selon leur siége ou leurs causes, on pourra encore consulter de préférence :

Contre les ostéonosies **scrofuleuses** : 1) *Bell. calc. cist. lyc. sil.*

sulf.—) *Asa. aur. dulc. merc. mez. nitr-ac. phosph. phos-ac. sep.*—3) *Ang. chin. clem. daph. puls. ruta.*—4) *voy.* l'article : **Scrofuleuses.**

Contre les ostéonosies **syphilitiques : 1)** *Merc.*—2) *Aur. aur-m. nitr-ac.*—3) *Carb-veg. guai. lach. mez. phos-ac. sil. staph.*

Contre les ostéonosies **mercurielles : 1)** *Aur. guai. sep.*⏐*lach. lyc. mez. phos-ac. sulf.*—2) *Asa. chin. nitr-ac. phosph. staph.*—3) *Calc. carb·veg. caus.*

En outre :

Pour les **diverses parties** qui peuvent être le siége de l'une ou de l'autre de ces affections, ainsi que pour les **douleurs et sensations locales** qui peuvent les accompagner. *Voy.* dans le *Répertoire*, les **symptômes des os.**

LÉSIONS ARTICULAIRES.

§ 293. Les *principales lésions articulaires* qui peuvent se manifester au dehors, et donner lieu à des lésions de forme, de couleur ou de continuité, sont :

1° Les **inflammations** *arthritiques* ou *rhumatismales*, caractérisées par un gonflement rouge, chaud, luisant et douloureux de la partie affectée qui se termine ordinairement par la résolution.

2° Les **nodosités goutteuses**, occupant ordinairement les articulations des doigts ou des orteils, et formées par le dépôt des concrétions tophacées particulières aux affections goutteuses. Ce sont des tumeurs dures, ordinairement de couleur rosée et indolentes, mais quelquefois aussi irritées, et alors enflammées, plus rouges et douloureuses.

3° La **tumeur blanche** ou *fongus articulaire*, occupant ordinairement les grandes articulations, et consistant dans un gonflement pâle et d'une consistance plus ou moins solide, mais avec altération des parties molles de l'articulation, dont les téguments sont d'un blanc mat et comme vernissés. Lorsque la maladie est abandonnée à elle-même, le membre s'atrophie, les glandes voisines s'engorgent, il se forme autour de l'articulation des abcès fistuleux avec une suppuration plus ou moins abondante, et la maladie finit ou par entraîner la mort du malade, ou, dans les cas les plus heureux, par la cessation de l'inflammation, mais qui laisse alors après elle une *ankylose* par soudure des extrémités osseuses. C'est le vice scrofuleux qui est la cause la plus fréquente de cette affection.

4° L'**arthrocace** ou *carie des surfaces articulaires des os*, attaquant quelquefois les vertèbres (*spondylarthrocace*), d'autrefois l'articulation fémorale (*coxarthrocace*), où le genou (*gonarthrocace*), où le pied (*podarthrocace*), etc., et pouvant se montrer à toutes les grandes articulations, comme la *tumeur blanche*, de laquelle l'arthrocace ne se distingue que par ce que la tumeur blanche attaque les parties molles des articulations, tandis que l'arthrocace en attaque les parties osseuses. Pour le reste, on trouve dans cette dernière les mêmes abcès fistuleux et les mêmes suppurations que dans la tumeur blanche, et elle est due, comme celle-ci, au vice scrofuleux.

5° L'**hydrarthre** ou *hydropisie articulaire*, qui est ordinairement le résultat d'une violence extérieure, mais qui se manifeste de préférence chez les individus scrofuleux, et se caractérise, à son début, par les symptômes ordinaires d'une inflammation sourde, arthritique ou rhumatismale, tandis que vers la fin elle prend souvent tous les caractères de la tumeur blanche ou de l'arthrocace, avec altération et ulcération des cartilages et des parties osseuses de l'articulation. Dans la plupart des cas, elle se termine cependant par la résolution.

6° Les **lésions mécaniques** ou *par violence*, qui peuvent consister, soit dans un simple *tiraillement des parties molles* et des ligaments qui environnent une articulation, ou bien dans un *déboîtement des parties osseuses* de l'articulation, ou encore dans un déplacement de ces parties à la suite duquel elles ont perdu en tout ou en partie les rapports dans lesquels elles se trouvent naturellement. Dans le premier cas, il y a ce qu'on appelle **entorse**; le dernier constitue l'état connu sous le nom de **luxation**. Quelquefois même, la *fracture* des os articulaires peut se joindre aux luxations. Ces divers états se reconnaissent par l'appréciation que donne le toucher de la situation relative des parties osseuses; mais lorsque le gonflement de la partie affectée est très-considérable, la distinction exacte des lésions existantes n'est pas toujours facile à faire.

§ 294. Parmi toutes les lésions que nous venons de citer, il n'en est absolument aucune qui exige d'autre **traitement** extérieur que le pansement *sec* le plus simple des plaies et des ulcères qui pourraient exister, et les secours manuels et mécaniques ordinaires qui fassent rentrer, dans leurs rapports naturels, les parties que la violence ou toute autre cause pourrait avoir dérangées. Même dans les cas où le gonflement d'une articulation luxée irait jusqu'à rendre la réduction absolument impossible pour le moment, l'administration de l'*arnic.* ou du *rhus tox.*, pour médication interne, rendra infiniment plus de services réels que toutes les sangsues du monde ne sauraient le faire, et sera quelquefois même plus efficace encore que l'application de cette même substance à l'intérieur. Quelques glob. de la 3° à la 12° atténuation d'*arn.*, dissous dans une demi-tasse d'eau, dont on fera prendre une cuillerée à café toutes les heures, suffisent ordinairement et au delà, pour obtenir, dans les vingt-quatre heures au plus tard, un état assez satisfaisant pour permettre la réduction. Quant à l'emploi des sangsues, des moxas et des autres moyens extérieurs dont l'ancienne école, dans son ignorance, se sert ordinairement pour traiter les inflammations et les dégénérescences des parties articulaires, nous pouvons, grâce aux découvertes de Hahnemann, nous en passer ; car nous pouvons guérir toutes ces affections d'une manière plus douce, plus sûre, plus prompte par la seule médication interne. Les seules précautions à observer consistent à avoir toujours soin de bien adapter le médicament aux causes externes et pathologiques qui ont produit l'affection dans un cas donné, ainsi qu'aux symptômes constitutionnels et accessoires que présentera l'individu malade, et de ne pas trop multiplier les doses ni de changer trop promptement de médicament dans les cas d'affections chroniques. Dans les cas très-anciens, les atténuations les plus éloignées (200 à 300) sont quelquefois indispensables pour faire obtenir la guérison.

§ 295. Les **médicaments** qui se rapportent le plus spécialement aux *lésions articulaires*, sont, en général : 1) *Agn. ant. calc. lyc. puls. rhus. sep. sil. sulf.*—2) *Agn. ant. bell. bry. carb-an. carb-veg. caus. graph. led. merc. n-vom. staph.*—3) *Amm. arn. aur. caps. coloc. ferr. hep. petr. phosph. phos-ac. rhod. ruta. sass. spig. thui. zinc.*—4) *Acon. electr. amm. aur. cic. colch. daph. kal. lach. nitr-ac. n-jugl. ol-jec. sang. stam. tarax. tart.*

Et, en particulier :

Contre les **inflammations** *arthritiques* et *rhumatismales*, dans les cas aigus : 1) *Acon. ant. ars. bell. bry. chin. colch. ferr. hep. lyc. merc. n-vom. puls. sulf.*—2) *Agn. aur. calc. carb-an. caus. daph. graph. led. rhod. rhus. sass. staph. thui.*—3) *Arn. cic. clem. cocc. coloc. guai. iod. mang. phosph. phos-ac. sabin.* — 4) *Alum. canth. chel. cin. con. dulc. kali. kreos. lach. men. nitr-ac. n-jugl. ol-jec. ran. ran-sc. sang. stam. staph. tarax. tart.*

Contre les **nodosités arthritiques :** 1) *Calc. rhod.*—2) *Agn. ant. bry. carb-veg. caus. graph. led. lyc. n-vom. staph.*—3) *Acon. arn. aur. carb-an. cic. clem. dig. hep. merc. nitr-ac. phosph. puls. rhus. sabin. sep. sil. zinc.*

Contre les **tumeurs blanches** : 1) *Ant. iod. sil. sulf.*—2) *Ars. con. kreos. lach. staph. zinc.*—3) *Clem. petr. phosph. rhus. sabin.* — et peut-être encore : 4) *Bell. chin. hep. lyc. merc. ol-jec. puls. rhod. sabin. sep.*—5) *Coloc. dig. euphorb. graph. n-vom.*

Contre l'**arthrocace :** 1) *Coloc. phos-ac.*—2) *Calc. hep. merc. sil.*

sulf.— et peut-être encore : 3) *Ars. lyc. nitr-ac. rhus. staph.*—4) *Ang. chin. graph. kreos. lach. puls. sep.*

Contre l'**hydrarthre :** 1) *Sulf.*—2) *Calc. iod. merc. sil.*—et peut-être encore : 3) *Arn. ars. bry. hell. kal. lyc. merc. rhod.*

Contre les **entorses** et les **luxations :** 1) *Rhus.*—2) *Agn. arn. calc. lyc. natr. natr-m. petr. phosph. ruta.*— 3) *Amm. bry. carb-an. ign. mgs-aus. merc. nitr. nitr-ac. n-vom. puls. sulf.*—4) *Ambr. carb-veg. caus. graph. rhod. spig.*—5) *Ang. baryt. bov. cann. con. hep. kreos. mez. mosch. sabin. sep. stam. staph. zinc.*

§ 296. Pour ce qui concerne enfin les articulations particulières qui peuvent être le siége de l'une ou de l'autre de ces affections, on pourra encore consulter :

Contre les affections des **vertèbres** dorsales et cervicales : 1) *Arn. calc. caus. lyc. phosph. puls. rhus. sep. sil. staph. sulf.*—2) *Ang. ars. bell. carb-veg. guai. merc. petr. phos-ac. rhus. ruta. zinc.*—3) *Alum. ant. asa. chin. con. graph. hep. lach. led. mez. n-vom. plat. rhod. thui.*

De même :

Contre les affections de l'*articulation* **scapulaire :** 1) *Bry. calc. carb-veg. ferr. ign. kal. n-vom. puls. rhus. sep. staph. sulf. zinc.*—2) *Ambr. arn. caps. caus. led. lyc. merc. natr-m. petr. phosph.*

— De l'articulation **olécranienne :** 1) *Arg. bell. calc. caus. kal. led. merc. rhus. sep. sulf.* 2) *Ant. graph. lyc. mez. petr. phosph. puls. ruta. staph. veratr.*

— De l'articulation **de la main :** 1) *Amm. calc. caus. graph. kal. nitr. rhus. ruta. sep. sulf.*—2) *Alum. arn. carb-veg. euphr. hell. lach. led. mang. merc. natr. nitr-ac. puls. sabin. sil. seran.*

— De l'articulation **des doigts** : 1) *Agn. calc. carb-veg. caus. graph. hep. lyc. sep. spig. sulf.*—2) *Agn. aur. carb-an. cham. chin. colch. clem. cycl. graph. hell. ign. kal. lach. led. natr-m. nitr. petr. phosph. puls. rhus. sabin. sil. spong. staph. sulf.*

Et pareillement:

Contre les affections de l'articulation **coxofémorale :** 1) *Bell. bry. calc. carb-veg. caus. coloc. led. merc. rhus. sulf.*—2) *Ant. cocc. ferr. hell. ipec. kal. lyc. mez. natr-m. phosph. puls. rhod. sabad. sep. sel. veratr.*

—De l'articulation **du genou** : 1) *Bry. calc. caus. chin. lach. led. natr-m. n-vom. petr. phosph. puls. rhus. sep. sil. sulf.*—2) *Alum. anac. ars. asa. carb-veg. cocc. con. ferr. graph. hell. hep. iod. kal. lyc. magn. merc. nitr-ac. rhod. ruta. spig. stann. staph. stront. zinc.*

— De l'articulation **du pied** : 1) *Bry. caus. lyc. merc. natr-m.*

phosph. puls. rhus. ruta. sep. sulf.—2) *Ambr. ars. carb-an. dros. hep. ign. kal. kreos. led. natr. n-vom. oleand. spig. staph. zinc.*

— De l'articulation **des orteils :** 1) *Arn. caus. chin. kal. led. sabin. sep. sulf. zinc.*—2) *Aur. calc. cham. con. ferr. lyc. n-vom. rhus. sil.*

Enfin,

Voy. aussi, dans le *Répertoire*, les articles : **Gonflement,** douleurs de **Luxation** et de **Foulure, Ulcérations** et douleurs d'**Ulcération**, etc.

—

DEUXIÈME SECTION.

ORDRE XVII.

Diverses Lésions extérieures particulières.

§ 297. Nous avons réuni, dans cette section, diverses lésions qui n'appartiennent à aucun organe extérieur en particulier, mais qui peuvent se rencontrer partout, ou qui, si elles ont des siéges fixes, peuvent occuper plusieurs tissus, et que nous n'aurions pu ranger convenablement dans aucun des ordres précédents. Telles sont : les *contusions,* les *plaies et les brûlures,* les *abcès et les phlegmons,* les *loupes et les ganglions,* les *tumeurs squirrheuses et cancéreuses,* les *fongus et les polypes,* les *ulcères,* l'*anaxarque* et l'*œdème,* enfin les *divers flux et sécrétions anormales.* — Nous dirons successivement, sur les unes et les autres de ces affections, ce qui nous paraîtra indispensable pour en indiquer les moyens de les traiter avec succès par la médication interne.

CONTUSIONS.

§ 298. Nous entendons par *contusions* toutes lésions produites dans les tissus par le choc de corps obtus ou à surface large, sans solution de continuité à la peau, telles qu'elles peuvent résulter d'un *coup,* d'une *chûte,* d'une *coignure,* etc. Dans toutes ces lésions il y a froissement ou même rupture des fibres lésées, avec infiltration ou épanchement de sang, des ecchymoses et de la tuméfaction plus ou moins considérables, et des douleurs plus ou moins vives qui sont quelquefois remplacées par un état d'engourdissement et de torpeur de la partie affectée, lorsque la contusion a été très-violente. A ces phénomènes succède toujours une inflammation plus ou moins prononcée, à la suite de laquelle s'opère la *résolution* de la tuméfaction et de l'échymose, si toutefois il ne se forme pas d'*abcès* ou que l'inflammation ne se termine pas par la *gangrène* des parties lésées.

§ 299. Pour le **traitement** homœopathique de ces lésions, on a ordinairement l'habitude de panser les parties contuses moyennant une solution d'*arnica, tinct. fort. gutt. X.*, délayées dans 4 onces d'eau. Nous ne nous opposons point d'une manière absolue à cet usage, quoique l'expérience nous ait démontré que, dans ces cas aussi ; la médication purement interne est de beaucoup supérieure aux applications externes. Ce qui retarde souvent la guérison par la résolution, c'est surtout l'usage *trop large* des *lotions arnicanisées ;* c'est pourquoi nous avons pris, depuis plus d'un an, pour règle invariable de ne permettre ces lotions *qu'une seule fois*, au début du traitement, et lorsque la lésion est encore assez récente ; mais cette lotion étant faite, nous ne nous en tenons qu'à la médication purement interne, faisant prendre au malade une cuillerée à café de la solution aqueuse d'*arn.* 3 à 6 glob. de l'une des premières atténuations si la lésion est récente, et de l'une des dernières si elle est de date ancienne. Nous n'avons jamais eu qu'à être très-satisfaits de cette manière de procéder, et nous la préférons de beaucoup à l'ancienne, qui consistait à n'employer l'*arnica* qu'en forme de lotions. — Inutile de dire que l'emploi des sangsues, des ventouses scarifiées, des eaux vulnéraires et de tout autre moyen semblable mis en usage contre ces lésions, par l'ancienne école, n'est qu'une pratique insensée et qui doit être absolument abandonnée par tout praticien auquel la vraie science offre des moyens plus rationnels et plus efficaces.

§ 300. Quelquefois, surtout lorsqu'elles sont la suite d'une chute, ou d'un choc très-violent, qui a produit une forte commotion générale, ou qui a atteint la tête, ces lésions peuvent aussi être accompagnées de symptômes généraux plus ou moins graves, auxquels il ne faut pas tarder de rémédier en même temps. Dans beaucoup de cas, l'administration *interne* de l'*arnica*, faite de la manière indiquée dans le paragraphe précédent, suffira pour combattre la plupart de ces épiphénomènes, sans qu'il soit besoin de recourir à l'usage d'un autre médicament. Si cependant l'*arnica* ne suffisait point, on pourrait, selon les circonstances, prendre en considération ultérieure :

Contre les *affections* **cérébrales** et les **maux de tête : 1)** *Bell. etc. cin. hell. hyos.* — 2) *Bry. calc. hep. op. phos-ac. rhus.*

Contre les affections **gastriques**, vomissements ou douleurs d'estomac : 1) *Bry. puls. rhus.*

Contre les **maux de reins :** 1) *Rhus.* — 2) *Calc. cocc. natr. n-vom. sulf.* — 3) *Bry. carb.-an. carb-veg. graph. kal. lyc. sep.*

Contre les symptômes **fébriles** que l'*arn.* ne combattrait point : 1) *Acon. coff.* — 2) *Bry. rhus.*

Contre le **trismus** ou les **convulsions** qui pourraient survenir : 1) *Acon. bell. bry. hyos. ign. merc. rhus. stram.* — 2) *Ang. camph. cocc. hyper. ruta. sec. veratr.*

§ 301. Quant aux **épiphomènes locaux** qui pourraient nécessiter d'autres médicaments que l'*arn.*, on pourra souvent encore consulter : 1) *Con. hep. puls. rhus. sulf-ac.* — 2) *Dulc. iod. lach. phosph. rul. sulf.* — 3) *Bry. cham. cic. euphr.* — 4) *Chin. croc. ferr. laur. mez. petr. phosph.*

Et en particulier :

Lorsque le **gonflement** est très-considérable : 1) *Bry. puls. rhus. sulf.* — 2) *Bell. n-vom. sulf-ac.*

S'il y a de fortes **ecchymoses :** 1) *Sulf-ac.* — 2) *Bry. con. hep. puls. rhus.* — 3) *Dulc. lach. n-vom. ruta. sulf.* — 4) *Cham. chin. euphr. ferr. laur. par. plumb. sec.*

Si la contusion n'a porté que sur les **parties molles :** 1) *Sulf-ac.* — 2) *Con. lach. puls.* — 3) *Euphr. sulf.*

Si elle a porté sur des *parties* **glanduleuses :** 1) *Con.* — 2) *Dulc. iod. phosph. sil.* — 3) *Cic. hep. merc. puls. rhus. sulf.*

Et lorsqu'elle a porté sur des parties **osseuses :** 1) *Ruta.* — 2) *Calc. phosph. phos-ac. staph.* — 3) *Con. hep. iod. rhus. sil.*

Quant aux *contusions* accompagnées de **lésions de continuité,** ainsi que pour celles qui se termineraient par la **suppuration** ou la **gangrène,** *voy.* l'article suivant : **Plaies.**

PLAIES, PIQURES D'INSECTES ET BRULURES.

§ 302. On entend par *plaie* la solution de continuité faite aux parties molles par une cause *mécanique*. Selon la nature de cette cause, on divise les plaies en plusieurs sortes, savoir :

1° **Coupures,** ou plaies faites par des instruments tranchants, tels que canifs, couteaux, sabres, rasoirs, etc.

2° **Piqûres,** ou plaies faites par des instruments piquants, tels qu'aiguilles, épées, clous, échardes, etc. ;

3° *Plaies* **contuses,** ou plaies produites par des corps contondants, tels que les *armes à feu,* les *coups* par des instruments obtus, etc. ;

4° **Écorchures,** ou plaies produites par un frottement violent ou continu, qui a enlevé l'épiderme ;

5° **Déchirures,** ou plaies produites par une traction violente, et dans laquelle les parties ont été délacérées ;

6° **Morsures,** ou plaies produites par les dents d'un animal ou d'un homme ;

7° *Plaies envenimées,* ou plaies qui résultent de la morsure ou de la piqûre d'un animal *venimeux,* ou dans lesquels le corps vulnérant a laissé un principe *vénéneux.*

Selon que ces plaies sont *simples* ou *compliquées,* elles peuvent se guérir ou par *réunion immédiate* ou seulement moyennant la cicatrisation par *suppuration.* Dans ce dernier cas, la cicatrisation peut s'opérer sans accident, mais il peut se former aussi des *abcès,* des *ulcérations* et même des parties *gangréneuses.*

§ 303. Le meilleur **traitement** de toutes ces lésions est encore celui de la médication *purement interne,* jointe aux pansements *secs les plus simples,* et les opérations manuelles ou instrumentales que l'état des parties blessées exigerait. Toutefois, on peut toujours ajouter à l'eau dont on se servira pour nettoyer la plaie avant le pansement, quelques gouttes de la teinture d'*arnica,* ou de celle de l'une ou de l'autre des substances que nous allons indiquer ci-dessous contre les diverses espèces de plaies. Les médicaments qui se rapportent le plus aux diverses *lésions de continuité par cause mécanique,* sont en général : 1) *Arn. hyper. lach. sulf. sulf-ac.* — 2) *Ars. calend. carb-veg. hep. nitr-ac. plumb. puls. sil.* — 3) *Acon. amm. bell. caus. chin. cic. euphorb. euphr. merc. staph.* — 4) *Borax. canth. cham. con. diad. graph. natr. natr-m. phosph. phos-ac. rhus. ruta. seneg.*

Et, en particulier :

Contre les **coupures** : 1) *Hyper. staph.* — 2) *Natr. plumb. sil. sulf-ac.* — 3) *Arn. merc. phos ac. sulf.*

Contre les **piqûres :** 1) *Hyper. nitr-ac.* — 2) *Carb-veg. cic. lach. sil.* — 3) *Con. hep. plumb. sulf.* — Et lorsque les plaies contiennent des **échardes** : 1) *Nitr-ac.* — 2) *Carb-veg. hep. lach. sil.* — 3) *Cic. petr. sulf.* — 4) *Acon. arn. colch. plat. ran.*

Contre les plaies **contuses** : 1) *Arn. hyper.* — 2) *Con. ruta. sulf-ac.* — 3) *Cic. euphr. hep. iod. rut. sulf.*

Contre les **écorchures** : 1) *Arn. sulf-ac.* — 2) *Carb-veg. chin. hyper. sulf.*

Contre les **déchirures** : 1) *Calend. hyper.* — 2) *Arn. sulf-ac.* — 3) *Carb-veg. chin. sulf.*

Contre les **morsures** : 1) *Sulf-ac.* — 2) *Arn. hyper. puls.* — 3) *Amm. ars. bell. caus. natr-m. seneg.*

En outre :

Lorsque les plaies **saignent** beaucoup : 1) *Arn. ipec. lach. phosph.* — 2) *Acon. carb-veg. chin. diad. sulf. sulf-ac.* — 3) *Croc. hep. kreos. merc. natr-m. phos-ac. puls. rhus. zinc.*

Lorsqu'elles **suppurent trop** : 1) *Sil.* — 2) *Bell. merc. puls. sulf.* — 3) *Chin. hep. lach. plumb.* — Et s'il se forme des **abcès** : 1) *Sil.* — 2) *Caus. hep. merc.* — 3) *Ars. carb-veg.* — *Voy.* aussi l'article : **Abcès et suppurations.**

Lorsqu'elles **s'enflamment, s'irritent** ou **s'ulcèrent** à la moindre occasion, tardant à se guérir : 1) *Cham. hep. lach. petr. sil.* — 2) *Borax. calc. graph. lyc. staph. sulf.* — 3) *Merc. nitr-ac. puls. rhus.* 4) *Baryt. chel. con. mang. sep.* — 5) *Alum. amm. carb-veg. caus. clem. croc. hell. kal. magn. mur-ac. natr. n-vom. phosph. phos-ac. squill.*

Lorsque la **gangrène** s'y met : 1) *Ars. chin. lach. sil.* — 2) *Acon. amm. bell. carb-veg. euphorb.* — 3) *Ant. asa. con. hell. merc. ran. sqill. sec. sulf. sulf-ac.*

Enfin :

Pour les **accidents secondaires** qui pourraient accompagner les plaies, tels que *fièvre, convulsions,* etc., *voy.* ce qui en est dit à l'article : **Contusions.**

§ 304. Quant aux **plaies envenimées,** nous en avons indiqué, dans la seconde partie de notre *Manuel de médecine homœopathique,* le traitement **externe** tel que le docteur Héring le conseille, c.-à-d. par l'application *de la chaleur à distance,* méthode qui est de beaucoup préférable à toute autre, et même la seule admissible en cas de *morsure par des animaux venimeux,* attendu que par la cautérisation de ces plaies moyennant les *fers rouges,* les ouvertures des vaisseaux qui ont absorbé le venin, se bouchent et ne peuvent plus le laisser s'écouler ; tandis que la chaleur appliquée à distance dilate ces mêmes vaisseaux et favorise l'écoulement du venin. Les prescriptions de la *médecine légale* qui exigent dans ces cas la cautérisation ou *plutôt* la *brûlure* de la plaie, exigent donc évidemment une action *criminelle,* et nous croyons qu'il est du devoir le plus sacré de tout médecin mieux instruit de s'opposer de toutes ses forces à la continuation de ces anciennes pratiques si peu rationnelles. Les saignées que l'ancienne école ordonne encore dans ces cas, ne sont guère moins insensées, comme ordinairement tout ce qu'elle prescrit contre ces morsures. Mais le moyen le plus puissant de remédier à tous les inconvénients qui pourront résulter d'une plaie envenimée, c'est encore la *médication interne.* Celle-ci, en vertu de son action rayonnante, partant du centre, a l'avantage de faire rejeter, vers la périphérie, le venin qui pourrait être déjà absorbé, en sorte qu'il y aurait même du danger à appliquer *sur la plaie* le médicament qu'on ferait prendre à l'intérieur. Ceci est même tellement vrai qu'un chasseur en Allemagne qui avait heureusement guéri, par *la seule médication interne* et sans *nulle* application à la plaie, plusieurs paysans mordus par des vipères, a failli un jour être lui-même victime de son imprudence, lorsque, après avoir été mordu à son tour, il eut la malheureuse idée de panser la plaie avec le médicament approprié, et sans en faire en même temps un usage interne. Même les **piqûres d'insectes** qui cèdent pour la plupart, il est vrai, assez promptement à quelques lotions d'une solution aqueuse de quelques gouttes d'*arnica* ou de *bell.*, se guérissent plus promptement encore par l'usage purement *interne* de ces mêmes substances. Lorsque ces piqûres sont *nombreuses*, l'usage externe du médicament homœopathique peut même avoir les suites les plus fâcheuses pour la santé générale, en sorte que le médecin agira toujours plus prudemment en s'en tenant pour tous les cas à la médication purement interne. — Les médicaments qui se rapportent le plus à ces lésions, sont :

Contre les *plaies* **envenimées :** 1) *Amm. ars. bell.* — 2) *Caus. lach. natr-m. puls. seneg.* — 3) L'un ou l'autre des médicaments cités contre les divers virus qui pourraient être entrés accidentellement dans la plaie, tels que les virus de la *morve,* le virus *anthracique,* le virus *hydrophobique,* etc.

Contre les **piqûres d'insectes :** 1) *Arn. bell. merc.*

§ 305. Outre les diverses plaies que nous venons de citer, nous devons encore mentionner tout particulièrement celles causées par l'action du *feu* ou de l'*eau bouillante;* nous voulons parler des **Brûlures.** Dans les lésions de cette nature, les applications externes ont été recommandées par Hahnemann même; cependant, on aurait bien mal compris le chef de notre école, si l'on croyait que ce qu'il avait recommandé serait le *mode* d'application; non, ce qu'il a recommandé ce ne sont que les *meilleures substances* dont on devra faire usage si l'on voulait faire une application externe quelconque. Nous citerons ci-après ces substances, en leur en adjoignant d'autres encore, qui ont été recommandées plus tard; mais nous insistons à faire observer aux praticiens qu'il est du traitement des **brûlures** comme de celui de toutes les lésions mécaniques; si l'on peut y appliquer dès le début et au premier pansement des substances homœopathiquement appropriées, l'on pourra le faire sans danger, et souvent même avec un succès non équivoque; mais pour peu que ces lésions ne soient plus de plaies récentes, ou qu'elles soient étendues, les *médications internes* deviennent indispensables, et réussissent quelquefois d'autant mieux que l'on est sobre dans les applications externes. Cependant, quoi qu'il en soit, dans les cas de *brûlures* on pourra toujours employer pour les applications externes :

1° **L'esprit de vin chaud**, soit en lotions, soit en compresses trempées dans ce liquide ; moyen dont on devra cependant s'abstenir dans tous les cas où la brûlure occuperait une trop grande surface, ou qu'elle aurait atteint des organes délicats ou des parties profondes.

2° **Le coton cardé**, dont l'usage est assez connu, mais dont l'application, ainsi que celle de l'esprit de vin, reste absolument sans effet s'il y a déjà eu des applications froides faites sur la plaie.

3° Le **savon de Marseille** ou le *savon de ménage*, délayé d'eau et appliqué sur des compresses que l'on enduit de ce mélange, et qui convient surtout contre les brûlures graves et profondes.

4° **L'eau de chaux** mêlée avec de l'huile pour en faire un liniment, mais pour l'emploi duquel on devra avoir soin de garantir la plaie autant que possible de tout contact de l'air.

5° La **kréosote**, souvent applicable après l'usage du *savon*, lorsque celui-ci ne produit plus de bien, ou que son emploi commence à devenir incommode.

6° **L'urtica urens**, 6 gouttes de la *teinture forte* mêlée avec 4 onces d'eau, et appliquée soit en lotions, soit sur des compresses.

7° Les **cantharides**, *teint. forte*, 6 gouttes mêlées avec 4 onces d'eau, et appliquées soit en lotions, soit sur des compresses. De toutes les substances, celle qui est de la *plus grande efficacité* dans tous les cas.

8° Le **causticum**, *teint. forte*, mêlée avec de l'eau comme il vient d'être dit pour l'*urtic.* et les *cantharides*. L'un des plus puissants moyens après les *cantharides*.

Quant à l'**usage interne**, pour lequel les *dernières* atténuations (30°) restent toujours de beaucoup préférables aux premières, les médicaments les plus puissants sont : 1) *Canth. caus.* — 2) *Ars. carb-veg. kreos. urtic.* — 3) *Acon. ant. calc. cycl. lach. magn. rhus. sec. stram.* — 4) *Agar. alum. euphorb. plumb. ruta.*

Ces substances sont même seules à mettre en usage *purement interne*, toutes les fois que la guérison tarde à s'opérer et que les douleurs tendent plutôt à s'aggraver qu'à se calmer, ou que la plaie s'irrite davantage.

En outre :

Lorsqu'il se forme des **ulcérations**, on pourra particulièrement prendre en considération : 1) *Ars. carb-veg. cycl.* — 2) *Ant. caus. ign. kreos. n-vom. puls. sabad. sec. sep.* — 3) *Alum. baryt. bell. bry. calc. hyos. lach. stram.*

TUMEURS PURULENTES ou ABCÈS.

§ 305. Nous entendons par **abcès**, un *amas de pus* qui se produit accidentellement au milieu des tissus, distinguant ces amas des *épanchements purulents* qui ont lieu dans les cavités normales du corps, et des *kystes purulents*, en ce que, dans ces derniers, la membrane qui tapisse le foyer a plus d'épaisseur et plus de permanence que dans les abcès. En outre, les *abcès* sont toujours la suite d'une *inflammation* qui a parcouru ses diverses périodes. Ils peuvent avoir leur siége dans tous les tissus qui sont susceptibles d'inflammation; on en voit dans le foie, le rectum, les poumons, les parotides, les glandes lymphatiques, etc. Les symptômes caractéristiques des **abcès extérieurs,** les seuls qui nous occupent ici, sont : la chaleur, l'enflure, la rougeur de la partie affectée, avec douleurs pulsatives, lancinantes ou brûlantes, avec ou sans fièvre; la dureté du gonflement, qui avait lieu d'abord, se perd peu à peu, la tumeur se ramollit, et montre. à la pression du doigt, de la fluctuation, preuve du pus formé. Selon que l'inflammation est plus ou moins prononcée et rapprochée ou éloignée du siége de l'abcès, on distingue plusieurs espèces de ces tuméfactions purulentes, savoir :

1° Les *abcès* **phlegmoneux** ou aigus, qui sont toujours la suite d'une inflammation aiguë dans la partie affectée, et le phénomène par lequel cette inflammation se termine; ce sont particulièrement ceux-ci qui peuvent s'observer dans toutes les parties du corps.

2° Les *abcès* **froids** ou **chroniques,** que l'on ne voit guère que dans le tissu cellulaire et les ganglions lymphatiques, où ils se montrent ordinairement d'une manière *idiopathique*, à la suite d'une inflammation sourde et lente, sous forme d'une tumeur fluctuante. Les *abcès scrofuleux*, ainsi que quelques abcès à la suite d'une contusion, sont ordinairement de ce genre.

3° Les *abcès* **par congestion,** c'est-à-dire ceux qui se forment à un endroit éloigné de celui qui a été ou qui est encore le véritable siége de l'inflammation. La plupart de ces derniers se montrent à la fesse, aux lombes ou à la cuisse, et doivent leur existence à une carie des os du tronc, ou bien à une carie des articulations du bras ou de la cuisse.

Quant à la **terminaison** des *abcès,* celle-ci se fait rarement par la *résorption ;* le plus souvent le pus se rapproche peu à peu de la surface, et se fraye une ouverture par laquelle il s'échappe au dehors, au fur et à mesure que s'opère la rétraction des parois du foyer, qui finissent par s'unir ensemble au moyen d'une espèce de cicatrice ; mais quelquefois aussi la suppuration des abcès ouverts traîne en

longueur, l'abcès devient chronique et peut amener par là une
fièvre lente qui épuise les forces du malade jusqu'à la mort, ou bien,
l'abcès peut devenir *gangréneux,* ce qui peut également mettre la vie
en danger. Il est donc très-essentiel de ne jamais négliger le traitement d'un abcès, quelque bénin que celui-ci puisse paraître au premier abord.

§ 307. Les moyens chirurgicaux pour **ouvrir** les abcès, ainsi que
les précautions à prendre pour l'opportunité de l'ouverture, sont des
choses connues ; nous ne nous y arrêterons point ici. Mais ce qu'il
nous importe de dire, c'est que, comme on est réduit dans tous les
abcès internes à tenter la résorption par des moyens *internes,* on
pourra donc l'obtenir aussi par ces mêmes moyens, dans tous les cas
d'abcès *extérieurs,* et n'avoir recours au *bistouri* que lorsque les
moyens *internes* restent évidemment sans effet, et que les circonstances exigent une prompte ouverture. C'est ainsi que l'on évitera
souvent à ses malades d'assez laides cicatrices. En outre, les *cataplasmes émollients* ne sont que rarement nécessaires lorsque le médecin homœopathe sait bien choisir ses médicaments, et toutes sortes
d'onguents sont absolument à *proscrire.* Au lieu de cela, le médecin
homœopathe doit diriger son attention non pas seulement sur l'affection *locale,* mais encore sur le vice accidentel ou constitutionnel qui
aura pu donner lieu à la formation de l'abcès, et choisir ses médicaments en conséquence, ce qui importe surtout dans le traitement des
abcès *froids* et par *congestion.* Dans les abcès *chauds* ou *phlegmoneux,* il est au contraire souvent nécessaire de bien saisir d'abord
les indications *locales,* pour arriver le plus promptement possible
à la *terminaison* de l'inflammation, après quoi on s'occupera de la
constitution, si toutefois l'affection locale n'est pas liée à cette dernière au point que l'on ne saurait rien obtenir sans adapter le médicament tout d'abord à l'ensemble des symptômes accidentels et
constitutionnels.

§ 308. Les médicaments qui répondent le plus ordinairement aux
diverses espèces d'abcès, sont en général : 1) *Merc. bell. hep. lach.
phosph. silic. sulph.* — 2) *Ars. asa. cham. bryon. calc. mez. puls.
rhus.* — 3) *Aur. carb-veg. con. iod. led. laur. lycop. mang. nitr-ac.
sepia.*

Dans les **abcès chauds** ou **inflammatoires** ordinaires, le principal médicament que l'on peut constamment appliquer en premier
lieu, soit qu'il y ait déjà formation de pus ou non, est toujours *merc.,*
à moins que le malade n'en ait déjà fait abus. Dans ce dernier cas,

ainsi que dans ceux où *merc.* resterait sans effet, *bell. hep.* ou *lach.* le remplaceraient avec le plus de succès. Souvent l'on parviendra, à l'aide de l'un ou de l'autre de ces moyens à faire opérer la résorption complète du pus.

Le **pus s'est-il déjà formé** au point que la résorption est devenue impossible, ce sera *hep.* qui favorisera le plus l'ouverture naturelle de l'abcès, sans secours manuel, et en cas d'insuffisance de ce médicament, *laches. bell.* ou *merc.* seront administrés avec avantage.

Dans les **abcès ouverts,** lorsque la suppuration tarde à diminuer, les principaux moyens sont *puls.* ou *sulf.*, ou bien *asa. silic. phosph.*, si toutefois *merc. hep. lach.* restent sans effet dans ce cas. C'est surtout lorsque par suite d'une trop longue suppuration la **fièvre lente** est à craindre, que l'on trouvera souvent *phosph.* ou *silic.* d'un grand secours.

Dans le cas où la **gangrène** serait à craindre, le médicament qui mériterait d'être pris le premier en considération, serait *ars.*, si toutefois l'ensemble des symptômes n'indiquait pas aussi, et peut-être de préférence : *Laches. silic. euphorb. china. sulf.*

Dans quelques cas d'abcès aigus, on trouvera peut-être encore applicables : *Bryon. cham. mez. mang. rhus.*

§ 309. Pour les abcès **chroniques** ou **froids, idiopathiques,** les principaux médicaments sont en général : 1) *Bell. hep. sil. sulf.* — 2) *Calc. dulc. kreos. lyc. merc. nitr-ac. petr. sep.* — 3) *Asa. aur. calc. carb-veg. con. iod. laur. mang.*

Ces abcès doivent-ils leur existence à une **contusion,** un coup ou toute autre cause **traumatique,** on pourra, dans la plupart des cas, prendre de préférence en considération : *Puls. con. sil.*, sans toutefois exclure aucun des autres médicaments, si l'ensemble des symptômes les indiquait.

Les abcès **lymphatiques,** au contraire, demandent presque toujours de préférence : 1) *Hep. merc. bell. silic. sulf.*; — ou bien : 2) *Kreos. dulc. lach. lyc. nitr-ac. sep.;* — ou encore : 3) *Calc. canth. coloc. ign. phosph. sassap. squill.*

Mais s'il y a jamais nécessité de baser le choix des médicaments sur la constitution et non pas seulement sur les phénomènes locaux, c'est assurément dans presque tous les cas d'abcès **lymphatiques,** attendu que ces abcès-ci sont toujours les suites d'un vice scrofuleux ou herpétique, qui pénètre toute la constitution.

Il en est de même des abcès dits **par congestion,** lesquels, comme nous avons déjà dit plus haut, doivent presque toujours leur existence à la carie soit des vertèbres du tronc, soit des articulations du bras ou des cuisses. Les principaux médicaments seront donc ici ceux qui seront le plus à même de combattre cette carie, tels que *sulf. calc. silic. lycop. asa. phosph. phos-ac. mezer.*, ainsi que l'un ou l'autre de ceux que nous avons cités à l'article **Carie.**

§ 310. Le plan du présent ouvrage ne portant que sur les lésions *extérieures*, nous ne pouvons donc pas aller plus loin et devons renvoyer nos lecteurs, pour ce qui concerne les abcès **internes**, à ce que nous en avons dit dans notre *Manuel de Médecine homœopathique*, aux articles **Hépatite, Néphrite,** etc., nous contentant de donner ici encore quelques indications générales pour le choix des médicaments dans tous les abcès de diverse nature, soit *intérieurs* soit *extérieurs*. C'est ainsi que l'on pourra toujours prendre en considération particulière :

Arsenicum, lorsque les douleurs dans la tumeur sont brûlantes, insupportables, qu'il y a encore de la fièvre inflammatoire, ou que la *gangrène* est à craindre, et que le malade est en proie à une faiblesse excessive.

Asa, dans les abcès *froids, chauds* et *par congestion*, surtout lorsque dans l'un ou l'autre de ces cas le *pus est décoloré, séreux* et *d'un mauvais aspect* (verdâtre, sanieux) *en général*, que les parties affectées sont très-douloureuses au toucher, et que la sensibilité douloureuse s'étend jusqu'aux parties saines environnantes.

Belladonna, lorsque le pus a un aspect caséeux et floconneux avec pression, ardeur et élancements dans l'intérieur de l'abcès, et que la rougeur de la tumeur s'étend au loin sur les parties environnantes. Est aussi d'un grand secours dans les abcès *hépathiques*, ainsi que dans ceux des *amygdales* ou des *glandes* et des *gencives*.

Bryonia, lorsque la tumeur est *dure* et *tendue, très-rouge* ou *très-pâle*, avec douleurs lancinantes ou déchirantes à tout mouvement.

Chamomilla, lorsque la tumeur est très-chaude et douloureuse, avec suppuration séreuse, claire, et que *arsen.* n'a pas suffi pour apaiser les douleurs.

Hepar, dans bien des abcès *aigus* et *chroniques*, surtout pour en hâter la maturité et l'ouverture naturelle; convient aussi très-bien dans les abcès *lymphatiques*.

Mercur., dans tous les cas de forte inflammation, au début, surtout lorsqu'il n'y a pas encore fluctuation, mais que la tumeur est de nature à faire craindre un abcès. Convient autant dans les abcès *lymphatiques* que dans les abcès *chauds*, et pour ceux des *amygdales* et des *gencives* ce médicament est quelquefois indispensable.

Mezereum, contre les abcès dans les parties *fibreuses* et *tendi-*

neuses, ainsi que contre ceux qui sont la suite d'un *abus de mercure.*

Phosphorus, lorsque, par suite d'une trop longue suppuration,
il y a *fièvre hectique,* ainsi que des ulcères fistuleux dans la partie
affectée. Convient particulièrement dans les abcès *lymphatiques* et
glandulaires des mamelons, etc.

Pulsatilla, lorsque les abcès *saignent facilement,* avec douleurs
lancinantes ou incisives; ou bien lorsqu'il y a *prurit,* ardeur et élancements dans les parties environnantes. Convient surtout aussi dans
les abcès qui se forment dans des parties affectées de *varices.*

Rhus, lorsque *le pus est sanguinolent et sanieux,* avec douleurs
lancinantes dans la tumeur, au toucher, et surtout dans les abcès
lymphatiques, particulièrement dans ceux des glandes *axillaires,* des
parotides, etc.

Silicea, toutes les fois qu'il y a suppuration opiniâtre et ulcération des abcès, surtout dans les parties *membraneuses, tendineuses*
et *glandulaires,* avec ou sans fistules, ainsi que sans ou avec fièvre hectique. Convient aussi tout particulièrement dans les abcès
lymphatiques.

Sulfur, toujours le médicament par excellence, lorsque, dans les
abcès *lymphatiques, froids* ou par *congestion,* les autres médicaments
indiqués restent sans effet, et tout particulièrement dans les abcès
glandulaires du cou, des aisselles, des aines, etc.

LOUPES ET KYSTES.

(Loupes, Athérome, Méliceris, Lipome, Stéatome, Ganglions, Grenouillette.)

§ 311. On entend par *loupes* (*lupia*) une espèce de tumeurs sous-
cutanées, indolentes, circonscrites, mobiles, susceptibles d'acquérir
un développement considérable quant à leur volume, et dont les unes
sont *enkystées,* les autres *non enkystées,* selon les matières que ces
tumeurs contiennent et la manière dont celle-ci est renfermée. On distingue plusieurs *variétés* de loupes, savoir :

1° Les *loupes tanneuses,* formées, selon les chirurgiens les plus
modernes, par l'oblitération du goulot d'un follicule cutané et l'a-
mas de la matière sébacée dans le follicule. Ce sont des tumeurs
enkystées qui, après avoir acquis un certain volume, s'ouvrent ordinairement au dehors, avec la formation de fistules intarissables ou
pour se reformer à mesure que de nouvelle matière s'y amasse.
Tantôt la matière que contiennent ces kystes est solide, ayant la
consistance du suif et une couleur blanche ou jaunâtre, ce qui forme
les loupes connues sous le nom d'**athéromes ;** tantôt elle est liquide,

plus ou moins jaune et onctueuse, ce qui constitue la loupe appelée **mélicéris.**

2° Les *loupes* **graisseuses,** tumeurs *non enkystées,* formées par l'hypertrophie du tissu *adipeux,* et caractérisées par le volume énorme qu'elles peuvent acquérir sans présenter aucune altération des tisssus, mais finissant souvent par devenir dures et lardacées, et prendre le caractère cancéreux. Au *premier degré* de cette affection, celui qui porte le nom de **lipome,** la tumeur présente une pesanteur spécifique peu considérable; on sent sur sa surface des bosselures arrondies et nombreuses, son tissu est mou et peu élastique, la graisse qui le forme est jaune, et les vaisseaux qui le nourrissent sont peu nombreux. Dans un *degré plus avancé,* au contraire, celui où la tumeur s'appelle **stéatome,** il y a déjà des altérations prononcées; le tissu est plus dense, la pesanteur spécifique plus considérable; la matière graisseuse a la couleur et la consistance du suif; les vaisseaux sanguins sont plus développés, et la tumeur montre une grande tendance à s'enflammer et à passer à l'état cancéreux.

§ 312. Ces tumeurs, contre lesquelles l'ancienne école n'a souvent pas d'autres moyens de traitement que l'ablation, se guérissent également très-bien par la *médication homœopathique* purement interne. Mais ce qui est quelquefois indispensable pour obtenir des résultats satisfaisants, c'est de n'employer les médicaments que dans les dernières atténuations (30 et plus éloignées encore), et de n'en faire prendre qu'une *seule dose* pour sept, huit, neuf semaines d'action. Les médicaments les plus efficaces sont en général : 1) *Baryt. calc.* — 2) *Graph. hep. nitr-ac. sabin. sulf.* — 3) *Agar. ant. caus. kal. mgs-arc. n-jugl. spong.*

Et en particulier :

Contre les *loupes* **tanneuses** ou **enkystées :** 1) *Calc.* —2) *Graph. hep. nitr-ac. sulf.* — 3) *Baryt. sabin. sil.* — 4) *Agar. ant. caus. kal. spong.*

Contre les *loupes* **non enkystées, graisseuses :** 1) *Baryt.* — 2) *Sabin.* — 3) *Ant. hep. sulf.;* — et peut-être encore : 4) *Calc. graph. nitr-ac. sil.* — 5) *Agar. caus. kal. spong.*

§ 313. **Ganglions.** — Il est encore une autre espèce de *tumeurs enkystées,* mais qui n'a rien de commun avec les *loupes,* outre le kyste; nous voulons parler des **ganglions.** Ce sont de petites tumeurs globuleuses, dures, indolentes, développées sur le trajet des tendons, sans changement de couleur à la peau, et formées par un fluide *albumineux* renfermé dans le kyste. Ces petites tumeurs sont de véritables hydropisies des membranes synoviales produites tantôt par une violence mécanique, tantôt par des causes arthritiques ou rhumatismales. L'ancienne école n'a d'autre moyen à leur opposer que l'*écrasement*, ce qui lui produit l'avantage d'y revenir souvent ; car la cause de ces tumeurs n'étant pas atteinte par un traitement semblable, elles ne tardent pas à se reformer à d'autres endroits. Les **médications internes** que prescrit l'homœopathie offrent, au contraire, l'avantage de faire cesser et l'effet et la cause. Les médicaments les plus efficaces sont en général : 1)*Arn. amm. rhus. sil.* — 2) *Phosph. phos-ac. plumb. zinc.*

Et lorsqu'ils sont produits par une **violence mécanique** ; 1) *Arn. rhus.* — 2) *Amm. phosph. sil.* — 3) *Phos-ac. plumb. zinc.*

Lorsqu'ils sont dus à des **causes internes** : 1) *Sil.* — 2) *Amm. phosph.* — 3) *Phos-ac. plumb. zinc.* — 4) *Arn. rhus.*

§ 314. Grenouillette. — On entend par *grenouillette (ranula)* une tumeur située au-dessous de la langue, aplatie, arrondie ou oblongue, molle, compressible, légèrement transparente, peu volumineuse et indolente au début, mais pouvant acquérir, dans l'espace de quelques mois, un volume tellement considérable qu'elle remplit presque entièrement la cavité buccale, renfermant un liquide visqueux, limpide, semblable à du blanc d'œuf. Autrefois, on croyait que cette tumeur tenait de la nature des loupes ou des tumeurs enkystées ; mais depuis les recherches de Munnicks, on sait qu'elle est due à l'obstruction, près de son orifice, d'un des conduits de Warton, et à la salive qui s'y amasse. — L'ancienne école n'a pas d'autre moyen de guérison que l'opération, laquelle n'empêche pourtant pas la tumeur de se former quelquefois de nouveau ; l'homœopathie a déjà guéri plus d'un cas par la seule médication interne. — Les principaux médicaments sont : 1) *Merc. thui.* — 2) *Amb. calc. staph.*

TUMEURS FONGUEUSES ET POLYPES.

§ 315. On a donné en pathologie le nom de **tumeurs fongueuses** à des affections bien différentes les unes des autres, et dont chacune porte aujourd'hui un autre nom et se trouve rangée dans une autre classe. Aussi ne les avons-nous réunies ici que pour en faire mention collective, en indiquant les endroits où nous les avons placées dans cet ouvrage. Les principales de ces *tumeurs fongueuses* ou *fongus* sont :

1° Le *fongus* **articulaire** ou la *tumeur blanche,* dont nous avons parlé au § 292, à l'occasion des **Lésions articulaires**.

2° Le *fongus* **hématode** ou la *tumeur sanguine*, dont nous avons parlé à l'article **Télangiectasies**.

3° Le *fongus* **médullaire** ou la *tumeur encéphaloïde*, dont nous parlerons ci-après dans l'article **Tumeurs squirrheuses cancéreuses**.

§ 316. **Polypes.** — Les *polypes* sont des excroissances charnues, fongueuses, fibreuses, etc., qui peuvent se développer sur toutes les membranes muqueuses ou se former dans le tissu cellulaire sous-muqueux. On en distingue aujourd'hui *cinq variétés*, savoir :

1° Les *polypes* **vésiculeux,** se composant d'un tissu mou, homogène, et contenant un liquide qui s'écoule lorsqu'on déchire le polype.

2° Les *polypes* **sarcomateux,** pouvant s'étendre jusqu'aux parties molles qui environnent les muqueuses, et même jusqu'aux cartilages et aux os ; on les trouve surtout aux fosses nasales, aux gencives, à l'utérus et au col de la matrice, et souvent ils se ramollissent, s'ulcèrent et suppurent.

3° Les *polypes* **granuleux,** apparaissant ordinairement en grand nombre sous la forme de grains blanchâtres, jaunes ou rosés, ressemblant quelquefois aux excroissances *sycosiques* connues sous le nom de *choux-fleurs*. Ils montrent une grande susceptibilité à dégénérer en cancer, et se montrent surtout à l'utérus et à la vessie.

4° Les *polypes* **fongueux,** occupant exclusivement les membranes muqueuses et offrant assez de ressemblance avec les polypes sarcomateux ulcérés. .

5° Les *polypes* **fibreux,** formés par l'hypertrophie du tissu albuginé, et se rencontrant le plus souvent au nez.

§ 317. Pour le **traitement** des polypes, au développement desquels l'ancienne école n'a pas d'autre remède à opposer que l'arrachement, l'excision, la ligature ou la cautérisation, les annales de notre doctrine prouvent à suffisance que la *médication interne*, moyennant des substances homœopathiquement appropriées aux cas donnés, ne laisse rien à désirer pour la guérison sûre et complète. Le traitement interne ne fournit point, il est vrai, des résultats aussi prompts que l'arrachement ; mais, en revanche, un polype guéri par la médication interne est éloigné pour toujours. Cependant le traitement des divers polypes n'est pas pour tous d'une facilité égale ; les polypes *fibreux, muqueux* et *sarcomateux* demandent quelquefois, surtout lorsqu'ils existent depuis longtemps, l'emploi des *plus hautes dynamisations* et l'*action prolongée* d'une seule dose comme condition *sine qua non* de la réussite. Et, en tous cas, l'examen de tous les autres symptômes et états morbides qu'offre le malade est presque constamment indispensable pour arrêter définitivement le choix du médicament. Les médicaments qui se rapportent le plus aux divers polypes sont en général : 1) *Calc. lyc. puls. staph.* — 2) *Con. merc.* — 3) *Phos-ac. puls.* — 4) *Aur. mez. petr. sil. thui.* — 5) *Ambr. ant. bell. graph. hep. natr-m. nitr-ac. sep. sulf. sulf-ac.*

Et en particulier :

Contre les *polypes* **vésiculeux**, manquent encore les observations.

Contre les *polypes* **sarcomateux** : 1) *Staph. thui.*, et peut-être encore : 2) *Lyc. merc. nitr-ac. phosph.*, et 3) l'un ou l'autre des médicaments indiqués plus haut.

Contre les *polypes* **granuleux** : 1) *Nitr-ac. staph. thui.* — 2) *Calc. lyc.*, et d'autres des médicaments cités plus haut.

Contre les *polypes* **fongueux** : 1) *Calc. lyc. merc. nitr-ac. staph. thui.* — 2) *Phosph. sep. sil. sulf.*

Contre les *polypes* **fibreux** : 1) *Calc. staph.* — 2) *Puls. teucr.* — 3) *Ars. lyc. petr. phosph. sep. sil. sulf. thui.*

TUMEURS SQUIRREUSES ET CANCÉREUSES.

§ 348. Nous avons déjà parlé des affections *cancéreuses* de la peau, mais il nous importe de jeter un coup d'œil sur le *cancer en général*, surtout comme l'ancienne école traite tous les *cancers* qu'elle peut atteindre par ses instruments, d'après les mêmes principes, nonobstant qu'ils soient *cutanés* ou non. Nous étant proposé d'indiquer le traitement *médical interne* pour toutes les affections que l'ancienne école soumet, comme les dermatoses, au *traitement externe*, nous ne pouvons donc laisser passer sous silence les affections cancéreuses en général. Le *cancer* est une maladie chronique qui désorganise tous les tissus où elle se développe, en les assimilant, qui s'étend progressivement, et ne tarde jamais à se déclarer dans un autre organe ou à reparaître à la même place lorsqu'on en a enlevé, par des moyens externes, les productions morbides. Parmi les diverses parties de la peau, ce sont surtout les lèvres et la face qui sont le siége le plus fréquent des affections cancéreuses ; mais, en général, cette maladie affecte de préférence les mamelles, l'utérus et les testicules ; elle est plus rare dans les organes internes, mais encore assez fréquente à l'estomac. Autrefois, on confondait souvent sous le nom de *cancer* plusieurs lésions essentiellement différentes sous le rapport anatomique ; mais aujourd'hui on ne donne ce nom qu'aux dégénérescences caractérisées par la présence de la *matière squirrheuse* ou de la *matière encéphaloïde*, produits morbides dont l'un ou l'autre se trouve toujours mêlé aux productions particulières du cancer. Dans les *cancers,* il peut donc y avoir *deux espèces de tumeurs* particulières, que l'on trouve souvent aussi réunies toutes deux dans une même affection, savoir :

1° La *tumeur* **squirrheuse,** tumeur dure, comme des cartilages, présentant à l'intérieur une substance d'un blanc bleuâtre ou grisâtre, un peu transparente, qui crie sous le scalpel qui l'incise. Ordinairement homogène, le squirrhe semble cependant présenter des masses divisées en lobules qu'unit un tissu cellulaire serré.

2° La *tumeur* **encéphaloïde** ou *fongus médullaire,* tumeur formée par le tissu cellulaire plus ou moins hypertrophié ou altéré, et dans lequel, par suite d'une sécrétion morbide, s'est déposée une matière inorganique, que l'on peut en faire sortir par la pression, et qui, par sa couleur et sa consistance, ressemble assez à la substance *médullaire* de l'*encéphale* d'un enfant. Quelques-uns regardent cette matière comme un tissu de formation nouvelle, développée de toutes pièces au sein des organes; d'autres pensent, au contraire, que cette matière n'offre d'apparence d'organisation que parce qu'il est resté au milieu d'elle quelques débris des cellules ou des vaisseaux du tissu dans lequel elle s'est développée. D'autres encore, les Anglais surtout, ont confondu le *fongus hématode* avec le *fongus médullaire,* et plusieurs chirurgiens le font encore aujourd'hui; mais il y a effectivement des différences énormes entre ces deux affections.

§ 319. Quant au **traitement** de ces affections, inutile de dire que, malgré tout ce que la *médication homœopathique interne* laisse encore à désirer pour beaucoup de cas, surtout de *cancers avancés,* les résultats obtenus par cette médication surpassent cependant de bien loin tout ce que les traitements externes et locaux de l'ancienne école ont pu produire jusqu'ici. Dans les affections qui se montrent *encore* à l'état de *squirrhe* ou de tumeur *encéphaloïde,* et même dans quelques cas de *cancer ouvert ,* on obtiendra toujours plus en n'ayant recours qu'aux *hautes* dynamisations et aux *doses éloignées.* Mais il est un fait auquel on n'a pas fait assez attention jusqu'ici. C'est que, de même qu'un morceau de levain fait lever toute la pâte , produisant dans celle-ci un travail chimique qui la transforme tout entière en vertu d'une espèce de contagion, de même aussi une seule dose donne lieu quelquefois à un travail curatif qui, par une espèce de *contagion successive ,* se communique d'organe à organe, jusqu'à pénétrer tout l'organisme. Mais , de même que dans le travail du levain, celui-ci

demande un certain temps pour s'accomplir, et que les additions de
nouvelles masses de levain ne font que déranger ce travail sans le
hâter ; de même aussi la contagion successive qui se propage d'organe
à organe, à la suite d'une seule dose médicamenteuse, demande un
temps absolument nécessaire pour parcourir l'organisme ; et ce temps
est quelquefois, pour l'action salutaire des médicaments dans les
affections chroniques, de huit à dix semaines. Et c'est cependant ce
travail contagieux qui est le plus salutaire de tous ; c'est celui qui guérit quelquefois plus sûrement et plus durablement que ne sauraient
le faire des bouteilles entières prises tous les jours. Ne faut-il pas aussi
du temps à un arbre pour qu'il grandisse, et, en lui donnant en un
jour ou pendant une semaine toute l'eau, tout l'engrais, enfin tous les
éléments dont il aura besoin pour arriver à son *état*, croit-on qu'on
ferait autre chose que le tuer, ou du moins retarder son développement ? Que l'on apprenne donc d'abord à être sobre dans l'administration des doses, dans les affections chroniques, et l'on obtiendra
certainement, dans le traitement des cancers aussi, plus de succès
qu'on n'en a obtenu jusqu'ici. Mais que, dans aucun cas, on n'es-
saye des applications *externes* ; toutes, sans exception, se vengent
cruellement par de nouveaux progrès que fait le mal.

§ 320. Les **médicaments** qui, selon les expériences cliniques
faites jusqu'ici, et selon les analogies pharmaco-dynamiques, se rapportent le plus aux affections cancéreuses, sont en général : 1) *Ars.
con. graph. kreos. sil. sulf.*—2) *Bell. calc. carb-an. carb-veg. cic. hep.
lach. sep. staph.*— 3) *Aur. chin. clem. iod. lyc. merc. phosph. thui.*—
4) *Arn. cham. coloc. nitr-ac. n-vom. puls.* — 5) *Agn. cupr. dulc. kali.
magn-m. phos-ac. rhus. squill. sulf-ac. zinc.*

Et, en particulier :

Contre le **squirrhe :** 1) *Bell. con. sep. sil.*— 2) *Carb-an. carb-veg.
phosph. staph. sulf.*— 3) *Bry. cham. chin. graph. lyc. magn-m. puls.
rhus.* — 4) *Agn. arn. kal. merc. natr. nitr-ac. squill. thui.*

Contre les tumeurs **encéphaloïdes** : 1) *Carb-an. phosph. thui.*—
2) *Bell. sil. sulf.*

Contre le *cancer* **ouvert :** 1) *Ars. con. sil. sulf.* — 2) *Aur. bell.
calc. hep. lach. merc. nitr-ac. sep. staph. thui.*, sans exclure aucun
des autres médicaments cités plus haut.

ULCÈRES.

§ 321. L'*ulcère* est une solution de continuité des parties molles,
plus ou moins ancienne, accompagnée de suppuration, et entretenue

par un vice local ou par une cause interne. Il se distingue de la *plaie* en ce que celle-ci est toujours la suite d'une action mécanique, et une affection idiopathique qui tend à la guérison, tandis que l'ulcère est la suite d'une cause interne et un phénomène purement symptomatique qui tend à prendre plus d'extension. Selon les diverses complications générales ou locales qui peuvent contribuer à la formation d'un ulcère, on distingue *plusieurs espèces* de ces solutions de continuité; savoir :

a) Relativement à leurs formes anatomiques :

1° Les *ulcères* **fistuleux**, formés et entretenus par le décollement de la peau ou par l'isolement des muscles, qui ont été séparés les uns des autres par la suppuration ou la gangrène.

2° Les *ulcères* **calleux**, caractérisés par le bord épais, cartilagineux, blanchâtre, sec et indolent, qui les entoure, et dont la callosité s'étend quelquefois sur tout l'ulcère.

3° Les *ulcères* **variqueux**, qui sont presque toujours superficiels, ovalaires, à fond bleuâtre, à bord calleux, avec sécrétion séro-sanguinolente, peau brune, veines variqueuses et tuméfaction œdémateuse aux alentours.

4° Les *ulcères* **fongueux**, caractérisés par les excroissances dont ils sont couverts, et qui sont tantôt flasques, plus ou moins rouges, insensibles et saignant facilement; tantôt plus fermes, d'un rouge bleuâtre, et très-sensibles.

5° Les *ulcères* **verruqueux**, dont la surface est formée par un grand nombre de callosités coniques d'une nature dense, serrées, très-rapprochées les unes des autres, représentant en quelque sorte un velours de laine grossier ; ces végétations paraissent naître du derme ; l'épiderme qui entoure ces ulcères est épais, callé et même corné, quelquefois divisé par des fissures profondes.

6° Les *ulcères* **cancroïdes**, ulcères qui offrent la plupart des caractères des ulcères *cancéreux*, et qui ont cependant une autre nature ; ils occupent le plus fréquemment la peau et les origines des membranes muqueuses ; leur base et leurs bords sont durs et inégaux ; leur surface est rouge ou livide, grisâtre ou gangréneuse, tantôt lisse, tantôt rugueuse ; ils fournissent un pus ichoreux, âcre et fétide ; quelquefois ils sont rongeants, et toujours ils sont douloureux.

§ 322. Quant aux **complications générales** ou bien : *b*) la *nature* **pathologique** des ulcères, on en distingue ordinairement les variétés suivantes :

1° Les *ulcères* **atoniques**, soutenus par une faiblesse générale ou locale, qui se manifeste par la laxité de la fibre. Ils se montrent le plus souvent aux jambes, entourés de bords calleux et accompagnés de tuméfaction variqueuse ou œdémateuse des jambes.

2° Les *ulcères* **scorbutiques,** ulcères ordinairement plats, à bords bleuâtres, à fond sale, fongueux, saignant facilement; les parties voisines sont ordinairement œdémateuses; les ulcères sécrètent un ichor sanieux, entremêlé d'un sang noirâtre et très-fétide; souvent ils attaquent même les os.

3° Les *ulcères* **scrofuleux,** ulcères ordinairement indolents, à bords durs, inégaux, entourés d'une rougeur pâle ou violette, et ordinairement accompagnés de glandes engorgées.

4° Les *ulcères* **arthritiques,** ulcères superficiels, à base large, sécrétant un fluide séreux, abondant, corrosif et colorant le linge en noir; leurs bords sont irréguliers, pâles et durs; leur état s'aggrave par le mauvais temps.

5° Les *ulcères* **syphilitiques,** dont nous avons parlé à l'article *Syphilis.*

6° Les *ulcères* **psoriques** ou **impétigineux,** se formant à la suite des éruptions chroniques, des dartres, des teignes, etc.

7° Les *ulcères* **cachectiques,** produits par l'abus de certaines substances, telles que le *plomb,* le *mercure,* le *quinquina,* etc.

§ 323. Le **traitement** homœopathique des ulcères de toute espèce doit également se borner exclusivement à la *médication interne;* nulle application extérieure ne peut être permise; on doit s'en tenir; pour tous les cas, aux pansements secs. En outre, tout médicament doit être soigneusement adapté à tous les phénomènes généraux et constitutionnels que présentera le malade, joints aux phénomènes locaux qu'offrira l'ulcère. Ceci entendu, les médicaments que l'on doit presque toujours prendre les premiers en considération sont, en général : 1) *Ars. asa. hep. lach. lyc. merc. puls. sil. sulf.—2) Aur. bell. bry. calc. canth. carb-veg. clem. con. graph. nitr-ac. n-jugl. phosph. phos-ac. rhus. sang. sep. staph. thui. — 3) Acon. ant. arn. aur. baryt. carb-an. caus. cham. chel. chin. cupr. kreos. mezer. mur-ac. natr. petr. ran. ruta. sabin. sec. thui. — 4) Agn. alum. ambr. amm. anac. ang. arg. borax. bov. camph. cic. cin. cocc. coff. colch. croc. cycl. dig. dros. dulc. euphorb. guai. hyosc. ign. iod. ipec. kal. led. mgs-ars. mgs-aus. mang. natr-m. n-mosch. n-vom. par. plumb. ran-sul. samb. sass. selen. seneg. spong. squill. stram. stront. sulf-ac. tarax. veratr. zinc.*

Et en particulier :

Contre les *ulcères* **fistuleux :** 1) *Ant. calc. lyc. phosph. sil. sulf.*

— 2) *Asa. bell. carb-veg. caus. con. nitr-ac. puls. ruta.*—3) *Aur. hep. lach. sep. thui.*— 4) *Ars. bry. chel. clem. kreos. led. merc. natr. natr-m. phos-ac. sabin. selen. staph. stram.*

Contre les *ulcères* **calleux** : 1) *Ars. asa. lach. puls.* — 2) *Calc. carb-veg. caus. lyc. merc. n-jugl. petr. sang. sep. sil. sulf.* — 3) *Arn. bell. bry. carb-an. cham. cic. cin. clem. graph. hep. mez. natr. n-vom. phosph. phos-ac. ran. staph. thui.*

Contre les *ulcères* **variqueux :** 1) *Carb-veg. puls. sulf.* — 2) *Ars. caus. graph. lach. lyc.* — 3) *Cham. kreos. sil. tart.* — 4) *Arn. calc. n-vom. spig. thui. zinc.*

Contre les *ulcères* **fongueux :** 1) *Ars. carb-an. lach. merc. petr. sep. sil. sulf.* — 2) *Carb-veg. cham. clem. phosph. sang. staph. thui.* — 3) *Alum. ant. bell. caus. graph. kreos. sabin.*

Contre les *ulcères* **verruqueux :** 1) *Ars.* — 2) *Petr. sil.*

Contre les *ulcères* **cancroïdes :** 1) *Ars. con. lach. merc. sil. sulf.*— 2) *Aur. bell. calc. carb-an. carb-veg. hep. kreos. nitr-ac. rhus. sep. staph. thui.* — 3) *Ambr. ant. chel. chlor. clem. dulc. phosph. sass. spong. squill.*

En outre :

Contre les *ulcères* **atoniques :** 1) *Ars. lach. sil. sulf.* — 2) *Calc. carb-veg. graph. ipec. lyc. mur-ac. natr. phos-ac. puls. rut.* — 3) *amm-m. camph. carb-an. con. euphorb. iod. laur. nitr-ac. oleand. op. plumb. sep.* — 4) *Agn. anac. dulc. kal. mgs. mur-ac. phosph. rhus. sec. stram. zinc.*

Contre les *ulcères* **scorbutiques :** 1) *Ars. carb-an. carb-veg. lach. merc. mur-ac. staph. sulf.* — 2) *Amm. amm-m. asa. clem. con. hep. phosph. puls. sep. sil. thui.* — 3) *Alum. ambr. caps. caus. iod. kreos. natr-m. nitr-ac. n-vom. rut.* — 4) *Agn. ant. arg. aur. bell. borax. bov. bry. calc. canth. chin. cic. dulc. graph. kal. lyc. magn-m. nitr. n-mosch. petr. phos-ac. rhus. sabin. stann. sulf-ac. zinc.*

Contre les *ulcères* **scrofuleux :** 1) *Ars. bell. calc. carb-veg. lyc. mur-ac. sil. sulf.* — 2) *Aur. cist. graph. hep. lach. n-jugl. phosph.* — 3) *Baryt. bar-m. carb-an. clem. con. dulc. iod. merc. natr. nitr-ac. phos-ac. sep. thui.* — 4) *Alum. amm. ant. asa. borax. bovis. canth. kal. kreos. magn. magn-m. mez. nitr. ol-jec. petr. puls. ran. ran-scel. sulf-ac.*

Contre les *ulcères* **arthritiques :** 1) *Bry. chin. lyc. sulf.*— 2) *Calc. graph. rhus. staph.*

Contre les *ulcères* **syphilitiques :** 1) *Merc.*—2) *Aur. carb-veg. lach. nitr-ac. n-jugl.*—3) *Aur-m. carb-an. clem. lyc. phosph. phos-ac. sass. sep. staph. thui.*

Contre les *ulcères* **impétigineux :** 1) *Calc. clem. graph. lyc. merc.*

rhus. sep. sil. sulf. zinc. — 2) *Ars. con. dulc. natr. staph. zinc.* — 3) *Bell. cic. coco. cycl. hep. led. magn. natr-m. petr. puls. sass. spig. tarax. thui. veratr. viol-tr.*

▨Contre les *ulcères* **cachectiques**, et en particulier contre ceux produits par l'abus du **mercure** : 1) *Asa. aur. bell. carb-veg. hep. lach. lyc. nitr-ac. phos-ac. sep. sil. sulf. thui.* — 2) *Alum. amm. arn. calc. carb an. cham. chin. clem. graph. natr-m. phosph. sass. staph.*

. Enfin :

En ce qui regarde les **symptômes locaux** *accidentels* qui peuvent être observés aux ulcères, et fournir des indications importantes pour le choix des médicaments, *voy.* **Ulcérations** dans le *Répertoire*, et *comp.*, en outre, les articles **Cancer, Gangrène**, etc.

TUMÉFACTIONS OEDÉMATEUSES ET ANASARQUE.

§ 324. Les *tuméfactions œdémateuses* sont le produit d'une infiltration séreuse dans le tissu cellulaire, qui prend le nom d'**œdème** lorsqu'elle n'est que *partielle*, et celui d'**anasarque** lorsqu'elle est générale, ou du moins très-étendue. Souvent ce phénomène n'est que *secondaire* ou *symptomatique*, comme, par exemple, l'anasarque qui survient dans la dernière période d'une lésion organique du cœur, du poumon, du foie, etc. Mais souvent aussi elle est *primitive* ou *idiopathique*, comme, par exemple, à la suite d'un exanthème répercuté, d'une forte perte de sang, etc., et dans ce cas elle peut être ou *active* ou *passive*. La première, que l'on nomme aussi anasarque *sthénique*, est produite par une exhalation surabondante de sérosités ; la seconde, par une absorption trop peu active de cette humeur. Dans l'anasarque *sthénique*, qui est ordinairement aiguë, le pouls est presque toujours dur, plein et fort ; la pression du doigt ne laisse point d'empreinte sensible ; la peau conserve ordinairement sa température et sa couleur rosée naturelles. Dans l'anasarque *asthénique*, au contraire, la peau est froide, pâle et d'un blanc laiteux ; l'impression du doigt se conserve longtemps ; le pouls est petit, mou et lent. Elle est, en outre, ordinairement chronique, et commence, dans la plupart des cas, par les extrémités inférieures, d'où elle s'étend peu à peu à toute la peau ; mais quelquefois aussi elle se manifeste d'abord par la bouffissure de la face ou de quelque autre partie du corps. C'est ordinairement aux parties dont le tissu cellulaire est le moins dense, telles que le dos des mains et des pieds, la face, les paupières, le prépuce, le scrotum et le pénis, que l'enflure est le plus prononcée ; ces enflures contrastent quelquefois d'une manière frappante avec l'amaigrissement simultané de la face, des mains, de la poitrine, etc.

Vers la fin, il se manifeste des taches rouges qui s'étendent; la couleur de la peau devient livide, brunâtre ou noirâtre ; il se forme des ecchymoses, des phlyctènes et même des croûtes gangréneuses.

§ 325. Quant au *traitement* de cette maladie, il est clair que nous ne pouvons entrer ici dans tous les détails qu'exigerait la thérapeutique des anasarques *symptomatiques,* attendu que, pour cela, il faudrait en même temps exposer le traitement de toutes les lésions organiques dont cette espèce d'anasarque peut être la suite. Nous nous bornerons donc absolument à ne donner quelques indications que pour le traitement de l'anasarque **primitive** ou **idiopatique.** Dans l'anasarque aiguë, l'on réussira toujours très-bien à l'aide de quelques médicaments bien appropriés à tout l'état du malade; l'anasarque *chronique* est, il est vrai, plus difficilement curable; mais, en ne négligeant point de choisir parmi les médicaments indiqués ci-après celui qui répond le mieux à tous les phénomènes morbides que présente l'individu atteint, on parviendra encore, dans bien des cas, à une guérison qui, si elle n'est pas toujours prompte, sera au moins durable.

Les principaux médicaments parmi lesquels on choisira constamment avec le plus de succès, selon les diverses circonstances et causes, sont en général : 1) *Ars. dig. hell. squill.* — 2) *Ant. chin. colch. led. oleand. op. prun. puls. seneg. sulf.* — 3) *Acon. bell. bism. canth. dulc. euph. ferr. iod. kal. lach. lyc. merc. nitr-ac. n-mosch. phos-ac. plumb. puls. ruta. sabin. samb. sep. sil. veratr.* — 4) *Aur. camph. con. mez. nitr. secal. verb.*

Dans l'**anasarque aiguë,** on trouvera souvent préférables : 1) *Ant. ars. colch. dig. ferr. hell. kal. led. merc. oleand. squill.* — 2) *Acon. bell. bry. canth. chin. dulc. kal. mez. prun. puls. seneg.* — 3) L'un ou l'autre des médicaments indiqués ci-dessus, selon les circonstances particulières.

Dans l'anasarque **chronique,** les médicaments qui occupent ordinairement le premier rang sont : 1) *Sulf. ars. chin. hell. kal. lyc.*

Contre l'anasarque survenue à la suite d'un **exanthème,** on trouvera ordinairement d'un grand secours : 1) *Ars. hell. dig.* — 2) *Ant. arn. bell. phos-ac. seneg. sulf.*

Contre celle qui se manifesterait à la suite de fortes **évacuations sanguines :** *Chin. hell. ferr. phos-ac.*

Contre celle qui suit quelquefois l'abus du **quinquina :** *Ars. ferr. veratr. hep. sulf.*

Chez les personnes qui ont fait abus de **mercure :** *Chin. dulc. hell. sulf.*

§ 326. Quant aux anasarques partielles ou les divers **œdèmes,** nous ne citerons ici que ceux des *paupières*, des *genoux*, des *pieds*, des *grandes lèvres* et du *scrotum*, attendu que les autres sont ordinairement trop liés à la maladie constitutionnelle pour pouvoir être considérés à part.

Contre l'œdème des **paupières,** les principaux médicaments sont : 1) *Ars. kal. phos. sep.*—2) *Bry. cham. ferr. n-vom. oleand. puls. rhab. ruta.*

Contre l'œdème des **pieds :** 1) *Ferr. kal. led. puls. sulf.* — 2) *Ars. asa. bry. chin. dig. graph. kal. lach. led. natr. natr-m. petr. phos. phos-ac. puls. rhus. sep. sil. stann. stront. sulf.*

Contre celui des **grandes lèvres :** 1) *Sulf. merc. hell.* — 2) *Bry. arn. dulc. colch.*

Contre celui du **scrotum** (*hydrocèle*) : *Graph. puls. sil. rhod. sulf.*

Voyez du reste aussi, dans le *Répertoire*, les articles **Gonflement,** etc.

DIVERS FLUX ET SÉCRÉTIONS MORBIDES.

§ 327. Il est encore certains *flux morbides* et certaines *sécrétions anormales* que nous ne saurions non plus laisser passer sans en faire mention, attendu que la plupart de ces affections sont encore soumises, dans la pratique de l'ancienne école, aux *traitements locaux externes*. Nous avons du reste déjà mentionné plusieurs de ces flux à l'occasion des affections qui peuvent y donner lieu, mais nous les passerons ici encore une fois en revue dans leur ensemble. Ce sont :

1° Le *flux* **sébacé,** dont nous avons parlé à l'article *Tannes*.

2° Les *flux* **muqueux,** dont nous avons fait mention à l'occasion des affections des *membranes muqueuses*.

3° Les *flux* **purulents** ou les **suppurations** qui se joignent à certaines dermatoses, aux ulcères, aux abcès, etc.

4° Les *flux* **sanguins** ou les **hémorrhagies.**

5° Quelques *flux* **particuliers,** tels que les flux *céruminal*, *salivaire*, etc.

La guérison de toutes ces sécrétions et de tous ces flux peut être obtenue par la *médication interne exclusive;* mais ce qu'il importe avant tout, c'est de choisir les médicaments, dans ces cas, non-seulement selon les symptômes locaux et généraux que présentera le malade, mais encore selon les divers caractères qui distinguent, dans un cas donné, la qualité du fluide sécrété, par rapport à sa couleur, sa consistance, son odeur, etc. Nous avons fourni dans le *Répertoire*, au chapitre IV de la III° partie de cet ouvrage, sous le titre d'**Écoulements divers,** toutes les indications nécessaires au but, en sorte que nous n'avons rien de particulier à dire ici, et que nous pouvons renvoyer nos lecteurs aux indications du *Répertoire.*

DEUXIÈME PARTIE.

MATIÈRE MÉDICALE

DES SYMPTOMES DE LA PEAU
ET DES LÉSIONS EXTÉRIEURES.

Nota. Pour ne pas grossir outre mesure cet ouvrage, nous avons négligé, dans cette partie, 1° plusieurs médicaments qui, quoique offrant quelques symptômes cutanés, n'ont point une action assez marquée sur la peau ou ses tissus annexes, pour promettre un grand secours; 2° plusieurs symptômes locaux, lorsque ces symptômes se trouvaient déjà annotés d'une manière générale, et qu'ils n'avaient point en eux-mêmes un caractère assez tranché pour mériter d'être *répétés* à chacun des innombrables endroits où quelques observateurs ont cru devoir les répéter.

A cette classe de symptômes appartiennent principalement les expressions telles que *prurit, démangeaison*, etc., lorsque ces phénomènes qui abondent dans la pathogénésie de tous les médicaments n'ont point été caractérisés d'une manière plus circonstanciée. Mais dans la troisième partie de ce travail, le RÉPERTOIRE SYMPTOMATOLOGIQUE, rien n'a été négligé, ni même le médicament le plus dépourvu de symptômes cutanés, ni aucun symptôme, quelque insignifiant qu'il paraisse en lui-même, le lecteur trouvera là des indications aussi complètes que l'état de nos matières médicales française, allemande et américaine soient, jusqu'à présent, en état de les fournir.

A part ces répétitions négligées, les tableaux suivants contiennent, du reste, *tous les symptômes de la matière médicale, en détail*, et non pas seulement *en abrégé*, comme les contient notre Manuel. C'est en un mot TOUTE LA MATIÈRE MÉDICALE *des lésions cutanées et extérieures* que l'on trouvera ci-après, telle qu'elle est contenue dans notre *grand Code pharmacodynamique allemand.*

ACON. — ACONITUM.

Fourmillement, prurit et exfoliation de la **Peau,** surtout aux parties malades. Picotements avec sensation d'excoriation à divers endroits; taches comme des piqûres de puce, surtout à la face et aux mains; boutons rouges, larges et pruriteux, remplis d'un liquide corrosif; °gonflement et chaleur brûlante des parties lésées; °gonflement rouge, chaud et luisant des parties affectées par la goutte ou le rhumatisme; *couleur jaune de la peau; noirceur de toutes les parties du corps, avec gonflement du ventre, yeux proéminents et langue sortie de la bouche; °rougeole et *pourpre miliaire*, avec violente fièvre; °roséole; °éruptions miliaires, surtout chez les enfants et les nourrissons aussi; ° *éruptions urticaires;* °période éruptive de la petite vérole; ° *érysipèle inflammatoire* avec violente fièvre.

A la **Tête,** fourmillement; bouffisure de la face et du front.—**Yeux* enflammés, avec *gonflement rouge, dur et douloureusement tensif des paupières.*—*A la* **face,** sensation de gonflement (aux joues), avec douleur fourmillante. — Prurit aux **parties génitales** et au prépuce.

AGAR. — AGARICUS.

Prurit par **Toute la peau** du corps; picotement et brûlement à divers endroits; **prurit, brûlement et rougeur çà et là, comme par des engelures; éruptions comme des grains de millet,* blanchâtres, en groupes serrés, et avec prurit violent.

Cuir chevelu *douloureusement sensible, comme ulcéré,* surtout au vertex, avec tiraillement aigu et exacerbation en appuyant dessus; après s'être gratté, sensation d'un froid glacial au cuir chevelu; prurit au cuir chevelu, surtout le matin, après s'être levé, et amélioré après s'être gratté; boutons au cuir chevelu. — **Paupières** gonflées. — Aux **Oreilles,** *ainsi que dans et derrière les oreilles, prurit,* forçant à frotter et suivi de rougeur avec excoriation; *prurit, rougeur et ardeur, comme par des* engelures; boutons et prurit au côté postérieur de la conque.— Au **Nez,** prurit, chatouillement et fourmillements forçant à frotter; ardeur, excoriation et inflammation des parois intérieures du nez.

A la **Face,** *ardeur,* parfois avec *prurit et rougeur, comme par des engelures;* prurit à la région des favoris; *boutons prurileux au front* et aux coins de la bouche. — Au **Ventre,** prurit la nuit, avec peau pleine d'aspérités, et se passant le matin, après avoir transpiré. — A l'**Anus,** prurit, forçant à se gratter. — Aux **Parties génitales,** prurit à la partie velue, ainsi qu'au prépuce et au scrotum; prurit chatouillant à la vulve.—A la **Poitrine,** ainsi qu'aux mamelons, prurit brûlant et boutons. —Au **Dos,** chatouillement et prurit brûlant; furoncle à la fesse droite. — Aux **Extrémités,** *prurit chatouillant* ou brûlant; **rougeur et ardeur aux doigts et aux orteils, comme par des engelures;* ardeur au-dessus du poignet gauche, comme à la suite d'une brûlure; *papules blanchâtres de la grosseur d'un grain de millet, avec desquamation furfuracée, précédées de prurit ardent qui force à se gratter,* aux avant-bras et aux jambes; boutons enflammés de la grosseur d'un grain de millet au dos de la main; brûlement et fourmillement à l'index, comme s'il allait survenir un *panaris,* avec blanchissement fréquent du doigt qui est très-sensible au froid; douleur d'excoriation à l'orteil et dans le cor; bouton cuisant à la cuisse, avec ardeur après s'être gratté.

AGN. — AGNUS CASTUS.

Prurit picotant ou rongeant, à divers endroits, forçant à se gratter et revenant bientôt après; prurit ou picotement cuisant au **Cuir chevelu,** au front, aux sourcils, etc., surtout le soir et pendant le sommeil; prurit rongeant au-dessous des **yeux** et aux paupières, au bout du nez, aux joues et au menton. — °*Ulcères à la bouche et aux gencives?*; Rougeur du voile du palais et de la luette. — Prurit rongeant au périnée et aux parties génitales. — °*Nodosités arthritiques aux doigts.*

ALUM. — ALUMINA.

Fort prurit par tout le corps, parfois picotant ou rongeant, le plus souvent à la face, au dos, au ventre, *surtout le soir au lit,* en s'échauffant, parfois forçant à se gratter jusqu'au sang, ce qui devient alors douloureux; *les dartres deviennent pruriteuses,* surtout *vers le soir,* et augmentent en nombre; miliaire très-pruriteuse aux bras et aux jambes, saignant après avoir gratté. — Les plus petites lésions deviennent cuisantes et s'enflamment; °*rhagades;* °*croûtes suintantes et dartres rongeantes;* °*impétigo?;* exacerbation des dermatoses à chaque nouvelle ou pleine lune.

Au **Cuir chevelu,** sensation comme si quelque chose rampait entre la chair et la peau; °*squames pruriteuses au cuir chevelu;* fourmillement et *prurit à la tête,* forçant à se gratter jusqu'au sang; boutons au front, au cou et derrière l'oreille droite; °croûtes suintantes aux tempes; chute, sécheresse et *aridité des cheveux,* avec douleur d'excoriation en y touchant. — *Prurit aux* **Yeux,** aux paupières et aux angles; ardeur aux paupières, le soir, avec sécheresse; bouton picotant à la paupière inférieure; souvent un commencement d'orgelet à la paupière supérieure; chute des cils. — *Prurit aux* **Oreilles,** ainsi que derrière, devant et en dedans, ou bien aux lobes; vésicule séreuse, transparente, à l'oreille droite; écoulement purulent de l'oreille droite. — Au **Nez,** prurit et ardeur; *narines excoriées, ulcérées et croûteuses;* furoncle et boutons brûlants et picotants au nez; *gonflement et rougeur du nez* ou de la cloison, avec augmentation de la douleur vers le soir et élancement au froid; °*nez douloureux au toucher;* gonflement dur d'une aile; °*ulcération de la muqueuse des narines,* avec douleur à la racine du nez et dans les sinus frontaux. — A la **Face,** rougeur cuivrée, comme chez les ivrognes; tension dans la peau du visage, comme si du blanc d'œuf séchait dessus; tache rouge, douloureuse, à la joue gauche; peau de la face rugueuse, surtout au front; °*bosses tuberculeuses à la face;*

fourmillement à la face ; sensation d'une toile d'araignée autour du menton ; *fort prurit à la face,* au front, aux joues, autour des yeux et au menton ; boutons à la face comme des grains de millet, précédés de prurit qui force à se gratter ; vésicules confluentes au front, au nez, aux coins de la bouche ; *boutons à la joue droite,* petits, rouges, rugueux et sans douleur, ou bien avec douleur d'excoriation au toucher ; petits boutons au menton ; papules au front et à la joue droite ; furoncles fréquents à la joue gauche ; gonflement des **Lèvres,** avec éruption de petites vésicules ; croûtes à la lèvre inférieure ; vésicule de la grosseur d'un pois à la face interne de la lèvre ; exfoliation des lèvres, avec sécheresse *et gerçures.*

Aux **Gencives,** ulcère suintant du sang d'un goût salé ; *gonflement des gencives.* — Dans la **Bouche,** beaucoup de petits ulcères, avec douleur de brûlure ou d'excoriation au palais, dans la bouche, à la langue et aux gencives. — A l'**Anus** et au périnée, prurit brûlant, et sensation comme si la partie entre l'anus et le scrotum était enflammée ; sueur au périnée, avec prurit violent et qui augmente par le frottement. — **Prépuce** excorié à sa face interne, avec sécrétion abondante derrière le gland ; prurit au scrotum. — A la **Poitrine,** prurit et fourmillement, parfois avec prurit et vésicules brûlantes après s'être gratté ; pustules à la poitrine et au cou, avec douleur brûlante, face d'un rouge ardent et frissonnement au corps ; ° prurit aux mamelons.

Au **Dos,** prurit brûlant ou formicant ; *prurit comme par des piqûres de puce, à la nuque, au cou et à la poitrine,* parfois avec des papules dures sous la peau ; vésicules à la gorge ; boutons au dos.—Aux **Bras,** gonflement rouge avec des élancements violents ; petites papules aux épaules, avec des vésicules au milieu, et ardeur vers le soir ; *mains rugueuses, gercées et saignant facilement ;* petite tache rouge derrière le pouce et l'index, avec desquamation furfuracée de la main, précédée d'un prurit violent ; *formication dans les doigts,* avec *rongement sous les ongles ;* gonflement des doigts ; *prurit aux doigts* et aux articulations, augmenté par le frottement, ou bien suivi de douleurs ostéocopes ; *propension des bouts des doigts à s'ulcérer,* avec douleurs lancinantes ; *panaris ;* ongles cassants. — **Extrémités inférieures :** furoncle à la hanche droite ; prurit et éruptions au côté intérieur des cuisses ; prurit et formication aux mollets, le soir, après le souper ; prurit picotant et formicant à la plante des pieds : *sensibilité douloureuse de la plante des pieds,* comme si elle était gonflée ; les anciens durillons aux pieds deviennent très-sensibles ; *prurit et rougeur aux orteils, comme par des engelures,* parfois avec formication, ou avec douleur en appuyant dessus, ou bien le soir, et augmenté après s'être gratté; dartres entre les orteils; *cors très-douloureux*, parfois *avec douleurs lancinantes*.

AMBR. — AMBRA GRISEA.

* *Torpeur et engourdissement de* **Toute la peau** *du* corps, le matin au réveil; **prurit et brûlement à divers endroits,* °comme par la gale; la gale et les dartres répercutées reparaissent; °dartres brûlantes; °sécheresse de la peau du corps. — * *Douleur d'excoriation, au toucher,* au **Cuir chevelu** *et au front avec des boutons;* **chute des cheveux.* — Prurit autour des **Yeux** *et aux paupières,* comme s'il allait se former un orgelet. — A la **Face,** taches rouges; prurit formicant à la face et aux oreilles; boutons à la face et dans la région des favoris, avec prurit. — Dans la **Bouche,** vésicules, avec douleur comme après s'être brûlé; tumeurs sous la langue, comme de petites excroissances, avec douleur d'excoriation; excoriation dans la gorge. — A l'**Anus,** prurit, cuisson et picotement, se dissipant après s'être gratté. — Au-dessus des **Parties génitales,** bouton pruriteux; prurit *violent à la vulve,* avec douleur d'excoriation; gonflement et excoriation des grandes lèvres. — Le soir, gonflement et roideur des **Doigts** et des articulations; dartre pruriteuse entre le pouce et l'index; douleur d'excoriation d'une verrue au doigt. — Au **Tibia,** taches douloureuses; **douleur à la plante des pieds, comme par ulcération sous-cutanée,* en marchant; °gonflement des pieds; *prurit* aux genoux, aux orteils, à la plante des pieds, et aux jambes avec douleur d'excoriation; °élancements larges dans les engelures des orteils; douleur d'excoriation aux cors.

AMM. — AMMONIUM CARBONICUM.

Prurit à divers endroits, surtout le matin, se dissipant le plus souvent après s'être gratté, ou bien avec douleur brûlante après; éruption des vésicules et de boutons brûlants, ou de papules dures, précédée de prurit violent qui force à se gratter; boutons brûlants, de la grosseur d'un grain de millet, à la nuque et aux avant-bras; tubercules rouges et suppurants au cou et au coude, avec douleur incisive; * *éruptions miliaires,* °aiguës et chroniques, surtout aussi à l'avant-bras et au cou; *rougeur de toute la partie supérieure du corps, comme recouverte de scarlatine;* le matin, face tachetée, comme si une fièvre scarlatine allait se déclarer, précédée, la veille, de grande agitation, avec jactation et tête chaude, brûlante et bouffie, chez un enfant; °*fièvre scarlatine;* °une dartre indolente devient rouge, avec prurit brûlant, et disparaît; °*verrues;* les verrues s'enflamment et deviennent pruriteuses; °élancements et tiraillements brûlants dans les cors; excoriation de la peau dans le pli des articulations.

Au **Cuir chevelu,** fort prurit, surtout à l'occiput, et parfois avec sensibilité douloureuse en se grattant; sensibilité douloureuse des cheveux au toucher; °chute des cheveux.—Prurit au bord des **Paupières,** le matin, se dissipant par le frottement; inflammation d'un orgelet à la paupière supérieure droite, avec douleur tensive; *agglutination nocturne des paupières,* avec larmoiement le jour. — Prurit autour des **Oreilles;** °suppuration et prurit à l'oreille, avec dysécée. — °Prurit au **Nez;** gonflement, sensation d'excoriation et prurit dans la narine droite, avec fourmillement et écoulement d'eau; **boutons purulents* au nez et au bout du nez; vésicules à la cloison; furoncle suppurant au bout du nez; écoulement purulent du nez. — Contraction de la peau de la **Face** et du front; tension à la face, le matin au réveil, comme par gonflement; gonflement dur de la joue, ainsi que des glandes du cou et des parotides; °taches de rousseur; taches lichénoïdes, blanchâtres, lenticulaires, aux joues, avec desquamation; boutons et vésicules au front et au bout du nez; boutons purulents au front, à la tempe, aux joues et au menton; éruption comme des grains de millet autour du menton; °*éruption pruriante à la face et au corps,* avec engorgement des glandes du cou; prurit autour de la bouche; boutons brûlants à la **Lèvre** inférieure; vésicules brûlantes dans la partie rouge des lèvres; bulles au coin de la bouche et à la lèvre supérieure; *éruption dartreuse à la bouche et au menton,* avec desquamation et prurit; *coins de la bouche ulcérés; lèvres gercées, avec ardeur,* ou sèches et rugueuses, comme couvertes de vésicules; *gerçure brûlante et saignante* à la lèvre inférieure.

Dans la **Bouche,** vésicules douloureuses, brûlantes et blanchâtres à la face interne de la lèvre inférieure; *bulles et vésicules à la langue et à la face interne des joues,* parfois avec picotement brûlant; petits ulcères au bout de la langue, avec douleur d'excoriation à chaque mouvement; rougeur, inflammation et gonflement des parois de la cavité buccale.— Aux **Parties génitales,** *prurit fréquent,* surtout au scrotum; *excoriation entre les jambes,* à la vulve et à l'anus; *gonflement, prurit et ardeur à la vulve,* avec sensibilité douloureuse, surtout en urinant.

A la **Poitrine,** miliaire rouge et petits furoncles.—A l'**Omoplate** gauche, vésicules, avec picotement comme par des puces; petit furoncle à l'épaule. — Aux **Bras,** boutons; taches et papules rouges à l'avant-bras droit, apparaissant après un prurit violent, et qui devient brûlant après s'être gratté; Exfoliation de la peau à la paume des mains. — Aux **Extrémités inférieures,** petit furoncle dans le pli de l'aine ; grande tache bleuâtre et brûlante au-dessus du genou ; nodosité profondément dans la peau , douloureuse en appuyant dessus ; prurit fourmillant au grand orteil, comme par des engelures ; tiraillement lancinant à l'endroit d'une engelure d'autrefois ; chaleur brûlante au gros orteil, comme après s'être brûlé ; rougeur, endolorissement et gonflement du gros orteil, le soir au lit , avec gonflement de tout le pied.

AMM-M. — AMMONIUM MURIATICUM.

Prurit et cuisson çà et là , avec fort besoin de se gratter, *surtout le soir,* le plus souvent avant d'aller coucher, et se dissipant après ; petits boutons à la poitrine et aux avant-bras, précédés de prurit ; *miliaire,* particulièrement aux hanches, aux cuisses et aux jambes ; papules bulleuses à la poitrine et à la jambe gauche , avec ardeur après s'être gratté. — Au **Cuir chevelu,** prurit avec besoin continuel de se gratter ; le soir, boutons prurileux au côté droit de l'occiput. — Vésicules dans le blanc des **Yeux ,** avec rougeur et prurit aux yeux ; agglutination nocturne des paupières, avec ardeur aux ongles, le matin après s'être levé.—Aux **Oreilles,** boutons prurileux, avec besoin continuel de se gratter ; prurit à l'intérieur des deux oreilles , avec écoulement de cérumen. — **Nez** ulcéré au bord et à l'intérieur des narines ; gonflement du côté gauche du nez, avec croûtes sanguinolentes dans les narines. — A la **Face ,** éruptions ; boutons au front, précédés de prurit qui force à se gratter ; vésicules au côté gauche de la face ; dartres sèches, lichénoïdes, à la face ; gonflement de la joue, avec engorgement d'une glande sous-maxillaire et élancements pulsatifs.— **Lèvres** *gercées,* sèches et racornies ; plaque excoriée à la lèvre inférieure, avec douleur brûlante ; boutons prurileux et vésicules enflammées, purulentes , aux lèvres ; °coins de la bouche ulcérés ; vésicules brûlantes au bout de la langue. — Au **Ventre ,** éruption d'un gros furoncle.— A l'**Anus,** vésicules purulentes et *douleur d'excoriation* avec prurit. — A la **Poitrine,** taches rouges avec prurit brûlant, soulagé en appuyant dessus ; démangeaison à la poitrine comme par des puces, le soir, se dissipant après s'être gratté. — Au **Dos,** petite nodosité enflammée à l'omoplate droite ; prurit à la nuque, le soir, en se déshabillant ; furoncle tensif à l'épaule gauche.—Aux **Bras,** boutons prurileux et forçant à se gratter, à l'avant-bras gauche et dans le pli du coude ; gonflement du dos de la main gauche , avec prurit et douleur tractive ; petites vésicules pruriteuses au poignet, avec ardeur après s'être gratté ; grosses bulles et tubercules durs, profondément dans la peau, au poignet droit, avec prurit violent, ardeur après s'être gratté, et croûtes rouge brunâtre ; boutons pruriteux au dos de la main gauche, le soir et la nuit, avec desquamation ; exfoliation de la peau entre le pouce et l'index.

ANAC. — ANACARDIUM.

*Insensibilité de la peau à des irritants extérieurs ; prurit voluptueux, s'étendant plus loin après s'être gratté ; *prurit brûlant, augmenté après s'être gratté,* surtout aux parties malades, ou bien le soir, au lit, avec chaleur par tout le corps ; prurit rongeant et picotant, surtout au dos et aux cuisses, avec besoin de se gratter ; ardeur et picotement à la place d'une ancienne dartre pruriteuse ; douleur d'ulcération çà et là, avec sensibilité de la peau au toucher ; élancements à divers endroits de la peau. — Au **Cuir chevelu,** bosses de la grosseur d'une lentille, avec douleur d'excoriation en se grattant ; boutons à auréole rouge à la tempe gauche ; prurit au front et au cuir chevelu.—Aux **Oreilles,** *prurit avec écoulement* d'une matière brunâtre ; sensation d'excoriation derrière l'oreille ; gonflement douloureux de l'oreille. — *Au* **Nez** *et dans les narines, boutons purulents à auréole rouge,* parfois avec douleur d'excoriation au toucher. — A la **Face,** dartre squameuse, blanchâtre ; prurit au front ; boutons purulents, durs et rouges, au front et dans le coin du nez, avec douleur d'excoriation ; peau rugueuse, dartreuse, autour de la bouche, avec prurit formicant ; suppuration et endolorissement au-dessous du menton, à la place d'un ancien furoncle.—*Prurit à l'***Anus,** particulièrement aussi après le coït. — °Prurit et excoriation à la vulve, avec flueurs blanches. — Prurit à la poitrine. — Aux **Mains,** *prurit nocturne à la paume des mains et aux doigts, avec sensation agréable en se grattant,* et suivi de boutons à l'index ; verrues par toute la main, même à la paume ; boutons purulents, à auréole rouge, à l'index, avec prurit picotant et voluptueux, exsudation de lymphe rouge et blanchâtre, et formation finale d'une croûte sous laquelle il se forme un bouchon purulent.—Aux **Jambes,** éruption pruriteuse autour des genoux, jusqu'aux mollets ; prurit grattant au cou-de-pied.

ANG. — ANGUSTURA VERA.

Ulcères qui attaquent les os et les percent jusqu'à la moelle. — Prurit au prépuce et au scrotum.

ANTHR. — ANTHROKOKALI.

Activité de la peau augmentée ; éruptions urticaires ; *érysipèles chroniques ;* boutons purulents tuberculeux , avec prurit violent , sortis pendant la nuit , et disparaissant dans la journée.

ANT. — ANTIMONIUM CRUDUM.

Prurit, particulièrement à la poitrine, au cou, au dos, aux membres ; élancements pruriteux aux bras et à la fesse ; boutons apparaissant la nuit, pruriteux à la chaleur du lit et ôtant le sommeil ; boutons rouges, vésiculeux , ressemblant aux *varicelles conoïdes ,* avec élancement en appuyant dessus ; boutons purulents , avec des croûtes jaunâtres ou brunâtres ; points rouges, avec de petites gouttelettes blanchâtres au milieu ; éruptions miliaires ; bosses blanchâtres , avec auréole rouge, comme l'urticaire, avec ardeur et picotement, surtout à la face et aux membres, jusqu'aux doigts, avec gonflement de ces derniers ; soif violente et envie de vomir ; *bosses et vésicules, comme par des piqûres d'insectes, surtout à la face* et aux articulations ; taches brunâtres, comme des *éphélides hépatiques,* surtout aux bras ; °*taches de rousseur ;* * *ongles difformes et décolorés ;* °difformités de la peau ; °excroissances calleuses ; °cors ; °fongus articulaire ; °gonflement rouge et chaud des parties affectées par la goutte ; °ulcères fistuleux.

Au **Cuir chevelu,** °prurit pénible ; papules de la grosseur d'une lentille , avec douleur en appuyant dessus , et fourmillement autour ; bouton rouge et dur à la tempe gauche, avec douleur d'excoriation au toucher ; bosse dure et rouge à chaque côté du front , avec prurit comme de l'urticaire ; papule blanche au-dessus des sourcils, douloureuse seulement au toucher. — °Chute des cheveux. — ***Paupières rouges et enflammées,** avec agglutination nocturne. — **Oreille** gauche gonflée , avec ardeur comme après une piqûre de cousin ; gonflement pruriteux de la conque. — **Narines** *enflammées, excoriées, gercées et douloureuses.* — *A la* **Face,** *beaucoup de boutons,* parfois rouges et purulents , avec douleur en appuyant dessus , ou bien semblables à des varicelles conoïdes ; boutons plats, pruriteux, et *croûtes jaunâtres aux joues et près du menton ;* urticaire miliaire aux joues ; grains jaunes de miel au menton et au-dessous, avec douleur d'excoriation en passant la main dessus ; *commissures des* **Lèvres** *gercées, avec douleur d'excoriation ;* petits points rouges entremêlés de gouttelettes blanchâtres au-dessus du coin de la bouche. — Vésicules sur la langue.

Furoncle au **Périnée,** avec tiraillement dans les cordons spermatiques ; prurit à la **Verge** et au bout du gland. — *A la* **Poitrine,** boutons et *prurit*, surtout la nuit; petits points rouges, pruriteux, et sans amélioration par le frottement; douleur d'excoriation et sensibilité de la peau, comme après des vésicatoires.—*Au* **Dos,** *prurit violent* et opiniâtre; boutons rouges à l'épaule droite; miliaire aux omoplates, jusqu'à la nuque et derrière les oreilles; vésicules rouges, comme d'un eczéma, avec points jaunâtres, et suivies de desquamation; taches hépatiques brunâtres aux deux épaules; tubercule dur, gros comme un petit pois, sous la peau de la nuque; boutons purulents au-dessous du cou. — Aux **Bras,** taches brunâtres comme des éphélides hépatiques; bosses rougeâtres, comme des piqûres d'insectes, apres s'être gratté; miliaire aux bras; boutons avec prurit rongeant, dans le pli du coude et à la paume des mains; gros boutons ou bulles, aux poignets; boutons comme ceux de la gale, au pouce, avec croûte brunâtre.—Aux **Jambes,** taches bleuâtres; bosses blanchâtres, grosses comme une lentille, et avec auréole rouge, apparaissant avec prurit; bouton plat, jaunâtre, à la cuisse, précédé de prurit qui force à se gratter; bulles, boutons rouges, conoïdes, et bosses comme par piqûre d'insecte au genou; prurit aux malléoles, avec tache rouge après s'être gratté; engelures aux pieds, en été, avec douleur et rougeur; **plaques calleuses au point de la naissance des orteils ;* gangrène du pied, avec élancements et tiraillements brûlants; °*cors aux pieds,* parfois avec douleur de contusion.

ARG. — ARGENTUM FOLIATUM.

Prurit formicant, comme causé par des puces ou des poux, à la tête et par tout le corps; prurit brûlant, surtout à la face et aux mains. — Bouton à la tempe, avec douleur d'excoriation au toucher. — Prurit aux oreilles ou aux lobes, parfois rongeant, ou forçant à se gratter jusqu'au sang. — Gonflement de la lèvre supérieure, immédiatement au-dessous du nez. — Excroissances verruqueuses.

ARG-N. — ARGENTUM NITRICUM.

Prurit nocturne, parfois picotant ou rongeant, et empêchant de dormir; *petits boutons pruriteux, çà et là, semblables à ceux de la gale,* saignant parfois et se couvrant de croûtes sanguinolentes; ecthyma pustuleux, à la suite d'applications extérieures. — Le fait de *la coloration de la peau (argyria),* que l'on dit être produite parfois par des doses massives de nitrate d'argent prises à l'intérieur, *est positivement rejeté comme une fable,* par Hebra de Vienne.

ARN. — ARNICA.

Picotement à la peau, surtout au nez, aux paupières, aux sourcils, aux mains et aux doigts; prurit picotant et brûlant en se couchant pour la sieste, et disparaissant promptement après s'être gratté; éruptions miliaires et pustuleuses; * *beaucoup de petits furoncles;* ° gonflement chaud, dur et luisant des parties malades; ° *taches rouges et bleuâtres, comme des ecchymoses;* ° piqûres d'insectes, ° *blessures de toute espèce et écorchures;* °*décubitus des poitrinaires;* ° *brûlures;* °*cors.* — **Cuir chevelu** comme adhérent et immobile; prurit picotant au cuir chevelu; boutons purulents au côté du front; sensation comme si les téguments du front étaient ecchymosés. — Au **Nez** et au-dessous, boutons purulents, avec cuisson; * gonflement du nez; narines enflammées et ulcérées. — A la **Face,** éruption pustuleuse, surtout aux joues et au-dessous des yeux; * *gonflement chaud, rouge, dur et luisant de la joue.*—**Lèvres** *gercées* et gonflées; commissures des lèvres ulcérées; lèvre supérieure râpeuse, avec prurit; boutons aux deux côtés de la lèvre supérieure, rouges et tensifs. — **Parties génitales ;** nodosité indolore au scrotum; tache rouge, prurit et picotement au gland. — °Inflammation érysipélateuse des **Mamelles** et *excoriation des mamelons.* — A la **Nuque,** petit bouton, avec élancement et douleur d'excoriation au toucher.—A la **Main,** petit bouton entre le pouce et l'index, avec élancement comme par une écharde, au toucher.

ARS. — ARSENICUM ALBUM.

°Pâle couleur de la peau; * jaunisse; * *anasarque générale; gonflement de la face* et du corps; °gonflements inflammatoires avec douleurs brûlantes; exfoliation de la peau en larges squames; endolorissement de toute la peau du corps; ° *prurit, ardeur et prurit brûlant,* picotant ou formicant à la peau; °*frigidité et couleur bleuâtre de la peau,* °parfois avec sécheresse comme du parchemin.—Taches bleuâtres, surtout au ventre, aux parties génitales et dans le blanc des yeux; taches enflammées, semblables à la rougeole, surtout à la tête, à la face et au cou; * *taches comme des pétéchies,* causant parfois des douleurs, surtout le soir, et suintant après s'être gratté. — * *Éruptions miliaires,* parfois avec desquamation, ou rouges et comme scorbutiques; °miliaire blanche.— * *Éruptions urticaires.* — *Boutons* comme des grains de millet, avec des points blancs, même aux mains et aux pieds; *boutons pointus,* blancs, remplis de sérosité, *apparaissant avec prurit* et ardeur, comme des piqûres de cousin, surtout au ventre, aux mains et aux doigts; petits boutons, *avec brûlement violent* qui ne laisse de repos nulle part, surtout au front et au-dessous du menton ; *éruption galeuse*, fine, granuleuse et pruriteuse, surtout aux jarrets ; * *boutons purulents, rouges*, à la tête et aux favoris, *et se transformant en ulcères croûteux, brûlants et rongeants* ; ° petites bosses remplies de sang et de pus, avec douleurs violentes ; papules qui se guérissent difficilement ; petites bosses blanches, de la grosseur d'une lentille, de la couleur de la peau, avec cuisson nocturne ; * *pustules noires*, avec douleur violente, brûlante ; ° *tumeur gangréneuse* (charbon) ; * *dartres*, parfois rouges, raboteuses, avec vésicules et ardeur violente, surtout la nuit.—* **Ulcères :** *carcinomateux*, douloureux, surtout le matin ; * *avec douleurs brûlantes* en dedans et autour ; * *avec déchirement*, °surtout lorsque la partie affectée se refroidit ; * *ulcères gangréneux* ; ° *ulcères putrides* ; * à bords élevés ; ° *avec auréole rouge, luisante*, et fond lardacé ou d'un bleu noirâtre ; * avec un pus séreux et sanguinolent ; * *avec chair luxuriante, pus ichoreux et fétide*, et aspect putride, bleuâtre et verdâtre ; *avec croûtes minces et saignement facile* pendant le pansement ; avec suppuration arrêtée ; ° ulcères verruqueux. — ° Varices ; engelures ; ongles décolorés.

Cuir chevelu *douloureux au toucher*, comme ulcéré ; °tache brun rougeâtre à la bosse frontale gauche, ayant un point noir au centre, avec douleur violente, pleurs et gémissements, et sensibilité extrême au toucher ; * *prurit au cuir chevelu*, parfois rongeant, brûlant ou avec douleur d'ulcération ; *boutons croûteux au cuir chevelu, avec douleur comme ecchymosés au toucher ; boutons rouges innombrables ; * pustules brûlantes à la tête et à la face ; boutons remplis de sérosité sanguinolente, au front et aux tempes, avec douleur d'excoriation après avoir frotté ; ulcères rongeants et *croûtes suppurantes au cuir chevelu*, parfois jusqu'au milieu du front ; * *teigne*, parfois avec gonflement des glandes du cou et de la nuque ; * *gonflement, parfois énorme, de la tête* et de la face. — * **Yeux** *enflammés, avec rougeur et veines injectées ; gonflement inflammatoire des paupières ;* taies et *ulcères de la cornée* ; * *agglutination nocturne des paupières*. — **Nez** gonflé, avec douleur au toucher ; °gonflement tuberculeux dans la narine ; °desquamation furfuracée de l'épiderme ; ° cancer au nez.— *A la* **Face**, *gonflement élastique au-dessous des yeux, surtout le matin*, parfois avec évanouissement et vertiges ; gonflement dur, de la grosseur d'une noix, aux bosses frontales, plus forte le soir ; prurit forçant à se gratter jusqu'au sang ; papules et ulcères à la face, °ulcère verruqueux à la joue ; ° *cancer à la face* ; ° croûte de lait ; ° dartres furfuracées ; ° couperose. — * **Lèvres** *bleuâtres* ou * *tachetées de noir*, ou °*sèches et gercées* ; stries brunâtres dans la partie rouge, comme par une brûlure ; * *gonflement des lèvres*, surtout de la lèvre supérieure, et précédé de prurit brûlant et picotant; peau rouge et dartreuse autour de la bouche; * éruption au bord de la partie rouge, *éruption ulcérée ou brûlante autour de la bouche; *ulcération cancéreuse à la lèvre inférieure, avec croûte épaisse et fond lardacé; ulcère rongeant à la lèvre, douloureux le soir, au lit, empêchant de dormir la nuit, avec déchirement et cuisson le jour, pendant le mouvement, et surtout au toucher et au grand air.

Dans la **Bouche**, °aphthes; langue insensible, comme brûlée; °stomacace?—Au **Ventre,** ulcère au-dessus du nombril.—A l'**Anus,** prurit et cuisson douloureuse; prurit rongeant au périnée, forçant à se gratter.—Prurit aux **Parties génitales;** prurit brûlant ou picotant, qui force à se gratter, au prépuce, à la verge et au gland; * *inflammation et gonflement des parties, jusqu'à la gangrène,* et parfois très-douloureuse; gonflement rouge bleuâtre du gland, avec gerçures; °inflammation érysipélateuse du scrotum?

A la **Poitrine,** taches jaunâtres. — Au **Dos,** éruption incolore aux côtés, aux épaules et au cou; excoriation sous l'aisselle. — Aux **Bras,** °*pustules noires,* d'une odeur putride, avec *gonflement du bras;* papules aux mains; grosse bosse purulente entre le pouce et l'index, large, d'un rouge pâle, et douloureuse, surtout le soir; °ulcères brûlants au bout des doigts; ongles décolorés.— Entre les **Jambes,** excoriation pruriteuse; prurit rongeant aux cuisses, forçant à se gratter; °*dartre pruriteuse dans les jarrets; *ulcères aux jambes,* parfois *avec brûlement* ou avec élancement, ou bien avec croûte grisâtre et bords enflammés; * *gonflement des pieds,* parfois dur, rouge bleuâtre et très-douloureux, ou bien *chaud* et *luisant,* avec *taches rouges, brûlantes,* ou encore °avec bulles bleu noirâtre; peau de la plante des pieds insensible, épaisse comme du liége, avec rhagades; ampoules à la plante des pieds, comme par des vésicatoires, apparaissant la nuit, et suintant une eau fétide et d'un jaune clair; *ulcères à la plante des pieds et au talon, avec suppuration sanguinolente; °*ulcères rongeants au bout* des orteils.

ASA.—ASA FOETIDA.

°Gonflements chauds et d'un rouge foncé; °tumeurs froides; °*ulcères* à bords élevés et bleuâtres, ou bien *avec un pus ichoreux et fétide;* plaies d'un rouge ardent, couvertes d'une croûte de lymphe, douloureuses au toucher, et sécrétant un pus transparent comme de la lymphe; °*ulcères qui pénètrent jusqu'aux os et produisent la carie.* — °Écoulement purulent des **Oreilles,** avec dysécée, après avoir fait abus de mercure. — A la **Face,** gonflement de la commissure des lèvres; gonflement brûlant et picotant de la lèvre inférieure. — Au **Ventre,** prurit au-dessous du nombril; élancement pruriant au côté droit.

AUR. — AURUM FOLIATUM.

Fourmillement çà et là ; prurit au ventre, aux hanches, aux bras et aux poignets ; élancements pruriteux et brûlants comme des rayons ardents ; boutons purulents à la face, à la poitrine et au cou ; °dartres et ulcères scrofuleux? ; °rhagades ? ; °ulcères carcinomateux ? ; °ulcères mercuriels et syphilitiques? ; exostoses à la tête, aux bras et aux jambes. — °**Paupières** *rouges* et gonflées, avec orgelet; papule lisse au bord de la paupière inférieure. — Aux **Oreilles,** °écoulement d'un pus fétide, avec carie de l'apophyse mastoïde. — ***Nez** gonflé, avec rougeur et inflammation,* °et parfois avec desquamation ; °cancer au nez ? ; taches foncées, brun rougeâtre au nez, douloureuses au toucher ; enflure du nez après la promenade au grand air ; ** narines ulcérées, croûteuses, collées* et empêchant l'air de pénétrer ; **croûtes sèches jaunâtres, dans les narines ; °écoulement d'un pus fétide, jaune verdâtre ; °*ulcération carieuse du nez.* — A la **Face,** gonflement des os ; *gonflement des joues,* des lèvres et du nez ; *boutons purulents à la face ;* °éruption rouge au front et au nez, avec desquamation furfuracée ; vésicule brûlante à la partie rouge de la lèvre inférieure ; °**Lèvres** *gonflées et ulcérées ;* vésicules purulentes aux gencives ; ulcère aux gencives, avec gonflement de la joue. — Dans la **Bouche,** °*ulcères carieux, bleuâtres, au palais.* — Gonflement douloureux du bord de l'anus. — Bosses à la **Jambe,** devenant des nodosités grosses et dures après avoir frotté ; *nodosités sous la peau,* avec prurit insupportable, surtout en marchant ; bosses semblables à celles de *l'urticaire,* dures, brûlantes, d'un jaune pâle, et apparaissant surtout au grand air ; gonflement dur et rouge de la jambe, depuis la malléole jusqu'au mollet, produit par une légère pression de la botte ; prurit à la plante et au cou-de-pied, surtout en marchant.

AUR-M. — AURUM MURIATICUM.

Au **Nez,** ardeur, prurit et formication ; **rougeur et inflammation, avec desquamation* et prurit ; **gonflement rouge, avec narines ulcérées,* croûtes sèches, jaunâtre, et sensation d'obturation ; **écoulement d'un pus jaune verdâtre,* °avec mouchement de sang. — °*Lèvres ulcérées* et gonflées.

BARYT. — BARYTA CARBONICA.

En général : *Picotement, formication et brûlement à la peau, for-çant à se gratter, mais sans amélioration ; prurit,* surtout aussi le soir au lit ou la nuit, et principalement à la face, au dos et aux mains, *avec douleur violente après s'être gratté ;* petits boutons aux bras, aux han-ches, à la lèvre supérieure, au nez et au front ; excoriation et suinte-ment à divers endroits ; *vulnérabilité de la peau,* de légères lésions s'ulcèrent facilement, et suppurent parfois avec douleurs pulsatives et nocturnes ; °*verrues ;* °panaris ?; °loupes et tumeurs stéatodes.

Cuir chevelu douloureux au toucher ; tension de la peau du front après le repas, parfois avec douleur brûlante ; *chule des cheveux ;* °*alopécie ;* picotement qui force à se gratter, formication pruriteuse ; *prurit, et rongement au cuir chevelu ;* petits boutons aux côtés de la tête ; éruptions dartreuses, pruriteuses et brûlantes, et petits furon-cles au front ; éruptions et *croûtes au cuir chevelu, sèches* ou humides ; une ancienne bosse au cuir chevelu grossit, avec douleur comme ec-chymosée.—Aux **Yeux ,** éruption dans les sourcils droits, avec élance-ment au toucher ; prurit aux yeux et aux bords des paupières, *parfois avec douleur d'excoriation ;* *rougeur inflammatoire et in-flammation des paupières et des yeux,* avec gonflement aussi, ou *avec agglutination nocturne. — Dans les* **Oreilles ,** *prurit* et fourmille-ment ; *éruptions aux oreilles et derrière les oreilles. — Au* **Nez ,** fourmillement ; *croûtes* au-dessous du nez. — A la **Face,** frémisse-ment et fourmillement ; sensation de tension, comme si la peau était recouverte d'une toile d'araignée ou du blanc d'œuf qui séchât des-sus ; *gonflement de la face,* parfois avec douleur tensive, °ou avec douleurs inflammatoires ; *éruptions à la face ;* petits boutons comme des furoncles ; tache rugueuse, sèche, à la joue ; °dartres à la face ; °croûte de lait ?; *gonflement brûlant de la* **Lèvre** *supérieure ;* lèvre inférieure gercée ; vésicules à la lèvre inférieure ; bosse à la lèvre supérieure, douloureuse au toucher ; boutons purulents au coin de la bouche, parfois avec prurit.

Dans la **Bouche,** gerçures et rhagades aux bords de la langue, avec douleur brûlante d'excoriation ; vésicules brûlantes à la langue, au bout et au-dessous de la langue.— A l'**Anus ,** excoriation doulou-reuse ; *plaque rouge, excoriée,* suintante, entre le scrotum et la cuisse, avec ardeur brûlante ; prurit avec fort besoin de se gratter, au scrotum.

A la **Poitrine,** prurit, brûlement et rougeur. — Au **Dos,** prurit fréquent et violent, jour et nuit, avec éruptions et boutons après s'être gratté ; gonflement à la nuque jusque par-dessus la tête, avec rougeur et douleur d'ulcération ; °*stéatome,* avec ardeur au fond ; boutons pruriteux à la nuque, près des cheveux ; °loupe sous les aisselles.—Aux **Mains**, peau rugueuse, sèche comme du parchemin, et tombant en squames ; boutons pruriteux au poignet ; gerçures et desquamation au bout des doigts ; boutons purulents au médius, avec douleur d'excoriation au toucher ; *panaris* à un doigt de la main gauche. — Aux **Jambes**, prurit picotant ; petits furoncles à la fesse ; *prurit violent à la cuisse,* la nuit aussi ; °ulcères aux jambes ; *douleur aux durillons de la plante des pieds,* en marchant ; apparition de cors, avec douleurs pinçantes, brûlantes et lancinantes.

BAR-M. — BARYTA MURIATICA.

En général : Cuisson et brûlement à la peau et aux endroits excoriés ; boutons galeux à la tête, à la nuque, au ventre et aux cuisses ; *éruptions jaunes, squameuses ;* dartres ; *ulcères fétides, ichoreux.* — Anasarque générale, à la suite de la scarlatine.—Au **Cuir chevelu,** éruptions avec prurit violent ; *teigne* jusqu'au cou et à la nuque aussi.— **Paupières** gonflées et enflammées. — Au bout du **Nez,** tubercule douloureux, avec cuisson. — Ulcères fétides, ichoreux, dans les aines.

BELL. — BELLADONA.

En général : Prurit déchirant, surtout le soir au lit, avec disparition du prurit et augmentation du déchirement après s'être gratté ; prurit formicant ; cuisson picotante ; endolorissement de la peau au toucher ; *éruption de bulles d'eau* à la paume des mains et au tibia, avec douleur qui force à crier ; °*pemphigus?* ; éruption rouge, squameuse aux extrémités inférieures jusqu'au ventre ; *taches rouges,* semblables aux piqûres de puce, au pourpre hémorrhagique ou aux pétéchies, à la poitrine, au ventre, à la face et au cou ; *eruptions rubéoliques ;* °miliaire pourprée ; °roséole ; *rougeurs et taches écarlates,* surtout à la face, au cou, à la poitrine, au ventre et aux mains, avec *gonflement chaud des parties affectées,* et parfois avec pouls petit et accéléré, oppression, toux violente, délire, mémoire augmentée, prurit au nez forçant à frotter, et pupilles dilatées ; °*petite vérole,* menaçant d'un déplacement au cerveau ; °*pustules gangréneuses* à bords blanchâtres et croûtes noires, avec gonflement œdémateux des parties affectées ; °*inflammations érysipélateuses, avec gonflement aussi,* ou avec gangrène des parties affectées ; rougeur, inflammation et gonflement de toute la peau du corps ; *gonflement rouge et chaud des parties affectées ;* °érysipèle vésiculeux ; grangrène et sphacèle ; °charbons ; *furoncles ; *engelures ;* °piqûres d'insectes ; tumeurs et gonflements douloureux, froids; *ulcération des glandes;* °indurations?; *ulcères scro-fuleux, mercuriels et carcinomateux; brûlement dans les ulcères,* surtout au toucher ou la nuit; douleur d'excoriation autour des ulcè-res; croûtes sanguinolentes, noires; sécrétion d'un pus ichoreux, san-guinolent. — *Excoriation* dans le pli des articulations.— °*Jaunisse.*

Cuir chevelu *très-sensible au moindre contact;* prurit grattant au front; furoncle douloureux au front; gonflement volumineux de la tête; chute des cheveux. — **Yeux** *et paupières enflammés,* avec *gon-flement volumineux* et douleur pulsative. — Suppuration du point lacrymal, avec gonflement, brûlement et pression; °ramollissement de la sclérotique; taies, épaississement et ulcères de la cornée; *ecchymoses aux yeux* et hémorrhagies; °fongus médullaire dans l'œil; °renversement et agglutination nocturne des paupières. — Écoule-ment purulent de l'oreille. — *Nez rouge au bout, avec ardeur* et gonflement; bosses rouges à la racine, avec douleur d'excoriation au toucher; boutons purulents, croûteux au nez; *ulcération doulou-reuse des narines.* — A la **Face,** *taches rouge écarlate,* parfois avec pouls fort; *gonflement rouge de la face,* parfois avec regard fixe, ou avec taches rouge foncé, surtout au front, avec horripilation, tête ob-nubilée, vue trouble et yeux rouges; *érysipèle à la face;* épaissis-sement de la peau de la face, comme si une éruption allait se décla-rer; petits boutons rouges aux tempes, aux coins de la bouche et au menton, avec écoulement d'eau incarnate après s'être gratté; *bou-tons purulents, croûteux,* aux joues et au nez.—Les **Lèvres** se *gercent,* surtout en éternuant et en toussant; *gonflement des lèvres,* °avec induration aussi, et avec élancement par un temps rude; boutons croûteux, cuisants, aux lèvres; petits boutons d'un rouge pâle, aux coins de la bouche; boutons formicants à la lèvre supérieure, avec prurit picotant au toucher; vésicules et ardeur à la lèvre supérieure; douleur d'excoriation et *ulcération aux coins de la bouche,* parfois avec douleur déchirante; ulcère à bord rouge et avec prurit rongeant à la commissure des lèvres; ulcère croûteux au bord de la lèvre; °*induration squirrheuse et cancer aux lèvres?* — Au **Menton,** *bou-tons secs et purulents,* le plus souvent *avec brûlement ou cuisson,* ou avec douleur nocturne, ou encore avec picotement qui disparaît après qu'on s'est gratté; bosse rouge dans le coin de la mâchoire inférieure, avec élancement en appuyant dessus.

Dans la **Bouche,** vésicules aux gencives, avec douleur de brûlure; *excoriation de l'orifice des conduits salivaires; °ulcères dans la gorge.* — Au **Ventre,** *prurit* et picotement. — Au **Gland,** nodosité molle, indolore.

A la **Poitrine,** petites taches rouge foncé; vésicules séreuses, douloureuses, au sternum; boutons pruriteux et formicants à la mamelle; °*inflammation érysipélateuse des mamelles,* surtout à la suite du sevrage; °cancer des mamelles. — A la **Nuque,** boutons purulents, croûteux.— Aux **Bras** et aux mains, gonflement écarlate; petites taches rouges au dos de la main; vésicule enflammée au doigt; pustule remplie d'humeur à l'ongle de l'index; douleur au bout d'un doigt, comme par ulcération d'une écharde.

BERB. — BERBERIS.

En général : *Prurit,* parfois brûlant, cuisant ou picotant, forçant à se gratter, et reparaissant bientôt après à d'autres endroits; brûlement, parfois cuisant, à la peau; picotement et brûlement picotant; rongement et cuisson rongeante. — *Taches rouges* après s'être frotté, parfois comme marbrées, avec cuisson et douleur de contusion, ou bien comme des *pétéchies,* avec prurit et ardeur.— *Boutons,* parfois disséminés, parfois en groupes; boutons purulents, rouges, avec prurit brûlant et picotement, et se transformant en *taches hépatiques.* — Taches et bosses, comme dans l'urticaire, verrues; tumeurs et gonflement lymphatiques; varices tuméfiées; *formication froide sous la peau.*

Au **Cuir chevelu,** boutons, parfois en groupes, avec picotement brûlant, surtout à l'occiput, aux tempes et au front. — Aux **Yeux,** inflammation de la caroncule lacrymale, avec grande sécheresse de l'angle, et sensation comme s'il y avait là un corps étranger. — Aux **Oreilles,** boutons et papules avec douleur au toucher.—A la **Face,** taches rouges, surtout aussi aux côtés du front; vésicules séreuses et tache bleuâtre à la face interne de la lèvre inférieure; boutons purulents, rouges et enflammés, à la face interne des joues et des lèvres; prurit et boutons au menton.

Dans la **Bouche,** vésicules et papules blanchâtres ou rouges, aux gencives et à la langue.—Au **Ventre,** varices dans les aines jusqu'à la cuisse.—*Excoriation à l'*Anus**, avec ardeur, sensibilité douloureuse au toucher et grande irritation dans la position assise.— *Cuisson brûlante* et prurit à la **Verge** et au prépuce.

A la **Poitrine,** prurit cuisant, picotant ou brûlant, et petits boutons jusqu'aux omoplates. — Au **Dos,** douleur à l'omoplate droite *comme si la peau était ecchymosée,* meurtrie ou gonflée; tache rouge, chaude au cou, après s'être gratté, et précédée de prurit avec cuisson; petits boutons au cou.—Aux **Bras,** petits boutons; *taches marbrées,* rouge sale, à l'épaule et au bras, avec cuisson et douleur de contusion; bosses aux bras, comme dans l'urticaire; *petites taches rouges, comme des pétéchies, aux avant-bras avec prurit et ardeur,* et parfois avec *gonflement lymphatique* des muscles fléchisseurs ; *prurit et formication à la paume de la main* et aux doigts, *avec rougeur comme par des engelures ;* tache urticaire au dos de la main ; *verrues* à la paume de la main droite ; douleur d'ulcération sous un ongle ; *aux doigts,* ardeur comme par des orties, papules rouges après s'être frotté, petits boutons et verrues plates. — Aux **Jambes,** prurit, rongement, cuisson et picotement ; boutons aux fesses, aux cuisses et aux jambes ; *varices enflées* à l'articulation du genou ; *gonflement lymphatique* au tendon d'Achille, avec douleur en levant le pied, lourdeur et sensation de contusion en étendant la jambe, déchirement, gloussement, prurit et ardeur, *desquamation* de la peau et gonflement du talon ; gonflement des tendons et des ligaments au pied ; douleur d'ulcération au gros orteil, avec douleur de contusion ; cuisson, rongement, formication, douleur d'excoriation, *picotement, ardeur, prurit et rougeur comme par des engelures, aux orteils ;* élancements dans les cors.

BOR. — BORAX VENETA.

En général : Vulnérabilité de la peau, de légères lésions s'ulcèrent facilement ; les anciennes plaies et ulcères ont une grande tendance à entrer en suppuration.—Boutons blanchâtres, de la grosseur d'un grain de chènevis, avec auréole rouge, à la poitrine, au cou et à la nuque. — *Inflammation érysipélateuse,* d'abord avec froid, horripilation et soif, puis avec pesanteur de la tête, pulsation aux tempes, sommeil nocturne agité et saignement du nez.—Dartres ; vésicules rongeantes.

Cuir chevelu très-sensible au froid et aux changements de temps ; les cheveux se collent et s'entortillent comme dans la *plique polonaise.* —Aux **Yeux,** *excoriation et inflammation du bord des paupières,* avec renversement des cils, *agglutination nocturne* et yeux enflammés. — Prurit dans les **Oreilles,** avec douleur d'excoriation après y avoir porté le doigt ; gonflement inflammatoire des oreilles ; * *écoulement purulent,* parfois précédé d'élancements dans la tête, avec prurit à l'occiput. — Prurit et fourmillement au **Nez,** forçant à y frotter ; rougeur et gonflement luisant du nez, avec battement et tension ; croûtes continuelles, sèches, dans les narines ; ulcère dans la narine droite, avec gonflement et douleur au bout du nez. — A la **Face,** érysipèle ; gonflement, chaleur et rougeur de la joue, avec douleurs violentes en riant, et déchirement dans les pommettes ; *boutons à la face,* ainsi qu'au nez et aux lèvres, avec gonflement de la face ; sensation aux **Lèvres** comme si des insectes y marchaient ; tumeur enflammée, rouge, de la grosseur d'un pois, à la lèvre inférieure, avec douleur brûlante d'excoriation au toucher ; douleur aux coins de la bouche, comme s'ils allaient s'ulcérer; lèvre supérieure croûteuse et taches dartreuses autour de la bouche.

Dans la **Bouche,** °*ulcères* comme dans la stomacace; vésicules rouges sur la langue, avec douleur pendant le mouvement, ou au contact des choses fortes ou salées; *aphthes à la langue,* parfois avec saignement en mangeant.—Prurit à l'**Anus,** comme par des hémorrhoïdes. — Petite tache bleuâtre à l'orifice de l'**Urètre** comme si la peau était enlevée; douleur d'excoriation lancinante à la place où il y avait autrefois un chancre.

Furoncles sous les aisselles. — Aux **Doigts,** ardeur, chaleur et rougeur, comme par des engelures; boutons purulents à auréole rouge, au médius droit, avec gonflement, roideur et suppuration opiniâtre; battement, comme par ulcération, dans le bout du pouce, jour et nuit; suppuration opiniâtre d'une piqûre d'aiguille, sous l'ongle du pouce, avec douleur au toucher. — Aux **Fesses,** vésicules rongeantes, ou éruptions dartreuses; inflammation érysipélateuse à la jambe; *prurit, chaleur brûlante et rougeur aux orteils, comme par des engelures;* bouton enflammé au petit orteil, avec douleur comme celle d'un cor; *dans les cors,* élancements, surtout pendant un temps de pluie, ou bien avec térébration, et diminué par la pression.

BOVIS. — BOVISTA.

En général : *Prurit* à divers endroits, *surtout le soir aux bras;* prurit cuisant ou brûlant, surtout le matin, après s'être lavé; peau granuleuse, avec fort prurit; éruption lichénoïde, le soir, précédée de prurit; °*dartres suintantes, croûteuses,* avec boutons rouges; *boutons rouges,* parfois comme la miliaire, ou *durs,* de la grosseur d'une lentille, à la poitrine, la main et le pied gauches, avec ardeur et prurit qui devient plus fort après s'être gratté; une ancienne verrue s'enflamme, suppure et disparaît; douleurs aux cors, parfois lancinantes.

Cuir chevelu très-sensible au toucher; *prurit forçant à se gratter jusqu'au sang,* mais sans soulagement; prurit comme par des poux, surtout le matin; boutons et vésicules rouges au cuir chevelu, avec prurit; boutons au front, semblables à l'acné disséminé; petites pustules à la tempe et au front, douloureuses, ou pruriteuses et purulentes; plaques excoriées au cuir chevelu, avec prurit; chute des cheveux.—Aux **Yeux,** prurit; *agglutination nocturne des paupières.* — *Prurit dans les* **Oreilles,** diminué en y portant le doigt; ulcère dans l'oreille droite, avec douleur en avalant; °écoulement purulent chronique, de mauvaise odeur. — Prurit devant le **Nez** et dans les narines, avec besoin d'éternuer; cuisson comme par excoriation dansles narines ; excoriation et rougeur de la cloison ; *narines croûteuses ;* pustules suppurantes , croûteuses, au-dessous du nez. — A la **Face,** vésicules purulentes au front et au menton ; tache rugueuse, dartreuse, au-dessous du menton, avec prurit que le grattement ne soulage point ; lèvres gercées ; élancements dans la lèvre inférieure, comme par des échardes, avec douleur brûlante d'excoriation à la face interne ; boutons tensifs aux lèvres et près de la bouche ; *éruptions aux coins de la bouche,* boutons purulents ou vésicules aqueuses ; °*gonflement scrofuleux des lèvres ;* lèvre supérieure et joue enflées (après un mal de dent), avec douleur au toucher.

Dans la **Bouche,** plaque rouge au frein de la langue, douloureuse au toucher ; ulcère profond au bord de la langue, avec douleur d'excoriation.— A la **Verge,** nodosité rouge, dure , suppurante et douloureuse ; prurit dans l'urètre ; orifice enflammé et collé.

Boutons à la **Poitrine,** apparaissant après s'être gratté, ou bien durs, de la grosseur d'une lentille , avec prurit brûlant qui augmente après s'être gratté. — Au **Dos,** fourmillement comme si des insectes y marchaient ; boutons au cou , avec augmentation du prurit après s'être gratté. — Aux **Bras,** *prurit* et boutons pruriteux après s'être gratté ; *boutons rouges ou rougeâtres aux mains ,* parfois durs et gros comme une lentille ; vésicules blanchâtres, avec auréole rouge et fort prurit à la main droite ; peau flasque, les instruments laissent des empreintes profondes ; *panaris,* après une légère piqûre au doigt.— A la **Cuisse,** bouton rougeâtre et dur, comme un furoncle ; bouton pruriteux et brûlement au-dessus du menton ; bouton au tibia , avec douleur de brûlure ; gonflement du pied avec tiraillement et déchirement ; *boutons rouges aux pieds ,* avec prurit et ardeur, ou avec douleur d'excoriation ; *douleurs aux cors ,* parfois lancinantes.

BROM. — BROMUM.

Couleur jaune de la peau.—L'application extérieure détruit promptement la peau , avec sensation d'un brûlement violent et inflammation après; appliqué sur les plaies, celles-ci prennent un mauvais aspect et s'entourent de putréfaction verdâtre, d'odeur cadavérique. — Sensation de quelque chose de vivant dans la peau , surtout aux bras et aux jambes.—*Furoncles aux bras* et à la face ; ° *engorgements* scrofuleux ; ° *teigne faveuse ?* — *Inflammation des yeux , avec ramollissement et ulcération de la conjonctive.* — Boutons au **Nez** et au fond de la langue ; gonflement douloureux au côté gauche du nez, comme s'il allait se former une pustule ; *excoriation et croûtes dans les narines,* avec gonflement des ailes ; desquamation de la lèvre excoriée. —

Langue couverte de boutons à sa partie postérieure ; *excoriation de la gorge et inflammation des membranes, avec exsudation de lymphe plastique;* rougeur rétiforme de la muqueuse dans la gorge, avec de nombreuses excoriations. — ° *Gonorrhée chronique, * avec gonflement des testicules.*—° Goître ?—Nodosités au **Doigt** annulaire droit;° *gonflement arthritique des articulations.*—Les **cors** au petit orteil gauche deviennent douloureux et croissent rapidement.

BRY. — BRYONIA ALBA.

En général : Couleur jaune de la peau; *picotement par toute la peau,* parfois avec ardeur, comme par des orties, surtout après des émotions morales, après avoir ri ou s'être échauffé ; *prurit picotant,* brûlant ou déchirant, *avant de s'endormir le soir,* ou le jour aussi ; éruption par tout le corps, surtout au dos et à la nuque, avec besoin de se gratter jusqu'au sang, ou bien avec ardeur et cuisson, avant minuit et le matin ; ° vésicules qui crèvent et se terminent par la desquamation, apparaissant avec prurit et ardeur par tout le corps ; *boutons* brûlants et pruriteux, avec cuisson après s'être gratté, au ventre et aux hanches; petits boutons rouges, brûlants, le soir, après s'être gratté à cause d'un prurit; boutons scabéiformes aux articulations des mains, des coudes et des pieds; *miliaire rouge* aux bras, aux mains, à la poitrine, aux cuisses et aux pieds, parfois avec prurit chatouillant ou avec rougeur; prurit et ardeur vers le soir, et disparaissant en se réchauffant au lit ; ° miliaire blanche ; ° *miliaire des femmes en couche et des nourrissons; taches rouges aux bras et aux jambes,* grosses comme une lentille et restant sous la pression du doigt, ou bien petites, avec ardeur comme par des orties, et disparaissant sous la pression du doigt; ° *pétéchies ;* ° *pourpre hémorrhagique.* — ° Éruptions urticaires ; ° dartres furfuracées, avec prurit brûlant; ° *érysipèle* surtout aux articulations ; ardeur violente d'un endroit excorié ; dans les *ulcères,* déchirement, frisson et douleur comme par un grand froid; pulsation lancinante à la croûte de l'ulcère, ou cuisson le matin, plus forte lorsqu'on est de bout, moins forte dans la position assise, et disparaissant par le mouvement ; ° *gonflements durs, tendus, chauds, rouges ou pâles,* parfois avec élancements pendant le mouvement ; ° nodosités dures en plusieurs endroits, comme de petites glandes cutanées engorgées ; ° engelures ; ° nodosités arthritiques.

Cuir chevelu douloureux, comme excorié ; prurit au cuir chevelu, en se peignant, ou bien rongement cuisant la nuit ; cheveux très-gras.—Aux **Paupières,** *prurit, cuisson et * ardeur, surtout aux bords aussi ;* douleur comme par brûlure, au-dessus de l'œil gauche et au nez ; * *rougeur et inflammation des paupières,* parfois *avec gonfle-ment, agglutination nocturne,* chaleur et pression ; papule de la grosseur d'un pois à la paupière inférieure, avec douleur en appuyant dessus; bosse purulente, molle, à l'angle interne ; °fistule lacrymale?; °dartre furfuracée à l'angle interne, avec prurit brûlant. — Derrière l'**Oreille,** bosse dure; boutons avec croûtes jaunâtres et suintement devant l'oreille; conque ulcérée. — ***Nez** gonflé, avec violente douleur d'excoriation au toucher ; * narines ulcérées* et enflammées, avec cuisson.—A la **Face,** °nodosités dures, comme des glandes cutanées enflammées ; petite dartre à la joue droite ; °*lèvres gonflées,* * *gercées,* couvertes de plaques ulcérées brûlantes au toucher ; petite tumeur au coin de la bouche, saignant fréquemment ; *éruptions cuisantes* au-dessous du coin de la bouche et à la lèvre inférieure ; petite vésicule brûlante à la partie rouge de la lèvre inférieure ; élancements tressaillants entre la lèvre et les gencives , comme par un cancer; petite papule au menton, avec élancement au toucher.

Au bord de la **Langue,** vésicules brûlantes.—Au **Ventre,** excoriation dans le pli des aines.— Aux **Parties génitales,** prurit brûlant au prépuce; miliaire rouge, pruriteuse, au gland ; pustule dure, noire, à la grande lèvre, avec gonflement de la partie.

A la **Poitrine,** gonflement volumineux; douleur d'ecchymose au cartilage xyphoïde, le soir, au toucher ; °inflammation des mamelles, parfois avec nodosités et indurations ; ° induration d'un mamelon. — Au **Dos,** éruption pruriteuse, forçant à se gratter jusqu'au sang; miliaire rouge, avec prurit cuisant au cou; taches rouges aux côtés du cou.—* *Gonflement du **Bras** et de l'articulation scapulaire,* °avec *rougeur luisante, élancement,* déchirement et tension ; gonflement à l'articulation du coude ; inflammation au dos de la main , à minuit, avec ardeur ; °*gonflement des mains ;* gonflement pâle du petit doigt, avec élancement en le remuant et en appuyant dessus.— Aux **Jam-bes,** °gonflement rouge et luisant des genoux, avec élancements ; éruption sèche dans les jarrets, avec prurit le soir, et avec rougeur et cuisson après s'être gratté; boutons purulents au-dessous du genou, avec douleur et élancements au toucher ; * *gonflement des jambes* tantôt pâle, *tantôt rouge et luisant,* avec déchirement, élancements et tension ; °ulcères putrides aux jambes ; * *gonflement chaud et inflammatoire des pieds, avec tension en appuyant le pied,* douleur d'excoriation au toucher, °rougeur et douleur de brisure en étendant le pied; douleurs pressives aux **Cors,** en appuyant le pied et pendant le repos, ou bien douleur d'excoriation , élancements et ardeur au toucher, avec amélioration par la pression.

CALAD. — CALADIUM SEGUINUM.

Ardeur violente à plusieurs endroits de la peau, forçant à y porter la main; ardeur et prurit violent des piqûres de cousin; miliaire à gros grains, avec prurit brûlant, aux avant-bras et à la poitrine, et alternant avec respiration asthmatique.

CALC. — CALCAREA CARBONICA.

En général : Sensibilité de toute la peau du corps, surtout aux pieds; °gloussement visible, depuis les pieds jusqu'à la tête, avec étourdissement à la fin.—*Prurit,* surtout des parties qui transpirent, et particulièrement entre les omoplates; prurit nocturne, le soir au lit, au cou, au dos, au creux de l'estomac, au menton, au cuir chevelu, à l'œil, au mont vénérien et au scrotum; cuisson pruriteuse, comme par du sel, avec peau sèche et chaude; prurit brûlant aux fesses, au dos et aux cuisses; picotement à la peau. —*Peau sèche,* °rugueuse, chaude et comme couverte de miliaire. — *Éruptions opiniâtres;* *éruptions urticaires,* °même opiniâtres, ou disparaissant à l'air frais; *bulles pruriteuses,* surtout au-dessus des hanches; °éruptions scrofuleuses; *taches de rousseur;* groupes serrés de *taches élevées, grosses comme des lentilles,* surtout entre les omoplates, aux joues et aux coudes, chez un nourrisson, avec prurit douloureux, chaleur, soif, peu d'appétit, et laissant après elles des taches foncées comme des ecchymoses; les anciennes *dartres* reparaissent de nouveau ; *éruptions et dartres suintantes et croûteuses,* parfois aussi en forme de grappes; croûtes brûlantes aux jambes.—*Plaques excoriées;* vulnérabilité de la peau; inflammations érysipélateuses; furoncles; *cors,* avec douleur brûlante d'excoriation. — °*Loupes* suppurantes, se renouvelant tous les mois; °engorgement et suppuration des glandes; *varices;* *nodosités arthritiques;* °*polypes;* *verrues;* les verrues s'enflamment et se transforment en ulcères; °*rhagades,* surtout aussi chez les ouvriers qui travaillent dans l'eau, tels que les potiers, les blanchisseuses, les batteurs de terre glaise, etc. —*Ulcères,* surtout °*ulcères fistuleux,* avec rougeur, dureté et gonflement des parties environnantes ; battement et déchirement autour d'un ancien ulcère à la jambe, avec odeur fétide comme du fromage fort ; *ulcères carieux;* panaris; envies aux ongles.—°*Gonflement, déviation, ulcération et autres affections des os.*

Cuir chevelu douloureux au toucher et pendant le mouvement, comme excorié ou ecchymosé ; *prurit au cuir chevelu,* surtout pendant la promenade au grand air, ou *à l'occiput, derrière l'oreille, avec étourdissement après s'être gratté ; prurit formicant et que le frottement ne soulage point ; *prurit brûlant*, comme par des orties, le soir avant d'aller coucher, avec formication à la face ; sensibilité douloureuse des racines des cheveux au toucher, avec prurit au cuir chevelu. — Desquamation furfuracée du cuir chevelu. — * *Éruptions au cuir chevelu*, parfois avec engorgement des glandes du cou; * *teigne humide* °ou *sèche*, parfois avec squames blanc jaunâtre ; boutons et furoncles au front ; °*bosses à la tête*, parfois comme des loupes, avec suppuration, ou bien molles et excoriées, derrière l'oreille. — *Chute des cheveux*, surtout chez les femmes en couche aussi ; °fontanelles ouvertes chez les enfants, avec tête trop volumineuse.—*Aux **Yeux**, *prurit*, surtout aux bords des paupières ; **cuisson*, *ardeur* et *rougeur aux bords des paupières* ; * *inflammation des paupières*, *avec gonflement, rougeur et agglutination nocturne* ; extravasation de sang aux yeux; °*suppuration d'une fistule lacrymale;* °taches, ulcères et obscurcissement de la cornée ; °fongus hématode dans l'œil. — Aux **Oreilles**, prurit et ardeur ; *gonflement pruriteux dans l'oreille*, parfois avec gonflement du même côté de la face et écoulement de cérumen ; gonflement de l'os derrière l'oreille, avec prurit et douleur d'ulcération au toucher ; bosse devant l'oreille avec douleur d'ulcération au toucher ; * *éruption humide sur et derrière les oreilles ;* °*polype dans l'oreille;* °écoulement purulent de l'oreille. — Prurit au **Nez** et dans les narines ; douleur d'excoriation aux narines et à la cloison ; **gonflement, rougeur et inflammation du nez*, surtout du bout, ou de la racine, ou d'une aile ; éruptions au nez; * *excoriation, boutons, ulcération et croûtes dans les narines*, parfois avec rougeur et prurit aux ailes du nez ; peau du nez comme enduite d'huile; °polype au nez.—**Face** *gonflée,* parfois avec élancements ; érysipèle à la face ; **prurit violent à la face;* °taches de rousseur; taches blanches ou * *boutons pruriteux* au front, aux joues °et dans les favoris; boutons comme de la miliaire autour des yeux et du nez ; * *boutons suintants aux joues et au front, avec croûtes verdâtres;* °croûte de lait ?; furoncle lancinant à la joue. —Autour des **Lèvres**, prurit formicant ou picotant ; *lèvres gercées*, parfois avec langue fendillée et gercée ; **gonflement de la lèvre supérieure,* surtout le matin aussi ; éruptions à la partie rouge de la lèvre ; * *boutons* à la lèvre supérieure, aux coins et autour de la bouche ; * *croûtes et ulcération aux commissures des lèvres* et aux bords de la partie rouge ; boutons et éruption fine, pruriteuse, au menton et au cou.

Dans la **Bouche**, * *ulcère* et vésicules purulentes aux gencives; *vésicules* à la face interne des joues ; *bulles* qui se transforment en ulcères, sur la langue, avec chaleur et ardeur dans la bouche ; °grenouillette sous la langue ; *vésicules à la luette, qui est gonflée, avec* *rougeur foncée.*—A l'**Anus,** éruption enflammée, en forme de grappe, avec ardeur ; *excoriation entre les fesses et les cuisses.* — Aux **Parties génitales,** prurit ; chatouillement pruriteux au gland et au prépuce ; prépuce rouge et enflammé, avec ardeur en urinant et au toucher ; plaque excoriée et prurit au scrotum.— *Prurit à la* **Vulve,** parfois avec élancement, ardeur ou cuisson ; inflammation, rougeur et gonflement de la vulve, avec suppuration, chez un enfant ; papule à la lèvre, avec picotement brûlant ; suintement avec cuisson entre la vulve et les cuisses.

A la **Poitrine,** prurit picotant ; boutons, avec cuisson en les frottant ; mamelles douloureuses, comme ecchymosées, avec douleur d'excoriation aux mamelons, au toucher ; gonflement inflammatoire des mamelles ou des mamelons. — Au **Dos,** prurit et boutons pruriteux, purulents ; engorgement des glandes du cou ; °*goître volumineux ;* °suppuration des glandes axillaires. — Aux **Bras,** prurit brûlant ; gonflement de l'avant-bras et du dos de la main, avec tension en les remuant ; °*verrues* et furoncles aux avant-bras et aux mains.— **Mains** *gonflées ;* °*nodosités arthritiques aux articulations des mains et des doigts ;* *sueur de la paume des mains ;* furoncles lancinants au dos de la main et à l'articulation d'un doigt ; *envies* aux ongles ; suppuration autour d'un ongle ; commencement d'un *panaris.* — Aux **Jambes,** prurit, surtout la nuit, aux cuisses, avec élancement et ardeur ; boutons et °*varices* aux cuisses ; sueur aux genoux ; *gonflement des genoux,* avec inflammation aussi, au-dessous de la rotule ; prurit brûlant au tibia ; érysipèle et gonflement à la jambe, avec frissons par le corps ; *taches rouges à la jambe,* parfois larges, pruriteuses et foncées, avec gonflement ; miliaire rouge, en forme de bandelette, au tibia, avec prurit violent et ardeur après s'être frotté ; °*ulcères aux jambes.* — A la plante des **Pieds,** douleur d'ulcération avec *sensibilité très-douloureuse en marchant ; gonflement des pieds,* des malléoles ou du *cou-de-pied,* parfois avec inflammation, prurit et ardeur ; °gonflement de la plante des pieds ; vésicules au talon, se transformant en furoncles lancinants et pruriteux ; °*cors* aux pieds ; douleur brûlante d'excoriation aux cors.

CALC-PH. — CALCAREA PHOSPHORICA.

Prurit brûlant à la peau ; formication par tout le corps ; °*ulcères ;* °*carie.* — °*Couperose à la face,* boutons rouges, avec sécrétion d'un pus jaunâtre, et élancement au toucher.

CALEND. — CALENDULA.

Une ancienne plaie devient rugueuse et s'enflamme, avec douleur de brisure et d'excoriation, le matin, élancements comme si la suppuration allait s'établir, et rougeur autour. — Petites vésicules au coin droit de la bouche; engorgement des glandes sous-maxillaires, avec douleur d'excoriation.

CAMPH. — CAMPHORA.

Sensibilité douloureuse de la peau au moindre contact; *peau bleuâtre pendant la frigidité du corps; peau flasque et pâle; inflammations érysipélateuses. — Aux **Paupières,** cuisson, prurit et élancement; *taches rouges* aux paupières et dans le blanc des yeux. — Aux **Oreilles,** chaleur et rougeur des lobes; ulcère suppurant et rouge foncé au pavillon d'oreille, avec pression lancinante. — Élancement dans les **Narines,** comme si elles étaient excoriées et ulcérées. — Prurit, parfois picotant, aux condyles des doigts; douleur d'excoriation aux condyles des orteils et aux cors.

CANN. – CANNABIS SATIVA.

Formication au cuir chevelu; gonflement pruriteux à l'aile du nez; prurit, ou cuisson comme par du sel, à la face; tubercules au nez, avec gonflement rouge, semblable à la *couperose ;* éruption à la partie rouge des lèvres et aux coins de la bouche.—**Urètre** *enflammé,* douloureux au toucher. *Écoulement blennorrhagique ° d'un mucus jaune* ou aqueux; l'orifice de l'urètre est collé; obstruction de l'urètre par du pus et des mucosités. — *Prurit au* **Prépuce,** avec sensation agréable après s'être gratté; *brûlement et douleur d'excoriation au prépuce,* surtout au contact de l'eau froide; excoriation au bord du prépuce; *inflammation du prépuce,* avec chaleur et rougeur foncée; *gonflement,* surtout au frein; *gland rouge,* ou couvert de taches rouge clair de la largeur d'une lentille; *rougeur et suintement derrière la couronne ;* verge gonflée; gonflement de la prostate. — Excroissance ou nodosité sur la **Poitrine,** au cartilage xyphoïde, se grossissant sans discontinuer, et gênant la respiration; à la cuisse, petites vésicules blanches, avec auréole rouge, ardeur violente, surtout au toucher, et laissant après elles des taches rouge brun, douloureuses au toucher.

CANTH. —CANTHARIS.

En général : Élancement et déchirement à la peau; prurit picotant, ou comme causé par des poux ; *ardeur de la peau, comme si elle était excoriée ;* rougeur inflammatoire ; inflammations érysipélateuses ; vésicules pruriteuses, brûlantes au toucher ; gonflement de la face, du cou et du ventre ; *ulcères* (à la jambe), *avec déchirement* ou prurit ; sécrétion plus abondante des ulcères et des parties malades. — **Paupières** *douloureuses aux bords, comme excoriées ;* boutons à la paupière supérieure. — **Nez** enflammé à l'aile droite, avec *rougeur luisante* et gonflement ; *inflammation érysipélateuse* au dos du nez, jusqu'aux joues, avec gonflement, dureté et desquamation ; boutons dans la narine droite, avec ardeur au toucher. — Gonflement du côté droit de la **Face**, avec tension ; *éruptions à la face;* nodosités à la joue, avec prurit au toucher ; boutons aux coins de la bouche, vésicules au front et entre le menton et la lèvre, *les unes et les autres brûlantes au toucher ;* vésicules pruriteuses à la joue droite, brûlantes le soir, après s'être gratté ; excoriation, exfoliation et *gonflement des lèvres* (surtout de la lèvre supérieure); boutons aux bords des lèvres ; boutons purulents au menton, avec brûlement au toucher. — Dans la **Bouche,** vésicules nombreuses ; petits ulcères ; désorganisation de toute la membrane muqueuse ; tumeur rouge bleuâtre, grosse comme une noisette, à la face interne de la joue, avec écoulement d'un sang coagulé après s'être ouverte ; *inflammation, éruption de vésicules et ulcération à la langue ;* vésicules nombreuses dans la gorge, avec inflammation ; ulcération et désorganisation de la membrane muqueuse de la gorge. — Au **Ventre**, taches jaunâtres au-dessus du nombril, avec élancement et brûlement au toucher. — Aux **Parties génitales,** *prurit* avec chaleur brûlante ; gonflement du scrotum, du frein du prépuce et de la verge ; *inflammation et gangrène de la verge ;* sueur aux parties génitales ; prurit dans le vagin ; ardeur à la vulve. — A la **Poitrine**, boutons au sternum, avec douleur d'ulcération au toucher. — Aux **Bras**, boutons pruriteux à la face intérieure ; *boutons au dos de la main, ainsi qu'entre le pouce et l'index,* avec auréole rouge, ou bien avec brûlement au toucher, et avec chatouillement et douleur d'excoriation après le repas, petites vésicules à la paume de la main droite ; gonflement pruriteux à la phalange métacarpienne d'un doigt ; points rouges et boutons lancinants aux doigts. — Aux **Jambes,** boutons, surtout aux fesses ; *violente douleur d'ulcération à la plante des pieds.*

CAPS. — CAPSICUM.

En général : Formication à divers endroits, comme si une mouche y courait ; *prurit, parfois brûlant* ou lancinant, çà et là, surtout à la face, au nez, au cuir chevelu, à la poitrine, etc.—Rongement brûlant à plusieurs endroits où la peau est mince, tels que les lèvres, les paupières, etc.—Au **Cuir chevelu,** prurit rongeant, comme par des poux, avec sensibilité douloureuse, même des cheveux, après s'être gratté; prurit brûlant, précédé d'horripilation par le cuir chevelu, et se renouvelant après s'être gratté. — Aux **Paupières** et à la conjonctive, ardeur, rongement et vésicules, avec inflammation des yeux. — Gonflement derrière l'**Oreille**, douloureux au toucher. — **Narines** excoriées et ulcérées, avec ardeur; boutons douloureux au-dessous du nez.—A la **Face,** prurit lancinant et brûlant; boutons cuisants au côté droit; points rouges; dartres rongeantes au front; *lèvres gercées,* avec douleurs cuisantes; *gonflement des lèvres,* parfois rouge et douloureux, ou volumineux avec tension; gonflement érysipélateux des lèvres, avec élancement au toucher; *éruption ulcérée aux lèvres,* avec douleur en remuant les lèvres. — Dans la **Bouche,** boutons au bout de la langue, avec élancements au toucher; °*stomacace.*— Prurit et ardeur dans l'**Anus** et aux boutons hémorrhoïdaux. — Sueur sous les aisselles et aux mains.

CARB-AN. — CARBO ANIMALIS.

En général : Prurit par tout le corps surtout le soir au lit; démangeaison comme par des puces, changeant de place après s'être gratté; élancements dans la cicatrice d'une ancienne brûlure; nodosités pruriteuses au poignet, à la nuque, au cou-de-pied, avec ardeur après s'être gratté; inflammations érysipélateuses; gonflements brûlants de diverses parties; ° *engelures;* * *dureté et endolorissement des glandes engorgées.*

Au **Cuir chevelu,** douleur d'ulcération; *sensibilité douloureuse du cuir chevelu,* qui fait que tout gêne, le chapeau, la cravate, etc.; prurit au cuir chevelu forçant à se gratter jusqu'au sang; ° *éruptions et croûtes à la tête;* bosses dures au front; chute des cheveux.—°*Écoulement des oreilles.*—*Prurit au* **Nez,** surtout *au bout, avec rougeur, douleur au toucher,* crevasses, tension et brûlement, surtout à l'époque des règles aussi; *gonflement du nez,* avec excoriation des narines, rougeur et boutons croûteux au nez et dans les narines; sécheresse et desquamation de la peau, au bout; vésicules à la narine droite; furoncle dans la narine, avec tension; °cancer du nez? — *Érysipèle à la* **Face;** *éruptions* et *boutons nombreux* à la face; petites pustules à la joue et au menton; *taches rouges* aux joues, parfois couleur rose, lisses et tuméfiées; °couperose; *lèvres gercées* et saignantes; *gonflement des lèvres et de la bouche, et commissures ulcérées, avec ardeur ;* éruption bulleuse aux lèvres; papule rouge à pointe jaunâtre, au menton.

Dans la **Bouche** et sur la langue, *vésicules avec ardeur ou douleur* de brûlure.— *A l'***Anus**, *excoriation avec suintement ;* écorchure facile en allant à cheval, suivie de grosses ampoules ; furoncle à l'anus ; *ardeur des boutons hémorrhoïdaux qui sont gonflés ;* suintement d'une humeur visqueuse au périnée. — Prurit au-dessus des **Parties gé- nitales,** surtout au mont vénérien. — °Inflammation érysipélateuse des **Mamelles ;** °*nodosités douloureuses et glandes dures aux seins.*

Au **Bras,** bande dure, saillante et pruriteuse, entourant le mem- bre, immédiatement au-dessus du poignet ; prurit et éruption pruri- teuse au côté intérieur de l'avant-bras ; prurit lancinant au côté de la main, au moindre contact ; prurit et papules pruriteuses au dos de la main, avec rougeur et ardeur après s'être gratté ; °*nodosités ar- thritiques aux articulations des doigts ;* prurit d'une *verrue* au doigt ; *engelure* au petit doigt.— *Gonflement des* **Pieds,** ou bien du cou-de- pied seulement, *avec tension,* ou avec inflammation et suppuration d'un orteil ; forte sueur aux pieds ; prurit aux orteils où il y avait au- trefois des engelures ; gonflement de la partie charnue du gros orteil, avec chaleur et douleur d'engelure ou d'ulcération ; excoriation facile entre les orteils, par la marche ; apparition de *cors,* douloureux au toucher ; élancements dans les cors.

CARB-VEG. — CARBO VEGETABILIS.

En général : Prurit par tout le corps, ou bien particulièrement aux bras, aux mains et entre les doigts, et empêchant de dormir la nuit ; prurit lancinant, surtout le soir au lit, en se réchauffant ; *ardeur pruri- teuse,* surtout la nuit au lit ; formication par toute la peau du corps. — °*Éruptions à grains très-fins,* comme la gale sèche : °*gale sèche, mi- liaire ;* * *éruptions urticaires ;* °*dartres.*—° *Stries d'un brun rougeâtre ;* °*taches de naissance* formées par la dilatation des réseaux capillaires, avec hémorrhagie violente à la moindre lésion ; °*anévrysmes ;* °*va- rices ;* °*engelures.*— Gonflements lymphatiques avec suppuration et douleurs brûlantes ; °*dureté des glandes engorgées ;* °jaunisse ? — Une ancienne blessure par piqûre, recommence à saigner ; la cicatrice d'une ancienne excoriation s'écorche de nouveau et suinte.— *Ulcères* indolents au bout des doigts et des orteils ; * *Ulcères fétides, saignant facilement, avec douleur brûlante,* et sécrétion d'un pus corrosif et ichoreux ; pression et tension autour de l'ulcère ; un ulcère cicatrisé s'ouvre de nouveau, devient dur et douloureux au toucher, et sécrète une lymphe sanguinolente ; l'ulcère du cautère sécrète une humeur corrosive.

Au **Cuir chevelu,** pression à la place d'une ancienne blessure ;

sensibilité du cuir chevelu et même des cheveux, au toucher, au point
que le chapeau même gêne ; sensation douloureuse de *contraction du
cuir chevelu ;* formication à l'occiput, comme si les cheveux remuaient ;
* *chute des cheveux,* °surtout aussi après des maladies graves ; *boutons au front* et *aux tempes,* parfois rouges et lisses ; papule rouge au
front, douloureuse au toucher ; petites nodosités dans la peau du front,
comme de petits follicules engorgés. — Prurit aux **Yeux** et aux
bords des paupières, parfois avec rougeur ; agglutination nocturne
des paupières. — *Prurit aux* **Oreilles,** en dedans et dans les environs ; * *écoulement de l'oreille,* °même *purulent,* ou d'une humeur
épaisse, brunâtre ou incarnate et fétide ; manque de cérumen. —
* *Prurit au* **Nez,** surtout autour des narines ; boutons blancs, pruriteux, autour du nez ; éruption dans l'angle de l'aile ; croûtes au bout
du nez. — Gonflement de la **Face,** surtout au menton ; * *boutons à
la face et au front,* acné disséminé, chez les jeunes gens ; papules et
boutons blancs aux tempes et à la joue ; °dartres humides à la face ;
°croûtes de lait? ; furoncles devant l'oreille et en dessous de la mâchoire ; * **Lèvres** *gercées ; gonflement des lèvres,* parfois de la lèvre supérieure seulement, *avec douleurs tressaillantes ;* boutons douloureux dans la partie rouge de la lèvre supérieure ; vésicules purulentes
au-dessous de la partie rouge ; éruption dartreuse au coin gauche de
la bouche, avec prurit ; ulcération du coin droit ; éruption au menton.

Dans la **Bouche,** vésicules purulentes ; gonflement et *excoriation
aux gencives ;* °stomacace. — A l'**Anus,** * *prurit avec ardeur après
s'être frotté ; excoriation à l'anus et au périnée,* avec prurit douloureux au toucher, ou avec prurit nocturne et suintement ; nodosité
rouge tout près de l'anus, avec bouton noir dessus. — *Aux* **Parties génitales,** *prurit,* surtout au mont vénérien ; *prurit au prépuce, avec excoriation et vésicules,* et, *entre le scrotum et la cuisse,* avec suintement ;
taches lisses, rouges, humides, sur le gland ; * *prurit à la vulve et à
l'anus,* parfois *avec rougeur, ardeur et excoriation,* surtout le soir
aussi ; °gonflement, aphthes et petites plaques excoriées et ulcérées à
la vulve, avec prurit et perte blanche ; °varices aux parties.

A la **Poitrine,** °taches brunâtres ; °inflammation érysipélateuse
des mamelles. — Au **Dos,** °boutons pruriteux ; boutons au cou, et
taches rouges avec prurit lancinant ; prurit, suintement et excoriation
sous les aisselles. — Aux **Bras,** ardeur et prurit cuisant ; gros furoncle au bras, entouré de boutons pruriteux ; sueur à la paume des
mains ; * *éruption granulée aux mains,* comme une miliaire très fine ;
gonflement d'une phalangette, avec douleur tractive ; ulcération au
bout des doigts. — Aux **Cuisses,** ardeur à la peau, surtout la nuit au lit
aussi ; ardeur, vésicules pruriteuse et °*dartres aux genoux ;* °*anévrysme*

dans le jarret, avec tension et pulsation; bosses pruriteuses aux mol·
lets, ou plaques tuméfiées, douloureuses au toucher; *ulcères fétides*
aux jambes, saignant facilement; ardeur à la plante des pieds, surtout dans la position assise après être resté debout ou avoir marché;
*sueur aux pieds, parfois très-forte, surtout en marchant; gonflement
du pied malade; élancement dans un cor au petit orteil; °*rougeur et
gonflement des orteils,* comme par des engelures aussi, avec élancement; orteils ulcérés au bout.

CAUS. — CAUSTICUM.

En général, frémissement à divers endroits de la peau; formication;
ardeur à tous les endroits où l'on touche; *prurit partout le corps aussi,*
ou bien la nuit, avec chaleur sèche; *prurit lancinant* au dos, aux bras,
aux cuisses, aux épaules et aux doigts, forçant à se gratter; *rougeur
écarlate par tout le corps,* avec beaucoup de vésicules et prurit qui ne
cesse point lorsqu'on s'est gratté; *boutons,* avec prurit rongeant et
ardeur après s'être gratté; *nodosités* sous la peau, surtout au côté
droit du corps, à la poitrine, au bras, au dos, au pli du coude, avec
élancement au toucher et douleur d'excoriation en appuyant dessus;
éruption semblable aux *varicelles conoïdes,* chez un nourrisson; vésicules à la poitrine et au dos, avec frissons fébriles, chaleur, sueur et
anxiété; vésicules blanchâtres, au front, à la nuque, aux omoplates,
aux bras, aux cuisses, au ventre et dans les jarrets, *avec prurit, surtout à la chaleur,* principalement du lit, ardeur après s'être gratté, et
laissant après elles des taches rouges; °*éruptions scabéiformes; gales
sèche* et *humide;* °éruptions miliaires; °urticaire miliaire; °dartres,
avec prurit et suintement; °vésicules phagédéniques; les anciennes *taches hépatiques* deviennent proéminentes, avec prurit et
rongement; d'anciennes lésions guéries s'enveniment de nouveau et
suppurent; **excoriation de la peau,* °surtout chez les enfants aussi;
°*blessures par brûlure;* un ulcère à la jambe s'entoure d'une auréole
rouge, avec dureté et inflammation, sécrétion plutôt sanguinolente
que purulente, et douleur qui empêche le sommeil de nuit; **verrues,*
avec douleurs et inflammation aussi; **varices,* parfois avec douleur.

Cuir chevelu douloureux, surtout au vertex, en appuyant dessus, en se frottant, et au toucher; *tension et raideur du cuir chevelu,*
surtout au front et au nez aussi, avec chaleur ou avec tiraillement
dans les yeux; tremblement et mouvements du cuir chevelu; *prurit
au cuir chevelu* et au front; prurit lancinant aux os pariétaux et tem-
poraux, au front et aux joues; chute des cheveux. — Aux **Yeux,**
prurit; douleur d'excoriation, cuisson et rougeur *aux paupières* et aux

angles; *inflammation des yeux et des paupières, avec agglutination nocturne;* °*ulcération et suppuration des yeux;* °*anciennes verrues dans les sourcils.*— Prurit formicant ou lancinant dans les **Oreilles** ou aux lobes; *gonflement de l'oreille,* parfois avec otalgie et écoulement de matières sanguinolentes; *écoulement* purulent et de mauvaise odeur, de l'oreille.— *Prurit au* **Nez,** surtout *au bout, aux ailes* ou dans les narines; **boutons au bout du nez,* ou à la racine; gonflement fréquent du nez, le matin, et se dissipant vers le soir; chute des poils dans les narines; °*d'anciennes verrues au nez.*—*Prurit fréquent à la* **Face,** *surtout au nez, au menton, aux pommettes,* ainsi qu'aux tempes, aux oreilles et au cou; prurit brûlant à côté du nez; ** éruptions à la face,* parfois plutôt perceptibles au toucher qu'à la vue; *boutons à la joue,* surtout du côté gauche, ou bien entre les sourcils et avec prurit violent; beaucoup de petits boutons rouges, précédés de prurit rongeant avec congestion de sang, chaleur et rougeur de la face; boutons purulents à la tempe, au côté du front, au menton et au nez, avec élancement au toucher, et se couvrant de croûtes en desséchant; vésicules brûlantes, remplies d'un liquide corrosif qui forme des croûtes. — Tache rouge, brûlante, à la **Lèvre** supérieure; prurit autour de la bouche; *boutons aux coins de la bouche,* vésicules douloureuses en mangeant, et excoriation dans le coin gauche; gonflement de la lèvre inférieure, avec un bouton lancinant et formicant; dartre à la lèvre inférieure; *ulcère* brûlant à la face interne de la lèvre supérieure. — Au **Menton,** bouton purulent à auréole rouge; *tumeur inflammatoire,* brûlante, au-dessous du menton, comme s'il allait se former un abcès.

Dans la **Bouche,** °*ulcération et suppuration opiniâtre aux gencives;* °fistule dentaire; *douleur d'excoriation ou de brûlure sur la langue, au bout, aux bords* et sous la langue, parfois avec ardeur, grattement, forte salivation et goût pâteux; ardeur et douleur *d'excoriation au palais et dans la gorge.* — Au **Ventre,** gonflement du nombril, avec douleur au toucher. — **Prurit à l'***Anus,** avec douleur d'excoriation et suintement; abcès douloureux près de l'anus, jetant beaucoup de pus et de sang, avec grande fatigue nerveuse; °fistule au rectum.— Aux **Parties génitales,** prurit, surtout au prépuce et au frein; taches larges, rouges et pruriteuses à la verge; croûtes pruriteuses au prépuce, ou vésicules qui s'ulcèrent; °*herpes præputialis?*; sueur et *prurit au scrotum.* — Excoriation à la *vulve* et entre les jambes.

A la **Poitrine,** prurit autour des mamelles; °mamelons excoriés, couverts de crevasses et entourés de dartres. — Au **Dos,** *prurit fréquent* avec sueur; formation d'un *furoncle; miliaire pruriteuse,* à la nuque, entre les omoplates et au bassin; papules tensives; *dartre à* la nuque, avec prurit et suintement; taches rouges, brûlantes au côté droit du cou; °*gonflement goîtreux du cou.*—*Aux **Bras**, prurit fréquent;* °verrues; *gonflement* de l'avant-bras, comme au *périoste*, douloureux au toucher; vésicules et *boutons pruriteux aux avant-bras.*— Gonflement nocturne des **Mains,** avec formication; *prurit fréquent aux mains,* parfois avec vésicules pruriteuses après s'être gratté; papules brûlantes et pruriteuses, et dartre pruriteuse aux doigts; ulcération au bout du pouce; *douleur au-dessous des ongles en fermant le poing,* comme d'ulcération, ou bien pression brûlante. — Aux **Jambes ,** prurit; dartre pruriteuse aux fesses; *peau marbrée,* couverte de vaisseaux injectés, rouge foncé; **excoriation entre les cuisses;* urticaire pruriteux aux cuisses; **varices aux jambes;* tache rouge, allongée, douloureuse, au tibia, avec prurit en disparaissant; bulle large, indolore, remplie d'eau, au mollet; gonflement du pied, le soir, avec chaleur, ardeur et prurit, comme des engelures, et avec douleur d'ulcération en appuyant dessus; *prurit fréquent, surtout au cou-de-pied;* grosses ampoules après le moindre frottement; vésicule rongeante au talon, avec prurit; talon ulcéré; gros orteil douloureux, comme s'il était brûlé, enflammé ou ulcéré; *panaris* au gros orteil, avec fouillement brûlant et chair luxuriante.— Dans les **Cors**, élancement, térébration et ardeur.

CHAM. — CHAMOMILLA.

En général, prurit lancinant çà et là, avec douleur après s'être gratté; éruptions peu élevées, surtout à la nuque, avec cuisson qui force à se gratter; boutons pustuleux à la face, pruriteux au toucher; **éruption miliaire, boutons rouges, serrés, sur une tache rouge,* surtout aux joues, au front, aux lombes et dans les flancs, avec horripilation fréquente vers le soir, et prurit cuisant, surtout la nuit; °*miliaires des enfants* et des femmes en couche; **excoriations,* °surtout chez les enfants aussi; **vulnérabilité de la peau, de légères blessures s'enflamment et s'ulcèrent facilement;* °inflammations érysipélateuses; °jaunisse?; **indurations glandulaires;* **ulcères douloureux, avec rougeur autour, sensibilité douloureuse au toucher, prurit cuisant et formications nocturnes,* douleurs lancinantes ou tressaillantes, gonflement et douleur de meurtrissure; boutons purulents et croûteux autour des ulcères, avec prurit.— Aux **Yeux,** **rougeur et inflammation des paupières et de leurs bords,* ainsi que *des yeux,* avec *agglutination nocturne;* °gonflement rouge des paupières. — °Écoulement des oreilles.— Peau ridée au-dessus du **Nez**; narines ulcérées.—A la **Face,** gonflement de la tempe, douloureux au toucher; prurit et rongement au

front, surtout après le repas ; °érysipèle à la face ; *gonflement de la
joue, ° avec dureté, rougeur bleuâtre, et douleurs pulsatives, tractives
et lancinantes ; miliaire rouge aux joues.—**Lèvres** gercées ; rhagade
au milieu de la lèvre inférieure ; exfoliation des lèvres ; ulcération
croûteuse aux bords. — Dans la **Bouche,** vésicules lancinantes sur
la langue et au-dessous ; ° aphthes dans la bouche.—A l'**Anus,** °rha-
gades douloureuses et ulcérées, avec inflammation des boutons hémorrhoïdaux. — Au bord du **Prépuce,** excoriation et élancement
pruriteux ; prurit au scrotum. — ° Érysipèle aux **Mamelles;** *nodosités dures et glandes indurées aux seins ; *excoriation des mamelons. — Aux **Mains,** °gonflement de la paume.— Aux **Pieds,** ardeur et prurit, comme par des engelures : prurit douloureux au talon
et à la plante des pieds ; gonflement subit d'un pied et de la plante
du pied.

CHEL. — CHELIDONIUM.

En général, °ulcères chroniques, putrides, rongeants ; °croûtes au
cuir chevelu, bouton purulent à la paupière supérieure gauche, avec
douleur pressive au toucher et en fermant les yeux ; agglutination nocturne des paupières ; °obscurcissement de la cornée ; °prurit par toute la
face et au front ; °dartres à la face, surtout au menton ; à la cuisse, boutons rouges à pointes blanches et avec prurit cuisant et rongeant ; à la
jambe, taches brûlantes et lancinantes au-dessus du tendon d'Achille.

CHIN. — CHINA.

En général, sensibilité très-douloureuse de toute la peau du corps,
jusque dans la paume des mains ; élancement, tiraillement, ardeur et
prurit formicant à divers endroits de la peau ; prurit, parfois avec saignement après s'être gratté, ou bien le soir et principalement à la
poitrine, aux lombes et aux bras ; prurit cuisant aux parties sur lesquelles on est couché, et disparaissant en changeant de place, ou vice
versâ ; éruption urticaire après s'être gratté ; boutons aux lombes, aux
bras et à la poitrine après s'être gratté, le soir ; °peau flasque et sèche ;
° couleur jaune de la peau ; °pâles couleurs? ; ¯°gonflement des membres ; *anasarque générale, ° surtout aussi après des évacuations sanguines démesurées ; *gonflements durs et rouges ; gonflement érysipélateux de tout le corps ; °excoriations des enfants? ; °ulcères carieux et inflammations des os? ; dans les ulcères, térébration avec
sensibilité douloureuse, douleurs pulsatives en remuant la partie malade, ardeur et pression, sécrétion d'un pus putride et ichoreux,
gangrène humide.

*__Cuir chevelu__ *très-sensible au toucher, avec endolorissement jus-qu'à la racine des cheveux;* *_douleur contractive dans les téguments de la tête, comme si l'on ramassait la peau sur un point,_ °ou que les cheveux fussent arrachés, surtout *au vertex, à l'occiput* et au *front;* prurit lancinant au cuir chevelu; formication rampante, au front; *_forte sueur dans les cheveux,_ surtout pendant la promenade au grand air aussi.—Prurit aux __Paupières;__ derrière les __Oreilles,__ vésicules remplies d'eau; éruption à la conque; rougeur et chaleur du __Nez;__ prurit au dos du nez. — *__Lèvres__ *sèches* et *gercées;* douleur d'exco-riation aux faces interne et externe; douleur rongeante, comme par ulcération, au coin gauche de la bouche; gonflement des lèvres; érup-tion de petits ulcères pruriteux et brûlants aux lèvres. — Dans la __Bouche,__ gonflement au palais et au côté de la langue.— A la __Poi-trine,__ furoncle.— Aux __Mains,__ gonflement d'un condyle des doigts, avec raideur douloureuse; gonflement du dos de la main gauche, avec douleur tractive en remuant la main. — *_Gonflement chaud des_ __Ge-noux,__ avec douleur au toucher et déchirement tractif la nuit; au mollet, gonflement dur, rouge foncé, et qui entre en suppuration; *_gon-flement chaud des pieds, douloureux au toucher;_ gonflement dur des pieds, avec taches rouges et urines foncées; prurit à la plante des pieds, en marchant et étant assis; formication lancinante dans le gros orteil, comme par des engelures, le soir, en étant assis, et dispa-raissant par la marche et en se tenant debout. — Ongles bleuâtres.

CHIN-S. — CHININUM SULFURICUM.

__En général,__ *peau flasque,* flottant autour des os; *grande sensibilité au toucher;* contractions de la peau; douleur et ardeur aux endroits excoriés; inflammation de la peau; °*inflammations érysipélateuses?;* érysipèle gangréneux?; affections hydropiques?; °jaunisse?; °*morsures de vipère?;* suppurations de mauvaise odeur; ° ulcérations sanieuses; *inflammations gangréneuses; nécrose et rougeur livide de la peau,* avec formation de fausses membranes gélatineuses ou croûtes minces, su-perficielles; *formation de croûtes épaisses, livides, humides,* qui de-viennent sèches et noires, avec des bords rouges et humides d'abord, puis jaunâtres et ramollies; *décubitus;* °*ulcères carcinomateux?* — __Cuir chevelu__ très-sensible; ardeur au vertex, augmentée par le contact; éruption à la lèvre supérieure. — Dans la __Bouche,__ exco-riation aux gencives et à la face interne des joues, avec douleurs vio-lentes et croûtes gangréneuses; °affections scorbutiques.

CHLOR. — CHLORUM.

En général, sensation à la peau, comme produite par la piqûre d'insectes, avec transpiration abondante, congestion de sang à la peau et éruption de petites nodosités et de vésicules. — Éruptions dartreuses et sueurs critiques. — °Gale et dartres. — °Ulcères fétides et carcinomateux. — **Nez** *comme excorié,* surtout aux angles; sensibilité de la membrane muqueuse du nez. — Dans la **Gorge,** excoriation et petits ulcères avec rougeur. — °Ulcères putrides à la gorge; °diphtérite? — °*Syphilis?* — Production de fausses membranes sur la plèvre.

CIC. — CICUTA VIROSA.

En général, *douleurs d'excoriation* çà et là, ou sensation comme si l'on s'était donné un coup; *prurit par tout le corps,* parfois brûlant ou forçant à se gratter; forte ardeur à la peau. — **Éruptions suppurantes,* avec croûtes jaunes et douleurs brûlantes; *élevures du volume d'une lentille à la face et aux mains, couleur rouge foncé, brûlantes au début, plus tard confluentes; °*suites fâcheuses d'une blessure par des échardes.*

Au **Cuir chevelu,** éruptions suppurant fortement; élancements tractifs le long des sourcils. — °Agglutination nocturne des **Paupières,** et ardeur dans les yeux. — *Douleur d'excoriation ou de contusion* derrière les **Oreilles;** boutons purulents sous et devant les oreilles; forte éruption sur les oreilles, écoulement sanguinolent. — °Croûtes dans les **Narines;** écoulement jaune du nez.

A la **Face,** **boutons rouge foncé, du volume d'une lentille,* brûlants au début, *plus tard confluents;* vésicule brûlante et pruriteuse au bord de la partie rouge de la lèvre supérieure; **éruption de croûtes épaisses, jaunes de miel, au menton,* à la lèvre supérieure et à la partie inférieure des joues, avec ardeur, excoriation et suintement de la peau, gonflement des glandes sous-maxillaires, croûtes dans les narines et appétit insatiable. — °*Croûtes de lait?*

Au bord de la **Langue,** cloches blanchâtres et ulcères, avec douleur brûlante au toucher.

A la **Poitrine,** douleur de contusion en bas du sternum; ardeur autour des mamelons. — Aux **Mains,** boutons purulents comme à la face; *doigts comme morts,* pâles, froids et engourdis.

CIN. — CINA.

En général, élancements brûlants, çà et là, au prurit picotant et formicant, disparaissant après s'être gratté ; prurit violent, nocturne ; le soir, éruption de boutons pruriteux : miliaire transparente.

A la **Face**, *furoncle* avec dureté autour ; écoulement purulent du **nez**.

CINNAB. — CINNABARIS.

En général, les ulcères deviennent douloureux aux bords, qui se décollent.

Au **Gland**, *points rouges, petits,* ou *taches* ; prurit douloureux derrière la couronne, avec suintement purulent, fétide : gonorrhée bâtarde ; prurit lancinant au gland, le soir, revenant bientôt après s'être gratté ; *prépuce rouge, gonflé,* comme excorié, avec prurit douloureux ; petites verrues au prépuce, saignant au toucher ; °*condylomes.* — Gonflement de la verge.

Au **Cou** et sur la **Poitrine**, prurit lancinant, avec engorgement des glandes cervicales et éruption de *points* et de *taches rouges,* qui se transforment en *boutons durs et granuleux,* avec prurit plus fort et brûlement après s'être gratté.

CIST.— CISTUS·

En général, prurit par toute la peau du corps, sans éruption ; °*engorgement des glandes,* avec suppuration aussi ; °*ulcères scrofuleux.*

Aux **Oreilles**, gonflement à l'intérieur, ou bien au dehors, depuis l'oreille jusqu'à la joue ; **écoulement* des oreilles, qui sont bouchées par le gonflement ; °*écoulement purulent* fétide des oreilles. — **Nez** enflammé, douloureux et gonflé.— A la **Face**, érysipèle vésiculeux ; °*carie* de la mâchoire inférieure.

***Gencives** *gonflées, décollées, d'un aspect dégoûtant et saignant facilement.* — **Langue** douloureuse, comme excoriée. — °Glandes du cou engorgées, avec suppuration.

CLEM. — CLEMATIS.

En général, sensation d'ardeur çà et là sans rougeur ; °*éruptions opiniâtres* ; pustules comme celles de la gale par tout le corps ; °*gale pustuleuse?* ; °éruptions miliaires opiniâtres: °*éruptions bulleuses.* — °*Dartres diverses* ; °*dartres squameuses,* avec suppuration sanieuse, jaunâtre, rongeante ; °*dartres opiniâtres, rouges,* suintantes, avec prurit insupportable à la chaleur du lit et après s'être lavé ; °à la lune croissante, les dartres sont rouges et suintantes ; à la lune décrois-

sante, elles sont pâles et sèches. — Éruption pruriteuse, suintant un
pus ichoreux et rongeant, avec chaleur, rougeur et gonflement de la
peau. — Élancements pulsatifs dans la plaie le soir, au lit, et vers
les trois heures du matin; *pulsation dans les ulcères,* surtout le matin; ardeur et fourmillement dans les ulcères; élancement dans les
bords des ulcères au toucher. — °*Indurations squirrheuses et ulcérations cancéreuses?;* °*excroissances fongueuses?;* °concrétions tophacées.

Au **Cuir chevelu**, *éruptions;* °vésicules suintantes à l'occiput et
à la nuque; boutons douloureux, au front; douleur brûlante, incisive,
dans la peau du front. — °Bords des **Paupières** enflammés et ulcérés.— Au **Nez**, sur la racine et la pointe, boutons purulents, douloureux au toucher. — A la **Face,** sensation brûlante dans la peau;
boutons, surtout au front, débutant par un petit élancement et douloureux au toucher; *boutons purulents* au-dessus des sourcils, sur le
nez et au front, avec douleur au toucher; °vésicules blanches sur la
face et le front, comme par l'action des rayons solaires. — Boutons
douloureux sur la **Lèvre** supérieure; vésicule brûlante au-dessous
de la partie rouge de la lèvre inférieure, laissant écouler de l'eau et
se couvrant d'une croûte blanche; °*cancer labial?* — Au **Menton,**
boutons purulents, douloureux au toucher. — **Glandes sous-maxillaires** engorgées, avec nodosités dures, tensives, pulsatives, douloureuses au toucher, et causant des maux de dents.

Scrotum gonflé et épaissi à sa partie droite; °*gonflement et induration des testicules;* °*induration et* **gonflement des glandes inguinales.*
— Sous le **Mamelon**, glande indurée, douloureuse au toucher;
°cancer des mamelles?

Au **Dos,** *éruption de grosses pustules autour des lombes,* douloureuses au toucher; °éruption suintante à la nuque jusqu'au haut de
l'occiput; boutons purulents, pruriteux autour du cou, avec excoriation de la peau après s'être gratté; engorgement des glandes axillaires.
— °Aux **Mains** et aux **Doigts**, *vésicules rongeantes,* aggravées par
l'eau froide et avec gonflement des parties affectées; *nodosités arthritiques* aux articulations des doigts.—Aux **Cuisses** et aux **Jambes,**
dartres squameuses, croûteuses; furoncle à la cuisse; aux orteils,
prurit qui force à se gratter le soir, au lit, avec sueur entre les orteils.

COCC. — COCCULUS.

En général, élancement pruriteux et brûlant çà et là; *prurit en
divers endroits, le soir, en se déshabillant,* ou bien *la nuit, à la chaleur des lits de duvet,* avec chatouillement ou avec douleur et suintement sanguinolent après s'être gratté; prurit brûlant, comme produit

par des orties, surtout à la face interne des cuisses, avec apparition de boutons qui causent des élancements au toucher; *éruption de boutons purulents* au-dessus du nez, aux tempes, à la poitrine et entre les épaules; *boutons rouges,* comme des grains de millet, au dos, à la poitrine et à la face, ne causant de prurit qu'à la chaleur; *tubérosités dures,* sèches, avec auréole rouge, et prurit brûlant aux membres, au poignet et au dos des doigts; *taches* rouges, irrégulières, comme en ferait le vin rouge, sur la poitrine et les côtés du cou, derrière les oreilles. — Élancement, déchirement et chaleur dans les engorgements glandulaires froids, surtout au toucher.

Nez gonflé du côté droit. — Gonflement d'une des **parotides.** — *Glandes* **sous-maxillaires** *engorgées* et *dures,* avec nodosités à l'avant-bras, douloureuses au toucher. — **Gencives** gonflées, sensibles et comme excoriées.

Prurit au **Scrotum,** parfois brûlant.

Au **Dos,** prurit le soir, en se déshabillant, avec apparition de boutons rouges; taches rouges au cou. — Au-dessous de l'**Épaule,** petit bouton causant du prurit au lit; sueur aux **Mains;** °*gonflement chaud, arthritique des mains;* vésicule remplie d'eau au côté de la main, la nuit; prurit chatouillant à la partie charnue du pouce, sans changement après s'être gratté. — Sur la **Cuisse,** apparition d'un furoncle; °gonflement inflammatoire du **Genou** avec élancements; prurit au genou, aux jarrets, au mollet et au cou-de-pied en marchant, disparaissant en restant debout; *gonflement des* **Pieds** le soir, avec chaleur et prurit rongeant; sueur froide aux pieds; prurit au cou-de-pied; douleur au *gros orteil,* comme par des *engelures* ou par un furoncle, avec sensibilité au toucher; dans les *cors,* coups déchirants le soir, pendant le repos.

COFF. — COFFEA.

En général, éruption et prurit par tout le corps; le prurit d'une éruption existante se transforme en ardeur; °*miliaire pourprée, rougeole* et *variole* dans la période fébrile. — Sueur aux pieds, avec excoriation des orteils. — Sueur aux mains en écrivant.

COLCH. — COLCHICUM.

En général, *prurit par tout le corps,* parfois comme causé par des orties; *fourmillement comme par des engelures,* surtout aux changements du temps; *élancements dans la peau,* surtout aux articulations; *gonflement œdémateux* et *anasarque:* transpiration supprimée.

Au **Cuir chevelu,** tension, déchirement et douleur d'ulcération; chute abondante des cheveux. — Aux **Paupières,** ulcération d'une glande au bord, avec gonflement de la paupière, et grande irritation nerveuse.— °*Écoulement des* **Oreilles,** avec déchirement en dedans, à la suite de la rougeole. — Douleur d'excoriation à la cloison du **Nez,** surtout au toucher et pendant le mouvement de la partie affectée.— **A la Face,** prurit et éruptions; formication comme par des engelures; °*gonflement œdémateux de la face;* lèvres gercées.

Élancement comme par des échardes au **Pouce;** °*gonflement œdémateux des* **Jambes** *et des pieds;* douleur au gros orteil comme par un *ongle entré dans la chair; fourmillement dans les orteils, comme par des engelures.*

COLOC. — COLOCYNTHIS.

En général : *prurit,* comme après une transpiration abondante, par tout le corps, surtout à la poitrine et au ventre, le matin au réveil et après le lever; prurit pénible, après midi et le soir, suivi de transpiration; prurit cuisant, le soir au lit, revenant bientôt après s'être gratté, et se transformant plus tard en une sorte d'inquiétude qui empêche le sommeil et force à remuer constamment les membres.— *Éruption* semblable à la gale. — *Desquamation* de toute la peau du corps.

Au **Nez,** prurit qui force à se gratter, dans la narine gauche. — **Face** °*gonflée,* avec rougeur et chaleur de la joue et douleurs déchirantes; *boutons* à la joue gauche, avec douleur cuisante au toucher et laissant écouler un fluide aqueux, après s'être gratté; boutons blancs, surtout entre l'œil et l'oreille, ainsi qu'au front et au menton, cuisants au toucher et avec tressaillement; bouton purulent au coin gauche de la bouche; °*croûtes* à la face. — Dans les **Mamelles,** *nodosités* douloureuses.—A la **Poitrine,** *reptation* et *fourmillement,* comme par des insectes. — **Glandes axillaires** *engorgées,* avec suppuration.— A la **Jambe,** les varices deviennent douloureuses.— Sous l'**ongle** de l'orteil.

CON. — CONIUM MACULATUM.

En général, la peau paraît plus chaude qu'elle ne l'est en effet. — °Endolorissement de la peau par tout le corps. — Peau *enflammée,* avec douleur brûlante. — *Élancements par tout le corps,* parfois pruriteux, cuisants, ou comme des piqûres de puces. — *Prurit çà et là,* surtout aux bras et aux cuisses; prurit rongeant, débutant par un élancement, sur la partie gauche du corps, surtout en étant couché dessus, le soir au lit, avec inquiétude dans tous les membres, et changeant d'endroit après s'être gratté. — *Éruption* à la face, au dos et au corps, de boutons presque imperceptibles, avec prurit comme si quelque chose rampait sous la peau. — *Boutons blancs,* transparents et remplis d'une humeur âcre, se transformant en croûtes, comme celles de la gale, avec sueur locale, fétide et cuisante; °*éruption urticaire* à la suite d'un fort exercice corporel. — °*Dartres opiniâtres,* suintantes ou croûteuses et brûlantes; *taches au corps,* opiniâtres, brunes ou rouges, pruriteuses et reparaissant souvent; pétéchies. — Couleur bleuâtre de la peau sur tout le corps. — ° *Affections chlorotiques?*; une *ancienne cicatrice* redevient douloureuse. — *Douleur* aux *parties souffrantes,* fourmillement ou douleurs insupportables; tiraillement dans une *ancienne verrue* (à la lèvre supérieure). — *Dans les ulcères,* douleur augmentée, surtout en toussant; tension dans l'ulcère; saignement des ulcères; les bords de l'ulcère deviennent noirs, *avec écoulement d'un ichor fétide;* gangrène d'une partie de l'ulcère. — Douleur dans les **glandes,** le soir; fourmillement et prurit aux glandes ou douleurs incisives autour; °*glandes engorgées et endurcies,* particulièrement à la suite *d'un coup* ou *d'une contusion.* — Élancement dans les glandes engorgées ou picotements et cuisson autour. — °Indurations squirrheuses? — °Ulcères cancroïdes.

Au **Cuir chevelu,** fort prurit; éruption, au front, de petits boutons, jusqu'à la grosseur d'une noisette, douloureux au toucher. — *Chute des cheveux.*—**Paupières** enflammées, avec *orgéolets et clignotement* fréquent; agglutination nocturne des paupières, avec *élancement* dans le coin intérieur de l'œil (le jour); °taches de la cornée?; °*cataracte,* particulièrement à la suite d'un coup?—**Oreille** extérieure pruriteuse; tension de la peau derrière les oreilles et à l'apophyse mastoïde; °accumulation de *cérumen* qui ressemble souvent à du papier pourri, et qui est mêlé d'une mucosité purulente; —cérumen couleur rouge de sang. — Au **Nez,** prurit, parfois aussi dans les narines, parfois fourmillant ou lancinant; brûlement aux narines; douleur d'excoriation lancinante, à la cloison des narines, aggravée par le toucher; *petits boutons purulents* près de l'aile droite du nez; °inflammation du nez *après avoir fait abus de mercure;* °écoulement purulent par le nez.—**Face** *gonflée,* tensive et douloureuse, aux pommettes (et aux gencives supérieures); *prurit à la face,* parfois rongeant au front, ou lancinant à la joue droite, et surtout le côté droit de la face; douleur d'excoriation cuisante dans la peau de la face, après s'être lavé et essuyé; *éruption de boutons à la face,* °parfois avec prurit, ou (au front) avec tension et tiraillement; sur une ancienne tache hépatique à la joue, pousse un bouton; petit bouton au front avec tension et déchirement autour, au toucher, °dartres à la face; °ulcères rongeants.— Prurit à la **Lèvre** supérieure ; vésicules cuisantes au bord du rouge des lèvres ; *ulcères aux lèvres* (après la fièvre); °ulcère cancéreux aux lèvres ; fort prurit autour du menton. — **Gencives,** *douloureuses* et brûlantes ; *enflées et d'un rouge bleu,* comme ecchymosées ; facilement *saignantes,* particulièrement aux dents molaires.

Parties génitales pruriteuses ; *fort prurit aux fesses,* à la verge, au gland et au prépuce ; inflammation du prépuce ; °gonflement des testicules, particulièrement après une contusion ; sueur au périnée. — **Fort prurit,* à la **Vulve,** avec une douleur comme si quelque chose dans la matrice poussait vers le bas, après s'être frotté ; *au mont vénérien,* gros bouton douloureux au toucher. — Prurit brûlant aux **Mamelles** et aux mamelons, avec peau rouge et squameuse, après s'être frotté ; dureté de la mamelle droite, avec élancement nocturne et douleur au toucher ; °*induration squirrheuse des glandes mammaires;* squirrhes des mamelles enflammés ; mamelles flasques ; °*cancer* des mamelles.

Au **Sternum,** *carie;* prurit lancinant à la poitrine, qui ne cesse, en grattant, que pour quelques moments ; éruption de boutons douloureux au toucher.— Le **Cou** paraît plus gros ; un goître devient plus gros.— A l'**Avant-bras,** °dartre suintante, croûteuse, brûlante ; sueur des **Mains** ou de la paume des mains. — Prurit au dos des **Doigts;** à l'index, tubercule dur, précédé d'une douleur brûlante ; taches jaunes aux doigts. — **Ongles** jaunes ; ulcère à l'ongle, avec inflammation et douleur pulsative et brûlante d'ulcération sous-cutanée. — Aux **Jambes,** un endroit contusionné devient tacheté et bleu, avec douleur, comme des coups de couteau, au moindre mouvement, et avec douleur de meurtrissure pendant la marche et au toucher ; °aux **mollets,** taches douloureuses, d'abord rouges et changeant ensuite en vert ou en jaune, comme après des contusions, et qui empêchent de remuer le pied, qui est courbé comme par un raccourcissement des muscles.—*Gonflement des* **Pieds,** parfois douloureux ou brûlants ; sous le talon, gonflement rouge, avec douleur brûlante en appuyant le pied ; à la plante des pieds, prurit et boutons pruriteux ; aux pieds, vésicules purulentes. — Au bout des **Orteils,** douleur comme par ulcération sous-cutanée.

COP. — COPAIVÆ BALSAMUM.

Éruption urticaire ; éruption scarlatine proéminente ; éruption par tout le corps. — Dans l'urètre, inflammation et gonflement avec douleurs pulsatives ; °écoulements gonorrhéiques, purulents, jaunes. — Induration des testicules ; prostate endurcie avec dysurie ; engorgement douloureux des glandes inguinales. — Écoulement de mucosités sanguinolentes, épaisses et purulentes, par la matrice, avec pression vers la vulve.

CORALL. — CORALLIUM RUBRUM.

En général, éruptions de taches lisses à la paume et aux doigts des mains, d'abord couleur rouge de corail, ensuite rouge foncé et puis rouge cuivreux. Au **Nez**, gonflement chaud et pulsatif du côté droit, avec ulcère douloureux dans la narine droite, et douleur comme si les os étaient écartelés, avec soif et sommeil nocturne troublé. — Glandes **sous-maxillaires** gonflées et douloureuses au côté gauche, avec douleur augmentée en penchant la tête en avant et pendant la déglutition. — **Lèvres** gercées et douloureuses; petit bouton douloureux au-dessus de la lèvre supérieure.— Aux **Parties génitales,** sueur abondante; gonflement du prépuce, avec douleur d'excoriation des bords au toucher; frein du prépuce douloureux, comme par des coups d'épingles ; gland et face interne du prépuce très-sensibles , rouges et gonflés, avec sécrétion d'un pus fétide, vert jaune; ulcères rouges et lisses au gland et aux parois internes du prépuce, avec sécrétion abondante jaunâtre et sanieuse.

CROC. — CROCUS SATIVUS.

En général, prurit en divers endroits du corps; fourmillement çà et là, qui cesse quand on se gratte. — Rougeur scarlatine sur tout le corps. — La cicatrice d'une ancienne blessure de contusion suppure, s'enflamme et devient douloureuse. — °Engelures? — *Agglutination nocturne des paupières.* — Douleur au-dessus de la malléole comme au périoste; plante des pieds douloureuse comme après un long voyage; douleur intense de la plante des pieds, quand on est debout.

CROTAL. — CROTALUS.

En général, prurit lancinant en divers endroits, surtout aux omoplates. — Ecchymoses autour d'une plaie, ainsi qu'à d'autres endroits, avec coloration bleue et bigarrée; taches noires sur la peau, même par tout le corps, avec anxiété; taches et vésicules rouges; taches marbrées, vert jaune, bleuâtre; la peau d'une personne mordue par le serpent, ainsi que celle de son nourrisson, prend la couleur de la peau du reptile; taches noirâtres et jaunes sur la peau de l'enfant; taches bleues et jaunes, avec gonflement et fièvre, reparaissant annuellement; *taches jaunes par tout le corps,* surtout autour de l'endroit de la morsure; couleur jaune de tout le corps avec urines comme celles dans la jaunisse; °fièvre jaune.—Inflammations érysipélateuses. — *Éruption* de petites papules dont la peau est comme parsemée, avec ulcère à la cuisse droite; beaucoup de petits boutons rouges disséminés, dont quelques-uns plus gros sur et entre les omoplates; (taches dartreuses brunes, d'abord au bras, ensuite sur tout le corps, après avoir touché à la peau du serpent ??) vésicules avec auréole rouge et de la largeur d'un écu de six francs, crevant au bout de quelque temps; vésicules et taches livides sur le corps, avec défaillance fréquente et pouls insensible. — *Tumeurs* parfois chaudes et livides avec peau froide; tension de la peau, quoique le gonflement diminue; la partie enflée est froide dans toute son étendue et douloureuse à la pression; insensibilité de la partie gonflée. — *Gonflement* de tout le corps; gonflement œdémateux de tout le corps, particulièrement de la tête, après une morsure dans le pied; hydropisie générale. — Formation d'un gros *abcès* au coude avec diarrhée et frissons, et écoulement d'une matière rouge brun mêlée de morceaux membraneux. — Gonflement avec fluctuation et laissant écouler un fluide séreux, après l'ouverture de la tumeur.—*Ulcères* opiniâtres se formant autour d'une ancienne fontanelle; ulcères suppurants provenant des vésicules qui existent autour de la morsure; au bout de quatorze ans encore après la morsure, ulcère malin, avec gonflement de la partie affectée, teint de la face jaune, et grande indifférence; les anciens ulcères s'empirent; les anciennes cicatrices s'ouvrent de nouveau. — *Gangrène* par tout le corps, en partant de la morsure; morsure noire avec auréole rouge, rougeur foncée, noirâtre, des tissus et des muscles sous-jacents, et inflammation depuis la morsure jusqu'aux muscles de la poitrine, où il y a des taches gangréneuses. — Peau gangréneuse de la morsure séparée des muscles par un fluide fétide.

Au **Cuir chevelu**, fort prurit, les écailles plus abondantes; Tête, particulièrement la face, gonflées. — Écoulement de sang des yeux; yeux ecchymosés. —Écoulement de sang des oreilles. — **Face** *gonflée;* érysipèle réitéré à la face; les chats se frottent beaucoup les yeux, les oreilles et le nez, sans se nettoyer; éruption d'un gros bouton purulent près de l'aile gauche du nez, avec douleur de tension autour, rougeur qui ne s'éteint que longtemps après, et dureté de l'endroit; °à la face, boutons chaque printemps, avec maux de tête, nausées et selles irrégulières chez de jeunes filles. — *Saignement des* **gencives.** — **Langue** gonflée, parfois jusqu'à ne plus trouver de place dans la bouche, qui est aussi enflammée; langue noire et gonflée, de sorte qu'elle bouche le pharynx.

Mamelles : °douleurs et autres souffrances pendant un *cancer* aux mamelles?; à la base de l'ulcère carcinomateux, il y a, le lendemain, des stries de sang coagulé, couleur rouge foncé, presque noir. — Au joint de l'**Épaule**, tubercules mous sous la peau, avec douleur comme des coups d'épingle, augmentée par le mouvement en arrière du bras ; gonflement du **bras** atteint par la morsure. — Écoulement de sang de dessous les **Ongles ;** °un *panaris* qui est déjà blanchâtre, est amélioré le lendemain. — A la **Cuisse** droite, ulcères et petites bosses sur la peau ; mouvement convulsif des muscles autour de la morsure à la cuisse chez un chat ; gonflement de la cuisse mordue, parfois avec brûlement qui peut devenir violent, comme causé par le feu. - **Pieds** *gonflés*, parfois froids, avec brûlement intérieur ou gonflement périodique tous les soirs.

CUPR. — CUPRUM.

En général, éruptions sur la peau ; miliaire à la poitrine et aux mains ; éruptions semblables à la gale ou bien à la lèpre ; dartres squameuses jaunes. — Contraction de la peau de tous les membres. — Jaunisse. — Carie. — °Anciens ulcères. — **Tête** *gonflée*, avec forte rougeur de la face. — *Prurit aux* **Yeux**, parfois fort, surtout vers le soir. — **Lèvre** supérieure ulcérée en dedans. — **Gland** *enflammé ;* verge gonflée.— Dans la glande **axillaire**, *pesanteur*. — Dans le pli du **Coude**, dartre squameuse jaune, avec fort prurit, surtout vers le soir. — Inflammation d'un vaisseau lymphatique depuis la **Main** jusqu'à l'épaule, avec gonflement volumineux de la main ; au bout des **Doigts**, *ampoules*.—Aux **Pieds**, fort prurit, surtout à la plante ; °brûlement à la plante des pieds ; °sueur des pieds ; °sueur des pieds répercutée.

CUPR-AC.— CUPRUM ACETICUM.

En général, inflammation et gonflement.

CYCL. — CYCLAMEN EUROPÆUM.

En général, prurit lancinant en divers endroits, surtout le soir au lit ; prurit rongeant, çà et là, cessant après s'être gratté, mais revenant bientôt après ; ce prurit laisse après soi quelquefois la sensation d'engourdissement, ou il se transforme en une douleur tiraillante et déchirante.

Au **Cuir chevelu**, *élancement pruriteux* qui cesse si l'on se gratte, pour recommencer à un autre endroit ; éruption à l'occiput de boutons indolores.—Aux **Paupières**, prurit lancinant qui affecte aussi les yeux, avec sécheresse et pression, comme si les paupières étaient gonflées; gonflement des paupières supérieures.— Aux **Doigts**, vésicule rouge sur une articulation du milieu après fort prurit; après prurit et grattement, bouton rouge sur une articulation, devenant bientôt blanc, comme une ampoule, mais avec auréole rouge.

Aux deux **Cuisses**, taches de brûlure, d'un rouge écarlate.—Aux **Orteils**, prurit violent, parfois débutant par des élancements, mais changeant ou en sensation de chaleur ou en insensibilité de la peau, ou bien se transformant, après s'être gratté, en pustules blanches, ou cessant le soir; sueur fétide entre les orteils du pied gauche.

DAPH. — DAPHNE INDICA.

En général, °exostoses, avec douleurs lancinantes et pressives; °douleurs d'excoriation dans les exostoses.

°Au **Crâne,** exostoses; ° Au *vertex*, tubérosités molles, comme remplies d'eau, avec douleurs si violentes, surtout la nuit, qu'elles empêchent de dormir, et augmentant au moindre contact; gonflement dur de tout le côté gauche de la tête, avec sensation d'engourdissement et élancements périodiques.— Au **Scrotum,** sueur. —Aux **Bras** et aux mains, petits boutons fort pruriteux.—Aux **Jambes,** miliaire pruriteuse; gonflement au bas de l'orteil, avec douleurs qui passent subitement d'un endroit à l'autre.

DIG. — DIGITALIS.

En général, prurit rongeant çà et là, qui augmente jusqu'à être insupportable, si l'on ne se gratte pas; çà et là, brûlement déchirant et prurit semblable à des coups d'épingle; chatouillement à la partie souffrante.—Desquamation de la peau sur tout le corps; *peau pâle partout;* jaunisse; °peau bleuâtre, particulièrement aux paupières, aux lèvres, à la langue et aux ongles (°cyanose). — Gonflement élastique, d'abord aux jambes, puis aux avant-bras et aux mains, disparaissant lentement, sans qu'on ait uriné plus que d'ordinaire; gonflement de tout le corps, tendu, blanc, douloureux au toucher, changeant en anasarque; engorgement des glandes.

Tête gonflée. — **Yeux** rouges, enflammés à la conjonctive et aux paupières, avec gonflement et douleur des yeux, comme s'il y avait du sable dedans; *glandes de Meibomius fortement enflammées; gonflement de la paupière inférieure, ne permettant pas de regarder en bas. —°Inflammation des yeux, particulièrement chez les personnes arthritiques et scrofuleuses?? — *Agglutination nocturne des paupières, parfois avec sécrétion abondante de mucosités. — Gonflement douloureux des *parotides*. — **Joue** gonflée, douloureuse au toucher et couverte d'éruption ; prurit et rongement à la joue et au menton, plus forts pendant la nuit ; éruption pruriteuse à la joue et au menton, se détachant en croûtes, et laissant après elle des taches rouges ; un gros bouton cuisant au-dessous de la narine droite ; au front, tubercule rouge avec cuisson brûlante, et s'aggravant par le toucher ; *dans la peau* de la *face, pores noirs, suppurants.* — **Lèvres** gonflées, °lèvres sèches, arides ; *lèvre inférieure gonflée* en dedans ; éruption à la lèvre supérieure.

Langue °ulcérée ; excoriation de la *gorge*, de la *bouche* et de l'*œsophage*.—En se redressant, tension de la peau du ventre.—Au **Gland**, irritation pruriteuse ; dans le *testicule droit,* douleur de meurtrissure ; °gonflement hydropique du scrotum (hydrocèle) ; le scrotum ressemble à une vessie.

Dans la **Hanche** gauche, prurit rongeant qui force à se gratter ; boutons au dos ; prurit voluptueux sous l'aisselle. — Gonflement nocturne de la **Main** droite et des doigts ; prurit le plus souvent nocturne, ou même éruption miliaire, au dos de la main. — Au-dessus de la **Malléole** extérieure, prurit rongeant ; prurit sur le dos du pied droit, plus fort la nuit ; °gonflement des pieds pendant le jour, et disparaissant la nuit.

DROS. — DROSERA.

En général, prurit violent, en se déshabillant, la peau se détache facilement lorsqu'on se gratte. — Appliquée extérieurement, cette plante ronge la peau.

Au **Cuir chevelu,** douleur d'excoriation, de même qu'au front et aux tempes ; brûlement cuisant à la tête, cessant par le toucher. — Rongement pruriteux ou pressif, au-dessus des sourcils et avec tiraillement jusqu'à l'occiput (le matin) ; douleur térébrante au vertex ; au cuir chevelu, particulièrement à ses côtés, prurit rongeant qui porte à se gratter.—A la **Face**, éruption de petits boutons purulents, cuisants au toucher ; dans la peau des joues, *brûlement* picotant ; °pores noirs sur le nez et au menton ; au menton, petit bouton rouge, d'une surface d'écailles blanches. — **Lèvre** inférieure, *gercée au milieu; gonflement du milieu de la langue ; ulcère blanchâtre au bout de la langue.*

A la **Poitrine,** °pores noirs, de même qu'à l'épaule.—Au dos des **Mains** et derrière l'articulation, taches rouges, de la grosseur d'une lentille, d'abord douloureuses, puis pruriteuses et lancinantes, et augmentant par le frottement ; petit ulcère au dos de la main droite, pruriteux, brûlant après le frottement, et laissant écouler une eau sanguinolente.

DULC. — DULCAMARA.

En général, fort prurit par tout le corps, parfois lancinant, ou élancements pruriteux et pinçants çà et là ; prurit brûlant et rampant, comme s'il y avait des poux, aggravé la nuit (de minuit à cinq heures), au point de troubler le sommeil. — Éruption de petits boutons pruriteux à la poitrine et au ventre ; çà et là, boutons purulents pointus, d'un rouge écarlate.— Aux membres inférieurs, et sur tout le dos du corps, °pustules pruriteuses qui se transforment en ulcères et se couvrent de croûtes ; élevures blanchâtres aux bras et aux cuisses, avec auréole rouge, prurit lancinant et brûlement, après s'être frotté ; *éruptions urticaires ;* taches rouges et élevées ; *éruption de vésicules contenant un fluide aqueux, jaunâtre (*pemphigus?*). — Taches rouges au corps, parfois semblables aux piqûres de puces. — *Éruptions dartreuses,* °suintantes, suppurantes ; °dartres sèches avec desquamation furfuracée ; °*dartres* pâles, laissant écouler de l'eau, après le grattement ; dartres rougeâtres, avec auréole rouge, ou petites, rondes, brun jaune, saignant après s'être gratté ; *dartres aux bords rougeâtres,* douloureuses au contact de l'eau froide ; *croûtes dartreuses* par tout le corps ; °éruptions dartreuses avec glandes gonflées ; °dartres aux articulations.—*Sécheresse et chaleur brûlante de la peau,* °qui est parfois rouge, ou avec constipation et rétention d'urine douloureuse, le pouls étant souple, plein et lent ; °épaississement de la peau à divers endroits, avec desquamation ; gonflement subit et œdémateux de tout le corps, et enflure des membres, tantôt avec douleur, tantôt avec torpeur. — *Engorgement des glandes ;* tumeurs froides.—°Verrues.

Yeux enflammés ; °inflammation scrofuleuse des yeux ? —Boutons aux coins du **Nez;** petits boutons à l'aile du nez, avec douleur d'ulcération.— Prurit aux **Joues,** tout près des ailes du nez ; à la joue, éruption suintante ; bosse au front, lancinante au toucher ; °verrues et éruption à la face ; °*croûtes dartreuses, épaisses,* brunes ou jaunes, à la *face,* au *front,* aux *tempes* et au *menton ;* °croûte de lait ?; petits boutons et ulcères autour de la bouche, avec déchirement pendant le mouvement des parties.—Pincement au **Menton;** au menton, boutons pruriteux ; °Engorgement des glandes sous-maxillaires.

Gencives décollées et fongueuses ; °*Stomacace,* surtout après un refroidissement?; °*gonflement de la langue,* empêchant de parler et de respirer.— °Épaississement de la **Vessie?** °Rétrécissement de l'urèthre ; °écoulement de mucosités par l'urèthre ; °catarrhe de la vessie. — Aux **Parties viriles,** chaleur et prurit avec appétence vénérienne ; °*dartres aux parties génitales.*—Avant les règles, éruption miliaire ; *dartres aux grandes lèvres ;* °*dartres aux mamelles.*

Aux **Bras,** °éruption dartreuse ; prurit brûlant au bras qui force à se gratter, avec rougeur de l'endroit et avec un petit bouton brûlant ; *rongement au coude ;* petits boutons rouges dans le pli du coude, le matin et le soir, dans une chambre chaude, avec prurit lancinant et avec brûlement après s'être gratté. — A l'avant-bras droit, prurit reparaissant bientôt après s'être gratté ; rougeur sur le revers des **Mains,** avec brûlement, lorsqu'on s'échauffe en marchant au grand air ; sueur abondante à la paume des mains ; *dartres aux mains ; mains couvertes de verrues. — Aux **Cuisses,** prurit brûlant qui force à se gratter. — °Dartres au **Genou.** — Prurit au côté extérieur de la **Jambe** gauche, parfois se transformant en élancements, ou réprimé pour quelques moments ; gonflement d'une jambe, avec douleur tensive et grande fatigue vers le soir ; °desquamation érysipélateuse aux pieds ; °prurit aux pieds, comme dans un érysipèle ; fourmillement dans les pieds.

ELEC. — ELECTRICITAS.

En général, prurit, ou bien fourmillement, par tout le corps. — Douleurs violentes et gonflement d'un pied gelé, il y a douze ans. — Éruption d'élevures rouges à l'endroit où les étincelles ont touché ; éruptions semblables à la miliaire et à la rougeole ; petites vésicules blanches ; éruption galeuse avec articulations. — Les plaies de brûlure deviennent suppurantes. Noircissement de la peau (élect. aérienne) ; ecchymoses.

Au **Cuir chevelu,** élancements comme des coups d'épingle (E. a.) ; fourmillement *au cuir chevelu ;* sensation de bouillonnement *sous la peau ;* sensation de froid au vertex ; sensation d'engourdissement à un endroit du côté droit de la tête (E. a.) ; prurit lancinant à la tête et aux cuisses ; petites croûtes au cuir chevelu ; les cheveux croissent rapidement. — Aux **Yeux,** rougeur des veines de la sclérotique jusqu'à la cornée ; rougeur des bords de la paupière au coin extérieur ; yeux enflammés ; gonflement des bords des paupières au coin extérieur. — **Oreilles** rouges et chaudes ; gonflement à l'intérieur de l'oreille ; suppuration et petits ulcères dans le conduit auditif ; derrière les oreilles, vésicule pleine d'une humeur âcre ; sécrétion de cérumen augmentée.—A la **Face,** éruption de croûtes, ainsi qu'aux bras et sur tout le ventre ; grosses vésicules aux joues ; lèvres gercées ; lèvre supérieure enflée ; éruption autour de la bouche et du menton.

Au **Palais,** petites vésicules avec décollement de la peau supérieure. — Au **Cou,** élancement dans une glande engorgée.

Aux **Bras** (et aux jambes), ulcères croûteux ; gonflement de la main, parfois rouge ou bien subit ; tache rouge et lisse à la main ; endroit pruriteux, blanchâtre, sur la peau de la main droite. — A l'articulation du **Doigt**, vésicule remplie d'un fluide sanguinolent, verdâtre. — Au **Genou,** plaque rouge et excoriée, ou bien élevure rouge et pruriteuse ; Taches rouges à la peau. — Au **Pied,** prurit, ou parfois pustule rouge et pruriteuse.

EUGEN. — EUGENIA JAMBOS.

Une ancienne cicatrice, faite d'un coup d'un instrument tranchant, redevient douloureuse ; petites veines rouges depuis l'angle intérieur de l'œil jusqu'à la cornée.—L'**Œil** *enflammé,* avec élancements dans l'angle intérieur, le soir, la nuit et le matin. — A la **Face**, boutons qui communiquent la douleur aux endroits environnants. — Au **Nez,** prurit violent. — Les **Gencives** des dents cariées deviennent douloureuses. — Au **Dos,** prurit brûlant, aggravé par le grattement ; à l'ongle du *pouce,* exfoliation de la peau et suppuration ; peau gercée entre les orteils.

EUPHORB. — EUPHORBIUM OFFICINARUM.

En général, prurit qui porte à se gratter, le plus souvent brûlant et cuisant. — Stries rouge écarlate sur la peau ; inflammations ; inflammations érysipélateuses.— °Éruptions opiniâtres.—Furoncles. — °Anciens ulcères indolents ; gangrène, parfois avec gonflement général et inflammation.— °Verrues ?? — Au **Front,** boutons purulents au-dessus du sourcil droit, pruriteux et laissant écouler une eau sanguinolente après s'être gratté ; inflammation érysipélateuse du cuir chevelu.—* *Inflammation des* **Yeux,** °parfois opiniâtre, particulièrement avec prurit et sécheresse dans les paupières et dans les ongles ; inflammation des paupières, avec gonflement rouge pâle, et agglutination nocturne ; gonflement des paupières, avec douleur déchirante au-dessus des sourcils quand on ouvre les yeux ; °obscurcissement de la cornée ? — Dans la **Joue,** tension comme par une enflure ; brûlement violent à la face ; *inflammation érysipélateuse* de la face, parfois avec gonflement et douleurs térébrantes, rongeantes et fouillantes, suivies de prurit et de fourmillement dans la joue ; érysipèle de la face, avec vésicules grosses comme des pois et remplies d'une humeur jaune ; gonflement sensible de la joue gauche, avec secousses douloureuses au toucher ; gonflement blanc et œdémateux de la joue. — Au **Menton,** pustule rougeâtre, avec douleur pressive et suppurante au toucher. - A l'**Avant-bras,** prurit brûlant ; stries écarlates, pruriteuses au toucher, et disparaissant par la friction. — Aux **Doigts,** prurit brûlant comme celui que causeraient des orties, et qui porte à se frotter.—Prurit sur la plante du **Pied** droit, forçant à se gratter.

EUPHR.—EUPHRASIA OFFICINALIS.

En général, reptation comme d'une mouche, de bas en haut, aux extrémités, avec torpeur.— °**Yeux** enflammés et rouges, même à la suite d'une contusion; °inflammation des yeux chez les nouveau-nés?; °inflammation des yeux chez les sujets scrofuleux?; *inflammation et ulcération des bords des paupières,* avec maux de tête; °*inflammation de la cornée;* °*taies, vésicules et cicatrices sur la cornée;* °cornée bleue, terne; ptérygion commençant par les angles des yeux; *gonflement des paupières,* particulièrement de celle inférieure; °éruption de petits boutons autour des yeux; *sécrétion abondante dans les angles des yeux,* °quelquefois purulente, avec agglutination nocturne des paupières; *larmoiement brûlant et cuisant des yeux,* °surtout au vent; *blennorrhées oculaires* jusqu'à faire perdre la vue; lippitude.—Au **Nez,** boutons purulents sur les ailes; °narines excoriées et douloureuses.— A la **Face,** °éruption miliaire, pruriteuse à la chaleur, et brûlante et rouge après des applications humides. — Fort saignement des **Gencives.**— Au **Prépuce,** prurit voluptueux, avec douleur de l'endroit où l'on s'est gratté; au gland, élancements, parfois avec prurit voluptueux et avec douleur après s'être gratté; °*condylomes;* dans les condylomes, prurit ou bien élancement, surtout en marchant, avec douleur de brûlement et d'excoriation au toucher. — Gonflement indolent de l'articulation de la **Main** ou des doigts.—A la **Cuisse,** prurit voluptueux en marchant à l'air, douloureux après s'être gratté.

EVON. — EVONYMUS EUROPÆEUS.

En général, rongement et prurit çà et là, ou bien fourmillement forçant à se gratter, et suivi de brûlement; éruption de petites pustules sèches.—Sur la **Poitrine,** petites pustules sèches, rougeâtres. — Au **Dos,** petites pustules sèches.

FERR. — FERRUM.

En général, brûlement en divers endroits, avec excoriation au toucher.—Les taches de rousseur s'enflamment et suppurent.— °*Tuméfactions œdémateuses,* avec douleurs lancinantes. — °Chlorose?—

Varices.—Au **Cuir chevelu**, douleur comme si la peau était ecchy-mosée, avec douleur des cheveux au toucher ; forte *chute des che-veux*, avec douleur et fourmillement de la peau. — A l'**Œil** droit, pression avec agglutination nocturne des paupières ; yeux rouges durant cinq jours, avec brûlement ; rougeur et gonflement des pau-pières, avec orgeolet suppurant dans la paupière supérieure et avec mucosités dans les paupières inférieures. — Dans les **Narines**, ac-cumulation continuelle de croûtes sanguinolentes. — *Face terreuse*, avec taches bleues ; °face enflée autour des yeux ; °taches jaunes à la *face*. — Au **Cou**, engorgement opiniâtre des glandes.— Gonfle-ment des **Mains**, parfois suivi de desquamation, ou paraissant si-multanément aux pieds jusqu'au genou.— *Varices* aux **Jambes**. — * *Gonflement des* **Pieds** jusqu'aux chevilles, ou parfois jusqu'aux ge-noux, ou bien °avec douleurs tiraillantes, surtout au commencement de la marche. — ° Gonflement œdémateux des pieds après une perte d'humeurs.

FERR.-MG. — FERRUM MAGNETICUM.

En général, prurit et fourmillement çà et là, surtout le soir, di-minué après s'être gratté, mais reparaissant bientôt en d'autres en-droits.— *Taches rouges*, parfois comme du feu, ou bleuâtres, et dont quelques-unes disparaissent sous la pression des doigts. — Petites verrues (aux mains).— Au **Cuir chevelu**, *prurit*, boutons doulou-reux, ou bien petites croûtes ; chute des cheveux. — **Paupière** *in-férieure gonflée* au point de rapetisser l'œil.— A la **Face** et aux lè-vres, prurit et fourmillement ; éruptions au front, aux sourcils, aux joues, à la racine du nez, aux lèvres et au menton. — A l'**Anus**, prurit et élancements ; dans le rectum, prurit et fourmillement. — Aux **Mains** et aux doigts, taches de rousseur ; petites verrues au dos et à la paume de la main ; ulcération à l'*ongle*.

FERR.-M. — FERRUM MURIATICUM.

Au **Nez**, croûtes sanguinolentes continuelles.

FLUOR.— FLUORIS ACIDUM.

En général, l'application extérieure de ce médicament détruit la peau ; il survient une douleur violente ; les alentours de la partie affec-tée deviennent blancs et douloureux, formant une ampoule épaisse qui se remplit de pus ; *pustules* après la plus légère application sur la peau. — *Douleurs brûlantes, circonscrites, à plusieurs endroits de la peau;* prurit à la tête, aux sourcils, aux paupières, à la face; le prurit se manifeste surtout à la partie supérieure du corps, surtout au dos, et s'aggrave vers le soir, ou apparaît le soir et le matin; *dans la plupart des cas, le prurit est picotant et fourmillant, circonscrit sur de petites places, forçant impérieusement à se gratter, et suivi parfois de petits boutons réunis en groupes; petits groupes de points rouges, forçant, la nuit, à se gratter,* comme si une dartre allait se former. — *Les anciennes cicatrices deviennent pruriteuses, rouges aux bords,* et se couvrent de petites vésicules; taches rouges, élevées, au-dessus des sourcils; boutons, surtout aux cuisses et aux jambes, se couvrant de croûtes, et suivis de desquamation; *petites télangiectasies,* en forme de petites vésicules sanguinolentes comme de petits bourgeons, depuis la grosseur d'un grain de millet jusqu'à celle d'un grain de chanvre. —° *Gonflements variqueux opiniâtres.* —° *Dartres sèches, pruriteuses, brûlantes.* — ° *Ulcères carieux;* ° *ulcères mercuriels.*

Au **Cuir chevelu,** prurit forçant à se gratter; les cheveux se collent facilement; ° chute des cheveux; ° carie de l'apophyse pierreuse de l'os des tempes. — Aux **Yeux,** taches rouges, élevées, au-dessus des sourcils; prurit aux yeux, aux angles et aux paupières, forçant à se frotter; ° *fistule lacrymale à l'œil gauche,* avec des croûtes longues et blanches, suintement, prurit périodique et sensation comme si l'on remuait profondément à l'intérieur un corps pointu. — Au **Nez,** bouton purulent, plat, à bord rouge, et ° disparition d'une excoriation chronique douloureuse de la narine droite; petit bouton entre la racine du nez et l'œil. — A la **Face,** aspérité sur le front, en forme de ligne convexe; prurit picotant au côté droit de la face; ° *éruptions dartreuses et croûtes à la face* chez les enfants de deux ans; petits boutons suintants, sur un fond rouge, avec fort prurit, forçant à se gratter; ° *croûte de lait,* avec éruption à la tête.

* Dans la **Bouche,** *petit ulcère* douloureux, au coin entre les deux mâchoires, avec grande sensibilité en mangeant; sensation d'excoriation ou d'ulcération sur un point circonscrit, à l'entrée du pharynx. — A l'**Anus,** prurit hémorrhoïdal. — Sur un **Mamelon,** rougeur et gonflement précédé de prurit.

A la **Poitrine** et au cou, prurit forçant à se gratter jusqu'au sang. — Au **Dos** et aux deux épaules, prurit et petits boutons. — **Mains très-rouges à l'intérieur,** comme marbrées, avec sensation de chaleur et de plénitude; ° *sueur continuelle à la paume des mains;* prurit et petites vésicules galeuses à l'index droit; *douleurs ostéocopes* dans les bras et les doigts; picotements dans les bouts des doigts; douleur d'excoriation aux *verrues* de la main gauche; ° *peau des mains cassante,* *sèche*, *gercée*, surtout après s'être lavé, avec bouts des doigts comme creux. — **Ongles** cassants et repliés en dedans, aux coins. — °*Aux* **Jambes**, *ulcères* autour des malléoles; endolorissement des *cors* aux pieds.

GALV. — GALVANISMUS.

En général, rougeur écarlate sur les jambes, les bras, la poitrine et le cou, avec miliaire (pôle cuivré); inflammation et gonflement de la partie galvanisée; éruption écarlate, semblable à la miliaire, sur tout le corps, *hormis la face*.—Les bords des ulcères s'enflamment davantage; les endroits affectés de vésicatoires (endroits galvanisés) deviennent douloureux, bruns, avec gonflement, ou bien laissent écouler un sérum âcre, corrosif. — **Yeux** enflammés; rougeur de l'œil; gonflement de l'œil; orgeolets. — **Oreille** rouge; inflammation et suppuration de l'oreille extérieure; °manque de cérumen; écoulement d'abord aqueux, puis purulent, de l'oreille droite, qui a l'ouïe dure; ulcères dans les oreilles, parfois suintants; écoulement de sang de l'oreille. — **Narines** excoriées. — **Face** *gonflée;* gonflement des joues avec mal aux dents. — **Mains** pruriteuses; parfois avec gonflement de la main, lequel cause de la douleur et finit par suppurer; aux articulations des doigts, éruption pruriteuse. —Réapparition, aux **Cuisses**, d'une éruption galeuse répercutée.

GINS. — GINSENG.

En général, boutons pruriteux sur la peau du cou et de la poitrine; prurit sous le pied droit.— A la **Joue** droite, rougeur érythémateuse, brûlante, précédée de crevasses, avec prurit et chaleur, et suivie d'éruption de boutons miliaires avec fourmillement, puis éruption de dartres farineuses, avec desquamation pendant quinze jours. — **Lèvres** rouges, sèches, gercées et saignantes, particulièrement la lèvre inférieure.

GRAN. — GRANATUM.

En général, °tumeurs inflammatoires à l'extérieur?? — °Ulcères?? — °Engelures??— Aux **Yeux**, prurit et cuisson dans les angles; inflammation des yeux, comme dans le coryza; ° taies; °lippitude.— °**Oreilles** *ulcérées?*—Aux **Joues**, prurit rongeant; joue gonflée, avec peau livide, chaleur ardente, tension et fourmillement, comme dans des engelures. — °**Gencives** décollées et saignant facilement.— °Ulcères dans la **Bouche?**; °stomacace?; °glandes du cou enflammées et suppurantes. — Au **Ventre,** tumeur comme par une hernie ombilicale. — A l'**Anus,** prurit brûlant, ainsi qu'aux fesses, au scrotum, au périnée, aux cuisses et aux endroits velus des parties génitales ; au rectum, prurit et chatouillement insupportables. — **Urètre** enflammé et gonflé ; écoulement muqueux, comme dans une gonorrhée, avec traction brûlante dans la verge jusqu'au gland. — Le bout des **Pouces** est gonflé, couleur livide, avec chaleur brûlante et gonflement marbré des veines ; prurit rongeant et insupportable à la paume et sur le dos de la main. — Cors douloureux aux pieds.

GRAPH. — GRAPHITES.

En général, °sécheresse opiniâtre de la peau et manque de transpiration. — °Chlorose ? — Prurit, le jour, au dos et aux bras ; prurit par tout le corps, parfois à la face et aux parties génitales ; prurit rongeant, forçant de se gratter et changeant d'endroit. — *Éruptions ;* ampoules, précédées de prurit sur tout le corps avec besoin de se gratter ; petits boutons purulents au menton et à la poitrine ; nodosités indolentes, apparaissant pendant la nuit sur tout le corps ; pustules pruriteuses, remplies d'un fluide corrosif en plusieurs endroits ; beaucoup de petits boutons purulents, rouges et brûlants, après s'être gratté. — Taches çà et là, comme des piqûres de puces ; taches rouges, pruriteuses, par tout le corps, particulièrement aux mollets ; taches de rousseur. — **Dartres,* particulièrement dartres suintantes ou bien croûteuses, avec prurit le soir et la nuit ; °*éruption croûteuse* sous laquelle se trouve une humeur âcre ; une dartre existante se transforme en tumeur inflammatoire ; crevasses aux membres couverts de dartres. — °*Inflammations érysipélateuses ;* °*éruption vésiculeuse, semblable au zona,* à la région du ventre et du dos.—Tuméfactions dures, parfois avec élancements douloureux ; °nodosités arthritiques ; °*glandes engorgées,* parfois avec dureté.—°*Loupes.*—°*Excoriations et plaques écorchées,* surtout chez les enfants ; vésicules rongeantes ; **vulnérabilité de la peau,* la moindre blessure devient purulente. — Un ulcère existant devient très-douloureux ; douleur du membre ulcéré comme de meurtrissure (par le moindre mouvement ou toucher), ou tiraillement et déchirement, surtout au grand air ; dans l'ulcère, pression pruriteuse ou lancinante, ou bien déchirement ; brûlement dans une ancienne cicatrice ; *grande fétidité des ulcères ;* la croûte de l'ulcère exhale une odeur de saumure ; chair luxuriante dans les ulcères. — Dans les *varices,* prurit ou élancement et forte tension. — **Les ongles* deviennent épais et difformes.

Au **Cuir chevelu,** sensation de froid et contraction crampoïde ;

sensation comme si le front était ridé; douleur d'excoriation à la tête; gerçures au *front*; °*sueur à la tête* en marchant au grand air; **prurit au cuir chevelu*; beaucoup d'écailles pruriteuses qui deviennent croûtes et finissent par suinter; * *éruptions suintantes,* parfois douloureuses au toucher, comme si elles étaient ulcérées; * *teignes et croûtes,* parfois avec suintement ou avec douleur d'excoriation violente au toucher; les anciennes croûtes deviennent squameuses et d'une odeur nauséabonde; grisonnement partiel des cheveux; * *chute des cheveux,* °même *aux côtés de la tête.* — * **Yeux** *enflammés, rouges* °et gonflés, avec forte sécrétion de mucosités, ou avec pression tiraillante et larmoiement cuisant; inflammation de la paupière inférieure et de l'angle intérieur, avec rougeur douloureuse; inflammation de l'angle extérieur de l'œil; bords des paupières enflammés; rougeur du blanc de l'œil, avec larmoiement et photophobie; gonflement des paupières et de la langue lacrymale; orgeolet à la paupière inférieure, avec douleur tiraillante; *yeux ulcérés,* avec pression et douleur tiraillante jusque dans la tête; * *agglutination nocturne des yeux;* beaucoup de mucosités purulentes, parfois sèches, aux paupières et aux cils.— ° **Oreille** intérieure tres-sèche; oreilles rouges et chaudes; gonflement de l'oreille gauche à l'intérieur; prurit derrière les oreilles, aux lobes et aux joues, avec exsudation d'une lymphe qui s'endurcit; *derrière les oreilles,* °*croûtes, ou suintement et excoriation;* ulcération du pavillon gauche; desquamation et amélioration des dartres derrière les oreilles; °odeur fétide de l'oreille; °écoulement de pus; écoulement d'une humeur sanguinolente; engorgement, parfois tensif, de la parotide droite. — **Nez** douloureux à l'intérieur; douleur d'excoriation, surtout en se mouchant; douleur d'ulcération dans la narine droite; prurit dans le nez; rougeur du nez; pores noirs sur le nez; bouton d'abord pruriteux, puis brûlant, dans la narine gauche; °gonflement du nez; °*croûtes sèches ou douloureuses dans les narines; narines excoriées, gercées, ulcérées;* gros bouton suintant sur le nez. — * *Érysipèle de la* **Face**, avec élancement brûlant, suivi de catarrhe nasal avec élancement aux gencives; gonflement du côté gauche de la face, le matin, après s'être levé; loupe à la joue; prurit à la tempe droite, brûlant après s'être gratté; * *boutons à la face,* parfois avec suintement, surtout après s'être gratté; °taches de rousseur; °éruption à la face, comme si la peau était rouge et au vif; °chute des poils de barbe.—*Gerçures aux* **Lèvres** (particulièrement à la lèvre inférieure) et aux narines, parfois avec excoriation comme par le froid; *éruptions aux coins de la bouche et aux lèvres;* vésicule cuisante à la lèvre supérieure, ou petites bosses blanches, ou bien un bouton d'abord pruriteux, puis brûlant ; *ulcération des coins de la bouche, parfois avec croûtes ; ulcères à l'intérieur des lèvres. — *Au **Menton**, éruptions, °parfois croûteuses, ainsi qu'autour de la bouche et aux joues.—A la **Mâchoire**, engorgement des glandes, parfois douloureux au toucher, et avec roideur du cou, ou avec inflammation, suivie d'induration et de desquamation ; °nodosités douloureuses à la mâchoire inférieure.

Gencives douloureuses, avec douleur d'excoriation au palais, et écoulement d'eau par la bouche ; *gonflement des gencives, surtout le soir, ou bien très-douloureux, parfois avec enflure des joues et faiblesse par tout le corps ; gonflement des gencives supérieures, avec douleur d'excoriation en touchant à la joue, ou avec douleur aux dents molaires comme si les joues allaient enfler ; odeur putride des gencives ; gonflement de la lèvre supérieure, avec bouton douloureux, gencives endolories et excoriation du palais. — **Langue** couverte de vésicules brûlantes en dessous et au bout ; nodosités et vésicules douloureuses, surtout en crachant et après avoir mangé, et saignant parfois ; ulcère blanc, douloureux, à la face inférieure de la langue. — Aux **Aines**, douleur des glandes comme si elles étaient engorgées ; engorgement des glandes ou d'une seule, avec grande sensibilité ; engorgement des ganglions dans l'aine droite ; °inflammation érysipélateuse avec de grosses vésicules, près du nombril. — Au **Scrotum**, prurit et éruption suintante ; gonflement dans le scrotum (hydrocèle?). — Aux **Grandes lèvres**, élancements ou petites vésicules, avec cuisson pruriteuse ; avant les règles, prurit aux parties génitales ; boutons pruriteux aux parties ; *excoriation des parties, parfois jusque entre les cuisses, avec boutons, vésicules et ulcères. — **Mamelons** très-sensibles, °ou excoriés et couverts de petites vésicules suintantes ; °engorgement et induration des glandes mammaires.

A la **Poitrine**, sueur tous les matins, surtout au sternum. — Au **Coccyx**, tiraillement, le soir, au prurit, avec suintement et croûtes.— Au **Cou**, beaucoup de bosses qui difforment le cou, comme des goîtres ; engorgement des glandes aux côtés du cou, avec tension et douleur de roideur en courbant le cou et en étant couché dessus. — Aux **Mains**, érysipèle ; °durillons calleux dans la paume de la main ; peau des mains cassante et gercée, ou crevasses douloureuses ; la peau éclate par le mouvement des doigts. — Aux **Doigts**, gonflement et roideur d'une articulation ; °nodosités arthritiques aux doigts ; éruption granulée très-fine aux doigts ; vésicule rongeante au petit doigt, avec prurit, brûlement, élancement et suppuration opiniâtre ; excoriation dartreuse entre les doigts ; épaississement des ongles des doigts. —Entre les **Cuisses**, excoriation, surtout pendant et après la promenade ; prurit lancinant aux cuisses, là où il y avait autrefois un furoncle ; *taches rouges* aux cuisses , parfois indolores, ou avec des rugosités dartreuses, et, le matin, prurit (vis-à-vis du scrotum); beaucoup de petites taches rouges aux cuisses; dans un gonflement (au-dessus du genou), forte douleur comme des coups de couteau ; °*dartres aux cuisses ;* °*dartres dans les jarrets ;* aux *varices* des jambes, élancement et douleur de serrement.—*Gonflement des* **Jambes,** parfois d'une seule, en étant couché au lit, ou des deux , avec induration et douleur lancinante ; prurit à la jambe dont les veines sont gonflées ; ° *dartre sur le tibia ;* *ulcère* croûteux au tibia , aux bords enflammés, et avec un gonflement si douloureux autour que la couverture du lit est insupportable ; °*ulcères* aux jambes. — A la plante des **Pieds,** douleur d'ulcération ; les talons sont comme ecchymosés ou comme ulcérés au-dessous ; *sueur aux pieds,* surtout dans l'après-midi et le soir, ou avec déchirement au pied et à la main (le soir), ou pendant la marche , avec excoriation des orteils ; *sueur abondante et fétide* aux pieds ; * *gonflement des pieds,* ou seulement de celui qui est affecté ; éruption de vésicules au-dessous des chevilles. — * *Gonflement des* **Orteils,** et surtout du gros orteil ; prurit aux orteils , parfois lancinant dans le gros orteil droit ; * *excoriation entre les orteils,* ° parfois dartreuse ou très-pruriteuse ; vésicules blanches à l'un des orteils ; *grosse vésicule purulente,* avec douleur lancinante aux deux petits orteils ; *vésicules rongeantes aux orteils ;* * *ulcères aux orteils ;* ° peau calleuse aux orteils ; douleur à l'ongle du gros orteil ; *épaississement et difformité des ongles.* — Aux *cors,* douleur d'excoriation, ou brûlement pressif.

GRAT. — GRATIOLA OFFICINALIS.

En général, prurit en divers endroits, cédant plus ou moins au graçement; cuisson pruriteuse çà et là ; chatouillement; prurit brûlant ; élancements réitérés, semblables à des piqûres de puces ; prurit brûlant après s'être gratté ; boutons de la grosseur d'un grain de millet , jaunes à la pointe et brûlants après s'être gratté ; pustules galeuses ou dartres ; petits furoncles ; ° éruptions suintantes.

Cuir chevelu très-sensible au froid ; prurit au cuir chevelu , qui cesse après s'être gratté ; au vertex, au côté droit de l'occiput et du front et à la tempe droite, cuisson pruriteuse cessant après s'être gratté , mais parfois recommençant quelque temps après ; prurit au vertex, au-dessus du front, à l'occiput, au-dessus de l'oreille droite , à la tempe droite; cuisson à un petit endroit du cuir chevelu (d'abord à gauche, puis à droite), ou au côté droit de l'occiput ; élancement brûlant qui disparaît après s'être gratté , particulièrement au vertex. — Aux angles des **Yeux,** rougeur et prurit, plus dans l'après-midi que le matin. — Prurit aux **Oreilles ;** cuisson pruriteuse au-dessus de l'oreille droite. — Prurit dans la **Narine** droite, parfois cuisant. —A la **Face,** *cuisson pruriteuse,* surtout aux deux joues ou à la mâchoire inférieure droite, ou aux pommettes; brûlement fourmillant dans les pommettes ou dans les joues, avec sensation de gonflement; chatouillement comme si la face était couverte d'insectes ou de toiles d'araignée, particulièrement à la mâchoire inférieure, avec de petites pustules suivies de desquamation sans croûtes. — **Lèvre** supérieure gonflée tous les matins. — Prurit au menton.

Gencives enflammées autour d'une dent gâtée. — Au **Bras** gauche, dartres galeuses qui portent à se gratter la nuit. — A la **Main ,** prurit entre le pouce et l'index, avec formation de vésicules après s'être gratté.—Au-dessous de la **Fesse** gauche, pustule galeuse forçant à se gratter la nuit, et suivie de brûlement; prurit au tibia, parfois cuisant; prurit au bord du pied, ne cessant point après s'être gratté; cuisson pruriteuse à la cheville du pied droit.

GUAJ. — GUAJACUM OFFICINALE.

En général, prurit brûlant sur la peau, augmenté par le grattement. — Bouton dur et avec pointe blanche dans le sourcil droit, avec douleur d'excoriation au toucher.

HELL. — HELLEBORUS NIGER.

En général, °pâleur de la peau. —°Éruptions miliaires? — Desquamation de l'épiderme par tout le corps.—*Chute des cheveux et des poils par tout le corps* et chute des ongles.— Gonflement œdémateux et subit de la peau; **anasarque générale,* °surtout après des exanthèmes répercutés; sensation de pesanteur et de dilatation dans les parties gonflées. — Au **Front,** boutons douloureux comme meurtris, ou parfois petites bosses; °au cuir chevelu, croûtes suintantes. — Aux **Yeux,** prurit dans les angles; angle de l'œil gauche excorié et suintant; *paupières* rouges et gonflées.—A la **Face,** gonflement œdémateux, pâle. — **Lèvres** *gonflées* et couvertes de vésicules blanches; vésicule au rouge de la lèvre supérieure le matin, au lever; coins de la bouche ulcérés. — *Dans la* **Bouche,** **vésicules et* °*aphthes, ainsi que sur la langue; langue gonflée;* un petit bouton cuisant au bout de la langue. — Glandes de la **Nuque** engorgées; glandes du *cou* douloureuses. — Aux **Bras,** prurit rongeant le soir, au lit, et le matin, avec cuisson après s'être gratté; aux deux bras, dartres rondes, jaunâtres, et suintantes après le grattement; sueur à la paume des mains, avec froid au dos de la main ; aux articulations des doigts, vésicules suintantes, les unes gerçant au toucher et se couvrant de croûtes, les autres indolores et éprouvant, au toucher seulement, une douleur comme si l'os était excorié.—Aux **Ongles** du pouce droit et de l'index gauche, un endroit enflammé avec douleur d'ulcération au toucher, laissant écouler une humeur blanchâtre [1].

HEP. — HEPAR SULPHURIS.

En général, prurit, parfois avec élancement ; *prurit opiniâtre* aux plantes des pieds et aux paumes des mains ; *prurit brûlant* par tout le corps, surtout le matin au lever, avec vésicules blanches après s'être gratté, laissant écouler un fluide blanc. — Éruption çà et là de boutons gros comme un pois ; vésicules urticaires, particulièrement au poignet ; *boutons* et *élevures avec douleur d'excoriation au toucher.* — Couleur jaunâtre de la peau et de la face ; accès de jaunisse avec urine rouge de sang et blanc de l'œil jaunâtre. — *Inflammation érysipélateuse,* parfois avec gonflement °et vésicules. — *Peau gercée et crevasses aux mains et aux pieds, particulièrement après l'abus du mercure ; peau vulnérable,* les lésions les plus insignifiantes s'empirent et s'ulcèrent. — *Dans les* **ulcères :** rongement pruriteux ou douloureux ; forts élancements en riant ; brûlement et pulsation pendant la nuit ; °odeur putride comme du fromage trop fait ; *saignement des ulcères,* quelque doucement qu'on les essuye ; pus d'une odeur aigre ; la partie ulcérée (jambe) ne peut rester dans une position verticale, inflammation de la partie souffrante ; °*ulcères carcinomateux.* — Une verrue s'enflamme avec élancement, comme si elle allait s'ulcérer. — °*Abcès et tumeurs inflammatoires ;* °*ouverture prompte des abcès ;* °*favorise, lorsqu'il est encore temps, la guérison des abcès par voie de résorption ;* °*suppurations opiniâtres.* — °Gonflements arthritiques, avec ardeur, rougeur et douleur de foulure. — *Engorgement, inflammation et suppuration des glandes.*

Au **Front,** douleur causée par la pression du chapeau.— *Éruptions :* au *cuir chevelu* et à la *nuque, boutons tubéreux avec douleur d'excoriation,* mais seulement au toucher ; beaucoup de boutons au côté du front, surtout dans la chambre, et disparaissant rapidement au grand air ; *au front,* deux élevures tubéreuses, sans douleur ; °*croûtes suintantes sur le cuir chevelu.* — *Forte chute des cheveux,* °surtout après l'abus du mercure, ainsi qu'après des maladies graves, ou à la suite de maux de tête hystériques réitérés ; beaucoup de

1. Voyez Hahnemann, *Études de Médecine homœopathique.* Paris, 1850, pag. 155 et suiv.

plaques chauves sur la tête. — **Yeux** rouges; *yeux enflammés,* avec rougeur du blanc de l'œil et gonflement; inflammation de la paupière supérieure, avec rougeur, gonflement et pression lancinante; °*inflammations érysipélateuses des paupières et des yeux, avec douleur d'excoriation et de meurtrissure* au toucher; agglutination nocturne des paupières, avec écoulement de mucosités et vue trouble le soir, à la lumière des bougies; éruption de boutons sur les paupières supérieures et au-dessous des yeux; °*taies et ulcères sur la cornée.* — Prurit dans les **Oreilles** ou à l'extérieur, avec chaleur et rougeur; °*croûtes aux oreilles* et derrière; °inflammation des oreilles? — Augmentation du cérumen. — Écoulement de pus des oreilles, qui parfois est fétide. — Os du **Nez** douloureux, ou *douleur d'excoriation au dos du nez* en y touchant; prurit dans les narines; *douleur d'ulcération dans les narines;* rougeur et chaleur du nez, en dedans et au dehors, avec gonflement; °inflammation du nez? °croûtes dans la narine droite. — **Joue** gauche gonflée; *gonflement érysipélateux des joues* le matin; °*érysipèle à la face,* avec picotement et tension; °érysipèle vésiculeux de la face; os *de la face douloureux au toucher;* prurit aux pommettes; Éruption miliaire; °*boutons tanneux, croûteux, à la face.* — **Lèvres** gercées, principalement la lèvre inférieure, avec boutons à la partie rouge et avec brûlement; *tension dans la lèvre supérieure* et gonflement douloureux au toucher; prurit autour de la bouche; *éruption au coin de la bouche,* avec sensation de chaleur; fortes croûtes au-dessous du coin gauche de la bouche, au-dessous de la lèvre inférieure, *plaque rouge et pruriteuse, avec vésicules jaunâtres,* qui ne tardent pas à se transformer en croûtes; bouton cuisant dans la partie rouge de la lèvre supérieure; ulcère au coin de la bouche (guéri par *bell.*). — Au **Menton** (ainsi qu'autour des lèvres et au cou), bosses ou élevures, avec douleur d'excoriation au toucher; boutons pruriteux au menton; vésicules brûlantes et ulcères au menton.

Gencives *gonflées;* principalement aux dents incisives et du côté intérieur des dents, avec inflammation; gonflement des gencives autour d'une dent molaire, avec douleur de pression plus forte au toucher et pendant la mastication; ulcère aux gencives. — Dans la **Bouche**, °ulcère à fond lardacé, °ulcération après l'abus de mercure? — **Langue** comme excoriée à sa pointe. — **Glandes inguinales** *gonflées, suppurantes* et *ulcérées;* douleurs de gonflement dans les glandes inguinales au toucher. — A l'**Anus**, douleur d'excoriation et sécrétion sanieuse; papules au-dessus de l'anus, avec gonflement; sueur au périnée. — A l'**Urètre**, rougeur et inflammation de l'ouverture; °écoulement de mucosités par l'urètre. — Prurit à la **Verge,**

au gland, au frein du prépuce et au scrotum; élancement au prépuce et au frein; ulcères chancreux au prépuce; sueur abondante entre les jambes; *excoriation avec suintement et cuisson entre le scrotum et les cuisses.* — Excoriation à la **Vulve** et entre les jambes.

Au **Sternum**, boutons purulents avec douleur d'excoriation; abcès à la dernière côte droite, très-sensible au toucher et lancinant. — Beaucoup de petits boutons aux deux côtés du cou. — Sous les **Aisselles,** °sueur fétide; suppuration des glandes du cou. — Fort prurit dans le pli du **Coude;** °*loupe* au coin du coude. — Gonflement de la **Main** (droite), parfois avec chaleur, rougeur et douleur de foulure qui s'étend jusque dans les bras pendant le mouvement; *mains couvertes de sueur* et froides; *prurit dans la paume des mains; peau des mains rugueuse, sèche, râpeuse et pruriteuse;* éruption granulée, fine et pruriteuse aux mains et au poignet; éruption squameuse aux mains; °vésicules urticaires aux mains et aux doigts. — °**Doigts** morts; *gonflement de tous les doigts,* avec roideur en les pliant ou avec tension pendant le mouvement; gonflement des articulations des doigts avec douleur arthritique; vésicule rongeante au condyle antérieur du pouce, lancinante en appuyant dessus. — A l'un des **Ongles** fort prurit, comme s'il allait survenir un panaris; °*ce médicament est spécifique contre les panaris.* — A la **Fesse,** tubérosités rouges et pruriteuses, ou bien furoncles; *entre les* Jambes, *sueur abondante; entre le scrotum et les cuisses, excoriation et suintement.* — **Genou** *gonflé;* fort prurit au côté intérieur du genou; bouton pruriteux autour du genou; érysipèle à la jambe. — Sensibilité douloureuse de la plante des **Pieds** en marchant sur le pavé; pression pendant la marche, comme s'il y avait un caillou sous le talon; à la plante des pieds, fourmillement, chatouillement ou quelquefois prurit; **gonflement autour des malléoles,* parfois œdémateux et avec respiration difficile, ou bien °*rhumatismal* avec rougeur et douleur augmentée la nuit; sueur froide aux pieds; *engelures* qui s'ouvrent et qui laissent une grande sensibilité à l'endroit qu'elles occupaient; ° *rhagades aux pieds.* — Aux **Orteils,** fourmillement ou parfois prurit fourmillant ou brûlant. — A l'**Ongle** de l'orteil, douleur d'ulcération, très-violente si l'on presse un peu. — Dans les **Cors,** brûlement et élancement.

HERACL. — HERACLEUM SPHONDILIUM.

En général, éruptions sur la peau, galeuses, suintantes et très-pruriteuses. — Fort prurit sur le cuir chevelu, les doigts deviennent graisseux en se grattant; sueur abondante et graisseuse à la tête. — Au **Scrotum,** prurit et cuisson. — A la **Poitrine,** éruption sèche et brûlante après s'être gratté.

HYDROC. — HYDROCYANI ACIDUM.

En général, prurit en divers endroits de la peau, nommément entre le menton et les lèvres. — Petites pustules rouges à la partie intérieure de la hanche ; papules pruriteuses et brûlantes aux extrémités supérieures et au cou. — Sécheresse de la peau. — Pâleur bleuâtre de toute la peau. — Couleur bleuâtre des ailes du nez.

HYOSC. — HYOSCYAMUS NIGER.

En général, *peau sèche et cassante,* ou bien souple et chaude ; peau brûlante en passant la main sur un endroit quelconque du corps ; peau enflammée par tout le corps et d'un rouge de cinabre. — Prurit qui force à se gratter jusqu'à faire couler le sang. — °*Éruption miliaire* après l'abus de belladona ; *grosses pustules comme la petite vérole confluente* depuis la région de dessus les hanches jusqu'au genou, et suivies de desquamation ; *taches brunes* répandues sur tout le corps ; taches dartreuses à la nuque ; taches et vésicules *gangréneuses* çà et là ; gros furoncles réitérés. — Saignement et forte douleur d'un ulcère ; douleur de meurtrissure dans les ulcères à chaque mouvement de la partie affectée. — *Anasarque* opiniâtre. — **Nez** ulcéré avec éruption de boutons à la face. — Aux **Lèvres,** éruption de boutons de chaleur. — Aux **Joues** et au **Menton,** principalement au côté droit, *pustules semblables à celles de la petite vérole,* et pleines d'un pus jaunâtre. — A la **Vulve,** excoriation et brûlement. — A la **Nuque,** taches dartreuses. — Au côté gauche du **Cou,** gonflement suppurant. — **Mains** gonflées. — Aux **Jambes,** éruption de taches et de vésicules *gangréneuses;* furoncle à la cuisse gauche. — Au **Tibia,** douleur de meurtrissure le soir, pendant la marche, avec chaleur, gonflement et miliaire rouge au mollet.

IGN. — IGNATIA AMARA.

En général, endolorissement de la peau et du périoste ; élancements fréquents çà et là, comme des piqûres de puce. — Prurit çà et là, en s'échauffant pendant la promenade au grand air ; prurit, la nuit ou le soir, au lit, et facilement dissipé par le grattement, ou du moins changé de place. — °*Éruption urticaire sur tout le corps,* avec prurit violent (dans la fièvre). — °Engelures. — Brûlement dans les ulcères.

Cuir chevelu, douloureux au toucher. — *Chute des cheveux.* — Aux **Yeux,** prurit, principalement dans l'angle intérieur ; cuisson dans les angles extérieurs des yeux ou aux paupières, le matin, en lisant ; boutons autour de l'œil malade ; *douleur d'excoriation* dans l'angle extérieur de l'œil, en fermant les paupières. — °*Inflammation des yeux*, parfois de l'œil gauche seulement, °ou de la partie qui est couverte de la paupière supérieure ; °*Inflammations scrofuleuses des yeux ?* ; rougeur des yeux ; **gonflement des paupières, avec forte sécrétion de mucosités*, °ou parfois de la paupière supérieure seule, avec veines injectées ; sécrétion augmentée de mucosités aux deux yeux ; *agglutination nocturne des paupières*, parfois avec larmoiement le jour, et avec déchirement lancinant dans l'angle intérieur, ou avec pression dans l'œil, comme s'il y avait du sable, et avec élancement, en ouvrant les paupières. — Dans le **Conduit auditif,** prurit ; rougeur et chaleur brûlante de l'une des oreilles. — **Nez** *douloureux, comme excorié ou ulcéré en dedans,* °parfois avec gonflement ; narines ulcérées. — °Éruption à la **Face ;** *lèvres sèches, gercées, saignantes ;* au côté intérieur de la lèvre supérieure, petite glande ulcérée, avec douleur d'excoriation ; **ulcération des coins de la bouche,* ou parfois de la face interne de la lèvre inférieure. — Papules boutonneuses au-dessous de la lèvre et près de là, douloureuses seulement au toucher. — **Glandes sous-maxillaires** *douloureuses ; pression dans les glandes ;* gonflement des glandes, précédé d'une douleur tiraillante.

Dans la **Bouche,** douleur d'excoriation de toutes les parties internes ; °rougeur et gonflement de la bouche intérieure ; gonflement douloureux de l'orifice du conduit salivaire ; salivation augmentée. — **Langue** *comme excoriée ou brûlée*, principalement en mangeant (avec sensation d'engourdissement, en parlant), ou le matin, en se réveillant, avec douleur d'excoriation et cuisson ; *gorge rouge et enflammée ;* °inflammation, gonflement et induration des amygdales, avec petits ulcères. — Au **Ventre,** prurit dans le nombril. — A l'**Anus,** tubérosité pruriteuse, indolore pendant les selles, mais pressive en étant assis ; gonflement du bord de l'anus, comme par des veines engorgées ; prurit au périnée. — Prurit aux **Parties viriles,** le soir, au lit, cessant après s'être gratté ; prurit brûlant à la région du col de la vessie ; prurit cuisant au gland et à la face interne du prépuce ; *excoriation au bord du prépuce,* avec douleur d'ulcération et prurit ; scrotum gonflé le soir ; sueur au scrotum.

Au **Cou,** douleur pressive dans les glandes ; °nodosités dans les glandes du cou, sans douleur. — **Mains** *jaunes*, comme dans la jaunisse ; sueur chaude des mains et des doigts, principalement dans la paume (parfois le soir surtout). — A la **Cuisse,** furoncle, au côté intérieur. — *Douleur d'excoriation ou de meurtrissure* au **Talon,** ou dans le périoste du talon, surtout en marchant ; sensibilité douloureuse de la plante des pieds, en marchant ; °*douleur d'ulcération à* *la plante des pieds.* — Douleur brûlante aux **Cors**, principalement en étant assis ou en pressant dessus.

IPEC. — IPECACUANHA.

En général, °prurit violent (aux bras et aux cuisses), pendant les nausées, avec besoin de se gratter jusqu'à ce qu'on vomisse. — °*Éruptions miliaires,* particulièrement chez les femmes en couche ; °*éruptions miliaires répercutées ; éruption dartreuse* (au poignet et à l'anus), avec prurit, surtout le soir au lit, et avec bosses rouges, après s'être gratté. — *A la **Face**, surtout au front et aux joues, *éruption miliaire,* s'étendant parfois jusque dans les cheveux. — Aux commissures des **Lèvres**, douleur d'excoriation, au toucher et à chaque mouvement des lèvres ; aux lèvres, éruption et aphthes ; °*peau rouge autour de la bouche.* — Écoulement purulent par l'**Urètre**, avec cuisson (chez un enfant). — A la **Poitrine**, taches rouges, pruriteuses et brûlantes après s'être gratté. — Au **Poignet**, éruption dartreuse, avec prurit, surtout le soir au lit, et avec bosses rouges sur la peau, après s'être gratté. — Ulcères aux **Pieds** (aux jambes ?), à fond noir.

IATR. — IATROPHA CURCAS.

Éruptions à la peau ; gonflements.

IOD. — IODIUM.

En général, Déviation des os. — * *Peau sèche, aride ;* peau visqueuse, avec sueur ; peau sale, jaune. — En divers endroits, prurit lancinant, parfois comme des piqûres de puce, nuit et jour. — Éruption de boutons pruriteux sur une ancienne cicatrice ; aux bras, à la poitrine et au dos, petits boutons rouges, secs, pruriteux ; °dartres ? ·· * *Glandes engorgées,* surtout à la nuque, aux aisselles et au ventre; * *induration des glandes,* °particulièrement après un coup ou une contusion. — °Un fongus articulaire qui doit son origine à la rougeole, disparaît. — Gonflements œdémateux et hydropique ; anasarque générale.

Au **Cuir chevelu,** douleur au front comme d'une ulcération sous-cutanée ; sensation d'excoriation et de cuisson à l'occiput, au-dessus de l'oreille droite ; chute des cheveux, parfois très-forte. — A l'**Oreille**, petite croûte jaune. — **Narines** douloureuses en se mouchant, quoiqu'il n'y ait pas de rhume ; élancement pruriteux aux parois du nez ; tache rouge brûlante au nez, au-dessous de l'œil ; élevure pruriteuse au nez ; petite croûte dans la narine droite. — La **Face**, auparavant jaune, devient brune comme par la fumée ; à la joue gauche, tumeur purulente et ulcérée, avec engorgement des glandes voisines, et laissant après elle un tubercule dur qui ne disparaît que lentement; engorgement indolent des glandes sous-maxillaires.

Gencives douloureuses au toucher; gencives rouges; gencives enflammées et gonflées; °*gencives ramollies ;* saignement de gencives; *ulcère aux gencives d'une dent molaire cariée de la mâchoire inférieure, avec gonflement de la joue jusqu'à l'œil. — Vésicules dans la **Bouche,** avec gonflement des gencives; aphthes dans la bouche, avec salivation; petites élevures au côté interne de la joue droite, d'abord avec douleur d'excoriation, seulement au toucher, puis avec élancement comme d'un ulcère et avec cuisson, surtout en ouvrant largement la bouche, en mangeant ou en lisant haut, avec inflammation autour; forte douleur des glandes au côté interne des joues; *salivation mercurielle,* même avec ulcères dans la bouche.—°**Glandes inguinales** *engorgées ;* l'endroit de la hernie s'enflamme par la pression du bandage.—Au **Gland ,** fort prurit; chatouillement au gland, et au-dessous ; °gonflement indolent du *Testicule* droit; °induration de la prostate. — °Hydropisie de l'**Ovaire.** — L'induration de l'**Utérus** se transforme en cancer de la matrice; °dureté de l'utérus, et ulcérations cancéreuses au col de la matrice. — Les **Mamelles** *augmentent de volume, pendant que le goître diminue; mamelles amaigries, flasques, pendantes et dépourvues de toute leur graisse.*

Au **Dos ,** prurit au-dessus de la hanche droite. — *Un* **Goître** *devient gros et douloureux;* induration douloureuse du goître; tension douloureuse et *sensation continuelle de constriction dans le goître ;* le goître augmente d'abord de volume et de dureté, pour décroître ensuite ; °*les anciens engorgements durs et parfois pâteux de la glande thyroïde et plusieurs gros goîtres disparaissent; ° engorgement des glandes du cou et de la nuque.* — **Cou** et **Poitrine** rouges, comme ecchymosés ; taches jaunes au cou ; °*Engorgement des glandes axillaires;* induration des glandes.— °Froid continuel des **Mains** qui se couvrent d'une sueur froide pendant le travail; à la main droite un point rond, couvert de petites pustules, avec prurit brûlant que le frottement change en sensation agréable; ulcère à l'angle de l'index gauche, provenant d'une piqûre faite tout près de l'ongle. — **Jambes** *gonflées* et parfois tremblantes; gonflement œdémateux des jambes. — °*Gonflement blanc du* **Genou ;** °*gonflement inflammatoire du genou,* avec douleurs violentes et suppuration ; °*gonflement hydropique des genoux.* — Gonflement des **Pieds,** suivi de leur amaigrissement; gonflement œdémateux des pieds; *sueur aux pieds* si âcre qu'elle excorie la peau. — Déchirement lancinant sous l'**Ongle** de l'orteil; **Cors** douloureux.

KAL. — KALI CARBONICUM.

En général, douleur de la peau, comme ulcérée, principalement au toucher; °*sécheresse de la peau;* °manque de transpiration et impossibilité de suer. — *Prurit,* principalement au ventre et aux cuisses; prurit changeant d'endroit, avec saignement après s'être gratté, ou avec peau couverte de petites papules; prurit par tout le corps, le soir avant de se coucher et disparaissant au lit; prurit, le matin et le soir, principalement au dos, avec petits boutons; prurit lancinant, surtout la nuit, au lit; prurit lancinant et rongeant, par toute la peau du corps; prurit brûlant çà et là, nommément à la face, aux mains, au tibia, à l'os sacral et sous la rotule droite. — Brûlement, comme d'un vésicatoire, en divers endroits de la peau, même sous les épaules; éruptions de petites papules, parfois à la face; miliaire urticaire, parfois avec prurit violent, insupportable; °*taches rouges* aux ongles, avec prurit brûlant, ou bien jaunes, squameuses, très-pruriteuses, au ventre et autour des mamelons, avec suintement après s'être gratté. — ** Dartres,* surtout aussi à la cuisse. — Les ulcères saignent beaucoup, sans cause particulière, ou surtout la nuit; pression ou tension là où il y avait un ulcère (à la jambe); *la cicatrice d'une fontanelle s'ouvre de nouveau.* — °*Anciennes verrues* (à la face); une ancienne verrue devient pruriteuse; *vésicules rongeantes;* engelures bleu rougeâtre; °*hydropisies de la peau* et *du ventre.*

Au **Cuir chevelu,** prurit, particulièrement à l'occiput, ou avec douleur d'excoriation après s'être gratté; boutons au cuir chevelu; au front, gros boutons rouges, douloureux au toucher, se remplissant de pus; au haut du front, grand point jaune et squameux; au côté droit de la tête, bosse douloureuse, semblable à un furoncle; °*croûtes sur la tête;* **cheveux secs;* **chute des cheveux;* Sueur au front tous les matins; **refroidissement facile de la tête.* — Aux **Yeux,** prurit, particulièrement au bord de la paupière droite; *blanc de l'œil enflammé,* avec douleur brûlante; inflammation des paupières de l'œil droit, avec douleur aux yeux et impossibilité de lire à la lumière des bougies; blanc de l'œil rouge et injecté; *rougeur et chaleur des yeux;* * *gonflement des yeux,* principalement de l'œil droit; fort gonflement de la paupière supérieure, du côté du nez; * *gonflement entre le sourcil et la paupière;* enflure de l'espace compris entre les sourcils; éruption d'un bouton au sourcil gauche; *excoriation fréquente de l'angle extérieur de l'œil,* parfois avec brûlement; *agglutination des paupières,* principalement aux angles; **yeux collés le matin;* suppuration de l'angle. — Au bout de l'**Oreille,** prurit, parfois très-violent dans les oreilles; Aux oreilles extérieures, fort prurit avec rougeur et chaleur ; **A** l'intérieur des oreilles, inflammation, et gonflement douloureux autour ; *un abcès dans l'oreille crève ;* sécrétion d'une humeur fétide dans l'oreille interne ; *écoulement de cérumen jaune et fluide* ou de pus, précédé de déchirement dans l'oreille ; éruption de boutons aux oreilles ; *excoriation et suppuration derrière les oreilles ;* °*parotides enflammées ;* **gonflement des parotides,* parfois dur et douloureux au toucher. — Prurit au **Nez,** principalement dans la narine droite, avec douleur d'ulcération ; bout du nez fort gonflé ; rougeur et grossissement du nez, dans l'après-midi surtout ; boutons sur le nez, parfois blancs et nombreux, avec chaleur et rougeur du nez ; petit ulcère sur l'aile gauche du nez, lisse et douloureux au toucher ; **narines excoriées, croûteuses, ulcérées ;* petits boutons dans la narine gauche. — A la **Face,** *fort gonflement de la joue gauche,* parfois déchirant et lancinant, ou douloureux au toucher ; *gonflement des joues,* se transformant en un ulcère aux gencives ; joue rouge, gonflée, avec petits boutons qui se répandent jusque sur le nez ; *éruptions à la face ;* boutons, parfois suppurants à leur pointe, ou avec douleur brûlante, principalement aux pommettes ; *nodosités* dans la peau des joues, à la partie antérieure, sous les oreilles ; petite *pustule* rouge au front ; *taches de rousseur* à la face ; °*verrues invétérées ;* peau de toute la face sèche et cassante. — **Lèvres** pruriteuses à leurs bords ; douleur d'excoriation cuisante autour de la bouche, aux bords de la partie rouge des lèvres, très-sensible au toucher ; la partie rouge des lèvres est excoriée, avec agglutination de celles-ci, le matin au réveil ; lèvre supérieure gonflée, gercée, douloureuse au toucher, et saignant facilement ; lèvre inférieure épaisse et ulcérée ; croûte à la lèvre supérieure ; *vésicules aux lèvres,* parfois pruriteuses et douloureuses au toucher ; *boutons tout autour de la bouche, parfois pruriteux,* et cuisants ou suintants ; desquamation des lèvres, qui se gercent en même temps. — Gonflement de la **Mâchoire** inférieure et des *glandes sous-maxillaires,* avec vacillement des dents ; glande sous-maxillaire douloureuse au toucher ; prurit au menton.

Aux **Gencives,** chatouillement avec écoulement de sang, après avoir sucé ; *rougeur* des gencives ; *inflammation* des gencives antérieures ; excoriation des gencives postérieures des dents incisives ; fort *gonflement* des gencives des dents molaires supérieures, avec engorgement de l'amygdale gauche et des glandes du cou ; *ulcère* aux gencives ; petites *vésicules* douloureuses aux gencives. — **Langue** *brûlante,* principalement à son bout, comme si elle était excoriée et couverte de petites vésicules ; petites vésicules douloureuses sur la langue, qui est parfois gonflée ; petit bouton douloureux au bout de la langue ; excoriation au frein et au bout de la langue. — Prurit au **Palais. — Glandes**

inguinales du côté gauche engorgées. — *A l'**Anus,** *boutons hé-morrhoïdaux parfois gros* et douloureux ; les boutons hémorrhoïdaux du scrotum s'engorgent et sortent même pendant les selles diarrhéiques, avec élancement et brûlement ; *sortie des boutons hémorrhoïdaux* de l'anus en urinant, avec écoulement de sang au début, et avec sécrétion de mucosités blanches les jours suivants ; les hémorrhoïdes à l'anus sont brûlantes et très-douloureuses pendant la marche ; *inflammation des hémorrhoïdes de l'anus ;* excoriation des hémorrhoïdes. — Aux **Parties génitales,** surtout au mont vénérien, fort prurit avec petits boutons fins et rouges ; au *Gland ,* prurit lancinant ; * *Testicules,* et cordon spermatique gonflés et chauds ; scrotum douloureux comme à la suite d'une contusion ; prurit au scrotum ; excoriation du scrotum. — *A la **Vulve,** *brûlement et prurit,* beaucoup de *feu* et *rongement,* ou boutons brûlants et cuisants.

Sur la **Poitrine,** prurit avec éruption fine qui n'apparaît qu'en s'y frottant ; cuisson à la poitrine. — A la **Nuque,** boutons pruriteux le soir ; *engorgement des glandes du cou,* parfois avec douleur après s'être refroidi ou en tournant la tête ; *engorgement dur des glandes du cou,* à l'angle de la mâchoire inférieure ; chatouillement dans les glandes engorgées, s'améliorant sous la pression de la main froide. — °*Engorgement strumeux au cou.* — Sueur sous les **Aisselles ;** engorgement des *glandes axillaires ;* prurit sous les aisselles. — A l'**Épaule,** boutons pruriteux et brûlement après s'être gratté ; aux *Bras ,* prurit avec petits boutons blancs, après le grattement, et qui ressemblent aux grains de millet. — Prurit au poignet ou dans la paume des **Mains,** ou au-dessus du poignet droit (cessant après s'être gratté) ; dans la paume des mains, petites *vésicules* pruriteuses ; au-dessus du poignet, *point rouge* élevé, lenticulaire ; peau des mains râpeuse et gercée. — Déchirement aux **Doigts** ou sous les ongles ; douleur d'ulcération dans le bout des doigts ; au-dessus du pouce de la main gauche, petit bouton avec prurit qui ne discontinue pas, même après s'être gratté ; *vésicule* au petit doigt ; *vésicule rongeante* à l'index de la main gauche, laissant écouler une humeur tout aqueuse ; douleur brûlante au pourtour de l'ongle (du médius) ; à l'index, inflammation comme d'un *panaris,* avec écoulement de sanie claire au toucher. — Petits boutons à la **Cuisse** gauche ; tout près de la hanche, endroit pruriteux où se forme un ulcère après le grattement ; au-dessus du genou, nodosité avec déchirement pressif ; éruption au *Jarret.* — °*Gonflement des **Jambes ;** prurit au *Tibia* ou aux jambes (le soir) ; tubérosités pruriteuses et vésicules au tibia, avec auréole enflammée ; dartres à la jambe. — Aux **Pieds,** *sueur,* parfois fétide, ou seulement à la plante des pieds ; *gonflement des pieds,* parfois volumineux et s'étendant jusqu'aux malléoles; plante des pieds gonflée et rouge, avec brûlement, même dans la position couchée, mais augmentant en mettant le pied par terre; à l'articulation des pieds, fort prurit (le matin, au lit), ou le soir, avec chaleur aux pieds, comme par des engelures. — Prurit à la surface inférieure des **Orteils,** ou sous l'ongle du gros orteil, douloureux au toucher; aux *orteils, engelures,* parfois *enflammées* et *rouges* ou bleu rougeâtre et épaisses, avec pression ou avec élancement et cuisson (surtout dans la chaussure). — **Cors** très-douloureux; élancements dans les cors. — **Ongle** du gros orteil douloureux, comme s'il allait *entrer dans la chair.*

KAL-CHL. — KALI CHLORICUM.

En général, par tout le corps, prurit (parfois violent), le soir, au lit, et le matin, ou bien la nuit. — Petites papules rouges et en grand nombre; papules rouges aux cuisses et aux épaules, mais pas dans les articulations; *miliaire* avec boutons épars et douloureux à l'épaule gauche; boutons à la cuisse et au coin droit de la bouche.—Au **Menton,** beaucoup de petites vésicules remplies de pus, peu pruriteuses et entourées d'une auréole rouge; éruption semblable aux syphilides; entre les lèvres et le menton, ou au front, boutons, parfois brûlants; lèvres gonflées; boutons aux lèvres.—**Gencives** facilement saignantes en nettoyant les dents; gencives d'un rouge clair; °Affections *scorbutiques?* — Au dos de la **Main** droite, petits boutons pruriteux ou papules pruriteuses; petits boutons au dos de la main gauche.

KAL-HDR. — KALI HYDROIODICUM.

Cuir chevelu douloureux au grattement, comme s'il était ulcéré. — **Yeux** brûlants avec rougeur des paupières et larmoiement de l'œil droit. — A la **Narine,** petits boutons douloureusement sensibles. — Gonflement de la **Joue** gauche; à la joue, papules avec rougeur et gonflement autour; sous le coin de la bouche, tubercule lancinant et brûlant; petite pustule au *menton;* petits boutons au menton et au nez; dartres pruriteuses à la *face,* et principalement à la joue (petites et sèches). — **Gencives** douloureuses, comme ulcérées et enflées; gonflement des gencives, surtout de celles d'une dent cariée, parfois avec douleur. — Autour du **Nombril,** prurit avec envie d'émettre des vents dans l'après-midi, et par accès réitérés. — Au **Bras** droit, prurit du côté intérieur, avec une *tache* rouge, sèche d'abord et pruriteuse après s'être gratté. — Au **Poignet** droit, déchirement, puis prurit, avec petites vésicules pruriteuses après le grattement.

KREOS. — KREOSOTUM.

En général, prurit qui, vers le soir, devient violent jusqu'à faire perdre toute patience, avec envie irrésistible de se gratter, suivi de brûlement violent aux bras et aux jambes, tandis qu'au ventre il cesse après s'être gratté; prurit brûlant et chaud par tout le corps, la nuit, empêchant de dormir; Éruption de boutons *urticaires*; vésicules commes des *piqûres* de *punaises* par tout le corps, excepté aux mollets, à la poitrine et à la face, plus pruriteuses de cinq à sept heures du soir et pendant la nuit; grosses pustules *grasses*, semblables à la *petite vérole*, et répandues sur tout le corps; boutons *galeux*, gros, par tout le corps, avec gonflement et roideur des pieds. — °*Dartres farineuses et pustuleuses*, sèches et suintantes, à presque toutes les parties du corps, nommément au dos des mains et des doigts, dans la paume des mains, aux oreilles, aux coudes, aux poignets et aux malléoles.

Au Cuir chevelu, douleur d'excoriation du côté droit du sinciput; sous l'os de l'occiput gauche, douleur comme d'ulcération; le cuir chevelu du vertex et du sinciput est douloureux en se peignant et en y touchant, comme s'il était ulcéré; au *sinciput*, douleur comme si l'on était tiré par les cheveux; *chute des cheveux*, surtout en se peignant, ce qui est très-douloureux. — *Prurit et cuisson aux* **Yeux,** aux paupières (et autour de la bouche), avec rougeur après s'être gratté, et desquamation des endroits affectés; prurit forçant à se gratter, après quoi cuisson; le blanc de l'œil paraît *enflammé,* avec pression comme s'il y avait du sable dedans; paupières rouges et un peu gonflées; °*paupières gonflées aux bords;* °*gonflement opiniâtre des paupières;* °*agglutination des paupières.* — Prurit aux **Oreilles** (et en même temps à la plante des pieds); petits *boutons* dans la conque de l'oreille gauche, avec *inflammation* de l'oreille extérieure; °*dartres* suintantes aux oreilles avec gonflement des glandes du cou, et face grise, terreuse; inflammation de l'extérieur de l'oreille gauche avec chaleur ardente, rougeur foncée, fort gonflement et douleurs brûlantes et tensives qui partent parfois d'un petit bouton dans la conque, avec douleur tensive et roideur du même côté du cou, s'étendant jusque dans l'épaule et le bras, et empêchant de tourner la tête de ce côté, tout cela accompagné de frisson intérieur dans tous les membres et de chaleur au front, avec pression au-dessus des yeux, comme si ceux-ci allaient être fermés. — °**Face** terreuse avec gonflement des glandes du cou et dartres aux oreilles; *boutons au front,* °parfois semblables à ceux des ivrognes, ou *éruption miliaire,* quelquefois lancinante, mais toujours *sèche;* à la joue droite et au menton, *gros* *bouton* avec *croûtes jaune* de miel ; °*dartres furfuracées* aux paupières, aux joues et autour de la bouche. — **Lèvres** sèches, parfois avec desquamation de la lèvre supérieure, qui est toujours ardente et souffre d'une douleur tensive ; sous le *Menton* , fourmillement dans la peau, forçant à se frotter, sans succès.

Gencives comme *enflammées* du côté gauche de la mâchoire supérieure avec douleur tiraillante. — Dans le **Vagin**, prurit forçant à se gratter le soir, et suivi de cuisson avec *gonflement*, chaleur et dureté des *parties extérieures*, et avec douleur d'excoriation en urinant ; prurit rongeant entre les lèvres et le vagin, suivi de brûlement et de gonflement des lèvres ; prurit violent avec cuisson dans le pli de l'aine, et avec *excoriation* et brûlement après s'être frotté ; prurit voluptueux au fond du vagin. — Au col de la **Matrice**, où se trouve aussi une nodosité dure, douleur d'*excoriation* pendant le coït, moins le soir que le matin.

°*Glandes du* **Cou** *engorgées* avec *dartres* suintantes aux oreilles et face grise, terreuse. — A la paume de la **Main** droite, prurit fréquent, agréable et durant des heures entières, diminué seulement par le frottement ; par toute la main droite, *boutons*, moins visibles que sensibles, avec prurit forçant à se gratter et augmentant vers le soir et au lit ; la peau des mains, qui deviennent tout à fait roides, est gercée. — Aux **Doigts**, surtout à l'index gauche, sensation comme si quelque chose y avait pénétré et produisait de l'ulcération ; *doigts morts*, ils deviennent blancs et insensibles, principalement le matin, après s'être levé (avec fourmillement et engourdissement). — Aux **Jarrets**, peau rouge et furfuracée comme une *dartre*.—Aux **Pieds**, tiraillement déchirant et élancement commençant dans les talons, passant par la plante des pieds et sortant par les orteils, le soir, jusqu'à ce qu'on s'endorme, après quoi la plante des pieds est gonflée le matin, au réveil ; douleur d'ulcération à la plante des pieds ; *gonflement* du pied gauche ; gonflement blanc, œdémateux des deux pieds, et surtout du pied droit, depuis les mollets jusqu'aux orteils ; les pieds sont froids et lourds.

LACH. — LACHESIS.

En général, °peau plus fraîche qu'auparavant ; chute des poils (chez les chevaux) ; **prurit par tout le corps*, parfois fourmillant ; prurit, le soir, en divers endroits, nommément aux jambes, aux lombes et aux bras ; **prurit violent, °principalement au dos, aux cuisses*, ou aux bras, aux hanches et aux jambes ; *prurit lancinant*, parfois formicant, ou surtout le soir et la nuit ; prurit cuisant, principalement aux bras, avec petites élevures après le grattement ; élancements dans la peau en diverses parties du corps. — *Brûlement, surtout après avoir mangé des acides,* °ou la nuit, empêchant de dormir; l'endroit se couvre d'un ulcère après s'être gratté jusqu'au vif; *éruption de boutons,* parfois rouges et chatouillants surtout la nuit, au lit, empêchant de dormir, et douloureux après s'être gratté; *boutons purulents;* petits *tubercules* qui se répandent depuis l'avant-bras sur tout le corps (excepté la face, la poitrine et le ventre), avec fort prurit la nuit au lit, suivis d'un accroissement de l'éruption, qui devient semblable à l'urticaire, aux tubercules, aux piqûres d'insectes, ou (après s'être gratté) à la scarlatine, à la rougeole ou au pourpre miliaire.— *Boutons blancs* qui deviennent rouges le jour suivant; *miliaire par tout le corps;* taches lisses, petites comme une pointe d'épingle, avec sommeil troublé, catarrhe, toux, expectoration facile, chaleur à la tête et aux mains, avec vue trouble, fort battement de cœur et sueur nocturne. — °Une espèce de *gale sèche* disparaît vite; les *anciennes dartres,* répercutées à la face et aux jambes, reviennent en grande quantité, pendant que l'expectoration qui les avait remplacées diminue considérablement. — °Petites *dartres* rougeâtres à la face, aux bras et au cou, augmentant d'abord, deviennent croûteuses et disparaissent enfin. — *Verrues* (aux mains); °verrues chez les chevaux. — *Pustules malignes.* — °*Vésicules noir bleuâtre* et du volume d'une noix (pendant une éruption galeuse aux mains et aux pieds), avec fort prurit et brûlement, rougeur et gonflement des parties affectées et pulsations brûlantes comme si la chair allait être arrachée des os, les douleurs vont jusqu'à porter au désespoir, et se répandent jusqu'aux dents, à la tête, à la poitrine et au dos. — *Taches rouges* comme des piqûres de punaise, précédées de prurit. — °La *jaunisse* cesse en trois jours ou quatre. — *Érysipèle, principalement à la face; *éruption semblable à la scarlatine;* °*fièvre scarlatine* avec engorgement des glandes du cou (amygdales?), lèvres et langue noires, et constipation. — *Le membre mordu* est *gonflé, enflammé* et très-douloureux, avec sécheresse de la bouche, fièvre opiniâtre, peau sèche et soif continuelle; °fort *gonflement* de la partie mordue, avec nausées, vomissement, forte soif et gonflement de la langue; *gonflement de tout le corps;* ventre et poitrine comme gonflés et sensibles la nuit. — °*Suppurations,* surtout dans des tissus plus profonds. — °*Plaie ulcérée* à la suite d'un coup, avec gonflement et suppuration de mauvaise nature; °ulcère (au mollet après s'être gratté) rongeant, livide et douloureux; *ulcères aux jambes,* parfois remplis de pus fétide, à bords élevés, bouffis, à fond sale et inégal, très-douloureux et ne supportant pas le moindre mouvement ni aucun contact; *ulcères comme creusés par rongement,* indolents (au cou et au bras gauche); °*ulcères sales, suintants, lisses,* depuis la grosseur d'un pois jusqu'à celle de la cornée d'un cheval, parsemés çà et là au corps, et nommément aux jambes; °*ulcère malin* (au bras) rempli de pus fétide, jaune vert, et à bords élevés; °*anciens ulcères sales* (à la cuisse), *entourés de petites vésicules.* — Le fond des *ulcères* se nettoie, mais l'auréole devient douloureuse à la pression; l'auréole des ulcères passe du brun pâle au bleu noir; la peau autour des ulcères (aux jambes) est tendue comme par raccourcissement; (brûlement nocturne des ulcères forçant de se lever et de se laver à l'eau froide); d'abord saignement, puis amélioration des ulcères; les *ulcères* (ainsi que les fontanelles) *s'entourent d'autres petits ulcères* ou de tubérosités cartilagineuses ou molles; les *parties excoriées* et les *anciennes cicatrices* deviennent fongueuses, rouge foncé ou brunâtre, avec taches blanchâtres et brûlement en les essuyant et avec décollement facile de l'épiderme; les anciennes cicatrices deviennent douloureuses. — °*Ulcères répercutés* (chez une femme qui, après la répercussion, avait été prise d'une forte chaleur fébrile avec grande douleur au bas-ventre). — *Gangrène* de la partie mordue avec gonflement inflammatoire et pustules malignes. — La *plaie de la morsure laisse écouler du sang* comme un jet, d'abord rouge, puis noir et sale; *saignement excessif,* même des plus petites blessures; saignement facile des cicatrices de la morsure; fort saignement des ulcères carcinomateux. — ° *Anévrysmes.*

Au **Cuir chevelu,** *sensibilité douloureuse,* parfois comme si la peau était brûlée par la chaleur du soleil, à tout le côté gauche de la tête, à la tempe gauche, depuis le vertex jurqu'à la face, avec douleur au toucher ou au mouvement des muscles pour rire, pour mâcher, etc.; peau du front douloureuse au toucher; plaque ronde et douloureuse au milieu du cuir chevelu; dans une *ancienne cicatrice* à la tête, déchirement ou bien tension nocturne et tiraillement comme par un changement de temps; prurit au cuir chevelu; brûlement violent au cuir chevelu après s'être gratté, accompagné de congestion et de maux de tête; desquamation de la peau à la tête et à la face; tête et face *gonflées,* ainsi que les paupières, jusqu'à fermer les yeux; °les *cheveux,* qui allaient tomber, se raffermissent, s'épaississent et croissent. — Prurit aux **Yeux,** principalement à l'œil gauche; prurit douloureux aux paupières; °rougeur des yeux; **yeux enflammés,* comme s'il allait se former un orgelet à la paupière supérieure de l'œil droit, le soir; inflammation de l'œil gauche avec gonflement; *paupières enflammées* avec douleur aux yeux, surtout en lisant, et avec brûlement, pression et prurit brûlant; ° *Yeux enflammés* avec de gros faisceaux de veines injectées, depuis l'angle intérieur jusqu'à la cornée, ayant l'air d'un *ptérygion;* °*ulcères sur la cornée.* — Aux **Oreilles,** prurit parfois lancinant; sécheresse des oreilles; *cérumen* blanc; le cérumen blanc devient jaune ou comme de la bouillie de farine. — **Nez** pruriteux en mangeant, quelquefois aussitôt qu'on se met à table, ou bien le soir; °*nez rouge* chez les *ivrognes,* ainsi que chez les personnes *syphilitiques,* traitées par le *mercure;* un ancien petit *bouton rouge* au côté droit et au haut du nez devient plus gros d'abord et diminue ensuite beaucoup; éruption de *vésicules* à la narine gauche; *tannes enflammées* dans la peau du nez; angles du nez *excoriés* après un rhume; *bords* du nez *rouges, excoriés,* avec écoulement d'eau par les narines et larmoiement sans qu'il y ait rhume; *narine gauche gonflée* et *douloureuse;* °narines croûteuses; **écoulement de pus et de sang par le nez,* °parfois avec mal de tête violent (chez des malades syphilitiques traités par le mercure); *mouchement de sang et de pus* dans l'après-midi; de fausses membranes et des croûtes sortent par le nez, qui est douloureux; des mucosités sèches et du pus aqueux sortent la nuit du nez, qui est bouché, avec fortes douleurs tiraillantes dans les os du nez jusqu'aux cartilages, et avec élancement; °*Ozæna* chez une jeune fille qui d'ailleurs était de bonne santé, et après l'usage précédent de *natr.*

**Face* gonflée, avec chaleur et rougeur; gonflement de toute la face et de la tête débutant par les yeux, qui en sont fermés, avec pâleur, fort prurit, douleurs violentes (surtout avant midi) aux tempes, aux mâchoires et aux yeux, avec des élancements s'étendant de la tête vers les yeux, le nez et les tempes, avec écoulement d'eau froide de la narine gauche et de l'œil, qui devient rouge; le gonflement s'augmente dans l'après-midi et le soir, et diminue la nuit. — °*Gonflement du côté gauche de la face,* parfois aussi de la mâchoire, avec sensibilité au toucher; joues gonflées avec rougeur de toute la face; °un gonflement de la joue, rouge bleu, lancinant et pulsatif, crève et laisse écouler du pus. — **Érysipèle à la face,* principalement sous l'œil gauche, précédé d'un prurit nocturne qui fait qu'on se réveille comme par frayeur, l'endroit affecté devient rouge le matin, puis il se gonfle et s'empire après la sieste; plus tard, le lendemain, il devient gros et rouge, ainsi que la paupière inférieure, avec fort prurit, précédé et suivi d'un mal de tête pulsatif. — °*Érysipèle de la face étouffé dans son germe;* °*un érysipèle de la face déjà bien développé disparaît en trois jours;* °*gonflement subit de la face* la nuit, et revenant tous les ans, ou souvent à la suite d'un refroidissement, précédé de douleurs brûlantes dans tous les membres, accompagné de fort prurit, de douleur aux yeux comme s'ils allaient sortir de leurs orbites, avec soif, fièvre, rêves abondants, et finissant par crever et suinter une humeur âcre. — *Prurit à la face*, principalement autour des yeux et aux joues, depuis le matin jusqu'au soir, diminuant après s'être gratté; *Éruption* à la région de l'*œil*; petits boutons à la face, au front et aux joues, parfois semblables aux petites vésicules de la gale; petits *boutons* qui se remplissent de pus, à la face, au sourcil et parfois aussi sur la lèvre supérieure au-dessous du nez; *éruption miliaire* par toute la face, disparaissant et revenant; °une *rougeur tanneuse* et des *boutons*, survenus à la suite d'un érysipèle de la face, diminuent beaucoup; °*dartres rougeâtres* à la face; °*anciennes dartres très-croûteuses* à la région des favoris; ° les *dartres répercutées* à la face (et à d'autres endroits) reparaissent en grand nombre. — Desquamation de la peau de la face, du front et du cuir chevelu (avec prurit cuisant). — *Lèvres* gonflées, ° ou seulement la lèvre inférieure, empêchant d'ouvrir la bouche; éruption à la lèvre supérieure, petits boutons contenant un pus blanc; boutons sous la mâchoire.

° **Gencives** *excoriées*, empêchant de manger; *saignement facile des gencives; gonflement des gencives*, rouge bleu et très-douloureux; *gencives des dents incisives inférieures gonflées* et très-douloureuses, parfois avec saignement en les nettoyant, et avec la sensation comme si elles allaient se décoller; ° *Scorbut?* — *Lèvres et* **Langue** *excoriées*, °parfois seulement par plaques isolées, ° ou avec excoriation du palais, et douleur en buvant chaud, avec brûlement dans la gorge et salivation; *plaques gangrenées* dans la bouche, et décollement de la peau et de la chair, après des douleurs brûlantes avec excoriation; ° *Stomacace?* ; °*langue excoriée*, surtout pendant des affections gastriques; °*plaques rouges*, excoriées, incisions et verrues grosses et rondes sur la langue; *gonflement de la langue, surtout du côté gauche*, et précédé de douleurs rhumatismales. — Bouton à *la région velue* des **Parties viriles;** °*dureté du prépuce*, parfois comme du cartilage, ou avec phimosis, dans la syphilis mercurielle; sécrétion abondante entre le gland et le prépuce; *Au gland, taches rouges*, °parfois, alternant avec douleurs ostéocopes provenant d'une syphilis mercurielle; au prépuce, taches rouges; petit bouton rouge, pruriteux, sous le bord du gland; un écoulement blennorrhagique, blanc de lait, et se manifestant après avoir uriné, reparaît. — °Douleurs et autres souffrances pendant un *cancer aux* **Mamelles;** l'ulcère cancéreux saigne fort et le fond en est bleuâtre; au fond de l'ulcère, stries de sang coagulé rouge foncé, presque noirs; taches écarlates, larges de la paume d'une main, répandues sur la poitrine, les épaules et sur le bras du côté où se trouve l'ulcère, avec soif inextinguible, pouls accéléré, courte haleine et langue chargée.

Bouton sur la **Poitrine,** ou *miliaire* pruriteuse, ou *taches écarla-*

tes ; poitrine comme gonflée, la nuit, avec fortes douleurs, insupportables au toucher. — Au **Dos**, éruption d'élevures ; près de l'épine dorsale, bosse de la grosseur d'une noisette, avec pulsation brûlante ; boutons aux épaules ; à l'omoplate gauche, tache rouge de la grosseur d'une main, avec suintement et éruption de petites vésicules qui suppurent et crèvent. — °Au **Cou**, plusieurs tubérosités douloureuses au toucher ; °sous la mâchoire, *tubérosités purulentes,* rouges, semblables aux *boutons des ivrognes;* °*Glandes engorgées,* principalement celles du côté droit ; au côté droit du cou , plusieurs tumeurs qui s'ouvrent et s'ulcèrent, comme si elles étaient rongées ou fistuleuses, d'un aspect pâle, scrofuleux ; °*ulcères au cou,* dans beaucoup de cas. — Sous les **Aisselles**, *sueur d'une forte odeur* d'ail.

Au **Bras** gauche, fort prurit ; petits boutons au bras ; *taches écarlates,* pendant un cancer ; prurit et boutons aux bras ; °*ulcères au bras gauche ;* °un ulcère scrofuleux ; °un ulcère malin après la vaccination. — Au **Coude**, prurit et boutons ; °gale, avec gonflement.—A l'**Avant-bras**, éruption de boutons qui, de l'avant-bras droit, s'étendent par tout le corps.—**Mains** *fréquemment gonflées;* °*sensation de congestion de sang vers la main,* qui se gonfle et devient rouge bleu, surtout par un travail fatigant; °*gonflement rhumatismal* au poignet; ° *gonflement subit du dos de la main et des doigts,* comme si la main était rembourrée, débutant par un chatouillement avec prurit, après quoi les doigts deviennent violets et noir bleu, avec insupportabilité du moindre contact, élancement et brûlement au bout des doigts , et dans la main froide vers la fin , diminution des douleurs dans la chaleur, et cessation plus prompte de la coloration, en frottant les veines du bas en haut ; prurit aux mains ; petites *vésicules* au bord extérieur de la main droite, avec prurit voluptueux et brûlement après s'être gratté ; à la main droite, groupe de *vésicules galeuses,* profondes et dures ; *vésicules pruriteuses* et brûlantes, aux mains et aux doigts ; °*peau des mains gercée ,* surtout pendant un temps froid ; aux mains, beaucoup de *petites verrues* plates qui apparaissent subitement sans disparition des grosses qui s'y trouvent ; °*gonflement rhumatismal de l'index* et du *poignet.* — Entre les **Doigts**, prurit, parfois avec élevures luisantes et dures, après s'être gratté, et avec tension, brûlement et petites vésicules ; petits points rouges et pruriteux aux doigts ; vésicules transparentes aux doigts ; petites vésicules galeuses aux doigts ; au pouce, grosse vésicule rouge précédée de rougeur et de brûlement ; au pouce et à l'index de la main gauche, *pustules,* comme des piqûres d'insecte, précédées d'un prurit comme causé par des orties et avec brûlement violent après s'être gratté ; au pouce de la *main gauche,* groupe de *verrues plates ;* au médius de la main gauche, parfois élevures verruqueuses, provenant de vésicules; *bosse rouge et dure,* au médius, précédé de prurit, et suivi d'une légère suppuration avec élancement, en laissant pendre le bras, et avec fort saignement de la tubérosité à la suite d'un coup; °*furoncle* au doigt, débutant par une vésicule et avec gonflement du volume d'une noix, jaune foncé, avec douleurs brûlantes et lancinantes, comme dans l'os, augmentées la nuit, empêchant de dormir, et diminuées quelque peu, le jour, pendant le mouvement; °*anthrax malin;* °*charbon .*— °*Panaris;* °la *chair luxuriante* dans les panaris se perd.

Prurit aux **Jambes** et aux cuisses; °*boutons sur le côté interne des* **Cuisses** (chez les syphilitiques); *pustules,* petites comme des têtes d'épingle, avec une auréole rouge de la largeur de la cornée. — *Gonflement du* **Genou,** parfois douloureux en se levant, et gênant la marche, ou avec douleur insupportable du genou, impossibilité d'étendre le membre, tension et douleur d'enflure à la cuisse; prurit aux genoux. — ***Jambes** *gonflées,* pendant le jour et le soir; *gonflement de la jambe et du pied gauches, gonflement rouge bleu et volumineux* de la jambe et du pied, avec disparition momentanée de la rougeur sous la pression du doigt, ulcères profonds dans le tibia qui est enflé, élancements dans le mollet et autour des malléoles, et aggravation dans la chaleur de la chambre; °*pied d'éléphant, chez les lépreux?* — Aux **Jambes,** prurit, parfois forçant à se gratter, après quoi il survient des durillons rouges; élevures pruriteuses; *plaques* pruriteuses au tibia, avec douleur de brûlure, et se transformant, après le frottement, en *taches douloureusement sensibles,* avec auréole rouge bleue et croûtes sèches; °*les anciennes dartres aux jambes* s'améliorent considérablement; *les dartres répercutées* reparaissent; °*ulcères aux jambes,* parfois noirs et gangréneux (dans beaucoup de cas); °*ulcères répercutés,* avec les maux à leur suite; °*ulcères sales* couvrant *les deux jambes* qui suintent un pus sanieux, et dont la peau est presque au vif; °dans le *tibia gonflé, trous profonds,* avec bords sales, blanchâtres; °*c'est l'un des remèdes les plus puissants dans la carie du tibia.* — Aux **Pieds,** *forte sueur,* principalement aux orteils qui en sont mouillés le matin au lit; **gonflement des pieds,* particulièrement du pied droit, augmenté après la marche; gonflement du pied précédé de rougeur, comme dans l'*éléphantiasis;* °*gonflement des pieds,* à la suite d'autres souffrances, °parfois si fort chez les *femmes enceintes,* qu'elles ne peuvent mettre des bottines; sur de petits points circonscrits du cou-de-pied, prurit comme si un insecte y avait pénétré; au dos des deux pieds, *vésicules galeuses* et pruriteuses; aux pieds, aux orteils et aux talons, petites *vésicules dures, blanches,* profondes, précédées de prurit violent et de brûlement, après s'être gratté; au **Talon**, gros bouton purulent, causé par un doux frottement aux souliers, avec formation de pus pendant un frisson violent.—Sur un **Orteil** serré, petite tache de la largeur d'un pois, lancinante et brûlante; une vésicule sur un orteil du pied gauche crève et suinte; * *peau des orteils gercée*, °parfois en *rhagades profondes*, ou comme des *coupures* transversales; °exfoliation de la corne du pied (chez un cheval); une ancienne *engelure* s'enflamme et suppure, après quoi il se déclare une fièvre intermittente de trois jours. — Croissance rapide des **Cors**, sans douleur; un cor du pied droit devient douloureux.

LACT. — LACTUCA VIROSA.

En général, pincement et cuisson lancinante, çà et là, ou parfois élancement; inflammation et éruption (causées par l'application extérieure sur des endroits délicats de la peau). — Gonflement œdémateux de tout le corps, avec souffrances asthmatiques, pesanteur de la tête, impossibilité d'être couché sur le dos, horripilation, manque d'appétit, toux courte et pouls petit et plein.—*Conjonctive des* **Yeux** *rouge*, avec augmentation de la sécrétion muqueuse et pléthore abdominale chez les hommes d'un âge avancé; paupières couvertes de mucosités. — Gonflement des glandes lymphatiques au cou et à la mâchoire inférieure. — A la **Verge**, gonflement d'un vaisseau lymphatique. — Prurit fourmillant aux **Doigts** de la main gauche. — Douleur sous l'**Ongle** de l'orteil (4ᵉ), comme d'une ulcération souscutanée.

LAM. — LAMINIUM ALBUM.

En général, dans les *ulcères*, douleur d'excoriation et élancement aggravés le soir au coucher, parfois avec rougeur et gonflement autour et avec cuisson le matin au lit. — A la **Paupière** inférieure ou aux angles des yeux, prurit qui porte à se gratter. — Petit bouton pruriteux près de l'aile droite du **Nez**, avec douleur d'excoriation au toucher. — Aux **Bras**, aux mains et au cou, prurit rongeant et lancinant. — Au **Talon**, vésicule causée par le frottement, crévant plus tard, et se transformant en ulcère opiniâtre, avec douleur d'excoriation et cuisson.

LAUR. — LAUROCERASUS.

En général, élancements pruriteux en divers endroits. — Peau râpeuse et squameuse entre les doigts, avec douleur de brûlure lors-

qu'on y applique l'eau froide. — Sécheresse de la peau, ou bien sécrétion augmentée de la peau, des glandes (principalement des
glandes salivaires) et des membranes séreuses.

Au **Cuir chevelu**, prurit çà et là, avec fourmillement, comme
par des poux ; prurit au côté droit de la tête, parfois sur un petit point
circonscrit ; prurit à la région frontale, parfois brûlant après s'être
gratté : à l'occiput, chatouillement cessant après le grattement ; au
front, reptation, comme par des mouches ou des puces, le soir, ne
disparaissant qu'après s'être beaucoup gratté. — A l'**Œil** gauche,
prurit, surtout dans l'après-midi, et cessant quelquefois après le frottement ; *à l'angle intérieur de l'œil gauche, prurit, surtout dans l'a-
près-midi,* ou changeant en pression, ou accompagné de larmoiement,
ou soulagé par le frottement ; sous la paupière supérieure de l'œil
droit, ou dans le sourcil de l'œil gauche, prurit qui cesse après s'être
gratté ; dans l'angle de l'œil droit, sensation continuelle de grattement ; dans l'angle interne de l'œil gauche, veines injectées sur un
petit point circonscrit ; les vaisseaux injectés s'étendent, comme des
rameaux d'arbres, de l'angle intérieur vers la pupille. — Prurit aux
Oreilles, ou parfois au lobe de l'oreille gauche. — *Prurit* au-dessus
de la racine du **Nez;** au côté droit du nez, prurit qui force à se
gratter jusqu'au sang, *prurit* au bout, à l'aile gauche et à la partie
supérieure du nez, ou dans les narines ; chatouillement dans la narine
droite, ou à l'aile gauche du nez ; fourmillement et prurit à l'aile gauche, qui est douloureuse au toucher, comme si elle était ulcérée. —
Au côté droit de la **Face**, entre le menton et les lèvres, prurit qui ne
cesse point après s'être gratté. — Au milieu de la **Lèvre** supérieure,
prurit qui cesse après s'être gratté ; ° *éruption* autour de la bouche.

A la **Langue**, sensation comme de brûlure et d'engourdissement ;
au bord de la langue, douleur d'excoriation ; côté gauche de la langue,
gonflé et roide, avec douleur semblable à celle causée par des piqûres. — Dans l'**Aine** droite, prurit qui cesse après le grattement. —
Gangrène des **Parties viriles;** sous le prépuce, prurit voluptueux,
avec désir vénérien.

Entre les **Omoplates**, prurit, parfois semblable à des piqûres de
puce, avec reptation. — Aux **Bras**, prurit, avec boutons brûlants
après s'être gratté ; *boutons pruriteux au bras droit.* — *Au* **Coude**
gauche, prurit, parfois brûlant, après le grattement. — A l'**Avant-
bras** droit, prurit, avec brûlement après s'être gratté ; à l'avant-bras
gauche, prurit suivi de petits boutons.— Entre les **Doigts**, rougeur,
avec prurit violent, petites vésicules à peine perceptibles, et brûlement après s'être gratté, le soir au lit ; entre les doigts, peau râpeuse
et squameuse, avec douleur brûlante au contact de l'eau. — Douleur

d'excoriation dans la plante des talons, en se levant du lit, dissipée par la marche.

LED. — LEDUM PALUSTRE.

En général, prurit par tout le corps, parfois comme si une éruption allait survenir ; en diverses parties, nommément aux bras, au côté du ventre, aux articulations coxo-fémorales et aux cuisses, prurit lancinant ou rongement pruriteux (parfois avec brûlement et aggravation après s'être gratté) ; prurit aux articulations, particulièrement du pied et des lombes. — Par tout le corps (excepté la face, le cou et les mains), *éruption semblable à des grains de millet rouges*, avec prurit, le jour plus que la nuit, et ne cédant au grattement que pour peu de temps. — Au corps, taches bleuâtres, semblables aux *pétéchies* ; aux bras, au ventre et aux pieds, *petites taches rouges*, rondes, insensibles. — * *Dartres sèches, très-pruriteuses, avec anxiété.*—° *Furoncles.* — ° *Gonflements chauds*, tendus, durs, avec douleurs déchirantes ; °*nodosités arthritiques* douloureuses? ; *gonflements œdémateux*, s'étendant parfois sur toute la peau du corps.

Au **Cuir chevelu**, prurit fourmillant comme par des poux ; * *au front, éruption de boutons*, semblables à des grains de millet, et secs ou *pustuleux, comme chez les ivrognes* ; * *petits boutons* et furoncles au front ; ° impossibilité de supporter une coiffure quelconque ; refroidissement facile de la tête. — Agglutination nocturne des **Paupières**, avec sécrétion d'une humeur fétide (avec mal à la tête) ; fort prurit aux angles intérieurs des yeux ; yeux enflammés, avec douleur tensive. — *Éruption à la **Face** ; * *pustules rouges* (comme chez les ivrognes), à la face et au front, avec élancement au toucher ; *dartre squameuse, sèche*, à la face, brûlante au grand air ; au front, * *petits boutons* et *furoncles*. — A la **Lèvre** supérieure, petits boutons purulents, avec prurit brûlant qui force à se gratter.— Sous le **Menton**, glande engorgée, avec douleur pressive au toucher.

Verge *gonflée* ; prurit au gland. — A la **Mamelle** droite, douleur d'excoriation, principalement au toucher.

A la **Poitrine** et au bras, *éruption clavelée* ; taches rouges et miliaires, avec prurit cuisant à la poitrine. — Plaque rouge et suintante au coccyx, avec prurit cuisant et douleur d'excoriation en étant assis et en marchant. — Au **Dos**, éruption de petits boutons rouges, continuellement pruriteux ; furoncle à l'omoplate. — Aux **Bras**, prurit lancinant et rongeant qui se renouvelle bientôt après le grattement ; *éruption clavelée* qui, plus tard, devient squameuse.— *Miliaire pruriteuse* au **Poignet** ; au tendon du pouce, près du poignet, *gonflement dur*, douloureux en pliant le pouce ; nodosité indolente au-dessus du second condyle de l'index. — A la **Cuisse** gauche, rongement lancinant et pruriteux qui, après le grattement, revient bientôt avec plus de force.— Prurit brûlant à la cuisse gauche, la nuit, changeant en brûlement après le grattement et disparaissant ensuite. — *Genou* gonflé, avec tension et élancement (surtout en marchant), °ou bien *avec tension, élancement, dureté* de toute la jambe, et déchirement et pression nocturnes; *sueur* des genoux le matin; au jarret, éruption pruriteuse; °*gonflement chaud* au-dessus du genou et au-dessous, avec douleur tiraillante et lancinante. — **Jambes** gonflées jusqu'au-dessus des mollets, avec douleur tensive, surtout le soir. — *En marchant, douleur à la plante des* **Pieds**, comme si la partie était ecchymosée, ou au talon, comme s'il était meurtri; ** gonflement des pieds parfois opiniâtre;* gonflement autour des malléoles, avec douleur insupportable en mettant les pieds à terre; °*aux pieds et aux jambes, gonflement* inflammatoire ou bien œdémateux; au dos des pieds, fort prurit rongeant, aggravé par la chaleur du lit, ainsi qu'après s'être gratté, et ne diminuant qu'en se grattant jusqu'au sang; éruption de boutons fins au dos des pieds, avec prurit, le soir. — *La partie charnue du gros* **Orteil** *est molle, gonflée et douloureuse en appuyant dessus.*

LYC. — LYCOPODIUM.

En général, ** sécheresse de la peau*, parfois avec chaleur et mains chaudes; °la peau se gerce facilement. — ****Peau** pruriteuse*, °le jour en s'échauffant, ou °le soir avant de se coucher; le matin, prurit à la tête et au dos; le soir, au lit, fort prurit aux jambes, au dos et aux fesses, avec élevures qui s'effacent bientôt après le grattement; en divers endroits de la peau et aux dartres, prurit comme causé par des puces; °prurit rongeant aux bras et aux jambes; par tout le corps, prurit cuisant et brûlant; *prurit lancinant çà et là;* *dans la peau, élancements épars,* parfois fourmillants (au sacrum) ou tressaillants (depuis le cou jusqu'au pied droit). — Éruption de *papules* à l'occiput, au sacrum et aux fesses, tantôt avec prurit, tantôt avec douleurs; °*éruption douloureuse au cou et à la poitrine.*—*Taches larges,* rouges, pruriteuses et brûlantes, au ventre, dans le creux de l'estomac et à l'articulation du pouce; *taches pruriteuses, brunes* (taches hépatiques); petites *taches dartreuses* et pruriteuses aux deux côtés du cou et au dos.—** Taches de rousseur en abondance.*—** Dartres* très-pruriteuses (au tibia); °dartres indolentes, ridées, brun jaune; °*dartres suintantes, suppurantes,* profondément crevassées et trèscroûteuses; °*le choix de ce médicament n'étant pas fait convenablement, les dartres s'empirent quelquefois beaucoup, en sorte qu'elle* *deviennent purulentes et qu'elles se propagent, contre quoi* sepia *est à administrer.* — * *Gros furoncles,* °périodiques; furoncle à la fesse gauche, et à l'avant-bras un autre qui enroidit le bras entier; furoncle à l'omoplate gauche, avec inflammation autour, élancement brûlant et froid du corps alternant avec chaleur. — * *Ulcères* qui saignent au pansement, °ou *qui brûlent,* * *avec douleurs lancinantes,* °ou avec déchirement et prurit nocturnes; °*ulcères fistuleux,* aux bords durs, renversés, d'un rouge éclatant, et parfois avec gonflement inflammatoire de la partie affectée; °ulcères provenant de l'abus du mercure; °ulcères carieux. — **Peau excoriée,* °chez les enfants; *verrues;* °engelures?; °*varices des femmes enceintes.* — * *Engorgement des glandes,* parfois avec dureté. — ° *Nodosités arthritiques;* *gonflements hydropiques; °état chlorotique de la peau. — °Anévrysmes.

* **Cuir chevelu** très-sensible; douleurs ostéocopes au crâne; brûlement aux deux bosses de l'occiput; * *Chute des cheveux,* parfois prodigieuse; chute des cheveux en les peignant; chute des cheveux pendant qu'à d'autres endroits du corps il pousse de nouveaux poils; °*calvitie; grisonnement des cheveux;* tête très-susceptible au froid; un courant d'air froid produit des douleurs incisives au cuir chevelu; *prurit à la tête;* rongement qui force à se gratter; * *Éruptions à la tête,* avec engorgement des glandes du cou, ou avec un gros bouton purulent à l'occiput et avec des croûtes par tout le cuir chevelu qui, la nuit surtout, forcent à se gratter jusqu'au sang; tubérosité large sous la peau du front, sans changement de couleur à la peau; à l'occiput, bosse du volume d'une noix; **éruptions fortement suppurantes,* °et parfois fétides, au cuir chevelu.—**Brûlement aux* **Yeux,** °parfois cuisant (le soir), ou pruriteux, ou ne se manifestant qu'en fermant les yeux; °brûlement pruriteux à la paupière supérieure; *yeux enflammés, avec rougeur* et douleur lancinante le soir; *rougeur de la sclérotique et des paupières,* qui sont gonflées, avec brûlement, pression et sécrétion de mucosités; inflammation des yeux, avec agglutination nocturne, fort larmoiement le jour; *gonflement des paupières,* élancement, photophobie et prurit aux angles; blanc de l'œil enflammé; *paupières enflammées, avec agglutination nocturne,* gonflement et douleur pressive; *orgelets aux paupières et vers l'angle intérieur des yeux;* à la paupière supérieure de l'œil droit, petits boutons rouges qui se transforment en croûtes; beaucoup de petits boutons purulents aux paupières; *paupières ulcérées et rouges,* avec sécrétion d'une humeur cuisante et corrosive.— Prurit aux **Oreilles;** cuisson et sensation d'excoriation derrière l'oreille droite; °*croûtes humides* sur et derrière les oreilles; *ulcération et suppuration des oreilles,* avec écoulement purulent.—*Au* **Nez** *et dans*

les narines, cuisson, rongement et prurit ; gonflement de la pointe du nez, avec douleur au toucher, chaleur dans le nez et ardeur aux yeux ; croûtes dans les narines ; °agglutination nocturne des narines ; °narines ulcérées. — **Face** *rouge, gonflée,* couverte de taches rouge foncé, et parsemée de boutons purulents ; gonflement des joues ; au front, sensation de gonflement ; *prurit à la face,* quelquefois à la tête aussi et au nez ; prurit avec boutons purulents aux joues, au front et aux tempes ; ** Éruptions à la face,* * quelquefois pruriteuses, *boutons nombreux à la figure ;* beaucoup de boutons et d'*éphélides solaires* répandues par toute la face, principalement au côté gauche et au-dessus du nez ; peau de la face sale, comme couverte d'une éruption fine ; *dartre pruriteuse* à côté du nez, près de l'œil ; dartres squameuses, saignantes et pruriteuses, à la face et aux coins de la bouche ; *dartres farineuses,* à fond jaune. — *Gonflement des* **Lèvres,** surtout le matin, ou seulement du côté droit de la lèvre inférieure ; gonflement de la lèvre supérieure, augmentant graduellement pendant plusieurs jours et suivi de fièvre nocturne, avec face, mains et pieds d'abord froids, puis chauds, sommeil troublé et sueur nocturne ; *excoriation* des coins de la bouche ou d'un endroit de la lèvre inférieure ; douleur d'excoriation aux coins de la bouche ; *éruption autour de la bouche,* parfois fine ; éruption au bord de la partie rouge des lèvres, avec douleur cuisante pendant le mouvement et au toucher ; à la face interne de la lèvre supérieure, bulle blanche, avec douleur brûlante pendant le repos, mais non en mangeant ; *ulcère dans la partie rouge de la lèvre inférieure.* — Au **Menton,** prurit violent, le soir ; *boutons pruriteux au menton ;* gonflement dur à la mâchoire inférieure, avec sensation de chaleur à la tête ; °*glandes engorgées ;* douleur térébrante dans les glandes engorgées.

Fistule dans une dent cariée, avec gonflement des **Gencives ;** en nettoyant les dents, les gencives saignent ; petites tumeurs dans la bouche. — **Langue** *gonflée* partiellement, ce qui empêche de parler ; langue excoriée ; *vésicules abondantes au bout de la langue,* avec douleur d'excoriation et de brûlure ; nodosités sur la langue ; *ulcère* sous la langue, empêchant de parler et de manger ; *engorgement des glandes du cou et de la gorge,* avec douleur lancinante jusque dans l'oreille, pendant la déglutition ; *suppuration des tonsilles,* parfois avec élancement lors de la déglutition ; ** ulcères chancreux aux tonsilles,* °surtout aussi après l'abus du mercure. — *Dans les* **Aines,** *petits engorgements glandulaires.*— A l'**Anus,** les *hémorrhoïdes* s'engorgent ou sortent ; les hémorrhoïdes de l'anus sont douloureuses en étant assis et au toucher ; ** prurit à l'anus et au mont vénérien ;* éruption pruriteuse à l'anus, douloureuse au toucher. — *Fort prurit* *à la surface interne du* **Prépuce** et au frein ; sécrétion abondante, jaunâtre, derrière le gland, avec des élevures molles, rouge foncé, cuisantes et pruriteuses ; °*gonflement invétéré des testicules; au scrotum, prurit,* parfois lancinant; *excoriation* entre le scrotum et la cuisse. — °Sécheresse opiniâtre du **Vagin**; °prurit, brûlement et rongement aux parties génitales. — Dans les **Mamelons**, nodosité dure avec douleur brûlante; °*mamelons excoriés ou couverts de croûtes rongeantes;* élancement dans les mamelons ; *écoulement de sang et d'eau visqueuse par l'un des mamelons,* principalement au toucher.— °*Excoriation des nouveau-nés.*

A la **Poitrine :** prurit; °éruption douloureuse; °taches hépatiques. — Au **Dos**, *gonflement des muscles lombaires,* douloureux au toucher; *prurit au dos,* surtout le soir, ou avec éruption ; peau brûlante sous l'épaule gauche; entre les omoplates et à la nuque, éruption de gros boutons, avec brûlement. — °*Au* **Cou**, *gonflement dur,* semi-latéral; **éruption au cou,* °parfois douloureuse, large bande de boutons rouges et très-pruriteux autour du cou ; **glandes du cou engorgées,* parfois avec dureté; dans les glandes du cou, douleur lancinante produite par la déglutition, et s'étendant jusqu'aux oreilles; lorsque les pieds se refroidissent, les glandes du cou s'engorgent davantage et deviennent plus dures; gonflement *goîtreux ;* pulsation et palpitation dans le goître. — Sous l'**Aisselle**, apparition d'un gros furoncle ; * *engorgement des glandes axillaires;* °*dartres sous l'aisselle et à la nuque.* — Aux **Avant-Bras,** sous le coude, gonflement inflammatoire, comme érysipélateux, et qui entre en suppuration comme un furoncle ; éruption de boutons cuisants, pruriteux et remplis de pus, aux avant-bras. — A la paume de la **Main** droite, brûlement et prurit dans la peau; *gonflement de la main droite,* parfois le soir, chaud ou rouge, indolent et s'étendant jusqu'aux condyles des doigts; *sueur dans la paume des mains ;* **peau des mains sèche;* boutons pruriteux aux mains, ou petits *furoncles* avec douleur lancinante au toucher ; *apparition de verrues aux mains;* * *gonflement rouge et goutteux aux articulations des mains,* avec déchirement. — **Doigts** *comme morts, surtout le matin,* parfois en se réveillant (nommément les petits doigts des deux mains, qui en outre sont froids et engourdis), ou avec ongles bleus; °*doigts roides de nodosités arthritiques ; rougeur, inflammation et gonflement aux articulations,* avec gonflement des mains; *inflammation* d'une petite blessure au doigt; inflammation douloureuse d'une petite *envie* à l'ongle; *prurit aux doigts,* parfois avec douleur d'ulcération, rougeur et persistance même après le frottement; *prurit comme par des engelures,* parfois avec élancement, brûlement ou rougeur des doigts ; au petit doigt, *engelure* rouge et fort pruriteuse ; à l'index de la main gauche, *ulcère* avec douleurs si violentes qu'elles empêchent de dormir la nuit ; *boutons* au pouce de la main droite, ou même (avec prurit) entre les doigts ; à l'index, petites *nodosités* semblables à des *verrues*. — Aux **Fesses,** prurit lancinant; *furoncle* sur la fesse ; à la face interne des **Cuisses,** *excoriation* qui permet à peine de marcher, parfois accompagnée d'un prurit cuisant s'étendant jusqu'aux parties génitales ; °*gonflement blanc des cuisses?*; *douleur d'excoriation* dans la *peau* des cuisses, avec mouvements convulsifs de la jambe après avoir marché ; *gros furoncle au-dessus du genou.*— *****Genoux** *gonflés,* parfois avec sueur de la partie affectée ; **prurit dans les jarrets,* °parfois brûlant et cuisant. — **Jambes** gonflées jusqu'au-dessus des genoux, avec *taches rouges,* larges, chaudes et brûlantes, principalement au genou et aux malléoles, avec douleur et élancement qui empêchent de s'appuyer sur le pied, et en même temps avec horripilation fréquente dans l'après-midi, et constipation ; *taches rouges* aux jambes ; taches semblables aux piqûres de cousins, s'effaçant et reparaissant ; aux mollets, fort prurit s'étendant jusqu'aux malléoles ; °*anciens ulcères aux jambes,* avec déchirement nocturne, prurit et brûlement. — °*Dans la plante des* **Pieds,** *douleur d'ulcération* en marchant (ou bien en s'appuyant et en étant assis, douleur brûlante); *brûlement* aux pieds ou dans la plante des pieds, la nuit ; *pieds gonflés,* principalement autour des malléoles, ou pendant les règles, ou avec élancement aux malléoles (aggravé par la marche) ; **gonflement du cou-de-pied,* °des malléoles, du pied droit ou du pied gauche, avec élancement aux orteils en appuyant le pied ; °gonflement de la plante des pieds ; *le gonflement des pieds augmente jusqu'à l'ascite,* avec gonflement des parties génitales, respiration difficile et urine peu abondante ; **sueur aux pieds, même lorsque ceux-ci sont froids ;* **forte sueur aux pieds,* parfois jusqu'à l'excoriation ; prurit autour de la malléole ; au bord du pied, *bosse* douloureuse en marchant ; au *talon, callosités* avec douleur d'excoriation ; rhagade au talon. —A la partie charnue du gros **Orteil,** douleur d'excoriation en marchant ; *douleur d'excoriation sur ou entre les orteils,* parfois avec brûlement, ou avec sensation comme s'il y avait du sable dessus ; douleur d'excoriation brûlante et lancinante aux orteils ; douleur inflammatoire à l'**Ongle** du gros orteil. — **Cors;* °cors douloureux ; élancements dans les cors avec douleur d'excoriation.

MAGS. — MAGNES ARTIFICIALIS.

En général, dans les parties molles, prurit qui ne cesse point après s'être gratté ; aux parties affectées prurit avec douleur brûlante d'excoriation, et qui augmente après le grattement ; au-dessous des articulations, *prurit brûlant après s'être couché* (le soir au lit, et pendant la sieste), et qui ne cesse point après s'être gratté ; rongement çà et là, corrosif et douloureux ; élancements pruriteux çà et là, qui finissent par devenir brûlants. — *A l'endroit où l'on a fait l'application,* éruptions très-pruriteuses ; taches rouges ou semblables aux ampoules (dans la paume des mains) ; petits boutons, parfois avec rougeur de la peau autour ; prurit brûlant qui force à se gratter jusqu'au sang ; gros boutons autour de la partie affectée ; éruption très-étendue de boutons et de vésicules avec tiraillement et élancement, et parfois entourée de taches rouges ; la partie touchée est douloureuse et entourée de petits boutons galeux et remplis de pus. — En *divers endroits du corps, petits furoncles ;* sur la partie touchée, petits ulcères du volume d'une lentille. — Une *blessure* récente recommence à saigner ; une blessure presque guérie fait mal comme une plaie récente ; suintement d'une humeur rougeâtre de la blessure.

Au **Cuir chevelu,** boutons (avec phthiriasis). — **Paupières** pruriteuses vers l'angle extérieur, ou bien dans l'angle intérieur, avec prurit aux orbites ; cuisson aux yeux comme causée par un larmoiement âcre, le soir au lit ; *paupières enflammées.* — Dans le **Conduit auditif,** prurit parfois brûlant (le matin, au lit) ; au pavillon de l'oreille, petit bouton pruriteux, douloureux après s'être gratté ; *écoulement* de mucosités abondantes des oreilles (des yeux et du nez). — Aux **Lèvres,** sensibilité douloureuse autour des bords ; au bord rouge de la *lèvre supérieure,* petit bouton blanc, ou bien tubercule rouge et enflammé, avec douleur d'excoriation qui s'aggrave par le mouvement et le contact des parties affectées ; à la face interne de la lèvre inférieure, petits ulcères douloureux au toucher. — Dans les **Glandes sous-maxillaires,** douleur tensive ; élancements sourds le soir ; douleur d'engorgement le matin, au grand air.

Les **Gencives** d'une dent cariée sont gonflées et douloureuses au toucher ; tous les soirs, salivation avec lèvres gonflées. — Prurit au **Nombril.** — Douleur d'excoriation dans les hémorrhoïdes de l'anus, en étant assis et en marchant ; hémorrhoïdes pruriteuses. — **Épididyme** gonflé et douloureux au toucher et pendant le mouvement.

Cou *gonflé* avec rougeur de la face et battement de cœur accéléré ; petits boutons au cou avec douleur d'excoriation, et prurit, augmenté après s'être gratté. — A l'**Ongle** du *gros* orteil, sensibilité douloureuse et douleur d'excoriation comme si le soulier avait comprimé le pied ou qu'un ulcère allait se former ; articulations douloureuse comme s'il y avait des *cors* ou que les souliers serrassent trop ; un cor ordinairement indolore fait mal au commencement de la marche, comme s'il était excorié.

MAGS-ARC. — MAGNESIS POLUS ARCTICUS.

En général, reptation sous la peau ; par tout le corps, prurit lancinant, cessant après s'être gratté, reparaissant en d'autres endroits ; prurit comme produit par la reptation de mouches ou de puces et finissant par une sensation d'excoriation, le soir au lit et le matin, après s'être réveillé. — Dans les *anciennes dartres,* brûlement ou douleur d'excoriation déchirante et brûlante ; élancement dans une *loupe.*

Au **Cuir chevelu,** prurit cuisant ; éruption de grosses nodosités, douloureuses seulement au toucher. — Prurit aux **Yeux,** surtout aux paupières, dans l'angle intérieur et au bord des paupières ; au-dessus de l'œil droit, prurit qui force à se gratter ; au bord de la paupière supérieure, vésicule qui pèse sur l'œil ; formication entre les deux yeux ; mucosités dans l'angle extérieur de l'œil ; forte agglutination des paupières le matin. — Nodosités à la **Face,** tout près du nez, avec douleur d'excoriation au toucher et avec élancements isolés. — Au coin gauche de la **Lèvre,** douleur d'excoriation pendant le mouvement, comme si un ulcère allait se former ; petits boutons à la face interne de la *lèvre* inférieure, vis-à-vis des gencives ; *élancement picotant dans un bouton* (qui s'était formé déjà) au *coin droit de la bouche.* — Dans les **Glandes sous-maxillaires,** douleur tensive ou pression contractive au côté gauche ; pression, douleur de contusion ou pincement, comme causé par un gonflement inflammatoire du cou.

Gencives douloureuses comme par excoriation ; gencives *d'une dent gâtée gonflées* et douloureuses au toucher ; petits boutons à la face interne de la lèvre supérieure, vis-à-vis des gencives. — Au bout de la **Langue,** prurit qui porte à se gratter. — Au **Prépuce,** prurit douloureux ou bien cuisant la nuit, au lit, et qui force de se gratter.

Au-dessous du **Coude,** prurit lancinant et cuisant comme des piqûres de cousin, et brûlant après s'être gratté. — Au dos du petit **Doigt,** prurit brûlant comme d'une *engelure* et douloureux au toucher. — A la partie antérieure de la **Cuisse** gauche, prurit voluptueux le matin. — **Orteils** douloureux au dos, comme excoriés par la marche ; sur les orteils du pied droit, fourmillement douloureux ; sous les orteils du pied gauche, prurit voluptueux ; sur l'un des orteils, douleur comme d'un cor. — Dans les **Cors**, douleur d'excoriation pressive au moindre serrement de la chaussure.

MAGS-AUS. — MAGNESIS POLUS AUSTRALIS.

En général, *prurit çà et là,* le soir au lit, et le matin au réveil, cessant facilement après s'être gratté; prurit le soir, au lit, parfois aux fesses, et avec douleur d'excoriation après s'être gratté; prurit rongeant le soir, au lit, au dos et à d'autres parties du corps; prurit lancinant, cuisant, le soir au lit; reptation dans le côté gauche et dans le bras; quoiqu'il fasse peu froid, *engelures* au nez, aux oreilles, aux mains et aux pieds qui, dans la chambre, deviennent chaudes, avec formication et prurit lancinant.

Peau du **Front** sèche et comme collée. — Autour des **Yeux**, douleur d'excoriation; douleur d'excoriation et sécheresse aux paupières le matin et le soir, surtout en les remuant. — *Prurit* dans l'œil ou dans les paupières; prurit et picotement dans l'œil; cuisson, le matin, dans les angles internes des yeux; bords des paupières enflammées avec douleur d'excoriation le matin et le soir, comme s'il y avait un cheveu dans l'œil, principalement dans l'angle externe, et en remuant les paupières; engorgement d'une *glande* de Meïbomius au bord de la paupière inférieure de l'œil gauche, avec douleur pressive comme s'il allait survenir un orgelet. — L'extérieur de l'**Oreille** est enflammé, et les sillons s'ouvrent comme des crevasses douloureusement excoriées. — A la **Face**, douleur d'excoriation sous le menton; au menton, éruption douloureuse au toucher. — Douleur d'engorgement d'une glande à l'angle de la mâchoire inférieure.

A l'**Anus**, fourmillement pruriteux en marchant: prurit d'un bouton hémorrhoïdal. — **Gland** rouge et enflammé, avec prurit et tension; endroit rouge semblable à un petit bouton au gland et à la partie interne du prépuce; saignement des condylomes; *testicules gonflées* avec secousses déchirantes et étreignantes; prurit au scrotum.

A la **Nuque**, petits boutons brûlants et pruriteux; (inflammation subite d'un nodosité glandulaire avec douleur d'excoriation de la peau environnante et impossibilité de supporter le moindre contact.) — Au **Cou**, sous l'oreille droite, petites bulles douloureuses. — Au **Bras**, prurit lancinant le soir, avant d'aller se coucher et au lit, forçant à se gratter au lit. — A la racine des **Ongles**, picotement lancinant et douleur comme si un ulcère allait se déclarer; °*panaris à l'ongle du gros orteil,* douleur d'excoriation comme s'il *était entré dans la chair,* et très-sensible même au toucher; aux] orteils, principale-

ment à l'*ongle* du gros orteil, douleur pressive causée par les souliers et semblable à celle que font les *cors*.

MAGN-C. — MAGNESIA CARBONICA.

En général, *peau sèche,* aride, le matin au lit ; forte sueur le jour,
par le moindre mouvement ; la peau de la tête et du corps est très-
sensible, surtout au froid, avec *chair de poule* au moindre courant
d'air. — *Prurit çà et là,* parfois surtout au front, à la face, à la tête et
à presque toutes les parties du corps, cessant après s'être gratté, ou
reparaissant, ou passant en d'autres endroits, ou bien brûlant quelquefois. — *Tout le corps très-pruriteux* et brûlant çà et là ; *éruptions
en divers endroits,* nommément aux épaules, avec petites vésicules
claires, précédées de prurit et de reptation comme par des puces,
l'après-midi, le soir et le matin ; aux fesses et aux avant-bras, boutons
fort pruriteux et le devenant de plus en plus à mesure qu'on se gratte,
le soir en se déshabillant ; *aux épaules, aux cuisses et au cou, boutons
pruriteux* après s'être gratté, et prurit le soir, avant d'aller se coucher, et le matin en s'habillant ; gros *boutons* çà et là au corps ; boutons et petites vésicules parfois très-douloureux au cou, à la nuque,
aux bras, sous les oreilles et devant et entre les doigts ; grosses *nodosités* sous la peau, très-douloureuses sous l'aisselle et au-dessous de
l'articulation du coude ; dans la peau, au-devant de l'épaule gauche,
nodosités dures avec rougeur et élancement comme dans un furoncle
en pressant dessus ; au poignet, pustule pruriteuse qui, lorsqu'on la
presse, laisse écouler une eau claire. — A la poitrine et aux mollets,
dartres, petites, rouges, peu élevées, lisses et s'exfoliant plus tard.—
Petits *furoncles* au front, au cou, à la poitrine et aux cuisses. — Une
vésicule rongeante se forme sur une *cicatrice de brûlure.*

Au **Vertex**, douleur comme si l'on était tiré par les cheveux depuis l'après-midi jusqu'au soir ; *prurit* au cuir chevelu, ou bien
squames, forçant à se gratter jusqu'au sang, surtout pendant
un temps pluvieux ; *croûtes* au côté gauche du front ; *forte chute des
cheveux.* — Prurit dans l'**Œil** droit après dîner ; *prurit qui cesse après
s'être gratté,* dans l'œil gauche (voluptueux ou bien cuisant), ou dans
l'angle interne droit ; *prurit aux yeux* avec brûlement, surtout dans
les angles, le soir ; *yeux brûlants,* lancinants et injectés de petites
veines ; *prurit persévérant* avec sécheresse des yeux ; dans l'angle
interne droit, prurit avec inflammation de l'œil ; *paupière inférieure
enflammée et gonflée,* avec rougeur de l'un des angles ; gonflement
du globe de l'œil comme s'il allait se former une *hydrophthalmie ;
yeux comme gonflés* le matin au réveil, la tête est entreprise et les

paupières s'ouvrent difficilement ; *agglutination nocturne des paupières,* parfois avec pression aux yeux ; chassie aux yeux le matin au réveil, avec brûlement et vue trouble ; *paupières collées le matin au réveil,* parfois avec brûlement à la clarté du jour ; °*Obscurcissement de la cornée* ; °*obscurcissement du cristallin.* — Derrière le *lobe* de l'**Oreille** droite, douleur d'excoriation en pressant dessus ; *rougeur et inflammation* du conduit auditif extérieur de l'oreille droite avec douleur d'excoriation et grande sensibilité à la pression. — Prurit dans les **Narines**, principalement du côté gauche ; prurit douloureux au côté droit du nez, près de l'œil ; douleur d'excoriation picotante dans la fosse nasale droite pendant et hors le temps de la déglutition ; *nez rouge et gonflé* pendant plusieurs soirs ; croûte dans la narine. — *Vésicules nombreuses à la* **Face**, aux côtés du front et au coin droit de la bouche ou sur le nez (où elles sont quelquefois remplies de pus) ; autour du menton, beaucoup de petits boutons ; *pustules purulentes* sous la narine droite, finissant par se couvrir d'une croûte brûlante ; *pustule* au-devant de l'oreille droite ; à la tempe droite, *nodosité* dure qui n'est douloureuse qu'au toucher ; °*épaississement et gonflement tuberculeux chez les lépreux.* — A la **Lèvre** inférieure, brûlement pruriteux vers le coin gauche de la bouche ; à la lèvre supérieure, prurit comme s'il allait survenir une éruption ; *excoriation de la lèvre supérieure* ; *éruptions à la bouche,* parfois dartreuses ; *boutons purulents* sur les lèvres ; vésicule au coin droit de la lèvre inférieure ; au coin gauche de la bouche, vésicules claires avec douleur de tension ; *papules* dures aux commissures des lèvres ; *glande sous-maxillaire* du côté droit douloureuse à la pression et au mouvement de la mâchoire.

Gencives *gonflées,* même là où il n'y a plus de dents ; *vésicules brûlantes aux gencives,* parfois aussi aux lèvres, au palais et à la face interne des joues ; à la *face interne de la joue droite, endroit indolent, bleu rouge,* saignant au moindre frottement. — A la **Langue** et à la face interne des joues, papules nombreuses, semblables à des grains de millet, saignant au moindre contact et brûlantes, surtout en mangeant des choses acides. — Au bord gauche de la langue et à la lèvre inférieure, *vésicules douloureuses* qui, plus tard, entrent en suppuration ; au bord extérieur de la langue et au coin droit de la bouche, *vésicules* tensives, ou bien le matin avec douleur d'excoriation et sensation, comme si la peau du palais était écorchée, et qui cessent avec l'apparition des règles.—Au **Palais**, brûlement comme si la peau était écorchée.—A l'**Anus**, douleur d'excoriation ou d'ulcération pendant le repos et le mouvement ; hémorrhoïdes douloureuses. — Aux **Parties génitales**, *prurit fréquent.*

A la **Poitrine**, taches petites, rouges, non élevées et sans prurit.

— Au-dessus des **Fesses,** prurit brûlant; fort prurit au-dessus des hanches. — Au **Bras** *gauche,* boutons qui s'effacent après le grattement; à l'avant-bras, prurit en se lavant à l'eau froide et au savon, avec boutons rouges et pruriteux après s'être gratté, et qui disparaissent après s'être essuyé. — Poignet de la **Main** droite rouge et gonflé, l'os est douloureux à la pression; dans la paume des mains, prurit avec vésicules claires après s'être gratté; °*peau des mains gercée ;* aux mains, vésicules rongeantes avec douleur lancinante. — *Gonflement, rougeur* et *chaleur d'un* **Doigt,** avec bosses pruriteuses dessus, tous les jours où il n'y a pas de selles; *gonflement inflammatoire* avec douleur lancinante à l'articulation de l'index; prurit entre deux doigts de la main droite, avec ampoules et deux stries blanches et longues après s'être gratté, *vésicules lancinantes* aux doigts. — Dans le **Jarret,** *gonflement dur* avec douleur qui empêche d'étendre la jambe; *furoncle* à la *jambe.*

MAGN-M. — MAGNESIA MURIATICA.

En général, prurit violent à la peau, *changeant souvent d'endroit,* le soir avant d'aller se coucher, et le matin après s'être levé; *prurit en divers endroits cessant après s'être gratté,* parfois le soir, avant de se coucher; **prurit, qui résiste au grattement,* à la poitrine, au dos, au sacrum et au dos du pied gauche; *prurit qui reparaît bientôt après s'être gratté,* suivi de brûlement, dans l'aine droite, au tibia gauche et à la cuisse; prurit par tout le corps, *reparaissant après le grattement en d'autres endroits,* et semblable à celui que produisent les poux; parfois le soir au lit, prurit; prurit *aggravé par le grattement,* à la cuisse, ou dans la région sacrale et aux hanches, suivi de brûlement. — *Fourmillement et reptation* à la face, à la plante des pieds et à la poitrine, suivi parfois d'un fort élancement; reptation fourmillante sur toute la peau du corps, la nuit au lit, avec frissons qui parcourent la face, les bras et les épaules, sortant par les pieds. — *Petits boutons pruriteux,* parfois brûlants après le grattement, à la poitrine, au dos et entre les épaules; au menton, à la cuisse et aux fesses, *petites papules* pruriteuses ou rouges et brûlantes après s'être gratté; *pustules purulentes* à la tempe et à la clavicule droite. — *Furoncles* à l'avant-bras, à la partie supérieure de la tête, aux hypochondres et au nez. — Glandes engorgées.

A l'**Occiput,** grosse *nodosité* très douloureuse au toucher, avec déchirement autour. — Dans le blanc de l'**OEil,** veines rouges, injectées; *yeux enflammés* avec pression, cuisson, brûlement (surtout en regardant le grand jour), larmoiement le soir, accumulation de mucosités le jour; paupières gonflées et rouges et agglutination nocturne. — *Paupières collées* le matin, et difficiles à ouvrir. — Derrière les **Oreilles,** une ancienne dartre devient pruriteuse, avec brûlement après s'être gratté.—*Dans les* **Narines,** *douleur d'excoriation,* parfois avec *brûlement; *rougeur et gonflement* °*de la partie inférieure du nez,* avec dureté, chaleur et aggravation le matin, ou bien de l'*aile droite seulement,* avec douleur au toucher; **croûtes douloureuses au toucher,* dans les narines, avec perte de l'odorat; *narines ulcérées;* *excoriation des narines; petites vésicules au nez, tensives au toucher. — ****Face** couverte d'éruptions;* au front, boutons avec prurit, le soir, aggravés par le frottement; à la pommette, plaque rouge, couverte de boutons jaunes, avec douleurs tiraillantes, fourmillantes, picotantes et se couvrant de croûtes; *engorgement inflammatoire* des glandes sous-maxillaires du côté gauche. — **Lèvres** gercées, surtout la lèvre supérieure; lèvre supérieure rugueuse pendant un rhume; vésicules au bord de la partie rouge de la lèvre inférieure, d'abord pruriteuses, puis brûlantes; dans la partie rouge de la lèvre supérieure, grosses vésicules claires, tensives et brûlantes; à la face interne de la lèvre supérieure, petits boutons; boutons près du coin de la bouche; large nodosité dans la peau entre la lèvre supérieure et le nez.

Gencives des dents supérieures *gonflées et douloureuses,* surtout en mangeant, avec pulsation; gonflement douloureux des gencives inférieures et de la joue; *saignement des gencives.* — Aux **Parties génitales,** prurit excessif, nommément au scrotum, et s'étendant jusqu'à l'anus, avec forte sueur du scrotum (le soir et la nuit avec pollution); prurit très-fort au gland le soir, en allant se coucher; au scrotum et à la partie inférieure de la verge, prurit très-fort, forçant à se frotter, ce qui soulage.

Au **Cou,** engorgement de petites glandes, du côté gauche, tensif pendant le mouvement, et douloureux au toucher. Aux **Avant-bras,** douleur brûlante et prurit continuel. — Derrière le **Poignet,** point rouge avec douleur brûlante; *ganglion* à l'articulation de la main. — A la **Cuisse,** dans le pli de l'aine, prurit ou brûlement pruriteux; prurit aux cuisses avec petites papules après s'être gratté. — °*Sueur aux pieds.* — *Élancement déchirant dans les cors.*

MAGN-S. — MAGNESIA SULFURICA.

En général, *éruption de nodosités* pruriteuses, ou dures, ou comme celles causées par des orties, avec brûlement après s'être gratté. — Petites *dartres rouges,* une au bras *droit,* une autre à l'avant-bras.

avec fort prurit; prurit d'une ancienne dartre derrière l'oreille.—Au
côté droit du menton et du nez, éruption de boutons, pruriteux à leur
formation ; derrière l'angle gauche de la mâchoire inférieure, boutons
purulents, avec douleur tensive; sous le coin droit de la bouche, petits boutons brûlants au toucher. — Au côté inférieur de l'**Avant-
bras,** petits boutons précédés de prurit; prurit dans la paume de la
main droite ; à l'index de la main droite, irritation et battement,
comme s'il allait se former un *panaris*. — Dans la plante du **Pied**
gauche, élancement et douleur d'ulcération.

MANG. — MANGANUM.

En général, prurit çà et là, qui cesse après le grattement ; prurit cuisant par tout le corps, mais seulement après s'être échauffé jusqu'à être en sueur. — Fort brûlement par toute la peau du corps, le
soir, en se levant du lit, et cessant après s'être recouché.—Aux épaules,
aux bras et aux mollets, éruption de petits boutons et de tubercules
profonds, brûlants, apparaissant après un fort prurit, et étant quelquefois entourés d'une rougeur érysipélateuse qui s'efface sous la
pression du doigt. — *Dartres* pruriteuses.—*Vulnérabilité de la peau,*
les blessures se guérissent difficilement; * *excoriation* et *rhagades dans
le pli des articulations.* — Gonflement inflammatoire opiniâtre et suppuration (au petit doigt).

Au **Cuir chevelu,** sensation de froid, même en ayant la tête couverte, avec hérissement des cheveux; *brûlement à l'os frontal droit,*
parfois seulement sur une petite place circonscrite; prurit et brûlement à l'os pariétal droit, en se baissant, et cessant après s'être gratté.
— **Paupières** *gonflées ;* ° agglutination des paupières, le matin. —
Dans la conque de l'**Oreille** droite, prurit; dans l'oreille gauche,
douleur d'ulcération , le soir ; dans les *parotides,* tiraillement pressif. — A l'angle droit du **Nez,** boutons purulents. — Au **Menton,**
douleur comme celle qu'on éprouve après s'être fait la barbe
avec un rasoir émoussé, ou comme si la place était excoriée et ulcérée; brûlement au menton; petits boutons purulents au menton,
avec douleur tensive, et laissant après eux un point rouge. —
Aux commissures des **Lèvres,** douleur d'excoriation, comme celle
provenant d'une éruption maligne; sous les commissures des lèvres, prurit avec petites vésicules, après s'être gratté; *petites vésicules aux lèvres,* avec prurit le soir, ou avec gonflement de
la lèvre supérieure et avec tension au toucher; boutons tensifs au
coin droit de la bouche; les boutons sur la lèvre inférieure sont
rouges, avec élancement rongeant en y touchant et en remuant la

bouche; sensation d'un *feu corrosif* à la lèvre supérieure, tout près du nez.

Au côté gauche de la **Langue**, petites vésicules brûlantes; *petites papules douloureuses au toucher, à la langue,* avec douleur d'excoriation en pressant dessus. — Au **Palais**, douleur d'excoriation, comme s'il y avait là quelque chose de dur et de saillant, cessant après avoir avalé du pain. — A la couronne du **Gland**, prurit voluptueux; au scrotum, prurit à l'intérieur et que rien ne fait cesser.— Reptation sur la **Mamelle** gauche; au mamelon droit, élancement pruriteux; petites *nodosités* dans le sein.

A la **Nuque**, prurit voluptueux, forçant à se gratter jusqu'au sang. — Au côté gauche du **Cou**, strie rouge, gonflée. — A l'articulation de l'**Épaule**, gloussement, avec douleur au toucher, comme d'un furoncle; à l'épaule droite, déchirement suivi de prurit.—Au **Coude**, prurit immédiatement au-dessus de l'articulation.—A l'**Avant-bras** gauche, *dartre* pruriteuse au côté intérieur. — Dans la paume des **Mains**, prurit chatouillant, le soir, aggravé par le grattement, et qui ne diminue qu'après avoir léché de la langue l'endroit affecté. — Aux **Doigts** de la main gauche, prurit brûlant, suivi, après s'être gratté, d'un point rouge, et plus tard d'une *vésicule remplie d'humeur* et cuisante au toucher; prurit aux doigts, et, après s'être gratté, vésicules transparentes; au pli des articulations des doigts, *rhagades* profondes et douloureuses; une *petite lésion* sur une articulation des doigts devient un *ulcère purulent,* avec auréole bleue et avec douleurs lancinantes, surtout la nuit. — A la **Fesse** gauche, douleur brûlante, comme s'il allait sortir de petits boutons purulents, et plus intense, en étant assis; papules tensives aux fesses, avec douleur d'ulcération en pressant dessus. — Au côté interne de la **Jambe** gauche, prurit brûlant, suivi de sensation d'excoriation, après s'être gratté, et de douleur de meurtrissure à l'attouchement; petits boutons aux jambes, se couvrant de croûtes, avec prurit brûlant le matin et le soir, et avec douleur d'ulcération après s'être gratté. — *Prurit aux* **Genoux** (le soir), ou bien au jarret (la nuit, et empêchant de dormir); prurit au tibia. — Inflammation et gonflement de la *malléole gauche,* avec élancement dans la jambe commençant par en bas, surtout en marchant; excoriation avec prurit entre les deux derniers orteils.

MEN. — MENYANTHES TRIFOLIATA.

A la **Tempe** gauche, douleur d'excoriation au toucher. — Aux **Paupières**, sensation de gonflement, ou comme s'il y avait un or-

gelet. — *Écoulement des* **Oreilles,** principalement après des exanthèmes, tels que la rougeole, la scarlatine, etc.

MEPH. — MEPHITIS PUTORIUS.

En général, prurit au cuir chevelu, à la face et au menton. —
Petits boutons aux cuisses, ainsi qu'au front, à la mâchoire inférieure,
au dos et aux fesses. — *Rougeur de la* **Conjonctive,** comme si elle
était ecchymosée ; petites veines rouges dans l'œil. — A l'**Oreille,**
érysipèle avec prurit, chaleur, rougeur et vésicules. — **Scrotum**
pruriteux. — **Vulve** excoriée ; grandes lèvres gonflées. — Dans les
Cors, douleurs opiniâtres et brûlement.

MERC. — MERCURIUS.

En général, prurit, avec sensation agréable après s'être gratté ;
sur toutes les parties du corps, fort prurit, surtout la nuit, avec forte
envie de se gratter, et face chaude et rouge foncé ; *prurit insuppor-*
table, lancinant, comme par des puces, le soir ; *prurit semblable à*
celui que produit la gale, nuit et jour, plus fort le soir ; °*prurit noc-*
turne, aggravé par la chaleur du lit.— *Éruptions* °*pruriteuses et*
brûlantes, après s'être gratté ; petites *vésicules* transparentes, remplies d'une humeur aqueuse, paraissant en divers endroits, avant le
point du jour ; *boutons ronds* (aux cuisses et aux jambes), se transformant peu à peu en *taches* presque circulaires, ulcérées, et se couvrant de croûtes ; petits *boutons très-pruriteux, se transformant en*
petits ulcères lors de la guérison desquels la peau environnante s'exfolie ; aux extrémités supérieures et inférieures, *pustules suppurantes*
et pruriteuses ; *éruptions* et *petits points rouges et élevés,* avec prurit
lancinant ; éruption *urticaire* qui laisse des taches rouges ; °*éruption*
de taches dartreuses et de pustules suppurantes, qui finissent par devenir confluentes, formant des endroits tantôt secs, farineux, tantôt
suintant une humeur âcre, ou restant en état d'excoriation, se creusant, s'élevant et se cicatrisant, pendant que d'autres paraissent aux
alentours. — *Éruptions galeuses,* pruriteuses, au ventre et aux cuisses ; *éruption semblable à la gale pustuleuse,* avec boutons très-éle-
vés, rouges, comme excoriés, suintants et pruriteux, aux jambes, aux
parties génitales, aux jarrets, au cou et au ventre ; °*gale sèche, mi-*
liaire, saignant facilement. — *Éruptions miliaires,* parfois par tout
le corps, nommément à la poitrine, aux cuisses et à la partie inférieure du dos ; éruption miliaire, semblable à la *rougeole,* brûlante et
pruriteuse. — °Éruptions *scarlatines* malignes, souvent avec inflam-

mation de la gorge ; *ce médicament est presque spécifique dans la petite vérole, à la période de la suppuration.* — *Dartres ; dartres brûlantes au toucher ;* dartres sèches, élevées, brûlantes et pruriteuses, nommément aux jambes, aux bras, aux poignets, aux mains et entre les doigts ; °*dartres suintantes,* avec de grosses squames aux bords (à l'avant-bras et au genou); dartres impétigineuses, au ventre, à la cuisse et au genou ; °*dartres rongeantes, suintantes,* s'étendant à vue d'œil, et ayant apparu à la suite d'ulcères syphilitiques ; plaque gonflée, sur laquelle il se forme, sans suintement préalable, une croûte lisse, grisâtre, après l'apparition de laquelle le gonflement et la douleur disparaissent.—*Inflammations érysipélateuses.*— °*Ulcères* °*syphilitiques de toute espèce ;* *ulcères rongeants ;* ulcères fongueux, bleuâtres, *saignant facilement ;* ulcères très-douloureux au moindre contact, laissant écouler un pus âcre et rongeant, *couvert d'élevures et de cavités inégales,* comme rongées par des insectes, avec pouls irrégulier, accéléré, insomnie, sueurs nocturnes, abondantes, et avec humeur très-irascible. — *Ulcères carieux;* *carie* et abcès aux articulations ; épaississement de l'épiderme ; gonflement des os ; °*exostoses syphilitiques.* — *Gonflements inflammatoires de différentes espèces :* catarrhaux, rhumatismaux, arthritiques ou érysipélateux ; °*suppurations bénignes ou malignes;* *engorgements des glandes,* quelquefois sans inflammation, ou bien *avec forte rougeur luisante, pulsations et élancements ;* °*suppuration des glandes ;* °*bubons syphilitiques.* — Exfoliation de l'épiderme, nommément aux mains et aux pieds.— *Jaunisse,* parfois avec prurit cuisant au ventre ; la perspiration insensible teint le linge en jaune de safran.—Chez les personnes affectées d'*hydropisie,* le gonflement se perd vite, et est *remplacé par des ulcères fétides et putrides aux jambes.* — **Ongles** des doigts et des orteils rongés et pruriteux.

Cuir chevelu douloureux au toucher, parfois comme s'il était ulcéré; °*douleurs ostéocopes* au crâne, nommément à l'occiput. — *Prurit à la tête,* nuit et jour ; prurit brûlant à la tête, et parfois surtout au front ; prurit cuisant au cuir chevelu et à la nuque, quelquefois comme par des poux. — *Éruptions au cuir chevelu;* éruption avec prurit qui force à se gratter ; éruption sèche, par toute la tête et douloureuse au toucher ; *croûtes sur la tête,* parfois pruriteuses, et brûlantes après s'être gratté, ou élevées et collées aux cheveux ; *éruption suintante à la tête,* rongeant les cheveux, avec douleur pressive, particulièrement aux endroits excoriés; frisson au cuir chevelu, les cheveux se hérissent, avec sensation de contraction ou de tressaillement des téguments de la tête. — °*Sueur à la tête et au front,* parfois froide et visqueuse ; °*exostoses au crâne.*— *Chute des cheveux.*—Aux **Yeux** , prurit; *brûlement aux yeux,* surtout au grand jour; *yeux enflammés,* avec cuisson brûlante qui s'aggrave au grand air; *veines injectées, rouges,* dans le blanc de l'œil, ou °dans l'angle extérieur; °*rougeur des yeux, de la sclérotique ou de la conjonctive;* gonflement inflammatoire de l'os lacrymal; *gonflement rouge et inflammatoire* des paupières, qui se contractent et sont très-sensibles au toucher; °*bord des paupières couvert de croûtes et de petits ulcères; gonflement de la paupière inférieure* de l'œil gauche, particulièrement vers l'angle extérieur, avec brûlement et éternument fréquent suivi de larmoiement; grosseur et rougeur de la paupière supérieure, comme si un orgelet allait survenir; *agglutination nocturne des paupières;* °*pustules sur la conjonctive;* °*ulcères sur la cornée;* °*croûtes autour des yeux.* — **Oreilles** et conduit auditif, nommément du côté gauche, douloureux, comme enflammés, ou serrés, lancinants et comme bouchés de gonflement; *excoriation des oreilles,* surtout du côté droit, en dehors et en dedans; ulcération de la conque; *lobe de l'oreille rouge et chaud, avec douleur violente, suivi d'un petit tubercule peu de temps après; écoulement d'humeur par les oreilles;* écoulement de cérumen liquide par les deux oreilles; *écoulement de pus,* parfois jaune (par l'oreille gauche), ou *fétide, sanguinolent* (par l'oreille droite, avec douleurs de déchirement); dans l'oreille droite, *tumeur purulente,* avec douleurs semi-latérales à la tête et à la face, empêchant d'être couché sur le côté affecté; le matin, *écoulement de sang* par l'oreille gauche; prurit aux oreilles, avec sensation réitérée, comme s'il s'en écoulait de l'eau froide; nodosité immobile dans le lobe de l'oreille; petit bouton squameux, semblable à une petite dartre, au lobe droit, avec suintement et prurit brûlant et rongeant: °*excroissances fongueuses* dans l'oreille. Au côté droit du **Nez**, prurit forçant à se gratter; *inflammation et gonflement,* particulièrement *au bout du nez,* ou du côté gauche, ou sur les *ailes,* avec rougeur luisante et prurit; gonflement de l'aile gauche du nez, comme par un fort rhume; *cloison du nez gonflée et gercée;* enflure de la racine du nez; °*tuméfaction des os du nez; pustule* très-douloureuse au nez; *narines croûteuses,* saignant au moindre nettoiement; °*nez noirâtre; écoulement d'un pus âcre,* ayant l'odeur de vieux fromage. — **Face** gonflée du côté gauche, particulièrement sous l'œil et avec chaleur; fort gonflement de la joue gauche; °*gonflement de la joue,* avec mal de dents; éruption d'une grosse nodosité sous la peau de la joue gauche; *taches rouges* à la face; à la pommette gauche, tache d'un blanc rougeâtre, râpeuse et dartreuse; °*croûte jaune à la face,* laissant écouler une humeur fétide; prurit nuit et jour, et saignement après s'être gratté; °*croûte de lait?;* °*pustules et taches syphilitiques au front.* — **Lèvres** douloureuses et brûlantes, commes par des orties, en y portant les doigts; *lèvres sèches,* parfois râpeuses comme par l'air froid ; *lèvres gercées; gonflement de la lèvre supérieure,* parfois mou, rouge, avec boutons ulcérés qui laissent écouler une humeur jaune aqueuse, exhalant une odeur putride et saignant au toucher ; prurit lancinant dans la lèvre gonflée qui se sépare des gencives; *taches blanc bleuâtre à la lèvre inférieure,* en dedans, avec ulcères douloureux, ou bien boutons cuisants au toucher ; *commissures des lèvres ulcérées, avec douleur d'excoriation.* — Au **Menton**, brûlement dans la peau; pustule purulente au menton, du volume d'un petit pois; petits *ulcères,* de la grosseur d'un grain de millet, au côté droit du menton; sous le menton, éruption élevée, couverte d'une *croûte jaune.*—° *Gonflement des glandes sous-maxillaires,* parfois *inflammatoire,* avec élancement et pulsation, ou bien *froid* et *indolent.*

Gencives douloureuses au toucher et en mâchant des substances dures ; prurit aux gencives, ou bien brûlement nocturne qui interrompt le sommeil ; tressaillement brûlant aux gencives, aggravé dans l'après-midi, diminué en étant couché, et disparaissant la nuit ; gonflement nocturne des gencives, ou bien enflure vers le matin seulement ; *gonflement douloureux des gencives,* avec excoriation et déchirement. — *Gencives fongueuses, décollées, et saignant* facilement, avec déchirement qui se fait sentir aussi dans les racines des dents, parfois le matin au lever, et diminué le soir en fumant du tabac ; *gencives ulcérées,* parfois avec *des excroissances blanches et ulcérées* qui se décollent ; *saignement des gencives* au moindre contact; °*affections scorbutiques.* — *Dans la* **Bouche**, *excoriation ;* joues internes bleuâtres ; brûlement nocturne, ou ° *gonflement inflammatoire de la bouche ;* petites *vésicules,* rondes, élevées et blanches, dans la bouche, avec brûlement et desquamation de la peau ; *bouche fongueuse; ulcères* et *cloches* dans la bouche, avec brûlement et cuisson, surtout le soir ; °*stomacace ;* *écoulement de salive* parfois tenace et fétide, surtout le soir ou la nuit ; orifice du *conduit salivaire* gonflé, blanc, ulcéré et très-douloureux ; *glandes salivaires douloureuses et gonflées.* — **Langue** douloureuse, comme gercée, avec brûlement ; langue comme excoriée et roide, du côté droit ; *gonflement de la langue,* parfois avec un enduit blanc , ° ou *avec inflammation* et dureté ; *ulcération dentelée au bord de la langue ; langue creuse au milieu, ulcérée* et *gonflée;* sensation à la langue comme si elle était brûlée ; ° *grenouillette sous la langue.* — *Amygdales suppurantes,* avec élancement dans la gorge en avalant ; °*ulcères syphilitiques dans la gorge.* — *Gonorrhée* verdâtre, surtout la nuit ; écoulement de sang par l'urètre. — Aux **Parties génitales**, forte sueur en marchant; excoriation entre les parties génitales et les cuisses; prurit aux parties génitales, parfois fourmillant, ou avec chatouillement voluptueux qui force à se gratter; élancement pruriteux en urinant; au *prépuce*, prurit voluptueux forçant à se gratter; prurit lancinant au frein du prépuce; *inflammation* du prépuce, avec brûlement; * *gonflement* du *prépuce*, parfois comme une vessie remplie d'eau, * ou *inflammatoire*, avec rougeur et sensibilité douloureuse.—* *Balanorrhée;* suppuration entre le prépuce et le gland, avec gonflement de la partie antérieure de l'urètre et avec chaleur, rougeur, douleurs au toucher et pendant la marche; céphalalgie violente au front, et éruption râpeuse, galeuse et très-pruriteuse aux mains; éruption rouge, fine, au prépuce, qui est gonflé, rouge, brûlant et couvert, en dedans, de *gerçures et de crevasses;* au *gland,* petites *vésicules blanches,* suintantes, qui rongent plus profondément et s'étendent; *petits ulcères* autour du gland, au côté interne du prépuce, formés de petites vésicules qui apparaissent après avoir été précédées d'une douleur brûlante le soir; *ulcères ronds* sous le prépuce, formés de vésicules rouges, à bords renversés, comme excoriés, et à fond caséeux, laissant écouler une sanie blanc jaunâtre, d'une odeur pénétrante, saignant fréquemment, et étant tellement douloureux au toucher, que tout le corps en est affecté; ° *ulcères chancreux syphilitiques.*— °Gonflement dur des **Testicules**, avec rougeur luisante du scrotum; sensibilité du testicule gonflé avant d'avoir émis des vents. — Aux lèvres de la **Vulve**, prurit, parfois opiniâtre, peu avant les règles; petits boutons ou tubercules aux lèvres; ° *lèvres gonflées,* chaudes, dures, d'un rouge luisant, très-sensibles au toucher, brûlantes, lancinantes; gonflement inflammatoire du *vagin,* qui est comme excorié.—Aux **Mamelons**, douleur, parfois périodique, comme si quelque chose y allait s'ulcérer; *gonflement* des mamelles, surtout des mamelons, qui parfois sont plus durs; ° *gonflement dur des mamelles,* avec douleur d'excoriation, ou avec *suppuration* et *ulcération;* ° *mamelons excoriés.*

Dans la **Région sacrale**, prurit en marchant, parfois lancinant; *chaleur brûlante par tout le dos,* parfois avec prurit, surtout en se promenant au grand air. — Prurit à l'**Omoplate** *droite;* aux omoplates et au ventre, petites bosses et petits ulcères; * *engorgement des glandes, parfois avec serrement douloureux des mâchoires,* ° *ou engorgement inflammatoire,* avec élancement et pression. — Gonflement chaud, rouge, du **Bras** gauche jusqu'à la main, avec brûlement, déchirement et fourmillement; prurit au bras gauche; éruption de *petites élevures rouges* au bras gauche, avec pointes pruriteuses, blanches et squameuses, avec brûlement après s'être gratté; miliaire pruriteuse aux avant-bras. — A l'avant-bras et au poignet, points ronds, avec douleur brûlante ; * *dartre* (au bras droit) avec desquamation et prurit voluptueux.—Gonflement de la **Main** gauche, ou seulement de l'*articulation*, avec douleur pendant le mouvement et en appuyant dessus ; dans la paume des mains, chatouillement qui force à se gratter ; aux mains et aux doigts, *prurit*, parfois rongeant (le soir, au lit, et reparaissant peu de temps après s'être gratté); *exfoliation* du dos de la main ; * *éruption galeuse aux mains*, parfois accompagnée d'un fort prurit nocturne et d'une douleur irritante au front ; *petites vésicules* remplies d'une humeur aqueuse aux poignets ; au dos de la main, *petite papule rouge*, brûlante en se formant; *crevasses* profondes aux mains, semblables à des incisures. — **Doigts morts** ; *crevasses profondes aux doigts*, ordinairement sanguinolentes et semblables à des incisures ; aux articulations, petites cloches suppurantes. —Sous l'**Ongle** du pouce, tressaillement brûlant en écrivant ; *exfoliation* et *chute des ongles*.— Aux **Jambes,** prurit le soir ; *aux cuisses et aux jambes*, gonflement luisant et transparent ; prurit aux cuisses, parfois lancinant et réveillant à trois heures dans la nuit, ou devenant agréable par le grattement, après quoi il survient de petites bosses ; *éruption pruriteuse aux cuisses*, parfois le soir, et précédée de chaleur à la tête et aux pieds ; éruption pruriteuse, laissant suinter une eau brûlante après s'être gratté, et suivie (à minuit environ) de sueur au ventre et aux cuisses ; à la cuisse gauche, bosse douloureuse pendant la marche et au toucher ; *petites nodosités* au côté inférieur des cuisses ; * *dartre à la cuisse*, quelquefois avec prurit voluptueux et desquamation après le grattement ; *dartres farineuses* aux cuisses, très-pruriteuses ; à la cuisse droite, *petits ulcères* pruriteux et rongeants, forçant à se gratter. — Au **Tibia** droit, *bosse dure, tophacée*, avec rougeur luisante et douleur tensive ; *gonflement des jambes*, parfois *hydropique*, ou très-fort de l'une seule ; prurit aux jambes ; à la jambe gauche, *cloches nombreuses*, suppurantes, se formant de petits boutons très-pruriteux , et dont la peau s'exfolie pendant la guérison.— Sueur froide des **Pieds,** vers le matin ; *gonflement du dos des pieds* ou de l'*articulation* du *pied droit*, avec élancement, surtout en marchant, et le soir ; *fort gonflement au talon*, avec brûlement et cuisson dans le pied si intenses, même au lit, qu'on est forcé de se lever ; ° *gonflement douloureux des os du métatarse*. — *Gonflement des* **Orteils,** parfois périodique, avec douleur nocturne ; prurit entre les orteils, le plus souvent dans l'après-midi et le soir ; élancement pruriteux à la racine de deux orteils du pied gauche.

MERC. — MERCURIALIA.

Éruption à la peau, semblable à la *miliaire*, nommément sur la poitrine, aux cuisses et au dos ; éruption semblable à la *rougeole*, avec brûlement et prurit ; *érysipèle ;* aux mains et aux pieds , *desquamation* de la peau ; *ulcères rongeants ;* ulcères *fongueux*, bleuâtres et saignant facilement ; ulcères *très-douloureux au moindre contact , à fond inégal, comme rongés par des insectes,* laissant écouler un liquide âcre et corrosif, avec pouls inégal et accéléré, insomnie, sueurs nocturnes abondantes , et grande irritabilité, avec impatience. — **Tête** *gonflée ;* chute des cheveux. — **Face** *et cou gonflés; carie* de la mâchoire supérieure ; mouvement convulsif des lèvres. — **Gencives** *et gorge gonflées ;* forte *salivation ,* parfois sanguinolente, même jusqu'à l'hémorrhagie ; *aphthes* dans la bouche et sur la langue ; ulcères rongeants dans la bouche, parfois très-douloureux , ou avec saignement nocturne ; *gonflement de la langue,* parfois si fort qu'elle trouve à peine place dans la bouche , et qu'elle est serrée entre les dents ; *langue ulcérée au bord,* épaisse, dure, presque immobile, et couverte d'un enduit blanc; *perte des os du palais ou des mâchoires maxillaires.* — Écoulement blennorrhagique par l'urètre.

MERC-AC. — MERCURIUS ACETATUS.

Éruption à la peau de *boutons prurileux qui gercent* et qui brûlent après s'être gratté ; *ulcères douloureux aux bords.* — **Yeux** enflammés aux angles, avec prurit brûlant le matin et le soir. — **Verge** enflammée et gonflée au bout, avec brûlement et élancement, réveillant dans la nuit, augmentant par l'eau froide et diminuant par l'eau chaude. — Lèvres de la **Vulve** gonflées. — Déchirement dans les **Mains ,** dont les condyles sont épais et rouges.

MERC-CORR. — MERCURIUS CORROSIVUS.

En général, *taches* par tout le corps, semblables aux taches scorbutiques, et entremêlées de boutons *galeux,* de dartres et de furoncles ; vésicules aux bras et au ventre, le matin. — **Yeux** enflammés et proéminents; iris enflammée, avec pupille inégale. — **Lèvres** *gonflées,* principalement la lèvre inférieure , avec renversement. — **Langue** *gonflée,* parfois avec roideur ; salivation, quelquefois sanguinolente. — Dans l'**Urètre ,** prurit au bout; *inflammation de l'orifice* de l'urètre ; gonorrhée, d'abord claire, puis épaisse, et enfin cuisante en urinant, avec élancements dans l'urètre.

MERC-DULC. — MERCURIUS DULCIS.

Desquamation de la peau, surtout aux mains et aux pieds ; bouche, gorge, face, parties génitales et autres endroits couverts *d'ulcères rongeants,* à fond blanc, à bords enflammés et douloureux, avec chaleur fébrile, sueurs nocturnes abondantes, déchirement dans les membres, affaiblissement et tremblement. — *Chute des cheveux.* — Aux **Mâchoires,** excoriation des muscles, avec douleur en ouvrant la bouche. — **Gencives** gonflées et saignantes au toucher ; *ulcères dans la bouche,* saignant, surtout la nuit ; *aphthes* sur la langue ; *salivation,* parfois avec hémorrhagie buccale ; salivation très-fétide qui excorie les lèvres et les joues ; *les orifices des conduits salivaires sont rongés.*

MEZ. — MEZEREUM.

En général, * *prurit par tout le corps,* parfois opiniâtre ; ° *prurit nocturne ;* prurit comme par des puces, paraissant à de petits endroits et changeant subitement de place, surtout le soir ; à la poitrine, au *cou* et à la nuque, prurit avec douleur d'excoriation après s'être gratté ; prurit brûlant le soir, çà et là, avec augmentation de la chaleur du corps ; élancements pruriteux çà et là, surtout le soir, au lit. — *Desquamation* de la peau de tout le corps ; à la nuque, au dos et aux cuisses, *miliaire pruriteuse,* avec rongement et picotement ; miliaire pruriteuse, parfois en forme de taches, et très-opiniâtre et gênante ; aux bras et aux jambes, *pustules* rouges avec chatouillement brûlant en se déshabillant ; *éruption ulcérée,* boutonneuse, aux condyles des doigts, plus pruriteuse le soir. — Une *plaie* récente (au genou) s'enflamme et brûle, avec élancements périodiques qui pénètrent le membre. — Dans une *blessure* de *contusion,* fort rongement et pulsation ; autour d'un *ulcère,* prurit avec rougeur, ou douleur au moindre contact ; dans un *ulcère,* élancements, surtout le soir, ou tiraillement avec élancement au bord.—*Furoncles.*—° Engorgement des glandes ? ; ° carie ?

Cuir chevelu douloureux au toucher, des deux côtés du vertex ; *douleurs ostéocopes au crâne, aggravées par le toucher ; cheveux douloureux comme par excoriation de la peau ;* hérissement facile des cheveux ; chaleur au cuir chevelu, forçant à se gratter ; prurit lancinant à la tête, qui cesse après s'être gratté ; au vertex et à l'occiput, prurit qui force à se gratter ; le soir, prurit cuisant, comme par des poux, ne cessant qu'après s'être gratté, et *reparaissant ensuite en d'autres endroits ; croûtes sèches au cuir chevelu ;* ° *éruption suintante et pruriteuse ;* ° les *squames* du cuir chevelu sont plus blanches, plus unies et plus sèches que d'ordinaire. — Prurit au bord de la **Paupière** *inférieure ;* cuisson aux **Angles,** surtout aux angles intérieurs des yeux. — Dans l'**Oreille** droite , prurit contre lequel le frottement fait du bien ; °derrière l'oreille, *éruption* pruriteuse et cuisante. — **Narines** râpeuses et excoriées ; °*écoulement par le nez* d'une humeur jaune, claire, parfois sanguinolente , avec brûlement et excoriation. — A la **Face,** *furoncles.* — A la partie rouge de la **Lèvre** inférieure, douleur d'excoriation et rougeur inflammatoire, avec brûlement au toucher, diminution par le contact de la salive ou en buvant, mais avec aggravation le soir ; lèvre inférieure épaisse, aride, gercée et squameuse ; gonflement de la lèvre supérieure sous la narine gauche , avec douleur d'excoriation ; *éruption* aux lèvres , avec fort coryza fluent ; au coin inférieur de la bouche et à la joue gauche, petites *vésicules blanches,* semblables à des *ulcères ;* à la lèvre supérieure, *ulcère* qui s'étend vers le nez.—Dans les *glandes sous-maxillaires,* douleur lancinante.

Au **Ventre,** douleur tiraillante dans les glandes inguinales. — *Balanorrhée* avec inflammation et rougeur foncée du prépuce, prurit violent, douleur d'excoriation le soir, déchirement et tiraillement.

Au **Dos,** surtout aux omoplates, ainsi qu'à la fesse droite, *petites élevures,* précédées de prurit , cuisantes au toucher, et qui , frottées, crèvent facilement et laissent écouler un peu de sang.—A la **Nuque,** *miliaire* très-pruriteuse ; au côté droit du cou , petit bouton rouge et lisse , avec douleur d'excoriation au toucher, et disparaissant après quelques jours. — Sous l'**Aisselle,** picotement et rongement, avec aggravation après s'être gratté ; douleur d'excoriation sous l'aisselle droite. — Au **Bras** gauche , *furoncle ;* au bras droit, *élevures* de la grosseur d'une lentille, fort pruriteuses, et devenant dures après s'être gratté. — **Main** *gonflée,* avec fourmillement semblable à celui causé par un engourdissement, ou avec chaleur de la main et du bras ; *dos de la main gonflé,* avec douleur de meurtrissure dans les os et le petit doigt ; petits *boutons de chaleur* à la partie charnue de la main droite. — Douleur d'excoriation sous l'**Ongle** du pouce droit, principalement en pressant dessus. — Aux **Cuisses,** *boutons élevés,* avec douleur lancinante au toucher ; à la partie postérieure de la cuisse droite, douleur brûlante d'excoriation. — Au côté intérieur des **Mollets,** prurit ne disparaissant qu'après s'être gratté jusqu'au sang , et suivi de gonflement du mollet, avec formation d'une croûte sanguinolente et douloureuse, comme meurtrie, et sous laquelle se trouve un pus jaunâtre ; *gonflement dur du mollet,* pendant la promenade au grand air, avec douleur brûlante.

MOSCH. — MOSCHUS.

En général, prurit çà et là, pinçant et lancinant, forçant à se frotter ; brûlement insupportable dans les dartres syphilitiques (mercurielles ?) indolentes. — Boutons très-pruriteux en divers endroits, nommément au dos des pieds, entre les orteils, entre les épaules ou au bras gauche, forçant à se gratter jusqu'au sang, et suivi de brûlement.

Cuir chevelu douloureux, comme excorié, avec aggravation par le toucher ; prurit au cuir chevelu, cessant après s'être gratté ; au-dessus de chaque sourcil, *point rouge*, comme d'une piqûre de puce ; sueur à l'occiput. — Aux **Yeux**, prurit qui force à se frotter ; dans les angles des yeux, douleur qui cesse par le frottement ; cuisson aux yeux, comme par de la fumée, avec écoulement d'eau ; petits boutons aux paupières supérieures, rouges et avec des points purulents. — A la face postérieure des **Oreilles**, prurit qui force à se gratter ; au *cartilage* de l'oreille droite, éruption avec prurit, forçant à se gratter, et suivi de brûlement ; *écoulement de cérumen*, principalement par l'oreille gauche, ou, la nuit, par l'oreille droite. — Au bout du **Nez**, reptation fréquente, comme par des insectes, et que le frottement ne fait pas disparaître ; chatouillement dans le nez, se transformant en brûlement. — A la **Face**, petits boutons brûlants. — **Lèvres** *squameuses ; lèvre supérieure gonflée,* avec sécheresse de la bouche et soif.

Mains gonflées, avec élancement. — Au **Tibia** gauche, prurit qui cesse après le frottement ; *douleur pulsative* dans deux **Ongles**, comme s'ils allaient s'ulcérer.

MUREX. — MUREX PURPUREA.

Peau sèche, comme si elle allait se gercer.

MUR-AC. — MURIATIS ACIDUM.

En général, *prurit çà et là,* parfois chatouillant ou lancinant et qui cesse après le frottement ou le soir ; au dos, aux épaules, parfois par tout le corps, prurit cuisant, le plus souvent le soir, après s'être couché, et ne cessant point par le grattement. — *Élancement çà et là,* parfois avec brûlement (à l'omoplate gauche). — *Éruptions croûteuses,* qui démangent à la chaleur du lit. — *Ulcères* très-douloureux qui empêchent d'être assis ou couché ; *ulcères putrides,* aux cuisses, avec affections hydropiques et rachitiques ; brûlement autour de l'ulcère et gloussement en dedans, dans le rhythme du pouls; *ulcères très-fétides*, quoique couverts de croûtes. — °*Pustules* noires. — *Furoncles* avec douleur lancinante au toucher.

Au **Cuir chevelu**, sur les tempes et au front, douleur d'ulcération; douleur brûlante au cuir chevelu, au-dessus de la tempe; au vertex, prurit avec besoin de se gratter jusqu'au sang; au front et aux tempes, petits boutons purulents; au front, éruption de boutons confluents et formant croûte; *furoncle à la tempe droite.* — **Yeux** *gonflés; paupière gonflée et rouge;* agglutination des paupières, le matin, parfois avec brûlement. — A l'**Oreille** gauche, douleur d'ulcération qui s'aggrave en y portant le doigt; lobe de l'oreille douloureux au toucher, comme s'il allait s'ulcérer; dans l'oreille gauche, prurit ou élancement pruriteux, cessant en y touchant; à la conque de l'oreille, *boutons* qui se transforment en *croûtes;* derrière et sous le pavillon de l'oreille gauche, *boutons pruriteux*, avec douleur d'excoriation et prurit qui résiste au frottement. — Au bout du **Nez**, fort prurit qui revient bientôt après s'être gratté; élancement dans les narines, comme si elles étaient ulcérées. — A la **Face**, °*boutons* et °*éphélides*. — **Lèvres** brûlantes pendant longtemps; tension dans la lèvre supérieure, au côté droit; bords des lèvres râpeux, et peau sèche, gercée; lèvre inférieure bouffie, elle semble lourde et brûle, surtout en y touchant; autour des lèvres, éruption de boutons qui se transforment en croûte; petites *vésicules*, à la lèvre supérieure, avec douleur d'ulcération au toucher et tension, en la remuant; au côté gauche de la lèvre inférieure, vésicules de la grosseur d'une lentille, jaunes et brûlantes; à la partie rouge de la lèvre inférieure *petits boutons purulents.* — A la **Mâchoire** inférieure, vésicules, douloureuses au toucher.

Gencives *enflammées; gonflement des gencives,* parfois du matin à midi; °*gencives scorbutiques?* — **Langue** excoriée et bleuâtre; petite vésicule rouge et brûlante, au bout de la langue; pustule douloureuse sur la langue, avec brûlement; *ulcère profond* sur la langue, à fond noir et aux bords renversés; la langue se consume. — Au **Palais**, petits boutons douloureux; peau râpeuse et excoriée sur une petite place circonscrite du palais; brûlement et douleur d'excoriation au palais, le soir et la nuit. — Au **Prépuce**, bord douloureux comme s'il était excorié; inflammation facile; *fort prurit autour du scrotum.*

Au **Dos**, petits *furoncles*, avec douleur d'élancement au toucher; *glandes de la nuque engorgées,* avec douleur tensive, en tournant la tête; au côté droit du cou, *tubercules* rouges et tensifs. — Aux **Avant-bras**, et aux *coudes*, *nodosités* de la grosseur d'un pois et au delà, fort pruriteuses et brûlantes. — Dans la paume des **Mains**, prurit voluptueux et chatouillement lancinant qui force à se gratter ; éruption aux mains, très-pruriteuse à la chaleur du lit ; au dos des mains et des doigts, boutons qui se transforment en croûtes. — Bouts des **Doigts** *gonflés* et *rouges* avec douleur brûlante. — Au côté intérieur des **Cuisses** points dartreux, ronds, râpeux et pruriteux. —Aux **Genoux**, aux malléoles et aux orteils, prurit brûlant, au moment de s'endormir ; *genoux gonflés*. — Aux **Mollets**, prurit fréquent. — Dans la plante du **Pied** gauche, prurit, en marchant aussi. — Bout des **Orteils** *gonflés* et *rouges,* avec douleur brûlante ; au petit orteil gauche douleur d'excoriation et sensation de gonflement.

NATR-C. — NATRUM CARBONICUM.

En général, * *sécheresse de la peau,* parfois avec sueur abondante au moindre exercice ou travail, ou avec âpreté et douleur d'excoriation. — Fourmillement sous la peau. — *Prurit,* comme par des *puces,* et s'étendant sur tout le corps, principalement à l'endroit de la barbe, au menton, au dos, à la poitrine, au dos des mains et au pli du coude, avec cuisson qui force à se gratter ; *fort prurit,* le soir en allant se coucher , ne cessant qu'au moment de s'endormir ; au bas-ventre et aux cuisses, prurit lancinant, surtout l'après-midi ; prurit aux bras et aux jambes ; en divers endroits et à différentes heures, prurit qui cesse après s'être gratté ; au dos et à la partie charnue du pouce, prurit qui revient bientôt après s'être gratté ; au côté droit du ventre, à la hanche et au jarret gauche, prurit qui ne disparaît pas par le grattement ; prurit, avec boutons après s'être gratté, quelquefois brûlants, à la nuque, à la jambe gauche et au pli du coude ; prurit avec nodosités, après s'être gratté, au ventre, aux parties génitales, et aux jambes. — Éruption de boutons pruriteux et de bosses, au cuir chevelu, à la poitrine et au ventre ; dans les plis du coude et de l'aine, petites *vésicules* rouges, remplies d'humeur et douloureuses au toucher, comme si elles étaient excoriées ; au bout de tous les orteils et des doigts, vésicules comme à la suite d'une brûlure, suintant autour, comme si les ongles allaient s'ulcérer ; élancement dans les parties malades. — °*Dartres* ; suintement purulent d'une dartre existante, qui grossit et s'empire ; °*anneaux jaunes,* restés de taches dartreuses ; °tubérosités lépreuses, couleur rose. — *Verrues* ; les verrues deviennent douloureuses ; °une ancienne verrue saigne, s'aggrave et disparaît.

Au **Front,** éruption d'un petit tubercule rouge, brûlant comme excorié , et rempli de pus au sommet ; à l'occiput, bosse de la grosseur d'une noisette ; forte *chute* de *cheveux.* —Aux **Yeux** et aux paupières, prurit parfois le matin, et souvent accompagné de larmoiement, après s'être frotté ; dans l'œil droit, prurit cuisant qui force à se frotter et qui cesse par l'application de la salive à la partie affectée; *yeux enflammés*, avec douleur lancinante ;. dans l'angle intérieur de l'œil, forte inflammation, avec abcès à la caroncule lacrymale; °*paupières enflammées*, avec photophobie; *inflammation de la paupière supérieure*, avec gonflement, pression, vue faible, et sécrétion de mucosités aux angles ; *gonflement des paupières supérieures ; petits ulcères* autour de la *cornée*, avec douleurs lancinantes qui rendent insupportable la moindre lumière ; agglutination facile des paupières, après midi ; le matin, *yeux collés*, avec larmoiement durant la matinée. — Au *lobe* de l'**Oreille** gauche, élancement pruriteux qui cesse après s'être frotté et en appuyant dessus, dans le conduit auditif de l'oreille gauche, chatouillement le matin. — *Exfoliation* de la peau du **Nez**, au bout et au dos, avec sensibilité douloureuse au toucher; *nez rouge* et couvert de petits boutons blancs; *bouton* au côté gauche du nez; près de l'aile droite du nez, petite *vésicule* avec douleur brûlante au toucher; à l'aile gauche du nez, *bouton purulent* avec auréole rouge ; au côté droit du nez, nodosité indolente qui grossit de jour en jour; *narines ulcérées.*—A la **Face**, prurit qui cesse après s'être gratté; prurit aux favoris; prurit brûlant à la mâchoire inférieure et qui ne cesse qu'après s'être fortement gratté ; à la joue droite et au cou, *taches blanches* le matin ; °*Éphélides ;* °*taches jaunes* au front et sur la lèvre supérieure; près de l'oreille, *boutons* avec douleur lancinante en y touchant, et semblable à celle des furoncles; au nez et à la bouche, éruption abondante, parfois pruriteuse, suintante; *furoncles* derrière l'oreille ou au-dessus du menton. — Au **Menton**, *petit bouton* brûlant. — Aux **Lèvres**, *éruption de boutons*, principalement à la partie rouge de la lèvre inférieure; coins de la bouche gercés et excoriés; éruption au coin droit de la bouche; *vésicule blanchâtre* à la partie rouge de la lèvre supérieure de la grosseur d'une lentille, excoriée et brûlante et se couvrant plus tard d'une croûte; aux coins de la bouche, *vésicules* parfois suppurantes; boutons purulents autour de la bouche; deux petites *dartres* à la bouche ; petits *ulcères* à la bouche; *furoncle* à la lèvre supérieure; *gerçures* brûlantes à la lèvre inférieure ; brûlement à la lèvre supérieure et au ·coin droit de la bouche, comme par des vésicules. — A la **Lèvre supérieure**, prurit chatouillant, et le soir élancement en y touchant; °lèvre supérieure gonflée. — Au **Menton**, petites vésicules rouges, pruriteuses et remplies d'eau ; *glandes sous-maxillaires engorgées.*

Gencives décollées ou saignantes; à la joue gauche, grosse *vésicule* qui, pressée, laisse écouler de l'eau; *ulcérations lisses* dans la bouche, brûlantes au toucher ; *tumeur purulente* près du frein de la langue ; sous la langue, petit bouton douloureux au toucher ; au côté intérieur des joues, douleur d'excoriation en mâchant. — Au **Ventre**, fort prurit et rongement pendant le jour aussi. — *Engorgement des glandes inguinales.* — Aux **Parties génitales** *et autour, prurit* parfois comme par des poux, ou cuisant et brûlant ; *excoriation entre le scrotum et les cuisses ;* au *gland, prurit qui force à se gratter ;* inflammation du gland ; gonflement du gland ; *gland facilement excorié ;* sécrétion abondante derrière le gland ; *prépuce* rétracté le matin et gland mis à découvert ; *prurit au prépuce ;* prépuce enflammé ; dans le *scrotum,* prurit que le grattement ne soulage point.

A la **Région sacrale,** *pustules* purulentes, très-sensibles au toucher.—Fourmillement pruriteux par tout le **Dos** ; petites vésicules au dos avec fort prurit qui force à se gratter, surtout le soir en se déshabillant ; à la *nuque, pustule purulente,* comme excoriée en y touchant ; au côté droit du *cou,* gonflement de la grosseur d'un pois, douloureux au toucher avec raucité, perte de la voix, excoriation et grattement dans la gorge s'étendant jusque dans la poitrine et augmentant par la toux, avec pression au vertex qui ne supporte pas le moindre contact ; *glandes du cou engorgées ;* un gonflement goîtreux augmenté avec douleur pressive. — **Mains** *gonflées ; sueur aux mains,* parfois très-forte ; *mains sèches et froides ; peau des mains cassante, sèche et gercée ;* taches rouges sur le dos des mains ; *dartres à la main gauche.* — Au dos d'un **Doigt,** brûlement comme par des orties le matin, parfois avec une nodosité sous la peau ; doigts enflés le matin ; au pouce de la main gauche, inflammation suivie d'une *vésicule ulcérée ;* à l'index, petites *vésicules* blanches à auréole rouge et brûlantes comme par des orties. — Entre les **Fesses** et les cuisses, et au pli de l'aine, douleur brûlante comme par une pression frottante ; éruption sèche aux fesses et à l'anus, très-pruriteuse le matin en se levant ; °aux cuisses des lépreux, *taches tuberculeuses.*—**Jambe** *gauche rouge, enflammée et gonflée,* avec fort prurit, rongement et *ulcères* abondants avec prurit et douleur lancinante. — A la partie charnue du **Pied** où se trouvent des cors, douleur d'excoriation en appuyant dessus ; *gonflement des pieds* ou de la plante des pieds ; *sueur aux pieds* en marchant ; prurit à la plante des pieds, principalement à la partie charnue, ou parfois avec élancements aux talons ; au talon, *vésicule purulente* noire et ulcérée ; °*ulcères opiniâtres* aux talons, formés de vésicules rongeantes. — *Gonflement* des deux gros **Orteils** avec déchirement et douleur d'excoriation qui empêche de dormir ; prurit brûlant aux deux gros orteils ; *tache rouge* au gros orteil comme provenant de contusion, avec déchirement qui s'étend vers la plante du pied. — Dans un **Cor**, *élancements,* douleur tiraillante ou térébration.

NATR-M. — NATRUM MURIATICUM.

En général, *sensibilité* douloureuse de toute la peau du corps, même un petit coup ou une contusion font mal. — *Prurit par tout le corps;* au dos et aux cuisses, prurit qui force à se gratter; *élancement pruriteux,* surtout le soir au lit, ou çà et là, avec chaleur intérieure qui parcourt le corps. — *Éruption* par tout le corps, *taches rouges,* pruriteuses, de la grosseur d'une tête d'épingle, précédées de sensation de chaleur au ventre, aux bras et aux jambes, et avec rougeur de tout le corps après s'être frotté; petits *boutons* au ventre et aux jambes; *miliaire* par tout le corps avec élancement; *papules* par tout le corps semblables à des grains de millet, plus rouges et plus dures après s'être gratté, et avec prurit qui empêche de s'endormir; *grosses élevures rouges avec fort prurit* par tout le corps, principalement au cou; éruption *urticaire* après un fort exercice corporel; petites papules et petits ulcères çà et là. — *Dartres.* — Beaucoup de *furoncles* au corps; *verrues* dans la paume des mains, avec douleur en pressant dessus; douleur d'excoriation dans les anciennes verrues; une *ancienne cicatrice* devient rouge et douloureuse; une ancienne *plaie* devient plus douloureuse, s'enflamme, se gonfle davantage et commence à suppurer fortement, avec irritabilité mélancolique et pleurs au moindre contact; une petite piqûre au doigt recommence à saigner pendant plusieurs jours. — °Varices.

Sueur à la **Tête** le matin au lever, ou la nuit en se réveillant. — *Refroidissement facile de la tête,* qu'il faut envelopper toujours; *prurit à la tête forçant à se gratter,* quelquefois aussi à la nuque et aux favoris; *éruption pruriteuse* à la naissance des cheveux dans la nuque, ainsi que dans les sourcils; °*boutons au front*; au front et à la nuque, petit *tubercule* dur, brûlant au toucher. — *Miliaire* au cuir chevelu, perceptible seulement en y touchant; * *croûtes au cuir chevelu;* peau des tempes râpeuse; *cheveux* collés ensemble, exhalant une odeur de moisi et désagréable; * *chute des cheveux, même en ne faisant qu'y toucher;* °chute de cheveux chez les femmes en couche. — Aux ***Yeux**, prurit qui force à se frotter; aux angles des yeux, principalement dans les angles intérieurs, prurit avec larmoiement; sous l'œil gauche, élancement pruriteux; **douleur d'excoriation dans les yeux; brûlement aux yeux,* principalement dans l'angle intérieur (forçant à se frotter) ou à un petit point circonscrit, ou bien le *soir,* et surtout en écrivant; * *yeux enflammés,* avec larmoiement causé par le moindre vent; *blanc de l'œil enflammé et rouge*, parfois avec larmoiement, ou avec la sensation comme si les globes des yeux étaient trop volumineux et serrés; *excoriation* à la paupière inférieure de l'œil droit; *ulcération* opiniâtre et forte rougeur des paupières inférieures; gros *orgelet* dans l'angle intérieur droit; petits *boutons* au bord de la paupière inférieure de l'œil droit; **agglutination* nocturne des paupières. — **Oreille** pruriteuse au lobe; prurit dans l'intérieur de l'oreille droite; derrière l'oreille droite, prurit suivi de brûlement; rougeur et *gonflement chaud* de la conque de l'oreille gauche avec brûlement; *écoulement des oreilles*, parfois avec gonflement du conduit auditif; °écoulement de pus par l'oreille. — *Prurit* à l'aile gauche du **Nez**, ou bien dans la narine droite comme si un ver allait la perforer; petits *boutons* blancs autour du nez; sous la cloison des narines, petits boutons brûlants, avec sensation comme si une humeur âcre s'écoulait du nez; sur la racine du nez, beaucoup de petites *vésicules* avec douleur d'excoriation et se couvrant de croûtes; *narines excoriées*, parfois avec gonflement interne; beaucoup de petits boutons sur le nez; *inflammation et gonflement du côté gauche du nez avec rougeur et douleur d'excoriation en y touchant et en respirant*, et parfois aussi avec prurit ou sensation de rétrécissement de la narine gauche. — °A la **Face**, *prurit* surtout aux favoris, forçant à se gratter; **boutons à la face*, nommément au front et au nez; *bouton ulcéré* à la joue gauche; au-dessus de l'œil, *furoncle* laissant écouler beaucoup de pus; *chute des favoris; gonflement* du côté gauche de la face et des joues. — Brûlement à la partie rouge de la **Lèvre** supérieure; douleur d'excoriation aux coins de la bouche en l'ouvrant; *exfoliation des lèvres*, principalement à la partie rouge de la lèvre supérieure, ou bien à la lèvre inférieure, avec peau cassante le soir, sensibilité douloureuse et gerçures faciles en éternuant. — Lèvres sèches et gercées ; °*rhagades dans la lèvre supérieure; *gonflement des lèvres*, surtout *de la lèvre supérieure;* gonflement de la lèvre inférieure et du bout de la langue, avec brûlement violent qui éveille la nuit; *à la partie rouge des lèvres*, éruption avec douleur d'excoriation; *éruption vésiculeuse à la lèvre inférieure*, avec douleur d'excoriation au contact de l'eau, ou se couvrant de croûtes; **dartres autour de la bouche*, parfois formées de petites vésicules qui se couvrent de croûtes et qui, après elles, laissent une tache rouge; *éruptions ulcérées aux coins de la bouche*, parfois douloureuses, surtout au toucher; petit bouton douloureux sur la lèvre supérieure, au-dessous du nez; *vésicules sanguinolentes* à la face *intérieure* de la lèvre supérieure, douloureuses au toucher. — Au **Menton**, éruption pruriteuse et granuleuse; tache rouge, pruriteuse, au menton, et qui finit par s'ulcérer. — *Glandes* *sous-maxillaires douloureuses,* surtout en se baissant, ou comme si elles étaient engorgées, comprimées ou contusionnées ; °*engorgement fréquent des glandes maxillaires.*

Gencives *gonflées* et *enflammées,* avec gonflement des joues ; *gonflement* des gencives d'une dent cariée ; gencives gonflées tous les matins, avec impossibilité de mâcher ; gonflement douloureux des gencives comme si elles étaient excoriées, principalement au côté intérieur des dents incisives ; °*inflammation scorbutique, putride, des gencives ; saignement des gencives,* parfois durant plusieurs semaines, ou pendant un gonflement douloureux ; *ulcère* aux gencives, douloureux nuit et jour, et parfois plus hors le temps des repas qu'en mangeant. — Dans la **Bouche,** *vésicules* douloureuses et excoriation ; *plaques ulcérées dans la bouche,* nommément aux gencives et à la langue, avec cuisson au contact des aliments ou des boissons ; °*salivation* abondante ; *salive* sanguinolente. — Sur la **Langue,** sensation d'excoriation, même hors le temps des repas ; *vésicules sur la langue,* parfois brûlantes, surtout en mangeant ; gonflement lancinant sous la langue. — Dans la gorge, *plaques ulcérées* avec mal à la gorge, inflammation putride et gonflement rouge foncé des gencives. — *Dans le* **Creux de l'estomac,** *petites taches rouges* avec élancement au toucher, forçant à se frotter, et se transformant plus tard en *pustules* pruriteuses. — A l'**Anus,** prurit parfois lancinant ; *brûlement à l'anus,* surtout après s'être mis en colère ; excoriation à l'anus, parfois avec chaleur ou avec cuisson même après des selles molles, ou s'étendant jusque entre les fesses ; *dartre* à l'anus ; *boutons hémorrhoïdaux douloureux,* ou suintants et lancinants. — *Dans l'***Urètre,** *prurit lancinant,* principalement à son orifice, qui est comme collé ; *prurit* à l'orifice de l'urètre, suivi d'envie pressante d'uriner, ou brûlant le soir en allant se coucher ; °*écoulement de mucosités par l'urètre,* parfois jaunâtre comme dans la gonorrhée, avec tension dans les glandes inguinales ; °gonorrhée secondaire ? — Les **Parties génitales** *exhalent une forte odeur, très-fétide ;* près des parties, prurit violent et cuisant, avec douleur d'excoriation après s'être frotté ; au *gland, prurit et fourmillement qui force à se gratter ;* rougeur du gland au bout ; taches rouges au gland ; au bord du gland, fort prurit et suintement ; *prépuce rétracté* avec sensation de sécheresse au contact des vêtements ; au *scrotum,* et tout près, endroit rouge et enflammé, très-pruriteux ; excoriation au scrotum ; *dartre* pruriteuse et circonscrite au scrotum, avec suintement. — *Prurit à la* **Vulve ;** bouton au mont vénérien ; chute des poils.

A la **Poitrine,** prurit, surtout au grand air. — Dans la **Région sacrale,** fort prurit, le soir au lit ; au *dos,* éruption de boutons avec prurit le soir au lit. — °*Gonflement goitreux au cou; glandes du cou douloureuses* au toucher ou en toussant; *furoncles* au cou.—Sous l'**Aisselle**, brûlement cuisant avec gonflement après s'être gratté; °*croûtes sous l'aisselle; engorgement des glandes axillaires.* — Aux **Bras**, *vésicules rouges*, pruriteuses çà et là; *élevures blanchâtres*, pruriteuses aux bras et aux mains, avec rougeur après s'être gratté; *taches dartreuses* aux bras, rondes, nombreuses et pruriteuses. — A l'**Avant-bras** droit, élevures fort pruriteuses de la grosseur d'une lentille. — Dans la paume de la **Main** gauche, prurit avec cuisson qui force à se gratter; prurit brûlant à la main gauche, comme par des orties; *vésicules* aux mains, quelquefois précédées de prurit qui force à se gratter, ou avec ulcération, comme si une dartre allait se former; beaucoup de *petites vésicules* aux mains, suivies de desquamation; au dos des mains, taches jaunes comme après une contusion; *peau sèche, cassante et gercée aux mains,* aux doigts et autour des ongles; un endroit écorché s'enflamme et se transforme en vésicule purulente; *sueur aux mains* durant plusieurs jours. — Aux **Doigts**, *fort prurit* le soir au lit, empêchant de s'endormir; au petit doigt, vésicule pruriteuse. — Près d'un **Ongle**, *tache marbrée*, rouge foncé; inflammation et douleur à côté d'un ongle; *envies* nombreuses après la coupe desquelles la place devient rouge, avec gonflement et douleur d'excoriation en pressant dessus. — Entre les **Fesses**, excoriation provenant de la marche; fort prurit aux jambes. — A l'une des **Cuisses**, gros bouton pruriteux avec auréole rouge et douleur d'excoriation après s'être gratté. — Au **Genou**, furoncle; **dartres aux jarrets*, parfois rouges. — Aux **Jambes**, miliaire parfois en groupes et avec prurit rongeant. — **Aux* **Malléoles**, *douleur d'ulcération* au toucher et en appuyant le pied, parfois avec douleur tensive en étant assis; ** brûlement aux pieds* ne se faisant sentir parfois qu'en marchant; *sueur* à la plante des pieds augmentée; °la sueur aux pieds, qui a été répercutée, reparaît; °*gonflement* des pieds; prurit au dos des pieds; *dartre* à la malléole. — Au **Orteils**, prurit; *rougeur et sensation de froid à la première phalange du gros orteil, avec douleur d'excoriation au toucher, et avec élancement et déchirement en étant debout et en marchant.* — *Dans les* **Cors**, *élancement*, parfois le matin au lit ou dans l'après-midi.

NATR–S. — NATRUM SULPHURICUM.

A l'**Occiput**, petits tubercules. — Prurit tantôt dans l'un, tantôt dans l'autre des yeux ou des oreilles, ou bien dans l'œil droit et dans *l'oreille gauche.*— Aux **Yeux**, *brûlement* le soir et le matin au coin du feu ; dans l'œil droit, brûlement avec écoulement abondant d'une eau âcre ; *yeux brûlants et secs,* parfois *rouges ; agglutination nocturne des paupières,* avec sensibilité des yeux à la lumière. — Aux ailes du **Nez,** prurit qui force à se gratter ; *prurit* sous le nez comme s'il allait s'y former une éruption. — A la **Face,** *prurit fréquent.* — A la **Lèvre** inférieure, petites vésicules. — Au **Menton,** petits boutons brûlants et tensifs au toucher. — A la **Mâchoire** inférieure, petites tubérosités sous la peau.

Gencives douloureuses, comme brûlées, empêchant de manger du pain ; aux gencives inférieures du côté gauche, gonflement indolent et mobile ; aux gencives supérieures, vésicule qui suppure d'abord et sèche après. — **Langue** *brûlante* dans l'après-midi, comme couverte de vésicules ; vésicules brûlantes au bout de la langue. — **Palais** brûlant, comme excorié, pendant les règles ; vésicules au palais, avec sensibilité douloureuse qui ne permet presque pas de manger, mais qui diminue au contact des choses froides. — Au **Gland** ou à la verge, prurit qui force à se gratter ; au scrotum, prurit, parfois brûlant après s'être gratté ; prurit au périnée ; prurit au mont vénérien.

A l'**Avant-bras** droit, petits boutons pruriteux, brûlants après s'être gratté, et parfois remplis d'eau claire, pendant les règles.— *Au dos des* **Mains,** *brûlement et rougeur,* comme par des orties, depuis l'après-midi jusqu'au soir. — Entre les **Doigts** de la main droite, prurit brûlant après s'être gratté ; *ampoules* entre le pouce et l'index de la main gauche. — Sous un **Ongle,** douleur d'ulcération lancinante. —Aux **Orteils** ou entre les orteils, *prurit, le soir en se déshabillant,* et cessant parfois après le frottement.

NICC. — NICCOLUM.

En général, prurit comme par des puces, sur tout le corps, particulièrement au cou ; prurit çà et là, dans l'après-midi ; au cou, à la nuque, aux clavicules et à la région sacrale, prurit avec petits tubercules, après s'être gratté. — *Cuisson* çà et là, le soir, cessant après s'être couché. — Élancement brûlant, comme des piqûres d'abeille, çà et là, principalement dans la paume de la main gauche et au cou.

Aux **Yeux,** *engorgement* des *glandes de Meibomius,* le soir, avec ardeur dans les yeux et larmoiement ; *agglutination des angles intérieurs,* le matin. — Dans le conduit auditif de l'**Oreille** *gauche, vésicule* de la grosseur d'un petit pois ; derrière l'oreille droite, papules de la grosseur d'un petit pois, tensives en pressant dessus. —Éruption au **Nez** et à la lèvre ; *bout du nez rouge et gonflé,* avec brûlement et déchirement. — A la **Face,** prurit que le grattement ne fait pas

disparaître ; aux joues, *dartres* sèches de la grosseur d'une lentille.—
Éruption à la **Lèvre ;** petites nodosités à la lèvre supérieure, brûlantes en mangeant ; boutons à la lèvre inférieure, tout près du coin gauche de la bouche ; petits boutons brûlants à la face interne de la lèvre inférieure ; *cloche* large à la partie rouge de la lèvre inférieure.

Gencives gonflées, parfois avec nécessité de rester au lit et avec mouvement fébrile. — Au **Scrotum,** prurit qui ne cède point au grattement. — Prurit à la vulve.

Au **Cou,** *prurit fréquent; glande thyroïde* sensible à la pression, avec sensation, en avalant, comme s'il y avait là une pustule.— Aux **Épaules,** prurit qui force à se gratter ; aux épaules et à la poitrine, élancement pruriteux, comme par des puces, le soir au lit.—Derrière deux **Ongles** des doigts, brûlement, comme si un panaris allait se former, le soir. — Aux deux **Hanches,** prurit, surtout le soir, brûlant après s'être gratté ; dartres pruriteuses aux hanches.—Au **Genou** droit, petits boutons très-pruriteux.

NITR. — NITRUM.

En général, prurit en divers endroits, parfois au cuir chevelu aussi ; prurit qui force à se gratter jusqu'au sang, et suivi quelquefois de douleur brûlante ; prurit cuisant au genou gauche ; *prurit, le soir,* qui force à se gratter, ou lancinant après s'être couché ; élancements comme causés par des épingles et suivis de brûlement, particulièrement à la face ; élancements dans la peau, surtout à la poitrine, au moindre mouvement ; *taches rouges, pruriteuses,* nommément aux cuisses, au tibia, à l'avant-bras gauche, forçant à se gratter jusqu'au sang ; *boutons,* avec prurit, brûlement ou cuisson à la nuque, sous le nez, au cou et au coude droit ; petites *vésicules* brûlantes, çà et là, remplies d'une humeur claire jaunâtre, crevant après s'être gratté, avec cessation du brûlement ; petites *vésicules purulentes* à la face et en d'autres endroits de la peau ; nodosités pruriteuses, de la grosseur d'une lentille, par tout le corps, même à la face, les mains et les pieds exceptés.

Cuir chevelu, principalement au vertex, très-sensible à la pression ou au toucher ; forte chute des cheveux ; petites *places râpeuses* sur la tête, avec prurit ; à la nuque et à l'occiput, boutons nombreux qui disparaissent le lendemain. — *Brûlement aux* **Yeux,** avec photophobie, ou avec rougeur des angles, parfois aussi le matin après s'être levé, et cessant après s'être lavé ; brûlement dans les angles extérieurs des yeux. — Aux **Oreilles,** prurit dans le conduit auditif extérieur. — *Dans les* **Narines,** *douleur d'excoriation* ou *sensation*

de *gonflement,* augmentée par la pression ; autour du nez, brûlement
avec fouillement et grippement qui s'aggravent par le toucher, et
avec gonflement de la narine droite, empêchant de respirer de ce
côté ; *prurit* au côté droit du nez, suivi, vers le soir, d'élancement au
bout du nez ; *prurit et fourmillement au bout* du nez ; au côté gauche
du nez, *pustules* tensives et douloureuses ; *peau du nez rouge,* comme
enflammée ; *bout du nez enflammé ;* profondément dans la narine
droite, ulcère qui se couvre d'une croûte. — A la **Face,** prurit fréquent ; à la joue gauche, une élevure semblable à une *verrue,* devient plus grosse et pruriteuse. — A la **Lèvre** supérieure, vésicules
enflammées à la circonférence et tensives.

Gencives *des dents supérieures au côté droit gonflées,* avec pulsation en dedans ; *affection scorbutique* des gencives.

A la **Nuque,** *boutons* nombreux, ou petites *pustules* indolentes, à
fond rouge. — A l'**Épaule,** petits *boutons* lancinants et forçant à se
gratter ; à l'épaule droite, *furoncle* tensif. — A l'**Avant-bras** droit,
prurit avec boutons après s'être gratté ; *papules* nombreuses à l'avant-
bras droit, avec prurit, et suintement après s'être gratté.—Au **Pouce**
formation d'un furoncle. — A la **Fesse** droite, papules pruriteuses
après s'être gratté. — *Dans la plante* des **Pieds,** *déchirement pulsatif, comme si la partie était ulcérée.*

<h3 style="text-align:center">NITR-AC. — NITRI ACIDUM.</h3>

En général, °sécheresse de la peau ; *prurit* par tout le corps ;
fort prurit aux jarrets et dans le pli ou au coin *des coudes,* à la rotule
et au dos des pieds ; prurit, avec saignement, après s'être gratté ;
élancements pruriteux par tout le corps, et grosses nodosités, après
s'être gratté. — Éruption de boutons ; °*éruptions urticaires,* même à
la face, et pruriteuses au grand air ; °pores noirs. — ° *Taches brun
rougeâtre ;* °*dartres* pruriteuses. — °*Engelures,* par un froid ordinaire, avec inflammation et prurit ; °douleurs dans les cors et les engelures. — *Furoncles fréquents* et gros, surtout à l'omoplate, à la nuque, aux fesses, aux cuisses et aux jambes ; un *endroit écorché* ne
se guérit pas, mais il s'y forme un ulcère ; les *anciennes plaies* et *cicatrices* deviennent douloureuses aux changements de temps.—*Dans
les ulcères,* élancement, ou surtout *brûlement comme par des orties ;*
saignement abondant de l'*ulcère* pendant le pansement ; ichor corrosif des ulcères, rongeant la peau, avec cuisson ; °*ulcères carieux ;*
° *ulcères mercuriels.*—°*Dartres, taches et ulcères syphilitiques après*
l'abus du mercure, mais ce médicament est *rarement efficace contre
les dartres franchement syphilitiques.* — Une ancienne grosse verrue

(à la lèvre supérieure) commence à devenir douloureuse, comme excoriée, avec grande sensibilité au toucher, et saignement en se lavant; prurit, ou *élancement et picotement dans les verrues.* — Gonflement des mains et des pieds; °*loupes.*

Cuir chevelu, douloureux au toucher, comme par ulcération sous-cutanée; sensibilité douloureuse du cuir chevelu, au point que toute coiffure gêne, le soir, avec anxiété; *douleurs ostéocopes* du côté gauche de la tête, parfois jusque dans les dents et le conduit auditif, avec pression et contraction; endroits très-douloureux au toucher, au cuir chevelu; cheveux très-sensibles et douloureux; sur le vertex, les racines des cheveux sont très-douloureuses au toucher; *transpiration facile à la tête;* sueur fréquente au front; °*prurit au cuir chevelu;* *éruption* croûteuse, suintante et pruriteuse, à la tête; les croûtes sur la tête deviennent très-fétides; *furoncles* nombreux à la tête, à la nuque, au menton, etc.; °*plaques ulcérées* à la tête, avec suintement et brûlement; *chule des cheveux,* °parfois très-forte. — Dans les **Yeux,** surtout dans l'angle intérieur, prurit accompagné de pression; *cuisson dans les yeux; brûlement dans les yeux* ou dans les paupières (le matin); *rougeur* du blanc de l'œil; yeux tout rouges, sans agglutination nocturne; *inflammation* de la conjonctive de l'œil droit; °yeux enflammés, principalement après l'abus du mercure, ou chez les personnes syphilitiques; *paupières gonflées,* surtout la paupière supérieure, avec petits boutons pruriteux; °ulcération des yeux; *taches sur la cornée;* petite *verrue* auprès d'un petit bouton à la paupière supérieure; *agglutination nocturne* des paupières de l'œil droit. — *Derrière l'***Oreille** *gauche, rougeur, suppuration* et fort prurit, ou excoriation; petites nodosités aux lobes, de la grosseur d'une lentille, et douloureuses au toucher; °loupe au lobe de l'oreille; °*carie* de l'apophyse mastoïde; sous et derrière l'oreille gauche, *glandes engorgées,* avec élancement et déchirement traversant l'oreille, le soir, et ne cessant qu'après s'être réchauffé au lit; prurit dans la parotide gonflée. — **Nez** *trèspruriteux;* douleur d'excoriation dans les narines; élancements dans le nez, comme par des échardes, au toucher; *narines excoriées,* parfois avec saignement, pendant un coryza; *croûtes dans les narines;* narines ulcérées; dartres pruriteuses aux ailes du nez; pointe du nez rouge et couverte de petites vésicules; °excroissance, comme un *condylome,* dans le nez. — *A la* **Face,** *gonflement d'une joue,* parfois avec gonflement de la lèvre supérieure, ou avec tache rouge et râpeuse au milieu de la joue et avec déchirement aux dents; *inflammation érysipélateuse* et gonflement lancinant de la joue gauche, avec nausées et froid, suivis de chaleur et de frisson continuel en se redressant dans le lit; *peau squameuse,* sur toute la face; *pores noirs;*

éruption de boutons, nommément au front, et parfois surtout à la naissance des cheveux ; *boutons et nodosités* aux tempes et à la naissance des cheveux ; *nodosités rouges,* purulentes, pruriteuses et brûlantes, çà et là, à la face, au front, aux tempes, aux lèvres, au menton, etc. ; °*pustules* à bords rouges et larges, se couvrant de croûtes fines et très-pruriteuses, aux favoris ; *dartres* pruriteuses aux favoris ; tout près de la bouche, tache dartreuse qui s'étend vers le menton. — **Lèvres** *gonflées* et pruriteuses, parfois la *lèvre inférieure seule;* gonflement de la lèvre supérieure et des gencives ; prurit fréquent aux lèvres ; °*lèvres gercées;* élancements, comme par des *échardes,* à la lèvre supérieure en y touchant ; *boutons* à la lèvre, avec prurit rongeant ; éruption pruriteuse à la lèvre supérieure ; boutons ulcérés à la lèvre inférieure ; commissures des lèvres croûteuses ; °*ulcère* au coin droit de la bouche. — Au **Menton,** boutons purulents ; *boutons* au menton, à bords rouges, durs et douloureux au toucher jusqu'à l'apparition du pus, et laissant après eux une induration avec auréole rouge ; gros *furoncle* au côté du menton. — *Glandes sousmaxillaires douloureuses,* principalement du côté droit ; *engorgement des glandes,* parfois avec douleur au moindre mouvement du cou ou toucher ; *pression* dans les glandes et au cou.

Gonflement des **Gencives,** et principalement de celles des dents supérieures, avec pâleur (presque blanche), ou avec vacillement des dents, comme si elles allaient tomber ; °*saignement des gencives.* — *Ulcères dans la* **Bouche** *et la gorge,* parfois lancinants, comme par des échardes ; *salivation* parfois *fréquente,* avec ulcères dans la gorge ; *salive sanguinolente ;* °*ulcères* dans la *gorge,* principalement après l'*abus* du *mercure* aussi ; ulcère rongeant près de la luette. — Au **Ventre,** une excroissance semblable à une *verrue,* devient sensible, excoriée et croûteuse ; *glandes inguinales engorgées ;* douleurs de contraction dans les glandes inguinales ; élancement dans le *bubon,* en y touchant, avec prurit lancinant à sa partie dure ; **gonflement* et *suppuration* des *glandes inguinales,* parfois avec forte douleur en marchant, et sensation comme si toute la jambe était paralysée et les muscles tendus. — A l'**Anus,** *douleur dans les boutons hémorrhoïdaux ; brûlement,* ou *saignement des boutons hémorrhoïdaux,* à chaque selle ; boutons douloureux au périnée. — Aux **Parties génitales,** *prurit fréquent,* parfois chatouillant, comme des piqûres de mouche ; chute des *poils* au mont vénérien ; prurit à la *verge,* particulièrement au gland, sous le prépuce ; un endroit écorché de la verge s'ulcère et tarde à se guérir ; au *gland,* prurit et boutons pruriteux ; **taches rouges au gland se couvrant de croûtes;* taches brunes douloureuses sur la couronne du gland, de la grosseur d'une lentille ;

excroissances charnues au gland, laissant écouler une humeur fétide ;
° *condylomes* au gland et au prépuce ; *ulcère* profond au gland, à bords
livides, élevés et très-sensible ; *ulcères* planes à la couronne du gland,
d'un bon aspect, mais laissant écouler un pus fétide ; suintement derrière le gland ; mucosités sous le prépuce, derrière la couronne du
gland ; picotement et pression au gland ; au *prépuce,* élancement ;
prurit et plaques pruriteuses à la surface intérieure du prépuce ; *inflammation* et gonflement du prépuce, avec douleur brûlante au côté
interne, excoriation et petits *ulcères* très-fétides et suintants, tachant
le linge comme un pus sanguinolent ; fort *gonflement* et *phimosis* du
prépuce, avec ulcères planes, *chancreux,* au prépuce et au gland, et
avec déchirement lancinant, surtout vers le soir et pendant la nuit,
empêchant de dormir, et aggravé, vers le matin, par des érections
violentes ; vésicules pruriteuses au prépuce, gerçant et se couvrant
de croûtes sèches ; *boutons* brûlants et pruriteux à la face interne du
prépuce, et, après s'être frotté, *ulcère* plane jaune, comme couvert
d'un pus épais et douloureux ; *plaques jaunes ulcérées,* semblables aux
chancres planes, suintants et indolents, aux deux côtés du frein ; au
scrotum, prurit violent, parfois avec plaques excoriées, s'étendant
jusqu'à travers l'aine ; *gonflement du testicule,* parfois douloureux au
toucher. — *Prurit* à la **Vulve,** principalement le soir, ou *en marchant, avec excoriation,* ou même chez un enfant, et forçant, la nuit,
à se frotter jusqu'au vif ; sensibilité douloureuse et inflammation des
grandes lèvres et du vagin ; *élancements dans le vagin,* parfois surtout
pendant la marche au grand air ; brûlement sec aux parties ; gonflement de l'un des côtés de la vulve et des lèvres, avec prurit brûlant.

Sur la **Poitrine,** petites taches pruriteuses, semblables aux *éphélides* ; petites *verrues* au milieu du sternum. — Au **Sacrum,** fort
prurit, douloureux après s'être gratté ; prurit à la nuque ; *glandes du
cou engorgées,* au côté droit, avec cou et langue comme roides ; côté
droit du cou gonflé comme un *goître ;* prurit au cou, en se promenant au grand air. — Prurit sous l'**Aisselle ;** glande axillaire du
côté droit très-sensible dans l'après-midi ; *nodosités dures dans les
glandes axillaires ;* * *gonflement* douloureux et inflammation des
glandes axillaires ; *sueur* fétide, pénétrante, sous les aisselles. — *Aux*
Mains, *sueur,* parfois chaude, surtout dans la paume des mains
(avec chaleur et rougeur de la face) ; °peau des mains râpeuse ; °*excoriation* et gerçures aux mains ; ° *taches cuivrées* chez les sujets syphilitiques traités par le mercure (?) ; *prurit aux mains ,* parfois accompagné d'engelures et de gonflement ; *taches* et *bosses larges,
grisâtres,* aux mains, avec prurit augmenté la nuit ; *éruption aux
mains,* parfois entre les doigts, avec brûlement pruriteux qui cesse

après s'être gratté. — *Gonflement des* **Doigts,** le matin au réveil ;
gonflement douloureux d'une articulation ; *vésicules* pruriteuses, semblables au commencement d'une dartre, à l'un des doigts ; °*dartres*
entre les doigts ; *vésicule rongeante,* suppurante, au pouce. — Sur
les **Ongles,** taches blanches. — **Fesses** *douloureuses* au toucher,
comme excoriées ; *excoriation entre les jambes*, en marchant, ou parfois prurit ; *furoncle* sous l'articulation coxo-fémorale droite, avec douleur tensive ; fort prurit brûlant à la jambe droite ; *prurit aux cuisses,*
forçant à se gratter jusqu'au sang, parfois aussi la nuit, au lit ; *dartre*
sèche à la cuisse, douloureuse au toucher ; *furoncle* à la cuisse. —
Fort gonflement des **Pieds,** après s'être promené au grand air ;
prurit aux pieds ; *sueur* aux pieds, parfois froide, ou seulement au
pied gauche ; *sueur violente de la plante des pieds*, avec excoriation
des orteils et de la partie charnue de la plante, avec douleur lancinante, comme si l'on marchait sur des épingles ; °sueur fétide des
pieds ; °sueur répercutée.—**Orteils** douloureux, comme enflammés ;
le soir, fourmillement et prurit dans le gros orteil ; *rougeur, inflammation* et *gonflement* de l'un des orteils, avec douleur brûlante après
s'être mouillé le pied ; rougeur et chaleur du gros orteil et de sa partie charnue, avec élancement comme par une engelure ; *engelures
aux gros orteils.* — *Sous l'***Ongle** *du gros orteil, douleur,* parfois
brûlante le soir, au lit ; les cors commencent à être douloureux ;
douleur d'excoriation aux cors ; un cor avec douleur brûlante se forme
sur un orteil.

N-JUGL. — NUX JUGLANS.

En général, prurit à divers endroits, sans éruption visible. —
Petites *pustules* à la face, surtout autour de la bouche, comme dans
la couperose ; petits *boutons rouges,* se remplissant d'une humeur
épaisse, au cou, à la face, aux épaules et au dos ; petites *vésicules,*
comme un *eczéma rouge*, avec prurit brûlant, rougeur et gerçures à
la peau, suintement d'un liquide qui roidit le linge et le teint en jaune
verdâtre, et s'aggravant par la transpiration ; petites *papules,* comme
celles du *lichen,* sur le cou-de-pied, avec rougeur, fort prurit, épaississement de la peau et croûtes dures ; *taches rouges,* avec des papules, ou bien avec un point purulent au milieu. — Petite *tumeur*
dure, rouge et ronde au bras, comme une petite glande endurcie, ou
bien comme une *tumeur enkystée ;* tumeur dure, rougeâtre et très-
douloureuse sur la joue, partant des gencives, et ayant au milieu une
tache ronde, rouge foncé, molle et affaissée, formant un *abcès* qui se
vide à l'intérieur.—°*Éruptions et tumeurs scrofuleuses de toutes sortes?;*

°glandes engorgées?; *ulcères, dartres, ophthalmies,* etc., *syphilitiques, scrofuleuses* et *mercurielles?*

N-MOSCH. — NUX MOSCHATA.

En général, °peau froide et sèche, avec difficulté de transpirer ; taches bleuâtres sur la peau ; °affections scorbutiques?; °engelures?; °plaies?; °furoncles?; °anciens ulcères aux cuisses ; °bubons pestilentiels? — A la **Face,** °éphélides?; sous le *menton,* peau douloureuse, comme s'il allait sortir des boutons ; au menton, boutons purulents, à bord rouge et large. — **Gencives** saignant facilement. — Sous la **Langue,** élevures luisantes rouge clair, plus grosses que les grains de millet, avec douleur d'excoriation, et semblables à des follicules muqueux engorgés ; °*aphthes* dans la bouche?

N-VOM. — NUX VOMICA.

En général, peau de tout le corps sensible, comme excoriée, avec sensation de torpeur au toucher. — *Prurit* cuisant, principalement aux faces extérieures des membres et des articulations, le soir, au lit ; *prurit brûlant par tout le corps, le soir ou la nuit au lit,* ou (nommément aux bras, aux cuisses, au ventre et au dos) le matin, en s'habillant, et le soir en se déshabillant ; *élancement brûlant* çà et là, ou élancements qui se transforment en brûlement ; élancements comme par des puces ; élancements brûlants et pruriteux, çà et là.— *Éruptions,* avec prurit ou bien avec brûlement pruriteux ; °éruptions miliaires ; °*taches bleues* au corps, comme des *ecchymoses.*—°*Furoncles ;* * *engelures, avec prurit brûlant,* °ou avec gerçures saignantes et gonflement rouge pâle. — Les anciennes *cicatrices* deviennent douloureuses, comme si elles étaient excoriées de nouveau. — °*Ulcères* à bords élevés, rouge pâle. — °Affections à la suite des morbilles, telles que miliaire blanche, toux catarrhale, etc.?

Cuir chevelu *et cheveux douloureux, comme meurtris, surtout en y touchant ;* douleur d'excoriation au cuir chevelu, par un vent froid ; *prurit* et rongement au cuir chevelu, semblables à ceux d'un ulcère en voie de guérison ; *fourmillement au front* et sur le vertex ; papules rouges et douloureuses, et boutons purulents au cuir chevelu et à la face ; petites tumeurs douloureuses au front. — Aux **Paupières,** *prurit* (parfois brûlant), ou prurit dans les *yeux,* quelquefois soulagé par le frottement ; *cuisson comme produite par le sel,* aux yeux, et principalement aux angles intérieurs (avec larmoiement), ou aux angles extérieurs (le soir au lit) ; *douleur d'excoriation,* surtout *aux angles* (*intérieurs*), ou aux bords des paupières. — *Inflammation des yeux,* ° à la suite d'un refroidissement, ° chez les sujets scrofuleux et ° chez les individus arthritiques ; ° *inflammation catarrhale* des yeux ; ° *ophthalmies* des nouveau-nés ? ; rougeur de l'angle extérieur de l'œil gauche, le matin ; * *gonflement des yeux,* parfois avec stries rouges dans le blanc de l'œil, et avec tension pressive ; ° *paupières rouges, gonflées et collées;* ° *globe de l'œil ecchymosé;* * *suintement sanguinolent des yeux.* — *Prurit à l'***Oreille,** parfois avec reptation formicante, ou dans la trompe d'Eustache, empêchant de dormir et forçant continuellement à faire le mouvement de la déglutition ; ° *engorgement des parotides,* avec inflammation aussi ? — Au **Nez,** *prurit* insupportable ; sensibilité douloureuse des narines ; *douleur d'excoriation et d'ulcération dans les narines,* principalement dans les angles ou aux bords, pendant le mouvement des parties, et surtout le soir. — **Face** *gonflée, avec rougeur; prurit à la face,* avec reptation comme par des puces, reparaissant bientôt après s'être gratté ; reptation formicante sur la peau ; petits *boutons purulents* aux joues. — A la **Bouche,** desquamation douloureuse des lèvres ; douleur d'un poil à la barbe, au toucher, comme par une écharde ; *gerçure* à la lèvre inférieure ; commissures des lèvres ulcérées ; boutons purulents autour des lèvres, semblables à des grains de millet ; bouton pruriteux au-dessus du bord de la lèvre supérieure ; au bord des lèvres, croûtes ulcérées qui apparaissent avec cuisson ; *petits ulcères* à la surface intérieure de la lèvre inférieure, douloureux au toucher ; *ulcère croûteux* et brûlant à la partie rouge des lèvres. — Au **Menton,** boutons pruriteux à auréole rouge ; éruption dartreuse au menton.

* *Gonflement* des **Gencives,** avec mal aux dents qui commence par une pression, ou avant dîner ; gonflement des gencives, avec douleur tiraillante ; gencives douloureuses, avec boutons douloureux à la langue et à la surface intérieure des lèvres, comme après l'abus du mercure ; gonflement aux gencives, de l'épaisseur d'un doigt, avec gloussement comme dans un ulcère, et empêchant de manger ; ° *gonflement putride des gencives, avec saignement; ulcère* aux gencives d'une dent canine, avec tiraillement et brûlement. — ° *Inflammation de la* **Cavité buccale;** ° gonflement inflammatoire du palais et des gencives, avec difficulté d'avaler et d'ouvrir la bouche ; ° *aphthes* chez les enfants ; ° *ulcères* fétides dans la bouche et la gorge ; ° *stomacace.* —A l'**Anus,** prurit, parfois avec selles chaudes ; *douleur d'excoriation à l'anus,* avec prurit comme par des hémorrhoïdes, surtout le soir, pendant la marche ; * *boutons hémorrhoïdaux* à l'anus, parfois avec brûlement et élancement dans le rectum. — Au **Périnée,**

prurit après la sieste. — Excoriation dans l'aine. — **Prépuce** rétracté ; *prurit cuisant à la surface intérieure du prépuce,* surtout vers le soir ; *bord du prépuce excorié ; prurit au gland,* parfois le matin et le soir, et quelquefois *cuisant,* rongeant ou brûlant ; *sécrétion* plus abondante du *smegma,* derrière le gland ; °*inflammation et gonflement des testicules,* avec rétraction et dureté, ainsi qu'avec élancement et étranglement crampoïde qui s'étend jusque dans le cordon spermatique ; °hydrocèle ? ; *prurit au scrotum.*

Au **Cou**, gonflement des muscles du côté gauche, avec douleur comme s'ils étaient raccourcis, en remuant la tête. — Aux **Bras**, miliaire pruriteuse, avec excoriation après s'être gratté ; gonflement des muscles des *avant – bras,* avec douleur comme s'ils étaient brûlés. — Brûlement au dos des **Mains;** gonflement pâle des mains et des doigts ; *sueur dans la paume des mains,* principalement en se promenant au grand air ; sueur froide des mains, parfois avec froid au bout du nez. — Prurit aux articulations des **Doigts;** *rougeur des doigts, comme s'ils étaient gelés,* avec prurit brûlant, surtout à la chaleur du lit ou à celle de la chambre ; brûlement à la partie charnue du pouce, en se couchant pour la sieste ; *gonflement* chaud et douloureux de l'articulation du pouce, et qui se transforme en abcès. — *Prurit aux* **Cuisses**, surtout en marchant, ou *le soir au lit,* avec cuisson et rongement ; *miliaire* pruriteuse et brûlante aux cuisses, pendant les règles ; *furoncles aux deux cuisses,* parfois lancinants.— Au **Genou**, *tumeurs* douloureuses; *inflammation arthritique et gonflement du genou,* parfois avec nodosités; prurit le matin, forçant à se gratter, à l'articulation du genou; éruption miliaire avec prurit brûlant ; petit furoncle au genou, et qui roidit toute la jambe. — Déchirement dans les **Jambes** partant d'un *ulcère* qui s'y trouve ; *rougeur inflammatoire autour d'un ulcère aux jambes,* en marchant et en remuant; °*gonflement rouge foncé de la jambe,* avec *taches noires et douloureuses.* — Brûlement douloureux dans la plante des **Pieds;** *gonflement* du dos du pied, ou du pied, dont la jambe est couverte d'ulcères. — Aux **Orteils**, brûlement comme causé par des souliers étroits ; *prurit aux orteils, comme par des engelures,* parfois avec brûlement, surtout au lit ou à la chaleur de la chambre ; *engelure* très-douloureuse et picotante. — Racines des **Ongles** douloureuses, comme s'ils allaient s'ulcérer, surtout en y touchant.

OLEAND. — OLEANDER.

En général, peau très-sensible, avec rougeur et excoriation à la suite du moindre frottement. — *Prurit çà et là, forçant à se gratter,* parfois cuisant le soir, en se déshabillant. — °Éruptions scabieuses ?; °*dartres;* °boutons croûteux. — Tuméfactions.

Au **Cuir chevelu,** *prurit forçant à se gratter,* parfois *rongeant comme par des poux,* avec douleur d'excoriation après s'être gratté, ou la nuit surtout; **éruptions au cuir chevelu,* °parfois *croûteuses,* ou boutons pruriteux; °*croûtes squameuses* ou suintantes, avec prurit, surtout la nuit, et brûlement après s'être gratté; **forte desquamation du cuir chevelu.*— *Prurit* dans la **Pupille** droite; prurit lancinant à la paupière supérieure de l'œil gauche; cuisson dans l'œil gauche; *brûlement aux paupières,* quelquefois avec prurit autour. — °*Derrière les* **Oreilles,** *plaques suintantes et fétides,* avec *taches rouges, râpeuses et dartreuses* devant les oreilles. — *Prurit autour du* **Nez,** dans l'après-midi, ou prurit cuisant à la racine du nez, comme par la fumée. — *Prurit à la* **Face;** prurit rongeant à la joue droite; prurit cuisant à la pommette gauche, à la racine du nez et près de l'œil; prurit brûlant au front, à la joue gauche et au menton, avec papules indolentes, à bords durs et élevés; *gonflement* rouge sous les yeux, comme s'il allait paraître une éruption; gonflement subit du coin de la bouche; boutons purulents au menton.

Prurit à l'**Omoplate** droite. — Gonflement subit du **Doigt** (quatrième), avec brûlement, élancement et roideur; prurit à l'index de la main droite, forçant à se gratter, et suivi de rongement. — *Prurit* à la **Cuisse** droite, qui, après le grattement, reparaît bientôt, ou bien prurit lancinant, avec brûlement après s'être gratté.

OL-AN. — OLEUM ANIMALE.

En général, *prurit çà et là cessant après s'être gratté,* nommément au cuir chevelu, à la face, autour des yeux, au nez, à la bouche, aux lèvres et au menton, aux oreilles, au dos et à la nuque, aux bras, aux mains et aux doigts, à la poitrine et au ventre, aux fesses, aux cuisses, aux mollets, aux pieds et aux orteils; *prurit* comme par des *puces* çà et là; *chatouillement,* nommément aux oreilles, à la nuque et au talon; *cuisson* et *prurit cuisant,* principalement aux joues, derrière l'oreille, aux genoux, aux talons et aux orteils; *prurit brûlant* à la nuque, au bras et au-dessus de l'œil; *élancement* comme par des *puces* à la joue, à la mâchoire inférieure et au côté de la poitrine; *éruptions* éparses, boutons et vésicules; *excoriation* aux articulations (des cuisses).

Prurit à divers endroits du **Cuir chevelu** (parfois le soir), ou au front et aux tempes, *cessant après s'être gratté.* — *Brûlement* aux **Yeux,** au grand air, le matin au réveil, le soir à la lumière; brûlement à l'œil droit, avec larmoiement ou vue trouble; brûlement, le soir, à l'angle extérieur de l'œil droit ; *paupières enflammées* à la face intérieure. — *Prurit aux* **Oreilles;** à la *conque des oreilles*, prurit cessant après s'être gratté, ou accompagné de brûlement suivi de chaleur; devant l'oreille droite ou au côté intérieur du lobe de l'oreille, prurit qui cesse après s'être gratté ; chatouillement aux oreilles ; cuisson derrière les oreilles; âpreté dans l'oreille gauche, comme s'il y avait une plume dedans. — *Prurit dans les* **Narines;** dans la narine droite, *petits boutons* avec brûlement en pressant dessus, ou, à la cloison, avec brûlement et suintement.—*Prurit* à la **Face**, qui cesse après s'être gratté, nommément à la joue gauche ou au menton, à la lèvre supérieure et au coin de la bouche, parfois le soir (à la mâchoire inférieure et au front); prurit cuisant à la joue gauche; élancement comme par des puces, à la joue droite ou sous la mâchoire inférieure (le soir); fourmillement en divers endroits de la face; *brûlement, tous les matins, à la face,* et principalement autour du menton, avec desquamation de la peau, ou à la pommette droite, ou parfois *à la joue gauche* (quelquefois le soir); *boutons* pruriteux et petites *vésicules* aux joues. — **Lèvres** gercées; *prurit aux lèvres,* parfois le matin, pendant le sommeil, et qui réveille.

Aux **Doigts**, brûlement pruriteux ou *fourmillement picotant,* parfois au pouce, surtout le matin au lit.—Douleur d'ulcération à l'un des **Ongles**, surtout en pressant dessus, et avec mal de tête pressif qui disparaît après s'être levé et avoir marché ; douleur d'excoriation à l'ongle du gros orteil droit en pressant dessus, et parfois avec déchirement.

OL-JEC. — OLEUM JECORIS MORRHUÆ.

°Inflammation des yeux et des paupières chez les sujets scrofuleux? °dartres? °croûtes de lait? °nodosités glandulaires dans les mamelles? °*tuméfaction blanche des jambes.*

OPHIOT. — OPHIOTOXICON.

En général, *éruptions galeuses* chez les animaux aussi, avec chute des cheveux et des poils. — *Couleur jaune de la peau; jaunisse; pétéchies* chez les personnes qui sont près de succomber; la partie mordue devient rouge et bleue, avec gonflement; érysipèle; gonflement inflammatoire et *érysipélateux* apparaissant longtemps après la morsure. — Petites *vésicules* ou *vésicules rongeantes* qui parfois environnent la plaie; *pustules à la peau,* parfois noires; boutons de chaleur avec brûlement de la peau. — *Gonflements pâles et durs;* gonflement

des glandes et des vaisseaux lymphatiques aux alentours de la plaie ;
tout le corps s'enfle, nommément le ventre ; gonflement avec léthargie
suivie de la mort ; grosse bosse et tumeurs sur le corps, principalement aux articulations. — *Ulcères,* principalement aussi autour de la
morsure ; *cicatrices de la morsure* couvertes seulement d'une mince
membrane, avec gonflement et saignement facile ; petite élevure sur la
morsure plus pâle que la peau intacte, avec douleur et tension des parties voisines ; putréfaction accélérée des parties autour de la morsure.
—*Gangrène de la morsure* avec ulcération large et étendue ; le bras
mordu est rouge pourpre, bleu et noir, avec vomissement violent et
pouls dur et vif ; le gonflement dur et pâle du membre mordu devient
rougeâtre, puis gangréneux, avec évanouissement, vomissement et
convulsions qui ne cessent qu'à la mort. — *Dans la morsure* ou parfois *dans toute la partie mordue, élancement parfois violent avec pulsation ;* douleurs aux environs de la morsure et à d'autres parties. —
écoulement de sang par la blessure, comme un jet ; écoulement de
sang d'abord rouge, puis noir et terreux ; écoulement de sang veineux
par la blessure gonflée ; écoulement d'un sang purulent et d'une humeur lymphatique (chez les colombes), avec faiblesse qui augmente
graduellement jusqu'à la mort ; écume sanguinolente, sortant par
toutes les ouvertures du corps ; le sang paraît se transformer en sérum ; *signes constants de la décomposition du sang chez les animaux*
et les *hommes ;* le sang qui reste dans les veines devient rouge noir.

    Gonflement de la **Tête ;** chute des cheveux pendant la convales-
cence. — °Contre les *taies,* la graisse des serpents est réputée être
efficace.

    Gonflement de la **Jambe** mordue, avec douleur qui ne permet
point d'appuyer le pied, et avec cris, lamentations et plaintes, lors
même que le malade est porté ; gonflement dur de la jambe depuis
le bout des orteils jusqu'au genou, rouge bleu et douloureux à la
malléole ; gonflement et trous aux jambes.

OP. — OPIUM.

    En général, *peau pâle ;* peau *bleuâtre,* nommément aux cuisses ;
taches bleuâtres çà et là ; rougeur de tout le corps.—*Prurit* par tout
le corps, parfois très-gênant ; prurit au tronc, depuis la poitrine jusqu'à la face, principalement au nez ; prurit avec élancement ; prurit
avec rougeur de la peau ; prurit avec fourmillement par tous les membres ; prurit *brûlant,* avec élévation de pustules ; *prurit avec éruption*
de nodosités épaisses, rouges et très-pruriteuses, ou de papules, après
s'être gratté ; *un prurit violent à la peau passe pour être toujours un*

symptôme d'empoisonnement par les sels de morphine, et souvent il y a eu même un exanthème caractérisé par de petites élevures rondes et sans couleur distincte. — *Éruptions,* principalement après avoir transpiré, avec prurit cuisant; petites taches rouges et pruriteuses, çà et là. — Desquamation de la peau. — Gonflement hydropique du corps.

* *Rougeur* de la **Face**, avec gonflement, et veines de la tête gonflées; rougeur de la face avec lèvres gonflées; * *rougeur de la face,* * *avec yeux rouges,* parfois comme enflammés; face non-seulement rouge, mais comme enflammée. — *Petits ulcères* dans la **Bouche**, au palais et sur la langue; les personnes mâchent l'opium, s'en brûlent la bouche et la langue, et ont la gorge enflammée. — **Pieds** gonflés.

PAR. — PARIS QUADRIFOLIA.

En général, fort prurit çà et là; fourmillement sous la peau, sans prurit.— Douleur d'excoriation de toute la peau, en y touchant. — Panaris.

Cuir chevelu *douloureux au toucher;* douleur d'excoriation à un petit endroit du front, apparaissant la nuit, et comme à la suite d'un coup violent; prurit au cuir chevelu, avec brûlement après s'être gratté; petites *croûtes* au cuir chevelu; boutons au front, avec douleur pressive en y touchant. — Chute des *cheveux,* qui sont aussi douloureux au vertex. — Aux **Yeux**, petits *boutons* secs au-dessus du sourcil gauche, avec rongement pruriteux qui, après le grattement, augmente et devient lancinant, comme par des échardes; *mucosités* abondantes aux *yeux,* surtout le matin, ou, pendant la journée, aux angles des yeux, avec brûlement, surtout en y touchant; larmoiement le matin après s'être levé. — A la **Face**, aux *joues* et aux *mâchoires* inférieures, *taches rouges* et pruriteuses, semblables à des grains de millet, et douloureuses après s'être frotté et gratté. — Aux **Lèvres**, éruption abondante; à la lèvre supérieure, bouton purulent, avec auréole rouge; élancements sous-cutanés dans la lèvre supérieure; *dartres* autour de la bouche, avec lèvre supérieure épaisse et gercée; vésicules à la surface intérieure de la lèvre inférieure. — Au **Menton**, petit bouton pruriteux et douloureux après s'être gratté; à la *mâchoire inférieure,* rongement et brûlement très-pruriteux, le soir avant de se coucher, avec boutons sanguinolents et semblables à des grains de millet, le lendemain.

Voile du **Palais** douloureux, et, le lendemain, avec exfoliation de la peau; gonflement tensif, presque indolent et gros comme un œuf de pigeon, auprès de la dent molaire la plus reculée.

Au **Pied**, formication opiniâtre dans le talon.

PETR. — PETROLEUM.

En général, *sensibilité douloureuse de la peau par tout le corps,* tout vêtement gêne ; tout siége paraît trop dur en y étant assis ou couché. — *Prurit* avec frisson ; prurit par tout le corps, le matin, avant de s'être éveillé complétement ; *élancements* par tout le corps, avec grande anxiété (le soir) ; élancements pruriteux ; °fièvre *urticaire ; ° taches brunes et jaunes sur la peau ; °pustules* pruriteuses et brûlantes ; °*dartres pruriteuses.* — *Peau maladive, vulnérable, toute lésion tend à s'ulcérer ; excoriation* et *suintement* de la peau en divers endroits, avec prurit.—° *Rhagades ; °engelures,* parfois douloureuses ; °cors. — ° *Glandes engorgées,* parfois avec dureté, principalement à la suite d'une contusion. — Dans les *ulcères,* élancement ; chair luxuriante dans les ulcères.

Aux *côtés* de la **Tête**, principalement au côté gauche, *douleur d'ulcération* en y touchant ; douleur de meurtrissure aux téguments de la tête, nommément au vertex, qui est comme meurtri ; *tumeurs molles* au cuir chevelu, extrêmement douloureuses au toucher ; fort *prurit* au cuir chevelu, parfois avec douleur d'excoriation après s'être gratté ; *° éruption (boutons) à la tête* ° et à la nuque ; °*croûtes* au cuir chevelu ; *chute des cheveux ; sueur* abondante à la tête, le soir, après s'être couché ; sensation à la tête, comme si elle se trouvait dans un courant d'air frais. — *Prurit aux* **Paupières**, forçant à se frotter, ou aux paupières inférieures seulement, avec sécheresse ; *prurit et élancement aux yeux,* parfois avec *brûlement ; cuisson* aux yeux, parfois semblable à celle qui est la suite de l'ivresse, ou avec chaleur aux yeux ; brûlement aux yeux, parfois avec pression, nommément dans l'angle intérieur ; ° *inflammation des yeux ; gonflement inflammatoire* à l'angle intérieur, semblable à une *fistule lacrymale* lors de son origine ; *boutons* aux paupières.—Dans l'**Oreille** gauche, *prurit,* avec *écoulement d'un pus* sanguinolent ; *gonflement* du conduit auditif ; *bouton* à l'oreille droite, crevant le soir ; *éruptions* à l'oreille extérieure, durant trente jours ; *rougeur, rugosité, excoriation* et *suintement derrière les oreilles ;* °sécheresse et sensation désagréable de sécheresse dans l'intérieur de l'oreille. — Au **Nez**, douleur d'ulcération de la racine, en y touchant ; *prurit* au bout du nez ; brûlement sur le nez et auprès ; *boutons* dans les narines ; *vésicules purulentes* au nez ou à la cloison des narines, avec auréole rouge ; boutons à l'aile droite, douloureuse au toucher ; ° *gonflement* du nez, avec écoulement de pus et douleur au-dessus de la racine ; *narines ulcérées ;*

croûtes dans le pli de l'aile gauche. — A la **Face**, *prurit* fréquent ;
éruption boutonneuse, principalement autour des yeux, ou comme
de petites *pustules* à pointes blanches.—Aux **Lèvres**, éruption abondante ; au *coin de la bouche*, boutons parfois lancinants ; au-dessus de
la lèvre supérieure, bouton *croûteux* et lancinant; lèvres gercées ;
furoncle à la lèvre inférieure. — Au **Menton**, petits boutons purulents, douloureux au toucher ; gonflement de la mâchoire inférieure,
douloureux en se penchant en avant ou en appuyant dessus ; * *engorgement des glandes.*

Gencives douloureuses, comme excoriées, en mâchant ; gencives
comme enflammées, entre les dents incisives inférieures, avec élancement et brûlement; gencives *gonflées*, et lancinantes au toucher :
vésicules aux gencives ; vésicules purulentes au-dessus d'une dent
creuse, semblables à une fistule ; à une dent molaire inférieure, *vésicule noire*, creuse, sensible à l'eau et à l'air froid, avec douleur à la
dent, si la bouche s'ouvre seulement ; *ulcères* à la surface intérieure
de la joue. — Au **Ventre**, éruption boutonneuse, douloureuse au
toucher. — A l'**Anus**, prurit au moment de se coucher ; *brûlement* à
l'anus ; au bord de l'anus, *croûte*, avec chatouillement et douleur d'excoriation ; au *périnée, dartres* pruriteuses. — * *Dans l'***Urètre***, douleur brûlante ;* °rétrécissement de l'urètre. — Aux **Mamelons**, prurit et furfures.

°A la **Poitrine**, °*éruption dartreuse.* — *Sueur* au **Dos** et à la
poitrine, le jour, pendant le repos ; douleur d'excoriation dans la peau
du dos, au côté gauche. — *A la* **Nuque**, °éruption *dartreuse ;* °en-
gorgement des *glandes* et éruption ; forte sueur sous les *aisselles ;*
bosse sous l'aisselle, avec déchirement, élancement et forte suppuration.—Au **Bras** droit, *taches jaunes ;* prurit à l'articulation du coude ;
à l'*avant-bras,* furoncle lancinant au toucher. — Aux **Mains**, °*taches*
brunes sur le *poignet ;* peau des mains cassante et râpeuse ; *mains
gercées et excoriées,* °surtout en hiver ; prurit dans la paume des
mains. — Aux **Doigts**, prurit sur les condyles; *doigts râpeux et
gercés,* parfois avec *élancement* et *cuisson,* ou, en hiver, avec excoriation et saignement ; °*engelures.*— Aux **Ongles**, douleur de meurtrissure en y touchant ; dans une *verrue* au doigt, picotement le soir
au lit, avec douleur d'excoriation au toucher ; douleur brûlante dans
une verrue, comme si elle allait s'ulcérer, le soir au lit. — Entre les
Cuisses, excoriation, avec rougeur et suintement ; *boutons* pruriteux
entre les jambes ; fort élancement dans une bosse indolente, molle, et
qui date de plusieurs années ; prurit sur un endroit rouge et dartreux,
entre les cuisses ; gros *bouton* au-dessus du genou ; gros *furoncle* à la
cuisse. — Au **Genou** gauche, *tache rouge* et large, qui, plus tard, de-

vient pressive et douloureuse; °*dartres* au genou. — Aux **Jambes**, déchirement; élancement et pression sur un endroit anciennement ulcéré; éruption *tubéreuse* aux mollets, avec prurit violent. — Aux **Pieds**, élancements dans le *talon,* comme s'il y avait là des échardes: *gonflement des pieds;* gonflement et chaleur de la plante des pieds. vers les orteils, le soir, pendant deux jours consécutifs, avec brûlement; prurit brûlant à la *malléole* extérieure; *vésicules* au talon; °*dartres* à la malléole; *forte sueur aux pieds,* et parfois seulement à la *plante* des pieds. — *Entre les* **Orteils**, *éruption ;* aux orteils, *ulcères opiniâtres,* formés de vésicules rongeantes, à bords élevés et à fond rouge, plan et humide; *cors; élancement* ou brûlement dans les cors.

PHELL. — PHELANDRIUM AQUATICUM.

En général, ce médicament est réputé d'exciter l'activité des membranes muqueuses et d'augmenter en même temps celles de la peau et des organes urinaires. — Prurit en divers endroits et qui cesse aussitôt qu'on s'est gratté; prurit brûlant et élancement rongeant, comme par étincelles électriques, au tronc, à la tête, au nez, aux oreilles, aux joues, à la poitrine, aux bras, etc. — °*Ulcères* scrofuleux?? °ulcères carieux?

Au **Cuir chevelu,** prurit qui cesse après s'être gratté; prurit au côté droit de la tête après dîner; prurit à l'occiput; prurit aux tempes; prurit au-dessus du front, le soir; prurit comme par des puces, cuisant au côté droit de la tête, ou lancinant à l'occiput et suivi de douleur d'excoriation; brûlement lancinant à la tempe gauche le soir. — *Prurit* aux **Yeux,** cessant après s'être frotté; prurit au sourcil droit le soir; prurit dans l'œil droit le soir; prurit dans l'œil gauche après dîner; prurit dans l'angle intérieur; prurit à la paupière inférieure de l'œil gauche; prurit *cuisant* à la paupière de l'œil gauche, ou parfois lancinant dans l'angle intérieur; cuisson dans l'œil gauche comme causée par quelque chose d'âcre; prurit lancinant aux deux yeux; brûlement aux yeux avec sensation de sécheresse; brûlement aux paupières le matin, après le lever. — Aux **Oreilles,** le soir avant de se coucher, prurit qui cesse après s'être gratté ou frotté. — Au **Nez** ou dans la *narine,* prurit dans l'après-midi, cessant après s'être gratté; *vésicules* dans la narine droite, d'abord pruriteuses, puis confluentes et excoriées après être crevées..

A l'**Anus,** prurit brûlant après s'être frotté. — Prurit au *prépuce* cessant après s'être gratté.

A la **Poitrine,** prurit qui cesse après s'être gratté. — Petit bouton au **Cou** semblable à une *verrue;* au cou et entre les mamelles, taches bleuâtres semblables à des *pétéchies* et s'exfoliant plus tard.

PHOSPH. — PHOSPHORUS.

En général, *prurit par tout le corps,* ou particulièrement au dos et aux jarrets; *fort prurit nocturne* aux bras, aux jambes, au dos et au ventre; prurit par tout le corps avec grande chaleur et sécheresse dans la bouche; prurit brûlant par tout le corps; *prurit rongeant* autour du ventre, aux bras et aux cuisses, avec *stries rouges* après s'être gratté; prurit fourmillant çà et là, cessant après s'être frotté; *fourmillement aux parties paralysées; élancements fréquents dans la peau,* semblables aux piqûres de puces, ou élancements pressifs. — *Éruption urticaire* pruriteuse couvrant le corps et parfois la face de grosses vésicules; éruption abondante de petites *vésicules galeuses* avec prurit; *taches dartreuses,* rondes, *par tout le corps;* °*dartres* sèches et farineuses; *tubérosités et taches tuberculeuses semblables aux plaques jaunâtres et rouge bleuâtre des lépreux; taches cuivreuses* transparentes; *taches brun foncé,* parfois élevées, aux jarrets, à la poitrine, au front et sous le coin de la bouche; °*taches jaunes ou brunes au corps;* °taches sanguinolentes (*pétéchies*). — *Vésicules* dures et douloureuses çà et là sans prurit; vésicules semblables aux *ampoules de brûlure,* avec suintement après s'être ouvertes; vésicules pruriteuses entre les doigts et au jarret. — *Furoncles* à la nuque, à la poitrine et aux cuisses; *gros furoncles* à la cuisse, à la poitrine et au front. — En divers endroits du corps, *plaques excoriées* avec rougeur et élancements douloureux; *fort saignement des plus petites blessures; écoulement de sang noir* par une ancienne cicatrice d'un vésicatoire; °*fongus hématode;* pincement tractif en un endroit déjà cicatrisé; exfoliation de l'épiderme.— *Verrue* (au front), pruriteuse; brûlement dans une verrue, semblable à celui d'une plaie suppurante, le soir après s'être couché. — °*Affections des glandes,* même après des contusions; tiraillement dans les glandes, parfois surtout dans celles du cou; °*abcès lymphatiques* avec ulcères fistuleux à bords calleux, laissant écouler un pus fétide et décoloré, avec fièvre hectique. — °*Douleurs ostéocopes;* °*exostoses* avec douleurs nocturnes.— °*Fièvre scarlatine, rougeole* et suites fâcheuses de la répercussion de ces exanthèmes. — °Chlorose? — °Affections *hydropiques?* — *Engelures.*

A la **Tête,** douleur au *vertex* comme s'il était ecchymosé; *refroidissement facile de la tête;* pression en divers endroits de la tête, comme s'il y avait des tubercules sous la peau; au front, *gonflement indolent* non enflammé, mais luisant, avec maux de tête violents au-

dessus des yeux; °*exostoses* au crâne; fort *prurit* au cuir chevelu ;
**cuir chevelu squameux* et parfois très-pruriteux ; petites *bosses pru-
riteuses,* douloureuses au toucher, comme des furoncles; °*croûtes
sèches* sur la tête ; éruption à la tête, avec douleur d'excoriation et
cuisson, mais peu pruriteuse; **chute des cheveux;* les racines des
cheveux sont comme desséchées; un point *au-dessus de l'oreille* devient chauve; sensation comme si la peau du front était rétrécie, avec
anxiété, pendant plusieurs jours. — *Prurit aux* **Paupières** ou aux
yeux; *brûlement* à la pupille ou dans l'œil et autour, ou dans les paupières supérieures, avec pression dans les yeux; chaleur et brûlement dans les yeux; douleur d'excoriation et brûlement à l'angle ex
térieur des yeux ; **inflammation des yeux,* °avec chaleur et pression
comme d'un grain de sable; inflammation des yeux avec brûlement
et prurit; **rougeur de l'œil* avec pression et *prurit,* ou (dans l'œil
droit surtout) avec brûlement, gonflement et agglutination nocturne ;
rougeur du blanc de l'œil, avec prurit, douleur d'excoriation, et écoulement abondant d'une eau brûlante et excoriante; *rougeur de la conjonctive,* avec sensation comme si quelque chose avait pénétré dans
l'œil, forçant à s'y frotter continuellement; *gonflement de la paupière
supérieure* de l'œil droit, parfois avec prurit et pression, ou comme
à la suite d'un coup d'air; gonflement de la paupière gauche avec
douleur de l'os de l'orbite en y touchant; *bosse aux bords de l'orbite ;
**agglutination des paupières le matin au réveil,* avec difficulté de les
ouvrir; *agglutination* avec brûlement et élancement dans les yeux,
et avec vue trouble comme par un voile; **agglutination avec larmoiement* et *sécrétion muqueuse* pendant le jour. — A l'**Oreille,** *chaleur*
et rougeur ; sensation de sécheresse dans l'oreille avec et sans bourdonnement; petit *bouton* lancinant à l'oreille; petites *vésicules* (brûlantes) dans la conque de l'oreille, ou parfois derrière les oreilles. —
Dans les **Narines,** *prurit* parfois avec chatouillement; prurit au *nez*
(parfois après dîner) ou dans la narine droite (le matin) ; *douleur d'excoriation dans les narines,* parfois surtout en y touchant; *rougeur*
foncée d'une aile du nez, avec douleur d'excoriation au toucher; *inflammation* dans les narines avec sensation de sécheresse et saignement faible; *gonflement* du nez avec coryza, ou avec douleur en y
touchant; °*gonflement scrofuleux du nez ;* narines *ulcérées;* petits *boutons* au nez, parfois pruriteux; petites *vésicules* dans les narines et
autour du nez, qui paraît enflammé; *éphélides* nombreuses sur le nez
le matin, après un exercice nocturne échauffant; *obturation* du nez;
croûtes dures et sèches, ou *matières coagulées* dans les narines; °*polype* au nez.— ***Face** *bouffie,* à la partie sur laquelle on était couché; **bouffissure surtout autour des yeux, avec gonflement; gonflement*

indolent de la joue et des gencives; *prurit violent* à la face forçant à se gratter jusqu'au sang; *éruption boutonneuse à la face*, parfois à l'aile du nez ou aux deux joues; *boutons purulents* et *croûtes ulcérées* à la face, à la suite de la moindre lésion de la peau; *éruption rouge marbrée*, râpeuse et quelque peu élevée; *boutons* rouges et épars à la face; éruption fine et *granuleuse* au front et au menton; °croûtes de lait?; *tension de la peau à la face*, °parfois semi-latérale; peau de la face *squameuse;* excoriation brûlante de la peau, comme après s'être exposé à un air froid et pénétrant. — **Lèvres** *brûlantes* comme du feu ou brûlement seulement à la partie rouge de la lèvre inférieure, avec vésicules blanches et brûlantes à la surface intérieure; *lèvre inférieure gercée* au milieu; lèvre supérieure pruriteuse et douloureuse après le frottement; gonflement de la lèvre supérieure; *éruption* à la partie rouge des lèvres, parfois avec élancement; boutons et vésicules purulentes au *coin* de la *bouche*, ou ulcération; vésicules douloureuses de la grosseur d'une lentille et remplies d'une humeur lymphatique, à la surface intérieure de la lèvre inférieure; *dartres* au-dessus de la lèvre supérieure ou au coin gauche de la bouche, avec cuisson et élancement; *peau râpeuse* autour des lèvres; *ulcère* douloureux à la surface intérieure de la lèvre inférieure. — Glandes de la **Mâchoire** inférieure engorgées, à l'articulation.

Gencives comme excoriées; *sensibilité douloureuse* des gencives empêchant de manger, avec petits *ulcères;* prurit et picotement aux gencives; brûlement et douleur d'excoriation aux gencives intérieures des dents incisives supérieures; gencives *enflammées;* gencives *gonflées,* surtout au-dessus de la dent affectée, ou avec prurit; *ulcère aux gencives* après un mal de dents, ou avec gonflement de la lèvre supérieure; *saignement* facile des gencives au moindre contact, avec décollement. — Dans la **Bouche,** *nodosité* douloureuse à la face interne de la joue; douleur à la *langue* et au palais, empêchant de manger et de parler; °*excoriation* de la bouche intérieure; rugosité de la bouche et sensation d'*excoriation* en divers endroits; *vésicules* douloureuses dans la bouche, avec soif et mal à la gorge en avalant. — Au **Palais,** prurit picotant avec besoin de se gratter; brûlement au palais; sensation au palais comme si la peau, devenue ridée et douloureuse, allait se détacher; *vésicules* au palais, suppurant après s'être crevées. — Au **Ventre,** prurit au côté droit jusqu'à la poitrine, cessant après s'être gratté; prurit dans le nombril qui ne cède point au frottement; *furoncles* au ventre; *engorgement des glandes* inguinales; bosse à l'aine avec brûlement. — A l'**Anus,** *élancement;* *prurit* parfois *rongeant* à l'anus; *chatouillement* et *prurit* à l'anus, quelquefois le soir; *prurit* et *fourmillement* à l'anus après la promenade au grand air; *boutons* *hémorrhoïdaux au rectum et à l'anus ;* dans les hémorrhoïdes de l'anus, douleur d'excoriation pendant plusieurs jours en étant assis et couché, avec pression et élancements violents en se levant. — Aux **Parties génitales,** petit *ulcère* sur le prépuce. — Dans les *mamelles, élancements ;* °*nodosités dures et douloureuses* dans les seins ; *inflammation érysipélateuse* des mamelles avec brûlement, élancement et suppuration ; °*abcès au sein,* même avec ulcères fistuleux.

A la **Poitrine,** °*taches jaunes.* — **Coccyx** douloureux au toucher, comme s'il y avait là un ulcère. — Au **Cou,** élancements dans une bosse ; *nodosité* dure au cou, de la grosseur d'une noisette, et douloureuse au toucher ; *engorgement des glandes* de la nuque et du cou. — Sous l'**Aisselle** droite, prurit violent et *engorgement des glandes* axillaires ; sous l'aisselle droite, petits *boutons* brûlants après s'être gratté ; *engorgement des glandes axillaires,* parfois avec douleur brûlante dans la peau des bras. — A l'**Epaule,** nodosité dans l'articulation. — Prurit fréquent aux bras ; °*dartres* farineuses aux bras. — Dans le pli du **Coude,** petites *taches rouges,* pruriteuses et rongeantes sur un endroit large comme la paume d'une main. — *Congestion de sang vers les* **Mains,** avec *veines engorgées,* parfois comme commençant dans l'estomac, et s'étendant vers la tête, surtout en laissant tomber les bras, qui tremblent et sont lourds et froids ; *brûlement,* surtout dans la paume des mains ; *gonflement* subit de la main et des doigts ; gonflement de l'articulation de la main, avec pulsation comme dans un ulcère, et déchirement qui s'étend jusque dans les doigts, même au repos, mais s'aggravant fortement en remuant l'articulation affectée ; *prurit* aux mains ; *vésicules de chaleur* au dos des deux mains, avec prurit plus intense la nuit ; peau des mains sèche et très-râpeuse ; apparition de *verrues* aux mains. — **Doigts** *morts,* surtout le *médius* de la main droite, à l'air médiocrement froid ; *gonflement* d'un doigt douloureux, surtout en le heurtant ; gonflement de l'articulation du pouce, douloureuse au toucher, avec douleur de luxation en le remuant ; *panaris.* opiniâtre qui tarde à se guérir. — Prurit aux **Cuisses** et aux *hanches,* parfois aussi à la rotule ou sur un petit endroit ; prurit avec douleur d'excoriation après s'être gratté ; gros *boutons* douloureux au toucher à la partie postérieure des cuisses ; *excoriation* au côté intérieur des cuisses. — A la **Jambe,** *enflure subite, rouge et enflammée* entre le mollet et le jarret, avec douleur d'excoriation ; *dartre* au-dessus des genoux et au-dessous ; en bas du *tibia,* petites *taches* semblables aux éphélides ; aux *jambes, petites taches bleu rougeâtre,* très-nombreuses et ressemblant aux *péléchies.* — *Gonflement des* **Pieds** en marchant, ou le soir, ou même le matin, ou *d'un pied* seulement ; gonflement des muscles à la malléole droite ; les *vésicules* et les *ulcères* aux pieds augmentent ; *élancement dans le pied gonflé*, surtout dans la malléole droite, avec douleur qui ne permet pas d'appuyer le pied ; fourmillement dans le *talon ; vésicule* qui s'ouvre, suinte et cause de la douleur dans la marche ; le talon, jadis gelé, est très-douloureux, surtout dans les souliers, en marchant ; *douleur à la plante des pieds*, comme après une promenade trop longue, *ou pendant la promenade*, et parfois avec rougeur °ou comme par ulcération ; fort *prurit*, le soir, à la plante des pieds et aux orteils. — *Dans le gros **Orteil** du pied gauche, douleur violente*, parfois comme par une engelure ; à la partie charnue du gros orteil, *inflammation* avec élancements violents ; pression et brûlement dans l'orteil affecté d'engelures, surtout dans les souliers, en marchant ; apparition d'*engelures* (en mars).—*Douleurs dans les anciens **Cors**,* surtout dans ceux du petit orteil, qui se gonfle en même temps, ou dans ceux des talons, à la moindre pression, même au contact de la couverture du lit ; douleurs dans les cors pénétrant jusqu'aux os ; lancinations dans les cors en marchant ; pression dans les cors, violente et lancinante, comme si l'on y remuait un couteau.

PHOS-AC. — PHOSPHORI ACIDUM.

En général, *fourmillement çà et là, même par tout le corps*, et avec élancements ; fourmillement pruriteux au corps et aux mains, le soir au lit ; *prurit* subit au dos, aux bras, aux parties génitales et même au cuir chevelu, ne cessant que momentanément après s'être gratté ; prurit avec élancement brûlant çà et là, devenant plus intense après s'être gratté, avec rougeur augmentée. — *Peau douloureuse* partout, même déjà en se rasant ; *insensibilité* de la peau. — *Taches rouges*, brûlantes comme du feu, aux membres supérieurs et inférieurs ; *rougeur* augmentée par tout le corps, avec *plaques* larges, rouges et indolentes aux épaules ; *stries rouges* au-dessus des rotules et depuis les hanches jusqu'au nombril, avec grande sensibilité à l'air et à la chaleur du lit ; °*exanthèmes scarlatineux ;* °inflammations érysipélateuses, éruption de *papules* rouges et lisses à l'avant-bras et au cou, avec auréole rouge et douleur d'excoriation en y touchant ; *miliaire* par tout le corps, moins pruriteuse que brûlante ; °*éruptions par groupes*, fines, rouges et lancinantes. —*Vésicules galeuses* aux fesses, à la partie charnue des orteils et aux orteils mêmes ; °*dartres* suintantes ou sèches. —°*Furoncles.* — *Plaques excoriées* aux orteils, aux lombes et aux parties génitales. — °*Ulcères* parfois invétérés et pruriteux, ou planes, à fond dentelé et remplis d'un pus décoloré ; *dou-*

leur d'excoriation à chaque endroit lésé, *surtout *dans les plaies,* même *dans celles des os ;* brûlement dans les ulcères.

Prurit au **Cuir chevelu ;** rongement pruriteux au front ; *élevure* douloureuse au cuir chevelu, avec sensation, comme si l'on était tiré par les cheveux, et douleur de meurtrissure en y touchant ; * *forte chute des cheveux ,* surtout aussi à la suite d'un chagrin ; ° *cheveux gris,* flasques, comme de l'étoupe.— Aux **Yeux,** *brûlement,* avec larmoiement brûlant ; * *inflammation des yeux ,* avec *orgéolet* à la paupière supérieure ; ° inflammation avec petites veines rouges dans l'angle intérieur ; inflammation des yeux avec brûlement ; ° inflammation des paupières ; *gonflement* et rougeur des paupières inférieures ; gonflement des paupières inférieures et de la partie au-dessous des yeux. — Au lobe de l'**Oreille** droite, *prurit* lancinant ; gonflement et chaleur des oreilles, avec brûlement et prurit ; grosse *nodosité* derrière le lobe de l'oreille droite, avec douleur d'excoriation, surtout en y touchant. — Prurit au bout du **Nez,** forçant à se gratter ; fourmillement et brûlement sur le nez ; au bout du nez, petits *boutons* pulsatifs et douloureux au toucher ; *dos du nez gonflé,* avec taches rouges, même au côté, et sensibilité tensive ; * *croûtes sur le nez,* parfois pruriteuses à la cloison. — Chaleur à la **Face,** avec *tension de la peau ,* comme si elle était enduite de blanc d'œuf desséché ; fourmillement et reptation à la face comme par un insecte ; * *brûlement dans la peau de la joue,* près du coin droit de la bouche, ou à un petit endroit de la joue gauche ; *prurit* à la face ; * *boutons à la face,* parfois gros, ° ou principalement au front et au menton ; aux joues et au nez, *boutons rouges ,* remplis de pus et pruriteux, surtout en y touchant ; au front, gros boutons avec douleur d'excoriation, en y touchant ; ° *dartres* suintantes et croûteuses, aux joues, aux lèvres et aux coins de la bouche ; petites *bosses* au front. — **Lèvre** inférieure gercée au milieu ; gerçure transversale dans la lèvre supérieure, comme une incision, avec douleur d'excoriation, surtout en y touchant ; à la partie rouge des lèvres, boutons brûlants ; *plaques ulcérées* aux lèvres, avec cuisson tensive et peau foncée se détachant facilement, en se lavant, après quoi les boutons saignent et deviennent cuisants et douloureux au toucher, comme s'ils étaient excoriés ; à la lèvre inférieure, près du coin de la bouche, éruption, parfois jaune brunâtre et croûteuse.

Gencives gonflées au côté interne et douloureuses au toucher et en mangeant ; douleur d'excoriation aux gencives, en y touchant, avec saignement, après les avoir frottées ; ° gencives décollées ; ° *nodosité* douloureuse aux gencives ; *saignement* des gencives au moindre contact. — **Bouche** *douloureuse,* comme excoriée , hors le temps de la déglutition ; *à la langue, prurit*, parfois lancinant (au bout de la langue); langue *brûlante*, en *divers endroits*, parfois comme par application de substances corrosives ; *gonflement* de la langue, avec douleur en parlant. — Au côté gauche de la *gorge*, douleur d'ulcération, pulsative, tensive, et comme par sécheresse, avec difficulté de parler, et douleur d'excoriation jusqu'aux oreilles, pendant la déglutition ; inflammation de la gorge avec une *vésicule* de douleur cuisante.— Au **Ventre**, gonflement des glandes inguinales. —A l'**Anus** prurit cuisant. — Aux **Parties génitales,** prurit fourmillant sur la verge ; au gland, élancement, parfois pruriteux ; fourmillement pruriteux au gland ; *vésicules* au gland, pruriteuses seulement en pressant dessus, parfois suintantes, précédées de fourmillement ; * *condylomes;* chaleur et brûlement dans les condylomes, ou bien douleur d'excoriation, en marchant et en étant assis ; *au scrotum prurit,* parfois lancinant ; *douleur d'excoriation au scrotum,* surtout après s'être gratté, et avec brûlement ; *gonflement* inflammatoire du scrotum ; dureté et tension du *cordon spermatique;* gonflement du cordon spermatique, avec tête entreprise ; petits *boutons* rouges au scrotum et à la partie postérieure de la verge, avec sensation de chaleur en dedans ; chute *des poils* aux parties génitales.

Au **Dos,** sueur et prurit ; *rongement pruriteux* autour des vertèbres des lombes et à d'autres parties du tronc, parfois aussi à la cuisse, avec besoin de se gratter ; au dos, à la poitrine et au cou, *petits boutons rouges,* surtout le soir, moins visibles le matin, et avec sensibilité seulement au frottement et au contact des vêtements ; à l'*omoplate, éruption,* douloureuse seulement au toucher ; ° *furoncles* sous l'*aisselle; engorgement des glandes axillaires.* — Au **Bras,** dans un *ulcère,* picotement et pulsation ; ° *boutons* aux bras. — Au dos des deux **Mains,** prurit augmenté par le grattement; *ganglion* sur le dos de la main, très-douloureux, surtout la nuit et plus encore en y touchant ; *peau des mains râpeuse, ridée et aride.* — **Doigts morts,** avec frigidité, quelquefois d'un seul côté et d'une manière nettement circonscrite ; prurit rongeant au médius de la main gauche, ne cessant que pour quelques moments, après s'être gratté; à la partie charnue du pouce, *vésicules* profondes, dures, et non pruriteuses ; au dos des doigts, petites *taches* rouges et boutonneuses; aux doigts et entre les doigts, petits *boutons* rouges, comme des têtes d'épingle, à la fin avec *élevures blanches* au milieu. — Derrière un **Ongle,** inflammation et suppuration. — Prurit à la **Hanche** droite, * *furoncle à la fesse;* engorgement douloureux des glandes inguinales empêchant d'étendre les cuisses. — A la **Jambe,** ° *ulcères pruriteux.* — Aux **Pieds,** douleur d'excoriation dans les talons et à la partie charnue des orteils, en appuyant dessus ; chaleur brûlante à la plante des pieds, avec *excoriation* entre les orteils ; ° *gonflement* des pieds ; ° *sueur* aux pieds ; à la malléole, fort prurit, avec rougeur après s'être gratté ; prurit aux talons ; douleur d'*ulcération* aux orteils ; un *ongle*, qui est *entré dans la chair*, cause une inflammation douloureuse ; *gonflement* de l'articulation du gros orteil, avec brûlement, pulsation, élancement comme par des couteaux, au toucher, avec tressaillement de l'orteil et provocation de la douleur par la seule crainte du contact ou même en avalant ; ° *engelures* aux orteils ; *ampoules* à la partie charnue des orteils ; *cors* lancinants et brûlants.

PLAT. — PLATINA.

En général, élancements pruriteux comme par des poux, par tout le corps, et ne cessant pas après s'être gratté ; *picotement,* parfois pruriteux avec besoin de se gratter ; rongement pruriteux, picotement lancinant et chatouillement brûlant nommément aux bras, aux mains et au scrotum, avec forte envie de se gratter, et aggravation le soir au lit. — *Ulcères* aux doigts et aux orteils.

Au **Cuir chevelu,** douleur insupportable la nuit, comme si l'on était couché sur des pierres et forçant à se mettre sur son séant. — Aux **Yeux,** *rongement* et *douleur d'excoriation* au bord supérieur. — Au bout de l'**Oreille** gauche, rongement qui force à se gratter ; fourmillement rongeant dans le conduit auditif gauche. — Rongement au **Nez,** comme produit par des substances corrosives. — Sur la **Face,** élancement brûlant à la joue gauche, forçant à se gratter ; dans la peau de la joue, élancement pruriteux, comme d'une écharde et cessant après s'être frotté ; *rongement aux joues,* reparaissant bientôt après s'être gratté. — **Lèvres** très-sèches et râpeuses ; sécheresse de la lèvre supérieure, comme si elle était brûlée ; palpitation musculaire tractive dans la lèvre supérieure, le matin au lit ; *excoriation* rongeante autour de la bouche, avec besoin de se gratter ; *ampoules au bord des lèvres,* cuisantes ou brûlantes, seulement au toucher ; *desquamation* et saignement des lèvres, avec douleur d'excoriation au grand air ; *douleur d'excoriation à la lèvre,* même à la face interne aussi, avec sensation douloureuse comme si les dents supérieures vacillaient, ou avec crevasses aux gencives. — Au **Menton,** sensation d'excoriation rongeante, avec besoin de se frotter ; *réseau veineux au menton, rouge bleuâtre,* comme composé de vaisseaux variqueux.

Langue *comme brûlée,* avec aggravation en effleurant les dents.—

Au **Ventre,** prurit autour de la région stomacale, cessant après s'être frotté.

Au **Bras** gauche, petite *tache bleuâtre* qui devient bientôt plus petite et rouge foncé. — Au **Coude,** sensation d'*excoriation brûlante*, comme s'il était écorché; douleur au coude du bras droit, ainsi que dans le *périoste*. — Aux **Mains,** prurit et rongement sur le poignet droit, avec forte envie de se gratter; *au dos des mains*, picotement *pruriteux* ou brûlant, cuisant après s'être gratté. — Aux **Doigts,** douleur dans le condyle antérieur de l'index, comme si un *ulcère* allait s'ouvrir; prurit à l'index gauche forçant à se gratter; fourmillement au pouce de la main droite. — A la partie charnue des **Orteils** (où il y avait des engelures), douleur d'excoriation, surtout en marchant; gonflement de la partie charnue des orteils, avec déchirement nocturne.

PLUMB. — PLUMBUM.

En général, sensibilité de la peau à l'air libre. — *Peau couleur de plomb*; peau de tout le corps décolorée; *couleur bleuâtre* des membres, ou bien de tout le corps; *peau jaune,* ainsi que le blanc de l'œil; *jaunisse générale, opiniâtre,* avec indurations énormes dans les intestins; éruption de *taches brun foncé,* sur tout le corps. — Sécheresse de la peau et de la bouche. — *Prurit* par tout le corps, le soir; prurit dans une dartre ordinairement insensible. — *Éruptions* dégoûtantes; éruptions *dartreuses*; éruptions *miliaires,* aux deux mains, chez les jeunes filles, avec élancement et prurit aux mamelles, dont la gauche suinte une eau séreuse autour du mamelon, pendant que, dans celle à droite, il se forme un *gonflement dur, livide, avec* des *stries rouges* et avec douleurs excessives jusque dans le bras, et écoulement d'un pus liquide et âcre, après l'ouverture de l'abcès. — ° Une petite *piqûre* s'enflamme, suppure et guérit plus vite; dans les *ulcères*, brûlement comme du feu; une *suppuration existante s'arrête et disparaît*; appliqué extérieurement sur une brûlure, ce médicament excite dans un cas une *inflammation énorme,* avec gonflement, *vésicules pruriteuses* remplies d'une humeur jaune, *croûtes* suintant un pus fétide, *gangrère*, délires et constipation; gangrène hideuse, par l'application extérieure contre un érysipèle. — *Ganglions* au dos des mains. — *Gonflement du corps; hydropisies.*

Les **Cheveux,** auparavant très-secs, deviennent *très-graisseux.* — *Prurit* à l'angle de l'œil gauche, avec douleur comme par frottement; prurit à la paupière supérieure de l'œil gauche, forçant à se gratter et cessant après. — Brûlement dans l'**Œil** droit, comme par du tabac à priser ; *inflammation des yeux ; hypopyon ; obscurcissement de la cornée, par dilatation variqueuse des veines* en réseau circonscrit ; *couleur livide* des yeux, surtout dans l'angle interne ; *chute des sourcils ; agglutination des paupières,* le matin et le soir, avec vue trouble, le jour, comme par un brouillard. — Dans la **Narine** gauche, prurit cessant après s'être gratté, rougeur de l'angle gauche du nez, avec vésicules remplies d'un pus épais. — Inflammation *érysipélateuse* au nez.— Prurit à la **Face ;** élancement dans la peau de la face ; *vésicules* au front et au nez ; *gonflement* du côté droit de la face, avec douleur aux oreilles surtout pendant la déglutition ; desquamation des lèvres ; *chute des poils* de la barbe et des moustaches.

Gencives pâles ; gencives *gonflées* aux racines des dents ; *nodosité* dure et douloureuse aux gencives. — Chaleur et brûlement dans la **Bouche** et sur la *langue ; glandes engorgées* dans la bouche et sous le menton ; *ulcères* jaunes et fétides, surtout aux côtés de la bouche ; *aphthes* dans la bouche et la gorge ; brûlement sur la langue ; *boutons* brûlants, au bout de la langue, le soir, douloureux surtout en parlant ; *inflammation* de la langue ; *pesanteur* de la langue. — — °Affections *hémorrhoïdales* invétérées ; prurit aux hémorrhoïdes, avec rétraction de l'anus. — Aux **Parties génitales,** *inflammation* violente de la *verge* et du *scrotum,* avec fièvre violente, dysurie, constipation, délire et gangrène des parties qui amène la mort ; peau des *testicules* (et de la cuisse) excoriée après avoir sué.

A la **Poitrine,** petits *boutons* rouges se terminant par la desquamation. — Prurit au *coccyx.* — Prurit au poignet de la **Main** droite, brûlant après s'être gratté, avec sensation de torpeur en continuant de se gratter. — Aux **Doigts,** *taches rouges* et gonflées ; prurit entre le pouce et l'index ; bulles pruriteuses à l'index de la main droite et au condyle antérieur. — **Pieds** *gonflés ;* sueur fétide à la *plante* des pieds.

POTH. — POTHOS FOETIDA.

Au **Nez,** gonflement rouge, à cheval sur l'os, et douloureux au toucher, surtout au côté gauche, avec partie cartilagineuse froide, privée de sang, comme morte, et la joue couverte de taches rouges, avec petits boutons à gauche. — Engorgement des *glandes du cou* et de celles de la mâchoire.—**Langue** plus rouge au bout et aux bords, et douloureuse comme excoriée. — Aux **Parties génitales,** *chatouillement voluptueux,* avec douleur, tout autour de la couronne du gland. — A la **Jambe** droite, douleur ostéocope.

PRUN. — PRUNUS SPINOSA.

En général, *douleur lancinante* et *prurit* sur diverses parties, la nuit, avec réveil et envie de se gratter, et cessant après. — A la **Face,** élancement pruriteux sur la pommette. — Brûlement sur la **Langue,** semblable à celui d'une brûlure, toujours hors le temps du repas. — A l'**Urètre,** cuisson brûlante; douleur d'excoriation à l'urètre, presque insupportable au toucher. — Sous l'**Aisselle,** douleur d'excoriation pressive dans les glandes; sensation de gonflement dans les glandes axillaires. — Dans la **Main** droite, douleur comme s'il allait se former un *ganglion.* — Aux **Fesses** et aux *cuisses,* élancement pruriteux, ou prurit picotant, avec besoin de se gratter, çà et là, et sensation d'une épingle chaude; tension de la peau aux mollets et aux cuisses, en montant un escalier, avec sensation de gonflement à ces parties. — A la *cuisse* droite, fort prurit, avec *boutons* après s'être gratté.

PULS. — PULSATILLA.

En général, prurit au dos des pieds et entre les mamelles, le matin, au lit; **prurit cuisant çà et là,* °parfois semblable à des piqûres de fourmi; prurit lancinant, comme par des puces; prurit brûlant avant minuit, à la chaleur du lit, augmenté après s'être gratté, et empêchant de dormir pendant toute la nuit; parfois le jour aussi, prurit en s'échauffant par la marche, ou après s'être gratté.—*Taches* au corps, rouges, chaudes, et se transformant en *éruption urticaire,* avec douleur cuisante; * *érysipèle flegmoneux* ; °*morbilles* et suites fâcheuses de cette maladie ou de sa répercussion ; °*éruption* semblable aux *varicelles conoïdes,* causée par la graisse de porc. — °*Érysipèles,* parfois avec gonflement, dureté, chaleur brûlante et élancement en touchant ou remuant la partie affectée. — *Gerçures* à la peau, en l'humectant; parties affectées douloureuses au toucher, comme excoriées; le soir, élancements dans les blessures récentes; douleur d'une ancienne *cicatrice de brûlure* en y touchant. — *Furoncles* çà et là. — * *Ulcères;* °ulcères planes et putrides; °ulcères carieux; saignement facile des ulcères; *cuisson* dans les ulcères, surtout le matin et le soir, peu avant le pansement (au pied), ou élancement avec prurit aux environs; cuisson brûlante (dans la croûte) le matin, au lit, avec toux sèche; brûlement, le matin, comme du charbon ardent (près d'un ulcère aux pieds), *prurit autour d'un ulcère,* parfois avec chatouillement (au pied), ou bien comme celui qui indique la guérison; secousses dans les ulcères, passant par tout le corps, avec lancination dans les parties environnantes, qui se transforme en brûlement; élancements dans l'ulcère d'un pied, commençant par en bas, avec brûlement dans l'autre pied ; dureté et *rougeur luisante* autour de l'ulcère ; la douleur dans l'ulcère augmente au commencement d'un repas ; °*suites d'un coup,* d'une *chute* ou d'une contusion ; ° plaies suppurantes. — °*Gonflement des membres,* avec douleurs lancinantes ou sensation de torpeur ; ° gonflements hydropiques. — ° Jaunisse ?; ° chlorose ? — Varices. — °*Engelures,* avec gonflement rouge bleuâtre, chaleur et brûlement, ou pulsation.

Au **Cuir chevelu,** douleur tiraillante en redressant les cheveux. — *Prurit* cuisant aux téguments de la tête ; petites tumeurs au cuir chevelu, avec douleur d'ulcération ; grosse *pustule purulente* à l'occiput, avec douleur déchirante ; petits boutons au front ; * *sueur* seulement au cuir chevelu et à la face. — Aux **Yeux,** *prurit,* surtout aussi dans les angles internes, semblable à celui d'un ulcère en voie de guérison, le soir, après le coucher du soleil, avec lancination pressive après s'être frotté ; prurit à l'angle externe des yeux, le soir, avec agglutination des paupières vers le matin ; prurit lancinant aux yeux qui force à se gratter ; *brûlement* et *prurit* aux *yeux,* forçant à se gratter et à se frotter ; rongement pruriteux et brûlement aux paupières, le soir ; douleur d'excoriation et cuisson, le soir, dans l'angle intérieur des yeux ; * *inflammation des yeux,* °surtout *après un refroidissement* ou *après une gonorrhée répercutée,* ou bien chez les *nouveau-nés,* ou chez les sujets *scrofuleux* ou arthritiques ; °*inflammation des yeux, avec larmoiement abondant et sécrétion de mucosités ;* °*rougeur de la conjonctive ;* * *inflammation des bords des paupières,* parfois avec *gonflement* et avec écoulement d'une larme, le matin ; ° inflammation des glandes de Meibomius ; petit *point rouge* et enflammé dans le blanc de l'œil, près de la cornée ; **rougeur et gonflement* des *paupières ;* * *orgelet à la paupière,* parfois avec sclérotique enflammée dans l'un ou l'autre angle, et avec tension et tiraillement en remuant les muscles de la face, et ulcération des narines ; °*trichiase* à la paupière supérieure ; ° *obscurcissement* de la *cornée ?;* °*cristallin* obscurci, couleur grisâtre (cataracte) ; *abcès* à l'*angle* de l'œil, comme s'il allait se déclarer une *fistule lacrymale ;* * *agglutination nocturne des paupières* ou des angles internes. — * **Oreilles** *enflammées,* avec chaleur, rougeur et gonflement ; °gonflement douloureux des os derrière les oreilles ; * *écoulement de pus par les oreilles,* °parfois après les morbilles ou autres exanthèmes ; *prurit* dans l'oreille, surtout dans celle à droite, dans l'après-midi et le soir ; *éruption croûteuse* au pavillon de l'oreille, avec cuisson brûlante, suintement d'une humeur aqueuse et engorgement des glandes du cou, douloureux au toucher ; engorgement et douleur des glandes devant l'oreille.

— **Narines** *ulcérées*, ou croûtes à l'aile du nez, avec *suintement d'une humeur aqueuse*; sensation comme s'il y avait un ulcère dans la narine droite; *écoulement purulent*; °écoulement d'un pus verdâtre et fétide. — *Sueur* à la **Face** et au cuir chevelu; peau des lèvres et de la face d'une sensibilité douloureuse, comme excoriée, au toucher; *tension* à la face (et aux doigts, en y touchant), comme si ces parties allaient se gonfler; °*érysipèle* à la face, avec élancement, suivi de desquamation; *nodosité* rouge à la région de la pommette; *élevure* rouge et *dure* devant l'oreille droite, avec douleur tractive et brûlante. — **Lèvres** gercées; desquamation de l'épiderme jusqu'à la chair; *gonflement* et tension de la lèvre inférieure, qui est gercée au milieu; petite *nodosité* douloureuse dans les glandes, entre l'articulation de la mâchoire et le pavillon de l'oreille; *glandes douloureuses* pendant la déglutition, comme si elles s'étendaient jusque dans la gorge et qu'elles fussent excoriées; térébration dans les glandes, ou parfois tension tractive. — Au **Menton**, prurit, surtout le soir.

Gencives *douloureuses*, comme *excoriées* et rongées; sensation de gonflement aux gencives, avec brûlement au contact des choses froides ou chaudes. — **Langue** comme *brûlée* et *insensible*, la nuit et le matin; *vésicule* douloureuse au bout de la langue. — Sensation comme si le **Palais** était gonflé ou couvert de mucosités tenaces; douleur sur un côté du palais, en y touchant et en parlant, comme s'il y avait là un petit *bouton* douloureux, le matin, avec dilatation des pupilles. — Au **Ventre**, gonflement de l'épigastre, avec douleur tensive; prurit fourmillant dans le nombril et au-dessus, douloureux après s'être gratté; dans les *aines*, petites *pustules*, semblables aux *varicelles purulentes*, et de la grosseur des lentilles, avec douleur lancinante. — A l'**Anus**, douleur d'excoriation entre les fesses et aux hémorrhoïdes; *boutons hémorrhoïdaux*; sortie des hémorrhoïdes, avec douleur; hémorrhoïdes avec *prurit à l'anus*, surtout le soir, ou avec élancements pruriteux; hémorrhoïdes avec *rhagades* et *douleur d'excoriation à l'anus*, surtout le soir. — *Rétrécissement de l'***Urètre**, avec jet d'urine très-mince; * *écoulement par l'urètre, de mucosités*, comme dans la *gonorrhée*, parfois presque de la couleur et de la consistance du sperme, avec brûlement aussitôt après avoir uriné; dans la gonorrhée, urines sanguinolentes; °*suites fâcheuses des gonorrhées répercutées*, entre autres, *inflammation* des yeux ou des *testicules*; sous le *prépuce, cuisson pruriteuse*, ou *prurit lancinant*, surtout le soir, mais seulement en étant couché ou assis, et non dans la marche. — *Prurit au scrotum*, surtout le *matin* et le soir; gonflement au côté droit du scrotum; **gonflement des testicules*, °parfois *inflammatoire*, avec pression et traction dans le cordon spermatique, jusque dans le ventre et vers les reins et les lombes ; *gonflement* et *contraction* du *testicule droit,* avec gonflement du cordon spermatique et douleur tensive, tandis que le testicule gauche est profondément suspendu ; ° *gonflement des testicules à la suite d'un coup ou d'une contusion ;* ° *hydrocèle.* — * *Gonflement des* **Mamelles,** parfois avec tension pressive, comme si le lait y allait entrer, ° ou avec élancement douloureux, ou écoulement d'un lait clair et âcre, chez les jeunes filles ; *prurit* aux *mamelons* que le grattement ne fait point cesser.

Au **Dos,** *douleur d'excoriation* au toucher, et parfois aussi au poignet, comme s'il était blessé ; aux *omoplates,* boutons jusqu'au milieu du dos, pruriteux, surtout le soir en se déshabillant ; *gonflement à la nuque et aux deux côtés du cou,* avec douleur d'excoriation violente au toucher. — Gonflement du côté droit du **Cou,** avec douleur d'ulcération et comme si les parties étaient déchirées et tendues, en touchant et en tournant le cou ; douleur dans les *glandes* du cou ; *prurit au cou,* surtout après s'être rasé, et avec douleur après s'être frotté, ou avec boutons après s'être gratté ; sous le *menton,* petits boutons douloureux au toucher ; boutons aux côtés du cou, avec prurit que le grattement ne fait pas cesser.—Au **Bras,** prurit nocturne ; *vésicules* qui plus tard s'emplissent de pus et s'exfolient. — *Pli du* **Coude** *gonflé,* à la suite d'une contusion ; prurit rongeant au coin du coude ; petits *gonflements froids* au-dessus du pli, et douloureux au toucher. — * *Enflure des veines de l'*Avant-Bras**;** prurit forçant à se gratter, à l'avant-bras, et parfois au poignet et entre les doigts. — *Sueur aux* **Mains,** le matin, après s'être levé. — Douleur à un **Ongle,** comme s'il allait survenir un *panaris ;* ampoules entre les doigts, lancinantes comme par des échardes en y touchant ou en remuant les doigts ; ° *engelures* pruriteuses aux doigts. — * *Gonflement du* **Genou,** parfois indolent ou déchirant, ° ou bien *inflammatoire et chaud* (surtout au-dessus de la rotule) ; (boutons au jarret). — ° *Gonflement rouge et chaud aux* **Jambes** et aux pieds, après la répercussion d'une fièvre intermittente ; **varices à la jambe* (et saignement de celles qui existent) ; petits *boutons* à la jambe qui suintent une humeur aqueuse, avec douleur brûlante ; au *tibia, rougeur érysipélateuse* et brûlante, avec élancements dans l'os. — Aux **Pieds,** brûlement, surtout sur le dos des pieds ; * *gonflement des pieds,* parfois avec douleur tensive, ° ou *érysipélateux* et *brûlant,* avec élancement au toucher et au mouvement ; au cou-de-pied, tache rouge et élevée, douloureux au toucher, et avec élancement picotant comme par ulcération ; *pieds chauds ;* forte *sueur aux pieds* tous les matins (après la disparition du gonflement) ; * *gonflement des pieds, le soir ;* gonflement au-dessus des malléoles ; *gonflement des pieds, avec engor-*

gement des varices; * *gonflement rouge et chaud,* s'étendant parfois *jusqu'au delà du mollet,* ou pruriteux, comme par des engelures, * ou *avec brûlement tensif,* qui se transforme en élancement en étant debout; gonflement *œdémateux* jusqu'au-dessus des malléoles. — Aux **Orteils,** *prurit* comme par des *engelures,* le soir ou *avant minuit,* parfois avec fourmillement, ou paraissant surtout à la *chaleur du lit,* avec *élancement brûlant* comme si les *parties* étaient *enflammées.*

RAN. — RANUNCULUS BULBOSUS.

En général, prurit fréquent en divers endroits; élancements qui se changent en prurit. — *Éruptions vésiculeuses,* comme des bulles de brûlure; petites *vésicules bleu foncé,* profondes, transparentes, rapprochées en groupes, avec *prurit brûlant* et croûtes calleuses et dartreuses.— *Ulcères* lisses et rongeants, à bords aigus et avec prurit brûlant et lancinant. — ° *Excroissances* calleuses et autres? — ° *Dartres sur tout le corps.*

Au **Cuir chevelu,** douleur d'excoriation sur la partie frontale, dans l'après-midi; *reptation* et *fourmillement* au cuir chevelu, le soir au lit. — Aux **Yeux,** *prurit* forçant à se frotter, avec extension des membres et bâillements continuels, suivis de hoquet l'après-midi, dans la chambre; *cuisson* ou *sensation d'excoriation* dans l'œil droit ou dans l'angle; douleur d'excoriation brûlante dans la paupière inférieure de l'œil droit; *inflammation* légère du blanc de l'œil, avec cuisson aux yeux, au nez et à la gorge; *gonflement* et rougeur de l'angle extérieur de l'œil gauche, avec douleur d'excoriation. — Au **Nez,** douleur d'excoriation s'étendant profondément dans les narines; nez *rouge, gonflé,* avec tension, beaucoup de croûtes, mais presque seulement au côté droit, et avec sécheresse continuelle. — Fourmillement à la **Face,** surtout au menton et au nez.

Aux **Bras,** *inflammation* violente, avec fièvre et délire, et suivie de *gangrène.* — Prurit dans la paume des **Mains,** parfois avec brûlement; prurit en divers endroits des mains, avec rougeur. — *Aux* **Doigts,** *fourmillement réitéré;* douleur d'ulcération sous l'ongle de l'index droit, comme par une écharde, dans l'après-midi; *inflammation* de l'index jusqu'à l'épaule; prurit à l'index, suivi d'une vésicule; brûlement, puis *rougeur,* enfin *vésicule* à l'index; vésicules comme les *ampoules* de *brûlure,* laissant écouler une lymphe jaunâtre, avec douleurs brûlantes et transparence rouge clair de la peau; après la guérison, petites *vésicules bleu foncé,* profondes, transparentes, *peu élevées,* grosses comme une tête d'épingle, rapprochées en groupes, avec prurit brûlant et insupportable, laissant écouler une lymphe jaune foncé lorsqu'elles sont déchirées par les ongles, et se couvrent plus tard d'une *croûte calleuse* et *dartreuse* qui est extrêmement pruriteuse, et qui laisse écouler une humeur claire ; après s'être gratté, *inflammation* des doigts, avec *gonflement* rouge luisant et mou , brûlement insupportable , élancement et prurit; après l'application de la graisse de cerf contre le prurit des doigts gonflés, formation en groupes de *petits trous* laissant écouler par gouttes une lymphe claire et se transformant en *petits ulcères lisses et rongeants,* à bords aigus, avec prurit lancinant et brûlant, insupportable, et enlevant pendant des semaines entières tout repos pendant la nuit et le jour; *ulcères aux doigts,* pénétrant jusqu'aux tendons des articulations.

RAN-SCEL. — RANUNC. SCELERATUS.

En général , prurit sur la peau avec douleur, brûlement et rougeur; *vésicules* qui laissent écouler une humeur claire, âcre et jaunâtre; *ulcères* opiniâtres.

Contraction des téguments de la **Tête ;** élancements tractifs à la peau du vertex; douleur brûlante au vertex; au cuir chevelu, prurit qui force à se gratter; cuisson au cuir chevelu; au-dessus des tempes, *papules* dures qui ne suppurent pas. — Aux **Yeux**, brûlement sur les bords des paupières; forte rougeur des veines de la *conjonctive; papule* dure, non purulente sous le sourcil gauche. — Sensation à la **Face,** comme si elle était couverte d'une toile d'araignée, le soir.

Sur la **Langue,** exfoliation de l'épiderme et gerçures; douleurs opiniâtres, brûlement, rougeur et inflammation sur la langue.

Chatouillement entre les **Doigts** le *soir ;* prurit entre les doigts de la main droite; brûlement aux doigts (par le contact du suc de la plante); *gonflement* des doigts le matin. — Prurit et picotement à la plante des **Pieds ;** prurit insupportable et lancination dans les pieds.

RAPH. — RAPHANUS SATIVUS.

Peau généralement moite ; brûlement passager çà et là. — Œdème des paupières inférieures. — *Glandes sous-maxillaires* dure et engorgée. — Brûlement pruriteux au dos. — *Rougeur* et *gonflement* du talon droit, avec pincement violent en mettant, dans la marche, le pied à terre, et suivis plus tard d'une *ampoule* pleine d'eau claire quelque peu rougeâtre, et qui disparaît après qu'on s'est levé.

RAT. — RATANHIA.

En général, prurit çà et là; prurit et petites taches rouges à la région de l'estomac. — Prurit, que le grattement ne fait pas cesser, à la **Tête,** ou à la tempe droite; nodosités à la tempe droite; à l'occiput, petites glandes engorgées avec prurit. — Prurit à la **Paupière** inférieure de l'œil droit; *brûlement aux yeux,* surtout le matin au lit ou le soir, et avec sensation de contraction ou agglutination nocturne; *inflammation* du blanc de l'œil, avec la sensation comme s'il se plaçait une *peau* au milieu de l'œil. — *Prurit* au **Nez,** et quelquefois dans les narines; chatouillement et prurit autour des narines; brûlement dans les narines; sensation de gonflement dans la narine droite; inflammation et *ulcération* de la narine gauche; *boutons* dans la narine droite qui deviennent croûtes. — Sur la **Face,** sensation d'une toile d'araignée au-dessus de la bouche, à droite. — *Vésicules* au bord de la lèvre inférieure, ou dans la partie rouge de la lèvre supérieure, et avec brûlement en y touchant; papules à la face intérieure de la lèvre inférieure. —**Gencives** excoriées. — Tension dans la **Langue,** comme si elle était gonflée; *brûlement* au *bout* de la langue, parfois avec prurit. — Augmentation d'une **gonorrhée** existante. — Au **Scrotum,** prurit qui cesse après s'être gratté. — *A l'***Avant-bras** (gauche), *prurit,* parfois avec boutons pruriteux après s'être gratté. — Chatouillement à la plante des pieds (et aux talons); prurit voluptueux à la plante du pied gauche; *furoncle* à la plante du pied droit.

RHAB. — RHABARBARUM (RHEUM).

Veines enflées aux mains; *sueur* dans la paume des mains. — Au petit orteil, prurit lancinant presque comme celui des engelures.

RHOD. — RHODODENDRON.

En général, prurit avec douleurs de toutes sortes dans les membres; prurit avec rongement en divers endroits, plusieurs jours, le soir, en allant se coucher; lancination à la peau çà et là; éruptions; °*gonflements hydropiques,* **gonflement et rougeur* des articulations affectées de la goutte.

Téguments de la **Tête** *douloureux au toucher,* surtout sur le vertex, comme s'il était excorié; au *cuir chevelu, prurit violent,* comme par des poux; prurit au cuir chevelu; prurit forçant à se gratter et suivi de brûlement le soir; cuisson au cuir chevelu çà et là, comme par des poux ; petits *boutons purulents* au front, quelquefois douloureux. — Aux **Yeux,** *prurit*; *cuisson* périodique à l'œil droit ; au-dessus du sourcil (sous le coin droit de la bouche), petits *boutons* douloureux au toucher ; paupières *gonflées* et rouges. — Derrière l'**Oreille** gauche, *prurit* s'étendant jusqu'à la nuque.—Au **Nez,** *prurit* et parfois fourmillement ; tache rouge clair et sensible au toucher. — A la **Face,** éruption de *boutons* au-dessus du sourcil droit et au coin de la bouche ; éruption de boutons autour du coin gauche de la bouche ; *vésicules* à la face interne de la lèvre inférieure et sur la langue, avec cuisson en mangeant.

Dans la **Bouche,** douleur entre les gencives et la joue, comme si cet endroit était gonflé et excorié ; douleur et gonflement d'un endroit dans la bouche. — Entre les **Parties génitales** et les cuisses, douleur brûlante d'excoriation, surtout en marchant. — * *Gonflement des testicules* ; °*gonflement semi-latéral* du côté droit, avec pression tractive, soulagée par la position couchée, les jambes rétractées, mais augmentée en étant debout, et avec tension au côté droit du ventre ; °*gonflement du testicule gauche* à la suite d'un refroidissement et d'une gonorrhée répercutée, ou même pendant l'écoulement, avec contraction qui s'étend jusqu'au cordon spermatique et à la cuisse, où, *pendant le repos,* elle devient insupportable jusqu'à empêcher d'être assis ou couché ; au scrotum, prurit et sueur augmentée ; *racornissement* du scrotum, surtout en marchant ou en étant debout, ou à l'air tant soit peu frais ; °*hydrocèle.*

A l'**Avant-bras** droit, *boutons purulents* avec sensation comme si la circulation du sang s'arrêtait ; *forte proéminence des veines* et chaleur agréable des mains, avec élancement dans l'un ou l'autre doigt, comme s'il était engourdi, surtout pendant le repos. — Au dos des **Mains,** douleur comme s'il allait se former un *ganglion* ; °*gonflement* avec déchirement tractif, d'abord à *l'articulation,* puis au dos des mains. — Aux **Doigts** de la main droite, *prurit forçant à se gratter,* avec *rougeur érysipélateuse* ; prurit aux doigts de la main gauche, suivi de brûlement qui cesse après s'être lavé dans l'eau froide. — *Excoriation entre les* **Cuisses** *et brûlante au périnée* ; *prurit* à la surface intérieure des cuisses ; aux cuisses, petits *boutons* rouges ou papules, ou parfois *taches rouge foncé,* douloureuses, comme excoriées en marchant. — °*Gonflement froid* au **Genou** droit, avec douleurs violentes qui descendent jusqu'à la jambe, surtout au repos et au lit ; °*gonflement blanc* du genou, avec déchirement insupportable s'étendant jusque dans la jambe, surtout pendant le repos, et ne laissant jamais dormir la nuit.—*Gonflement œdémateux* des **Jambes** et des pieds, aggravé par des efforts, surtout du côté droit. — A la plante du **Pied** droit, endroit douloureux comme par un cor; à la partie charnue des orteils et à la plante des pieds, douleur comme provenant d'*engelures chroniques*. — Douleur violente au bord du gros **Orteil** pendant le repos; *élancement* dans les *cors*, surtout la nuit, au lit.

RHUS. — RHUS TOXICODEND.

En général, *prurit* à la tête; prurit par tout le corps, nommément aux parties velues, au cuir chevelu et aux parties génitales; prurit brûlant çà et là. — *Inflammations érysipélateuses; (zona).—* *Taches* °comme des *pétéchies*, quelquefois acccompagnées d'une grande faiblesse allant jusqu'à la prostration de toutes les forces; *taches noires* aux parties mises en contact avec le suc de la plante; *taches rouges* de la grosseur d'une lentille, avec petites vésicules au milieu. — La *peau* devient *dure et épaisse comme du cuir* à l'endroit qui était en contact avec le suc, quelquefois avec desquamation des parties endurcies. — *Éruptions ;* éruptions urticaires; *éruption de petites vésicules brûlantes* avec rougeur de la peau de tout le corps, excepté le cuir chevelu, la paume des mains et la plante des pieds; *éruptions brûlantes et pruriteuses,* nommément au scrotum, au prépuce, aux paupières et aux yeux, (aux bras et aux lombes), avec gonflement des parties, et petites *vésicules jaunâtres,* confluentes et suintantes, et dont les plus grosses, à auréole rouge, suppurent pendant que les plus petites sèchent plus vite et se terminent, en peu de jours, par la desquamation; *vésicules* confluentes, la plupart contenant une humeur laiteuse ou aqueuse, avec desquamation de la peau pendant trois jours; °*varioloïdes?*; aux mains et aux avant-bras, *pustules* qui crèvent et laissent écouler une humeur claire; *pustules noires,* enflammées et pruriteuses, se répandant bientôt sur tout le corps. — °*Éruptions dartreuses,* quelquefois alternant avec souffrances asthmatiques et selles dyssentériques; croûtes parsemées sur tout le corps. — °*Rhagades;* °*verrues* répandues sur toute la peau, mais surtout aux mains et aux doigts; °*panaris?*; °*envies.* — *Ulcères* parfois *gangréneux,* formés de petites vésicules et accompagnés de fièvre violente; fourmillement dans les *ulcères;* cuisson comme par du sel, seulement la nuit, réveillant à plusieurs reprises, et ne reparaissant le jour qu'en se promenant au grand air; cuisson brûlante avec pleurs et lamentations, ou douleur de meurtrissure dans les *ulcères;* le matin au réveil, élancement aux environs des croûtes; brûlement à la partie affectée ou douleurs anciennes à faire gémir en étant assis; l'*ulcère* s'enflamme et s'entoure de petites vésicules. — *Gonflement des mains et des pieds;* °*gonflement rouge* et *luisant,* avec douleur d'excoriation lancinante en y touchant ; °*engorgement des glandes* (parfois dur?); °exostoses; °carie? — °Jaunisse.

Cuir chevelu très-douloureux au toucher et en redressant les cheveux, parfois comme un furoncle ; douleur, comme si l'on était tiré par les cheveux et que la peau fût contractée ; *fourmillement au téguments de la tête,* surtout dans l'après-midi à un endroit de l'occiput, comme s'il allait se former un *abcès;* reptation et fourmillement au front et au nez, en étant assis droit, mais cessant dans une position penchée ; *prurit rongeant* au cuir chevelu, au front et à la face, ainsi qu'autour de la bouche, où poussent des boutons miliaires ; *Gonflement de la tête,* parfois avec *enflure de la face,* du cou et de la poitrine; °*croûtes à la tête;* °*croûtes périodiques,* annuelles ; °*teigne* et croûtes épaisses, *détruisant les cheveux,* avec *prurit nocturne* et *suppuration* parfois verdâtre ; °petites *tubérosités* molles au cuir chevelu. — Aux **Yeux,** prurit dans l'angle extérieur droit; prurit cuisant à la paupière supérieure de l'œil droit; *cuisson dans les yeux,* quelquefois avec agglutination nocturne ; °brûlement aux yeux; *sensation de gonflement,* dans l'angle interne, ou bien à la paupière supérieure de l'œil droit, avec pression qui cesse à l'air. — * *Inflammation des yeux;* * *inflammation des paupières; rougeur de la sclérotique,* le matin, avec pression brûlante et yeux comme sortis de l'orbite ; * *agglutination nocturne des yeux,* qui sont parfois rouges ; * *fort gonflement des paupières,* dur et semblable à un *orgelet,* à la paupière inférieure, avec pression et rougeur. — Aux **Oreilles,** fourmillement pruriteux, comme si quelque chose de vivant y remuait, forçant à y porter le doigt; * *gonflement des oreilles et du lobe* des oreilles ; °*écoulement de pus* sanguinolent, avec surdité; * *engorgement des parotides,* °parfois avec *inflammation.* — Bout du **Nez** *rouge* et douloureux au toucher, comme s'il allait s'ulcérer; sensation de dureté et de gonflement sous le nez, disparaissant par le toucher; *gonflement* du nez (des oreilles et du cou); *éruption croûteuse* près de l'aile gauche du nez et sous le nez. — **Face** *fortement gonflée,* nommément aux paupières et aux lobes des oreilles; gonflement tensif; gonflement de la face, ainsi que des mains, ne permettant pas d'ouvrir les yeux et défigurant le visage; *gonflement pâle et brûlant,* avec paupières fermées et larmoiement, puis éruption de *vésicules* remplies d'une eau jaunâtre, et qui crèvent et suintent, se terminant par une desquamation farineuse; brûlement violent ou fort prurit dans le gonflement de la face, des paupières ; * *inflammation érysipélateuse de la face,* avec gonflement, s'étendant parfois jusqu'au cou ; * *inflammation comme la couperose;* °inflammation avec tension pressive, élancement et fourmillement brûlant; douleur crampoïde brûlante à la joue droite, comme si elle était ulcérée, avec peau chaude et rugueuse comme s'il allait survenir une éruption, avec soif et besoin de se lever du lit; * *éruptions à la face;* ° *éruption purulente* et opiniâtre; * *éruption dartreuse,* nommément autour de la bouche et du nez, accompagnée quelquefois de tressaillement et de prurit brûlant; *bouton purulent* à la joue, lancinant comme des coups d'épingle, en y touchant; *vésicules* brûlantes autour de la bouche et de la narine; ° *éruption cuivrée autour de la bouche et du menton;* ° *croûtes de lait,* parfois épaisses, avec secrétion d'un pus fétide et sanguinolent. — Petits *boutons* à la **Lèvre** inférieure, sous la partie rouge; aux commissures des lèvres, petits boutons semblables à des *vésicules,* cuisants comme du sel et douloureux au toucher. — Au **Menton**, petits *boutons, purulents* à leur bout, et pressifs, cuisants et brûlants au toucher. — Engorgement des **Glandes sous-maxillaires,** parfois dur ou lancinant pendant la déglutition; pression et fouillement dans une glande.

Au **Ventre,** douleur dans les *glandes inguinales,* seulement la nuit au lit, en se retournant, en se remuant et en se levant; au *mont vénérien, plaques rouges et excoriées,* provenant de vésicules crevées. — A l'**Anus,** prurit comme par des hémorrhoïdes; douleur d'excoriation hors le temps des selles; *boutons hémorrhoïdaux,* sortis de l'anus après une selle molle, avec douleur d'excoriation. — **Urètre** enflé. — **Parties génitales** *contractées et gonflées;* gonflement tympanique, surtout du scrotum, avec prurit violent; *éruption épouvantable* et suintante, au scrotum surtout, avec gonflement de l'urètre, du prépuce et du gland; vésicule suintante au gland; grosse *vésicule* qui crève, au gland; *gonflement du gland,* le matin au lever, douloureux au toucher, avec cuisson dans l'urètre, en urinant et après; *prépuce* d'un rouge plus foncé que d'ordinaire; taches près du frein; *gonflement du prépuce* tout près de sa jonction au gland, ou formant un *paraphimosis* avec gland douloureux; prurit lancinant à l'intérieur du gland; scrotum semblable à une couenne épaisse, au toucher; épaississement et dureté du scrotum augmenté, avec prurit insupportable, nommément du côté du périnée; miliaire microscopique au scrotum, avec suintement de la partie qui touche à la cuisse; *rougeur écarlate foncée,* commençant par le *scrotum,* et striée au milieu des cuisses.

A la **Poitrine,** gonflement du côté gauche depuis l'aisselle jusque sous les côtes, avec endolorissement; *éruption de boutons* au côté droit, avec douleur d'excoriation et élancements vers dehors; ° *exostose douloureuse au sacrum.* — Élancement pruriteux, comme des piqûres de puce, à la nuque. — Prurit aux **Bras** et aux avant-bras;

engorgement des glandes axillaires, douloureux même sans y toucher ; bras *douloureux et gonflés ;* * *gonflement érysipélateux,* et pustules, avec brûlement et prurit, aux bras et aux mains ; ° *exostose* au bras, avec brûlement et ulcères suintants ; petites *taches rouges* et rondes au bras. — Au **Coude** gauche, prurit brûlant qui force à se gratter et qui disparaît après. — Sensation d'excoriation à la peau de l'**Avant-bras** gauche, avec sensation de froid. — Aux **Mains,** autour du poignet, vésicules serrées, en forme de bracelet, laissant écouler une lymphe claire, *qui forme une viscosité jaunâtre et luisante ;* à l'articulation de la main droite, *vésicules* sur une surface rouge pâle, grosses depuis la tête d'une épingle jusqu'au volume d'un pois, *en forme de grappe,* avec intervalles brunâtres et luisants par suite de l'humeur desséchée qui s'écoule des vésicules en eau claire comme du cristal ; petits *boutons galeux* à la face interne du poignet, avec prurit brûlant et rhagades, après s'être gratté ; *gonflement* chaud des mains (et de la face) le soir ; *prurit* violent aux mains ; boutons durs et réunis en groupes, aux mains, avec prurit brûlant et rongeant ; petites *vésicules* à la main droite, commençant entre les doigts et se répandant sur toute la main, ressemblant presque aux vésicules de *Willan ;* *douleur d'excoriation au dos de la main,* qui est chaud, avec dureté, rugosité et roideur de la peau ; ° *verrues aux mains et aux doigts ;* fort *gonflement* aux doigts qui rend tout mouvement douloureux ; *papule* enflammée au doigt annulaire, avec brûlement pruriteux, quelquefois transformé en élancement et qu'aucun frottement ni grattement ne fait cesser. — Aux **Genoux,** *prurit* sur les tendons du jarret le soir, en ôtant les bas, et douloureux après s'être gratté ; *taches rouges et brûlantes,* ou *stries,* au genou, avec petites vésicules qui sèchent bientôt. — Sur les **Jambes,** *éruption* sur le tibia, avec *gonflement* et dureté indolente. — Gonflement des **Pieds,** parfois le soir et sans douleur, ou ° *inflammation érysipélateuse,* accompagnée quelquefois de pustules et d'éruption miliaire, au dos des pieds ; *prurit* au côté extérieur de la malléole gauche et au-dessus du dos des pieds ; à la plante du pied droit, douleur comme si quelque chose pressait sur un endroit affecté ; le soir, élancement dans la plante des pieds, comme si l'on marchait sur des épingles ; petites *taches rouges et rondes* à la partie charnue. — Sur le gros **Orteil,** lancinations comme dans une pustule purulente qui crève, avec picotement à la partie charnue ; prurit lancinant à la partie charnue du gros orteil gauche ; les anciennes *engelures* reparaissent, avec prurit brûlant l'après-midi et le soir, élancement pendant le repos, et bosses après s'être gratté ; douleur d'excoriation dans un *cor,* par la pression des souliers.

RHUS-V. — RHUS VERNIX.

Prurit commençant subitement, tantôt çà et là, sans discontinuer
après; prurit violent et corrosif, comme par des piqûres de cousins,
en divers endroits; la *nuit,* après minuit et le *matin,* le prurit augmente; *ampoules* groupées en divers endroits, nommément aux doigts,
d'abord pruriteuses, puis brûlantes et douloureuses, comme excoriées; *durillons rouges* et élevés, surtout à la face, au cou et à la poitrine. — A la **Tête,** *gonflement exorbitant du front;* pesanteur dans
le gonflement du front en montant un escalier. — **Yeux** rouges. —
Derrière les **Oreilles,** vésicules en groupes. — *Gonflement* de la
Face, quelquefois avec yeux rouges, ou bien avec *durillons* et *taches
rouges,* prurit continuel et brûlement après s'être frotté. — Dans la
paume des **Mains,** prurit violent, ou bien papules pruriteuses profondément sous la peau; *aux mains, nodosités dures* et *élevées,* sur-
montées de *vésicules,* avec prurit violent; *vésicules en groupes aux
doigts.*

RUT. — RUTA.

En général, le matin au lever, prurit par tout le corps, diminué
après s'être gratté. — Inflammations érysipélateuses; peau rongée et
vésiculeuse; °excoriation facile, surtout en allant à cheval, ou chez
les enfants, en marchant. — °Ulcères enflammés. — °*Verrues.* —
°Anasarque. — °*Contusions* et *lésions des os* et du périoste.

Au **Cuir chevelu,** derrière l'oreille gauche, prurit avec douleur
d'excoriation au toucher, et cessant après s'être gratté; prurit *rongeant* comme par des *poux,* avec *forte envie* de se *gratter,* par tout
le cuir chevelu, et surtout au côté gauche; *nodosités* volumineuses et
bosses au cuir chevelu, précédées d'élancement et de déchirement (le
soir), et avec douleur d'excoriation au toucher; °*croûtes humides* au
cuir chevelu; petits *ulcères* à l'os pariétal et à l'occiput, avec prurit
rongeant qui force à se gratter; *érysipèle* au front; *gonflement* du
front, avec *bouffissure rouge et considérable* qui, commençant par la
racine du nez, monte au front à travers les sourcils; *sueur* au vertex.
— Aux angles internes des **Yeux** et aux paupières inférieures, *prurit* cuisant après s'être frotté et avec larmoiement; °taches à la
cornée. — Aux **Oreilles,** douleur comme à la suite d'une *contusion,*
d'un *coup* ou d'une *chute,* dans le cartilage ou sous l'apophyse mastoïde; élancements pruriteux dans l'oreille droite. — A la **Face,**
douleur d'engourdissement comme à la suite d'une contusion ou d'un
coup dans le périoste; *prurit* et rongement à la face et aux joues; érysipèle au front; boutons aux lèvres; °*couperose.*

Saignement des **Gencives** en nettoyant les dents. — Sous l'**Aisselle** droite, cuisson brûlante comme par un ulcère. — Au **Coude,** douleur de meurtrissure ; douleur de meurtrissure ou de contusion aux doigts. — Dans les **Hanches,** *douleur ostéocope* comme a la suite d'un *coup* ou d'une *chute.*

SABAD. — SABADILLA.

En général, sensation de chaleur et endolorissement à la peau de la face surtout, plus sensibles en penchant la tête en avant, et diminués après s'être lavé à l'eau froide. — Fourmillement brûlant çà et là ; *élancements* volants par-ci par-là, nommément aux doigts et aux orteils ; *taches rouges et stries, plus visibles au froid.*

Au **Cuir chevelu,** prurit forçant à se gratter jusqu'au sang ; douleur brûlante au cuir chevelu ; point brûlant et caustique au vertex ; fourmillement brûlant au-dessus des sourcils ; prurit comme par des poux au vertex.—*Rougeur* du bord des **Paupières** et sensation aux yeux, comme si une inflammation allait se déclarer. — Brûlement à l'**Oreille** droite (et à la tempe gauche) ; prurit brûlant aux lobes des oreilles ; fourmillement brûlant et lancinant derrière l'oreille ; petits *boutons* derrière l'oreille droite. — Fort *prurit* à la joue gauche, avec taches *dartreuses* à la face.— Brûlement aux **Lèvres** comme si elles étaient échauffées ; fourmillement et picotement aux lèvres, avec prurit brûlant qui force à se gratter, comme après une brûlure ; tension et douleur d'excoriation à la lèvre supérieure , le matin au lit, et suivie bientôt d'excoriation après y avoir touché des dents.—**Mâchoire** inférieure douloureuse au toucher, comme si les glandes étaient engorgées.

A la **Langue,** sensation d'*excoriation* et de *brûlement* au *bout* (et dans la bouche). — Au **Ventre** (parfois à la poitrine et aux mains), *taches rouges* nombreuses, de la grosseur d'une tête d'épingle, devenant plus rouges au grand air. — A l'**Anus,** prurit fréquent qui force à se gratter, suivi de brûlement ; fourmillement et prurit alternant avec un agréable chatouillement aux ailes du nez et au conduit auditif extérieur.

Au **Bras** gauche, *endroits rouges* et taches non élevées, chaudes, sans être pruriteuses ; au-dessus de l'avant-bras gauche, *strie rouge* et *élevée,* semblable à un *durillon ;* petits *boutons* sous-cutanés, avec prurit brûlant aux deux avant-bras. — Aux **Mains,** *rougeur* et *taches rouges,* surtout sur l'une des mains ; petites taches rouges, dont la peau est comme parsemée, surtout sur la main gauche. — Aux **Doigts,** la nuit, au lit, une espèce de *gale* très-pruriteuse entre les doigts de la main droite ; desquamation de la peau aux côtés des ongles. — Au **Genou** gauche , *vésicule* blanche et brûlante, à bord rouge.—A la **Jambe** droite, *inflammation érysipélateuse,* avec brûlement violent. — *Gonflement des* **Pieds,** surtout le matin , ou avec douleur en marchant, qui fait sentir chaque caillou et laisse à peine avancer; *sueur,* surtout à la plante des pieds.

SABIN. — SABINA.

Brûlement pressif dans le périoste gonflé.— Brûlement au bord de l'oreille gauche et au lobe de l'oreille, lequel est rouge.

A la **Face,** surtout à la *joue* et à la *tempe; papules boutonneuses,* avec douleur d'excoriation au toucher; aux joues et autour des ailes du nez , *auréole rouge,* quelque peu gonflée , et douloureuse en appuyant dessus; entre le menton et la lèvre inférieure, petits boutons qui, après avoir fait sortir la matière dure qu'ils renferment, se transforment en petits ulcères.

Gencives *gonflées* autour d'une dent cariée , le matin au réveil, blanchâtres, douloureuses au toucher ; *ulcère* aux gencives d'une dent incisive qui est douloureuse au toucher. — A l'**Anus,** boutons hémorrhoïdaux douloureux, surtout le matin ; *écoulement* de mucosités *sanguinolentes* par l'anus.—*Inflammation* et endolorissement de l'**Urètre,** avec écoulement de pus comme par une gonorrhée.—Aux **Parties génitales,** sur le dos de la *verge, gonflement calleux,* à bord bouffi et distant, tout à fait indolent (même en pressant dessus); prurit lancinant dans le *gland;* élancements pressifs par tout le gland; rougeur foncée du gland ; sensibilité douloureuse du *prépuce ,* avec difficulté de le retirer ; douleur au *frein* du prépuce ; *gonflement* et tension du frein ; sensibilité douloureuse des *condylomes;* douleur d'excoriation et brûlement aux condylomes et au gland , aggravés au toucher. — Gonflement sensible des **Mamelles ;** pression ou élancement dans les mamelons; fourmillement dans les mamelons.

Au **Coude ,** *éruption boutonneuse ,* élévation de la peau sans rougeur ni auréole, très-pruriteuse , surtout au bout, et devenant croûteuse après s'être gratté. — Furoncle à la **Fesse,** très-douloureux.— Aux **Jambes,** la nuit, vers le matin, *prurit* apaisé par le grattement; le matin, *prurit* violent à la jambe droite, dont la *peau,* à la suite du grattement, est excoriée, brûlante, douloureuse, suintante, et se couvrant plus tard d'une *croûte épaisse* et pruriteuse au bord, avec saignement facile et abondant; en cas de lésion , la *peau* est longtemps *rouge, inégale,* sensible et douloureuse à la pression ; le matin, après s'être gratté, *petit endroit* à la jambe gauche *sale* et *ulcéré,* pruriteux et sensible , à fond sale après avoir détaché la croûte; l'auréole pruriteuse devient plus rouge le matin, moins rouge le soir, et alors seulement douloureuse à la pression. — °Au **Tibia**, ancien *ulcère lardacé* qui s'étend par la suppuration, devient douloureux et guérit parfaitement. — A la **Cuisse**, *prurit* qui force à se *gratter*, parfois suivi de petits boutons qui crèvent. — Le matin, au lit, *sueur* aux **Pieds** jusqu'au-dessus des malléoles ; au talon (parfois dans la plante des pieds), prurit forçant à se gratter, et suivi de brûlement comme par des *engelures*. — Dans le *gros* **Orteil** du pied droit, *douleur arthritique*, avec *gonflement rouge* et *luisant*, et élancement térébrant, empêchant de remuer le pied, ne supportant aucun contact, et passant ensuite au poignet droit, qui devient roide, avec les mêmes douleurs, ainsi que la main gauche.

SAMB. — SAMBUCUS.

En général, gonflement œdémateux de la partie sur laquelle on s'appuie ; °gonflement hydropique de tout le corps.

Prurit sur le dos du **Nez**, avec sensation de torpeur à la peau. — °A la **Face**, taches rouges çà et là, avec brûlement. — A la **Lèvre** inférieure, petit *bouton purulent*, à auréole rouge. — Prurit au bout de l'**Urètre**; °gonflement du scrotum. — Au côté intérieur de la **Cuisse**, élancement pruriteux, avec brûlement après s'être frotté. — A la **Rotule**, prurit et sensation de rugosité, comme si une éruption allait se faire. — °*Gonflement œdémateux des* **Pieds**, s'étendant jusqu'aux jambes.

SANG. — SANGUINARIA CANADENSIS.

Brûlement à la plante des pieds et à la paume des mains ; douleur d'excoriation dans le bout des doigts. — Dans les *mamelles*, élancement avec sensation d'excoriation dans les mamelons.

SASS. — SASSAPARILLA.

En général, *prurit* à presque tous les endroits du corps, nommément au cuir chevelu et à la face, se manifestant successivement et ne s'apaisant ordinairement pas après le grattement, ou reparaissant bientôt après ; prurit tous les soirs avant de se coucher, disparaissant au lit ; prurit à l'avant-bras et au genou, surtout le soir, au lit ; prurit lancinant répandu sur tout le corps, se manifestant le soir de cinq heures à sept, et le matin au lever ; *prurit brûlant*, parfois par tout le corps, avec frisson, ou nommément au ventre et aux cuisses, aggravé le soir avant et après le moment de se coucher, et augmenté beaucoup par le grattement ; prurit brûlant après s'être gratté, sous les mollets, le soir et le matin ; prurit avec vésicules ou boutons, après s'être gratté, aux **avant-bras**, aux **cuisses**, aux **genoux**, aux **mollets** et à d'autres endroits. — Petits *boutons rouges* au dos et aux cuisses, de la grosseur d'une tête d'épingle, non humides, avec prurit et rongement seulement à la chaleur, ne cessant que momentanément après s'être gratté ; *élevures urticaires* d'un prurit lancinant et insupportable, au cou, à la poitrine, aux paupières, aux mains et par tout le ventre, avec brûlement violent après s'être gratté ; *boutons miliaires* en sortant d'une chambre chaude et s'exposant à l'air froid.—*Dartres sur toutes les parties du corps*; petites *verrues* en abondance ; °peau ridée. — **Ulcères suppurants*, opiniâtres, après avoir déchiré les pustules par l'action des ongles ; °*ulcères par l'abus du mercure*; au côté droit du nez, au dos du pied droit et à la fesse gauche, *nodosités purulentes,* quelquefois lancinantes au toucher.—Tuméfactions quelquefois épaisses, chaudes.

Prurit au **Cuir chevelu;** chute des cheveux , avec grande sensibilité des téguments de la tête en se peignant.—*Brûlement aux* **Paupières,** alternant quelquefois avec pression ; brûlement violent, avec agglutination des paupières le matin ; inflammation et sécheresse des paupières. — A l'**Oreille,** dans le conduit auditif extérieur, *prurit* violent, le matin, qui ne cesse nullement après s'être gratté ; au bout de l'oreille, *croûte* d'abord brûlante, puis pruriteuse; sous l'oreille droite, inflammation et engorgement d'une *glande,* se transformant en suppuration.—Prurit au côté gauche du **Nez** et autour des yeux ; sous le nez, *éruption* pruriteuse, comme par l'écoulement d'une humeur âcre; *croûtes* dans la narine gauche. — A la **Face,** ainsi qu'au cuir chevelu, au cou et aux épaules, *prurit* lancinant, avec sensation d'une grande chaleur, et reparaissant ailleurs aussitôt après s'être gratté ; au front, *taches râpeuses,* d'un rouge pâle, peu élevées, grosses comme une lentille, et non pruriteuses ; à la joue, petit *bouton* pruriteux qui s'enflamme autour, avec brûlement violent, croûte épaisse et déchirement au grand air ; *pustules à la face,* même au milieu du front. — A la **Lèvre** inférieure, *vésicule* claire; *dartre* à la lèvre supérieure, avec élancement comme par des coups d'épingle.— Au **Menton,** boutons pruriteux ; aux côtés du menton, vésicules qui se remplissent bientôt de pus à leur bout.

Gonflement et douleur d'excoriation aux **Gencives** internes des dents inférieures. — A l'**Anus,** prurit qui cesse après s'être gratté; douleur d'excoriation à l'anus, réveillant pendant la nuit, et se transformant en prurit brûlant qui continue toute la journée ; *ulcère* à l'anus gros comme une noix, et avec une pustule noire s'ouvrant avec douleur et laissant écouler du pus.— Écoulement par l'**Urètre** d'un pus jaunâtre, avec rougeur et inflammation du gland, et avec fièvre le soir, accompagnée de frissons; fétidité insupportable des parties viriles; *dartre* au prépuce. — **Mamelles** flasques et insensibles; prurit autour des mamelons.

Côté droit du **Cou** *gonflé* et douloureux au toucher. — *Prurit à la* **Main** (et au dos des doigts), parfois avec sensation de roideur, chaleur brûlante et veines engorgées, diminué par le mouvement; à l'articulation de la main droite, *ampoule* claire, d'abord pruriteuse, puis brûlante, et qui laisse écouler de l'eau, avec brûlement plus fort, inflammation et une *croûte* qui est pruriteuse, surtout la nuit; *dartres* aux mains. — Bout des **Doigts**, en pressant dessus, douloureux, comme d'une ulcération *sous-cutanée*, ou comme s'il entrait du sel dans une plaie; *inflammation* du pouce, avec pulsation et brûlement aggravés la nuit; crevasses au pouce, avec douleur brûlante; petites *vésicules purulentes* et pruriteuses aux doigts (et à d'autres parties du corps). — Aux *mollets, taches dartreuses*, avec prurit violent. — *Sensation de gonflement aux deux pieds*, avec prurit et chaleur à la plante des pieds, diminuée par le mouvement; *gonflement des pieds*, surtout au cou-de-pied droit, avec rougeur et douleur qui s'aggrave dans l'après-midi.

SEC. — SECALE CORNUTUM.

En général, *peau cassante, sèche; peau flasque, blafarde;* les membres deviennent froids, pâles et ridés comme par l'eau chaude; *teint plombé,* quelquefois *par tout le corps,* avec une parfaite *insensibilité des parties,* qui, ridées et rétrécies, ne laissent souvent pas écouler une seule goutte de sang à la suite d'une blessure; *desquamation de la peau,* surtout des *parties affectées,* ou parfois de tout le corps. — *Douleurs dans la peau;* brûlement sur la peau, comme par des étincelles; *fourmillement et reptation dans la peau,* comme par des fourmis, ou avec torpeur, nommément aux bras, aux jambes, aux doigts, aux mains et au cou, ou principalement aux *doigts* et aux *orteils,* ou parfois à la langue, qui en est douloureuse; *reptation sous toute la peau du corps;* le fourmillement devient souvent si douloureux qu'on est *forcé de crier,* et qu'on n'a de repos dans aucune position du corps; tiraillement et fourmillement, se transformant en douleurs violentes et en crampes, avec contraction des membres et forte sueur; *prurit* aux jambes comme par des fourmis. — ** Éruptions miliaires,* ° surtout à la poitrine et à la nuque; ampoules; *furoncles :* taches (aux pieds), comme causées par la piqûre de puces; *pétéchies; larges ecchymoses; vésicules sanguinolentes* aux membres devenant gangréneux; pustules purulentes, noires et gangréneuses; *bosses au cou* qui laissent écouler un pus jaunâtre avec brûlement; tuméfactions emphysématiques; .*gangrène* à diverses parties, d'abord aux orteils et aux doigts, puis se répandant promptement aux bras et aux jambes; *gangrène qui se répand avec une extrême vitesse sur toutes les parties du corps, même jusqu'aux os; sphacèle*, les parties deviennent subitement froides et plombées; anthrax aux membres; *sphacèle*, les parties se détachent sans aucune douleur; *mortification gangréneuse des doigts*, des mains, des bras, des pieds, du tibia et des cuisses; *la partie gangréneuse devient promptement noire et se détache*; les membres gangrenés se détachent dans les articulations sans hémorrhagie; gangrène inflammatoire qui ronge la chair des membres; les doigts ou les orteils deviennent d'abord livides (bleu foncé ou plombé) et puis gangrenés, après quoi la gangrène se répand sur les autres parties.

Gonflement de la **Face** (et du ventre); *fourmillement à la face et aux gencives*. — °Forte *éruption miliaire* à la **Nuque** et à la poitrine. — *Gonflement* des **Mains** (et des pieds), avec *pustules* noires, purulentes et *gangréneuses;* gonflement séreux, mou et douloureux aux poignets. — **Doigts** *gangrenés et mortifiés*. — Gonflement des **Pieds,** parfois hydropique ou avec pustules noires; *pieds gangrenés et morts.*

SEL. — SELENIUM.

En général, à la bouche, à la joue, au menton, fourmillement sur un petit endroit, comme s'il y avait là de la poussière, forçant à se gratter, après quoi il disparaît; éruptions miliaires; *suintement* prolongé des endroits où l'on s'est gratté; ulcères lisses.

Au Cuir chevelu, douleur comme si on arrachait les cheveux; *chute des cheveux* en les peignant. — Aux **Yeux,** petites *vésicules* rondes sur le bord des paupières, avec prurit et pression, comme s'il y avait là un grain de sable; vésicules pruriteuses dans les sourcils; *chute des sourcils;* gonflement de l'espace entre les deux yeux (du *glabella*), comme si des boutons allaient se former. — Petits boutons derrière l'**Oreille;** sécrétion abondante de cérumen par les deux oreilles; le cérumen de l'oreille sourde est plus dur, tandis qu'il est humide dans l'autre.— Prurit au **Nez,** parfois au bord des ailes, où il force à se gratter; un *pore noir* près du nez s'ouvre et laisse écouler une sérosité suivie d'inflammation de l'endroit. — Peau de la face huileuse.

°(*Diminution d'un écoulement gonorrhéique*); sueur aux **Parties génitales** et au bas-ventre, dans la position couchée; prurit au scrotum; douleurs pruriteuses dans le testicule droit, le soir (le testicule gauche devient plus épais et dur comme une pierre). — Au **Dos,** petits *boutons* pruriteux. — Une *glande du* **Cou** est douloureuse, surtout en pressant sur le côté gauche du cou, au-dessus de la carotide, parfois avec déchirement le long du cou. — Aux **Mains,** petits *boutons* pruriteux ; vésicules galeuses au bord de la main gauche ; *amaigrissement* des mains. — Entre les **Cuisses** et le scrotum, petits boutons pruriteux, avec douleur d'excoriation ; prurit et *petits* boutons à la fesse ; une personne maigre s'excorie facilement aux fesses en étant assise.— *Prurit aux* **Pieds,** le soir, ou autour des malléoles, parfois violent entre le tendon d'Achille et la malléole ; à la malléole intérieure du pied gauche, petit *bouton* plat, avec *vésicules purulentes,* sans aucune douleur, et se transformant en petit *ulcère;* suintement d'un endroit écorché au-dessus de la malléole ; (brûlement dans les ulcères aux pieds); sur le tendon d'Achille du pied droit et vers le côté intérieur, *nodosité* dans la peau, sans prurit ni douleur ; sur les condyles des orteils, vésicules qui, le matin, se trouvent ouvertes à la suite du frottement.

SENEG. — SENEGA.

En général, *prurit* violent (aux cuisses), forçant à se gratter, suivi de brûlement, surtout le soir, au lit ; petit *bouton* très-douloureux au moindre toucher ; °morsures venimeuses ?

Prurit au **Cuir chevelu,** le matin ; frisson au cuir chevelu. — **Paupières** *gonflées,* brûlantes, avec pression, mais peu rouges ; *gonflement* des paupières, avec pression et inflammation qui s'étend vers l'angle interne de l'œil ; paupières enflées les premiers jours ; *orgelet* au bord de la paupière inférieure de l'œil droit ; au bord de la paupière supérieure de l'œil gauche, petite *vésicule* pressive et laissant écouler une humeur claire après l'avoir ouverte. — *Prurit* dans les *narines.* — A la **Lèvre** supérieure, près du nez et du coin de la bouche, petites *vésicules* brûlantes et pruriteuses au toucher. — Les cavités buccale et gutturale sont brûlées de manière à ne laisser avaler que des choses tendres ou liquides. — Brûlement et cuisson au *palais,* comme si la peau s'en était écorchée. — Entre les fesses, prurit qui force à se gratter. — *Chatouillement* au prépuce et au gland.

SENNA.

Les coins de la bouche sont couverts de vésicules brûlantes.

SEPIA.

En général, *douleur d'excoriation de la peau de tout le corps,* avec sensibilité douloureuse en se heurtant quelque peu. — *Prurit* à la face, aux bras, aux mains, au dos, aux hanches, aux pieds, au ventre et aux parties génitales ; le prurit change en brûlement ; sensation de coups d'épingle sur la peau , le soir, à la chaleur du lit. — *Boutons prurileux* aux *articulations*, nommément au pli du coude, au jarret et à l'articulation du pied, avec plus d'intensité le soir et le matin que pendant le jour ; *vésicules* pruriteuses et *élevures* à la face, aux mains et aux pieds ; °*gale*, principalement *sèche*, et éruptions galeuses ; °*pemphigus; papules* éparses aux mains , grosses comme une lentille, rouges, insensibles, et laissant écouler une humeur après les avoir ouvertes ; à la suite *d'une piqûre d'abeille, rougeur* et *miliaire rouge* et pruriteuse répandue par tout le corps, avec yeux enflammés et sueur à la face, le tout apparaît en quelques minutes. — *Taches sur la peau;* °taches brunes ; °*taches rougeâtres et dartreuses;* taches rouge de vin et indolentes, au cou et sous le menton. — *Dartres;* °dartres suintantes et croûteuses , avec prurit et brûlement; *dartres annulaires;* l'épiderme s'exfolie dans une circonscription plus ou moins large, mais généralement ronde, nommément aux mains et aux doigts, sans causer aucune douleur. — *Excoriation de la peau*, surtout aux articulations , °surtout aussi chez les enfants. — *Engorgement de glandes;* °*gonflements lymphatiques;* °indurations squirrheuses?; *gonflement*, le soir, au poignet, au pli du coude, autour des malléoles, avec roideur des articulations , le matin le gonflement avait disparu, mais les endroits étaient douloureux au toucher ; *gonflement de tout le corps*, de la face, du ventre, des jambes et des bras jusqu'au poignet , avec haleine courte, sans soif, durant trois semaines, avec fièvre tierce ou quarte, apparaissant à des heures indéterminées et même la nuit. —°Furoncles ; °*ulcères*, parfois indolents. — Prurit dans les *ulcères;* brûlement et élancement, surtout la nuit ; l'endroit ulcéré se gonfle, et devient chaud et brûlant avec douleur.

Cuir chevelu douloureux au toucher, comme si les cheveux étaient douloureux à leur racine ; *prurit fréquent au cuir chevelu*, surtout au vertex, avec forte chute des cheveux ; prurit fréquent à l'occiput, le soir ; fort prurit après la cessation des maux de tête ; prurit rongeant ; *éruption au front* de petits *boutons rouges*, semblables à la peau râpeuse ; petits boutons au front, ou papules douloureuses ; *croûtes sur la tête*, parfois *humides; pustules* à l'occiput, très-pruriteuses, et se transformant en ulcères à croûte rugueuse, avec suintement prolongé ; *gonflement* de la tête au-dessus des tempes ; gonflement au front ; *forte chute des cheveux.* — **Yeux enflammés ;** *inflammation des yeux, avec rougeur de la sclérotique*, et élancement et pression dedans; les yeux enflammés sont très-susceptibles à l'eau froide ; inflammation des paupières, avec un orgelet ;

rougeur de la sclérotique, surtout le matin au réveil, avec pression et cuisson brûlante ; * *gonflement de la paupière supérieure de l'œil droit,* le matin, avec rougeur ; gonflement *sous* les yeux, le matin, après le réveil ; gonflement fort et rouge de la paupière inférieure, avec pression et brûlement ; * *gonflement de l'œil,* avec mal de tête au même côté ; °gonflement des deux yeux, tous les soirs ; *croûtes* aux sourcils pendant huit semaines ; *tache* rouge, *dartreuse,* sur la paupière supérieure, avec desquamation ; °*pustules à la cornée;* °fongus hématode. — Aux **Oreilles,** *élancement* dans la parotide, avec *gonflement* et tension douloureuse en tournant la tête ; prurit fréquent, tous les jours, dans l'oreille affectée ; prurit dans l'oreille non affectée, avec fort bruissement et accumulation d'*un cérumen blanc et purulent ;* fourmillement dans l'oreille droite ; °*dartres* au lobe de l'oreille ; °dartres derrière l'oreille et à la nuque ; *éruption purulente* à l'extérieur de l'oreille ; *chaleur et rougeur* de l'oreille gauche ; à l'ouverture du conduit auditif, gonflement qui cause une douleur lancinante par la pression contre le pavillon opposé ; écoulement d'un pus aqueux par l'oreille, avec prurit.—Au bout du **Nez,** élancement au toucher, comme s'il s'enfonçait un cheveu pointu ; prurit au bout du nez ; sensation d'excoriation dans les narines, très-douloureuse à chaque inspiration ; * *gonflement* et inflammation du nez ; *narines ulcérées* et *croûteuses ;* petit *ulcère* opiniâtre dans l'une des narines ; éruption de *papules* indolentes à la racine du nez ; *bouton* près du nez, semblable à un furoncle ; près de la narine droite, petit bouton qui se développe en large croûte ; *éruption douloureuse* au bout du nez ; °cancer nasal ? — *Prurit* à la **Face,** particulièrement à la partie supérieure des joues, avec cuisson brûlante après s'être frotté ; * *large tache jaune à la face, à cheval sur le nez ;* * *éruption à la face,* comme une rougeur rugueuse de la peau ; *boutons à la face,* parfois pruriteux, principalement à la joue droite ; °*dartres* et croûtes à la face ; °*verrues* à la face ; °*croûtes de lait ?; pores noirs,* très-nombreux, à la face. — **Lèvres** chaudes ; °lèvres sèches et squameuses ; brûlement violent à la lèvre supérieure, sous le nez ; douleur dans la lèvre supérieure comme par une écharde ; douleur d'excoriation à la lèvre inférieure ; couleur *jaune autour de la bouche ; éruption dartreuse* aux lèvres et *autour* de la *bouche ; boutons à la partie rouge de la lèvre supérieure,* parfois suintants au bord de la lèvre ; *croûtes* larges à la partie rouge des lèvres (après un voyage pendant la mauvaise saison); *éruption* au coin de la bouche, douloureuse au toucher ; à la face interne de la lèvre inférieure, *ulcère* douloureux, soulagé par l'eau froide ; lèvre inférieure excoriée et couverte, à sa face interne, de vésicules douloureuses ; petit *bouton purulent* et douloureux au milieu de la lèvre inférieure ; tension dans la lèvre inférieure ; fort *gonfle-ment* de la lèvre inférieure, le matin. — Au **Menton,** *éruption bou-tonneuse,* avec prurit et douleur d'ulcération en y touchant ; *croûte* de longue durée ; *engorgement des glandes sous-maxillaires,* qui , pres-sées, causent une douleur à la dent ; douleur de contusion dans les glandes , avec sensibilité au toucher.

Aux **Gencives,** * *gonflement* épais , rouge foncé, avec pulsation douloureuse comme par la suppuration , et presque insupportable ; *gonflement douloureux des gencives,* qui sont parfois comme *excoriées,* avec décollement ; gonflement des gencives , avec saignement facile au moindre contact ; fort endolorissement des gencives gonflées , au-tour des dents cariées, avec gonflement de la joue ; *vésicules* aux gen-cives , brûlantes au toucher ; gencives excoriées et *ulcérées ; saigne-ment* des *gencives* sans cause apparente. — *Gonflement* de l'inté-rieur de la **Bouche** et des *gencives,* avec brûlement dans la bouche jusqu'à la gorge, ou avec sensation comme si la bouche était rétré-cie ; *vésicules* sur la *langue,* avec douleur comme à la suite d'une brûlure ; bouton au bout de la langue et salive très-douceâtre.—Dou-leur au palais comme s'il était brûlé, surtout en y touchant. — Au **Ventre,** °*taches jaunâtres ;* dans l'aine gauche, prurit voluptueux le soir au lit, augmenté par le frottement jusqu'à devenir insuppor-table, mais cessant instantanément après s'être chatouillé du bout du doigt. — * *Brûlement* à l'**Anus,** et surtout pendant la selle, chaleur et gonflement du bord de l'anus ; excoriation à l'anus ; **fort* *prurit à l'anus,* parfois avec fourmillement dans le rectum ; * *prurit dans le rectum,* parfois avec élancement ; douleur d'excoriation dans le rec-tum , le plus souvent hors le temps des selles, et sensation de chute, même dans la position couchée ; * *sortie des boutons hémorrhoïdaux,* avec douleur au toucher; les boutons hémorrhoïdaux de l'anus parais-sent comme endurcis ; saignement des boutons hémorrhoïdaux de l'anus pendant la marche ; excoriation entre les fesses. — Prurit dans l'urètre ; °*gonorrhée chronique ? — Forte sueur* aux **Parties viriles,** nommément aux testicules ; °prurit autour des parties ; *chaleur* et *prurit* au *gland,* avec excoriation du prépuce, ou éruption rouge pâle parfois pruriteuse ; petites taches rouges au gland ; fort suintement sous le gland, d'une odeur salée et aigre , avec prurit ; suppuration et prurit continuel au *prépuce ;* à la face intérieure du prépuce et sur le gland, *papules* rouges, presque excoriées, qui disparaissent et revien-nent, avec chatouillement, en y touchant ; ° *gonflement* du scrotum. — A la **Vulve,** ° *gonflement et éruption* suintante et *pruriteuse* aux *lèvres intérieures ;* **excoriation et rougeur aux parties génitales,* au périnée et entre les cuisses, °surtout avant les règles ; **prurit* aux *parties génitales.* — *Élancement* dans les **Mamelles,** aggravé surtout par le froid, en allant à pied ou en voiture ; prurit dans le mamelon gauche, qui saigne et paraît aller s'ulcérer ; °*excoriation des mamelons?*

Prurit à la **Poitrine,** surtout à l'os de la poitrine ; °taches brunâtres à la poitrine. — Au **Dos,** *taches rougeâtres et dartreuses* au-dessus des hanches ; °*taches brunâtres* au dos ; °éruption pruriteuse au dos ; sensation de gonflement à la nuque ; gonflement indolore, du volume d'une noisette, à la nuque ; fort *prurit* à la nuque ; °*dartres* à la nuque et derrière les oreilles ; douleur tensive, comme par gonflement, à un côté du *cou ; taches rouge de vin* au cou et sous le menton ; *taches rouges, dartreuses* et fort pruriteuses aux deux côtés du cou ; gros *furoncle,* avec douleur lancinante, au cou. — Sous l'**Aisselle** droite, brûlement châtouillant ; prurit sous les deux aisselles ; °*dartres suintantes* sous les aisselles ; °*sueur* sous les aisselles ; engorgement des glandes axillaires, surtout sous l'aisselle droite, avec suppuration. — °*Verrues* aux **Bras ;** peau des bras brûlante, comme d'un vésicatoire ; *gonflement inflammatoire rouge foncé, dur, marbré,* au milieu de l'un des bras ; grosse *pustule* aux deux bras, avec prurit violent. — Prurit au pli des **Coudes ;** *taches brunâtres,* de la largeur des lentilles, à l'un des coudes, et peau *dartreuse* autour ; *croûtes* pruriteuses aux deux coudes. — Gonflement de l'un des **Avant-Bras,** avec douleur comme si l'on pressait sur un abcès. — °Sueur froide au poignet ; *desquamation de la peau* à la paume des **Mains ;** à la partie charnue de la main droite, *tache ronde,* rouge clair, avec prurit violent, que le grattement ne fait pas disparaître, le soir ; sensation comme si une *verrue* allait apparaître au côté extérieur de la main ; °*vésicules purulentes* au dos des mains et au bout des doigts ; °*pemphigus,* avec gonflement de la main ; *dartres* au dos de la main ; °*gale maligne et croûtes aux mains.* — Aux **Doigts,** *chatouillement presque douloureux,* sous l'*ongle* de l'index gauche, ou sous celui du pouce droit ; grosse *vésicule* pruriteuse au pouce de la main droite ; °*ulcères* indolents au bout des doigts ou aux articulations ; *panaris* avec douleurs pulsatives et lancinantes. — °**Ongles** difformes. — A la **Cuisse,** formation de *furoncles.* — Au **Genou,** *gonflement* douloureux, avec tension pendant le repos et le mouvement ; gonflement mou et indolent sur la rotule, avec roideur et tension en s'agenouillant, et avec sensation de torpeur à l'endroit gonflé. — *Gonflement des deux* **Jambes ;** gonflement de l'endroit entre le tibia et les mollets ; le gonflement des jambes remonte jusqu'aux genoux, en étant assis ou debout, mais il diminue en marchant ; boutons pruriteux et nombreux aux jambes ; fort *prurit* au *tibia ;* boutons pointus et pruriteux au tibia, s'étendant jusqu'au genou, avec élancement là où les vêtements touchent. — *Éruption boutonneuse* au dos des **Pieds,** avec fort prurit qui force à se gratter jusqu'au sang; **gonflement des pieds:* °*ulcères* au dos des pieds; **sueur aux pieds* si abondante qu'une double chaussure en est mouillée; *sueur d'une odeur insupportable,* et avec excoriation des orteils; sueur, surtout aux orteils; °*sueur des pieds répercutée; fétidité des pieds* (auparavant sujets à suer).— Formation facile de *vésicules* au talon, en marchant; °*ulcères aux talons,* provenant de *vésicules rongeantes;* picotement dans la plante des pieds, avec douleur aux cors. — *Prurit* aux **Orteils;** un ongle difforme depuis plusieurs années entre en *suppuration* et fait place à un nouveau. — °**Cors;** sensation pressive et brûlante aux cors, même en étant chaussé bien commodément; tiraillement aux cors, le soir; **élancement aux cors,* même en état de repos, et augmenté, en les heurtant, jusqu'à faire pousser des cris; sensation brûlante et lancinante aux cors; inflammation des cors.

SIL. — SILICEA.

En général, grande irritabilité de la peau, avec sensibilité douloureuse au toucher.—**Prurit* au dos, aux omoplates et aux cuisses; **prurit par tout* le corps, surtout après s'être couché, avec cuisson, et ne cessant point après s'être gratté; *prurit en divers endroits,* surtout la nuit, et avec lancination; élancement çà et là dans la peau, comme des piqûres de puces; *reptation* comme par des puces, en divers endroits, se transformant en prurit insupportable, surtout le soir en se déshabillant; reptation, parfois à la tête. — *Éruption par tout le corps,* semblable à des *varicelles,* et précédée, accompagnée et suivie d'un fort prurit; *pustules* au front, à l'occiput, au sternum et à la colonne vertébrale, semblables aux varicelles, très-douloureuses, et se transforment en ulcères très-purulents. — *Taches tubéreuses,* rosées (chez les lépreux). — °*Gonflements lymphatiques* et tumeurs; **engorgement des glandes,* parfois avec induration ou *suppuration;* °indurations squirrheuses; °*suppurations bénignes et malignes,* surtout dans les parties membraneuses; **peau maladive, vulnérable,* et guérison difficile de toute lésion, qui, d'ailleurs, tend à s'ulcérer; **furoncles;* °*charbons malins.* — °*Ulcères* de toute espèce; °ulcères par suite de l'abus du mercure; °ulcères *putrides;* °ulcères *rongeants;* °ulcères *fongueux;* °ulcères fistuleux. —Douleur dans les *ulcères* comme d'un mal sous-cutané; °*chair luxuriante* aux ulcères; douleur d'excoriation aux ulcères; **pression* dans les ulcères; **élancement parfois pressif dans les ulcères,* ou avec sensation brûlante à l'ulcère (de la cuisse et autour) ; °*pus fétide et rongeant des ulcères ;* térébration dans les ulcères. — °*Ganglions ;* verrues ; **panaris* (spécifique après l'usage de *hepar*). — ° *Ostéonosies;* °inflammation douloureuse des os ; ° *carie.*

Au **Cuir chevelu,** *sensibilité douloureuse* à la pression du chapeau ou au toucher, surtout à l'occiput ; *sueur* aux cheveux, le soir ; *prurit* fréquent au cuir chevelu ; prurit violent au côté gauche de la tête ; prurit à l'occiput ; douleur d'excoriation aux endroits pruriteux de la tête, après s'être gratté ; *boutons* pruriteux au cuir chevelu ; ° *croûte humide et pruriteuse* au cuir chevelu ; °élévations tubéreuses au cuir chevelu ; nodosités pruriteuses à la tête et à la nuque ; *forte chute des cheveux* en se peignant. — * *Prurit aux* **Yeux,** avec cuisson et chaleur ; prurit dans l'œil droit, le soir ; prurit dans l'œil malade aussitôt après avoir pris le médicament ; prurit aux sourcils ; *prurit aux paupières,* surtout aux paupières supérieures, parfois avec sensation brûlante ; douleur d'excoriation aux yeux ; **chaleur aux yeux;* **rougeur des yeux,* °avec cuisson dans les angles ; rougeur de la sclérotique, avec pression ; * *inflammation des yeux,* parfois avec rougeur d'abord autour des yeux, puis de la sclérotique, accompagnée de larmoiement ; *gonflement dans la région de la glande lacrymale* droite et du sac lacrymal ; ulcère à l'œil gauche ; °fistule lacrymale ?; **agglutination nocturne des paupières,* avec douleur d'excoriation ; °*fongus hématode ;* ° *ulcères à la cornée;* °taches et cicatrices sur la cornée. — *Prurit dans l'***Oreille,** surtout en avalant; prurit à l'extérieur des oreilles ; *croûtes* derrière les oreilles ; *inflammation* et *suintement* du bord des oreilles ; *gonflement* de l'oreille extérieure, *avec écoulement d'humeur* du conduit auditif, perte de l'ouïe et sifflement dans l'oreille ; *écoulement* par l'oreille gauche ; *cérumen liquide* et très-abondant. — Au **Nez,** endolorissement des parois des narines ; °*douleurs rongeantes dans le haut du nez,* avec pesanteur en se baissant, et sensibilité excessive à la pression ; *douleur d'ulcération pulsative dans le nez,* avec tension jusque dans le cerveau, et causant au front un mal de tête pulsatif, en même temps que le bout du nez est douloureux au toucher, comme par un mal sous-cutané ; *prurit dans le nez,* avec douleur d'excoriation au front ; prurit voluptueux autour du nez, forçant à se frotter ; * *prurit au nez,* avec rougeur de la pointe, ou avec petites *vésicules* autour des ailes ; *éruption boutonneuse* sur le nez ; boutons pruriteux au côté du nez ; *vésicules miliaires* sous les narines, avec auréole rouge et sans douleur ; vésicules rougeâtres et *croûteuses* sur le nez ; * *croûtes dans les narines,* parfois avec crevasses dans le haut des narines ; °*ulcères dans les narines.* — *Gonflement de la* **Face** (des lèvres et des glandes du cou), avec frissonnement et froid aux pieds ; *prurit à la face,* très-violent au front, descendant le nez ou dans le poil de la barbe ; *éruptions à la face ;* boutons au front et au-dessus du nez, ou au sourcil ; gros *furoncle* près du nez ; °*peau* de la face gercée, avec *rhagades ;* °*induration squirrheuse* à la face et à la lèvre supérieure. — *Gonflement* des **Lèvres** (surtout de la lèvre supérieure et des gencives, avec forte douleur au toucher) ; fort gonflement de la lèvre inférieure ; *vésicules au bord de la lèvre supérieure,* avec élancement en y touchant, ou douleur d'excoriation ; vésicules d'abord pruriteuses, puis, après la transformation en croûtes, douloureuses, comme excoriées ; *croûte* pruriteuse au bord de la lèvre supérieure ; *ulcère* douloureux au coin de la bouche ; * *ulcères à la lèvre inférieure,* °ou à la partie rouge de la lèvre ; ulcères fongueux à la face interne de la lèvre ; *ulcération des commissures des lèvres,* parfois douloureuse, ou avec prurit et croûtes ; °*cancer des lèvres.* — Au **Menton,** éruption boutonneuse ; *furoncle* au menton, avec douleur lancinante au toucher ; *taches dartreuses,* rouges, élevées et pruriteuses ; °dartres ; *glandes sous-maxillaires* douloureuses au toucher, sans être engorgées ; élancements dans les glandes sous-maxillaires engorgées ; * *engorgement des glandes sous-maxillaires,* °parfois *dur* ou douloureux au toucher, avec tiraillement et mal de gorge en avalant (comme si l'intérieur était gonflé) ; °*exostose et carie* à la mâchoire inférieure.

Gonflement des **Gencives,** avec sensation brûlante au contact d'une boisson chaude, et avec douleur d'excoriation en mâchant ; inflammation douloureuse des gencives ; excoriation des gencives ; *vésicules* aux gencives et à la face interne des lèvres, avec douleur d'excoriation ; petit *ulcère* aux gencives gonflées ; °saignement facile des gencives. — * **Langue** *excoriée,* quelquefois avec points douloureux, au bout de la langue ; gonflement indolore du côté droit de la langue ; prurit au *palais* et dans le voile du palais ; *ulcère* au palais, s'étendant jusqu'aux gencives. — Au **Ventre,** * *inflammation* des *glandes inguinales,* avec tuméfaction, du volume d'un petit pois, et avec douleur au toucher. — °*Prurit* à l'**Anus ;** *suintement* à l'anus ; apparition à l'anus d'une veine grosse comme un tuyau de plume, avec prurit et pression ; sortie des *boutons hémorrhoïdaux* du rectum pendant les selles, avec écoulement de mucosités sanguinolentes ; serrement des boutons hémorrhoïdaux du rectum, sortis pendant les selles ; sensibilité douloureuse des boutons hémorrhoïdaux, qui sont tant soit peu sortis ; élancement dans les boutons hémorrhoïdaux du rectum ; *endroit croûteux* et élevé au *sacrum,* au-dessus de l'entaille des fesses ; douleur brûlante réitérée, surtout après le coït, au *périnée.* — Aux **Parties génitales,** éruption boutonneuse, avec douleur, sur le

mont vénérien; au *gland, prurit* et taches rouges; ** rougeur du prépuce,* comme s'il était écorché, avec prurit; gonflement du prépuce,
avec boutons pruriteux et suintants à la face extérieure; fourmillement au *scrotum; ** plaque *pruriteuse et suintante* au scrotum; sueur
le soir, ou prurit abondant, au scrotum; *° hydrocèle; * prurit* aux *parties génitales* de la femme.

Sur la **Poitrine,** miliaire pruriteuse au sternum; *induration* dans
la mamelle gauche. — Prurit au **Dos** et au sacrum; *°* abcès inflammatoire sur les lombes; *° gonflement et déviation de la colonne vertébrale;* frémissement dans la peau des omoplates. — ** Engorgement
des glandes* de la **Nuque,** *°* quelquefois avec induration; *boutons* à la
nuque, parfois pruriteux, et semblables à l'éruption urticaire; *° pustule purulente* à la nuque; gonflement des muscles au côté droit
du cou; ** engorgement* des *glandes* du cou; gonflement de la *glande
thyroïde,* avec prurit et élancement au toucher; lancination dans les
glandes du cou. — Tiraillement dans une *glande* **Axillaire; *** *engorgement* de la glande axillaire, *°* quelquefois avec suppuration. —
Peau gercée aux **Bras** *et aux mains; furoncles* nombreux, quelquefois volumineux, au bras; *vésicules* dures, nombreuses, de la grosseur d'un petit pois, à fond rouge, avec prurit brûlant pendant une
seule nuit (depuis le poignet jusqu'au coude); *°* induration du tissu
cellulaire de l'avant-bras. — *Ganglion au dos de la* **Main,** avec sensation de foulure en étant couché, et douleur de meurtrissure en remuant la main; forte *sueur* aux mains; fort prurit sous la peau de la
paume de la main gauche; *vésicule purulente* au dos de la main;
° ulcère au dos de la main. — Sensation comme si dans les **Doigts** il y
avait un *mal sous-cutané,* au bout; inflammation d'un *vaisseau lymphatique* jusqu'au delà du poignet, par suite d'une égratignure à l'index,
avec une *vésicule rongeante,* brûlante et picotante; vésicule rongeante,
très-pruriteuse à l'index de la main gauche; *boutons de chaleur* aux
doigts, avec prurit fourmillant. — **Ongles** jaunes et rugueux; ongles
gris, sales, comme pourris, divisés en plusieurs couches, et sautant
en éclats lorsqu'on les coupe; ** panaris fréquents, °* parfois avec chair
luxuriante, ou même avec carie. — *Prurit aux* **Fesses;** prurit abondant à la jambe gauche; élancement et picotement en plusieurs endroits des jambes, cessant peu à peu après s'être fortement gratté. —
Prurit au côté intérieur des **Cuisses; *** *furoncles aux cuisses; ° ulcères* pruriteux aux cuisses, quelquefois aussi aux malléoles; *° ramollissement et carie* des os. — *° Gonflement du* **Genou,** quelquefois in-
flammatoire, rouge bleuâtre, douloureux la nuit, et très-sensible au
toucher. — Gonflement des **Jambes** descendant jusqu'aux pieds;
prurit aux jambes; *° ulcères aux jambes,* avec teint sale de la face. —

Miliaire pruriteuse aux mollets ; **furoncles* aux mollets; *tache* rouge, sensible et gercée, au *tibia* droit ; °*carie* du tibia.— *Sensation brûlante* aux **Pieds,** surtout à la plante des pieds , et *la nuit ;* **gonflement des pieds,* généralement le matin au lever, avec forte tension pendant la marche , ou avec rougeur (changeant en blanc par la pression des doigts); gonflement douloureux depuis les orteils jusqu'aux malléoles ; gonflement du pied gauche jusqu'à la malléole; **forte fétidité des pieds,* sans sueur, quelquefois *insupportable,* d'une odeur putride et cadavéreuse (tous les soirs), ou d'une odeur aigre ; * *sueur aux pieds,* quelquefois fétide ou abondante, à la plante des pieds et entre les orteils , avec excoriation par la marche ; °*sueur des pieds répercutée,* parfois suivie de froid aux pieds ; au *talon,* grosse *vésicule rongeante* et très-pruriteuse ; ° *à la plante des pieds,* chatouillement voluptueux, insupportable au point de rendre fou, après s'être tant soit peu gratté ; °*durillons* durs et douloureux à la plante des pieds; excoriation à la plante des pieds, surtout vers les orteils.— Douleur à l'**Orteil,** sous l'ongle; douleur d'ulcération dans le gros orteil autrefois affecté, mais seulement en appuyant dessus ou dans la marche ; *croûte* purulente et pruriteuse aux *orteils gelés ;* °*ulcération* du gros orteil, quelquefois avec douleur lancinante.— **Cors** au gros orteil, avec fort brûlement ; les cors existants deviennent très-sensibles au toucher; élancement dans les cors, parfois assez forts pour faire bondir le pied.

SOL-M. -- SOLANUM MAMMOS.

°Érysipèle vésiculeux ?; dartres ; °varicelles.

SPIG. — SPIGELIA.

En général, sensibilité douloureuse de tout le corps en y touchant ; *élancements* en plusieurs endroits en montant l'escalier à la suite d'une petite promenade ; *boutons* rouges , avec douleur d'excoriation au toucher; petites nodosités ou élevures (aux membres inférieurs) après s'être gratté. — °(Anévrysmes)?

Au **Cuir chevelu,** *sensibilité douloureuse* en y touchant et en le remuant ; *douleur d'ulcération* au vertex, même sans y toucher, avec lancinations pulsatives jusque dans le cerveau ; les *cheveux mêmes* sont *douloureux* au *toucher ;* douleur à l'occiput au point de ne pas laisser coucher dessus; occiput douloureux, comme par suite d'un coup ; tension des téguments de la tête comme s'ils étaient contractés ; *exostose* aux tempes, près de l'orbite, avec pression et douleur d'excoriation au toucher; *prurit* au front, avec reptation et envie de se gratter; prurit fourmillant au côté gauche du vertex ; *cuisson* douloureuse dans la peau du front, à gauche ; *sensation brûlante aux tempes,* ou bien au côté droit du front jusqu'aux yeux, que la douleur ne permet pas de tourner ; (boutons *miliaires* au cuir chevelu).—*Fourmillement dans les* **Yeux** ; *prurit* dans l'œil gauche, cessant après s'être gratté. — *Brûlement dans les yeux* ; prurit aux *sourcils,* parfois avec prurit (au sourcil droit); prurit dans l'œil gauche, vers la tempe ; * *inflammations des yeux,* arthritiques et rhumatismales aussi ; ° inflammation de la cornée ; * *inflammation du bord des paupières, avec ulcération* et douleur d'ulcération cuisante ; * *inflammation et rougeur de la sclérotique,* avec injection des vaisseaux sanguins , ou le matin, avec pesanteur des paupières et difficulté de les ouvrir. — *Prurit* aux **Oreilles** et en dedans ; prurit lancinant dans l'oreille gauche; prurit dans l'oreille droite , avec fourmillement ou picotement ; *sensation brûlante* aux oreilles.—*Prurit* au côté droit du **Nez ,** surtout à l'aile ; *chatouillement* sur le dos du nez , comme par un léger toucher des poils ou par le souffle d'un air calme ; fourmillement dans les narines, avec lancination , forçant à se gratter ; ° *cuisson* dans les narines ; *éruption* dartreuse dans la narine et auprès, avec douleur d'excoriation au toucher. — *A la* **Face ,** *sensation brûlante* dans la peau , devant l'oreille droite , ou bien dans la joue gauche. — *Tension et sensation brûlante aux* **Lèvres,** surtout à la lèvre supérieure; petit *bouton* noirâtre et indolent à la partie rouge de la lèvre inférieure. — Au **Menton ,** petits boutons purulents et indolents ; gonflement au côté gauche du menton , avec prurit pendant la sieste.

Aux **Parties génitales ,** fourmillement sur le *gland ;* gonflement d'une partie du gland ; *élancements* brûlants ou pruriteux dans la *verge* et aux *testicules.*

Prurit au **Dos,** continuant même après s'être gratté. — Douleur tensive au côté gauche du **Cou ,** *avec engorgement dur et douloureux des glandes,* lancination en avalant, gonflement des gencives, difficulté d'ouvrir la mâchoire, sueur le matin, et cessation de la douleur lancinante en pressant le gonflement vers l'intérieur ; *boutons rouges* au cou, avec douleur d'excoriation au toucher. — Prurit sous l'**Aisselle** gauche, quelquefois avec rongement et lancination. — *Prurit à* l'**Avant-Bras** droit. — Prurit dans la paume des **Mains** et au bout des doigts, comme par des *engelures,* ou avec sensation brûlante; *papule boutonneuse,* rougeâtre et dure, à un endroit de la main où , la veille , il y avait prurit brûlant; *mains jaune pâle,* comme après une longue maladie.—Au **Doigt** médius de la main droite, petits boutons qui, à la pression, laissent écouler un pus jaune; élancements pulsatifs, comme par des engelures , au médius de la main droite. — Aux **Cuisses ,** *prurit* qui revient après s'être gratté; *prurit rongeant,*

comme s'il allait apparaître une *éruption,* et que le grattement ne
peut pas apaiser; prurit fourmillant à la cuisse droite qui cesse après
s'être gratté. — Douleur dans la plante du **Pied** droit, comme d'un
mal sous-cutané, le matin, dès qu'on s'appuie dessus. — *A l'Orteil,*
excroissance comme une *verrue,* avec douleur cuisante, mais avec
sensation brûlante comme dans un cor, par le serrement des souliers,
et laissant après elle une cicatrice blanche et épaisse.

SPONG. — SPONGIA TOSTA.

En général, *prurit par tout le corps,* surtout le matin, au réveil,
comme au commencement de la transpiration, et toujours reparaissant après s'être gratté; prurit lancinant, çà et là, forçant à se gratter, mais ne cessant point après; *élancements* douloureux, çà et là,
forçant à se gratter; *reptation* dans la peau, ou *rongement pruriteux*
comme par des puces à de *petits endroits* (à la poitrine, au creux de
l'estomac, au dos, aux pieds, etc.), en différentes heures, et surtout
au *froid,* avec *chaleur et rougeur de l'endroit après s'être gratté,* et
éruption de *vésicules miliaires,* pendant que le prurit s'aggrave;
prurit à beaucoup d'autres parties, cessant après s'être gratté à l'endroit pruriteux. — *Éruption* pruriteuse sur la peau, et taches rouges
et pruriteuses.

Au **Cuir chevelu,** *sensibilité* désagréable, surtout en le remuant; sensation comme si les *cheveux se hérissaient* ou comme
s'ils étaient remués, aggravée par le mouvement du corps. — *Prurit*
aux **Paupières,** ou sous l'œil gauche (avec élancement); *sensa-*
tion brûlante dans l'œil gauche ou à la paupière inférieure; **Rou-*
geur des yeux (de la sclérotique), °quelquefois avec larmoiement et
sensation brûlante; *agglutination* des paupières; éruption de *croûtes*
jaunes aux paupières. — Douleur d'excoriation dans le cartilage des
Oreilles; sensation brûlante dans le conduit auditif droit; *nodosités*
douloureuses au toucher, à l'oreille gauche; *gonflement* rouge dans
l'orifice de la conque de l'oreille droite, avec un petit *bouton* dedans,
suintant comme un *ulcère,* et avec endolorissement de l'oreille en
pressant dessus; *nodosité enflammée* dans la conque de l'oreille gauche, se couvrant de *croûtes* et restant douloureuse au toucher; tension
du gonflement dans le conduit auditif, avec élancements momentanés
et fourmillement comme si le gonflement allait s'ulcérer. — *Éruption*
au bout du **Nez** (et aux lèvres). — A la **Face,** *gonflement* de la joue;
prurit à la joue gauche, quelquefois avec élancement.—*Éruption* aux
Lèvres; élancement à la lèvre inférieure.— Au **Menton,** sensation
brûlante comme s'il allait se déclarer une *éruption,* aggravée en ser-

rant la peau ; douleur du menton comme d'un mal sous-cutané, en y touchant ; *engorgement des glandes sous-maxillaires*, empêchant de remuer le cou, et avec douleur tensive au toucher.

Gonflement des **Gencives,** avec douleur en mâchant. — *Petites vésicules* sur la **Langue,** avec douleur d'excoriation, ou, en même temps, à la face interne de la joue, avec élancement brûlant, et ne permettant de manger rien de solide. — Engorgement des glandes de l'**Aine** droite, avec tension pendant la marche. — Aux **Parties génitales,** brûlement pruriteux dans la verge ; prurit voluptueux au *gland,* forçant à se gratter ; °*inflammation des testicules ?; gonflement* des testicules, parfois avec douleur pressive ; °*induration* des testicules ?; prurit et sensation brûlante au *scrotum ; cordon spermatique* gonflé et douloureux.

Prurit lancinant au côté gauche de la **Poitrine,** vers l'épaule. — Au **Dos,** prurit brûlant, nocturne, forçant à se gratter, avec sommeil léger, en changeant toujours la position, et avec chaleur par tout le corps, surtout vers le matin, sans soif. — Au **Cou,** sous le menton, gros *boutons,* douloureux à la pression ; *sensation de gonflement dans les glandes du cou,* quelquefois avec douleur près du larynx et de la trachée-artère ; douleur comme une induration dans la région de la glande thyroïde ; sensation comme si l'air montait et descendait dans la glande thyroïde et dans celles du cou ; °*gonflements goîtreux,* parfois durs ; élancement dans un goître, même hors le temps de la déglutition, ou principalement dans la position couchée ; sensation, comme si quelque chose de vivant marchait et rampait dans le goître, surtout pendant la déglutition ; sensation de gonflement et de pression dans le goître, comme si tout en allait sortir. — Sous l'**Aisselle** gauche, *prurit* picotant, en étant assis. — A l'**Avant-Bras** *droit, grosses vésicules.* — *Sensation brûlante* aux **Mains ;** *gonflement* des mains, qui empêche de plier les doigts. — *Épaisseur* et *rougeur* d'un condyle aux **Doigts,** avec tension en le pliant ; élancement au condyle antérieur du pouce avec douleur d'excoriation à la partie charnue du pouce gauche, prurit qui ne cesse point après s'être gratté. — A la **Cuisse** gauche, prurit chatouillant avec besoin de se gratter. — Dans le pli des **Genoux,** prurit picotant qui force à se gratter, pendant la marche. — Au dos des **Orteils** du pied droit, prurit voluptueux, le matin au réveil, avec besoin de se gratter.

SQUILL. — SQUILLA MARITIMA.

En général, prurit et sensation brûlante dans la peau. Petites *taches rouges,* se transformant en boutons, semblables à la *gale pustu-*

leuse et avec prurit brûlant, aux mains, aux pieds, entre les doigts, à la poitrine, enfin par tout le corps. — Excoriation au pli des membres. *Irritation des squirrhes ;* les squirrhes enflammés, accompagnés de fièvre, se transforment facilement en *cancer ouvert.* — Gangrène. — ° Hydropisies ? — °*Indurations* glandulaires ?

Prurit dans l'**Œil** gauche; chatouillement dans l'angle extérieur de l'œil gauche. — Au **Nez,** douleur d'excoriation sur le bord; avec *ulcération* des *narines*, pendant un rhume; au front et au menton, prurit rongeant, reparaissant 'aussitôt après s'être gratté. — ° **Lèvres** gercées, avec croûtes brunes; au-dessus de la lèvre supérieure, *éruption* suintante, rongeante, comme un ulcère, lancinante et pruriteuse; douleurs dans les *glandes sous-maxillaires.*

Prurit à l'**Anus** ; élancement à l'anus, pendant la marche.

Prurit sous le **Bras** droit, reparaissant bientôt après s'être gratté. — Au **Dos,** sensibilité douloureuse de la peau depuis une hanche jusqu'à l'autre; éruption au dos de petits *boutons rouges* et *purulents*, avec prurit lancinant et même brûlant à la suite du grattement, plus tard ils se couvrent de croûtes; entre les *omoplates*, sur un espace large comme une pièce de cinq francs, petits boutons ou *papules* en groupes, avec prurit fourmillant qui augmente avec brûlement lancinant après s'être gratté. — Endolorissement de la peau du **Cou,** à la suite du frottement (d'un fichu), avec endroits rouges et excoriés; prurit lancinant, au cou, comme par des puces, et reparaissant bientôt après s'être gratté; petits *boutons* au cou, douloureux seulement après s'être frotté. — *Sueur* sous l'*aisselle.* — *Vésicules* sur la peau des **Mains,** provenant de l'application extérieure de ce médicament. — Brûlement à la partie charnue du **Pied** droit, comme par des *engelures ;* ° *sueur* froide aux pieds; sueur aux orteils.

STANN. — STANNUM.

En général, *élancements* pruriteux et brûlants par tout le corps, nommément au tronc et surtout le matin au lit; *prurit* rongeant, en se déshabillant, répandu sur tout le corps, avec besoin de se gratter; élancement par tout le côté gauche du corps, et le lendemain seulement du côté droit; éruption pruriteuse par tout le corps. — Envies. — Engelures.

Au **Cuir chevelu,** douleurs comme d'un *mal sous-cutané ;* tension brûlante au cuir chevelu, au-dessus du côté droit du front. — Aux **Yeux,** pression comme par des *orgelets,* dans l'œil gauche, ou dans l'angle intérieur et avec larmoiment; dans l'angle interne ou dans la pupille gauche, *prurit* qui cesse un peu après s'être frotté;

agglutatination nocturne des paupières , et faiblesse de la vue pendant le jour ; *ulcère* à l'angle interne de l'œil, comme une fistule lacrymale.— *Prurit dans l'****Oreille**** gauche ; ulcération* de l'orifice du conduit audititif. — Sur la **Face,** *sensation brûlante* à la joue droite, ou prurit rongeant aux pommettes ; *gonflement* de la joue gauche (après une douleur pressive) avec cuisson pressive, comme par des éclats de verre , et distorsion de la face ; gonflement douloureux de la *mâchoire* supérieure, avec rougeur et élancement aux joues ; gonflement de la joue gauche , avec un ulcère aux gencives si douloureux qu'il empêche de dormir ; *boutons* pruriteux à la face, avec douleur d'excoriation en y touchant ou en se lavant ; bouton brûlant au sourcil gauche, avec pression au toucher. — Au coin droit de la **Mâchoire** *inférieure,* bosse rouge, avec douleur tractive, surtout en y touchant ; *gonflement* douloureux des *glandes.*

Au **Ventre,** pression et gonflement dans les *glandes inguinales.*— Prurit à l'**Anus ;** douleur rongeante à l'anus, tant pendant la marche que pendant le repos ; *nodosité,* comme un *bouton hémorrhoïdal,* à l'anus, avec douleur d'excoriation au toucher.— *Fort prurit au mamelon.*

Au **Cou,** *tache* rouge , quelque peu élevée, au milieu de laquelle se trouve un petit *bouton* blanc et indolent. — * *Gonflement des* **Mains** , le soir ; prurit brûlant au dos des deux mains, comme par des piqûres de cousins et que le frottement ne fait pas disparaître ; petites *taches* rouges et indolentes, au dos des deux mains ; sous le poignet, petites *élevures* avec prurit pendant le jour , aggravé par frottement ; *engelures* à la main , quoiqu'il fasse un temps doux. — *Envies* très-douloureuses.—Petit *bouton* très-pruriteux à la **Cuisse** gauche. — Petites *taches* jaunes et rondes à la **Jambe** gauche ; au *tibia* droit, petit gonflement, marqué d'un point rouge, douloureux au toucher comme si la chair était détachée des os. — * *Gonflement des* **Pieds ;** surtout autour des *malléoles,* gonflement rougeâtre, avec sensation , comme si les pieds étaient trop serrés ; gonflement subit des pieds le soir.

STAPH. — STAPHYSAGRIA.

En général, *prurit* sur la tête et par tout le corps, surtout le matin, avec reptation, comme par des puces ; le prurit change facilement de place ; *élancements en divers endroits,* parfois profonds, surtout aux membres, ou pruriteux et aigus, ou comme par des puces, surtout aux jambes, aux mains, à la nuque, à la tête, etc.—*Sensation brûlante à la peau çà et là* , parfois avec lancination ; brûlement aux membres. — *Éruption* par tout le corps et aux cuisses, *boutons* de la grosseur d'un petit pois, pruriteux et avec suintement brûlant après s'être gratté ; ° *Eruptions miliaires,* quelquefois opiniâtres ou accompagnées de convulsions nocturnes ; *éruptions galeuses ;* * *éruptions dartreuses,* ° parfois sèches et croûteuses, ou, le soir, avec prurit, et qui se transforme en brûlement après s'être gratté. — ° Peau *maladive* s'ulcérant facilement ; ° *blessures* faites avec un instrument tranchant. — * *Furoncles* fréquents. — ° *Ulcères* par l'abus du mercure ? ; ° ulcères carieux ? ; ° ulcères scorbutiques ? ; élancements déchirants ou prurit cuisant comme par du *sel,* dans les ulcères ; déchirements et prurit dans la région des ulcères, le soir et le matin, pendant le repos, mais cessant par la marche ; la peau de la partie ulcérée (jambe) se couvre, avec prurit et douleur pulsative, d'une croûte mince au-dessous de laquelle s'écoule une humeur jaunâtre. — **Engorgements glandulaires,* ° parfois durs. — ° *Douleurs ostéocopes ;* ° gonflement des os ; ° inflammations des os ; *carie ?*

Sur la **Tête,** à l'os du vertex, douleur d'excoriation, seulement en y touchant ou la nuit, empêchant d'être couché sur le côté douloureux ; *prurit au cuir chevelu,* comme par des coups d'épingle, vers le front, avec petits boutons ; prurit *rongeant,* quelquefois augmenté par le frottement, au cuir chevelu, surtout à l'occiput où il apparaît tous les soirs à la même heure et parfois avec douleur d'excoriation ; *élancement brûlant* à l'occiput, au vertex, ou à l'os du front; ° *desquamation* abondante et pruriteuse du cuir chevelu ; * *croûtes au cuir chevelu, très-pruriteuses,* derrière l'oreille et au-dessus ; * *croûtes suintantes,* ° parfois fétides, au cuir chevelu ; forte *chute* des cheveux. — Dans l'angle interne de l'**Œil,** *prurit,* surtout au grand air et avec besoin de se frotter ; prurit au bord des paupières, nommément aux paupières supérieures, au grand air; cuisson et douleur d'excoriation dans les angles internes ; * *inflammation des yeux ;* ° *inflammation du bord des paupières ;* inflammation indolente de la sclérotique ; *boutons* autour de l'œil enflammé ; ° *nodosités au bord des paupières ;* ° *agglutination nocturne des paupières* surtout dans les angles internes. — *Éruption* derrière les **Oreilles ;** grosse nodosité derrière le lobe de l'oreille, indolente et couverte d'un petit bouton blanc. — A l'aile gauche du **Nez,** prurit qui cesse après y avoir touché ; *crevasses* et *douleur d'excoriation* dans la *narine* (gauche), comme si elle était *ulcérée ;* **narines ulcérées* et croûteuses au fond. — Sur la **Face,** *prurit aux joues ; éruption boutonneuse à la face,* aux *joues,* au *front* et aux *commissures des lèvres,* avec élancement pruriteux et douleur au toucher, comme par un mal sous-cutané ou avec prurit tiraillant qui revient accompagné d'élancement, après s'être gratté ; douleur tensive dans l'éruption de la face. — Sensation à la **Lèvre,** comme si elle était finemeut gercée; ° *gonflement des lèvres;* petite vésicule brûlante et lancinante au bord de la lèvre inférieure; petit *bouton* brûlant et *croûteux* à la partie rouge de la lèvre supérieure. — *Ulcère à la lèvre,* avec douleur tiraillante et rongement; un ulcère à la lèvre laisse écouler du pus d'abord et ensuite une humeur verdâtre; *ulcère croûteux,* au milieu de la lèvre supérieure; ulcère d'un rouge luisant, au bord de la lèvre inférieure, avec lancination et tiraillement, et quelquefois avec prurit forçant à se gratter, et devenant lancinant après. — A la **Mâchoire** *inférieure,* gonflement des joues; * *engorgement des glandes sous-maxillaires,* ° parfois douloureux; *glandes douloureuses* en y touchant et outre cela; douleur des glandes, comme si elles étaient engorgées et contusionnées. — Sous le **Menton,** tension, comme s'il allait survenir une nodosité; *dureté* cartilagineuse sous le menton, comme par un engorgement glandulaire avec pression dure pendant la déglutition et au toucher.

Pâleur et *blancheur* des **Gencives;** * *gonflement des gencives,* parfois douloureux (même en avalant), ou avec chaleur à la joue; * *nodosités aux gencives,* douloureuses seulement en pressant dessus avec quelque force; ° *excroissances difformes* aux gencives et quelquefois à la face interne des joues; ° *excroissances* douloureuses aux gencives; vésicule aux gencives internes, se transformant en *ulcère,* avec tiraillement et lancination; les gencives sont *rongées; saignement* facile des gencives, en pressant dessus et en les nettoyant. — *Engorgement des glandes sous la* **Langue,** empêchant d'avaler. — Au **Ventre,** * *gonflement* des *glandes inguinales,* parfois indolent et le plus visible en marchant et en étant debout. — A l'**Anus,** *fort prurit,* parfois avec papules. — Aux **Parties génitales,** élancement sur le *gland,* en étant debout et en marchant; *suintement* au bord du gland, sous le prépuce; *excroissances* humides et molles au gland et derrière, avec prurit, en se frottant; ° *condylomes?;* ° *inflammation des testicules?; prurit* dans le *scrotum,* s'apaisant quelque peu seulement en pressant le scrotum, et le frottant entre les doigts; prurit voluptueux au scrotum, aggravé par le frottement, devenant douloureux comme par excoriation et provoquant enfin l'éjaculation. — Cuisson, ou bien prurit lancinant aux *parties génitales de la femme; vésicule* à la grande lèvre, cuisante et avec douleur d'excoriation au toucher.

Sur la **Poitrine,** *prurit* lancinant entre les cartilages des côtes; *miliaire* sur la poitrine avec rougeur et prurit, en s'échauffant; aux côtes inférieures, *éruption dartreuse* de petits boutons rouges et serrés, avec sensation brûlante et lancination pruriteuse, comme par des orties, et avec douleur de l'endroit, après s'être frotté, accompagnée de frissons à la poitrine et à l'estomac. —Au **Dos**, sensation brûlante sur la peau du sacrum ; ° *abcès* au muscle lombaire ; prurit à la nuque ; petits boutons pruriteux à la nuque ; ° *engorgement des glandes* de la nuque ?; éruption boutonneuse au *cou* ; ° *engorgement des glandes* du cou ? — Élancement à l'**Aisselle**, parfois avec *prurit* ; ° *engorgement des glandes* axillaires ? — A l'articulation du **Coude**, sensation brûlante comme par écorchure ou comme à la suite d'une éruption ; petits *boutons* pruriteux à l'articulation du coude (s'étendant parfois vers les mains). — A l'**Avant-Bras**, *élevure rouge*, couverte au milieu d'une *vésicule purulente* avec sensation brûlante et douleur au toucher, comme celle causée par un furoncle. — Aux **Mains**, *chatouillement* pruriteux ou lancinant, dans la paume, avec besoin de se gratter ; *dartres* aux mains, avec prurit, le soir, et sensation brûlante après s'être gratté ; ° *nodosités arthritiques aux doigts?* — Prurit lancinant aux **Fesses** ; rongement pruriteux et brûlant, aux fesses, comme causé par le frottement de la laine, le soir au lit, et changeant de place après s'être gratté. — Aux **Extrémités** inférieures, éruption abondante de petits *boutons* rouges et blancs, semblables à la chair de poule, et remplies au sommet de pus blanchâtre ; *dartres* aux cuisses et aux jambes. — Douleurs d'excoriation au côté intérieur de la **Cuisse** droite ; lancination pruriteuse au côté intérieur des deux cuisses, avec besoin de se gratter. — *Boutons* d'un prurit brûlant, aux **Jambes** ; *ulcères* plats aux jambes, avec douleur violente, après s'être frotté, le soir au lit ; élancement pruriteux dans le *mollet* droit, cessant après s'être gratté. — Aux **Pieds**, *gonflement* d'un os du métatarse, douloureux au toucher ; *gonflement* indolent, mais opiniâtre, du *dos* des deux pieds ; *prurit* au-dessus du talon ; parfois prurit brûlant à la malléole intérieure du pied droit, ou lancinant au-dessus de la malléole droite. — *Prurit brûlant,* comme par des *engelures*, à l'un ou à l'autre des **Orteils**, surtout le *soir,* avec rougeur et *douleur* au *toucher;* prurit lancinant au gros orteil du pied droit.

STRAM. — STRAMONIUM.

En général, *fourmillement* sous la peau ; *prurit* par tout le *corps,* parfois très-gênant ou le matin au lit. — *Éruption* pruriteuse ; *éruption* par tout le corps, avec prurit, inflammation et gonflement ; *papules,* comme des *élevures* en plusieurs endroits, même dans la paume des mains, avec prurit lancinant, comme par des orties, et avec augmentation après s'être frotté ; *miliaire* rouge, à la poitrine et au dos, plus pâle le matin, mais le soir plus rouge et plus abondante, plus visible à la chaleur, et suivie enfin de desquamation ; *pétéchies* abondantes, petites, luisantes et étoilées, à la face, au cou, et à la poitrine ; *vésicules* à la poitrine, après la cessation des accès violents; *pustules* à la cuisse droite, douloureuses et enflammées, laissant écouler une humeur âcre, apparaissant quelques *semaines plus tard*. — *Éruptions répercutées?* — °*Morbilles* accompagnées de délires anxieux? — ° *Hydropisie* de la peau, après la scarlatine, accompagnée de fièvre typhoïde.

Inflammation et gonflement des **Paupières ;** inflammation du bord des paupières; ulcération des paupières; agglutination nocturne; *rougeur* de la sclérotique et du bord des paupières, avec fort larmoiement; gonflement des yeux, parfois avec pupilles dilatées et yeux convulsés. — * *Gonflement de la* **Face ,** *comme engorgée de sang,* °parfois avec un air niais; gonflement de la face, avec forte rougeur des joues et des lèvres ; gonflement rouge de la face, quelquefois avec gonflement des yeux; face bouffie; *bouffissure* rouge des joues, avec traits sombres de la partie supérieure de la face; *érysipèle* à la joue droite et au même côté du nez. — **Lèvres** *bleues* et *gonflées; raie jaune* sur la partie rouge des lèvres qui se collent, comme si elles allaient s'unir par adhérence. — Bosse dans l'aine. — *Furoncles* aux pieds.

STRONT. — STRONTIANA.

En général , tension de la peau, çà et là, le soir au lit. — *Prurit, le soir,* çà et là, nommément au cou, à la poitrine, à l'occiput, au ventre, à la cuisse gauche, et aggravé par le grattement à l'épaule droite et au bras; prurit çà et là , que le grattement soulage d'une manière agréable. — En divers endroits, *éruption de petits boutons* avec prurit brûlant surtout après s'être gratté.

Prurit dans l'**Œil** gauche ; prurit aux angles internes des yeux ; *cuisson* dans l'œil droit, avec pression, comme par un grain de sable, après le frottement. — *Prurit* continuel au *bout* du **Nez,** ou parfois aux *narines* (et çà et là à la face); petit *bouton rouge ,* au nez, saignant au toucher; mouchement de *croûtes sanguinolentes*. — *Prurit à divers endroits* de la **Face** ; prurit à la joue gauche, aggravé par le grattement; petites *vésicules* rouges et indolentes au front. — Sensation, comme s'il y avait une *vésicule* à la *lèvre supérieure;* petit *bouton* douloureux à la lèvre supérieure; *papule* au coin de la bouche, avec prurit au menton. — Au **Menton ,** *prurit,* quelquefois cuisant, quelquefois avec prurit au côté droit du cou et ne cessant pas, après s'être gratté.

À la **Poitrine,** petit *bouton purulent* et rouge. — Entre les **Omoplates ,** prurit que le grattement fait changer de place ; cuisson aux omoplates qui cesse après s'être gratté. — *Prurit* aux **Avant-Bras;** desquamation de la nouvelle peau d'une *cicatrice ;* un *ulcère suinte* plus qu'auparavant, surtout la nuit, avec douleur et sensation brûlante au toucher (surtout vers le matin et avec sueur nocturne de tout le bras).

Aux **Hanches**, *prurit*, à la crête de l'os iliaque, aggravé par le grattement; prurit à la fesse droite, avec sensation brûlante après s'être gratté. — Sur la **Jambe**, sensation brûlante à une *exostose* mercurielle, au tibia (et autour du genou), avec pression à l'occiput, et tiraillement aux dents supérieures, le soir au lit jusqu'à onze heures; forte *enflure* de la jambe gauche et du pied, le soir; *prurit* le long du tibia; sous la *peau* des jambes, *papules* pruriteuses, grosses comme des petits pois, avec compression au rectum et à la cuisse gauche. — ° *Gonflement œdémateux du* **Pied** gauche. — Fort *prurit* à la racine d'un ongle.

SULF. — SULFUR.

En général, *prurit* sous les aisselles et aux jarrets, plus violent la nuit et le matin au lit après s'être réveillé; *prurit en divers endroits*, cessant ordinairement après s'être gratté, quelquefois suivi d'élancement ou d'une sensation brûlante; prurit avec chaleur de l'endroit après s'être gratté; prurit suivi de saignement et de cuisson, après s'être gratté; prurit fourmillant et désagréable, avec douleur de l'endroit après s'être gratté; prurit brûlant en divers endroits, avec douleur d'excoriation après s'être gratté; prurit lancinant, surtout en se promenant au grand air; picotement lancinant par la peau de tout le corps, le soir, à la chaleur du lit; lancination à la peau des joues, de l'épaule et des cuisses; cuisson, comme par des puces, le soir au lit, et la nuit, empêchant de dormir, et reparaissant toujours en d'autres endroits, après s'être gratté; *brûlement dans la peau de tout le corps*, ou nommément aux mains et aux pieds, avec faiblesse et fatigue de tout le corps; formication dans la peau de tout le corps; douleur violente à la peau, comme si elle était *excoriée*, après l'avoir tant soit peu frottée. — * *Éruptions sur la peau*; ° *éruptions rouges* de feu, écarlates, répandues sur tout le corps; * *éruptions pruriteuses et brûlantes*, °quelquefois opiniâtres; * *éruptions galeuses*; ° éruption croûteuse, formée de petites vésicules, avec auréole rouge et prurit; ° croûte de lait; * *éruption semblable à celle qui suit quelquefois la vaccine*; * *miliaire par tout le corps*, avec lancination pruriteuse ou avec fort prurit et suivi de desquamation; * *miliaire d'un prurit très-rongeant aux bras et aux jambes* (et à la face); * *éruption urticaire*, avec fièvre; élevures pruriteuses par tout le corps, aux mains et aux pieds; petits *boutons* rouges (pruriteux), quelquefois brûlants après s'être gratté au nez, à la lèvre supérieure, autour du menton, et aux avant-bras; petits *boutons* insensibles, apparaissant au dos, le soir, après un fort prurit; ° rougeole; ° *varicelles*, surtout à la période de la suppuration. — ° *Inflammations érysipélateuses*, quelquefois avec élancement et douleur pulsative. — * *Taches*, ° *jaunes* ou *brunes*; * *taches hépatiques*, au dos et à la poitrine, avec prurit le soir; ° *taches de naissance*. — * *Éruptions dartreuses*, ° sèches, farineuses; éruptions dartreuses, gris jaune, à *croûtes épaisses*, avec prurit brûlant; ° éruptions dartreuses avec taches rouges et ampoules; ° une éruption *squameuse*, répercutée par des médicaments appliqués extérieurement, reparaît avec prurit violent, et brûlement après s'être gratté; les anciennes dartres commencent à être très-pruriteuses, avec besoin de se gratter jusqu'au sang. — ° *Verrues*, quelquefois calleuses; une ancienne *verrue* (sous l'œil) commence à piquer avec chatouillement. — *Rhagades*, *la peau se gerce*, surtout au grand air; ° peau maladive et facilement suppurante à la suite de la moindre lésion; ° *suppurations*; * *ecchymoses* par suite d'un coup; ° *excoriation de la peau*, chez les enfants; ° *loupes* suppurantes; * *furoncles*; ° *engelures*, quelquefois avec rougeur, gonflement ou ulcération, ou bien avec prurit à la chaleur de la chambre. — * *Ulcères*; ° *saignement facile des ulcères*; ° ulcères à bords élevés et gonflés; * ulcères environnés de boutons; ° ulcères *fistuleux*; * douleur tensive dans les ulcères; élancement dans les ulcères; *déchirement* dans les ulcères; pus d'une odeur aiguë aux ulcères; une petite *blessure* faite avec un *instrument tranchant*, s'enflamme avec douleur pulsative précédée de douleur d'excoriation et de sensation brûlante; ° *chair luxuriante* dans les ulcères. — * *Affections glandulaires*; ° inflammation des glandes; *engorgement des glandes*; * *suppuration des glandes*; induration des glandes; ° *nodosités* par tout le corps, nommément au sein, par suite de l'engorgement des glandes. — ° *Affections du système osseux*; ° inflammation des os; ° gonflement des os; ° déviation des os; ° carie. — ° Jaunisse; *chlorose*; *affections hydropiques*, nommément hydropisies de la peau ou du ventre. — ° *Tuméfactions rouges, chaudes*, arthritiques ou rhumatismales; ° tuméfactions chaudes, dures, pâles et tensives.

A la **Tête**, douleur du côté gauche comme par un mal sous-cutané en y touchant; vertex très-sensible au toucher, *douleur* violente du *vertex*, le soir, comme si l'on arrachait les cheveux, qui se hérissent à l'endroit le plus affecté; * *froid à la tête*; il y a un *endroit* continuellement froid sur le sommet de la tête; *mouvement du cuir chevelu* depuis la nuque jusqu'au front, en passant par le vertex; *prurit à la tête*, avec impatience; prurit à l'occiput; *prurit au front*, quelquefois violent ; élancement au front, comme si c'était sur le crâne ; *éruptions au cuir chevelu ; petits boutons pruriteux au cuir chevelu, et surtout au front, avec lancination après s'être frotté ; papules au front, douloureuses au toucher ; °teigne quelquefois sèche, ou fétide et suintante, avec pus épais, croûtes jaunes et prurit fréquent ; cheveux douloureux au grattement ; sensibilité douloureuse de la racine des cheveux, surtout en y touchant, *forte chute des cheveux, °surtout chez les femmes en couche aussi. — Aux **Yeux**, *douleur d'excoriation le soir ; au côté interne des paupières, douleur d'excoriation après minuit, puis sensation d'une sécheresse râpeuse ; *prurit aux paupières, quelquefois comme si elles allaient s'enflammer ; prurit aux sourcils et au bout du nez ; *cuisson aux yeux, comme par du sel ammoniac ; cuisson tous les soirs, et puis larmoiement aux yeux ; cuisson pruriteuse dans les angles des yeux ; *sensation brûlante aux yeux, avec grande sensibilité à la lumière du soleil ; *sensation brûlante aux paupières, quelquefois aux paupières supérieures seulement, ou avec inflammation et rougeur, et tension au toucher ; *inflammation des yeux, °chez les individus scrofuleux, °par suite d'un rhumatisme, °chez les personnes arthritiques, °chez les nouveau-nés, °à la suite d'un refroidissement, ou encore °par suite d'un corps étranger entré dans l'œil ; inflammation des paupières inférieures, sans gonflement remarquable ; *rougeur des yeux pendant le jour, et fort prurit le soir ; °rougeur de l'iris ; °rougeur de la sclérotique ; °rougeur de la conjonctive, parfois avec veines injectées ; °gonflement de la conjonctive, qui est parfois enflammée ; *gonflement des paupières ; gonflement douloureux des paupières, avec larmoiement ou avec rougeur des yeux et boutons aux paupières ; gonflement de la paupière supérieure, parfois avec rougeur et douleur brûlante, ou avec mucosités sèches aux cils ; éruption boutonneuse à la paupière supérieure ; *orgéolet à la paupière supérieure ; °nodosité à la paupière ; *vésicule à la sclérotique, tout près de la cornée ; °ulcération du bord des paupières ; cornée trouble, comme couverte de poussière ; °obscurcissement de la cornée ; °taches sur la cornée ; °ulcères sur la cornée ; °obscurcissement du cristallin (cataracte) ; agglutination des paupières, le matin (parfois après sensation brûlante, la veille), ou avec paupières gonflées et rouges, et plus tard avec mucosités sèches aux cils. — Fort prurit aux **Oreilles**, ou d'abord dans l'intérieur et puis à l'extérieur des oreilles, avec chaleur ; prurit à l'oreille gauche ; chatouillement dans l'oreille ; écoulement de pus par l'oreille gauche ; gros furoncle au pavillon de l'oreille ; dans l'engorgement de la parotide, élancements forts et durant plusieurs jours. — Prurit dans les **Narines** ; rougeur et sensation brû-

Jante dans les narines, comme par *excoriation ;* * *inflammation dans les narines ; inflammation du nez*, avec gonflement, surtout au bout ou aux ailes; douleur du nez, qui est gonflé, avec ulcération dans les narines; °*croûtes* dans les narines ; ° *ulcères* secs au nez ; °*cancer* au nez ?; °*éphélides et pores noirs* sur le nez, à la lèvre supérieure et au menton; *sécrétion*, par les narines, de mucosités jaunâtres, gélatineuses et *d'une forte odeur*, deux soirs et deux matins, sans rhume ; * *saignement* par les narines; * *fort saignement le matin*, en se mouchant; saignement qui se répète *plusieurs jours de suite* ; saignement dans l'après-midi (à trois heures) deux jours successifs, suivi de douleur au nez, en y touchant ; * *mouchement de sang ;* chaque mouchement fait écouler un sang coagulé par le nez. — A la **Face**, sensation brûlante, sans rougeur; *taches rouges à la face* (entre les yeux et les oreilles); sensation comme si l'on était mouillé d'eau froide sous la peau de la face, avec *froid à la face* par accès de quelques minutes; *reptation* à la face; *frémissement* tantôt aux pommettes, tantôt au menton; °*gonflement de la face*, avec forte rougeur ; * *gonflement des joues*, °avec rougeur ou douleur lancinante, et quelquefois avec douleur au toucher; ° *érysipèle à la face*, parfois avec gonflement ; *fort prurit à la face*, accompagné quelquefois de petits *boutons* indolents et qui suintent après s'être gratté; tache blanche et pruriteuse aux joues; °*éruption* opiniâtre à la face; °éruption abondante au front; petites *papules* rondes et rouges dans la peau de la face, avec petites *croûtes* jaune blanc; °*croûtes de lait ;* groupes de petites vésicules blanches au front, aux joues et aux paupières, avec croûtes et prurit le soir; °*dartres* pruriteuses et suintantes sur toute la face, nommément sur le nez et les paupières; °*rugosité* et *rougeur* de la peau de la face; °*éphélides ;* **pores noirs* au nez, aux lèvres et au menton.— Sécheresse de la partie rouge des **Lèvres**, avec *croûtes* et douleur tensive; desquamation, sécheresse et rugosité de la lèvre supérieure (et des bords du nez), avec sensation brûlante; *lèvres gercées ;* crevasses brûlantes à la lèvre inférieure ; * *gonflement de la lèvre supérieure* (quelquefois le soir et avec douleur); gonflement de la lèvre inférieure, avec éruption; *vésicule* au milieu de la lèvre inférieure; *tache rouge et pruriteuse* au milieu de la lèvre supérieure; *nodosité rouge* au bord de la partie rouge de la lèvre inférieure, avec élancement, mais seulement en y touchant ; *éruption dartreuse*, élevée (au coin de la bouche), vers les joues ; *ulcère croûteux* au bord de la partie rouge de la lèvre inférieure, avec douleur brûlante; °*cancer* des lèvres ? —Autour du **Menton**, prurit ou quelquefois éruption douloureuse; *gonflement douloureux aux mâchoires* supérieure et inférieure; *nodosité* grosse et *indolente* à la mâchoire inférieure, avec tension en mâchant ; *engorgement des glandes sous-maxillaires;* douleur comme par des coups d'épingle dans les glandes sous-maxillaires , avec sensibilité au toucher.

Saignement des **Gencives;** * *gonflement des gencives,* *parfois avec *douleur pulsative ;* °gonflement dur des gencives, laissant écouler du sang et du pus.— Sensation brûlante dans la **Bouche,** avec éruption autour ; desquamation de la peau à la face interne de la joue; *dans la bouche , * vésicules brûlantes,* douloureuses , surtout en mangeant, ou avec douleur d'excoriation et avec cuisson au contact des aliments tant soit peu salés ; ° *aphthes chez les enfants ;* ° stomacace ; ° *salivation,* surtout après l'abus du mercure aussi; salive sanguinolente, avec un goût douceâtre dans la bouche; cuisson sur la *langue,* comme si elle était couverte de vésicules ; *vésicule* au côté droit de la langue, avec douleur d'excoriation ; au *palais,* vésicules gênant en parlant et en mangeant.—*Prurit fréquent* au **Ventre,** surtout la nuit, ou après dîner, et suivi de douleurs contractives dans les intestins après s'être frotté, ou avec pression, surtout dans l'aine, vers le milieu, aggravée en se baissant et en respirant, soulagée en marchant ; déchirement dans les *glandes inguinales ;* * *engorgement douloureux des glandes,* quelquefois avec suppuration. — * *Prurit* à l'**Anus;** * *sensation brûlante à l'anus,* parfois violente, ou après avoir été assis ; *gonflement* à l'anus, avec prurit brûlant ; écoulement d'humeur, suivi de prurit; douleur d'excoriation entre les fesses ; * *boutons hémorrhoïdaux à l'anus, avec suintement,* douleur d'excoriation et élancement pendant la marche et le repos ; élancements dans les boutons hémorrhoïdaux, assez violents pour faire bondir.—Orifice de l'**Urèthre** rouge et *enflammé ;* °*gonorrhée secondaire?*—Aux **Parties génitales,** *sueur fé*tide ; °*excoriation entre les cuisses,* surtout en marchant; prurit fréquent et suintement au mont vénérien ; froid glacial du *prépuce,* ainsi que du gland ; rougeur et sensation brûlante au prépuce; rougeur et *gonflement* du prépuce; *le prépuce s'allonge bien au delà du gland et est gercé en quatre ou cinq lobes;* prépuce *dur et roide comme du cuir,* luisant à la face interne, et sécrétant un smegma clair et fétide ; *phimosis,* avec écoulement d'un *pus fétide ;* °*ulcère profond,* à bords élevés , au gland et au prépuce ; ° sensation brûlante au *scrotum ;* excoriation et suintement au scrotum ; °*hydrocèle; épaississement* et gonflement de l'*épididyme.*— * *Prurit* dans la **Vulve;** *prurit pénible* aux parties, avec éruption boutonneuse autour ; *vésicules* indolentes à la vulve ; * *sensation brûlante à la vulve,* en dehors et en dedans , et permettant à peine de s'asseoir ; *inflammation* de l'une des lèvres, avec douleur brûlante, surtout en urinant; *endroit excorié* aux parties et au périnée; *prurit* violent au clitoris ; sensation d'excoriation dans la vulve au moment du coït. — Prurit aux **Mamelles;** inflammation *érysipélateuse* aux mamelles, avec chaleur, dureté, élancements et stries rouges qui s'étendent à partir des mamelons; °*prurit* aux mamelons; douleur d'*excoriation,* sensation brûlante et saignement des mamelons; °induration et inflammation des glandes du sein; °*cancer des mamelles?*

Prurit sur la poitrine. — *Brûlement* au **Dos,** et quelquefois cuisson, ou sensation brûlante et corrosive, entre les épaules, sous l'aisselle droite, au sacrum et à la fesse, le soir au lit; °*déviation* de la colonne vertébrale; *inflammation* et *engorgement d'une glande de la nuque,* près du cuir chevelu, avec prurit; *dartre* à la nuque; sueur continuelle presque toute la journée, quelquefois avec sensation de froid et frisson, durant quatorze jours; *gonflement* douloureux du **Cou,** sur le devant; *prurit* au cou; boutons de chaleur au cou; *glande thyroïde* engorgée et douloureuse au toucher.— *Glandes* **Axillaires** engorgées et quelquefois suintantes (à droite); gonflement purulent des glandes axillaires; *sueur aux aisselles,* parfois *très-fétide* et *nauséabonde.* — Aux **Bras,** *miliaire* pruriteuse, *taches brûlantes* aux bras et aux avant-bras (après s'être lavé à l'eau et au savon); *gonflement* des *bras;* °*exostose;* ° *verrues* aux *bras.* — *Vésicules purulentes* dans le pli du **Coude,** avec prurit fréquent.—A un endroit de l'**Avant-Bras** droit tension, comme si l'on soulevait la peau à l'aide d'une aiguille, transformée en prurit après s'être gratté; *gonflement* de l'avant-bras (à la suite d'un coup), avec sensation brûlante et tension; prurit aux articulations du coude et des mains, principalement aux mains et surtout le soir; apparition, çà et là, de vésicules pleines d'une eau jaunâtre. — *Formication* dans l'une des **Mains;** *sueur des mains,* surtout entre les doigts; * *prurit dans la paume des mains,* parfois lancinant avec besoin de se frotter et suivi de brûlement; *éruption vésiculeuse* au dos des mains, avec prurit; *éruption urticaire* au dos des mains; éruption de petits *boutons* rouges aux mains et aux doigts, avec prurit; rougeur et *gonflement* des *mains* et des doigts, comme par des *engelures,* avec prurit le soir, et tension en les remuant; *peau des mains dure et sèche; peau gercée,* sans douleur, principalement près de la naissance des doigts; * *crevasses dans les articulations* des mains, avec douleur d'excoriation; gerçures et rugosité de la peau des mains, autour des condyles. — * **Doigts** *morts,* le matin, avec torpeur et fourmillement et peau ridée au bout des doigts; *gonflement des doigts,* le matin; épaississement, roideur et *rougeur des articulations,* comme par des *engelures,* avec fourmillement; * *engelures grosses et rouges* et très-pruriteuses à la chaleur; desquamation des doigts (l'épiderme s'exfolie en forme ronde, à plusieurs endroits des doigts); °*verrues* aux doigts; forte sueur entre les doigts; la moindre lésion du doigt tend à s'ulcérer, avec pulsation; plus tard vésicule rongeante et gonflement de toute la main, douloureux seulement au toucher; douleur au bout des doigts, le matin, comme si les *ongles étaient coupés trop courts;* *envies nombreuses;* * *panaris,* revenant deux fois de suite.— Douleur de meurtrissure ou de luxation à la **Hanche,** en y touchant; *éruption miliaire* sous l'une des hanches; douleur à la *fesse droite;* rongement pruriteux aux deux fesses; coxarthrocace?; ° luxation spontanée?—Taches rouges aux **Extrémités inférieures;** ° *gonflement* transparent des jambes (après l'abus de quinquina).—*Prurit* fourmillant à la face interne des **Cuisses;** *boutons* pruriteux à la face interne des cuisses; *écorchure* entre les *deux cuisses,* surtout en se promenant au grand air; ° *endroits rouges et suintants* à la face interne des cuisses, avec douleur d'excoriation.— *Prurit* autour des **Genoux;** ° *gonflement des genoux,* parfois *inflammatoire, gros, luisant,* avec roideur et courbure; °*hydropisie* du *genou;* ° *fongus articulaire; gonflement blanc au* genou; °*gonarthrocace?* - °Érysipèle à la **Jambe;** *taches bleuâtres* et *varices* autour des malléoles; *éruption* de *boutons* aux malléoles.—°*Ulcère* sur le dos des **Pieds;** * *sueur aux pieds,* même s'ils sont froids; élancement dans le *talon* droit, comme par des échardes, ou bien fourmillement lancinant; *sueur,* quelquefois froide, à la plante des pieds; plante des pieds molle et douloureuse à la marche; douleur à la plante des pieds comme d'un mal sous-cutané, en appuyant dessus et en marchant; *sensation brûlante* dans la *plante* des pieds; *vésicule* purulente à la plante des pieds. — ° Fourmillement au bout des **Orteils;** * *gonflement* des orteils, parfois épais et luisant; inflammation et gonflement douloureux du gros orteil; *prurit* aux orteils qui étaient antérieurement affectés d'engelures; ° *podagre* douloureuse; ° *engelures; boutons* blancs et douloureux entre les orteils; ° *élevures* rongeantes et *vésicules suppurantes* aux orteils. — **Ongle** du gros orteil *douloureux;* douleur pressive et excoriation de la face interne de l'angle du gros orteil. — *Cors douloureux,* comme *serrés* par les *souliers;* coups violents dans les cors; sensation brûlante et lancinante aux cors, même dans une chaussure large; inflammation douloureuse des cors.

SULF-AC. — SULFURIS ACIDUM.

En général, *prurit par tout le corps,* changeant d'endroit, après s'être gratté; lancination à la peau, comme par une étoffe de laine.— ° *Taches* rouges et pruriteuses sur la peau; *petites taches bleuâtres,* comme des ecchymoses; ° endroits *excoriés,* parfois avec ulcération gangréneuse; suites fâcheuses de *lésions mécaniques,* telles que *coups, contusions,* etc.—Rongement dans un *ulcère;* élancement dans les cicatrices de brûlure. — *Jaunisse* (chez les ouvriers en vitriol).

Toute la **Tête** est *douloureuse,* comme par un mal *sous-cutané,* avec douleur au toucher; *fort prurit au cuir chevelu; éruption abondante* à la tête, à la face et à la nuque; chute et *grisonnement des cheveux.* — *Prurit* lancinant à la **Paupière** inférieure, avec besoin de se frotter; *cuisson réitérée* dans l'œil droit, avec larmoiement et sensation brûlante dans l'œil gauche (en lisant à la lumière du jour); *sensation très-brûlante aux yeux,* à plusieurs reprises, surtout en lisant à la nuit tombante, et avec larmoiement; ° *inflammations* opiniâtres des yeux; agglutination nocturne des paupières. — Sensation, comme si la **Face** *était gonflée* et *enduite de blanc d'œuf desséchant* sur la peau; *gonflement* de la *joue* gauche. — **Lèvres** *squameuses;* exfoliation de la face interne des lèvres, sans aucune douleur; douleur d'excoriation aux commissures des lèvres. — Glandes **Sous-maxillaires** douloureuses jusqu'à la langue, comme si elles étaient engorgées et la langue brûlée; *engorgement et inflammation* des *glandes sous-maxillaires,* quelquefois avec élancement.

Gencives saignant facilement, *gonflement* des gencives de la mâchoire inférieure, à droite, avec écoulement de pus, après avoir pressé dessus; *ulcère* aux gencives; petites *vésicules* à la face interne de la joue gauche; **aphthes* dans la bouche, ° principalement chez les enfants. — A l'**Anus,** *boutons hémorrhoïdaux* avec fort prurit et sensation brûlante; suintement des boutons hémorrhoïdaux avec douleur au toucher.— Douleur pruriteuse au bord supérieur du *gland.*

Sur la **Poitrine,** douleur comme par un coup au sternum; sensibilité douloureuse des *glandes* **axillaires,** à gauche; douleur *comme par un ulcère,* sous le bras droit, s'étendant jusqu'à la poitrine, surtout en montant, mais en marchant aussi, avec une telle violence, qu'on est forcé de s'asseoir.—*Taches* bleuâtres à l'**Avant-Bras,** comme des ecchymoses. — Petites *élevures* rouge foncé, au dos de la **Main,** couvertes d'une croûte sous laquelle il paraît y avoir du pus; *éruption* aux mains et entre les doigts, avec prurit augmenté après minuit. — Déchirement sous un **Ongle,** comme dans un *panaris,* aggravé par l'eau froide; plusieurs petites *engelures* aux doigts avec une douleur excessive. — A la **Jambe,** *taches rouges,* pruriteuses et brûlantes, avec un bouton au milieu de chacune; la partie du tibia où l'on se gratte se gonfle, et après la disparition du gonflement le prurit commence à reparaître. — Élancements dans les **Cors;** déchirements dans les cors au point de faire bondir.

TABAC. — TABACUM.

En général, *prurit,* nommément aux hypochondres droits; prurit comme par des *piqûres de puces,* le soir à la face, ou (lancinant) aux bras et au cou ; prurit çà et là au corps, cessant après s'être gratté. — *Eruption de boutons pruriteux,* au front, à la poitrine, au sacrum, au dos et aux doigts ; taches rouges à l'épaule droite, avec sensation brûlante au toucher ; *élevures granuleuses* aux joues, sous les yeux, perceptibles seulement au toucher ; petites *vésicules* à auréole rouge, pleine d'une humeur jaune et avec douleur d'excoriation au toucher, répandues çà et là au corps.

A la **Tête,** formication au-dessus de la tempe gauche ; sensation brûlante et puis formicante sur la tête, avec manque d'appétit, et avec élancements dans les oreilles, suivis de froid et de frisson ; forte *chute des cheveux* en se peignant. — *Prurit* dans l'angle interne de l'**Œil** droit, avec sensation brûlante après s'être frotté ; brûlement dans l'angle de l'œil gauche , avec sensation de froid. — *Gonflement* rougeâtre et lancinant derrière l'**Oreille** gauche. — *Prurit,* le soir, à la **Face,** comme par des puces; petits *boutons,* très-nombreux, au front, avec prurit qui s'apaise pour quelque temps après s'être frotté ; *tubérosités granulées* aux deux joues, sous les yeux. — **Lèvres** gercées douloureuses ; *éruption* aux commissures des lèvres.

Tension et sensation brûlante dans la peau du *cou* (à droite).

TARAX. — TARAXACUM.

Petits *boutons* au **Cuir chevelu,** au-dessus de la tempe droite, avec douleur d'ulcération en y touchant. — Aux **Yeux,** brûlement dans l'une ou l'autre des pupilles; yeux en quelque sorte *enflammés,* avec photophobie , larmoiement continuel et pression de la paupière supérieure, comme s'il y avait quelque chose forçant à se frotter ; *agglutination* des paupières, le matin au réveil.—Petits *boutons* entre les poils du sourcil droit, avec douleur pressive au toucher. — Sur le **Nez,** petit *bouton* purulent au coin de l'aile droite. — Sur la **Face,** petit *bouton purulent* à la joue gauche, avec auréole rouge , et avec rongement au toucher; petit *bouton* purulent au coin droit des *lèvres;* lèvre supérieure gercée au milieu. — Prurit subit sous le *menton.*

Au **Périnée,** *prurit forçant à se gratter,* quelquefois chatouillant ou voluptueux, et avec douleur rongeante après s'être gratté.

Sur les **Mains,** *boutons* pruriteux, principalement au *dos* de la main et entre les doigts. — *Prurit* violent au **Mollet** gauche, le soir au lit, avec besoin de se gratter, et suivi de rougeur et de suintement sans que le prurit cesse. — Prurit sur le dos du **Pied** droit, et que le grattement ne fait pas disparaître ; *vésicules* pruriteuses sur le dos de l'un des pieds. — Fort prurit au quatrième **Orteil** des deux pieds ; sueur abondante entre les orteils et surtout au pied droit.

TART. — TARTAR ÉMÉTIC.

En général, *prurit* à la peau.—*Éruption miliaire,* après l'application de l'onguent ; éruption miliaire rougeâtre ; éruption miliaire aux bras, à la poitrine et à l'occiput ; éruption miliaire très-pruriteuse et suppurante ; éruption miliaire, avec forte sueur à la face et par tout le corps, chaleur continuelle, soif, maux de tête et respiration difficile.— *taches* larges, jaune foncé, à quelques-uns des doigts ; petites taches rouges et semblables aux piqûres de puces, sur les mains.—*Éruption de boutons* aux parties génitales ; éruption galeuse.—*Éruptions pustuleuses,* très-douloureuses, tensives et brûlantes comme du feu ; * *éruption semblable aux varicelles,* avec boutons du volume d'un petit pois, et remplis de pus ; éruption de petites pustules rouges, de grosseur différente, à bords bruns et élevés le quatrième jour, puis croûteuses, semblables à la *vaccine ;* boutons remplis de pus au milieu , comme les *varioloïdes,* avec auréole rouge , se couvrant de croûtes en trois semaines , et laissant des cicatrices profondes ; éruption de *pustules malignes,* semblables aux furoncles, depuis la grosseur d'une tête d'épingle jusqu'à celle d'un petit pois , très-pruriteuses, douloureuses et souvent suppurantes ; éruption de pustules grosses comme l'ongle du pouce (au bout de six jours), en forme d'*ulcères plats,* avec un pus clair et abondant (après l'emploi journalier de l'onguent) ; les endroits purulents deviennent confluents le huitième jour, et laissent écouler un pus sanguinolent. — °*Varioloïdes ?;* °*varicelles ?* — Prurit fourmillant dans un *ulcère,* le soir au lit ; prurit autour d'un ancien ulcère ; élancements dans les *varices ;* prurit cuisant autour des varices, comme celui qu'on éprouve lors de la formation du pus dans un abcès.

Sur le **Cuir chevelu,** éruption de miliaire à l'occiput. — Cuisson et brûlement dans l'angle interne de l'**Œil** droit, avec rougeur de la conjonctive.—Dans la **Narine,** douleur d'ulcération.—Sur la **Face,** au côté du menton, *éruption* de boutons, semblables aux *varicelles,* avec chatouillement qui force à se gratter ; éruption miliaire à la face, avec sueur abondante. — **Lèvres** arides et squameuses ; gerçure des lèvres , la nuit, en se réveillant.

A l'**Anus,** *boutons hémorrhoïdaux.* — Aux **Parties génitales,** éruption *urticaire.*

A la **Poitrine** (et au cou), grosses *pustules,* semblables aux *vario-loïdes,* avec auréole rouge, se couvrant de croûtes dans trois semaines, et laissant de profondes cicatrices.— Sur le **Dos,** sensation brûlante, comme par un sinapisme, au milieu de la colonne vertébrale. — *Éruption miliaire* aux **Bras;** éruption de boutons *galeux* aux bras, avec prurit qui cesse après s'être gratté.—Aux **Mains,** *taches rouges.* — **Doigts** *morts* au bout, insensibles, et comme secs et durs ; *taches jaune foncé* à quelques-uns des doigts. — Aux **Jambes,** et principalement dans les *varices,* prurit cuisant et douloureux, semblable à celui que la formation du pus dans un abcès inflammatoire fait éprouver au début. — A la *plante* du **Pied** droit, prurit et rongement qui force à se gratter, le soir au lit ; *gangrène* au pied, avec douleurs excessives.

TAX. — TAXUS BACCATA.

Aux deux bras, *éruption de boutons* larges, quelque peu élevés, comme des taches rouges, avec prurit ; *dartre sèche,* à fond rouge, avec fort prurit, à l'angle externe de l'œil gauche. — A l'*avant-bras,* fort prurit s'étendant vers le poignet, suivi de roideur et de rougeur, puis *éruption de boutons rouges et durs,* et très-pruriteux, qui finissent par s'exfolier.

TEREB. — TEREBENTHINA.

Éruption sur la peau, comme la scarlatine, se déclarant d'abord au genou malade jusqu'à la malléole, puis à la poitrine et au pied droit, et enfin par tout le corps. — Hydropisie de la peau. — Engorgement et douleur des *glandes inguinales,* le soir, en étant assis.

TEUCR. — TEUCRIUM.

Élancement pruriteux çà et là, comme par des *puces,* surtout le matin, au lit, ou bien le jour, à plusieurs reprises (aux bras, aux cuisses, aux hanches, à la poitrine et au cou).

Peau du **Front** très-sensible à la pression de la main, d'où s'ensuit bientôt une pression à l'intérieur. — Cuisson dans les angles internes des **Yeux,** avec rougeur de la conjonctive ; *rougeur des yeux,* comme s'ils étaient enflammés, avec rhume de cerveau ; paupières supérieures enflées et rouges. — Au lobe de l'**Oreille** droite, *éruption sèche,* comme une *dartre squameuse,* avec douleur d'excoriation au toucher, gerçure de la peau et desquamation en petites écailles blanches. — Gros *bouton* rouge sous la **Narine** gauche, avec cuisson et douleur

d'excoriation au toucher (pendant un rhume).—°*Polypes dans le nez.*
— Sur la **Face,** *éruption* en quelque sorte *miliaire* à la partie supérieure de la face et du front, avec rugosité des endroits ; prurit brûlant le soir, à la chaleur de la chambre, élancement au froid, et rougeur après s'être frotté ; *tache rouge clair* à la joue droite, avec
élévation pointue au milieu ; elle devient pâle sous la pression du
doigt. — Aux deux côtés de la **Lèvre** *inférieure, durillons* à bords
élevés, et petits *boutons* indolents auprès, avec douleur d'excoriation
des endroits affectés, en les touchant de la langue.

Pression et douleur d'excoriation sous l'**Aisselle** gauche, comme
si un *ulcère* allait se déclarer.— Pression au bout de l'**Index** gauche,
comme avant l'apparition d'un *panaris.* — Inflammation derrière
l'**Ongle** du gros orteil, avec douleur comme s'il *entrait* dans les
chairs, dans la matinée, soulagée un peu par la marche, mais reparaissant en étant assis.

THER. — THERIDION.

Prurit sur la *tête* et à la nuque, le soir. — °Derrière les *oreilles,*
prurit forçant de se gratter violemment. — *Prurit* augmenté, dans le
nez. — *Prurit* au *dos.* — Prurit brûlant à l'un des doigts, avec rougeur de l'endroit pruriteux ; petit *bouton* dur près de la partie charnue
du *pouce.*— Prurit et nodosités aux *fesses.*— Au petit *orteil,* douleur
en marchant, comme causée par une pression.

THUI. — THUIA OCCIDENTALIS.

En général, toute la *peau douloureusement sensible* au toucher.
— *Prurit,* avec sensation brûlante après s'être frotté ; prurit *lancinant,* quelquefois par tout le corps, jusqu'à une heure dans la nuit ;
prurit comme par des puces au ventre, au dos, aux bras et aux jambes, le soir et la nuit. — *Éruption* (urticaire); **éruption de boutons
purulents, semblables à ceux de la variole,* avec auréole rouge et large ;
taches brunes ou *marbrées* sur la peau. — Furoncles. — Engelures.—
* *Condylomes.*— ° *Ulcères,* surtout après l'abus du mercure ; °*ulcères*
syphilitiques mercuriels. — °Dartres syphilitiques. — Le toucher
soulage la plupart des affections cutanées. — *Proéminence des veines*
de la *peau* (aux tempes et aux mains), pendant le repos.

Au **Cuir chevelu,** un endroit du *côté gauche* et même des che-
veux devient *douloureux au toucher,* et empêche de rester couché sur
le côté affecté ; veines des tempes gonflées pendant le repos.—*Prurit*
à l'occiput ; *cuisson et rongement* au côté droit de la tête (le soir), ou

bien à l'occiput, et avec sensation comme si quelque chose rampait dans les cheveux ; *nodosités rouges* et douloureuses aux deux tempes. — Aux **Yeux,** le matin, *rougeur* à la sclérotique gauche, près de la cornée ; sclérotique d'un *rouge de sang ;* rougeur *inflammatoire* de la sclérotique, avec cuisson et pression comme par du sable; *gonflement des paupières* supérieures; °*gonflement dur et inflammatoire des paupières ; nodosité rouge* au bord de la paupière inférieure; *éruption de boutons purulents* et pruriteux entre les sourcils ; °*condylomes* dans les sourcils ; °*agglutination* des paupières. — Au **Nez,** sensation comme si une *induration* allait se former au-dessous de la narine droite; *gonflement dur* à l'aile gauche du nez, avec douleur tensive ; *bouton* rouge derrière l'aile gauche du nez, quelque peu pruriteux et rempli d'une humeur aqueuse ; *ulcération et croûtes* douloureuses au fond des narines. — *Prurit à la* **Face,** forçant à se gratter; fourmillement et frémissement à la face dans la région des pommettes ; aux tempes, *éruption de nodosités* rouges et douloureuses ; éruption de *boutons* par toute la face; *croûtes* pruriteuses à la joue, près de la bouche. — Prurit à la face interne de la **Lèvre** supérieure ; boutons pruriteux au bord de la lèvre supérieure ; *pustules* rouges au-dessus de la lèvre, avec saignement après s'être gratté; boutons pruriteux au *menton.*

Gonflement des **Gencives,** avec douleur d'excoriation, ou avec langue gonflée ; douleur dans la bouche, comme si elle était *pleine* de *vésicules* ou brûlée, avec beaucoup de soif nocturne ; °*aphthes* dans la bouche ; *engorgement des glandes salivaires ; vésicule* blanche, ovale, au bout de la *langue; gonflement de la langue* (et des gencives) douloureux en mangeant ou au contact d'un objet dur; °*grenouillette* sous la langue, transparente, rouge bleuâtre, gris et comme gélatineuse; °*ulcères chancreux* dans la gorge et la bouche, surtout après l'abus du mercure administré contre la syphilis.—Au **Ventre,** *gonflement* indolent dans l'aine; °*gonflement* douloureux des *glandes* inguinales.—*Sensation brûlante* à l'**Anus;** douleur d'un bouton hémorrhoïdal en y touchant ; *nodosités* rouges, semblables aux condylomes ; °*condylomes à l'anus ;* élancement dans les condylomes, surtout en marchant, ou douleur d'excoriation au toucher ; sensation brûlante entre les fesses ; °*gonorrhée avec condylomes ;* fort écoulement d'une matière aqueuse par l'urèthre.—Forte sueur des **Parties génitales,** nommément du scrotum; *prurit* lancinant dans le *gland* et quelquefois à côté ; élancement brûlant au gland ; *suintement du gland,* comme par une *gonorrhée bâtarde ;* °suintement du gland après l'abus du mercure; *vésicule* lisse au gland, avec élancement en urinant ; *ulcères ronds, plats, sales,* au bord du *gland,* avec rougeur et sensation brûlante, suivie d'élancement; °*ulcères comme des chancres,* dans une syphilis mercurielle; * *excroissances lisses et rouges,* semblables aux *condylomes;* °au prépuce, derrière le gland, *condylomes calleux;* °condylomes *suintants* ou *suppurants, surtout à la lune croissante,* avec prurit; douleur d'excoriation dans les condylomes, surtout en y touchant; *chatouillement* parfois pruriteux dans les condylomes; fort élancement dans les condylomes, parfois avec sensation brûlante; douleur brûlante en touchant aux condylomes; fort saignement des condylomes; prurit et chatouillement au *prépuce;* élancements sensibles dans le prépuce; fort *gonflement* du prépuce; *tache rouge, élevée* et granulée, à la face interne du prépuce, se transformant en *ulcère croûteux,* avec prurit et sensation brûlante; petites *pustules* à la face interne du prépuce, profondes au milieu, humides et suppurantes, avec douleur au toucher; *prurit,* le soir, dans le scrotum, à gauche; fourmillement et prurit au scrotum, avec sensation brûlante après s'être frotté; sueur semi-latérale au scrotum; petit *bouton* suintant au scrotum.—*Cuisson à la* **Vulve** (avec prurit ou douleur d'excoriation), surtout en urinant ou après avoir uriné; cuisson et sensation brûlante à la vulve, en marchant et en étant assis; prurit aux parties pendant la marche; *élancement* dans les parties, surtout en marchant longtemps; *gonflement* des deux lèvres, avec douleur brûlante au toucher et dans la marche; *ulcère* blanchâtre à la grande lèvre, avec douleur d'excoriation au toucher, et prurit; °*excroissances verruqueuses* à l'orifice de la *matrice,* avec élancement et sensation brûlante en urinant; °cancer de la matrice?

Sur la **Poitrine,** *peau bleuâtre* autour des clavicules.— Au **Dos,** *furoncle* pruriteux près le sacrum, avec auréole rouge et large; douleur d'excoriation au dos; tension de la peau de la nuque. — *Gonflement des veines de la peau du* **Cou;** prurit au cou, avec besoin de se gratter; petits *boutons rouges* au cou, serrés et rangés de derrière en avant. — Forte sueur sous les **Aisselles;** *taches brunes,* sous les bras, comme des taches de naissance.— Aux **Bras,** °*douleur d'ulcération* déchirante et pulsative, depuis l'épaule jusqu'aux doigts; *douleur de meurtrissure* et de contusion aux deux bras; douleur comme si la chair était détachée des os, en pressant dessus; prurit fourmillant, suivi d'élancement, à un petit endroit du bras; *tache rouge, marbrée* au bras gauche. — °*Verrues* aux **Mains** (chez les onanistes); *sueur* aux mains. — *Élancement* dans un **Doigt** (le médius), comme par une épine, avec aggravation en le pliant; *rougeur* et *gonflement* de trois condyles antérieurs, avec élancement jusqu'au bout des doigts, dans l'après-midi. — *Boutons* pruriteux à la **Fesse** droite, avec sensation brûlante au toucher et après s'être gratté ; sueur entre les fesses, en étant assis. — *Élancements* dans la peau des **Genoux**, avec *cuisson brûlante* ; sensation brûlante au pli du genou gauche, comme s'il allait apparaître une éruption ; *boutons* aux deux genoux, parfois brûlants au toucher et après s'être gratté ; *boutons suppurants et ressemblant à la variole*. — A la **Jambe**, *épaississement de l'os* du tibia, comme par gonflement ; *nodosités* blanches aux *mollets*, de la grosseur d'une noisette, très-pruriteuses, et avec élancement et sensation brûlante après s'être frotté. — *Gonflement rouge* et inflammatoire au dos des **Pieds** (et des orteils quelquefois), avec douleur de contusion, et tension en appuyant dessus et en marchant ; *prurit* voluptueux au dos du pied droit ; *tache marbrée*, rouge, au dos du pied droit ; prurit voluptueux à la plante du pied droit, près des orteils. — *Gonflement inflammatoire*, rouge et luisant, de tous les **Orteils**, avec prurit que le frottement transforme en sensation brûlante ; °*engelures* aux orteils ? — Brûlement aux **Cors** ; élancements déchirants aux cors.

URT. — URTICA URENS.

Brûlures de la *peau* ; ° éruptions urticaires.

VALER. — VALERIANA OFFICINALIS.

En général, crevasses çà et là, sur de petits endroits. — *Éruption* au bras et à la poitrine, d'abord rouge et confluente, puis *papules* abondantes, blanches, dures et élevées.

Gonflement et douleur des paupières ; °*inflammation* du bord des paupières, avec cuisson et élancement. — Frémissement dans la peau des *joues*, cessant après l'avoir frottée de la main ; éruption à la joue et sur la *lèvre* supérieure, petites *vésicules blanches*, à fond rouge et élevé, et douloureuses au toucher.

VERATR. — VERATRUM ALBUM.

En général, * *peau flasque* et sans aucune élasticité ; °*peau bleue* pendant le choléra ; *desquamation* de l'épiderme. — Fourmillement par tout le corps, jusqu'au bout des doigts et des orteils, avec chaleur. — *Prurit* aux mains et aux bras, comme si une éruption allait survenir ; prurit qui paraît être dans les os ; prurit rongeant sur la peau. — * *Éruptions* ; éruption miliaire, avec prurit en s'échauffant, et avec sensation brûlante et élevures urticaires après s'être gratté ; éruption

de petits *boutons* douloureux et en groupes serrés ; *éruptions galeuses ,* °sèches , et avec prurit nocturne. — °*Dartres* sèches.

Sur la **Tête ,** *prurit* au front ; élancement au cuir chevelu, pruriteux et rongeant , avec besoin de se gratter ; fourmillement dans les
cheveux du côté droit de la tête, avec *hérissement* des cheveux et sensation de frisson à l'endroit , comme si l'on *électrisait les cheveux ;*
sensation à la tempe comme si une *goutte d'eau en découlait,* sans aucun froid ; *sensibilité des cheveux ,* quelquefois avec sensation de
chaleur et de froid à la fois, au cuir chevelu ; *froid au vertex* (et aux
pieds en même temps), °ou sensation comme si l'on avait mis un
morceau de glace sur la tête ; *sueur froide au front.* — Aux **Yeux ,**
prurit lancinant dans les paupières ; *cuisson* sèche et douloureuse,
comme s'il y avait du sel entre l'œil et la paupière supérieure, après
dîner ; *douleur d'excoriation* aux paupières , qui sont sèches, roides
et collées (surtout après avoir sommeillé) ; forte *inflammation* des
yeux ; inflammation douloureuse , avec maux de tête excessifs qui
empêchent de dormir la nuit ; inflammation de la *sclérotique , avec
douleur déchirante ;* inflammation de l'œil droit, quelquefois avec chaleur fébrile ; rougeur de la sclérotique de l'œil droit ; couleur *bleue* de
l'œil gauche, avec hoquet fréquent.—Prurit cuisant et fourmillement
sous le lobe de l'**Oreille** droite. — Au **Nez ,** douleur d'ulcération ;
éruption de taches rouges sur le nez ; petits *boutons* serrés au nez. —
Sueur à la **Face ,** en marchant (quelquefois aussi sous les aisselles en
même temps) ; sueur à la face le jour, mais surtout le matin ; °sueur
froide à la face ; *gonflement* de la face pendant plusieurs jours ; *prurit*
comme si des *boutons* allaient apparaître , à la face et derrière les
oreilles (où il y a une douleur d'excoriation) ; petits *boutons rouges* à
la face, à bord rouge et dur, avec *pointe purulente* et *brune ,* et précédés de prurit cuisant et fourmillant, avec douleur d'excoriation
vers la fin ; *miliaire* à la joue, avec douleurs faciales ; *couperose* à la
face, autour de la bouche et au menton.— **Lèvres** gercées ; *vésicules
au coin de la bouche ; boutons* sur la partie rouge des lèvres, avec
douleur, surtout en y touchant.

Gonflement des **Gencives** ainsi que de la mâchoire inférieure ;
sensation brûlante dans la bouche ; inflammation dans la *bouche* (surtout après le mal de cœur), avec langue gonflée et très-rouge. —
Douleur d'excoriation à l'**Anus ;** *hémorrhoïdes aveugles ,* quelquefois
avec pression vers l'anus. — Excoriation du *prépuce ;* élancement à
la région du mamelon, finissant par se transformer en prurit.

Au **Cou ,** douleur d'excoriation ; *rougeur* et *élevures miliaires* au
cou (et quelquefois à la poitrine), avec élancements comme par des
orties, apaisés par la friction avec la main. — Sur les **Mains ,** *prurit*

rongeant au poignet ; *dartre* sèche entre le pouce et l'index. — Aux **Doigts**, fourmillement inquiétant ; doigts morts et engourdis ; prurit et sensation brûlante au petit doigt de la main gauche, comme par des engelures ; papules rouges et indolentes au dos des doigts. — **Pieds** *gonflés* subitement ; réapparition du *podagre*. — Élancement dans le **Cor** (du pied gauche); douleur d'excoriation en s'appuyant sur les orteils, le soir.

VERB. — VERBASCUM.

Petit *bouton* lancinant devant l'oreille droite.

VINC. — VINCA MINOR.

Peau très-sensible, avec rougeur et excoriation à la suite du moindre frottement ; prurit rongeant à la peau, avec besoin de se gratter. — Prurit rongeant au **Cuir chevelu**, avec envie irrésistible de se gratter ; *cheveux entortillés*, comme dans la *plique polonaise*. — Rougeur du bout du **Nez** par la moindre irritation morale ; prurit au nez. — Bouffissure de la **Face**, avec petits boutons; *éruption* de boutons à la face. — *Gonflement de la* **Lèvre** *supérieure* et du coin de la bouche; *aphthes* dans la bouche; *ulcères* dans la gorge. — Gonflement et roideur des **Doigts**, aux condyles antérieurs, avec sensation brûlante aux ongles. — Sensation brûlante et ulcération à la **Fesse** gauche, comme après être resté trop longtemps couché.

VIOL-TR. — VIOLA TRICOLOR.

Éruption miliaire par tout le corps, avec sensation rongeante et lancinante. — *Peau* de la **Face** épaisse et dure ; ° *croûtes de lait*, avec prurit, surtout la nuit ; sensation brûlante et écoulement d'un pus jaunâtre et visqueux ; tension dans les téguments de la face et du front. — Prurit et gonflement du *prépuce*.

VIP-RED. — VIPERA REDI.

En général, une espèce d'*éruption* sur la peau ; *vésicules* brunâtres à l'endroit de la morsure ; vésicules de brûlures sur la morsure, quelquefois grosses et laissant écouler un pus clair ; petites vésicules sur le coin de l'épaule, pendant la reconvalescence, quoique la morsure ait eu lieu au doigt. — *Taches* jaunes, nombreuses, au membre rouge et gonflé ; taches jaune pâle autour de chaque morsure, chez les lapins ; *taches rougeâtres, noires, nombreuses* et larges comme une lentille ; couleur bleuâtre des muscles du ventre et de la poitrine, au côté où le venin est entré dans la veine jugulaire. — Commencement d'*érysipèle* ou de furoncle. — *Gonflement* plein d'humeur, après que la dent venimeuse avait pénétré dans la peau soulevée ; gonflement de la crête mordue des poulets, rempli d'une couleur incarnate, et avec un tissu filamenteux ; la peau de l'endroit gonflé est tendue et plus pâle que celle des parties environnantes. — *Ulcères gangréneux* à l'endroit de la morsure, avec sécrétion d'un pus fétide et gonflement de la partie affectée ; *grosse pustule maligne* laissant écouler une humeur claire ; *gangrène* autour de la plaie. — *Gonflement de tout le corps*, avec sueurs froides, convulsions et mort. — Au moment de la *morsure :* douleur comme par une piqûre de guêpe ou comme par l'acide sulfurique versé sur une écorchure ; chaleur électricue passant par le corps ; douleurs violentes dans la partie mordue et élancements au bout des doigts ; chaleur brûlante qui remonte de la morsure au bras et à la poitrine. — Chez certains animaux, écoulement instantané d'un *sang bleu noir* et suivi d'une mort plus prompte, ou écoulement d'un sang rouge qui ne change pas de couleur ; et suivi également de la mort, mais moins promptement ; écoulement de sang noir par les incisions faites près de la plaie, avec tissu cellulaire vert et bleu ; un *suçoir appliqué aussitôt après la morsure,* en retire d'abord une *goutte de venin*, puis du sang couleur foncée ou bien une humeur séreuse, abondante et qui forme une écume en grosses bulles ; *gonflement des veines,* avec faiblesse générale ; sang coagulé et noir ; le venin introduit dans une plaie produit la coagulation partielle du sang, suivie d'accidents violents, semblables à ceux du choléra ; le sang sorti de la veine et mêlé au venin ne se coagule pas, mais il devient noirâtre et le mélange est aussi efficace que le venin même. — Aussitôt que la morsure s'envenime, la maladie est devenue générale ; plus un animal périt lentemeut, plus la maladie se développe à la partie mordue ; les animaux mordus en plusieurs endroits périssent plus vite que ceux mordus autant de fois, mais à la même partie.

Gonflement quelquefois prodigieux de la **Face**, ou principalement des lèvres et des paupières.—*Gonflement* de la **Langue,** qui devient bien foncée et sort de la bouche.—Inflammation et noirceur de l'endroit d'un **Intestin** où la morsure a eu lieu. — Vésicules aux **Épaules ;** gonflement qui s'ouvre, au **Cou ;** vésicules aqueuses au cou suivies de la mort. — *Gonflement* des **Mains** mordues, et des doigts au point de ne plus pouvoir les remuer ; gonflement de la main non mordue au point de ne plus pouvoir la fermer. — Un cheval mordu au **Pied** eut la jambe de derrière gonflée et mourut sans souffrir.

VIP-TORV. — VIPERA TORVA.

En général, *bulles emphysématiques* chez les loriots au cou, chez les becs-croisés, au ventre ; *vésicules* pleines de matière putride, non loin de la plaie ; grosse vésicule à la cuisse qui est gonflée et jaune gris ; vésicules brûlantes autour de la blessure ; *grosses vésicules* pleines d'une humeur jaune autour de la morsure ; grosses *vésicules noires,* laissant écouler une humeur noire, suivie de suppuration et de guérison ; petite vésicule avec auréole rouge, grosse comme une tête d'épingle et pleine de lymphe, à l'endroit de la morsure ; au côté intérieur du bras, sous l'épaule, vésicules avec auréole rouge. — *Rougeur* subite de l'*endroit mordu,* chez tous les êtres sans exception ; chez les loriots, le cou est bleu rouge jusqu'aux oreilles, chez les passereaux, c'est la tête avec le cou, chez d'autres animaux c'est la cuisse et le dos ; la tête et le cou sont *rouge foncé,* parfois avec taches rouges à la poitrine ; chez un pigeon, les cuisses sont rouge bleu ; chez un autre pigeon, la chair de l'endroit mordu à la poitrine est rouge noir ; la *partie mordue devient bleue, bleu noir* ou *noire ;* le pied et la cuisse mordus, ainsi que tout le corps, deviennent presque noirs ; gonflement et noirceur complète de toute la cuisse ; taches jaunes, nombreuses, au-dessus du coude, après une morsure au pouce ; main gonflée et parsemée de taches, après la morsure au doigt. — La jambe mordue devient *bleue* et *jaune,* avec fort gonflement ; l'avant-bras mordu devient *terreux,* jaune, vert et bleu ; la jambe gonflée est bigarrée, pâle, verte, rouge et jaune ; *taches vertes* par tout le corps, après la mort ; l'endroit mordu est bleu verdâtre après la mort. — *Gangrène ;* le *gonflement* devient gangréneux ; gangrène seulement çà et là ; gangrène du pied mordu, avec vomissement continuel, saignement par le nez, oppression de la poitrine, grande anxiété, yeux rentrés dans l'orbite, traits de la face décomposés et vésicules gris jaune au pied gonflé ; gangrène de la main mordue qui devient noir bleuâtre, avec envie de vomir ; gangrène au bras mordu, avec sommeil maladif et mort ; gangrène dans le ventre. — Fort gonflement bleuâtre de la crête, chez un coq ; gonflement noir, après une morsure, dans la langue, au-dessous de la racine, laissant écouler d'abord une mucosité sanguinolente et ensuite une humeur verdâtre ; vésicule comme un sac, à l'endroit mordu (du nez), avec humeur noire, chez un chien. — *Gonflement* œdémateux du bras mordu ; gonflement de tout le côté droit du corps, depuis le petit orteil mordu jusqu'au cou ; gonflement de tout le corps, et mort, chez les souris ; gonflement général, avec sueurs froides et convulsions ; *gonflement de tout le corps,* qui devient douloureux ; gonflement si fort, que le corset se déchire et les attaches du jupon éclatent; gonflement de la bouche, après avoir sucé la morsure ; gonflement prodigieux d'un chien mordu au nez. — *Ulcères* larges , jusqu'aux os, le long du pied mordu, et laissant (après la guérison par l'onguent soufré) des cicatrices très-larges; ulcère à l'endroit mordu, avec gonflement de la partie affectée; suppuration profonde, après un gonflement luisant avec vésicules bleuâtres. — Formation , sur la morsure, d'une *croûte noirâtre* et si profonde que lorsqu'on la soulève, la peau se ride à la circonférence ; petite tache rouge et dure à l'endroit mordu, le quatrième jour , et, après l'enlèvement de la croûte , écoulement d'une matière verdâtre par la plaie, en pressant dessus. — Au *moment de la morsure, élancement semblable à l'éclair,* par *tout le corps ;* on sent le venin passer du pouce mordu à l'épaule et dans le ventre; douleurs violentes après la morsure ; écoulement de sang à l'instant même ; si (chez les moutons) il s'écoule sans cesse une humeur jaune de la blessure , le danger est passé dans trois jours et la guérison se fait dans la huitaine ; dans beaucoup de cas , la blessure ne saigne pas du tout. — *Engorgement des veines* , avec faiblesse générale; les veines à la poitrine et au ventre sont épaisses comme un tuyau de plume à écrire et dures. — *Sang plus liquide ;* l'humeur séreuse qui en est sortie est rouge de sang; les artères sont vides de sang, les veines pleines ; faciles à remuer même longtemps après la mort, les globules de sang dans les petites cavités ne sont nullement dures ; le sang dans la morsure se dessèche lentement et est, dans les veines, rouge clair et liquide, même après la mort ; lorsqu'il fait chaud , le sang qui s'écoule des veines se coagule vite et devient une masse sèche, solide et rouge foncé.

Gonflement de la **Tête** empêchant de voir (chez les chiens). — Rougeur des **Yeux,** comme enflammés , avec larmoiement abondant; yeux chassieux , avec gonflement de la face, chez les moutons. — Couleur *bleuâtre* de la **Face,** du front, des paupières, du nez et des joues , après la mort ; *gonflement de la face,* devenant bientôt noir d'ébène , et si fort que les paupières ne peuvent s'ouvrir, avec forte tension et gorge resserrée; gonflement de la tête au point que les yeux en sortent, chez les moutons ; l'endroit de la face où la morsure avait lieu paraît sujet à une laxité œdémateuse, même après un laps de temps de dix ans.

Langue gonflée, vers le côté gauche, et plus foncée ; *langue tellement gonflée qu'il est impossible de la faire rentrer dans la bouche,* à la suite d'une morsure. — Gonflement du **Scrotum** mordu , gros comme une tête d'enfant et noir , ainsi que la verge , avec vomissement et douleurs excessives.

Gonflement de la **Poitrine,** sans difficulté de respirer. — Le gonflement de la **Main,** quoique serrée par une compresse, s'étend jusqu'au milieu du bras comprimé par une bande, avec douleurs qui, dans l'espace de dix heures, augmentent jusqu'à faire mourir, avec sensation douloureuse au toucher, et couleur terreuse, mais ne laissant aucune empreinte, en pressant dessus. — Au **Bras,** éruption érysipélateuse le long du côté intérieur. Élancement et fort gonflement de la **Main** mordue, avec faiblesse de tout le corps et principalement des jambes; le gonflement de la main mordue est un peu diminué par une infusion de fleurs de sureau. — Gonflement du **Doigt** mordu, avec mal au cœur; à un doigt sain, sensation brûlante et gonflement de plusieurs jours, pour l'avoir frotté contre un bâton avec lequel la tête d'une vipère a été écrasée. — Gonflement de la **Jambe** mordue, avec douleurs violentes. — Gonflement jusqu'au **Genou,** avec induration successive et couleur rouge bleuâtre du pied mordu qui reste dans cet état, et la marche, même après bien des années, est semblable à celle d'une jambe de bois.

ZINC. — ZINCUM.

En général, *prurit* dans les plis des articulations; prurit partout le corps, sans aucune éruption; prurit aux bras et aux jambes, mais non aux articulations; prurit violent dans toutes les articulations successivement et enfin dans l'articulation de la hanche; *prurit nocturne,* parfois comme par des poux et changeant de place après s'être gratté; prurit nocturne comme par des piqûres de puces, nommément au dos ou au ventre; prurit subit, tantôt çà, tantôt là, surtout le soir au lit et cessant tout de suite après le toucher; points pruriteux et épars sur la peau, nommément aux mains; prurit sur presque toute la peau (même à la face et sur la tête), quelquefois douloureuses au toucher comme excoriées.—Élancement, quelquefois avec sensation brûlante, ou petits boutons et papules tantôt çà, tantôt là, au corps, le soir; élancement picotant et pruriteux au front, à la cuisse, à la malléole, au pied et à d'autres endroits, le soir au lit. — * *Éruptions,* ° quelquefois opiniâtres; *éruptions miliaires,* surtout après s'être frotté à cause d'un prurit lancinant dans la peau, ou pruriteuses, au jarret et au pli du coude. — Petits *boutons* au front, au dos et au troisième orteil du pied droit, avec pression et douleur d'excoriation au toucher; boutons rouges, à la poitrine et à la face; petits boutons aux cuisses, aux mollets et au genou, avec fort prurit qui disparaît aussitôt après s'être gratté. — ° *Dartre* et ulcères dartreux. — Petits *furoncles* au dos, entre les

omoplates et à d'autres endroits. — °*Ganglions*. — Les extrémités
(lobes d'oreilles, bout du nez, etc.) sont facilement *gelées* par un
froid modéré ; grande susceptibilité au froid, principalement au bout
des doigts et aux pieds. — Les douleurs que produit le zinc semblent
être entre la peau et la chair. — Fort saignement de la moindre lésion de la peau ; ° peau gercée.

Au **Cuir chevelu**, *douleur d'excoriation;* rongement à la bosse
droite de l'occiput, comme par une souris ; *douleur* comme par *un
mal sous-cutané au cuir chevelu ;* sensation comme si les téguments
de la tête étaient serrés vers un point ; prurit fréquent à un petit
endroit du cuir chevelu, avec douleur d'excoriation ; *boutons* pruriteux au cuir chevelu ; éruption pruriteuse et suintante aux deux tempes
et au-dessus ; sensation comme si les cheveux se hérissaient, principalement au-dessus de l'oreille gauche ; cheveux du vertex douloureux au moindre toucher, forte *chute* des cheveux. — *Prurit* aux
Yeux ou au bord de la paupière supérieure de l'œil gauche ; prurit
dans l'œil gauche, cessant après le frottement ; chatouillement fréquent dans l'œil droit, comme s'il y était entré de la poussière ; *cuisson* dans l'œil gauche, cessant après s'être frotté ; cuisson dans l'angle
interne de l'œil droit ; cuisson picotante dans la partie inférieure de
l'œil gauche et au-dessous, à la joue ; cuisson et douleur d'excoriation, surtout dans l'œil droit, vers le soir ; *sensation d'excoriation* des
angles internes ; sensation d'excoriation à la paupière supérieure de
l'œil droit ; excoriation des angles externes, avec cuisson ; *sensation
brûlante* aux yeux, dans l'après-midi ; *inflammation des yeux* pendant les règles ; inflammation de l'œil droit, avec rougeur de la conjonctive, suppuration de l'angle interne et aggravation de la douleur
le soir et la nuit, comme s'il y avait du sable dans l'œil, avec larmoiement fréquent, rougeur de la paupière supérieure et gonflement
vers l'angle interne ; *agglutination* nocturne de l'angle interne, avec
pression et sensation d'excoriation. — *Prurit* dans l'**Oreille** gauche,
avec sensation comme si des puces sautillaient dedans, en y mettant le
doigt ; prurit dans l'oreille droite, cessant après y avoir fouillé du doigt ;
chatouillement dans l'oreille gauche, et que le frottement ne fait pas
disparaître ; *écoulement* d'une humeur fétide par *l'oreille gauche ;*
écoulement abondant de pus par l'oreille gauche, nuit et jour, avec
chaleur et gonflement de l'oreille à son orifice, et mal de tête du côté
gauche. — Sensation d'excoriation profondément dans les **Narines,**
avec déchirement dans la narine droite ; **gonflement du côté droit* du
nez ou de l'aile gauche, et avec douleur ; *prurit* dans la narine ; bout
du nez et lobes des oreilles *gelés* par un froid modéré ; *point dur,*
rouge et gonflé à l'aile gauche du nez, avec douleur au toucher. —

A la **Face**, *gonflement* et prurit de la joue gauche ; *prurit à la face*, le soir ; éruption boutonneuse à la face. — Gonflement des **Lèvres**, principalement de la lèvre supérieure ; prurit à la lèvre supérieure, au menton et autour de la bouche ; *éruption* boutonneuse à la lèvre supérieure ; *vésicules* claires comme de l'eau , et boutons purulents à la lèvre supérieure ; petit bouton lisse et rouge, douloureux au toucher au milieu de la lèvre , au bord ; petits boutons blancs , contenant quelque humeur, à la lèvre, parfois au menton et au front (après avoir bu du vin) ; *bouton* gros , blanc jaunâtre et *pruriteux*, à la lèvre infé-rieure ; *mucosité* épaisse , visqueuse , inodore et sans goût , sur les lèvres ; excoriation et *ulcération* des commissures des lèvres ; lèvre supérieure ulcérée au milieu ; petit *ulcère* jaune à la face interne de la lèvre inférieure ; *gerçure* à la lèvre inférieure, avec douleur tensive ; gerçure brûlante à la face interne de la lèvre supérieure.— Fort pru-rit et rougeur à toute la partie proéminente du **Menton** ; *bouton* très-pruriteux presque au milieu du menton ; petites *vésicules purulentes*, très-pruriteuses et très-serrées , sous le menton. — Engorgement des *glandes* sous-maxillaires.

    * *Douleur d'excoriation aux* **Gencives**, comme si elles étaient dégagées des dents ; douleur aux gencives qui empêche la mastication ; rongement et prurit aux gencives ; *blancheur* des gencives ; gonfle-ment des gencives, parfois avec douleur d'excoriation ; * *saignement des gencives* au moindre contact. — Gonflement du **Palais** près des dents incisives , douloureux au toucher ; endolorissement du palais et des gencives en mâchant. — Au **Ventre**, sensation d'engorge-ment d'une *glande* inguinale. — *Prurit* à l'anus , le soir ; *prurit vio-lent*, presque tous les jours ; fort prurit à l'anus , avec exsudation d'une humeur rongeante ; fourmillement excoriant à l'anus ; sensation d'excoriation brûlante à l'anus, le soir ; sortie de *boutons hémorrhoïdaux*, avec douleur d'excoriation.—Forte *chute* du *poil* des **Parties géni-tales** ; sensibilité douloureuse de la *verge*, en marchant, comme si la chemise était trop dure et qu'elle frottât ; au *scrotum* et autour, frisson comme après une chair de poule ; *rétrécissement* du *scrotum ;* fort prurit au scrotum, comme s'il était excorié, le soir, pendant plusieurs jours consécutifs ; petit bouton rouge autour de la racine d'un poil du scrotum , durant trois jours, avec douleur d'excoriation ; sensation d'excoriation au côté du scrotum et quelquefois à la cuisse.

    Prurit sur le **Dos**, entre les omoplates, le soir, avec éruption fré-quente ; petites *taches pruriteuses* et *pustules* douloureuses au toucher, sur le dos ; *nodosité* au côté droit de la nuque, avec douleur d'ulcé-ration en pressant dessus ; petits *boutons* furonculeux , sur les deux épaules. — Gros *furoncle* au **Bras** ; éruption *boutonneuse* à l'avant-bras, avec prurit violent, le jour. — Cuisson au dos de la **Main** droite, comme si une éruption allait se déclarer; petit *bouton* pruriteux au dos de la main; petites *taches* rouges et rondes aux mains et aux doigts; ° *taches dartreuses*, rugueuses et pruriteuses; forte *sueur* des mains; * *gerçure de l'épiderme* (par un froid très-modéré), avec *rhagades* et *endolorissement*; grosse *engelure* aux mains, avec gonflement et prurit violent. — Prurit lancinant à un **Doigt,** suivi bientôt d'un petit *bouton purulent* avec douleur pulsative et brûlante; *nodosité* sous la peau du pli du doigt annulaire; *crevasse* brûlante entre deux doigts de la main gauche. — *Prurit* aux **Cuisses** et aux jarrets, très-violent le soir, avec *papules* urticaires, après s'être gratté; prurit au côté antérieur des cuisses, pendant cinq jours consécutifs, le soir avec petits *boutons* qui s'ouvrent facilement en se grattant; *varices* à la cuisse, jusqu'aux lèvres de la vulve. — Fort prurit dans l'articulation du **Genou** droit. — Une *tache rouge* à la **Jambe** se couvre de croûtes, avec sensation pruriteuse; ° disparition des *varices* de la jambe (effet curatif du médicament); inflammation érysipélateuse et gonflement douloureux du tendon d'Achille. — Au **Pied,** *fort gonflement* inflammatoire; *sueur* abondante et fétide aux pieds, avec excoriation, en marchant; *vésicule suppurante* au dos du pied droit, comme par brûlure; douleur d'ulcération aux *talons,* plus forte en marchant qu'en étant assis; sensation brûlante et *douleur d'ulcération* à la plante des deux pieds; plante des pieds douloureuse pendant plusieurs jours, en appuyant dessus, avec sensation comme si elle était gonflée et qu'un instrument dentelé passait dessus; *prurit* parfois douloureux, à la plante des pieds. — Douleur aux **Orteils,** comme s'ils étaient excoriés par la marche; douleur d'excoriation du gros orteil droit, le soir; sensation comme s'il y avait des ampoules par la marche; prurit lancinant à la partie charnue du gros orteil, le soir, sensation brûlante et élancement dans la partie charnue du gros orteil; *prurit* douloureux, chaleur, rougeur et gonflement aux orteils du pied droit, comme s'ils eussent été *gelés,* le soir, avec douleur augmentée par le frottement ou le grattement; *bosse* au petit orteil et à la partie charnue du pied, avec douleur lancinante, en marchant.

TROISIÈME PARTIE.

RÉPERTOIRE SYMPTOMATOLOGIQUE.

DES MALADIES DE LA PEAU
ET DES LÉSIONS EXTÉRIEURES.

CHAPITRE PREMIER.

Dermatoses proprement dites.

ANTHRAX.

Voy. première partie, **Furonculeuses** et **Gangréneuses**,
§ 171-177.

BOSSES, ÉLEVURES, NODOSITÉS.

En général. Anac. *ant.* arn. *ars.* °*asa.* baryt. *bell.* bry. *calc.* caps. chel. cic. cocc. con. croc. *crotal.* dulc. electr. hell. *hep.* hyos. ign. kal. *lach. led.* lyc. *magn-c.* °*mang.* *merc.* natr. natr-m. *n-vom.* oph. op. petr. °*phosph.* phos–ac. °*puls.* rhus. *rhus-v.* ruta. sabin. *sassap.* sec. selen. sep. *sil.* spig. squill. staph. stram. sulf. sulf-ac. tart. val. vip. torv.

Blanches. Lach. natr-m.

Brûlantes. Lach. sassap.

Cuisantes. Lach. sulf.

Douloureuses. Ars. caust. lyc. *n–vom.* oph.

Élancement (avec). Petr. sassap. stram. zinc.

Excoriation (avec douleur d'). Hep.

Grisâtres. Nitr-ac.

Grosses. Crotal. natr-m. nitr-ac.

Inflammation (avec). °Hep. mang. *merc.* °*phosph.* °*sil.*

Insectes (comme la piqûre d'). Ant.

Molles. Ant. carb-veg. daph. petr. rhus. sil.

Pestilentielles. °N-mosch.?

Pruriteuses. Electr. *magn-c.* natr. natr-m. nitr-ac. op. rhus-v. sassap. sep. stann. stram. sulf.

Rouges. Electr. ipec. ⸢natr–m. op.

Rouges autour. Ant.

Sanguines. Arn. bry. sec.

Suppurantes. Ant. °*ars.* °*asa.* bry. **calc.* caust. cic. cocc. con. croc. *crotal.* dulc. °*hep.* kal. *lach.* magn-c. °*mang.* **merc.* natr. natr-m. petr. °*phosph.* °*puls.* sassap. sec. sep. ° sil. staph. sulf. tart.

Tuberculeuses. Lach.

Urticaire (comme l'). Berb. kreos. lach. sassap. veratr.

——

Tête. Anac. baryt. **calc.* carb-an. °*daph.* hell. kal. *lyc.* natr-m. n-vom. puls. phosph. phos-ac. ruta. sil.

Yeux. Sassap.

Oreilles (devant les). Bry.

— (derrière les). Bry. **calc.* carb-an. caust. staph.

— (aux). Spong.

Nez. **Bell.* iod.

Face. Alum. ant. ars. baryt. calc. canth. carb-veg. chel. cic. con. dig. dulc. graph. hell. hep. iod. kal. lach. led. lyc. magn-arc. magn. magn-m. merc. natr. n-vom. op. puls. sep. viol-tr. zinc.

Lèvres. Hep. magn-m.

Mâchoire inférieure. Stann. staph.

Bouche. Alum. berb. **calc.* canth. caust. iod. lyc. n-mosch. °phos-ac. °*staph.* °*sulf.*

Cavité buccale. Iod. lyc. n-mosch. phosph. **staph.*

Gencives. Alum. berb. ** calc.* canth. **caust.* °phos-ac. plumb. **staph.* °*sulf.*

Langue. Graph. lyc.

— (sous la). Amb.

Ventre. Natr.

Anus. Carb-veg. ipec.

Parties génitales. Natr.

Poitrine. Natr. sassap.

Aisselles. Petr.

Cou. Graph. natr-m. sassap. sec.

Nuque. °Sil.

Dos. Lach. mez.

Bras. Natr-m. berb.

Avant-Bras. Crotal.

Mains. Ars.

Doigts. Ant.

Fesses. Ant. sassap.

Cuisses. Crotal. merc. zinc.

Genoux. Ant.

Jambes. Carb-veg. lach.

Pieds. Lyc. sep. sulf.

Orteils. *Sulf. zinc.*

BOUTONS EN GÉNÉRAL.

En général. **Acon.* agar. agn. alum. amb. amm. amm-m. anac. ang. ** ant.* arg. arn. ** ars.* asa. asar. aur. aur-m. baryt. bar-m. ** bell.* berb. bism. borax. bov. ** bry.* calad. calc. camph. cann. *canth.* caps. carb-an. carb-veg. ** caust.* **cham.* chel. chin. sic. cinn. clem. *cocc.* coff. colch. coloc. *con.* corall. crotal. croc. cupr. cycl. daph. diad. dig. *dulc.* electr. euphorb. euphr. evon. graph. grat. guai. hell. hep. heracl. hyos. jatr. ign. iod. ipec. kal. kal-chl. kal-hdr. kreos. lach. laur. lyc. mags-art. mags-arc. mags-aus. magn-c. magn-m. magn-s. mang. men. **merc.*

mercurial. mez. mosch. mur-ac. natr. *natr-m. natr-s. nitr. *nitr-ac. n-mosch. n-vom. oleand. ol-an. oph. op. par. petr. *phosph. *phos-ac. plat. *puls. ran. ran-sc. rhab. rhod. *rhus. ruta. sabad. sabin. samb. sassap. sec. selen. seneg. *sep. sil. spig. spong. squill. stann. *staph. stram. stront. *sulf. sulf-ac. tab. tarax. tart. tereb. teucr. thui. val. veratr. verb. viol-od. viol-tr. vip-red. vip-torv. zinc.

Aqueux. Coloc. thui.

Blancs. Ars. bov. carb-veg. chel. coloc. con. cycl. dros. kal. magn-arc. magn-m. mang. natr-m. petr. phos-ac. staph. sulf. zinc.

Blanches (à pointes). Ant. puls. tart.

Brûlants. Alum. amm. arg. ars. bell. bov. bry. canth. caust. cinn. dig. dulc. graph. grat. kal. kal-chl. lyc. magn-art. magn-aus. magn-m. merc-ac. mosch. natr. natr-m. natr-s. nicc. nitr. nitr-ac. ol-an. phell. petr. phosph. °phos-ac. puls. ratanh. rhus. sabad. squill. stann. staph. stront. sulf. thui.

Bruns. Veratr.

Chatouillants. Canth.

Confluents. Mur-ac. phos-ac.

Croûteux. Bell. *calc. carb-an. cham. hep. mur-ac. *oleand. petr. sabin. staph.

Cuisants. Agar. bell. calc. cham. coloc. dig. kal. lyc. merc. nitr. teucr. veratr.

Déchirants. Dulc.

Disséminés. Berb. crotal. kal-chl.

Douloureux. Ant. arg. arn. cocc. con. graph. kal. kal. chl. kal-hdr. lach. mur-ac. natr. nitr-ac. n-vom. phosph. plumb. puls. seneg. spong. squill. sulf. veratr.

Durs. Bov. sabin. veratr.

Échardes (piquant comme des). Arn.

Élancement (avec). Alum. ant. arn. bell. calc-ph. canth. caps. caust. cocc. hell. kal. kreos. magn-art. magn-arct. natr. nitr. petr. squill. staph.

Excoriation (avec douleur d'). Alum. arg. bell. bov. bry. calc. clem. guai. hep. hyos. lam. magn-arc. mez. phos-ac. rhus. sabin. selen. spig. stann. teucr. veratr. zinc.

Formicants. Bell. caust. magn-m. veratr.

Furonculeux. Natr.

Galeux. Ant. bar-m. bry. kreos. magn. rhus. squill. tart.

Gercés. Merc-ac.

Gros. kreos.

Jaunes. Ant. grat. magn-m. zinc.

Incisives (avec douleurs). Rhus.

Indolents. Alum. sulf.

Inflammation (avec). Agar. berb. petr.

Insectes (comme piqûres d'). Ant. ars.

Ivrognes (comme chez les). Kreos. °led.

Miliaire (comme la). Bov. kal-chl. rhus. sassap.

Millet (comme les grains de). Agar. amm. ant. ars. cocc. grat. kal. kreos.

Noirs. Carb-veg. spig.

Pâles. Bell.

Petits. Kal.

Plats. Ant.

Pointus. *Ant.* ars. tart.

Pressifs. Stann.

Proéminents. Tax.

Pruriteux. °*Acon.* amb. amm. amm-m. *ant.* ars. *baryt.* bell. bov. **bry.* calc. canth. *carb-veg.* caust. cham. cin. cinn. clem. cocc. con. dulc. gins. graph. *hep.* iod. *kal.* kreos. lach. lam. laur. led. *lyc. mags. mags-arc. mags-aus.* magn-c. magn-m. magn-s. *merc. merc-ac.* mill. mur-ac. *natr. natr-m. natr-s.* nitr. *nitr-ac.* n-vom. ol-an. phosph. *phos-ac.* poth. *puls.* ratanh. rhus. sabad. sabin. sassap. *selen. sep.* sil. squill. stann. *staph.* stront. sulf. tab. tarax. tart. tax. veratr. zinc.

Pustuleux. *Ant.* arn. petr. tart.

Rongeants. Ant. *caust.* mang. nitr-ac. tarax.

Rouges. Acon. alum. amm. *ant.* arn. bell. berb. *bov.* bry. calc-ph. caust. cham. chel. cin. crotal. cycl. dros. dulc. iod. kal. *lach.* led. *magn-c.* phosph. *phos-ac.* plumb. rhod. sassap. spig. *squill. staph. stront.* sulf. tax. teucr. *thui.* veratr. zinc.

Rouge (avec auréole). Anac. canth. cycl. samb. tarax.

Rugueux. Alum.

Saignants. Stront. thui.

Sanguins. **Ars.*

Secs. Bov. kreos.

Serrés. Cham. veratr.

Squameux. Dros. merc.

Suintants. **Calc.* graph. kal. natr-s. ol-an. puls. sil. sulf. thui. zinc.

Suppurants. Amm-m. anthrok. ant. **ars.* aur. baryt. *bell.* berb. calc-ph. canth. caust. cham. **cic. clem.* cocc. con. croton. cycl. **dulc.* evon. graph. grat. hep. hydroc. hyos. kal. kal-chl. kreos. lach. lyc. mags. mags-arc. magn-c. magn-m. **merc.* mez. *nitr-ac.* op. °*petr.* phos-ac. plumb. °*puls.* **rhus.* samb. sassap. sec. *sep.* sil. spig. **staph.* stram. **sulf.* tarax. **tart.* thui. veratr. zinc.

Tanneux. **Bell. carb-veg.* hep. lach.

Tensifs. *Arn.* bov. con. mang. natr-s.

Tiraillants. Con. magn-m. staph.

Transparent. Con.

Ulcères (autour des). °Sulf.

Ulcérés. **Merc.* nitr-ac. sabin. sep.

Ulcération (avec douleur d'). Dulc. staph.

Verdâtres (avec croûtes). **Calc.*

Verruqueux. Phell.

—

Cuir chevelu. Agar. alum. anac. ant. *amb.* arg. **ars.* baryt. bar-m. berb. bov. calc. °*clem. con.* cycl. hell. ** hep.* kal. ** led. lyc.* magn-art. magn-arct. mur-ac. natr. °*natr-m.* nitr. n-vom. oleand. par. petr. puls. rhus. sil. tarax. zinc.

Yeux. Baryt. chel. guai. hep. ign. mosch. par. selen. **staph.* tarax. thui.

Paupières. Alum. canth. chel. hep. lyc. natr-m. rhus. selen. seneg.

Oreilles. Agar. amm-m. berb. cic. kal. kreos. mags. mur-ac. natr-m. petr. phosph. sabad. selen. spong. staph. verb.

Nez. *Amm. anac.* arn. baryt. bell. bov. *calc.* canth. carb veg. *caust.* clem. dulc. euphr. *graph.* guai. *kal.* kal-hdr. lach. lam. mags - arc. mang. *natr. natr-m.* nitr. ol-an. petr. *phosph.* phos - ac. ratanh. *sep. sil.* stront. sulf. tarax. tax. teucr. thui.

Face. Agar. alum. amb. amm. amm-m. *ant.* arn. ars. aur. *baryt. bell.* berb. borax. *bov. bry. cham.* *calc.* calc-ph. *canth. carb-an.* *carb-veg.* caust. *cic.* clem. *cocc.* coloc. °con. dros. dulc. eugen. *graph.* °hep. *kal.* kal-chl. kal-hdr. *kreos.* lach. led. *lyc.* magn-c. magn-m. magn-s. meph. *merc.* mosch. °mur-ac. natr. *natr-m.* °nitr-ac. ol-an. petr. °*phosph.* *phos-ac.* rhod. rhus. sabin. sassap. *sep. sil.* stann. *staph.* *sulf.* tab. tarax. tart. thui. *veratr.* vinc. zinc.

Lèvres. Acon. amm-m. ant. arn. ars. baryt. bell. bov. *bry.* *calc.* cann. canth. caps. caust. chin. chinin. coloc. con. dulc. electr. °hell. hyos. ign. ipec. kal. kreos. led. mags. mags-arc. magn-m. mang. mur-ac. natr. nicc. n-vom. par. °*rhus.* samb. spig. spong. squill. sulf. tarax. teucr. veratr. °zinc.

Coins de la bouche. Ant. *bar.* *bell.* calc. cann. canth. carb-veg. caust. coloc. graph. ·hep. ign. mags-arc. mang. merc. natr. petr. phosph. rhod. rhus. sep. tarax. veratr.

Menton. Alum. amb. anac. ant. bell. berb. calc. canth. caust. cic. clem. con. dros. dulc. hep. hyos. laur. lyc. magn-art. magn-aust. natr. natr-s. nitr-ac. n-mosch. n-vom. oleand. par. rhus. sabin. sassap. sep. sil. spig. spong. sulf. thui. veratr. verb. zinc.

Mâchoire inférieure. Par.

Cavité buccale. Arg. berb. caps. dulc. hell. kal. *mur-ac.* natr. nitr-ac. *n-vom.* plumb. sep.

Palais. Dulc. *mur-ac. n-vom.*

Langue. Arg. berb. caps. hell. kal. natr. nitr-ac. plumb. sep.

Ventre. Ars. bar-m. bry. cham. dulc. natr. natr-m. petr.

Anus. Carb-veg. kal. nitr-ac.

Périnée. Nitr-ac.

Parties génitales. Amb. *con.* graph. kal. *lach.* mags-aus. *merc.* natr-m. *nitr-ac.* phos-ac. sil. tart. thui. zinc.

Gland. Lach. mags-aus. nitr-ac.

Partie velue. Lach.

Scrotum. Phos-ac. thui. zinc.

Verge. Phos-ac.

Mont vénérien. Amb. kal. sil.

Grandes Lèvres. Con. graph. kal. natr-m.

Prépuce. Mags-aus. nitr-ac. sil.

Poitrine. Amm. ant. bell. berb. borax. bov. calc. canth. chin. cocc. con. dulc. gins. *hep.* iod. *lach.* magn - m. natr. *plumb.*

rhus. squill. staph. *stront.* tab. zinc.

Aisselles. Phosph.

Cou. Ant. aur. berb. bov. *cinn.* clem. gins. hep. mags - arc. magn-c. mez. nitr. phell. phos-ac. *puls.* spig. spong. *squill.* staph. sulf. *thui.*

Sacrum. Calc. tab.

Lombes. Cham. chin.

Nuque. Arn. bar-m. bell. berb. borax. calc. °*carb-veg.* hep. kal. lyc. mags-aus. magn-c. natr. nitr. *sil.* staph.

Dos. Alum. berb. calc. °carb-veg. cocc. con. dig. iod. led. magn-m. meph. mill. *natr-m.* phos-ac. puls. sassap. *selen. squill.* sulf. tab. zinc.

Omoplates. Ant. bell. berb. crotal. kal-chl. lyc. magn-m. mosch. *puls.* ratanh. squill.

Bras. Amm. amm-m. ant. baryt. bell. berb. bov. bry. canth. carb-veg. *caust.* chin. cocc. *dulc. hyos. kal.* lach. laur. *magn-c.* magn-s. mosch. natr. natr-s. *nitr.* °*phos-ac.* ratanh. rhod. sabad. *sabin.* sassap. sep. *staph.* sulf. tart. *tax.* zinc.

Épaules. Berb. cocc. *kal.* magn-c. nitr. zinc.

Coude. Amm-m. ant. bell. berb. *dulc. hyos.* lach. natr. nitr. *sabin.* sep. *staph.*

Avant-Bras. Amm. amm-m. bov. *caust.* lach. laur. lyc. magn-c. *magn-s. natr-s.* nitr. ratanh. rhod. sabad. sassap. sulf. *tax. zinc.*

Mains. Agar. amm-m. ant. bov. canth. *kreos. lyc.* mur-ac. par. *rhus.* selen. tarax. zinc.

Poignets. Baryt. bry. rhus.

Doigts. Anac. ant. arn. ars. berb. canth. cycl. *kal. lyc.* magn-c. mur-ac. *phos-ac. spig.* squill. tab. tarax. *ther. zinc.*

Articulations des doigts. Cycl.

Pouce. Ant. *kal. lyc. ther.*

Fesses. Ant. baryt. berb. bry. canth. graph. magn-c. merc. n-vom. *petr.* selen. *thui.*

Cuisses. Agar. ant. berb. bov. bry. calc. chel. cocc. *kal.* kal-chl. *lach.* magn-c. *mang. mez. natr-m. petr. phosph. prun. rhod.* sassap. *selen. stann.* staph. *sulf. zinc.*

Genoux. Ant. bry. hep. nicc. phos-ac. puls. sassap. sep. sulf. zinc.

Jambes. Agar. arg. bov. bry. natr. puls. sabin. sassap. *sep. staph.* zinc.

Pieds. Ars. *bov.* led. mosch. *selen. sep.* sulf.

Plante des pieds. Con.

Orteils. Borax. *sulf.* zinc.

BULLES.

Voy. chap. I de la première partie, § 40.

CHANCRES.

Voy. **Syphilis,** dans la première partie, § 222.

CONDYLOMES.

Voy. **Sycosis**, dans la première partie, § 236.

CORS.

En général. Agar. alum. amb. ° amm. * *ant.* ° *arn.* baryt. borax. *bov.* bruc. bry.* *calc.* camph. *carb-an.* carb-veg. caust. chen. cocc. con. *gran.* graph. hep. *ign.* iod. kal. lach. * *lyc.* mags. *mags-arc.* mags-aus. magn-m. *meph. natr. natr-m.* nitr. * *nitr-ac. n-vom.* petr. *phosph.* phos-ac. puls. ran. ran-sc. *rhod.* rhus. ruta. * *sep.* * *sil.* spig. staph. * *sulf.* sulf-ac. thui. veratr.

Brûlants. Alum. amm. bruc. *bry.* calc. carb-veg. caust. chen. graph. hep. ign. kal. lyc. mags. meph. petr. phosph. phos-ac. puls. ran-sc. rhus. *sep.* sil. spig. * *sulf.* thui.

Calleux. * *Ant.* graph. ran. sulf.

Coups (avec). Cocc. ° *magn-arc.* sep. ° *sulf.* ° *sulf-ac.*

Déchirantes (avec douleurs). ° arn. °calc. cocc. ign. ° *lyc.* magn-m. rhus. ° *sil. sulf.* sulf-ac. thui.

Douloureux. Agar. alum amm. * *ant.* ° *arn.* ° *baryt.* bov. bry. * *calc.* camph. carb-an. carb-veg. gran. hep. * *ign.* iod. kal. * lach. ° *lyc.* mags. ° *magn-arc.* mags-aus. meph. natr. natr-m.

* *nitr-ac.* ° *n-vom.* petr. phosph. ° *puls.* ran. rhus. * *sep.* ° *sil.* spig. ° *sulf.*

Élancements (avec). Agar. *alum.* ant. berb. borax. bov. * *bry.* °*calc.* carb - an. carb-veg. caust. chen. cocc. graph hep. ign. kal. * *lyc.* ° *mags-arc* magn-m. *natr. natr-m.* nitr-ac. *petr.* phosph. phos-ac. ° *puls.* ran-sc. *rhod.* °*rhus.* * *sep.* * *sil.* * *sulf.* sulf-ac. thui. veratr.

Excoriation (avec douleurs d'). Agar. amb. bry. calc. caust. graph. ° *hep.* ° *ign.* lyc. mags. magn - arc. natr - m. nitr - ac. phosph. rhus. ° *sep.* ° *sil.* °*sulf.* veratr.

Inflammation (avec). Borax. calc. hep. °*lyc.* ° *puls.* °*rhus.* * *sep.* ° *sil.* staph. *sulf.*

Pressifs. Anac. * *ant.* bry. calc. caust. graph. ign. ° *lyc.* magn. arct. mags-aus. phosph. phos-ac. * *sep.* ° *sil.* sulf. ° *sulf.*

Térébrants. *Borax.* calc. *caust.* hep. kal. *natr.* natr-m. *phosph.* puls. ° *ran-sc.* rhod. ° *sep.* ° *sil.* spig. thui.

Ulcération (avec douleur d'). ° *Amm. borax.* n-vom.

CROUTE DE LAIT.

Voy. **Impétigo** , dans la première partie, § 131.

CROUTES.

En général. *Alum.* amb. *amm. amm-m.* *ant.* ars. *asa.* *aur. * aur-m. * baryt. * bell. ° bov. bry. *calc.* caps. ° *carb an.* °*carb-veg.* cham. ° *chel.* chinin. * *cic.* *clem.* ° *coloc.* con. croton. ° *dulc.* electr. ferr-magn. * *graph.* * *hell.* *hep.* ign. ° *kal.* kreos. * *lach.* led. * *lyc.* magn-c. ° *merc.* mez. mur-ac. * *natr-m.* nitr-ac. n-vom. * *oleand.* par. petr. phosph. phos-ac. plumb. * *puls.* ran. * *rhus.* ruta. *sabad.* sabin. * *sassap.* ° *sep.* *sil. spong. squill. * *staph.* * *sulf.* tart. *thui.* veratr. ° *viol - tr.* vip - torv. zinc.

Brûlantes. Amm-m. calc. cic. puls. sassap.

Brunes. Amm-m. ant. berb.

Calleuses. *Graph. ran.*

Cuisantes. puls.

Dartreuses. ° Bov. * *calc. ran.* ° *sep.*

Douloureuses. Magn-m.

Enflammées. Lyc.

Excoriation (avec douleur d'). Cic. *sil.*

Fétides. Graph. lyc. *merc.* plumb. staph. * *sulf.*

Grises. Ars. merc.

Jaunes. Ant. aur. aur-m. * *cic.* iod. kreos. merc. mez.

Livides. Chinin.

Noires. ° *Bell.* chinin. vip-torv.

Proéminentes. Sabin.

Pruriteuses. Caust. merc. phos-ac. * *rhus.* sassap. * sil.

Rongeantes. Mang.

Rouges. Amm-m.

Saignantes. *Merc.* mez.

Sèches. Ars. * *aur.* * *aur-m.* ° baryt. ° *calc.* chinin. graph. lach. led. merc. ° *sulf.* thui.

Squameuses. Croton.

Suintantes. ° *Alum.* * ars. * *baryt.* * calc. chinin. * *cic.* ° *clem.* * *grap.* hell. ° *hep.* * *lyc.* * *merc.* ° *oleand.* plumb. ran. ° *rhus.* ° *ruta.* sep. ° *sil.* * *staph.* * *sulf.*

Suppurantes. * *Ars.* plumb. sil. * *sulf.*

Tensives. Amm-m.

Tressaillantes (avec douleurs). staph.

Verdâtres. * *Calc.*

———

Cuir chevelu. ° Alum. * Ars. ° baryt. * *calc.* ° *carb-an.* ° chel. electr. ferr-c. * *merc.* mur-ac. * *natr-m.* nitr-ac. * *oleand.* paris. petr. phosph. * *rhus.* ruta. sil. sulf.

Yeux. graph. *merc.* sep.

Paupières. Graph. sep.

Oreilles. Bov. ° *graph.* ° *hep.* ° iod. ° *lach.* ° *lyc.* mur-ac. ° *puls.* sass. spong.

— Derrière. ° *graph.* ° *hep.* ° lyc. ° puls. ° *staph.*

Nez. * Ant. ° bary. bell. bov. *carb-an.* carb-veg. croton. natr-m. nitr-ac. petr. * *phos-ac.* ratanh. *rhus.* sep. staph. ° sulf.

Narines. * *Alum.* amm-m. * *aur.* borax. bov. * *calc.* carb-an. cham. ° cic. ferr. ° *graph.* hep. iod. * *kal.* lach. ° *lyc.* magn-c. * *magn-m.* merc. natr. nitr-ac.

petr. *phosph.* puls. sep. * *sil.*
° *sulf.* * *thui.*

Pointe du nez. *Carb-an.* carb-veg. *sep.*

Face. ° Alum. ant. * *ars.* * *baryt.*
* *bell..* bry. * *calc.* carb-veg.
* *cic.* °coloc.°*dulc.** *graph.* hep.
ign. * lach. lyc. ° *merc.* mur-ac.
nitr-ac. petr. phosph. *phos-ac.*
sassap. ° *sep.* sil. staph. sulf.
thui. viol-tr. zinc.

Lèvres. * *Ars.* baryt. * *bell.* berb.
° bry. calc. ° cann. cham. cic.
* ign. kal. mur-ac. n-vom. petr.
phos-ac. rhus. sep. *sil.* squill.
staph. sulf.

Menton. Sep.

Langue. Chinin.

Parties génitales. Caust.* *nitr-ac.* thui.

Mamelons. ° Lyc.

Dos. Graph. natr-m.

Aisselles. *Natr-m.*

Nuque. Bell.

Coude. *Sep.*

Avant-Bras. ° *Alum.*

Mains. Sassap. ° sep.

Doigts. Anac.

Jambes. Ars. cal. *sabin.* staph. zinc.

Orteils. *Sil.*

DARTRES.

En général. * *Alum.* * *amb.*
* amm. anac. * ars. ° aur. baryt. bar-m. borax. ° *bov.* ° bry.
* *calc.* caps. * carb-veg. * caust.
° chel. ° *clem.* ° *con.* cupr. * *dulc.*
* *graph.* grat. ° hep. hell. hyos.
ipec. ° iod. * *kal.* ° kreos. lach.
* *led.* * lyc. mags-arc. magn-c.
magn-m. magn-s. mang. * merc.
merc-c. mosch. ° *natr.* natr-
m. nitr. ° *nitr-ac.* n-vom.
° oleand. * *petr.* ° phosph. ° phos-
ac. plumb. *ran-bulb.* * *rhus.* sass.
* *sep.* ° sil. sol-m. ° spig. stann.
staph. * *sulf.* tax. ° thui. ° veratr. ° zinc.

Annulaires. Clem. magn-c.
° *natr.* natr-m. * *sep.*

Blanches. Anac. ° ars. *graph.*
* *lyc.* ° zinc.

Brûlantes. ° Amb. ° amm. anac.
* ars. ° bov. ° bry. calad. calc.
° carb-veg. * con. led. magn-
arct. * merc. mosch. rhus. ° sep.

staph. ° sulph. (comp. *éruptions*
brûlantes).

Brunes. ° Dulc. lyc. ° *natr.*

Croûteuses. *Voy.* **Croûtes.**

Cuisantes. Alum.

Déchirantes (avec douleurs).
° *Ars.* bell. ° *bry.* * *calc.* carb-
veg. caus. ° clem. cocc. ° *dulc.*
° *graph.* kal. * *lyc.* ° *mgs-arc.*
° *merc.* mez. natr. nitr-ac. n-
vom. phosph. *puls.* ° *rhus.* * *sep.*
* *sil.* ° *staph.* * *sulf.* zinc.

Fétides. Oleand.

Furfuracées. * Ars. aur. ° bry.
bruc. calc. ° dulc. ° *graph.*
° kreos. ° lyc. merc. ° phosph.
* *sep.* * *sil.* ° sulf.

Gercées. Alum. aur. bry. * *calc.*
° *cycl.* ° *graph.* ° hep. kal. kreos.
° *lach.* ° *lyc.* magn. mang. ° *merc.*
natr. natr-m. nitr-ac. petr. * *puls.*
* *rhus.* ruta. sass. * *sep.* ° *sil.*
* *sulf.* viol-tr. zinc.

Grises. Ars. ° *sulf.*

Jaunes. Agar. ° *ars.* cic. cocc. cupr.° *dulc.* hell. led.° *lyc.*° *merc.* ° *natr.* nitr-ac. par.° *sep.* ° *sulf.*

Insensibles. ° *Lyc.*

Lancinantes. Alum. * *ars.* ° *ba-ryt.*° *bell.* bov. ° *bry.* calc. caps. carb-veg. caus. * *clem.* cocc. ° *con.* ° *cycl.* ° *graph.* hell. ° *hep.* kal. kreos. ° *led.* ° *lyc.* mgs-arc. magn. * *merc.* mez. mur-ac. natr. natr-m. * *nitr-ac.* n-vom. petr. phosph. * *puls.* ° *ran.* ran-sc. * *rhus.* sabad. * *sep.* * *sil.* spong. squill. ° *staph.* *sulf.* thui. ° *viol-tr.* zinc.

Opiniâtres. ° Clem. ° con. ° lach. ° sulf.

Petites. ° Dulc. ° lach. magn. magn-s.

Prurîteuses. Agar. alum. amb. ° amm. anac. ° ars. baryt. bell. ° *bov.* ° *bry.* calad. *caps.* carb-an. carb-veg. * *caust.* chel. chin. * *clem.* ° con. cupr.° *dulc. graph.* hep. ° *kal.* ° *kreos.* ° *lach.* * *led.* *lyc.* mags-arc. magn. magn-m. mang.* *merc.* ° *mez.* natr. natr-m. ° *nitr-ac.* n-vom. *oleand.* par. * *petr.* phosph. phos-ac. plumb. puls. *ran.* ran-sc. * *rhus.* sabad. sass. * *sep.* ° *sil.* spig. spong. *squill.* stann. ° *staph.* ° *sulf.* taran. thui. valer. veratr. *viol-tr.* zinc.

Répercutées.° Alum. amb.° calc. ° *lach.* ° *lyc.* ° natr. ° sep. ° *sulf.*

Ridées. Lyc.

Rongeantes. Alum. amm. ba-ryt. ° *calc.* carb-veg. caus. chel. ° *clem.* ° *con.* ° *graph.* hell. *hep.* kal. lach. lyc. magn. mang. *merc.* mur-ac. *natr. nitr-ac.* n-

vom. oleand. par.° *petr.* phosph. phos-ac. plumb. ° *rhus.* ° *sep.* ° *sil. squill.* staph. *sulf.* tarax. *viol-tr.*

Rondes. ° Dulc. hell. phosph.

Rouges. ° Amm. ° ars. *bry.* cic. ° clem. *dulc.* ° kreos. ° lach. led. lyc. °*magn.* magn-s. ° *merc.* oleand. petr. phos-ac. staph. sulf. tax.

Rugueuses. ° Bov. oleand.

Saignantes. ° Dulc. ° lyc.

Sèches. Alum. ars.° *baryt.*° bov. bry. ° *calc.* carb-veg. caus. ° *clem.* ° cocc. cupr. *dulc. graph.* hyos. ° *kreos.* led. magn. ° merc. natr. natr-m. par. *petr.* ° *phosph.* ° *phos-ac. rhus.* * *sass.* * *sep.* * *sil.* stann. *staph. sulf.* valer. ° *ve-ratr. viol-tr.* zinc. *teucr.*

Suintantes. Alum. ° *ars.* baryt. bell. ° *bov.* bry. * *calc.* ° *carb-veg.* * *caus.* ° *clem.* carb-an. cic. con. * *dulc. graph.* hell. hep. *kal.* * *kreos.* lach. ° *led.* * *lyc.* * *merc.* mez. natr. natr-m. nitr-ac. oleand. *petr.* phosph. * *phos-ac.* * *rhus.* ruta. ° sep. *sil.* squill. *staph.* * *sulf.* sulf-ac. tar. thui. viol-tr.

Squameuses. Agar. ° *ars.* aur. bell. cic. * *clem.* cupr. *dulc.* hep. hyos. kal. ° *led.* ° *lyc. magn.* ° *merc.* oleand. ° *phosph.* plumb. *rhus. sep.* staph. ° *sulf.* teucr.

Suppurantes. *Ars.* bell. cic. *clem.* cocc. *con.* cycl. ° *dulc.* hep. led. ° *lyc.* magn. *merc.* ° *natr.* natr-m. petr. plumb. puls.* *rhus.* sass.* *sep.*° *sil.* spig.° *staph.*° *sulf.* tarax. thui. veratr. viol-tr.° zinc.

Tressaillantes (avec douleurs).

Calc. *caus.* cupr. *lyc.* ° *puls.* * *rhus.* sep. sil. ° *staph.*

—

Tête. Baryt. cupr. kal. petr. rhus.

Yeux. ° *Bry,* rhus. sep.

Paupières. ° *Bry.* rhus. sep.

Angles des yeux. Tax.

Oreilles. Amm-m. caust. °*graph.* kreos. magn-m. ° *oleand.* ° *sep.*

— **derrière.** Amm m. ° graph. ° *oleand.* ° *sep.*

— **lobes.** Caust. ° *sep.* teucr.

— **devant.** ° Oleand.

Nez. Nitr-ac. spig.

Face. °Alum. *amm.* anac. ars. ° *baryt.* ° *bov.* bruc. bry. calc. caps. ° *carb-veg.* caust. ° *chel.* ° con. °dulc. graph. kal-hdr. °kreos. * *lach.* * *led.* ° *lyc.* merc. natr. * *natr-m.* nicc. nitr-ac. petr. phosph. ° phos-ac. * *rhus.* sabad. ° sep. ° sil. sulf.

Joues. Amb. anac. ° *bov.* bry. caust. merc.

Menton. ° *Bov.* chel. natr-m. n-vom. sil.

Tempes. ° Alum.

Front. Caps.

Lèvres. Anac. ars. caust. magn-c. natr. par. phosph. rhus. sass. sep.

Coins de la bouche. Carb-veg. phosph. sep.

Cavité buccale. ° Zinc.

Anus. Ipec. natr-m. petr.

Périnée. Petr.

Parties génitales. Croton. °*dulc.* natr-m. ° *petr.* sass.

Scrotum. Croton. natr-m.

Grandes lèvres. ° Dulc.

Prépuce. Sassap.

Poitrine. Magn. ° *petr.* staph.

Mamelles. ° Caust. ° dulc.

Aisselles. ° Carb-an. ° lyc. ° sep.

Cou. Lach.

Nuque. Caust. ° lyc. ° petr. ° sep.

Bras. *Con.* cupr. ° *dulc.* grat. *hell.* kreos. lach. magn-s. *mang.* °*merc.* natr.-m. ° *phosph.* sep.

Coude. *Cupr.* kreos. sep.

Avant-Bras. *Con.* magn-s. *mang.* * *merc.*

Mains. *Dulc.* ° *ipec.* kreos. merc. natr. sassap. sap. staph. veratr. ° *zinc.*

Doigts. Amb. caust. °*graph. merc.* ° nitr-ac.

Fesses. Borax. caust. nicc.

Cuisses. ° *Graph.* * *merc.* mur-ac. *nitr-ac.*

Genoux. ° *Ars.* ° *carb-veg.* ° *dulc.* °*graph.* kreos. merc. * *natr-m.* ° *petr.* phosph.

Jambes. Ars. calc. °*clem.* °*graph.* kal. ° *lach.* lyc. merc. *staph.*

Malléoles. ° *Natr-m.* ° *petr.*

Orteils. Alum.

DURILLONS.

En général. Amm. * *ant.* borax. * *graph.* lach. *phosph.* ran. rhus. rhus-v. sep. sil. sulf.

Calleux. * *Ant.* ° graph.

Rouges. *Sabad.*

Face. Rhus-v.

Poitrine. Rhus-v.

Cou. Rhus-v.

Bras. Sabad.

Mains. *Graph.*

Jambes. ° *Lach.* phosph.

Pieds. Lyc.

Plante des pieds. ° Sil.

ECCHYMOSES.

En général. *Arn. ° bry. ° calc. cham. chin. ° *con.* crotal. dulc. electr. euphr. ferr. ° *hep.* lach. laur. natr. natr-m. * *n-vom.* par. plumb. ° *puls.* rhus. ° *ruta.* * *sulf.* * *sulf-ac.* vom. par. ruta. sec. sulf-ac.

Sensation comme d'une ecchymose. Arn. chin. calc. ferr. n-

Yeux. ° *Arn.* ° *bell.* ° calc. cham. crotal. * *n-vom.* plumb. ruta. ° seneg.

Paupières. ° Arn.

Bouche. Con.

ECZÉMATEUSES.

Voy. **Eczéma**, dans la première partie, § 110.

ENGELURES.

Voy. **Engelures,** dans la première partie, § 467.

ÉPHÉLIDES.

Voy. **Éphélides,** dans la première partie, § 92.

ÉRUPTIONS.

En général. * *Acon.* *agar.* agn. alum. amb. * *amm.* amm-m. anac. ang. * *ant.* arg. arn. * *ars.* asa. asar. aur. aur-m. * *baryt.* bar-m. * *Bell.* berb. bism. *borax.* * *bov.* * *bry.* calad. * *calc.* camph. can. cann. canth. caps. * *carb-an.* * *carb-veg.* * *caust.* * *cham.* chel. chin. *cic.* cin. cinn. *clem.* cocc. coff. colch. coloc. * *con.* cop. corall. croc. cupr. * *cycl.* daph. diad. *dig. dulc.* electr. *euphorb.* euphr. evon. * *graph.* grat. *guai.* * *hell.* * *hep.* heracl. hyos. jatroph. * *ign.* iod. ipec. * *kal.* kalchi. * *kreos.* * *lach.* laur. * *lyc.* mags. mags-arc. mags-aus. magn-c. magn-m. magn-s. *mang.*
men. * *merc.* mercurial. *mez.* mosch. mur-ac. natr. *natr-m.* natr-s. nitr. * *nitr-ac.* n-mosch. n-vom. * *oleand.* op. *oph.* par. petr. * *phosph.* * *phos-ac.* plat. *puls.* ran. *ran-sc.* rhab. rhod. * *rhus.* ruta. * *sabad.* sabin. samb. * *sass.* sec. selen. seneg. * *sep.* * *sil.* spig. spong. squill. stann. * *staph.* stram. stront. * *sulf.* sulf-ac. tarax. * *tart.* tereb. teucr. *thui.* val. veratr. verb. * *viol-tr.* vip-red. vip-torv. zinc.

Bandelette (en forme de). Ars. bry. cham. ° *graph.* ° *merc.* natr. ° *puls.* ° *rhus.* selen. *sil.* sulf.

Blanches. *Agar.* ant. * *ars.* borax. *bov.* °*bry.* *ipec.* merc. *phosph.* *puls. sulf.* tart. *thui.* ° *val.* zinc.

Brûlantes. *Agar.* alum. ° *amb.* ° *amm. amm-m.* anac. *ant. arg.* * *ars.* aur. baryt. ° *bell. bov. bry.* calad. *calc.* cann. canth. caps. ° *carb-an.* ° *carb-veg.* * *caust.* chin. *cic.* cinn. *clem.* cocc. coff. colch. *con. dulc. euphorb.* guai. hell. °*hep.* heracl. *ign. kal. kreos. lach.* laur. *led.* ° *lyc.* mags. *mags-arc. mags-aus.* mang. * *merc. mercurial.* ° *mez.* mosch. *natr. natr-m. nitr.* nitr-ac. *n-vom. oleand. par.* petr. phosph. *phos-ac.* plat. *plumb.* ° *puls.* ° *ran.* ra-tanh. * *rhus. sabad.* sassap. se-neg. senn. *sep.* °*sil. spig.* spong. *squill.* stann. ° *staph.* stram. *stront.* * *sulf.* teucr. *thui.* ve-ratr. viol. od. ° *viol-tr.* zinc.

Brunâtres.   Cann.   nitr-ac. phosph. phos-ac.

Clavelée (comme la). ° Led.

Confluentes. Agar. ant. * *cic.* phos. ° *phos-ac.* val. ° *tart.*

Calleuses. Ant. ran.

Couperosées. Alum. ° *ars.* calc. cann. ° *carb-an.* carb-veg. co-rall. ° *kreos.* led. *mez.* phosph. ° *rhus.* ° ruta. ° veratr.

Couvertes (aux parties). Led. thui.

Croûteuses, *voy.* **Croûtes.**

Cuisantes. Agn. alum. amm. *amm-m.* ant. arn. ars. bell. bo-rax. bov. bry. calc. camph. canth. caps. carb-an. carb-veg. caust. cham. chel. chin. cocc. colch. coloc. con. dros. *euphorb.* hell. *ipec. lach.* led. lyc. °magn-arct. magn. aust. magn-c. mang.

merc. *mez.* mur-ac. natr. natr-m. *n-vom. oleand.* op. petr. phosph. phos-ac. plat. *puls.* ran. ran-sc. rhod. selen. sil. spig. *spong.* stront. sulf. thui. veratr. viol-tr.

Dartreuses, *voy.* **Dartres.**

Desquamation (avec). ° *Acon.* ° *amm. amm-m.* ars. aur. * *bell.* clem. cupr. dulc. hell. lach. * *led.* magn-c. merc. mez. oleand. phell. ° *phosph.* phos-ac. puls. ran. sec. ° *sep.* ° *sil.* ° *staph.* sulf. teucr. veratr.

Douloureuses. *Agar.* amb. *ant. arg.* * *arn.* * ars. ° *asa.* aur. ba-ryt. * *bell.* calc. cann. canth. ° *caps.* ° *chin.* ° *clem.* cocc. ° *con.* ° *cupr.* ° *dulc.* guai. ° *hep.* kal. kal-chl. * *lach.* led. * *lyc.* mags-arc. mags-aus. ° *magn-c.* ° *magn-m.* merc. natr. ° *n-vom.* par. ° *petr.* * *phosph.* * *phos-ac.* ° *puls. ran.* ran-sc. *rhus.* ruta. *selen. seneg.* ° *sep.* ° *sil.* ° *spig. spong.* stram. *sulf.* tart. thui. *val.* ° *ve-ratr.* verb.

Dures. Ant. aur. mez. ran. rhus. spig. val.

Excoriation (avec douleur d'). Acon. agar. ° *alum.* amb. ant. * *arg.* ars. *aur.* baryt. ° *bry.* ° *calc.* cann. *canth.* caps. carb-an. caust. chel. cin. ° *cic.* coff. ° colch. °*dros. ferr.* *graph.* hell. *hep. ign. kal. lyc.* mags. mags-aus. *magn-c.* ° *mang.* merc. *mez. natr.* ° *natr-m. nitr-ac. n-vom. oleand.* ° *par. petr.* phosph. ° *phos-ac. puls.* ran. *rhus.* rhus-v. *ruta. sabin. sassap.* selen. * *sep.* sil. ° *spig.* spong.

° *squill. staph.* ° *sulf.* tab. teucr. *val.* ° *veratr. zinc.*

Feu (rouge comme du). * *Acon.* bell. stram. ° *sulf.*

Fines, très-petites. *Agar.* alum. ars. bell. ° *bry.* * *carb-veg.* caust. clem. cocc. *con.* dulc. ° *graph.* ° *hep.* iod. ° *ipec.* kreos. *led.* merc. mez. *natr-m.* nitr-ac. n-vom. *par.* phosph. *phos-ac. puls.* rhus. sassap. sulf. val. zinc.

Furfuracées. Acon. * *amm. amm-m.* * *ars.* aur. * *bell.* * *clem.* cupr. dulc. *hell.* lach. *led.* magn. merc. mez. oleand. * *phosph.* phos-ac. puls. ran. sec. * *sep. sil.* * *staph.* sulf. *veratr.*

Gonflement (avec). Acon. amm. arn. ars. * *bell. bry. calc. canth.* carb. veg. *caust.* chin. cic. clem. con. euphorb. *hep.* * *kal.* lyc. magn-c. * *merc.* natr. *natr-m. nitr-ac.* petr. *phosph.* phos-ac. * *puls.* * *rhus.* ruta. * *samb. sass.* * *sep. sil.* stram. * *sulf.* * *thui.*

Granulées. Amm. * *ars.* * *carb-veg.* ° *graph.* ° *hep. natr-m.* phosph. tab. zinc.

Grappes (en forme de). Agar. *calc. rhus. staph.* veratr.

Jaunâtres. *Agar.* ant. ars. aur. bar-m. * *cic.* cocc. *cupr.* * *euphorb.* hell. *kreos.* led. lyc. * *merc.* * *natr. nitr-ac.* par. phos-ac. *sep.* val.

Indolentes. *Amb.* * *anac.* ant. bell. cham. cocc. * *con. cycl.* dros. * *hell.* * *hyos.* lach. *laur.* * *lyc.* nitr. * *oleand.* phosph. *phos-ac.* puls. *rhus.* samb. * *sec.* spig. *staph.* * *stram.* * *sulf.* tart.

Incisives (avec douleurs). Lyc.

Lancinantes. *Acon.* alum. amm-m. anac. *ant. arn.* * *ars. asa.* * *baryt.* * *bell.* berb. bov. * *bry.* *calc.* camph. *canth.* caps. *carb-veg.* caust. *cham.* chin. * *clem.* cocc. *con.* * *cycl.* dig. * *dros.* graph. guai. hell. * *hep. ign.* kal. kreos. * *led.* * *lyc.* mags. mags-arc. magn-c. * *merc. mez.* * *mur-ac.* natr. *natr-m.* * *nitr-ac.* n-vom. petr. phosph. * *phos-ac.* * *plat.* * *puls.* ° *ran.* ran-sc. ° *rhus.* sabad. * *sabin.* selen. ° *sep.* * *sil.* spong. squill. * *staph.* stront. ° *sulf. thui.* verb. ° *viol-tr.* zinc.

Lardacées. Ars.

Marbrées. Phosph.

Millet (comme les grains de). * *Agar.* amm. ars. cocc. kreos. *led.* n-vom. par. val.

Noirâtres. Ant. * *ars.* asa. * *bell.* * *bry.* chinin. (con.) *crotal.* electr. *hyos.* * *lach.* ° *mur-ac.* ° *nitr-ac.* oph. * *rhus.* * *sec.* ° *sep.* ° *sil.* spig. vip-red.

Opiniâtres. Alum. * *amm.* * *baryt.* * *borax.* * *calc.* carb-veg. caust. * *cham.* chel. ° *clem.* ° *con.* croc. * *euphorb.* * *graph.* hell. * *hep.* kal. lach. lych. magn-c. mang. merc. mur-ac. ° *natr.* ° *nitr-ac.* n-vom. oleand. par. * *petr.* phosph. phos-ac. plumb. ° *rhus.* ° *sep.* * *sil.* ° *squill.* ° *staph.* * *sulf.* tarax. ° *viol-tr.* ° *zinc.*

Phagédéniques, rongeantes. Alum. *amm.* ° *baryt.* ° *borax.* ° *calc.* carb-veg. *caus.* * *cham.* chel. ° *clem.* ° *con.* croc. * *graph.* hell. ° *hep. kal. lach.* lyc. *magn-*

c. mang. *merc. mur-ac.* °*natr.*
°*nitr-ac.* n-vom. oleand. *par.*
* *petr.* phosph. phos-ac. plumb.
°*rhus.* °*sep.* **sil.* °*squill.* °*staph.*
sulf. tarax. ° *viol-tr.*

Plates. °*Amm.* ang. ant. °*ars.*
°*asa.* * *bell. carb-an.* euphorb.
* *lach.* °*lyc.* merc. ° *natr. nitr-*
ac. petr. phosph. °*phos-ac. puls.*
ran. ° *selen.* ° *sep.* * *sil.* staph.
sulf. tart. thui.

Proéminentes. Ars. asa. *calc.*
caust. dulc. lach. merc. *mez.*
n-vom. oph. op. *phosph. sulf.*
tab. tax. val.

Pruriteuses. **Acon.* **agar. agn.*
alum. amb. * *amm. amm-m.*
anac. **ant.* arg. arn. **ars.* asa.
baryt. bell. bov. **bry. calad.*
**calc.* canth. caps. *carb-an.*
carb-veg. * *caust.* cham. chel.
chin. cic. cin. **clem.* cocc. coff.
**colch.* con. cupr. dig. dulc.
euphorb. graph. hep. heracl.
ign. * *ipec.* **kal.* kreos. **lach.*
laur. * *led.* * *lyd.* mags. *mags-*
arc. mags-aus. magn-c. magn-
m. *mang.* * *merc.* mercurial.
**mez. natr. natr-m.* nitr. **nitr-*
ac. n-vom. **oleand. par. petr.*
phosph. *phos-ac. plat. plumb.*
* *puls.* ran. *ran-sc.* rhod. **rhus.*
sabad. sabin. sassap. *selen.* **sep.*
sil. spig. **spong.* squill. stann.
* *staph.* stram. stront. * *sulf.*
tarax. tart. tax. teucr. thui. val.
**veratr. viol-tr.* zinc.

Rouges. **Acon.* **agar.* agn. alum.
amb. **amm.* amm-m. ant. **arn.*
* *ars.* aur. baryt. * *bell.* bov.
bry. calad. * *calc.* cann. canth.
caps. carb-an. carb-veg. caust.

cham. chin. cic. * *clem.* cocc.
coff. **con.* croc. croton. cupr.
cycl. dros. * *dulc* **graph.* hep.
hyos. iod. ipec. * *kal.* kreos.
**lach.* led. lyc. mags. mags-
arc. *magn-c.* magn-m. * *merc.*
mez. natr. natr-m. nitr. *nitr-*
ac. n-vom. op. par. petr.**phosph.*
* *phos-ac.* plumb. puls. rhod.
* *rhus.* ruta. * *sabad.* sec. * *sep.*
**sil.* spong. stann. staph. *stram.*
* *sulf.* **sulf-ac.* tab. tart. tax.
teucr. val. veratr. vip. torv.
zinc.

Rugueuses. Anac. phosph. sep.

Sable (comme du). Ars.

Sèches. Alum. ars. **baryt. bov.*
* *bry.* * *calc.* carb-veg. caust.
clem. cocc. *cupr. dulc.* evon.
graph. heracl. hyos. kreos. led.
lyc. magn-c. **merc.* **mez.* natr.
natr-m. par. *petr. phosph.* phos-
ac. rhus. sassap. * *sep.* * *sil.*
stann. **staph.* sulf. teucr. val.
* *veratr. viol-tr.* zinc.

Serrées. * Agar. sep. squill.
thui.

Squameuses. *Agar.* amm.**amm-*
m. anac. ant. ars.**aur.* bar-m.
bell. *cic.* **clem.* cupr. *dulc. hep.*
hyos. *kal.* **led.* **magn-c.* **merc.*
**oleand.* **phosph.* plumb. **rhus.*
sep. staph. * *sulf. teucr.*

Suintantes. *Alum.* ars. baryt.
bell. °*bov.* bry. **calc. carb-an.*
* *carb-veg.* caus. * *cic.* * *clem.*
con. daph. *dulc.* * *graph.* °grat.
hell. hep. heracl. * *kal.* * *kreos.*
* *lach.* led. * *lyc.* * *merc.* **mez.*
natr. *natr-m. nitr-ac.* oleand.
**petr.* phosph. phos-ac. **rhus.*
ruta. sabin. * *selen.* * *sep. sil.*

squill. *staph. *sulf. sulf-ac. tarax. thui. *viol-tr.*

Suppurantes. *Ant. ars. bell. *cic. clem. coccul. con. cycl. *dulc. euphr. hep. kal. led. *lyc. magn. magn-c. *merc. *natr. natr-m. petr. plumb. puls. *rhus. samb. sass. sec. *sep. sil. spig. *staph. sulf. tarax. tart. thui. veratr. viol-od. viol-tr. *zinc.

Tensives. Alum. *arn. baryt. bell. canth. carb-an. *caust. cocc. con. hep. kal. mez. oleand. *phosph. puls. *rhus. sabin. sep. spong. staph. *stront. sulf. tart. thui.

Tressaillantes (avec douleurs). Asa. calc. *caust. cham. chin. cupr. lyc. *puls. sulf. sep. sil. *staph. vip-torv.

Ulcérations (avec douleurs d'). Amm. *amm-m. ant. ars. baryt. caps. caust. con. graph. laur. *puls. *rhus. *sep. *sil. *staph. sulf. tarax. zinc.

Urticaire (semblables à l'). °Acon. amm. amm-m. ant. anthrok. ars. baryt. bell. *bry. *calc. carb-an. *carb-veg. *caust. chin. cic. cocc. *con. cop. *dulc. frag. graph. *hep. °ign. ipec. kal. kreos. lach. led. lyc. magn-c. merc. mez. natr. natr-m. nitr-ac. n-vom. °petr. phosph. phos-ac. *puls. *rhus. ruta. sel. selen. sep. sil. staph. stram. sulf. tart. thui. °urtic. val. veratr. zinc.

Velues (aux parties). kal. lyc. merc. natr-m. nitr-ac. phos-ac. rhus.

———

Tête. °Baryt. bar-m. *calc. °carb-an. cic. °clem. *lyc. *merc. *oleand. *petr. rhus. ruta. spig. *staph.

Yeux. Ars. calc. *caust. con. °euphr. hell. hep. ign. *kal. *merc. oleand. par. petr. rhus. °selen. seneg. sep. sil. spong. *staph. *sulf. thui.

Paupières. Clem. cupr. guai. kal. par. selen. sil. spong. stann. tarax.

Oreilles. Amm-m. ant. agar. *baryt. bov. *calc. chin. *cin. kal. mez. mosch. mur-ac. natr.-m. petr. phosph. puls. sep. sil. spong. staph. *sulf.

— **lobes.** Sass. teucr.

— **derrière.** Ant. *baryt. *calc. canth. chin. *cic. graph. hep. mez. oleand. *puls. sabad. selen. sil. °staph.

— **devant.** Cic.

Nez. Calc. carb-veg. croton. nicc. spong.

— **au nez.** Alum. canth. caps. chin. magn-arct. natr. rhus. spig. tarax.

— **sur le nez.** Ant. °aur. caust. graph.

— **aux ailes.** carb-veg. con. dulc. euphr. lam. natr. petr. rhus. sil. thui. veratr.

— **narines.** Ant. arn. canth. carb-an. cic. cocc. guai. lach. magn-c. nitr. phell. ran. selen. *sil. spig.

— **pointe.** Carb-an. carb-veg. °caust. nitr-ac. phos-ac. sep. sil. spong.

— **angles.** Anac. dulc. euphr. mang. plumb. rhus. thui.

— sous le nez. Arn. baryt. bov. caps. squill. teucr.

Face. Agar. agn. alum. amb. * *amm.* amm-m. ant. arg. arn. * *ars. aur.* * *baryt.* * *bell.* borax. bov. *bry.* * *calc.* calend. cann. canth. caps. carb-an. * *carb-veg.* caust. cham. chel. * *cic. clem.* cocc. * *con.* ° *crotal.* dig. * *dulc.* electr. euphorb. ferr-m. * *graph.* hell. * *hep.* hyos. ° *ign.* kal. * *kreos. lach.* laur. *led.* * *lyc.* mags-arc. magn-c. * *magn-m.* magn-s. mang. * *merc.* ° *mur-ac.* natr. * *natr-m.* nitr. * *nitr-ac.* n-vom. *oleand.* par. petr. *phosph.* * *phos-ac.* puls. *rhus.* ruta. *sabad.* sabin. *sassap.* selen. * *sep. sil.* spong. staph. stront. * *sulf.* sulf-ac. tarax. thui. veratr. viol-tr. zinc.

Lèvres et bouche. * *Ars.* bov. * *calc.* caps. *carb-veg.* cann. chin. chinin. dig. electr. *graph.* ° *hell.* hep. ipec. *lach. lyc.* mez. mur-ac. *natr. natr-m.* nicol. nitr-ac. *petr.* phosph. *phos-ac.* * *sep.* * *sil.* spong. squill. sulf. tab.

Coins de la bouche. Ant. * *bell.* * *calc.* cann. canth. carb-veg. *graph.* hep. * *ign.* mags-arc. * *merc.* natr. ° *nitr-ac.* petr. rhod. rhus. sep. tarax. ° *veratr.*

Menton. Agn. alum. amb. amm. anac. * *ant. bell.* borax. * *bov.* calc. canth. *caust. chel.* cic. clem. *con.* dig. dulc. * *graph.* hep. hyos. *kal.* * *kreos.* ° *lach.* * *lyc.* mags-arc. mags-aus. magn-c. * *merc. mez.* natr. *natr-m.* nitr-ac. n-mosch. n-vom. oleand. * *par. phosph. phos-ac.* plat.

puls. * *rhus.* sabin. *sass.* * *sep.* * *sil. spig.* spong. squill. *stront. sulf.* tarax. thui. *veratr.* verb. *zinc.*

Mâchoire inférieure. Canth. ° graph. par. rhus. veratr.

Ventre. Bell. bry. merc.

Anus. Calc. carb-veg. ipec. lyc.

Partiesgénitales. N-vom. rhus. ° *sep.* sulf. tart.

— gland. Petr. sep.

— scrotum. *Graph.* rhus.

— mont vénérien. Sil.

— grandes lèvres. N-vom. ° *sep.* tart.

— vagin. Sulf.

— prépuce. Merc. rhus.

Poitrine. Heracl. kal. *led.* ° *lyc. merc.* mercurial. mez. rhus. ° *sec.* tereb. val.

Cou. Ant. ars. bry. *cinn.* * *lyc.* mags-aus. staph. tart.

Lombes. Clem. rhus.

Nuque. Bry. carb-an. carb-veg. caust. cham. clem. nitr. ° petr. ° sec.

Dos. Alum. baryt. bry. ° carb-veg. evon. lach. led. merc. mercurial. natr-m. ° sep. squill.

Omoplates. Ant. caust. lach. phos-ac.

Bras. Alum. berb. bry. *carb-an.* * *caust.* lach. *led. lyc. merc.* phosph. rhus. sabin. tart. tax. val. vip-torv. zinc.

Épaules. Alum. ars. berb.

Coude. *Merc.* phosph. *sabin.* zinc.

Avant-Bras. Bry. *carb-an. caust.* lach. lyc. *tax.* zinc.

Mains. Alum. *carb-veg.* dig. *hep.* ipec. * *merc. mur-ac. nitr-ac.* spig. *sulf. sulf-ac.*

Poignet. Hep.
Doigts. Caust. corall. galv. graph. mez.
Fesses. Borax. natr. *sulf.*
Cuisses. Alum. calc. cann. caust. hyos. merc. staph.
Genoux. Anac. ant. bry. carb-

veg. kal. *led.* merc. n-vom. te-reb.
Jambes. Agar. *petr. rhus.*
Pieds. Carb-an. *graph. led.* rhus. sulf. tereb.
Orteils. Petr.

ÉRYSIPÈLE.

Voy. **Érysipèle,** chap. II de la première partie, § 62.

EXANTHÈMES.

Voy. chap. I de la première partie, § 40.

EXCORIATION.

En général. Agar. amb. *amm.* amm-m. ang. *ant.* *arn.* ars. *baryt.* *bell.* bov. *calc.* canth. carb-an. *carb-veg.* *caus.* *cham.* *chin.* coff. colch. dros. euphr. *graph.* hep. *ign.* *kal.* kreos. lach. *lyc.* mags. magn-m. *mang.* *merc.* mez. natr. *natr-m.* nitr-ac. *n-vom.* oleand. olan. op. *petr.* phosph. phos-ac. plumb. *puls.* rhus. *ruta.* selen. *sep. sil.* spig. *squill.* *sulf.* *sulf-ac.* vinc. zinc.

Enfants (chez les). *Acon.* amm. ant. baryt. *bell.* *calc.* *caus.* *cham.* *chin.* *graph.* *hep.* *ign.* kreos. *lyc.* *merc.* natr. *puls.* *ruta.* *sep.* sil. squill. *sulf.*

———

Tête. Bov. *calc.*
Oreilles. Anac. *graph.* kal. *lach.* *merc.* nitr-ac. petr.

Nez. Agar. *alum.* caps. carb-an. *euphr.* galv. *graph.* *kal.* lach. *magn-m.* mez. *natr-m.* *nitr-ac.*
Lèvres. Canth. caus. cham. cupr. graph. *ign.* *kal.* *lyc.* magn-c. merc. mez. natr-m. *phosph.* sabad. *sep.* zinc.
Coins de la bouche. Ant. merc. *phosph.* zinc.
Bouche. Agar. *amb.* carb-veg. chinin. *dig.* electr. ferr. *graph.* kal. *lach.* lyc. *merc.* *mez.* mur-ac. natr-m. nitr-ac. op. *phosph.* phos-ac. *sabad.* sep. *sil.*
Palais. *Lach.* mez. *mur-ac.* nitr-ac. phos-ac.
Arrière-bouche. *Amb. dig.* ferr. *graph. mez.*
Gencives. *Carb-veg.* chinin. dig. kal. *lach.* merc. nitr-ac. sep. sil.
Langue. Agar. carb-veg. dig. kal. *lach.* lyc. mur-ac. nitr-ac. *sabad.* *sil.*

Aines. Phos-ac. rhus.

Anus et **Fesses.** Berb. calc. *carb-an. carb-veg* ferr. grat. kal. lach. merc. *natr-m. nitr-ac.* n-vom. phosph. *sep.* zinc.

Périnée. Carb-veg.

Parties génitales. Alum. amb. *amm.* arn. calad. calc. **carb-veg.* caust. **cham. °graph. hep.* hyos. *ign. °lyc.* meph. **merc. natr.* natr-m. *nitr-ac. *n-vom.* petr. plumb. **sep. *sulf.* veratr. zinc.

Gland. Natr.

Scrotum. Kal. natr-m. petr. plumb. *°sulf.* zinc.

Vulve. Amb. amm. **carb-veg.* hep. natr. ** sep.* sulf.

Vagin. Hyos.

Mamelons. *°Arn. °calc. °caus. * cham. °graph. °lyc. °merc. nitr-ac. ° n-vom. °sep. °sil.*

Aisselles. Ars. carb-veg. mez. teucr. zinc.

Cuisses (entre les). Ars. aur. **caus.* coff.**graph.* hep. iod. *lyc* merc *°atr.* ol-an. phosph. *rhod. * sulf.*

Hanches. Bov. mang. *petr.*sep.*

Fesses (entre les). Carb-veg. kal. natr-m. *nitr-ac.* selen. *sep.*

Plante des pieds. N-vom. sil.

Orteils. *Carb-an.* coff. **graph.* mang. natr. nitr-ac. phos-ac.

EXCROISSANCES.

Voy. **Télangiectasies, Sycosis, Tumeurs fongueuses, Polypes,** etc., dans la première partie.

FONGUS.

Voy. **Tumeurs fongueuses,** dans la première partie, § 315.

FURONCLES.

Voy. **Furonculeuses,** dans la première partie, § 171.

GALE.

Voy. **Gale,** dans la première partie, § 113.

GANGRÈNE.

Voy. **Gangréneuses,** dans la première partie, § 173.

GERÇURES.

En général. Aloë. ** alum.* ant. *° arn. ° aur.* baryt. bry. **calc.* carb-an. carb-veg.**cham.*cycl.* *graph. * hep. kal. ° kreos. ° lach. *magn.°mang.*merc.natr.°natr-m. nitr-ac.* petr.* phosph.**puls.*

° *rhus. ruta. sass.* * *sep. sil.*
* *sulf.* teucr. *viol.tr.* * *zirc.*

Brûlantes. Zinc.

Douloureuses. Graph. mang. zinc.

Fétides. *Merc.*

Jaunes. Merc.

Mercurielles. ° *Hep.* ° *sulf.*

Mouillé (après s'être). Ant. bry. * *calc.* cham. kal. lyc. nitr-ac. * *puls.* rhus. sassap. *sep.* * *sulf.* zinc.

Profondes. Mang. merc.

Pruriteuses. Merc.

Saignantes. * *Merc.* nicc. * *petr.* puls.

Suintantes. Sassap. * *sulf.*

Ulcérées. Bry. * *merc.*

———

Cuir chevelu. Ruta.

Nez. * *Ant.* carb-an. merc.

Face. Sil.

Lèvres. Alum. amm. amm-m.

arn. ° *ars.* baryt. bell. berb. bov. * *bry.* calc. canth. caps. carb-an. * *carb-veg.* cham. * chin. colch. corall. croc. dros. electr. gins. graph. grat. hep. * *ign.* kal. kal-hdr. kreos. magn-m. men. mez. * *natr-m.* ° nitr-ac. ol-an. par. petr. ° *phosph.* phosac. puls sabad. selen. ° squill. staph. sulf. tab. tarax. tart. ° veratr. * *sulf.* zinc.

Bras. Sil.

Mains. * *Alum.* graph. kal. kreos. * *lach.* ° *magn c.* merc. *natr. natr-m.* ° *nitr-ac.* * *petr.* sil. *zinc.*

Doigts. Baryt. kal. mang. merc. *petr.* phoph. zinc.

— **articulations.** Phosph. * *sulf.*

Pieds. ° Hep.

Talons. Lyc.

Plante des pieds. Ars.

Orteils. Carb-an. eugen. * *lach.*

INSECTES (PIQURES D').

Voy. **Plaies**, dans la première partie, § 302.

LÈPRE.

Voy. **Lèpre** et **Léproïdes**, dans la première partie, § 202-206.

LOUPES.

Voy. **Loupes** et **Ganglions,** chap. VII de la première partie.

MACULES.

Voy. **Taches**, plus bas dans ce même chapitre-ci.

MILIAIRE.

Voy. **Miliaire**, chap. II de la première partie, § 72.

NAEVI.

Voy. **Taches de naissance,** chap. V de la première partie, § 180.

NODOSITÉS.

En général. *Agar. alum.* amm. *amm-m.* anac. anthrok. *ant. ars.* aur. *baryt.* bell. * *bry.* * *calc.* cann. canth. caps. *carb-an. carb-veg.* * *caust.* chel. chin. *cic. cocc. con.* diad. dig. dros. *dulc.* electr. *graph. hell. hep.* ign. iod. ipec. kal. kal-chl. kal-hdr. kreos. * *lach.* * *led. lyc.* mags. mags-arc. *magn-c. magn-m.* magn-s. *mang.* merc. * *mez. mur-ac.* * *natr. natr-m. nitr.* nitr-ac. n-vom. oleand. op. *petr. phosph.* phos-ac. *puls.* * *rhus. ruta.* sabin. *sec. selen. sep. sil. spig.* spong. stann. *staph.* stram. *sulf.* sulf-ac. *tarax.* tart. *thui. val. veratr.* verb. viol-tr. *zinc.*

Blanches. Dulc. sulf. val.

Brûlantes. Amm. amm-m. calc. carb-an. cocc. dulc. kal-hdr. magn-m. magn-s. mang. merc. mur-ac. nicc. nitr-ac. phosph. staph.

Douloureuses. *Amm.* ars. bell. bov. ° *lach.* lyc. phos-ac. zinc.

Dures. Amm. amm-m. ant. bov. * *bry.* con. *lach. magn-c. magn-*s. natr-m. phosph. rhus. val.

Élancement (avec). Calc. caust. dulc. kal-hdr. led. magn. arct. magn-c. phosph. rhus. squill. stram.

Excoriation (avec douleur d'). Ant. caust. magn. arct. phos-ac. sep.

Indolentes. Arn. bell. graph. ° *ign.* led. oleand. squill. veratr.

Inflammation (avec). Amm-m. rhus.

Jaunes. *Ant.* sulf.

Lisses. Phos-ac.

Millet (comme des grains de). Natr-m.

Molles. Bell. crotal. lach.

Proéminentes. Oleand. rhus-v. val.

Pruriteuses. Aur. canth. carb-an. cham. cocc. dulc. graph. kal. lach. lyc. magn-c. magn-s. mur-ac. natr-m. nitr. nitr-ac. op. rhus. staph. stram. stront. zinc.

Rongeantes (avec douleurs). Rhus.

Rouges. *Amm.* berb. bov. carb-an. carb-veg. dig. electr. *hep.* kal-chl. kal-hdr. *lach.* ° *led.* magn-c. magn m. *merc.* mur-ac. natr-m. nitr-ac. op. phos-ac. puls. sep. spig. sulf. thui. veratr.

Suintantes. Nitr. selen.

Suppurantes. Amm. bov. nitr-ac.

Tensives. Caust. mur-ac.

Tractives. Cham.

———

Yeux. Aur. bry. calc. ran-sc. thui.

Paupières. Aur. bry. calc. ran-s. staph. thui.

Oreilles. Berb. dros. lach. merc. nicc. nitr-ac. phos-ac. spong. staph.

Nez. Natr.

Face. °*Alum.* ant. °*ars.* baryt. bry. calc. cann. canth. carb-veg. cham. chel. cic. con. dig. dulc. °*graph.* hell. hep. kal. kal-hdr. lach. *led.* lyc. mags-arc. °*magn-c.* magn-m. merc. natr. nitr. nitr-ac. *n-vom.* oleand. *puls.* thui. viol-tr. zinc.

Lèvres. Ars. baryt. bell. bry. caust. con. mags. magn-m. nicc. sep. sil. stront. sulf.

Menton. Bry. carb-an. euphorb. hep. magn-m. oleand.

Mâchoire inférieure. Bry. °graph. natr. n-vom. staph. veratr.

Anus. carb-veg. hep. ign. stann. staph. thui.

Parties génitales. Arn. bell. bov. sep.

— **gland.** Bell.

— **scrotum.** Arn.

— **col de la matrice.** Kreos. thui.

— **grandes lèvres.** Calc. phosph.

— **prépuce.** Sep.

Poitrine. Amm-m. cann. caust. mang. nicc.

Aisselles. Nitr-ac. phosph.

Cou. Amm. °lach. lyc. mur-ac. nicc. phosph. phos-ac.

Sacrum. Lyc. nicc.

Nuque. Ant. carb-an. caust. nicc. zinc.

Dos. Caust.

Omoplates. Amm. squill.

Bras. Ars. caust. cocc. dulc. mang.

Épaules. *Crotal.* kal-chl. phosph.

Coude. Caust. magn-c. mur-ac.

Avant-bras. *Agar.* amm. *mur-ac. nitr.* phos-ac.

Mains. Ars. carb-an. *kal-chl.* merc. rhus-v. sep. *spig.* stram.

Poignet. Amm-m.

Doigts. Berb. caust. cocc. *con.* lach. led. lyc. natr. rhus. veratr. zinc.

Articulations des doigts. *Zinc.*

Pieds. Carb-an.

ORGÉOLETS.

Voy. **Furonculeuses,** chap. IV de la première partie, § 171.

PANARIS.

Voy. **Panaris,** chap. IV de la première partie, § 169.

PAPULES.

Voy. ce mot, § 40 de la première partie.

PÉTÉCHIES.

Voy. **Purpura,** chap. III de la première partie, § 84.

PIQURES D'INSECTES.

Voy. **Plaies** et **Piqûres**, chap. VII de la première partie, § 302.

PORES NOIRES.

Voy. **Tannes**, chap. III de la première partie, § 120.

POURPRE.

Voy. **Purpura**, chap. III de la première partie, 84.

PUSTULES.

En général. *Amm-m.* anthrok.
ant. arn. *ars. aur. baryt.* *bell.*
berb. *bry.* calc-ph. canth. caust.
cham. * *cic. clem.* cocc. con.
croton. cycl.* dulc. evon. graph.
grat. hep. hydroc. * *hyos.* kal.
kal-chl. kreos. lach. lyc. mags.
mags-arc. magn-c. magn-m.
* *merc.* mez. nitr-ac. op. ° *petr.*
phos-ac. plumb. ° *puls.* * *rhus.*
samb. sassap. *sec.* sep. *sil.* spig.
* *staph.* stram. * *sulf.* tarax.
* *tart.* thui. veratr. zinc.

Aqueuses. Stram.

Blanches. Cycl.

Brûlantes. *Amm.* berb. cic.
crotal. graph. mez. ° *petr.*
tart.

Brunes. Tart.

Chatouillantes. Mez.

Confluentes. *Cic.* °merc. tart.

Croûteuses. Ant. bov. croton.
dulc. merc. tart.

Douloureuses. Ars. berb. stram.
tart.

Dures. Anac. crotal.

Élancement (avec). Amm. berb.
dros. rhus.

Excoriées. ° Merc.

Excoriation (avec douleurs d')
Baryt.

Furfuracées. Merc.

Galeuses. Clem. grat. mags

Gercées. Rhus.

Grasses. Kreos.

Jaunes. Hyos.

Indolentes. Rhod.

Inflammation (avec). Rhus.
stram.

Noires. Bry. rhus.

Petites. Evon. hydroc. nitr. tart.

Pointues. Dulc. thui.

Prurileuses. Anthrok. berb.
dulc. graph. hydroc. ° *merc.* n-
vom. petr. rhus. sassap. sulf. tart.

Rosées. Ars. dulc.

Rougeole. Ars.

Rouges. Anac. ° *ars.* berb. caust.
* *cic.* crotal. croton. graph. hydroc. kal. mez. *nitr-ac.* tart.

Rouges autour. Anac. borax.
lach. nitr-ac. par. tart. thui.

Saignantes. Tart.

Squameuses. Crot. hyos.

Sèches. Evon. °merc.

Suintantes. Bell.

Tensives. Crotal. magn-s. nitr.
tart.

Tuberculeuses. Anthrok. cham.

Ulcérées. ° *Ars.* ° *dulc.* magn-m. ° merc. sassap. sil. tart.

Vaccine (comme la). tart.

Variole (comme la). **Ant.* hyos. * *tart.* thui.

—

Tête. Arn. * *ars.* bov. gran. kal. mur-ac. *n-vom.* puls. rhus. sil.

Yeux. * Merc. * sep.

Nez. *Amm.* anac. arn. bell. bov. clem. cocc. euphr. mang. natr-nitr. *petr.* *plumb.* tarax.

Face. Amm. amm-m. anac.* *ant.* aur. * *bell.* bov. calc-ph. carb-an. caust. * *cic.* clem. cocc. coloc. crotal. dros. grat. hyos. kal. kal-hdr. magn-c. magn-m. magn-s. ° *merc.* nitr. ° *nitr-ac.* par. phosp. * *rhus.* sassap. tarax. veratr.

Favoris. ° Ars.

Lèvres et bouche. Amm. baryt. berb. carb-veg. lach. mags. mags-arc. mur-ac. n-vom. par. samb. sep. tarax. thui. zinc.

Menton. Bell. canth. caust. graph. mang. merc. nitr-ac. n-mosch. oleand. rhus. sabin. sassap. *zinc.*

Cavité buccale. Amm. aur. calc carb-veg. ° *ign.* magn-c. petr. phosph.

Amygdales. ° Ign.

Gencives. Petr.

Langue. Amm.

Ventre. Puls.

Anus. Calc.

Parties génitales. Bov. bry.

Poitrine. Aur. cocc. evon. graph. *hep.* magn-m. sil. stront. tart.

Cou. Ant. aur. ° *clem.* squill. tart.

Sacrum. Calc. natr.

Nuque. Bell. natr. nitr.

Dos.. ° Dulc. evon.

Omoplates. Cocc. magn-m.

Bras. Anac. merc. mez. *rhod.* rhus. *staph. sulf.*

Coude. Sulf.

Avant-Bras. *Rhod.* rhus. *staph.*

Mains. Cic. natr-m. rhus. *sep.* sil.

Doigts. Anac. baryt. borax. sassap. spig. zinc.

Jambes. ° *Dulc.* mez. staph. stram. *thui.*

Fesses. Ant. hydroc. hyos.

Genoux. Bry. hyos.

Orteils. Cycl.

PUSTULE MALIGNE.

Voy. **Gangréneuses**, chap. IV de la première partie, § 173.

ROSÉOLE.

Voy. **Exanthèmes contagieux**, chap. II de la première partie, § 46.

ROUGEOLE.

Voy. même endroit, § 47.

SCARLATINE.

Voy. au même endroit, § 48.

SCORBUTIQUES (AFFECTIONS).

Voy. chap. V de la première partie, § 247.

SCROFULEUSES (DERMATOSES).

Voy. chap. V de la première partie, § 245.

SQUAMEUSES (DERMATOSES).

Voy. chap. I de la première partie, § 40.

STRIES.

En général. *Ars.* ** bell.* calc. °*carb-veg.* euphorb. **hep.* magn-c. phosph. *phos-ac. rhus. sabad. siram.*

euphorb. ** hep.* phosph. *phos-ac.* rhus. sabad.

— plus fortes au froid. *Sabad.*

Blanches. Magn-c.

Brûlantes. Rhus.

Brunes. *Ars.* ° *carb-veg.*

Scarlatineuses. **Bell.* euphorb. ** hep.*

Jaunes. Stram.

Rouges. **Bell.* calc. ° *carb-veg.*

Yeux. N-vom. sassap.

Lèvres. Ars. stram. tart-ac.

Ventre. Phos-ac.

Bras. Euphorb. *sabad.*

Jambes. Calc. *rhus.*

SYCOSIQUES (AFFECTIONS).

Voy. **Sycosis,** chap. V de la première partie, § 236.

SYPHILITIQUES (AFFECTIONS).

Voy. **Syphilides,** chap. V de la première partie, § 216-230.

TACHES.

Annuellement (revenant). Crot.

Blanches. °*Alum.* amm. ° *ars.* calc. carb-an. electr. merc. natr. nitr-ac. *phosph.* °*sep.* **sil.* **sulf.*

Bleues. Amm. *ant.* °*arn.* ars.

baryt. berb. *bry. con.* crotal. ** ferr. lach. led.* merc. nitr-ac. n-mosch. °*n - vom. op.* phell. phosph. *plat. rhus.* ruta. *sulph.* **sulf-ac.*

Bleu rougeâtre. *Bell.* ferr-mg. lach. *phosph.*

Brûlantes. Amm. *amm-m.* *ars.* bell. berb. *canth.* caust. *chel.* croc. cupr. electr. ferr. iod. °*ipec.* °*kal.* lach. *lyc.* magn-c. magn-m. *merc.* **mez.* **phos-ac.* *rhus.* samb. squill. *sulf. sulf-ac.* tab. thui. zinc.

Brûlure (comme après une). Ant. °*ars. carb-veg.* ° *caust.* ° *cycl.* euphorb. *hyos.* kreos. lach. rhus. sec. stram.

Brunes. *Ant.* °*ars.* aur. berb. cann. ° *carb-veg.* °*con.* crotal. hyos. natr-m. °*nitr-ac.* ° *petr.* °*phosph.* plumb. * *sep.* ° *sulf.* tax. thui.

Brun rouge. Cann. ° *nitr ac.*

Confluentes. °*Bell.* ° cic. hyos. phos-ac. *val.*

Contusion (avec douleur de). Berb.

Croûteuses. *Merc.* * *nitr - ac.* thui. zinc.

Cuisantes. Puls.

Cuivreuses. Corall. ° *nitr - ac.* phosph.

Dartreuses. Crotal. graph. *hyos.* lyc. * *merc.* mur - ac. natr-m. phosph. sabad. sassap. * *sep.* sil. zinc.

Douloureuses. Alum. amb. ars. berb. calc. cann. caust. ° *con.* lach. mosch. nitr-ac. petr. rhod.

Dures. Vip. torv.

Élancement (avec). Canth. chel. lach. merc. *nitr-ac.* puls.

Étoilées. Stram.

Excoriées. Calc. carb-veg. sulf.

Excoriation (avec douleur d'). Berb. bry. electr. °*ferr.* hep.

led. natr-m. *phos-ac.* rhod. sil. *veratr.*

Foncée (de couleur). Aur. calc. corall. crotal. phosph. plumb. tart.

Gangréneuses. Crotal. *cycl.* hyos. sec.

Grises. Nitr-ac.

Hémorrhagiques. Arn. * *ars.* bell. *berb.* °*bry.* con. *hyos. lach.* *led.* **n-vom.* oph. phell. °*phosph.* * *rhus.* ruta. *sec.* sil. stram. sulf-ac.

— semblables aux taches hémorrhagiques. **Arn.* °*bry.* ° *calc.* cham. chin. °*con.* crotal. dulc. electr. euphr. ferr. °*hep.* lach, laur. natr. natr-m. **n-vom.* par. plumb. °*puls.* rhus. °*ruta.* sec. * *sulf.* * *sulf-ac.*

Hépatiques. Amm. ° *ant.* arn. ars. *bry. calc.* canth. °*carb-veg.* caus. °*con.* dros. °*dulc. ferr. graph. hyos.* iod. kal. lach. °*laur.* **lyc.* * *merc.* °*mez.* °*natr.* **nitr-ac.* n-vom. *petr.* * *phosph. plumb.* puls. ruta. sabad. * *sep.* sil. stann. * *sulf.* thui.

Jaunes. Amb. °*arn.* ars. *canth.* *con.* crotal.**ferr.* iod. *kal. lach.* °*lyc.* °*natr.* **petr.* **phosph. ruta. sabad.* * *sep.* stann. °*sulf. tart.* vip-red. vip-torv.

Indolentes. Graph. led. phos-ac. sep. stann.

Lisses. Carb-an. carb-veg. corall. electr. lach. magn-c. petr.

Livides (chez les vieillards).°*Ars.* baryt. °*con.* lach. °*op.* vip-red.

Marbrées. *Berb.* ° *carb - veg.* °*caust.* crotal. lyc. *natr-m.* plat. * *thui.*

Rouges. Berb. °*carb-veg.* °*caust.* crotal. lyc. *natr-m.* plat. **thui.*

Nævi (comme des). ° *Calc. carb-veg. graph.* nitr-ac. *petr. phos-ac. sil.* °*sulf.* sulf-ac. * thui.

Noires. Ars. crotal. °*lach.* °*rhus.* sec. *vip-red.*

Pâlissant au froid. Sabad.

— sous la pression du doigt. Bry. ferr-mg.

Petites. Bry. lach. led. lyc. merc. op. ratanh. squill.°*sulf-ac.* tart. vip. torv.

Proéminentes. Calc. carb-an. dulc. kal. merc. phosph. puls. sassap. teucr. thui.

Pruriteuses. Agn. amm-m. *arn. berb.* calc. carb-veg. caust. cinn. °*con.* cupr. dros. electr. euphr. *graph.* hep. iod. ° *kal.* °*kal-hdr. lach.* * *led.* lyc. *mgs.* merc. *mez.* mur-ac. *natr-m.* nitr. *nitr-ac.* op. phosph. par. ratanh. sassap. °*sep.* * *sil. spong.* squill. sulf. * *sulf-ac.* tax. * *zinc.*

Puces (comme par des piqûres de). Acon. bell. dulc. graph. mez. sec. stram. tart.

Rondes. Iod. led. **merc.* natr-m. phosph. zinc.

Rouges. *Acon. agn.* alum. amb. **amm.* ant. * *arn.* * *ars.* * *bell.* berb. **bry.* calad. **calc.* canth. caps. carb-an. *carb-veg.* caust. cham. *chin.* cinn. cist. *clem.* **cocc.* °*con.* croc. *crotal.* ° *cycl. dros. dulc.* electr. ferr. magn. °*graph.* hep. *hyos. iod.* ° *ipec.* °*kal.* kal-hdr. * *lach.* led. *lyc.* mags-arc. ° *magn-c. magn-m.* mang.**merc.* mez. mosch. *natr. natr-m.* nitr. * *nitr-ac.* op. par.

petr. * *phosph.* ° *phos-ac.* plat. *plumb.* poth. puls. ratanh. rhod. * *rhus.* * *sabad.* °*samb.* sassap. * *sep.* ° *sil.* spong. squill. stann. °*stram.***sulf.* **sulf-ac. tab.* tart. tax. teucr. thui. veratr. *vip-rep. vip-torv.* zinc.

Rouge de feu. Acon. bell. ferr-mg. stram.

Rouge pâle. Cann. carb-an. carb-veg. *natr. phosph.* rhod. sassap. **sil.* teucr. vip-red.

Rouge couleur de vin. * *Cocc.* * *sep.*

Rousseur (de), **éphélides solaires.** °*Amm.* °*ant. bry.* **calc.* carb-veg. *con. dros.* ° *dulc.* °*graph. hyos.* iod. °*kal.* lach. *laur.* * *lyc. merc.* mez. °*natr.* °*nitr-ac. n-mosch. petr.* **phosph. plumb.* °*puls.* ° *sep. sil.* stann. * *sulf.* tart. thui.

Rugueuses. Baryt. *merc.* mur-ac. nitr-ac. *sass.* °*zinc.*

Sale (couleur). Berb. *sabin.* sec.

Scarlatine (comme dans la). **Amm.* amm-m. arn. °*ars.* baryt. **bell.* bry. *carb-veg.* caus. cham. °*croc.* dulc. *euphorb.* galv. °*hep.* °*hyos.* iod. ipec. lach. * *merc. phosph.* phos-ac. rhus. *stram.* °*sulf.*

Squameuses. Amm. kal. merc. sep.

Suintantes. Ant. ars. carb-veg. hell. kal. lach. selen. **sil.* °*sulf.* tarax.

Ulcérées. Hell. *merc.* natr-m. *sabin.* thui.

Verdâtres. Arn. ars. °*con.* crotal. *nitr.* sep. sulf-ac. vip-torv.

Violettes. °*Phosph.* °*veratr.*

Tête. °*Ars.* mosch. kal. zinc.

Yeux. °Aur. ° bell. °calc. °cann. °con. °*euphr.* °hep. °*nitr-ac.* **n-vom.* puls. °*ruta.* ° seneg. sil. °*sulf.*

Paupières. Camph. sil.

Nez. Aur. calc. iod. phos‑ac. rhod. tax. veratr.

Face. Acon. alum. amb. amm. ars. baryt. bell. berb. bry. °*calc.* carb-an. carb-veg. croc. °*colch.* ferr. ferr-mg. lyc. °*merc.* °*natr.* nitr‑ac. par. phosph. samb. sass. **sep.* sulf. tab. vip-red. zinc.

Lèvres. Ars. berb. caust. hep. **merc.* mez. °*natr.* °*sulf.*

Menton. Natr-m. sep. °*sil.*

Ventre. Ars. bell. canth. **kal. lach. led.* lyc. °*natr-m. *phosph. sabad.* ° *sep.*

Parties génitales. Arn. calc. cann. carb-veg. caust. *cinn. *lach.* natr-m. **nitr-ac.* petr. rhus. *sil. thui.*

Gland. Arn. cann. carb-veg. cinn. **lach.* natr-m. petr. thui.

Scrotum. Calc. **sil.*

Prépuce. Lach. rhus. thui.

Poitrine. Amm. ars. *bell.* carb-veg. cocc. crotal. °*ipec.* lach. **led. magn.* mez. nitr‑ac. **phosph.* °*sep.* squill. sulf. *vip-torv.*

Mamelons (autour des). Kal.

Cou. Ars. bell. bry. carb-veg. cinn. cocc. iod. lyc. nitr. phell. sep. stann. vip-torv.

Aisselles. Thui.

Hanches. Sep.

Sacrum. Sep.

Nuque. Carb-veg. hyos.

Dos. Lyc. °*sep.* sulf. zinc.

Omoplates. Calc. cist. lach.

Bras. Ant. berb. bry. crotal. *cupr. kal-hdr.* lach. led. *natr-m. plat. rhus. sabad. * sulf.*

Épaules. Berb. sulf-ac.

Coude. Calc. *sep.* vip-torv.

Avant-Bras. Amm. berb. magn-m. *merc. sulf-ac. thui.*

Mains. Acon. bell. berb. corall. *dros.* electr. ferr-mg. *iod. kal. natr. natr-m.* ° *nitr-ac. sabad. sep.* squill. stann. *tart.* vip-torv. zinc.

Poignet. *Kal.* merc. °*petr.*

Doigts. *Con.* corall. ferr-mg. lyc. mang. *natr-m. phos-ac. plumb.* sabad. squill. tart.

Pouce. Lyc.

Hanches. Rhus.

Cuisses. Amm. ant. berb. cann. cycl. electr. *graph.* mur‑ac. rhod.

Jambes. Ant. *bry. * calc.* chel. con. *hyos.* lyc. °*natr.* nitr. n-vom. *phosph.* stann. °*sulf.* zinc.

Mollets. °*Con.* graph. *sass.*

Tibia. Amb. ant. *caus.* electr. *lach.* magn-c. nitr. *phosph. sil. sulf-ac.*

Tendon d'Achille. Chel.

Pieds. Ant. **ars.* led. sec. squill. *sulf. thui.*

Plante des pieds. *Rhus.*

Orteils. Lach. *natr.*

Ongles. Alum. ars. natr-m. **nitr-ac.* sep. °*sil.* sulf.

TACHES DE NAISSANCE.

Voy. **Naevi,** chap. IV, dans la première partie, § 180.

TANNES.

Voy. chap. III de la première partie, § 120.

TUBERCULES.

Voy. chap. I de la première partie, § 40.

TUBÉROSITÉS, *voy*. NODOSITÉS.

URTICAIRE.

Voy, chap. II de la première partie, § 56.

VARICELLES.

Voy. chap. II de la première partie, § 52.

VARICES.

Voy. chap. VII de la première partie, § 283.

VARIOLES.

Voy. chap. II de la première partie, § 50.

VARIOLOIDES.

Voy. chap. II de la première partie, § 51.

VERRUES.

Voy. chap. IV de la première partie, § 185.

VÉSICULES, BULLES.

En général. Acon. alum. amb. °amm. amm-m. anac. °ant. arg. arn. *ars. aur. *baryt. *bell. borax. bov. *bry. calad. *calc. camph. *cann.* *canth.* caps. *carb-an. carb-veg.* caus. cham. chen. *chin. cic. *clem. cocc. coloc. con. crotal. cupr. *cycl.* daph. *dulc.* electr. *euphorb.* *graph.* grat. guai. *hell. *hep. hyos. *kal. kal-chl. kreos. *lach. laur. lob. lupul. lyc. *mags.* mags-arc. magn·c. magn-m. mang. *merc.* mercurial. mez. mur-ac.

natr. *natr-m.* natr-s. *nitr.* nitr-ac. n-vom. oleand. ol-an. op. oph. petr. *phosph.* phos-ac. plat. *plumb.* puls. °ran. °ran-sc. rhab. rhod. *rhus.* ruta. sabad. *sabin.* sassap. °sec. selen. seneg. *sep.* sil. spig. spong. staph. *stram.* stront. *sulf.* sulf-ac. tab. tarax. tart. *thui.* val. veratr. vip-red. vip-torv. zinc.

Air (remplies d'). Kal. vip-torv.

Aqueuses. *Bell.* bov. bruc. clem. graph. magn-art. merc. natr. nitr. plat. plumb. rhus. rhus-v. sec. °sulf. tab. vip-red. zinc.

Blanches. Amm. berb. cann. caust. clem. electr. graph. hell. hep. *lach.* merc. mez. *natr.* phosph. sabad. sulf. *thui.*

Bleuâtres. *Ars.* bell. con. *lach.* ran. rhus. vip-torv.

Brûlantes. *Amm.* amm-m. aur. *baryt.* bell. bov. *bry.* calc. canth. caps. carb-an. caus. cic. *graph.* hep. lach. magn-c. magn-m. mang. *merc.* mur-ac. *natr.* natr-m. natr-s. nitr. nitr-ac. phell. phosph. plat. *ran.* ratanh. sabad. seneg. senn. sep. *spig.* spong. staph. sulf.

Brûlure (comme après une). Amb. bell. carb-an. clem. lyc. natr. phosph. sep. sulf.

Brunes. Vip-red.

Confluentes. Alum. phell. rhus.

Crèvent (qui). *Bry.* crotal. lach. lam. lupul. nitr. phosph. *vip-torv.*

Croûteuses. Hell. natr. *ran.* sil. sulf.

Cuisantes. Graph. mang. *phos-ac.* plat. rhod. rhus. staph.

Dartreuses. Nitr-ac.

Desquamation (avec). *Bry.* puls. rhus.

Douloureuses. Anac. *bell.* berb. borax. chen. cic. graph. *kal.* lach. natr-m. natr-s. nitr-ac. n-vom. *phosph.* puls. sulf. val. zinc.

Dures. Lach. phos-ac. sil.

Élancement (avec). Amm. calc. cham. sil. spong. staph.

Érysipèle (avec). Amm. *ars.* baryt. *bell.* bry. carb-an. chin. euphorb. *graph.* *hep.* *lach.* petr. phosph. ran. *rhus.* sabad. *sep.* °sol-mamm. staph. sulf.

Excoriation (avec douleur d'). Con. electr. hell. magn-c. natr. phell. rhus-v. sil. staph. thui.

Fistuleuses. Aur. *calc.* petr.

Galeuses. Lach. phos-ac. selen.

Gangréneuses. Acon. ars. bell. *camph.* carb-veg. hyos. lach. mur-ac. *ran.* sabin. *sec.*

Grappes (en forme de). Rhus.

Groupes (en). Rhus-v. sulf.

Jaunes. Ant. *dulc.* crotal. mur-ac. ran. rhus. vip-torv.

Inflammation. *Amm-m.* baryt. bell. nitr.

Noires. °*Ars.* °*lach.* *natr.* petr. vip-torv.

Phagédéniques. Amm. °*ars.* borax. caust. °*cham.* °*clem.* °graph. hep. kal. magn-c. merc. °natr. *nitr-ac.* oph. petr. °sep. *sil. sulf.

Plaies (autour des). *Lach.* oph. rhus.

Proéminentes. Merc. selen. sulf.

Pruriteuses. *Amm-m.* *bry.* bruc. *calc.* canth. carb-veg.

caust. clem. daph. *kal.* kal-chl.
kal-hdr. kreos. *lach. magn-c.*
magn-m. mang. *natr.* natr-m.
nitr-ac. ol-an. petr. phell.
phosph. plumb. ran. rhus-v.
sassap. seneg. sep. *sil.* spong.
sulf.

Putrides. Vip-torv.

Rouges. *Ant.* cic. cycl. crotal.
lach. mang. natr. *natr-m.* sil.
stront. val.

Rouges (avec auréole). Cann.
crotal. kal. kal-chl. natr. sil. sulf.
tab. vip-torv.

Sanguines. *Ars.* aur. bry. canth.
natr-m. sec. sulf.

Serrées. Ran. rhus. veratr.

Suintantes. Electr. *hell.* hep.
lach. mang. *merc.* phosph. ran.
ran-sc. raph. rhus. sulf. vip-
torv.

Suppurantes. *Amm-m.* aur.
bov. calc. carb-veg. magn-c.
natr. petr. phosph. puls. ran.
ran-sc. rhus. sassap. vip-torv.
zinc.

Tensives. Amm-m. magn-c.
magn-m. mur-ac. natr. nitr.

Transparentes. Kal. lach.
magn-c. magn-m. mang. merc.
ran.

Ulcères (autour des). *Lach.*
rhus.

Ulcérées. Calc. caust. graph.
merc. natr. *sulf.* zinc.

Ulcération (avec douleur d').
Mez. mur-ac.

———

Tête. Bov. °*clem.* ol-an.

Yeux. Amm-m. bell. croton.
°*euphr.* mags-arc. seneg. * *sulf.*

Paupières. Mags-arc. rhus. selen.

Oreilles. Alum. chin.

Nez. Amm. carb-an. croton. lach.
magn-m. natr. *natr-m.* nitr-ac.
petr. *phell.* phosph. plumb. * *sil.*
veratr.

Face. Alum. amm. amm-m. ant.
aur. baryt. bell. bov. bry.
canth. carb-an. caust. cic. clem.
° *euphorb.* graph. lach. magn-c.
mang. natr. nitr. nitr-ac. ol-an.
petr. phosph. * *rhus.* sep. *sil.*
stront. sulf. val. zinc.

Lèvres. *Alum.* amm. amm-m.
°*ars.* aur. bell. bry. canth. carb-
an. carb-veg. caust. cic. clem.
con. graph. hell. hep. kal. laur.
magn-c. magn-m. mang. merc.
mez. mur-ac. natr. °*natr-m.*
natr-s. nitr. par. phosph. plat.
ratanh. rhod. rhus. sass. seneg.
senn. sep. *sil.* staph. sulf. val.
veratr. zinc.

Coins de la bouche. Caust.
laur. mez. seneg.

Menton. Hep. natr. sassap.

Mâchoire inférieure. Mur-ac.

Bouche. Amb. *amm. amm-m.*
anac. ant. aur. *baryt.* bell. berb.
borax. bry. *calc. canth. carb-an.*
carb-veg. caps. *caust.* cham.
chen. electr. *graph.* * *hell.* iod.
kal. lyc. magn-c. magn-s. mang.
merc. mez. mur-ac. natr. * *natr-*
m. natr-s. *nitr-ac. n-vom.* petr.
phell. phosph. phos-ac. sabad.
sep. sil. spig. *spong.* squill.
staph. * *sulf.* sulf-ac. *thui.* zinc.

Palais. Baryt. carb-veg. electr.
natr-s. phosph. spig. sulf.

Cavité buccale. Amb. anac.
baryt. calc. canth. caps. carb-

an. °*hell.* iod. kal. *merc.* natr. natr-m. *phosph.* spig. spong. staph. **sulf.* sulf-ac.

Arrière-bouche. *Calc.* phos-ac.

Gencives. Aur. bell. calc. canth. caps. carb-veg. kal. magn-c. natr-s. petr. sep. sil. staph.

Langue. *Amm. amm-m.* ant. *baryt.* berb. borax. bry. calc. canth. *carb-an. caust.* cham. chen. electr. *graph.* **hell. kal. lyc.* magn-c. magn-s. mang. mez. mur-ac. natr. **natr-m.* natr-s. *nitr-ac. n-vom.* phell. phosph. sabad. *sep.* spig. *spong.* squill. *thui. zinc.*

Ventre. Caust. merc.

Parties génitales. Carb-veg. caust. graph. *merc. nitr-ac. phos-ac. rhus.* staph. sulf. *thui.*

Gland. Merc. phos-ac. rhus. thui.

Grandes lèvres. Graph. staph. sulf.

Prépuce. Carb-veg. caust. graph. nitr-ac.

Poitrine. Caust.

Mamelons. °Graph.

Cou. Alum. magn-c. vip-red.

Nuque. Caust. magn-c.

Dos. Caust. graph. natr.

Omoplates. Amm. ant. caust. cic. lach. vip-red.

Bras. Amm-m. ant. caust. daph. kal-chl. magn-c. mang. merc. natr. *natr-m. puls.* sassap. *sil. spong. staph. sulf. vip-torv.*

Épaules. Amm - m. magn - c. mang. vip-torv.

Coude. Natr. *sulf.*

Avant-Bras. Caust. sassap. *sil. spong. staph. sulf.*

Mains. Ant. bov. *bruc.* canth. caust. °*clem.* cocc. daph. °*hep. kal. kal - chl. kal - hdr. lach.* magn-c. *merc. mez. natr - m.* phosph. *rhus.* selen. spig. *sil. squill. sulf.*

Poignet. *Amm-m.* merc. *rhus.*

Doigts. Bell. °*clem.* cupr. *cycl.* electr. *graph.* grat. hell. °*hep. kal.* lach. laur. magn-c. mang. *natr. natr-m.* natr-s. *nitr-ac.* phosph. *phos-ac. plumb. ran. rhus-v. sassap. sep.*

Articulations des doigts. Cycl. hell. hep.

Pouce. *Hep. lach. natr.* natr-s. *phos-ac. sep.*

Fesses. Borax. calc. oleand. phos-ac.

Cuisses. Cann. caust. sass.

Genoux. Ant. carb-veg. caust. phosph. rhus. sabad.

Jambes. Bell. *caust. kal.* mang.

Pieds. °*Ars. caus. con. graph. lach. phosph.* selen. sep. tarax. vip-torv. *zinc.*

Plante des pieds. Ars. sulf.

Talons. Calc. *caust. lach.* lam. *natr. petr. phosph.* raph. *sep.*

Orteils. *Graph. lach.* natr. nitr-ac. *phos-ac. selen. sulf.*

CHAPITRE II.

DIVERS ÉTATS MORBIDES DE LA PEAU

ET DES TISSUS OU DES ORGANES SOUS-JACENTS.

ABCÈS.

Voy. chap. VII de la première partie, § 305.

BRULURE.

Voy. **Plaies** et **Brûlures,** chap. VII de la première partie, § 302.

CANCER.

Voy. **Tumeurs squirrheuses,** chap. VII de la première partie, § 348.

CICATRICES AFFECTÉES.

En général. Carb-veg. crotal. graph. iod. *lach*. natr-m. °*nitr. ac*. °*n-vom*. oph. *phosph*. sil. vip-torv.

Brûlantes. Ars. carb-veg. graph. lach.

Brunes. Lach.

Contraction (avec douleurs de). Phosph.

Douloureuses. Carb-veg. lach. natr-m. °*nitr-ac*. °*n-vom*.

—aux changements de temps. Carb-veg. °*nitr-ac*.

Excoriation (avec douleur d'). °*N-vom*.

Rouvrent (qui se). Carb-veg. *crotal*. *lach*. sil.

Rouges. Lach. *merc*. natr-m.

Saignantes. Lach. oph. phosph.

DOULOUREUSE (PEAU).

En général. Acon. °*agar*. alum. °*amm*. anac. ant. arn. *ars*. baryt. berb. *bell*. bov. *bry*. asa. aur. *calc. camph*. cann. *canth*. caps. *carb-an*. *carb-veg*. caust. cham. chin. chinin. cinn. cocc. *coff*. colch. °*con*. croc. °*ferr*. galv. *hep*. hyos. ign. °*ipec*. kal. kal-chl. kreos. *lach*. *led*. *lyc*. mags-arc. mags-aus. *magn-c*. merc. mez. *mosch*. mur-ac. natr. *natr-m*. °*nitr-ac*. *n-mosch*. *n-vom*. oleand. oph. par. *petr. phosph*.

* *phos-ac.* plumb. *puls.* ran.
ran-sc. **rhus.* sassap. sec. *selen.*
seneg. *sep.* * *sil.* * *spig.* spong.
squill. stann. staph. stram.
sulf. sulf-ac. tart. * *thui.* **veratr.* vinc. vip-red. vip-torv.

Cuir chevelu. Alum. amb. * *ars.*
**baryt.* *bell.* borax. bov. *bry.*
calc. carb-an. *carb-veg.* * *chin.*
chinin. *ferr.* grat. ign. *lach.* lyc.
magn-c. magn-m. mang. *merc.*
mosch. *natr-m.* natr-c. nitr. **nitr-ac.* * *n-vom.* par. *petr.* phosph.
phos-ac. rhus. sassap. selen.
sep. sil. spig. spong. squill.
staph. sulf. * zinc.

Menton. Mang. n- mosch.

Mamelles. Amm. berb. borax.
calc. con. * *graph.* *merc.* murex.
n-vom. rhab.

Mamelons. *Graph. n-vom. rhab.

Périoste. Acon. agn. * *amb.* agar.
alum. amm. amm-m. anac. ang.
ant. * *arg.* arn. * *ars.* * *asa.*
* *aur.* baryt. bell. bism. *bry.*
calc. camph. cann. canth. caps.
carb-an. carb-veg. caust. cham.
chel; * *chin.* chinin. cic. clem.
° *cocc.* colch. coloc. ° *con.* * *crotal.* * *cupr.* * *cycl.* ° *daph.* dig.
dros. dulc. *euphorb.* ferr. graph.
guai. hell. ° *hep.* ign. iod. ipec.
ipec. *kal.* * *kreos.* * *lach.* led.

° *lyc.* mags. mags-arc. magn-
c. magn-m. * *mang.* * *merc.*
* *mez.* * *mur-ac.* nat. * *natr-m.* * *nitr-ac.* n -mosch. *n-*
vom. oleand. op. petr. *phosph.*
* *phos-ac.* plumb. poth. * *puls.*
ran-sc. * *rhod.* * *rhus.* * *ruta.* sabad. * *sabin.* samb. sassap. *sec.*
sep. * *sil. spig.* spong. * *staph.*
stront. ° *sulf.* thui. val. *veratr.*
viol-tr. * *zinc.*

Ongles. Amm. *ant.* bell. carb-
veg. * *caust.* * *graph.* * *hep.* kal.
lyc. mags. * *mags-aus.* *merc.*
natr-m. *nitr-ac.* *n-vom.* par.
petr. phos-ac. puls. ran. rhod.
rhus. sabad. sep. *sil. squill.*
stann. *sulf.*

Glandes. * *Acon.* alum. amb.
amm. ant. arn. ars. aur. * *ba-*
ryt. * *bell.* berb. borax. *bry.*
* *calc.* calend. * *cann.* canth.
**carb-an.* carb-veg. caust. cham.
chin. cic. clem. cocc. *coloc.* con.
corall. dulc. * *graph.* hell. hep.
ign. * *iod.* kal. * *lyc.* mags-arc.
magn-c. magn-m. * *merc.* murex. natr-m. nitr-ac. n-vom.
petr. * *phosph.* ° *phos-ac,* puls.
rhab. rhus. selen. ° *sep.* * *sil.*
spig. spong. squill. stan. staph.
stram. * *sulf.* sulf-ac. tart. thui.
veratr.

DURETÉ DE LA PEAU.

En général. Amm. * *ant.* ars.
bov. chin. cic. clem. ° *dulc.*
graph. kal. *lach.* led. *lyc.* par.
phosph. *ran.* * *rhus.* * *sep.* ° *sil.*
sulf. *thui.* veratr.

Calleuse. * *Ant. graph. ran. sulf.

Desquamation (avec). Amm.
ant. borax. ° *dulc. graph. lach.*
ran. *rhus. sep. sil.* sulf.

Durillons (comme des). Amm.
* *ant.* borax. * *graph.* lach *ran.*
* *rhus.* * *sep.* ° *sil.* sulf.

Épaississement (avec) Amm. * ant. ars. borax. cic. clem. ° *dulc. graph. lach.* par. *ran.* * *rhus.* * *sep.* ° *sil.* sulf. *thui.* veratr.

Parchemin (comme du). * *Ars.* chin. dulc. kal. led. ° *lyc.* phosph. ° *sil.* squill,

———

Nez. Alum. canth. rhus. thui. zinc.
Menton. Staph.
Bras. Magn-c.
— avant-bras. carb-an.
Mains. Sulf.
Doigts. Tart.
Genoux. Led.
Jambes. Graph.
Tibia. Rhus.
Mollets. Ars.

ÉPAISSISSEMENT.

Peau, en général. Amm. * *ant.* ars. borax. cic. clem. ° *dulc. graph. lach.* par. *ran.* * *rhus.* * *sep.* ° *sil.* sulf. thui. veratr.

Ongles. Alum. calc. * *graph.* merc. sabad. sep. * *sil.* ° *sulf.*
Bras. Lach.
Plante des pieds. * Ars.

EXCORIATION.

Voy. chap. I de la partie présente.

EXFOLIATION.

En général. Acon. amm. ant. ars. borax. dig. dros. ° *dulc. graph.* hell. *merc. mercurial. merc-d.* mez. ran. rhus. sec. *sep. sil.*

Sensation d'exfoliation. *Agar.* alum. *amm. baryt.* calc. *lach.* merc. *phosph. phos-ac.* sep. sulf.

———

Tête. Lach.
Nez. ° Ars. ° aur. * *aur-m.* canth. carb-an. croton. natr. tax.
Face. Amm. canth. phosph. ° puls. rhus.

Lèvres. Alum. amm-m. bell. canth. caps. cham. ° *con. kal.* kreos. mez. mosch. natr-m. natr-s. * *n-vom.* plat. plumb. puls. sep. sulf-ac. tart.

Cavité buccale. Amm. euphorb. electr. lach. merc. ran-sc. sulf.
Palais. Amm. electr. euphorb.
Langue. Ran-sc.
Avant-Bras. Merc. stront. tax.
Mains. Alum. amm. amm-m. baryt. eugen. ferr. *merc. phosph.* natr-m. *sep.*
Doigts Baryt. sabad. sep. sulf.
Jambes, *Agar. merc.*
Pieds. ° *Dulc.* merc.

FISTULES.

Voy. **Ulcères,** chap. V, de la première partie, § 324, 323.

FLACCIDITÉ, LAXITÉ.

Peau. Agar. ang. *ars*. borax. *calc. camph*. caps. cham.*chin*. clem. *cocc*. con. croc. crotal. cupr. dig. euphorb.*ferr*. graph. hell. hyos. *iod*. ipec. kal. lach. °*lyc*. magn-c. merc. natr. oph. *phosph. *phos-ac*. puls. rhab.

sabad. *sec*. seneg. *sil*. spong. *sulf*. sulf-ac. *veratr*. vip-red. vip-torv. zinc.

Glandes. Ars. cham. chin. °con. *iod*. kal. °*nitr-ac*. n-mosch. phos-ac. sec. sil. veratr.

FONGUS.

Voy. **Tumeurs fongueuses,** chap. VII de la première partie, § 345.

GANGLIONS.

Voy. **Loupes et Ganglions,** chap. VII de la première partie, § 344.

GANGRÉNEUSES.

Voy. **Gangréneuses,** chap. IV de la première partie, § 173.

GOITRE.

Voy. **Lésions glandulaires,** chap. VII de la première partie, § 286 et suivants.

GONFLEMENT.

En général. *Acon*. *agn*. amb. amm. anthrok. *ant. *arn. *ars*. *asa*. asar. *aur*. aur-m. *baryt*. *bar-m*. *bell*. *borax*. *bov*. *bry. *calc*. cann. *canth. *carban*. *carb - veg*. *caust*. *cham*. chel. *chin*. chinin. cin. *clem*. cocc. *colch. *coloc. *con*. cop. crotal. croton. cupr. °*daph*. °*dig*. *dulc*. electr. °*euphorb*. °*ferr*. *graph. *hell. *hep. *hyos. *iod*. *kal*. kal-hdr. *lach. *led. *lyc*. mags. *mags - arc*. °*magn-c*. *magn-m*. mang. *merc*. corr. mez. mur-ac. *natr*. natr-m.

nitr. *nitr-ac. *n-vom*. oleand. *oph*. op. *petr. *phosph. *phosac*. plat. plumb. *puls*. ran. ransc. °*rhod*.*rhus. *sabin. *samb*. *sass*. sec. *sep. *sil*. seneg. spig. *spong*. squill. *stann. *staph*. stram. stront. *sulf*. *sulf-ac*. tereb. *thui*. veratr. vip-torv. **Arthritique**. ° *Acon*. °*ant*. °*arn*. °*ars*. ° *asa*. °*bell*. °*bry*. ° *chin*. °chinin. °*cocc*. °*colch*. ° hep. °kreos. °*led*. °*lyc*.°*mang*. °*merc*. °*n-vom*. °*puls*. °*rhus*. °*sabin*. °*sulf*. thui.

— **noueux**. °*Acon*. °*agn*. °*ant*.

°arn. *asa.* °aur. °calc. °carb-an. °caust. °clem. °cic. °colch. °dig. °graph. hep. led. °lyc. °merc. nitr. °nitr-ac. °puls. ran. °rhod. °rhus. °sabin. °staph. °sulf.

Blanc. °Ant. °ars. bell. *bry. °calc. chin. dig. euphorb. graph. hep. °iod. kreos. °lyc. merc. n-vom. ol-jec. °puls. °rhod. °rhus. °sabin. sep. sil. °sulf.

Bleu. Acon. anth. aur. lach. oph. vip-torv.

— **rouge bleu.** *Ars. *arn. *bell. *canth. *cham. · canth. °con. °kal. *lach. °sil.

— **bleu noir.** Acon. amm. °arn. *ars. aur. °bell. carb-veg. con. °dig. hep. *lach. mang. °merc. n-vom. °op. oph. phosph. phos-ac. plumb. *puls. samb. sec. seneg. sil. sulf-ac. °veratr.

Brûlant. *Acon. ant. *arn. *ars. asa. °baryt. *bell. *bry. calc. carb-an. carb-veg. *caus. °cham. chin. cocc. colch. coloc. con. crotal. dulc. euphorb. hell. hep. hyos. iod. kal. *lach. led. *lych. mang. *merc. mez. natr. natr-m. nicc. nitr-ac. n-vom. op. *petr. *phosph. phos-ac. *puls. *rhus. samb. sec. seneg. *sep. *sil. spig. spong. stann. *sulf. vip-torv.

Brun. Lach. vip.

Cordon (en forme de). Calc. °dulc. graph. hep. °iod. lach. lyc. rhus.

Déchirante (avec douleur). °Bry. euphorb. kal. merc. puls. °rhod.

Douloureux. Amb. amm. *arn. *ars. aur. baryt. *bell. bov. °bry. calc. canth. carb-an. carb-veg.

*caust. *cham. *chin. con. cop. crotal. croton. cupr. °daph. dig. dulc. electr. *ferr. *hep. kal. kal-hdr. *lach. *led. *lyc. mags. *mags-arc. magn-c. magn-m. *merc. *merc-c. mez. mur-ac. natr. natr-m. nitr. *nitr-ac. *n-vom. oph. *phosph. *phos-ac. plat. plumb. *puls. ran-sc. rhod. *rhus. sabin. sass. sec. *sep. *sil. spig. spong. stann. staph. stront. *sulf. tereb. *thui. vip-torv.

Dur, tendu. Acon. agn. amm. amm-m. ant. *arn. *ars. asa. aur. *bell. bov. *bry. *calc. canth. *carb-an. caus. *cham. chin. cin. con. dig. dulc. *graph. hell. hep. kal. lach. *led. *lyc. magn-c. merc. mez. n-vom. oph. par. *phosph. phos-ac. plumb. *puls. *rhus. sabin. samb. sep. *sil. spig. spong. squill. °staph. stront. *sulf. thui.

Ecchymosé. *Arn. *con.

Élastique. *Ars.

Érysipélateux. °Acon. amm. arn. ars. *bell. bry. calc. canth. carb-veg. caust. chin. euphorb. graph. hell. *hep. °kal. *lach. °lyc. magn-c. °merc. natr. natr-m. nitr-ac. oph. petr. phosph. phos-ac. *puls. *rhus. ruta. samb. sassap. sep. sil. °sulf. thui. zinc.

Excoriation (avec douleur d'). Aur. bism. borax. graph. hep. natr. natr-m. °rhus. sassap. sep. sil. thui. zinc.

Formicant. Acon. °arn. caus. chel. colch. con. lach. °merc. natr. n-vom. phos-ac. °puls.

°*rhus.* sec. °*sep.* spig. °*sulf.*

Foulure (avec douleur de). °Hep.

Froid. °*Ars.* °*asa.* °bell. °*calc.* °*cocc.* °*con.* crotal. *cycl.* °*dulc.* °*lach.* mags-aus. °*merc.* °*puls.* °*rhod.* sec. *spig.* °*sulf.*

Gangréneux. Ars. euphorb. vip-torv.

Hydropique. °Acon. anthrok. *ant.* *ars.* *aur.* °*baryt.* °*bar-m.* °*bell.* °*bry.* canth. chel. *chin.* °chinin. °*colch.* coloc. con. crotal. °*dig.* °*dulc.* euphorb. °*ferr.* guai. *hell.* hyos. *iod.* *kal.* lach. °*led.* *lyc.* *merc.* mez. mur-ac. natr. nitr. nitr-ac. oleand. *op.* oph. °*phosph.* *plumb.* °*prum.* °*puls.* °*rhod.* °*rhus.* °*ruta.* °*sabin.* °*samb.* sass. sec. seneg. sep. sil. *squill.* °*stram.* *sulf.* tereb. veratr.

Jaune. Canth.

Indolent. °*Ars.* °*calc.* °*cocc.* °*con.* dros. °*dulc.* °*euphr.* °*lyc.* °*merc.* natr-s. par. phosph. °*phos-ac.* puls. °*rhus.* °*sep.* °*sil.* staph. °*sulf.*

Inflammatoire, chaud. °*Acon.* agn. amm. *ant.* *arn.* *ars.* °*asa.* °*aur.* *bell.* *borax.* *bry.* calc. *cann.* canth. carb-an. *carb-veg.* caust. *chin.* *cocc.* °*colch.* con. crotal. dulc. euphorb. gran. *hep.* hyos. *iod.* kal. *lach.* °*led.* *lyc.* magn-c. °*mang.* *merc.* mez. mur-ac. natr. °*natr-m.* nitr. °*nitr-ac.* *n-vom.* oph. petr. *phosph.* phos-ac. plumb. *puls.* *rhus.* sassap. seneg. *sep.* *sil.* stram. *sulf.* *thui.* veratr. *zinc.*

Lancinant. *Acon.* agn. amm-m. ant. *arn.* ars. asa. bell. *bry.* calc. *canth.* carb-an. °*carb-veg.* *caus.* cham. chel. *chin.* °*cocc.* con. *cycl.* dig. electr. °*ferr.* *graph.* kal. lach. *led.* lyc. magn-c. mang. *merc.* mez. natr-m. nitr. *nitr-ac.* °*n-vom.* oleand. petr. *phosph.* *puls.* ran. °*rhus.* ruta. sabad. sep. spong. stann. *sulf.* °*thui.*

Livide. Gran.

Luisant. Alum. *arn.* *ars.* °bell. °*bry.* mang. *merc.* phosph. ran. *rhus.* sabin. °*sulf.* thui.

Lymphatique. Asa. *bell.* berb. calc. °*carb-veg.* cocc. dulc °*hep.* lach. *merc.* ophiot. phosph. °*sep.* °*sil.* °*sulf.*

Marbré. Chin. gran. lyc. rhus-v. sep.

Noir. *Acon.* aeth. amm. °*arn.* *ars.* aur. °*bell.* carb-veg. con. °*dig.* hep. *lach.* mang. °*merc.* n-vom. °*op.* oph. *phosph.* phos-ac. *plumb.* *puls.* samb. sec. seneg. *sil.* sulf-ac. °*veratr.*

Noueux. Calc. dulc. hep. °*ign.* iod. lyc. nitr-ac. phosph. rhus. thui.

Œdémateux. *Ant.* *ars.* aur. °*bell.* bry. calc. canth. chel. *chin.* °*colch.* coloc. con. convolv. °*dig.* °*dulc.* euphorb. ferr. guai. °*hell.* hep. *iod.* *kal.* kreos. °*lach.* °*led.* *lyc.* *merc.* mez. mur-ac. natr. nitr. *nitr-ac.* oleand. op. *phosph.* *plumb.* *puls.* rhod. °*rhus.* ruta. °*sabin.* *samb.* sassap. sec. seneg. sep. sil. *squill.* stram. °*stront.* *sulf.* veratr. vip-torv.

Pâle. °*Arn.* ars. * *baryt.* bell. °*bov.* * *bry.* °*calc.* chin. cocc. con. dig. euphorb. ferr. graph. hell. °*iod.* kal. °*lach.* **lyc.* °*merc.* nitr-ac. n-vom. oph. plumb. °*puls.* **rhus.* °*sep.* spig. °*sulf.* vip-torv.

Pressif. Mags-aus. °*merc.* mosch. n-vom. phosph. seneg. sep. stann.

Pruriteux. Ant. canth. caust. cocc. lach. nitr-ac. *phosph.* phos-ac. puls. rhus. rhus-v. stram. sulf.

Pulsatif. * *Bell.* calc. °*carb-veg.* **cham.* **lach.* magn-m. n-vom. sep. **sulf.*

Rhumatismal. ° *Acon.* ° *arn.* °*ant.* ° bell. ° *bry.* ° calc-ph. ° *cham.* ° *chin.* °cocc. ° *colch.* °hep. °kreos. ° lach. °*merc.* °*n-vom.* °*puls.* °rhus. °*sulf.*

Rouge. **Acon.***ant.* alum. amm. amm-m. **arn.* **ars.* **asa.* asar. **aur.* aur-m. baryt. **bell.* borax. bov. **bry.* carb-an. ° *carb-veg.* **cham.* **chin.* con. crotal. electr. * hep. *kal.* lach. **lyc.* magn-c. * *merc.* mur-ac. natr. natr-m. nicc. nitr. *nitr-ac.* * *n-vom.* oleand. °*oph.* phell. **phosph.* phos-ac. poth. **puls.* ran. ran-sc. *raph.* °*rhod.* * rhus. sabin. sassap. **sep.* **sil.* spong. **stann.* stram. * *sulf.* tab. therid. *thui.*

— **tacheté de rouge.** Chin. lyc. rhus-v. sep.

Saignant. Canth. °*n-vom.* ran-sc. sep. **sulf.*

Stéatode. °*Ant.* **baryt.* sabin.

Suppurant. Voy. **Abcès.**

Tensif. **Acon.* **baryt.* bov. **bry.*

calc. cann. canth. *carb-veg.* chin. con. croc. euphorb. graph. **led.* lyc. magn-m. mang. mur-ac. par. **puls.* rhus. sep. sulf. vip-torv.

Torpide, insensible. Sep.

Transparent. *Merc.* sulf.

Transpirant. * *Lyc.* sep.

Ulcéré. Merc. **nitr-ac.*

Violet. Lach.

—

Tête. * *Ars.* bell. cham. crotal. cupr. ° *daph.* dig. merc. op. phosph. puls. * *rhus.* ruta. sep. stram. sulf.

Yeux. Ars. baryt. * bry. carb-veg. * *guai.* hep. led. **n-vom.* phosph. plumb. **rhus.* ruta. stram. **sulf.*

Sourcils. *Kal.

Paupières. **Acon.* agar. alum. ang. arn. ars. asar. aur. baryt. **bell.* **bry.* **calc.* caust. °*cham.* cocc. colch. cycl. °*dig.* euphorb. °*euphr.* ferr. °*graph.* °*guai.* hep. hyos. °*ign.* iod. kal. ° *kreos.* lach. lyc. mags-aus. magn-c. mag. men. **merc.* mosch. mur-ac. natr. natr-m. nitr-ac. **n-vom.* op. phosph. **puls.* rhod. **rhus.* ruta. seneg. **sep.* sil. spong. squill. stram. **sulf.* teucr. **thui.* val.

Angles des Yeux. Agar. aur. bell. bry. ° *calc.* ° chel. merc. petr. ran. ° ruta. sassap. sil. stann.

Oreilles. Alum. anac. ant. baryt. borax. *calc.* caust. cist. electr. graph. kal. kreos. ° *lyc.* merc. natr-m. nitr. nitr-ac.

phos-ac. puls. *rhus. sep. *sil. spong. zinc.

Oreilles , derrière. Bry. calc. caps. carb-an. tab.

— intérieur. Calc. caus. cist. electr. graph. kal. natr-m. sep.

— devant. Anac. bry.

— parotides. Amm. baryt.*bell. * calc. carb-an. * carb-veg. * cham. cocc. ° con. dig. graph. ign.*kal.*merc. nitr-ac.°n-vom. puls. * rhus. sep. * sil. sulf.

Nez. Alum. amm-m. *arn. ars. aur. aur-m. * bell. borax. * bry. * calc. carb-an.*caus. cist. cocc. corall. ° graph. hep. ° ign. kal. lyc. magn-c. * magn-m. merc. natr-m. nicc. ° petr. * phosph. phos-ac. rhus.* sep. * sulf. thui. zinc.

— ailes. Alum. calc. carb-an. magn-m. merc. sulf. thui. zinc.

— narines. Bell. canth. cocc. lach. zinc.

— dos. Phos-ac. poth.

— pointe. Calc. kal. lyc. merc. nicc. sep. sulf.

— racine. Calc.

Face. Acon. alum. amb. amm. amm-m.* Arn. * ars. asa. * aur. baryt. bell. borax. bov. * bry. calc. cann. canth. carb-an. * carb-veg. caus. chel. cic.°colch. ° coloc. con. crotal. dig. dulc. electr. euphorb. galv. gran. *graph. guai. ° hell. * hep. hyos. kal. kal-hdr. * lach. laur. * lyc. lupul. magn-c. ° merc. natr. natr-m. nicc. nitr-ac. n-vom. oleand. oph. op. petr. phosph. plumb. * rhus. rhus-v. sabin. sec. ° sep. sil. spig. spong. stann.

* stram. * sulf. sulf-ac. veratr. vip-red. vip-torv.

Joues. Arn. aur. baryt. bell. bry. canth. cham. chin. ferr. ° lach. * mags-arc. ° merc. ° n-vom. ° puls. spig. spong. staph. sulf.

Lèvres. Alum. arg. * arn. asa. ° aur. ° aur-m. baryt. * bell. ° bov. * bry. * calc. canth. caps. carb-an. carb-veg. chin. dig. graph. grat. ° hell. hep. kal. kal-chl. * lach. lyc. magn-art. mang. merc. merc-c. mez. mosch. mur-ac. * natr. natr-m. nitr-ac. n-mosch. oleand. oph. op. par. petr. phell. phosph. puls. rhus. sep. sil. ° staph. stram.*sulf. vip. vip torv. zinc.

Coins de la bouche. Asa. oleand.

Menton. Carb-veg. caus. rhus. spig. staph.

Mâchoire inférieure. ° Acon. arn. ° ars. kal. lyc. * merc. olan. petr. phosph. * sil. staph. sulf.

Cavité buccale. Agar. alum. amb. amm. amm-m. anac. aur. * baryt. bar-m. * bell. berb. bism. borax. bov. bruc. * calc. canth. carb-an. carb-veg. cast. caust. * cham. chin. * cist. coccin. cocc. coff. con. crotal. croton. dig. dros. dulc. electr. ferr. * graph. hell. ° hep. ° ign. iod. kal. kal-hdr. * lach. laur. lyc. mags. mags-arc. magn-c. magn-m. *merc. mercurial. mur-ac. natr. natr-m. natr-s. nicc. nitr.nitr-ac. * n-vom. par. petr. phell. phosph. phos-ac. plat. plumb. poth. puls. ran-sc. raph.

sabad. sabin. sassap. sec. *sep.
sil. spig. spong. * staph. stram.
stront. * sulf. sulf-ac. tab. thui.
veratr. vip. zinc.

Palais. Bar-m. * calc. chin. * n-
vom. par.

Voile du palais. ° Bell. coff.
° lach.

Tonsilles. Alum. amm. * baryt.
* bell. berb. * calc. ° cham.
° graph. ° hep. ° ign. ° lach.
* merc. natr. natr-s. nicc. nitr-
ac. n-vom. phosph. plat. ran-sc.
sep. * staph. sulf. tart. thui.
zinc.

Arrière-Bouche. Ant. arg.
* bell. ·* calc. carb-veg. caust.
lach. nitr-ac. ° op. petr. phos-
ac. poth. sep. spig. sulf-ac.
thui.

Glandes salivaires. Bar-m.
merc. thui.

Gencives. Agar. alum. amb.
amm. amm-m. anac. aur. baryt. * bell. bism. borax. bov.
calc. caps. carb-an. carb-veg.
cast. * caust. * cham. chin.*cist.
coccin. cocc. con. croton. ferr.
* graph. hep. iod. kal. kal-hdr.
lach. lyc. mags. * mags-arc.
magn-c. magn-m. * merc. mercurial. mur-ac. natr. natr-m.
natr-s. nicc. nitr. nitr-ac. * n-
vom. petr. phell. phosph. phos-
ac. plumb. puls. ran-sc. sabin.
sassap. * sep. sil. spong. * staph.
stront. *sulf. sulf-ac. thui. veratr. zinc.

Luette. ° Bell. berb. carb-veg.
cham. ° con. iod. lyc. * merc.
natr-s. * n-vom. sabad. sil.

Langue. Calc. con. crotal. dig.

° dulc. electr. hell. kal. * lach.
laur. lyc. merc. mercurial. natr-
m. phosph. phos-ac. sec. sil.
stram. thui. vip-red. zinc.

— **glandes en dessous.** Staph.
tabac. thui.

Ventre. Acon. bell. canth. caust.
oph. puls. sep.

— **autour du nombril.** Caust.
lach. lyc.

Anus. Aur. borax. croton. graph.
hep. ign. lach. sep. sulf.

Parties génitales. ° Agn. ° arn.
* ars. aur. baryt. bar-m. berb.
calad. cann. canth. * carb-veg.
° chin. cinn. * clem. ° con. cop.
corall. ° dig. graph. ign. ° iod.
* kal. kreos. led. ° lyc. mags-
arc. * merc. merc-ac. natr-c.
nitr-ac. ° n-vom. ol-an. phosph.
phos-ac. plumb. * puls. * rhod.
rhus. sabin. ° samb. ° sep. sil.
spig. ° spong. sulf. thui. viol-tr.
vip-torv.

Frein du prépuce. Cann. canth.
sabin.

Gland. Ars. corall. natr. spig.

Testicules. ° Agn. ° arn. ars.
aur. bar-m.° chin. ° clem. ° con.
° dig. ° iod. ° kal. ° lyc. ° merc.
nitr-ac. ° n-vom. ol-an. plumb.
* puls. * rhod. * spong.

Scrotum. °Arn. canth. carb-veg.
clem. graph. ign. phos-ac. puls.
rhus. °samb. °sep. vip-torv.

Épididyme. Baryt. mags-arc. sulf.

Prostate. Cann. °puls. °thui.

Verge. °Arn. cann. canth. cinn.
kreos. led. merc-ac. sabin.

Cordon spermatique. Arn.
berb. °chin. kal. phosph. phos-
ac. puls. spong.

Grandes lèvres. Amb. amm. bry. calc. carb - veg. kreos. meph. °*merc.* mer-ac. nitr-ac. °*sep.* thui.

Vagin. Merc. nitr-ac. **n-vom.*

Col de la matrice. Canth. sec.

Prépuce. Calad. cann. cinn. corall. **merc.* nitr - ac. rhus. sabin. sil. sulf. thui. viol-tr.

Poitrine. Bry. rhus.

Mamelles. °*Bell.* calc. °*graph.* **merc.* merc-c. **puls.* sabin.

Mamelons. Merc.

Aisselles. Baryt.

— **glandes.** Amm. * *amm-m.* ars. **bell.* clem. coloc. *kal.***lyc.* *natr-m.***nitr-ac.* **phosph.* phos-ac. prun. *rhus. sep.* **sil.*°*staph.* * *sulf.*

Cou. Ars. **bell.* bov. calc. canth. cic. con. croc. crotal. hyos.°*kal.* °*lach.* °*lyc.* mags. mang. *natr.* nitr-ac. n-vom. par. puls. *sass.* sil. sulf. tart. vip-red. vip-torv.

— **glandes.** Alum. ° *amm.* arn. bar-m. * *bell.* * *calc.* * *carb-an.* carb-veg. caust. cinn. °*cist.* cupr. °*electr.* *ferr. graph.* hell. ign. *kal.* ° *kreos.* ° *lach.* * *lyc.* *magn-m.* **merc. natr.* **nitr-ac.* °*phosph.***sil.* spig. spong.°*staph. sulf.* tart. viol-tr.

Lombes. Berb. lyc. °*sil.* ° *staph.*

Nuque. Baryt. **bell.* calc. puls. sep.

— **Glandes..** **Baryt.* **calc.* °*hell.* ° *iod.* mur-ac. ° *petr.* ° *phosph.* **sil.* °*staph.* **sulf.*

Dos. °*Sil.* °*staph.*

— **vertèbres.** °*Puls.* ° *sil.*

Bras. Alum. °*ars.* baryt. **bell.* bov. **bry.* ° *calc - ph.* **chin.*

crotal. electr. oph. °*puls.***rhus.* °*sep.* °*sulf.* vip-torv.

Épaules. Acon. **bry.* °*calc-ph.* °*hep.* °*lach.* merc. puls. °*veratr.*

Coude. Bry. puls. ·

Avant-Bras. *Berb.* calc. *caus.* dig. lach. *lyc. n-vom. sep.* °*sulf.* vip-torv.

Mains. Acon. amm-m. ars. bar-m.**bell.* °*bry.* °*calc. caus.*°*cham.* chin. clem. ° *cocc.* cupr. *dig. electr. ferr.* galv. hep. *hyos.* °*lach.* laur. *lyc.* **merc. mez. natr. natr-m.* nitr. nitr-ac. n-vom. phosph. °*rhod.***rhus.* sec. sep. spong. **stann.* sulf. vip-red.

Poignet. Aur-m. carb-veg. crotal. °*euphr.* °*lach.* magn-c. merc. merc-ac. phosph. sec. sep.

Doigts. Alum. amiac. amm. ant. ars. berb. borax. bry. calc. canth. chin. *hep.* iod. °*lach. led.* magn-c. °*mang.* mur-ac. *nitr-ac.* oleand. *phosph.* ran. ran-sc. rhus. *sulf.* thui. vinc. vip-torv.

— **articulations.** Amb. berb. canth. *carb-veg.* euphr. graph. hep. * *lyc. nitr-ac.* spong. *sulf.*

Pouce. Gran. led. n-vom. *phosph.*

Fesses. Croton. vip-red.

Cuisses. Bov. *chin.* crotal. oljec.

Genoux. Berb. °*bry.* **calc.* **chin.* ° *cocc.* ferr. hep. ° *iod.* lach. **led.* **lyc.* magn-c. mur-ac. **n-vom.* phosph. **puls.* rhod. *sass.* sep. ° *sil.* ° *sulf.*

Jambes. Amb. *ars. aur. borax.* **bry.* calc. colch. con. crotal. dig. *dulc.* graph. *iod.* ° *kal.* * *lach.* led. *lyc.* merc. natr. °*n-*

vom. oph. °*puls.* rhod. *sep. sil.* stront. °*sulf. vip-torv.*

Tibia. Graph. lach. *rhus.* stann. sulf-ac.

Mollets. Carb-veg. *chin.* hyos. mez. sulf.

Tendon d'Achille. Berb. zinc.

Pieds. °*Amb.* *amm. arn. *ars. °*asa.* bar-m. *bov.* *bry. calc. carb-an. carb-veg. caus. cham. *chin. chinin. cocc. colch. con. crotal.°dig. electr.*ferr.*graph. hyos. indig. iod. *kal. kreos. *lach. *led. lyc. *natr. °natr-m. nitr-ac. n-vom. op.*petr.*phosph. °phos-ac. plumb. *puls. *rhus. sabad. °samb. sassap. sec. *sep. *sil.*stann.°stront.*sulf. veratr. vip-torv. zinc.

Cou-de-pied. *Calc.* carb an. lyc. *merc. n-vom.**puls. staph. thui.

Articulation du pied. *Ferr. merc.*

Malléoles. Amb. ars.°*asa.* berb. calc. *hep. kal. *led.* lyc. *mang.* puls. sil. *stann.* sulf. zinc.

Os du tarse. °*Merc. staph.*

Talons. *Con. merc. raph.*

Plante des pieds. *Cham. kal.* kreos. °*lyc.* natr. petr.

Orteils. Amm. amiac. carb-an. °*carb-veg.* °*daph.* gins. *graph. *merc. mur-ac. natr. nitr-ac.* oph. *phos-ac.* plat. *sabin.* *sulf. thui. zinc.

Os. Amb. amm. ant. °*asa.* °*aur.* bell. bry. °*calc.* carb-an. °*clem.* coloc. con. °*daph.* dig. dulc. °*guai.* hep. iod. °*lach.* led. °*lyc.* *merc. °mez. natr. natr-m.°nitr-ac. petr.°phosph.°phos-ac.°puls. rhod. °*rhus.* °*ruta.* sabin. sep. °*sil.* spig. *staph. °*sulf.* thui. veratr.

Ongles, autour. Natr-m.

Glandes. Acon. agn. *alum.* amb. *amm. amm-m. ant. arg. *arn.* *ars. °*asa.* °*aur.**baryt. bar-m. *bell. borax. bov. *bry. calad. *calc. camph. cann. *canth.* caps. *carb-an.*carb-veg. caus.*cham. chin. *cic.* cinn. °*cist.* clem. cocc. coloc. *con. corall. croc. cupr. cycl. dig. *dulc. °*electr.* euphorb. *ferr.* *graph. °*hell.* *hep. hyos. ign. *iod. *kal. °kreos. °lach. led. *lyc. magn-c. magn-m. mang. *merc. merc-c. mez. mur-ac. *natr. natr-m.* *nitr-ac. °*n-vom.* oph. *petr. *phosph. phos-ac. plumb. *puls.* raph. ran-sc. rhod. *rhus. ruta. sabad. sabin. samb. sassap. *sep. *sil. spig. *spong. squill. stann. *staph. stram. stront. *sulf. sulf-ac. tart. tereb. teucr. °thui. veratr. viol-od. zinc.

GRAISSEUSE (PEAU).

En général. Agar. aur. °*bry.* calc. chin. magn-c.°*merc.*°natr-m. plumb. selen. stram.

Nez. Calc.

Face. Plumb. selen

Lèvres. Amm-m.

GRISE (COULEUR).

Peau. *Ars.* bism. *borax. bry.* canth. °*carb-veg.* *chin.* cic. °croc. euphorb. ferr. *ign.* °*ipec.* °*kreos. lach.* laur. *lyc.* magn-c. *merc.* mosch. natr-m. nitr-ac. n-vom. op. phosph. plumb. °*samb.* sec. sep. sil. zinc.

HYDROPISIE.

Voy. **Gonflement** hydropique, à l'article **Gonflement.**

INDURATIONS.

En général. °*Agn.* alum. amb. °*arn. ars.* asa. aur. *baryt.* bar-m. *bell.* °bov. °bry. *calc.* camph. cann. caps. *carb-an.* *carb-veg.* caust. *cham.* chel. *chin.* cin. *clem.* cocc. *con.* cupr. cycl. °*dulc.* ferr. *graph.* hep. hyos. ign. *iod. kal. *lach.* °led. *lyc.* magn-c. magn-m. merc. mez. natr. n-vom. oph. op. °petr.*phosph.* plumb.*puls.* ran. rhod. *rhus.* sec. selen. *sep. *sil. spig. °spong. squill. *staph. stram. *sulf.* thui. val. veratr.

Squirrheuses. °*Bell.* carb-an. carb-veg. °*clem.* cic. °con. iod. lach. °petr. phosph. ran. °rhus. ° sep. ° sil. ° spong. ° sulf.

—

Paupières. Bry. ran-sc. °spig. °staph.

Face. Bell. °sil. staph. viol-tr.

Lèvres. °Bell. cycl. °sil.

Testicules. °Agn. °aur. °clem. cop. n-vom. °spong. sulf.

Scrotum. Clem. rhus.

Col de la matrice. Chin. iod. ° sep.

Prostate. Cop. °iod.

Grandes lèvres. Merc.

Prépuce. °Lach. °sulf.

Mamelles. ° Bell. ° bry. *cham. clem. °con. °merc. ° ol-jec. °sil. ° sulf.

Mamelons. °Bry.

Bras, muscle. Petr.

Avant-Bras, tissu cellulaire. °Sil.

Mains. Borax.

Doigts. * Caus.

Pieds. Vip-torv.

Plante des pieds. *Ars.

Glandes. °Agn. amb. amm. ant. arn. ars. aur. *baryt. bar-m. *bell. bov. °bry. *calc. camph. cann. canth. caps. *carb-an. *carb-veg. caust. *cham. chin. *clem. cocc. coloc. °con. cupr. cycl. dig. *dulc. ferr. *graph. hep. hyos. ign. *iod. kal. *lyc. magn-m. mang. merc. natr. nitr-ac. n-vom. *petr. phosph. plumb. puls. raph. rhod. *rhus. sep. *sil. spig. * spong. °squill. *staph. sulf. thui. veratr.

INFLAMMATIONS.

(Comp. ROUGEUR.)

En général. *Acon.* agn. alum. amm. *ant.* ° *arn.* * *asa.* ° *aur.* *baryt.* * *bell.* borax. bov. *bry.* * *calc.* camph. cann. canth. carb-an. caust. * *cham.* * *chin.* chinin. cin. cocc. *colch.* *con.* croc. crotal. croton. cupr. cupr-ac. *euphorb.* ferr. galv. gran. * *graph.* * *hep.* hyos. * *lach.* lact. lyc. * *mags-arc.* ° *mang.* * *merc.* *mer-d.* *mez.* natr. *natr-m.* ° *nitr-ac.* oph. * *petr.* * *phosph.* plumb. *puls.* ran. * *rhus.* ° *ruta.* sep. * *sil.* ° *staph.* stram. * *sulf.* veratr. zinc.

Arthritiques. ° *Acon.* ° *arn.* ° *bell.* ° *bry.* ° *carb-an.* ° *chin.* ° *cocc.* °*colch.* ° *cycl.* ° *graph.* ° *hep.* ° *kreos.* ° led. ° *lyc.* ° nitr. ° *n-vom.* ° *puls.* ° *rhus.* ° *sulph.*

Rhumatismales. ° *Acon.* ° *arn.* ° *bell.* ° berb. bry. ° *calc-ph.* ° *cham.* ° *chin.* ° chinin. ° *clem.* ° *lach.* ° *merc.* ° *n-vom.* ° *puls.* ° *rhod.* ° *rhus.* ° *sassap.* ° *sep.* *sulf.*

———

Yeux. * *Acon.* amb. amm. * *ant.* ° *arn.* ars. asar. aur. * *baryt.* bar-m. * *bell.* borax. bov. bruc. * *bry.* * *calc.* camph. ° *cann.* * *canth.* caps. carb-veg. * *caust.* * *cham.* ° *chin.* cinn. * *clem.* ° coloc. con. cupr. daph. * *dig.* dulc. eugen. * *euphorb.* * *euphr.* ferr. galv. * *graph.* * *hep.* hyos. ° *ign.* iod. *ipec.* kal. * *lach.* led. * *lyc.* mags. mags-aus. magn-c. magn-m. * *merc.* merc-c. mez. mosch.

* *natr.* * *natr-m.* *nitr-ac.* * *n-vom.* ol-an. op. ° *petr.* * *phosph.* * *phos-ac.* plumb. * *puls.* ran. ratanh. * *rhus.* sabad. sassap. * *sep.* * *sil.* ° *spig.* staun. *staph.* * *sulf.* ° *sulf-ac.* tarax. leucr. ° *thui.* ° *val.* veratr. zinc.

Paupières. * *Acon.* * *ant.* arn. * *ars.* baryt. * *bell.* * *bry.* * *calc.* carb-veg. * *caust.* * *cham.* cinn. cocc. ° *dig.* euphorb. *euphr.* graph. *hep.* hyos. ° *kreos.* *lach.* lyc. mags. mags-aus. magn-c. * *merc.* * *natr.* * *n-vom.* phosph. * *phos-ac.* puls. rhus. sassap. * *sep.* spig. spong. staph. * *sulf.* tarax. thui. val. veratr. zinc.

— **aux bords.** * *Ars.* * *bry.* caust. * *cham.* * *clem.* * *dig.* * *euphr.* kal. ° *kreos.* lyc. * *merc.* natr. phosph. * *puls.* ° *spig.* * *staph.* ° *val.*

Angles des yeux. *Acon.* agar. alum. ars. bell. *calc.* cham. clem. ° *euphr.* ign. merc. *petr.* phosph. puls.

Oreilles. * *Acon.* * *bell.* borax. bry. *calc.* canth. * *cham* ° *hep.* kal. kreos. ° *lyc.* mags-aus. magn-c. merc. nitr. ° *n-vom.* ° *phos-ac.* * *puls.* ° *sil.* spong.

— **intérieur.** ° *Acon.* bell. borax. bry. calc. canth. *hep.* ° *merc.* * *puls.*

— **lobes.** Nitr.

— **parotides.** * *Amm.* * *bell.* ° *calc.* ° *carb-veg.* ° *cham.* ° *kal.* ° *merc.* ° n-vom. ° *rhus.* sassap.

— **bords.** Sil.

Nez. Agar. * *aur.* * *aur-m.* * *calc.*

canth. °*con.* corall. croton. °*hep.*
merc. natr-m. nitr. phosph.
plumb. * *sep.* °*sulf.*

Lèvres. Amm-m. berb. canth.
nitr.

Menton. Caust.

Cavité buccale. * *Acon.* alum.
amm. arg. °*ars.* * *bell.* berb.
bism. °*borax.* * *calc. canth.*
°*caps.* °*carb-veg.* *cham.* chin.
colch. crotal. cupr. °*dulc.* electr.
°*gran.* grat.* *hep. hydroc.* hyos.
* *ign.* iod. kal. °*lach. lyc.*
°*merc.* mez. mur-ac. natr.
°*natr-m. natr-s.* nicc. nitr.
nitr-ac. n-vom. ol-an. oph.
phosph. phos-ac. plumb.* *puls.*
ran-sc. sabad. sang. *sep.* sil.
stront. °*sulf.* veratr.

Palais. * *Calc.* hydroc. °*lach.*
°*n-vom.*

Voile du palais. °*Bell.* °*lach.*

Arrière-Bouche et Gorge.
°*Acon.* alum. amm. arg. * *bell.*
bism. * *calc. canth.* carb-veg.
°*cham.* chinin. colch. cupr.
electr. °*gran.* hydroc. * *ign.*
iod. °*lach.* lyc. * *merc.* mez.
natr. *natr-s.* nicc. ol-an. phos-
ac. °*puls.* sabad. °*sang. sep.*
stront. °*sulf.*

Tonsilles. * *Bell.* berb. *canth.*
°*cham.* °*gran.* °*ign.* °*lach.*
°*merc.* natr. natr-s. nicc. *nitr-*
ac. sep.

Gencives. Borax. grat. hep. iod.
kal. mur-ac. °*natr-m.* °*n-vom.*
nitr. *phosph. sil.*

Luette. *Bell.* berb. carb-veg. natr-
s. °*n-vom.*

Langue. Canth. plumb. ran-sc.

Parties génitales. °*Acon.* ars.

calc. cann. canth. con. mags-
aus. * *merc.* merc-ac. mur-ac.
natr. *natr-m.* nitr-ac. n-vom.
phos-ac. plumb. puls. sep.
spong. staph. *thui.*

Gland. Mags-aus. natr.

Urètre. * *Cann.* * *canth.* cop.
gran. hep. merc. sabin. sulf.

Testicules. °*Acon.* °*aur. n-vom.*
°spong. °staph.

Scrotum. °Ars. natr-m. phos-ac.
plumb.

Prostate. °*Puls. thui.*

Verge. Canth. merc-ac. plumb.
sep.

Grandes lèvres. Calc. nitr-ac.
°n-vom. °*sep.* sulf.

Vagin. Nitr-ac.

Prépuce. Calc. cann. con. * *merc.*
mur-ac. natr. nitr-ac.

Mamelles. °*Arn.* °*bell.* °*bry.*
calc. °*carb-an.* °*carb-veg.* con.
°*sil.*

Mamelons. Calc. sil.

Glandes aux aisselles. Mags-
aus. nitr-ac.

— **à la nuque.** *Sulf.*

Bras. *Ant. petr. ran.*

Mains. Bry. cupr. natr-m.

Doigts. Ran. sil.

— **articulations.** * Lyc.

Pouce. Natr. sassap.

Hanche. °*Coloc.* °*sulf.*

Genoux. Calc. °*cocc.* °*iod.* * *n-*
vom. phosph. °*puls.* °*sil.* °*sulf.*

Jambes. *Borax.* Natr. sabad.

Tendon d'Achille. Zinc.

Malléoles. Mang.

Pieds. Calc. * *puls.* °rhus. zinc.
thui.

Orteils. *Berb.* carb-an. caust.

lach. *nitr-ac.* phosph. *phos-ac.* puls. sulf. teucr. *thui.*

Os et périoste. Acon. ang. ars. ° *asa.* °*aur.* °*bell.* bry. ° *calc.* °*chin.* clem. con. cupr. euphorb. °*hep.* °*iod.* °*lach.* °*lyc.* magn-m. ° *mang.* °*merc.* °*mez.* ° *nitr-ac.* ° *phosph.* °*phos-ac.* °*puls.* rhus. sep. ° *sil.* ° *staph.* ° *sulf.* thui. veratr.

Ongles. Con. hell. kal. lyc. natr-m. phos-ac. teucr.

Glandes. °*Acon.* °*arn.* ars. aur. * *baryt.* * *bell.* berb. °*bry.* calc. camph. canth. °*carb-an.* ° *carb-veg.* cham. con. dulc. °*gran.* *graph.* hep. kal. *lach.* laur. *lyc.* mags-aus. magn-m. * *merc.* * *nitr-ac.* n-vom. petr. * *phosph.* phos-ac. plumb. *puls.* rhus. samb. sass. * *sil.* spig. squill. *staph.* *sulf. sulf-ac. thui.* veratr. zinc.

JAUNE (COULEUR).

Peau. * *Acon.* °*amb.* ant. *arn.* *ars.* asa. °*aur.* °*bell.* °*bry.* calc. cann. ° *canth.* ° *carb-veg.* caust. °*cham.* chel. * *chin.* chinin. cin. cocc. * *con.* coc. *crotal.* cupr. *cupr-ac. dig.* dulc. euphorb. °*ferr.* graph. hell. *hep.* °*ign.* * *iod.* kal. °*lach. laur.* °*lyc. magn-m.* * *merc.* natr. natr-m. *nitr-ac.* * *n vom.* oph. °*op.* petr. *phosph. phos-ac.* °*plumb.* °*puls.* °*ran.* rhab. °*rhus.* sabad. sec. * *sep.* sil. ° *spig.* ° *sulf.* sulf-ac. *tarax.* veratr.

Sclérotique. * *Acon.* ° *amb.* ant. ars. * *bell.* °*bry.* calend. canth. °*cham.* chel. °*chin.* °*cocc.* °*con. crotal.* * *dig.* ferr. ign. iod. magn-m. °*n-vom.* °*op.* phosph. phos-ac. °*plumb.* puls. rhus. sep. °*sulf.* thui. veratr.

Nez. * *Aur.* croton. sep.

Mains. Ign. spig.

Doigts. Chel. phos-ac.

Ongles. Amb. ant. ars. aur. carb-veg. chel. * *con.* ign. °*merc.* °*nitr-ac.* °*n-vom.* phos-ac. * *sep.* * *sil.* spig. °*sulf.*

LOUPES.

Voy. **Loupes** et **Ganglions,** chap. VII de la première partie, § 311.

NOIRE (COULEUR).

Peau. Acon. ant. asa. nitr-ac. oph. sec. spig. vip-red. vip-torv.

Nez. °Merc.

Face. Spig. vip-torv.

Lèvres. * *Acon.* * *ars.* bry. chin. merc. phos-ac. °*rhus.* °*squill.* tart-ac. °*veratr.*

Ventre. Acon. vip-torv.

Jambes. Vip-torv.

Pieds. Ant.

OEDÈME.

Voy. **Gonflement œdémateux**.

PALEUR.

Peau. *Ars.* baryt. *bell.* * *calc.*
* *camph.* carb-an. carb-veg.
caust.* *chin.* * *cocc.* * *con.* * *crotal.*
dig. * *ferr.* graph. hydroc. * *hell.*
ign. *kal. lach. lyc.* merc. * *natr-
m.* * *nitr-ac.* * *n-vom.* oleand.
oph. * *phosph.* phos-ac. * *plat.*
plumb. * *puls.* sabin. *sec. sep.*
spig. staph. * *sulf.* sulf-ac. val.
vip—red. zinc.

Lèvres. Caust. *ferr.* kal. lyc.
val.

Bouche. Agar. carb-an. *chinin.*
* *merc.* natr. nitr-ac. raph.
staph.

Gencives. Carb-an. * *merc.* nitr-
ac. staph.

Langue. Agar. natr. raph.

Mains. Cic. *kreos.* lach. par. sec.

POLYPES.

Voy. **Tumeurs fongueuses** et **Polypes**, chap. VII de la première
partie, § 345.

RIDES.

Peau. Amb. amm. ant. bry.°*calc.*
camph. cham. cupr. graph. hell.
lyc. merc. mur-ac. n-vom.
phosph-ac. plumb. rhab. rhod.
rhus. sabad. * *sass. sec. sep.*
spig. stram. sulf. veratr. viol-
od. vip-torv.

Nez. Cham.

Mains et doigts. Amb. cupr.
phos-ac. sulf.

ROUGEUR.

(Comp. **Inflammation** et **Érysipèle**).

Peau. * *Acon.* * *agar.* agn. *amm.*
anthr. *ant.* * *arn.* * *ars.* * *asa.*
° *bell.* berb. bov. * *bry.* calc.
camph. canth. carb-veg. caust.
* *cham.* chin. cin. clem. cocc.
con. crotal. croton. cycl. * *dulc.*
electr. * *euphorb. ferr—mg.*
* *graph.* * *hep.* hydroc. *hyos. ign.*
ipec. iod. kal. kalchl. *kreos. lach.*
lam. *led.* * *lyc.* mags. magn c.

magn-m. *mang.* * *merc.* mez.
natr-m. nitr. * *n-vom.* oleand.
oph. op. *petr. phosph.* * *phos-ac.*
plumb. * *puls.* ran—sc. * *rhod.*
* *rhus. ruta.* sabad. sassap. *sec.*
* *sep.* sil spig. spong. squill.
stann. *stram.* * *sulf. sulf-ac.*
tarax. tax. teucr. val. vinc. vip-
red. vip-torv. zinc.

Yeux. *Acon.* aeth. agar. alum. amb. *amm. amm.-m.* ang. **ant.* °*arn.* *ars. °*asa.* aur. baryt. *bell. bism. borax. bov. bruc. *bry. *calc. camph. caps. caus. *cham. chel. *chin. clem. con. crotal. croton. cupr. dig. electr. eugen. *euphr. ferr. galv. gent. *graph. grat. hell. hep. hyos. °ign. iod. ipec. kal. kal–chl. kal-hdr. kreos. °lach. led. lyc. magn-c. magn-m. °meph. *merc. mosch. mur-ac. natr-m. nicc. nitr. * nitr-ac. °n–vom. op. *phosph. phos-ac. plumb. *puls. ran-sc. rhus. sassap. *sep. *sil. *spig. *spong. staph. stann. stram. stront. sulf. *sulph-ac. tab. tart. teucr. thui. val. veratr. viol-od. zinc.

Paupières. *Acon. amm-m. ant. *ars. baryt. *bell. bism. bry. *calc. °cann. °cham. carb-veg. caust. *dig. ferr. graph. iod. kal-hdr. kreos. lach. *lyc. merc. mosch. mur-ac. natr-m. nicc. °n-vom. par. phosph. phos-ac. plumb. puls. rhod. sabad. sep. spong. stram. *sulf. teucr.

Angles des yeux. °Ars. °aur. bell. bism. bov. bruc. bry. calc. eugen. grat. magn-c. nitr-ac. ran. rhus. *sulph. teucr. val. zinc.

Oreilles. Agar. alum. ant. camph. carb-veg. chin. electr. evon. galv. graph. hep. ign. kal. kreos. magn-c. meph. merc. natr-m. nitr-ac. petr. phosph. plat. puls. sep. sil. sulf. tab.

Nez. *Alum. *aur. *aur-m. *bell. borax. bov. *calc. cant. carb-

an. chin. croton. graph. hep. iod. kal. *lach. mag-arc. magn-c. *magn-m. *merc. natr. natr-m. nicc. nitr. nitr-ac. phosph. poth. rhod. rhus. *sil. sulf. vinc.

Face. Alum. amb. amm. anac. ant. arn. °ars. °aur. bell. borax. bry. calc-ph. carb-an. caust. cham. *cic. crotal. dig. dros. °euphr. ferr-m. *graph. °ipec. kal. kal-hdr. °kreos. lach. led. merc. nitr-ac. par. phosph-ac. *puls. °samb. *sep. sulf. tab. thui. teucr. veratr.

Menton. Canth. gins. zinc.

Cavité buccale. °Acon. agn. alum. amm. amm-c. *bell. berb. canth. carb-an. °cham. chen. con. electr. *hyos. °ign. kal. kal-chl. °lach. magn-c. *merc. nitr. nitr-ac. n-mosch. °puls. ran-sc. raph. °rhus. *sep. °stann. sulf.

Palais. Amm-c. canth. chen. °puls.

Voile du palais. Agn. °acon. *bell. berb. n-mosch.

Tonsilles. °Acon. amm-cs. *bell. berb. °cham. °lach. *merc. nitr-ac. °puls. raph. sulf.

Arrière-Bouche. °Acon. alum. amm. *bell. ign. natr. n-mosch.

Luette. Agn. °bell. berb. °puls.

Gencives. Carb-an. con. iod. kal. kal-chl. lach. magn-c. nitr. ran-sc. *sep.

Langue. Ant. electr. *hyos. ran-sc. °rhus. °stann. sulf.

Ventre. Amm. graph. *rhus.

Parties génitales. Calad. calc. cann. carb-veg. cinn. corall.

croton. mag-aus. merc. natr-m.
sabin. *sep.
Gland. Calad. cann. corall. cro-
ton. mags. aus. sabin.
Scrotum. Merc. natr-m.
Grandes lèvres. Calc. carb-veg.
*merc. *sep.*
Prépuce. Calc. cann. cinn. co-
rall. *sil.* sulf.
Cou. Bell. iod. veratr.
Bras. Arg. *bell.* dulc. lach. ru-
ta. sabad.
Avant-Bras. Tax.
Mains. Baryt. carb-an. *dulc.* hep.
indig. *natr-s. n-vom.* ran. sa-
bad. staph. sulf.
Poignet. Mgn-c. merc-ac.
Doigts. *Agar.* berb. borax.
gent. laur. *lyc.* magn-c. mur-ac.

n-vom. ran. rhod. therid. *thui.*
— **articulation.** Gent. *lyc.*
spong. sulf.
Pouce. Lach.
Fesses. Hyos.
Cuisses. Electr.
Gencives. Bry. electr. kreos.
Jambes. *N-vom. puls. sabin.* ta-
rax.
Pieds. Ant. ° *bry.* hyos. lach.
puls. sass. sil.
Malléoles. Hep. phos-ac.
Talon. Berb.
Plante du pied. *Kal.* phosph.
Orteils. *°Agar. alum.* amm. arn.
berb. borax. °*carb-veg.* lyc.
mur-ac. natr-m. nitr.-ac. sabin.
sep. staph. zinc.

RUGOSITÉ.

Peau en général. °*Bell.* *calc.*
graph. iod. kal. laur. merc. natr.
oleand. phosph. phos-ac. *rhus.*
ruta. sassap. *sep. sulf.*

———

Tête. Natr-m. ruta.
Oreilles. Phosph.
— **devant.** Oleand.
Lèvres. Amb. anac. calc. magn-

m. *merc.* mur-ac. natr-m. n-
vom. phos-ac. plat. sulf.
Bras. Mill.
Mains. *Alum.* baryt. *hep. kal.*
laur. °*nitr-ac.* petr. phosph.
phos-ac.
Doigts. Laur. °*petr.*
— **entre les.** °*Calc.*
Ongles. Sabad. sil.

SÉCHERESSE.

Peau en général. *Acon.* alum.
°*amb.* amm. ant. arg. *arn.* *ars.*
asa. baryt. *bell.* bism. borax.
bry. *calc.* camph. *cann.* canth.
carb-an. carb-veg. caust. *cham.*
chin. clem. cocc. *coff.* *colch.*
coloc. con. *dulc.* ferr. *graph.*
haem. hell. hep. hydroc. *hyos.*

ign. *iod.* ipec. *kal.* kreos. lach.
laur. *led.* *lyc.* mags. mags-aus.
magn - c. mang. *merc.* mez.
murex. *mur-ac.* *natr.* natr-m.
nitr. *nitr-ac.* *n-mosch.* n-vom.
oleand. op. par. *phosph. phos-*
ac. plat. plumb. *puls.* ran. ran-
sc. *rhus.* ruta. sabad. samb. *sec.*

seney. sep. *sil. spig. spong.*
squill. *staph.* stram. stront.*sulf.*
sulf-ac. tart. teucr. val. *verb.*
viol-od. viol-tr.

Aride. *Calc.* *hyos.* *iod.* kal.
magn-c. natr. sec.

Cassante. *Hyos.* natr. sec.

Parchemin (comme du). *Ars.*
chin. dulc. kal. led.*lyc.* phosph.
° *sil.* squill.

Oreilles. Bell. graph. lach. nitr-
ac. petr. phosph.

Mains. *Anac. baryt.* bism. ferr-
mg. *hep.* lach. *lyc.* natr. *natr-
m.* phosph. *phos-ac. sabad.* sulf.
tax. *thui.*

Doigts. Anac. *sil.* tart.

SUINTEMENT.

En général. Acon. aloë. *alum.*
amm. ars. baryt. bell. ° *bov.*
° *bry.* *calc.* carb-an. *carb-veg.*
caus. chinin. cic. * *clem.* con.
° *dulc.* *graph.* grat. hell. * *hep.*
heracl. *kal.* ° *kreos.* lach. led.
* *lyc.* mag. °*merc.* natr. *natr-
m.* nitr. *nitr. - ac.* * *oleand.*
* *petr.* phosph. °*phos-ac.* plumb.
raph. ran. *rhus. ruta.* sabin.
selen. ° *sep. sil.* squill. *staph.*
* *sulf.* sulf-ac. tab. tarax. thui.
viol-tr. vip-red. vip-torv.

—

Oreilles. * *Calc.* ° *lyc.*

— **Derrière.** Amm. * *calc.* carb-
veg. caus. ° *graph.* kal. ° *lyc.*
nitr-ac. °*oleand.* °*petr.* phosph.
sil.

— **Bords.** *Sil.*

Anus. Amm. calc. carb-an. *carb-
veg.* caus. led. *natr-m. nitr-ac.*
rhod. sil. sulf. zinc.

Parties génitales. Calc. *cann.*
carb-veg. *hep. lyc.* natr-m. nitr-
ac. * *petr. sep.* staph. ° *sulf.*
* *thui.*

Gland. *Cann.* cinn. *lyc.* * *merc.*
mez. *natr-m.* nitr-ac. *sep.* staph.
thui.

Scrotum. Carb-veg. * *petr.* ° *sulf.*

Entre les cuisses. Calc. *hep.*
* *sulf.*

Mont vénérien. Sulf.

Prépuce. Nitr-ac.

Aisselles. Carb-veg.

— **Glande.** Sulf.

Omoplates. Lach.

Sacrum. Graph. led.

Mollets. Tarax.

Pieds. Mez. selen.

SQUIRRHE.

Voy. **Tumeurs squirrheuses**, chap. VII de la première partie,
§ 348.

TUMEURS.

Voy. **Gonflement.**

ULCÈRES.

En général. Amm. ang. ° *ant.* * *ars.* * *asa.* * *aur.* * baryt. bar-m. * *bell.* * *bry.* * *calc.* ° *calc-ph.* canth. * *carb-veg.* caust. * *cham.* ° *chel.* chin. ° *chinin.* cinn. ° *cist.* clem. con. crotal. ° *cupr.* ° *dulc.* ° *euphorb.* galv. ° *gran.* graph. hep. hyos. ign. kal. lach! * *lyc.* magn-art. * *merc.* mercurial. merc-ac. merc d. mez. mur-ac. natr-m. ° *nitr-ac.* ° n.-mosch. ° *n-vom.* oph. petr. ° *phell.* ° *phosph.* ° *phos-ac.* plat. plumb. * *puls.* ran-sc. ran-bulb. ran-sc. * *rhus.* ° *ruta.* ° *sass.* selen. ° *sep.* * *sil.* ° *staph.* * *sulf.* sulf-ac. tart. ° *thui.* vip-red. vip-torv. ° *zinc.*

Blancs. ° *Ars.* calc. con. dros. graph. * *lach.* * *merc.* phosph. sep. * *sil.* sulf. thui.

Bleuâtres. *Ars.* ° *asa.* ° *aur.* bell. ° *con.* ° *hep.* * *lach.* mang. merc. sec. seneg. *sil. veratr.*

Bords (à) élevés. * *Ars.* asa. bry. carb-an. caus. cic. cin. clem. * *hep.* lach. *lyc.* * *merc.* merc-ac. ° *petr.* phosph. phos-ac. ° *puls.* ran. ° *sep.* * *sil.* staph. ° *sulf.* ° *thui.*

— **douloureux.** * *Ars.* * *asa.* caus. clem. * *hep.* ° *lach.* ° *lyc.* * *merc.* mur-ac. petr. phosph. *phos-ac.* *puls.* ran. sep. * *sil.* sulf. thui.

— **dentelés.** *Hep.* lach. * *merc.* ° *phos-ac.* sil. *staph.* sulf. ° thui.

— **gonflés.** * *Ars.* bry. carb. caus. cic. ° *hep.* *lyc.* * *merc.* ° *petr.* phosph. ° *puls.* ran. ° *sep.* * *sil.* staph. ° *sulf.* thui.

— **noirs.** * *Ars.* lach. sil. sulf.

— **saignants.** * *Ars.* asa. caus.

hep. * *lach.* ° *lyc.* * *merc.* phosph. phos-ac. puls. *sep.* *sil.* sulf. thui.

— **spongieux.** * *Ars.* carb-an. caus. clem. ° *lach.* lyc. * *merc.* petr. *phosph.* phos-ac. *sep.* * *sil.* *staph. sulf. thui.*

Boutons (entourés de). Acon. ° *ars.* ° *asa.* * *carb-veg.* ° *caus.* cham. ° *lach.* magn. merc. mez. mur-ac. natr. petr. phosph. ° *puls. rhus.* ° *sep.* sil. staph. ° *sulf.*

Brûlants. Amb. * *ars.* asa. aur. baryt. *bell. boy.* bry. calc. carb-an. * *carb-veg.* caust. *cham. chin. clem.* con. dros. *graph.* hep. ign. kal. lach. ° *lyc.* mang. * *merc.* * *mez.* mur-ac. *natr.* natr-m. *nitr-ac.* n-vom. *phosph.* phos-ac. *plumb.* * *puls. rhan.* * *rhus.* ruta. sass. sec. selen. sep. * *sil.* staph. stront. ° *sulf.* sulf-ac. thui. zinc.

Brûlure (avec douleur de). Alun. ant. ° *ars.* baryt. ° *carb-veg.* caus. ° *cycl.* ign. kreos. lach. n-vom. puls. sabad. sec. sep. stram.

Cancroïdes. ° *Amb.* ant. ° *ars.* ° *aur.* ° *bell.* calc. carb-an. carb-veg. caust. ° *chel.* ° *chinin.* ° *clem.* con. dulc. ° *hep.* kreos. ° *lach.* ° *merc.* nitr-ac. phosph. rhus. sass. ° *sep.* ° *sil.* spong. ° *squill.* staph. * *sulf.* thui.

Confluents. Tart.

Croûteux. Ant. * *Ars.* baryt. ° *bell.* bov. *bry.* * *calc.* carb-an. cic. clem. ° *con.* electr. ° *graph.* hell. ° *led.* ° *lyc.* * *merc.* murc-ac. n-vom. oleand. *phos-ac.* plumb.

puls. ran. *rhus. sabin. sassap. °sep. *sil. spong. staph. *sulf. viol-tr.

Cuisants. Ars. bell. bry. calc. carb-an. caust. cham. chin. colch. coloc. °dig. euphorb. °graph. lach. lam. °led. °lyc. mang. merc. mez. nitr-ac. petr. phos-ac. *puls. ran. rhus. ruta. selen. sil. staph. *sulf. sulf-ac. thui.

Dartreux. °Zinc.

Déchirantes (avec douleurs). *Ars. bell. bry. *calc. canth. clem. cocc. °cycl. graph. kal. *lyc. merc. mez. nitr-ac. n-vom. phosph. puls. rus. *sep. °sil. staph. *sulf. zinc.

Déchiquetés. Hep. lach. *merc. °phos-ac. sil. staph. sulf. thui.

Douloureux. Alum. amm. anac. ang. °arn. *ars. °asa. aur. bell. carb-an. *carb-veg. caust. cham. chin. cic. cinn. clem. cocc. coff. con. croc. cupr. dig. dulc. *graph. *hep. hyos. iod. kreos. °lach. °lyc. °merc. mercurial. mez. mur-ac. natr-m. nitr-ac. n-vom. petr. phosph. °phos-ac. °puls. ran. ran-sc. rhus. *sabin. sassap. selen. °sep. *sil. squill. staph. sulf. thui. veratr. zinc.

Durs. Arn. °ars. °asa. bell. bry. calc. carb-an. carb-veg. caus. cham. cic. cin. clem. graph. hep. °lach. *lyc. °merc. mez. natr. n-vom. petr. phosph. phos-ac. °puls. ran. sep. *sil. staph. *sulf. thui.

Élancement (avec). Acon. alum. ant. arn. *ars. °asa. baryt. bell. bov. °bry. calc. camph. canth.

carb-veg. cham. chin. clem. cocc. con. cycl. graph. °hep. lam. led. *lyc. magn. magn-c. mang. *merc. mez. mur-ac. natr. natr-m. nitr. *nitr-ac. n-vom. *petr. phosph. *puls. ran. rhus. sabad. sabin. sass. selen. °sen. *sil. spong. squill. *staph. *sulf. thui.

Excoriation (avec douleur d'). Alum. amb. amm. ant. arn. ars. bell. bov. bry. calc. caus. cic. *graph. *hep. ign. kal. lam. lyc. magn. magn-aus. merc. mez. n-vom. phosph. phos-ac. °puls. rhus. °sep. sil. staph. °sulf. thui. zinc.

Exfoliation (avec). Merc.

Fétides. °Amm. *ars. °asa. barm. brom. calc. °carb-veg. caust. chin. chlor. °con. graph. °hep. lach. °lyc. mang. merc. mur-ac. phosph. plumb. °rhus. °sec. °sep. *sil. *staph. vip-red. (comp. **putrides**).

Fistuleux. °Ant. ars. °asa. aur. °bell. bry. *calc. °carb-veg. °caus. chel. clem. °con. hep. kreos. lach. led. °lyc. merc. natr. natr-m. °nitr-ac. petr. °phosph. phos-ac. °puls. rhus. °ruta. sabin. selen. sep. °sil. stann. staph. stram. °sulf. thui.

Fongueux. Alum. ant. °ars. bell. calc. *carb-an. carb-veg. caust. cham. clem. con. graph. iod. kreos. *lach. lyc. *merc. nitr-ac. n-vom. °petr. °phosph. phos-ac. rhus. sabin. °sep. *sil. °staph. °sulf. tart. °thui.

Formicants. Acon. °arn. bell. caust. cham. °clem. colch. °con.

croc. *dros.* graph. *hep.* kal.
° *lach.* *merc.* n-vom. *phosph.*
phos-ac. plumb. puls. ran.
*rhus. sec. °sep. spong. *staph.*
sulf. sulph-ac. tart. thui.
Fouillement (avec). Asa. bell.
bry. calc. caust. chin. natr.
phosph. ruta. *sep.* stront. sulf.
Froid (avec sensation de). Ars.
* *bry.* merc. *rhus.* °*sil.*
Gangréneux. Acon. °*ars.* ° *asa.*
bell. *chin.* con. hep. kreos.
* *lach.* mur-ac. *rhus.* °sabin.
°*sec. sil. squill.* vip-red.
Gonflés. Acon. agn. arn. *ars.* aur.
baryt. ° *bell.* ° *bry.* calc. carb-
an. carb-veg. caust. cham. cic.
cocc. °*con.* crotal. dulc. graph.
°*hep.* iod. °*kal.* lam. led. °*lyc.*
mang. * *merc.* natr. *natr-m.*
nitr-ac. n-vom. °*petr.* phosph.
phos-ac. plumb. °*puls.* * *rhus.*
sabin. samb. * *sep.* * *sil.* staph.
sulf. vip-red. vip-torv.
Grisâtres. **Amb.* **ars.* carb-an.
* *caus.* chin. * *lyc.* **merc.* sep.
**sil.* thui.
Guérison tardive (avec). Ars.
baryt. calc. *carb-veg.* caus.
° *cham.* °*chel.* clem. con. croc.
°*graph.* °*hep.* kal. °*lach.* °*lyc.*
magn-c. mang. °*merc.* mur-ac.
natr. ° *nitr-ac.* °*petr.* phosph.
phos-ac. °*rhus.*°*sep.* °*sil.* squill.
° *staph.* ° *sulf.*
Jaunes. *Acon.* ars. *aur.* bry.
* *calc.* * *carb-an.* ° *caus.* cic.
° *clem.* dulc. graph. hep. *lyc.*
merc. natr. natr-m. *nitr.* nitr-
ac. * *phosph.* * *puls.* *rhus.* selen.
° *sep.* °*sil.* spig. ° *staph.* sulf.
sulf-ac. *thui.*

Insensibles. Anac. ° *ars.* °*calc.*
camph. ° *carb-an.* * *carb-veg.*
°*con.* * *cupr.* dulc. ° *euphorb.*
iod. °*lach.* * *lyc.* mur-ac. *nitr.*
ac. oleand. ° *op.* ° *phos-ac.*
plumb. *sang.* sep. ° *sil.* **sulf.*
Indolents. *Ars.* bell. *carb-veg.*
cocc. con. hell. hyos. ign. *lach.*
laur. lyc. mags. merc. nitr-ac.
oleand. op. phosph. °*phos-ac.*
puls. rhus. ° *sang.* sec. ° *sep.*
stram. *sulf.*
Inflammatoires. **Acon.* agn.
ant. arn. **ars.* asa. baryt. °*bell.*
borax. bov. ° *bry.* *calc.* caust.
**cham.* cin. cocc. *colch.* con.
croc. cupr. dig. galv. * *hep.*
hyos. ign. kreos. led. * *lyc.*
mags-arc. mang. **merc.* *mez.*
natr. *nitr-ac.* n-vom. petr.
* *phosph.* plumb. °*puls.* ran.
°*rhus.* °*ruta.* sassap. sep. **sil.*
* *staph.* *sulf.* thui. veratr.
Incisives (avec douleurs). * Bell.
° *calc.* dros. graph. ign. lyc.
mur-ac. natr. phos-ac. rhus.
sep. sil. sulf-ac.
Lancinant. (Voy. avec *élance-*
ment.)
Lardacés. Ant. ° *ars.* cupr.
euphr. * *hep.* lyc. kreos. merc.
nitr-ac. * *n-jugl.* ° *sabin.* ° *sulf.*
° *thui.*
Lisses. *Lach.* phos-ac. ran. sel.
Luisants. Puls. staph.
Luxuriants. Alum. ant. * *ars.*
bell. *carb-an.* carb-veg. caust.
° *cham.* *graph.* kreos. ° *lach.*
merc. ° *petr.* phosph. sabin.
° *sep.* ° *sil.* staph. *sulf.* thui.
Mercuriels. ° *Alum.* amm. ° arn.
° *asa.* ° *aur.* °*bell.* calc. °carb-

an. *carb-veg.* °cham. °chin. °clem. °*graph.* °*hep.* °*lach.* °*lyc.* °natr-m. °*nitr-ac.* °phosph. °*phos-ac.* °sassap.° *sep.* °*sil.* °staph. °*sulf.* °*thui.*

Meurtrissure (avec douleur de). Ang. arn. cham. chin. cocc. con. graph. hep. hyos. natr-m. n-vom. rhus. ruta. sulf.

Noirs (qui deviennent). Ant. *ars.* °asa. bell. *carb-veg.* *chlor.* con. *euphorb.* °*ipec.* lach. *mur-ac.* plumb. rhus. sassap. sec. °*sil.* squill. *sulf. sulf-ac.*

Opiniâtres. °*Chel.* crotal. °*cupr.* °*euphorb.* lach. n-mosch. °*petr.* °*phos-ac.* ran. ran-sc.

Phagédéniques, rongeants. Amm. anac. *ars. bell.* borax. calc. *carb-veg.* *caus.* °*cham.* °*chel.* °*clem.* con cupr. °*graph.* hep. ign. iod. *kal.* kreos. °*lach.* °*lyc.* magn-c. *merc. mercurial.* mez. °*natr.* natr-m. *nitr-ac.* n-vom. oph. *petr.* phosph. plumb. *puls.* *ran.* *ran-sc.* °*rhus.* ruta °*sep.* *sil.* spig. °*squill.* staph. °*sulf. sulf-ac.* zinc.

Plats. Amm. ang. *ant.*°*ars.* °*asa.* °*bell.* carb-an. carb-veg. *chin.* corall. *lach.* °*lyc.* *merc.* natr. *nitr-ac.* petr. phos. *phos-ac.* °*puls.* ran. °selen. °sep. *sil.* staph. sulf. tart. *thui.*

Pressifs. Camph. carb. veg. chin. *graph.* par. *sil.*

Profonds. *Ant.* ars. asa. aur. °*bell.* bov. °*calc.* carb-veg. caus. chel. clem. °*con.* dros. hep. kreos. *lach.* °*lyc.* *merc.* *mur-ac.* natr. *natr-m.* *nitr-ac.*

petr. *phos-ac.* °*puls.* rhus. ruta. sabin. selen. °*sep.* °*sil.* staph. °*sulf.* thui.

Prurit eux. Agn. °*alum.* °*amb.* amm. anac. *ant.* arn. *ars.* baryt. *bell.* °bov. bry. calc. *canth.* carb-veg. °*caust. cham.* chel. °*chin.* clem. con. dros. °*graph.* *hep.* ipec. kreos. lach. led. *lyc.* *merc.* mez. natr. natr-m. nitr. *nitr-ac.* n-vom. petr. *phosph.* °*phos-ac.* *puls.* *ran.* *rhus.* ruta. sabad. sassap. selen. °*sep.* *sil.* squill. °*staph.* °*sulf.* tart. *thui.* veratr. viol-tr. zinc.

Pulsatifs (avec battements). Acon. *ars.* °asa. bry. *calc.* caust. cham. *chin.* °*clem.* con. hep. hyos. ign. °*kal.* °*lyc.* *merc.* mez. mur-ac. natr. natr-m. nitr-ac. phosph. puls. ruta. sabad. sep. °*sil.* *sulf.* thui.

Pustuleux. Sassap. tart.

Putrides. *Amm. amm-m.* *ars.* asa. aur. °*bell.* °*borax.* bov. brom. *bry.* °*calc.* *carb-veg.* caust. °*chel.* °*chin.* cic. con. °*cycl.* graph. *hep.* kreos. *lyc.* mang. *merc.* mez. *mur-ac.* natr. *nitr-ac.* n-mosch. n-vom. oph. *phosph.* °*phos ac.* plumb. *puls.* °*rhus.* ruta. sabin. sec. sep. *sil.* staph. *sulf.* sulf-ac. thui.

Rougeantes (avec douleurs). Agn. *baryt.* bell. calc. *cham.* cycl. *dros.* hyos. kal. led. *lyc.* mang. *merc.* mez. natr. *phosph.* phos-ac. °*plat.* °*puls.* °*ran-sc.* rhus. ruta. *staph.* sulf. thui.

Rongés par des insectes

(comme). Lach. merc. mercurial.

Rouges autour. Acon. ant. arn. °*ars.* °*asa.* baryt. bell. °*calc.* caust. °*cham.* cocc. corall. cupr. °*hep.* kreos. **lach.* lam. ° *lyc.* °*merc.* mez. nitr-ac. n-vom. petr. phosph. °*puls.* ran. **rhus.* sep. °*sil.* **staph.* °*sulf.*

Saccadées (avec douleurs). Ang. arn. cic. *clem.* mez. mur-ac. plat. *ruta.* sulf-ac.

Sale (à fond). ° *Lach.* **merc.* °*nitr-ac.* n-mosch. °*sabin.* **thui.*

Saignants. Alum. arn.**ars.* asa. *bell.* bov. **carb-veg.* caust. °*con.* croc. dros.**hep.* hyos. iod.**kal.* kreos. * *lach.* **lyc.* mags. *merc.* mercurial. mez. *natr-m.* **nitr-ac.* n-jugl. * *phosph.* **phos-ac.* **puls.* rhus. ruta. sabin. sec. sep. °*sil.* **sulf.* sulf-ac. thui. zinc.

Scrofuleux. **Ars.* °*aur.* **bell.* °*bov.* **calc.* ° *carb-an.* * *carb-veg.* °*caus.* **cist.* **graph.* **hep.* **lach.* * *lyc.* °n-vom. **phosph.* °*sep.* * *sil.* **sulf.*

Sous-cutanée (avec douleur). Arn. ars. *asa.* baryt. °*bry.* °*calc.* °*carb-veg.* °*con.* cycl. °*graph.* hep. kal. led. natr-m. petr. **phosph.* **puls.* ran. rhus. sec. **sil.* staph. **sulf.* tarax. val. zinc.

Superficiels. Voy. *Plats.*

Suppurant fortement. **Ars.* °*asa.* baryt. bar-m. bell. carb-veg. chin. °*chinin.* °*con.* crotal. dros. *hep.* ° *lach.* mang. **merc.* nitr-ac. paeon. petr. *phosph.* °*phos-ac.* °*puls.* sass. **sil.* **sulf.* tart.

Syphilitiques. Voy. *Syphilis.*

Tachetés. °*Arn.* ars. °*con.* ipec. °*lach.* sulf-ac.

Tensifs. ° *Asa.* ° *baryt.* bell. calc. carb-an. carb-veg. °*caust.* clem. cocc. **con.* *graph.* hep. kal. °*lach.* lyc. °*merc.* mez. n-vom. °*phosph.* °*puls.* °*rhus.* sabin. sep. sil. **spong.* staph. **stront.* **sulf.* thui. zinc.

Térébrants. Arg. *aur. bell.* calc. caust. *chin.* hep. kal. natr. *natr-m.* puls. ran-sc. sep. * *sil.* ° *sulf.* thui.

Tractive (avec douleur). Clem. graph. mez. nitr. n-vom. staph. sulf.

Tressaillantes (avec douleurs). *Ars.* ° *asa.* bell. ° *calc.* ° *caust.* *cham.* chin. cupr. lyc. merc. natr. ° *natr-m.* nitr-ac. n-vom. °*puls.* °*rhus.* sep. ° *sil.* staph. sulf.

Verdâtres. Ars. asa. aur. caust. merc. puls. rhus. sil.

Vermineux. ° *Ars.* calc. ° *merc.* sabad. ° *sil.*

Vésicules (entourés de). Ars. bell. caust. hep. * *lach.* mags. merc. natr. petr. phosph. *rhus.* sep.

Voraces, lupus vorax. * *Amb.* ° *ars.* calc. chin. °*graph.* ° *lyc.* merc. petr. phosph. °*puls.*° sep. * *sil.* * *staph.* sulf.(comp. *lupus*).

———

Tête. * *Ars.* nitr-ac. ruta.

Yeux. * *Ars.*°*calc.* °*clem.***euphr.* ° *hep.* ° *lach.* ° *merc.* natr. ruta. sil. ° *sulf.*

Oreilles. Bov. camph. kal.

Face. ° *Ars.* ° *bry.* ° *con.* iod. merc. natr. phosph.

Menton. Hep. merc.

Cavité buccale. Agar. * *Agn.* alum. amm. ° *aur.* berb. borax. bov. * *calc.* canth. ° *caust.* cic. dig. dulc. gran. graph. ° *hep.* ° *iod.* kal. ° *lach.* * *lyc.* * *merc.* * *natr-m.* nitr-ac. * *n-vom.* op. petr. phosph. plumb. sabin. *sil.* staph. * *sulf.* sulf-ac. thui. zinc.

Palais. ° *Aur.* dulc. ° *lach.* op. sil.

Tonsilles. ° *Bell.* calc. * *lyc.* ° *ign.* ° *merc.* ° *natr-m.* ° *nitr-ac,* ° *thui.*

Arrière-Bouche. Iod. ° *lach.* * *nitr-ac.* n-vom.

Gencives. *Agn.* alum. aur. berb. bov. * *calc.* hep. ° *iod.* kal. *lyc.* * *merc. natr-m.* n-vom. phosph. sabin. * *sil.* * *staph.* sulf-ac. zinc.

— **fistuleux.** Canth. ° *caust.* lyc. ° *natr-m.* ° *sulf.*

Langue. Agar. amm. bov. cic. ° *dig.* graph. lyc. *merc.* mur-ac.

Ventre. ° *Ars.* bar-m. chin. cupr. *hep.* plumb.

Aines. Bar-m. *hep.*

Anus. Paeon. sassap.

Nombril. *Ars.*

Périnée. Paeon.

Parties génitales. * *Corall.* graph. hep. * *merc. merc-d.* * *nitr-ac.* phosph. ° *sep.* * *sulf.* * *thui.*

Gland. Corall. *nitr-ac. sulf. thui.*

Grandes lèvres. Graph. thui.

Entre les cuisses. Graph.

Prépuce. Hep. * *merc.* * *nitr-ac.* phosph. * *sulf.*

Mamelles. ° *Hep.* ° *phosph.* * *sil.*

Cou. ° *Lach.*

Bras. *Electr.* ° *lach.* rhus.

Mains. Dros. ° *sil.*

Doigts. Alum. ars. carb - veg. kreos. *lyc.* mang. plat. *ran.* * *sep.* * *sil.*

Cuisses. Crotal. kal. merc. ° *sil.*

Tibia. *Graph.* lach. *sabin.* vip-torv.

Jambes (*ulcus pedum*). * *Ars.* ° *baryt.* ° *bry.* * *calc.* canth. ° *carb-veg.* caust. clem. ° *ipec.* ° *lach.* ° *lyc.* merc. mur-ac. natr. n-mosch. phosph. ° *phos-ac.* puls. ° *ruta.* ° *sabin.* ° *sil.* ° *staph.* sulf. vip-torv.

Mollets. ° *Lach.*

Fesses. Borax.

Pieds. *Con.* ° *ipec. phosph.* puls. selen. ° *sulf.* zinc.

Talons. * *Ars.* caust. lam. ° *natr.* ° *sep.* sil.

Plante des pieds. * *Ars.* * *sep.* sulf.

Orteils. ° *Ars.* carb-veg. * *graph. nitr-ac.* ° *petr.* plat.

Glandes. * *Bell.* ° *clem.* ° *con.* * *hep.* * *lach.* * *merc.* * *phosph.* * *sil.* ° *sulf.*

VERDATRE (COULEUR).

Peau. Ars. ° *carb-veg.*

Taches. ° *Con.* crotal. vip-torv.

Face. Ars. calc.

VULNÉRABILITÉ DE LA PEAU.

(Toute lésion tend à s'ulcérer.)

En général. Alum. amm. *baryt.* *borax.* *calc.* carb-veg. caust. *cham.* chel. clem. con. croc. *graph.* hell. *hep.* kal. *lach.* lyc. magn-c. *mang.* *merc.* mur-ac. natr. *nitr-ac.* n-vom. *petr.* phosph. phos-ac. plumb. *rhus.* sep. *sil.* squill. °staph. °sulf.

CHAPITRE III.

DOULEURS ET SENSATIONS.

A LA PEAU, AINSI QU'AUX ORGANES SOUS-JACENTS ET EXTÉRIEURS.

BRULEMENT, ARDEUR.

En général. *Acon.* *agar.* alum. *amb.* amm. amm-m. anac. ant. arg. *arn.* *ars.* aur. baryt. bar-m. *bell.* berb. bism. bov. *bry.* calad. *calc.* calc-ph. camph. cann. canth. *caps.* carb-an. carb-veg. *caust.* *cham.* chel. chin. chinin. cic. cin. clem. cocc. coff. colch. coloc. con. croton. cupr. cycl. dig. dros. *dulc.* *euphorb.* evon. ferr. graph. grat. guai. hell. *hep.* hyos. *ign.* *kal.* kreos. *lach.* led. *lyc.* mags. mags-arc. mags-aus. magn-c. magn-m. magn-s. mang. men. *merc.* *mercurial.* *mez.* mosch. mur-ac. *natr.* *natr-m.* *natr-s.* nicc. nitr. nitr-ac. *n-vom.* oleand. ol-an. oph. op. par. phell. petr. *phosph.* phos-ac. plat. plumb. *puls.* *ran.* ran-sc. raph. rhod.

rhus. ruta. sabad. sabin. samb. sassap. sec. selen. seneg. *sep.* *sil.* spig. spong. *squill.* stann. staph. stram. stront. *sulph.* sulph-ac. tab. tart. thui. veratr. viol-od. viol-tr. zinc.

Feu (comme par le). Tart. viol-od.

Étincelles (comme par des). Phell. sec. selen.

Charbons (comme par des). Puls.

Vésicatoire (comme par un). Kal.

Cuir chevelu. Ars. baryt. *bry.* *calc.* *caps.* clem. coloc. cupr. dros. grat. indig. lach. laur. lyc. *merc.* mur-ac. natr-m. oleand. *ol-an.* par. phell. phosph. phos-ac. plat. ran. ruta.

sep. spig. spong. staph. sulph.
thui. veratr. viol-tr. zinc.

Yeux. *Acon.* aeth. agar. agn.
alum. amm. *amm-m.* ang. *arn.*
ars. asa. *asar.* aur. baryt.
bell. berb. bism. bov. bruc.
bry. calad. *calc.* cann. canth.
caps. carb-an. *carb-veg.* cast.
caust. cham. chen. chin. cic.
cin. clem. *coloc.* con. corall.
croc. *crotal.* dig. *dros.* eugen.
euphr. ferr. graph. grat. hell.
ign. indig. *kal.* *lach.* lact.
laur. led. *lyc.* mags. mags-arc.
magn-c. magn-m. *merc. mur-*
ac. natr. natr-m. nicc. *nitr.*
nitr-ac. n-mosch. *n-vom.* ol-
an. par. petr. phell. *phosph.*
phosph-ac. plat. plumb. puls.
ratanh. *rhod.* °*rhus.* °*ruta.* sabad. sassap. seneg. *sep.* sil.
spig. *spong.* stann. staph.
stram. stront. *sulph. sulph-ac.*
tab. *tarax.* tart. therid. thui.
tong. val. viol-od. zinc.

Sourcils. Asa. dig. dros. merc.
spig.

Paupières. Alum. amb. ars.
asar. bell. berb. °*bry.* *calc.*
caps. *caust.* cin. clem. coloc.
con. graph. kal. laur. mrgs-arc.
mags-aus. merc. nitr. °*n-vom.*
oleand. phell. phosph. *phos-ac.*
rhab. ran. ran. sc. rhus. sassap. *seneg.* sep. *spig.* spong.
stann. sulph.

Angles des yeux. *Agar.* alum.
amm-m. ang. asar. °*aur.* baryt. bell. *calc.* carb-an. carb-
veg. chel. cin. clem. coloc.
graph. hell. kal. laur. magn-c.
natr-m. nitr. n-vom. *par.* °*phos-*

ph. phos-ac. ran. rhod. sep.
squill. stann. staph. *stront.*
sulph. tarax. tart. thui.

Oreilles. Acon. *agar.* amm-m.
ang. ant. arn. ars. bry. calc.
canth. caps. carb-an. carb-veg.
caust. chel. clem. dros. grat.
ign. *kreos.* *laur.* magn-c.
magn-m. merc. natr-m. oleand.
ol-an. sabad. *sabin.* spig. spong.
zinc.

Nez. Agar. alum. *ars.* *bell.*
bov. caps. carb-an. chen. cin.
cist. gran. graph. iod. kal. led.
mags. *magn-m.* natr-m. nicc.
nitr. nitr-ac. petr. phosph.
phell. sulf-ac. tab.

Face. Alum. arg. ars. berb. caps.
caust. graph. cal. natr. nitr.
sep. stann. viol-tr.

Lèvres. Agar. *amm.* amm-m.
anis. *arn.* asa. baryt. berb. borax. bov. °*bry.* caps. carb-an.
dros. gran. graph. hep. kal.
kreos. magn-c. magn-s. *merc.*
mez. mur-ac. natr. natr-m. natr-s. °n-vom. oleand. *phosph.*
phos-ac. puls. rod. *sabad.* selen. sep. °*spig. staph.* sulph.
tab. torax. tart-ac. thui. veratr. zinc.

Coins de la bouche. Arn. coloc. dros. mez. natr. zinc.

Menton. Anac. ant. berb. bov.
canth. caust. magn-c. mang.
merc. ol-an. rhus. spig. spong.

Mâchoire inférieure. Caust.
par.

Bouche. *Acon.* alum. amm-
cs. ang. arn. *ars.* asa. asar.
baryt. *bell.* berb. *bism.* borax. bov. *calc.* calc-ph. *camph.*

cann. *canth.* carb-an. **carb-veg.*
cast. caust. ° cham. chel. chen.
chinin. *cinn.* cocc. *coff. colch.*
con. croc. dig. euphorb. galv.
grat. hydroc. indig. iod. *kal.*
kal-chl. kal-hydr. ** lach.* lact.
laur. led. lob. °*mags-arc.* mags-
aus. *magn-c.* magn-m. ** merc.*
mez. mosch. mur-ac. natr.
natr-s nitr. ** nitr-ac. n-vom.*
oleand. *ol-an.* par. petr. phell.
**phosph. phos-ac.* poth. plumb.
prun. °*puls.* ran. ran-sc. raph.
ratanh. rhod. rhus. ** sabad.*
sec. seneg. sep. sil. spig. squill.
staph. stront. ** sulf. * tereb.*
tong. *veratr.* zinc.

Palais. Camph. *caust.* chen.
cinn. cocc. euphorb. *grat. hy-*
droc. indig. lach. *laur.* magn-c.
mur-ac. *natr-s.* par. phosph.
rhod. sabad. seneg. spig. squill.
staph. tong.

Voile du palais. Phos-ac. ran.

Arrière-Bouche. **Acon.* alum.
amm. amm-cs. arn. ** ars.* asa.
baryt. ** bell. bism.* borax. bov.
calc. ** carb-veg.* caust. chel.
chen. chinin. cocc. dig. galv.
hydroc. iod. ** lach.* lact. laur.
led. lob. mags-aus. magn-c.
** merc. mez.* mosch. mur-ac.
nitr. ** nitr-ac. n-vom.* oleand.
*ol-an. *phosph.* poth. °*puls.* ran.
ran-sc. raph. rhod. rhus. sabad.
sec. seneg. sep. *sulf.* veratr.
zinc.

Gencives. Cast. con. ° *cham.*
lach. ° *mags-arc.* merc. mur-ac.
natr-s. n-vom. petr. phell. phosph.
puls. rhus. sep. sil. stront. ° *te-*
reb.

Langue. *Acon.* amm. ang. asar.
bell. berb. bov. *calc.* carb-an.
cast. caust. coff. colch. croc.
hydroc. ign. *indig. kal.* kal-chl.
kal-hdr. ** lach.* laur. *magn-c.*
magn-m. mez. natr. natr.-s. ol-
an. phell. phosph. *phos-ac.*
plumb. prun. ran-sc. ratanh.
rhod. ** sabad.* seneg. sulf. tereb.
veratr.

Ventre. Berb. carb-veg. caust.
kreos. led. n-vom. *ol-an.* sabad.
sassap.

Anus. Aloë. *alum.* amm. amm-
m. ant. ** ars.* aspar. baryt. berb.
bov. bry. *calc.* canth. °*caps.*
carb-an. ** carb-veg.* cast. caust.
chen. chin. °*cocc. colch.* con.
croton. electr. euphorb. ferr.
gins. gran. graph. grat. hell.
hep. ign. ipec. iod. *kal.* lach.
lact. laur. lyc. magn. magn-c.
magn-m. magn-s. ** merc.* mur-
ac. natr-c. **natr-m.* natr-s. nitr.
nitr-ac. n-vom. oleand. ol-an.
onisc. paeon. petr. phell. *phosph.*
plumb. prun. *puls.* ran. ratanh.
sabad. sassan. senn. ** sep.* sil.
staph. stront. ** sulf. sulf-ac.*
tab. tart. tereb. thui. veratr.
vinc. zinc.

Périnée. Gran. nitr-ac. plumb.
sil.

Parties génitales. Amb. *amm.*
anac. ars. baryt. *berb.* bov. *calc.*
*cann. cant. * carb-veg. caust.*
cham. euphorb. hyos. kal. kreos.
laur. ° *lyc. mags-arc. mags-*
aus. mer-ac. mez. *nitr-ac.* n-
vom. petr. puls. sep. spong.
stann. ** sulf.* tereb. thui.

Gland. °*Anac.* calc. stann. viol-tr.

Testicules. Baryt. berb. nitr-ac. °*puls.* tereb.

Scrotum. Berb. euphorb. plat. spong. sulf.

Verge. Caust. merc-ac. sep. spong. stann.

Grandes lèvres. Amm. calc. canth. * *carb-veg.* kal. ° *lyc.* mags-aus. * *sulf.*

Vagin. Berb. cham. hyos. lyc. sulf. thui.

Poitrine. Baryt. bov. caps. cic. croc. graph. laur. mez. mur-ac. natr - c. nicc. phell. phosph. phos-ac. ratanh. sulf. sulf-ac. zinc.

Mamelles. *Laur.* mez. °*sulf.*

Mamelons. °*Sulf.*

Aisselles. Carb-veg. caust. kal. natr-m. seg. spig. zinc.

Cou. Caust. grat. nicc. *ol-an.* phell. stront. tab.

Sacrum. Aeth. amm. asar. berb. borax. kal. lach. magn-aus. natr. phosph. *phos-ac.* rhus. stann. sulf. sulf-ac.

Lombes. Aeth. baryt. berb. nitr-ac.

Nuque. Amm. calc. ign. merc. natr. nitr. ol-an.

Dos. Amm. arn. bism. bry. calc. °*carb-an. carb-veg.* lyc. magn-m. merc. mur-ac. natr. *nitr-ac.* n-vom. oph. raph. seneg. sil. *sulf.* tart. zinc.

Vertèbres. Asa. tart.

Omoplates. Alum. amb. baryt. bry. cann. carb - veg. caust. electr. galv. iod. kal. laur. lyc. magn-m. merc. natr. natr - m.

seneg. sil. sulf. tab. teucr. ve-ratr. zinc.

Bras. Alum. amm. amm-m. arg. arn. asa. *berb.* borax. bov. °*bry.* calc. carb-an. *carb-veg.* caust. cocc. colch. coloc. dig. dulc. euphorb. *graph.* indig. kal. kreos. *lach.* laur. led. mags. *mags-arc.* magn-m. mang. men. merc. mez. mill. mosch. mur-ac. natr-m. *natr-s.* n-vom. oleand. *ol-an.* par. petr. phosph. phos-ac. *plat. puls.* ran-sc. ratanh. **rhus.* sep. spong. staph. stront. * *sulf.* ta-rax. teucr. tong. vip-torv. *zinc.*

Épaule. Amm-m. berb. *carb-veg.* cocc. graph. kal. magn-m. men. mill. mur-ac. n-vom. par. phos-ac. °*rhus.* spong.

Articulation   scapulaire. Graph. stront.

Bras. Alum. bov. ° *bry.* calc. cocc. dig. kreos. lach. led. *mags.* magn-m. merc. n. vom. ol-an. petr. phell. phos-ac. plat. *puls.* rhus. staph. *sulf.* vip-torv.

Coude. Amm-m. arg. berb. carb-an. carb-veg. dulc. indig. laur. merc. mill. natr-s. nitr. phos-ac. plat. rhus. staph. sulf. teucr. tong.

Articulation du coude. Asa. mags. merc.

Avant-Bras. Amm. amm-m. arn. asa. *berb.* carb-an. carb-veg. caust. dig. euphorb. *graph.* laur. magn-m. mosch. mur-ac. natr-s. oleand. *ol-an.* ran-sc. ratanh. *rhus.* staph. **sulf.* tarax. *zinc.*

Mains. Anac. anis. arg. asar. ba-ryt. berb. bry. calc. *canth.* carb-an. cham. cop. dulc. graph.

gav. *hep.* kal. ° *lach. laur.* lyc. *magn-c.* merc. natr. natr-m. *natr-s.* nicc. n—mosch. *n-vom.* ol-an. *petr.* *phosph.* phos-ac. plat. ran. rhod. rhus. sassap. *sec.* spig. spong. stann. *stront.* sulf. tab. tax. zinc.

Poignet. Arg. asar. berb. mez. phosph. plat. plumb. *stront.* thui. zinc.

Doigts. **Agar.* asa. *berb.* borax. calc. carb-veg. *caus.* coloc. con. croc. dig. euphorb. gran. graph. *kal.* ° *lach.* laur. lyc. mags. mags-arc. magn-m. mang. merc. mez. mill. mosch. *natr.* natr-s. nicc. nitr-ac. n-vom. *oleand.* ol-an. petr. ran. ran-sc. *rhod.* sabad. sabin. sassap. sil. spig. staph. *sulf.* sulf-ac. tarax. *teucr.* therid. veratr. vip-torv. *zinc.*

— **articulations.** Berb. carb-veg. caust. sabin. spig.

Pouce. Gran. graph. lach. laur. mags. merc. n-vom. oleand. ol-an. sassap. staph.

Fesses. Amm. baryt. bell. calc. **carb-veg.* caust. chel. cic. croton. hell. led. lyc. magn-c. *magn-m. mang.* merc. mez. natr. natr-s. nicc. nitr. *n-vom.* rhus. *sep.* staph. stront. thui. verb.

Cuisses. Alum. anac. asa. baryt. *berb. borax. bov.* calc. cann. carb-an. *carb - veg. chin.* cic. cocc. *colch.* croton. dulc. *euphorb.* graph. grat. laur. lyc. mang. men. *mez.* mur-ac. *n-vom.* Oleand. *phosph.* phos-ac. rhod. rhus. ruta. sabin. samb. sassap. spig. staph. sulf. sulf-ac. *zinc.*

Genoux. Amm. anac. asa. baryt. berb. bry. cann. carb-veg. grat. kal. ° *lyc.* mur-ac. natr. oleand. petr. phell. phos-ac. plat. plumb. *rhus.* sabad. stann. staph. *sulf.* sulf-ac. tab. *tarax.* tart. *thui.*

Jambes. *Agar.* alum. *anac.* ang. arg. **ars.* asa. bell. berb. borax. calc. calend. cann. caus. *chel.* chin. *crotal.* cycl. dig. graph. kal. ° *lyc.* mags-arc. mags-aus. magn-c. mang. men. mez. *natr. natr-s.* n-vom. phell. phos-ac. puls. ran. rhus. sabad. sassap. sep. stront. *sulf.* sulf-ac. *tarax.* thui. veratr. zinc.

Tendon d'Achille. Berb. chel. chin.

Pieds. Ammoniac. ang. ant. arn. *berb. bov. *calc.* carb-an. caust. cham. chin. con. croc. crotal. dulc. *electr. *graph.* hep. heracl. *ign.* kal. kreos. laur. *lyc. magn-m.* merc. *mez. natr.* * *natr-m.* natr-s. *nitr-ac. ol-an.* petr. *puls.* ratanh. *rhab.* rhus. sabin. *sec. sep. sil. spig.* squill. *stann.* staph. *stram.* stront. sulf. *tarax.* thui. veratr. zinc. zing.

Talons. Cycl. graph. *ign.* mags. *nitr.* puls. rhus. sabin. sep. sulf-ac. veratr. zinc.

Plante des pieds. Alum. **amb.* amm. **anac.* asar. baryt. bell. berb. bov. ** calc. canth. carb-veg.* caust. croc. crotal. ° *cupr. graph.* hep. kal. kreos. lach. led. lyc. *magn-m.* merc. mur-ac. *natr.* natr-s. nitr. *n-vom.* petr. *phos.ac.* puls. *sil. sulf.* tab. tarax. zinc.

Orteils. **Agar.* ° *alum.* amiac.

amm. ant. asa. atham. *berb.*
borax. calc. carb-an. caust. con.
dulc. hep. °*kal.* lach. laur. *lyc.*
magn - c. meph. merc. mez.
mosch. mur-ac. natr. nitr-ac.
n - vom. oleand. paeon. par.
phosph. phos - ac. plat. *puls.*
ran-sc. ratanh. rhus. ruta. sabin.
sep. staph. tarax. zinc.

—

Os et périoste. Ars. asa. bry.
carb-veg. caust. con. euphorb.
lyc. merc. nitr-ac. phosph. phos-
ac. ** rhus. * ruta. * sabin.* sil.
sulf. tart. zinc.
Ongles. Alum. calc. *caus.* con.
kal. merc. nicc. nitr-ac. vinc.
Glandes. Ars. bell. cann. carb-
veg. cocc. hep. laur. merc.
phosph. °*puls.* rhab. sil. tereb.

CHATOUILLEMENT.

Anus. Agar. bell. mur-ac. petr.
phosph. ran-sc. tarax. tereb.
Scrotum. Chin.
Poitrine. Kal.
Bras. Canth. plat.
Mains. Arg. ars. cin. grat. lach.
mang. merc. mur-ac. plat. ruta.
staph.
Doigts. Anac. ars. calc. cocc.
grat. hell. merc. ran-sc. ratanh.
sep. verb.
Pouces. Merc. ratanh.
Jambes. Carb-veg. coloc. corall.

ign. laur. petr. sep. spong.
Pieds. Ign. rhod.
Talons. Laur. mur-ac. ol - an.
ratanh. rhod.
Plante des pieds. Alum.
euphorb. graph. hep. mang.
ratanh. ruta. ** sil.*
Orteils. Agar. amb. ars. caus.
euphr. kal. sep.

—

Glandes. Kal. plat.

CONTRACTION (SENSATION DE).

—

En général. Acon. alum. amm.
anac. asar. bell. *bism.* bry.
*carb-veg. * chin.* chinin. cocc.
cupr. ferr. *graph.* kal. kreos.
lyc. merc. natr. *natr-m.* nitr-
ac. **n-vom.* oleand. par. petr.
phosph. *plat.* plumb. puls. *ran.
ran-sc.* rhod. **rhus.* ruta. sabad.
°*selen.* sep. sil. spig. *stann.*
stront. ** sulf.* sulf-ac. zinc.

Cuir chevelu. *Carb-veg. * chin.*
lyc. natr-m. par. plat. rhus.
*'*ann.
Sourcils. Bry. hell.
Glandes. *Acon.* alum. arn. *bell.
borax. chin.* cocc. con. *ign.*
iod. lyc. *mang. nitr-ac.* n-vom.
phosph. *plumb. puls. rhus.* sep.
sulf. sulf-ac.

CONTUSION (DOULEUR DE).

En général. *Acon.* alum. ang. | *ant. * arg. * arn. asa.* berb.

borax. calc. canth. carb-an.
carb-veg. *caust. cham. chel.
*cic. cin. clem. *con. cupr.
cycl. dig. *dros. dulc. euphorb.
*euphr. hep. hyos. ign. iod.
ipec. kal. lach. led. mags. natr.
natr-m. nitr. nitr-ac. *n-mosch.
*oleand. par. petr. phosph.
*plat. *puls. rhod. *rhus. ruta.
sabad. sabin. sep. spong. *sulf.
*sulf-ac. teucr. thui. veratr.
verb. viol-od. zinc.

Coup (comme après un). Acon.
°alum. amm. amm-m. anac.
*arn. baryt. bov. bry. cann.
caust. cic. *cin. cocc. *con.
croc. cupr. dros. dulc. graph.
kal. lach. laur. led. mags. mags-
arc. *mags-aus. magn c. magn-
m. mang. mez. mosch. *natr.
natr-m. *n-mosch. n-vom.
*oleand. *phosph. phos-ac. *plat.
plumb. *puls. ran. ruta. sabad.
sassap. staph. sulf. sulf-ac. tarax.
thui. val. zinc.

Oreilles. Arn. cic. ruta.
Anus. Alum. lact. staph.
Périnée. Alum.
Testicules. Acon. arg. calc. dig.
kal. °lach. natr-c. nitr-ac. rhod.
sabad. sabin. thui.
Bras. Dros. cycl. merc. dulc.
Épaule. Acon. berb. dros.
Coude. Dros. plat.
Avant-Bras. Dros. hep.
Mains. Dros. spig.
Doigts. Caust. prun. ruta. verb.
Pouce. Plat.
Jambes. Nitr. rhod.
Hanches. Euphorb. gins.
Genoux. Mez. plat.
Cuisses. Acon. mur.
Pieds. Berb. daph. mez. ruta.
Os. Ign. ruta.
Ongles. Nitr.
Glandes. Arg. arn. ars. carb-an.
caus. chin. cic. con. cupr. iod.
kal. mags-arc. natr-m. phosph.
plat. puls. rhod. rhus. ruta. sep.
staph. sulf. sulf-ac.

CUISSON OU DEMANGEAISON MORDICANTE.

En général. Agn. alum. amm.
amm-m. ant. arn. bar-m. bell.
berb. bov. bry. calc. camph.
canth. caps. carb-an. carb-veg.
caus. cham. chel. chin. cocc.
colch. coloc. con. dros. euphorb.
grat. hell. ipec. lach. lact. lam.
led. lyc. mags-arc. mags-aus.
magn-c. mang. merc. mez. mur-
ac. natr-c. natr-m. nicc. nitr.
nitr-ac. n-vom. oleand. ol-an.
op. phosph. phos-ac. plat. *puls.
ran. ran-sc. rhod. rhus. ruta.
selen. sep. sil. spig. spong.

stront. sulf. tart. thui. veratr.
viol-tr. zinc.

Tête. Agn. bry. coloc. dros. grat.
iod. magn. arct. merc. mez.
ran. rhod. thui. zinc.
Yeux. *Agar. agn. alum. amb.
amm. ars. aur. *bell. bry. calc.
camph. canth. carb-an. carb-
veg. cast. caust. chin. clem.
colch. *con. croc. dros. eugen.
euphorb. euphr. graph. hell.
kal. kal-hdr. kreos. lact. laur.

lyc. mags-arc. magn-c. mang. *merc.* mez. mosch. mur-ac. natr. nicc. nitr-ac. *n-vom.* oleand. ol-an. par. petr. phosph. phos-ac. ratanh. *ran.* ran-sc. rhab. rhod. *rhus.* sabad. sep. *sil.* stann. staph. stront. *sulf.* *sulf-ac.* tart. teucr. thui. *val.* viol-tr. zinc.

Paupières. Aur. camph. carb-veg. caus. clem. ign. nitr. rhus. spig.

Angles des yeux. *Ant.* bry. camph. carb - an. carb - veg. colch. *con.* graph. hell. ign. kal. lact. mags-aus. magn-c. mang. mez. mosch. mur-ac. nicc. nitr. *n-vom.* ol-an. *ran.* ran-sc. rhus. ruta. *sep.* sil. °*staph.* sulf. tart. teucr. zinc.

Oreilles. Grat. lach. lyc. ol-an.

Nez. Arn. berb. chen. chin. euphorb. grat. hell. lyc. nitr. plat. sabad. °*spig.* teucr. thui.

Menton. Stront.

Bouche. *Acon.* amb. *arn.* ars. asar. bell. calc. carb-an. *cham.* chen. *chin.* cocc. *dros.* ipec. *kal.* mez. natr. ol-an. phel. ran-sc. rhod. seneg. *sep.* sulf. teucr. zinc.

Palais. Cham. chen. *chin. kal.* ran-sc. seneg. sep. zinc.

Arrière-Bouche. Amb. dros. ran-sc. sep. teucr.

Gencives. Asar. calc. carb-veg. cocc. phel. rhod.

Langue. *Acon. arn.* ars. asar. bell. cham. chin. ipec. mez. natr. ol-an. sulf.

Anus. Agar. alum. amb. baryt.

canth. caps. car-veg. caust. chin. dulc. hell. kal. lach. led. lyc. mercurial. mez. natr-c. n-vom. phosph. phos-ac. rhod. sabin. sep. sulf.

Parties génitales. Graph. hep. heracl. mags. *puls.* ran-sc. staph. thui.

Pli de l'aine. Hep.

Scrotum. Heracl. ran-sc.

Grandes lèvres. Staph.

Vagin. Graph. thui.

Prépuce. Mags. *puls.*

Poitrine. Amm. amm-m. kal. natr.

Aisselles. Ruta.

Cou. Magn-c. nitr.

Sacrum. Canth. phell.

Nuque. Grat. kal-hdr. magn-c. nitr-ac. ol-an.

Dos. Mags-aus. mur-ac. natr.

Omoplate. Stront.

Bras. Amm-m. berb. bov. canth. carb-veg. hell. lach. mags-arc. mur-ac. natr. nitr. ol-an. phos-ac. zinc.

Épaule. Berb. mur-ac. phos-ac.

Coude. Berb. natr. nitr.

Avant-Bras. Amm-m. berb.

Mains. Berb. natr. m. zinc.

Doigts. Berb. mez.

Hanche. Amm-m.

Cuisses. Alum. amm-m. berb. chel. grat. n-vom. phell.

Genoux. Berb. bry. °*lyc.* nitr. ol-an. phell. ran-sc. *thui.*

Jambes. Amm-m. berb. grat. lyc. tart. veratr.

Pieds. Berb. grat. merc.

Talons. Lamb. sep.

Orteils. Berb.

ÉCHARDES (DOULEURS COMME PAR DES)

En général. *Arn.* bell. bovis. carb-veg. cic. colch. ° hep. *ign.* ° lach. * *nitr-ac.* par. *petr.* phosph. plat. ran. * *sil.* sulf.

—

Lèvres. Bov. ign. nitr-ac. par. phosph.

Bouche et gorge. Laur. nitr-ac.

Mains et doigts. * *Arn.* bell. carb-veg. colch. ° *hep.* ° lach. * *nitr-ac.* petr. puls. ran. * sil. sulf.

Talons. Petr.

Ongles. Bell. carb-veg. colch. hep. *nitr-ac.* petr. *sil. sulf.*

ÉLANCEMENT.

En général. *Agar.* agn. alum. amm. * *amm-m.* anac. ant. * *arn.* ars. * *asa.* * *baryt.* * *bell.* berb. bov. * *bry.* * *calc.* * *canth.* caps. carb-veg. * *caust.* * *cham.* chel. chin. cin. clem. * *cocc.* * *colch.* * *con.* crotal. cycl. ° *daph. dig.* dros. dulc. euphr. * *ferr.* * *graph.* guai. hell. hep. hyos. * *ign.* iod. * *kal.* lach. lact. laur. led. *lyc.* mags. mags-arc. mags-aus. magn-c. magn-m. *men.* * *merc.* *mez.* mosch. *mur-ac.* natr. natr-m. natr-c. natr-s. nicc. nitr. * *nitr-ac. n-vom.* oleand. ol-an. oph. op. *par.* petr. phel. phosph. *phos-ac. plat.* plumb. prun. * *puls. ran. ran-sc.* rhod. * *rhus.* * *sabad* sabin. *sassap. selen.* * *sep.* * *sil.* spig. * *spong.* squill. * *stann. staph.* stram. stront. * *sulf.* sulf-ac. tab. * *tarax.* tart. teucr. * *thui.* veratr. *viol-tr.* vip-torv. vip-red. zinc.

Brûlant. *Acon.* alum. *anac.* arg. arn. ars. *asa.* aur. *baryt.* bell. berb. *bry.* cann. caps. caust. *cinn. cocc.* con. *dig. hep. hyos.*

ign. *lach. lyc.* mags. mags-arc. mags-aus. magn-c. men. *merc. mez.* mur-ac. natr-s. nicc. *n-vom.* phell. phosph. *phos-ac.* plat. *puls. ran. ran-sc. rhus.* sabad. selen. *sep. sil.* spig. *spong.* squill. *stann. staph. sulf. sulf-ac. thui. viol-tr.*

Échardes (comme par des). * *Arn.* bell. bov. *carb-veg.* cic. colch. ° hep. ign. lach. * *nitr-ac.* petr. plat. ran. * *sil.* sulf.

—

Cuir chevelu. Agn. ant. arn. asa. *asar.* berb. caust. chin. cupr. cycl. mez. petr. phos-ac. sulf. thui.

Lèvres. Agar. amm-m. ant. asa. bell. bov. bry. caus. clem. graph. grat. ign. kal. mags-arc. merc. natr. natr-m. nitr-ac. n-vom. par. phosph. phos-ac. sabad. sassap. spong. stann. staph. sulf. thui.

Ventre. Berb. mur-ac. phos-ac.

Mamelles et mamelons. Alum. baryt. berb. borax. carb-an. cocc. con. grat. kal. kreos. laur.

lyc. mags-as. mez. murex. natr-m. ol-an. phell. phosph. plumb. prun. rhab. sabin. sang. sep. zinc.

Os, périoste. Aeth. acon. agn. agar. amm. anac. ant. arg. ars. asa. aur. *bell.* berb. bry. *calc.* canth. carb-veg. *caus.* chel. *chin.* cocc. colch. *con.* daph. *dros.* dulc. euphorb. euphr. graph. *hell.* iod. kal. *lach.* laur. lyc. mags-arc. magn-c. mang. *merc.* mez. mur-ac. natr-s. nitr. nitr-ac. n-vom. ol-an. par. phell. petr. phosph. phos-ac. prun. *puls.* raph. ran-sc. *ruta.* sabin. samb. *sassap.* °sep. sil. spig. staph. stront. sulf. thui. tarax. tax. *val.* verb. viol-tr. zinc.

Ongles. Amm-m. bell. carb-veg. colch. con. graph. hep. *kal.* lyc. mags-aus. natr-s. nicc. *nitr. nitr-ac.* phos-ac. sep. *sil.* sulf.

Glandes. Acon. agn. *alum. amm-m.* ang. arg. arn. *asa.* baryt. *bell.* berb. borax. *bry.* calc. carb-an. caust. chin. cocc. con. cupr. cycl. euphorb. electr. graph. grat. hell. hep. *ign.* iod. kal. lach. lyc. mags. mags-arc. *merc.* mez. murex. mur-ac. natr. *natr-m.* nitr-ac. n-vom. ol-an. phell. *phosph.* phos-ac. plumb. *puls.* ran-sc. raph. rhab. rhus. sabad. sang. *sep.* sil. spig. *spong.* stann staph. *sulf.* sulf-ac. thui. veratr. zinc.

EXCORIATION (DOULEUR D').

En général. Acon. agar. °alum. amb. ant. arg. *arn.* ars. °aur. baryt. bell. berb. borax. *bry. *calc. cann. *canth.* caps. carb-an. carb-veg. *caust.* chel. chin. *cic.* coff. colch. con. °daph. dros. ferr. *graph.* hell. *hep *ign.* kal. laur. led. *lyc.* mags. mags-arc. *mags-aus.* magn-c. mang. *merc.* mez. mosch. natr. natr-m. *nitr-ac.* *n-vom.* oleand. par. *petr. phosph.* phos-ac. *plat.* *puls.* ran. *rhus.* rhus-v. ruta. sabin. sassap. selen. *sep. sil. spig. spong. *squill. staph. *sulf. *sulf-ac.* tab. teucr. val. veratr. *zinc.*

bry. calc. *dros.* gran. graph. *hep.* iod. magn-c. *merc. *mez. natr-c. *natr-m.* n-vom. ol-an. par. petr. phosph. *phos-ac.* ran. ruta. staph. stront. zinc.

Oreilles. Borax. caust. cic. galv. lyc. magn-c. phos-ac. sep.

Nez. Amb. amm. ang. *ant.* aur. bov. camph. caust. chin. cic. cin. coff. colch. con. hep. ign. lyc. mags-ac. magn-c. *magn-m.* mang. *mez.* natr-m. nitr-ac. *n-vom.* phosph. *rhod.* rhus. *sep.* sil. spig. squill. *staph.* sulf. zinc.

Face. Alum. anac. borax. bry. canth. con. dros. magn-aus. puls. sil. spig.

Lèvres. Amm. ant. caust. chin. euphorb. graph. ign. ipec. kal.

Cuir chevelu. *Amb. anac. ars.

kreos. magn. magn-arc. merc. phosph. *phos-ac.* plat. puls. rhus. sabad. sep. sulf-ac. teucr.

Coins de la bouche. Bell. calc. caust. graph. ipec. magn-arc. mang. merc. natr-m. sulf-ac.

Menton. Ant. hep. mags-aus. mang. veratr.

Mâchoire inférieure. Bry. canth. mang. veratr.

Cavité buccale. Agar. alum. amb. amm. ant. arn. ars. aur. bism. bry. *calc.* caps. *carb-an.* *carb - veg.* cast. caus. °*cist.* clem. cocc. corall. dig. electr. *graph.* hell. *ign.* iod. kal. kreos. *lach.* mags-arc. magsaus. magn-c. *magn—m.* mang. *merc.* mur-ac. natr. natr-m. *nitr-ac.* n-vom. petr. *phosph.* phos-ac. *puls.* ratanh. rhod. rhus. ruta. sabad. sassap. *seneg.* *sep.* sil. staph. stram. tereb. teucr. thui. *zinc.*

Palais. Agar. alum. *caus.* ign. *mang.* puls. thui.

Voile du palais. Ruta.

Arrière-Bouche. Alum. amm. aur. calc. *caps.* *carb-an.* *carbveg.* *cast.* caus. °*cist.* corall. dig. hell. *ign. kal.* kreos. *lach.* mags-aus. magn-s. *magn m.* *merc.* *nitr-ac.* petr. *phosph.* phos-ac. *puls.* rhus-v. sabin. seneg. *sen.* staph.

Gencives. Alum. ars. asa. aur. bism. bry. *carb veg.* clem. cocc. *graph.* iod. mags-arc. mur-ac. natr-m. nitr-ac. n-vom. petr. phosph. phos-ac. puls. ratanh. rhod. ruta. sassap. sep. sil. staph. tereb. thui. *zinc.*

Langue. Alum. amb. amm. ant. arn *calc. caus.* graph. *ign.* laur. *merc.* natr. *natr - m. nitr - ac.* sabad. sep. staph. teucr. thui. zinc.

Ventre. Cann. carb-veg. croton. euphorb. °*hyos.* lyc. phosph.

Aines. Bry. calc. chin. spig.

Anus. Alum. amm. amm-m. ang. ant. *ars.* aspar. baryt. berb. calc. cann. carb-veg. *caus.* croton. euphorb. *graph.* grat. hep. °*ign.* iod. kal. lach. led. lyd. mags. magn-c. magn-m. mez. mill. *merc. mur-ac.* natr. °*natrm.* natr-s. nitr-ac. *n-vom.* petr. phell. phosph. prun. °*puls.* rhod. rhus. sabin. sassap. sep. *spong.* stann. staph. *sulf.* tab. veratr. zinc.

Parties génitales. Amb. berb. borax. cann. cic. cinn. coff. corall. ferr. kal. kreos. murex. phos-ac. rhod. *rhus.* sabin. tab. teucr. °*zinc.*

Gland. Sabin.

Scrotum. Berb. con. phos - ac. teucr.

Verge. Borax. cann. cic.

Grandes lèvres. Amb. berb.

Vagin. Berb. ferr-mur. kal. kreos. rhus.

Prépuce. Cinn. corall. sabin.

Mamelles et mamelons. °*Merc.* °*sulf.* tab. *zinc.*

Cou. Bry.

Vertèbres. °*Con.* dig. sep.

Sacrum. Cast. caust. *natr.*

Nuque. Bry. dig. phos-ac. sep.

Dos. Cast. thui.

Omoplates. Coloc. lach. plat.

Bras. Bov. dig. graph. phosph.

Épaules. Arn. aur. cic. con. mags-arc. sep.

Coude. Carb-an. °*crotal. plat.* stann.

Avant-Bras. Cupr.

Mains. Berb. calc. carb-veg. **hep.* lam. nicc. °*nitr-ac. *rhus.*

Doigts. Amb. berb. °*graph. kal.* petr. sulf-ac.

Pouce. Mags. mez. spong.

Fesses. Lyc. mags-aus.

Hanches. Aspar. berb. cast. *cic.* natr-s. puls. sabin.

Cuisses. Arg. aspar. bell. berb. chel. coff. crotal. led. lyc. mang. mez. phosph. staph. sulf. thui. zinc.

Genoux. Anac. a-a. aspar. berb. *carb-an.* caust. electr. *led.* lyc. val. veratr.

Jambes. Amb. aspar. berb. chin. dig. mang. plat.

Tibia. Coff. mang. sep.

Mollet. Croc. crotal.

Pieds. Ars. barb. chin. evon. ** hep.* mur-ac. natr. *phos-ac. plat.* spig.

Talons. Borax. cast. cycl. euphorb. *ign.* laur. mags-arc. n-vom. phos-ac. sep.

Orteils. Agar. °*ars.* berb. camph. clem. cycl. *lyc.* mags. magn-aus. mur-ac. *natr.* natr-m. plat. ran. sep. zinc.

Os, périoste. °*Con.* graph. hep. ign. merc. °*phos-ac.* sep.

Ongles. Alum. graph. hep. kal. mags-aus. merc. mez. natr-m. n-vom. puls. sep. sulf.

Glandes. Alum. ant. arn. bry. calc. caust. cic. clem. *con. graph. hep. ign.* kal. merc. mez. natr-m. *n rom.* phosph. plat. puls. rhus. *sep.* staph. .sulf. sulf-ac. teucr. *zinc.*

FORMICATION.

Voy. **Fourmillement.**

FOULURE (DOULEUR DE).

Dos. Natr-m. sulf.

Bras. Caus. coloc. merc.

Coude. Lach.

Mains. **Amm.* amm-m. **arn.* berb. bry. **calc. carb-veg. caus.* hep. *lach. laur.* lyc. petr. *puls. rhod.* sabin. sil. *stann.* verb.

Doigts. Ang. berb. camph. cham. cupr. *kreos. phosph.*

Pouce. Camph. *kreos. mags. phosph.* prun.

Jambes. Amm. berb.

Hanches. Mez. stann.

Cuisses. Lyc.

Genoux. Agar. amm. graph. ipec. lach. n-mosch. phosph. *staph.* sulf.

Mollets. *Graph.*

Pieds. Agn. anac. ang. ant. ars. baryt. berb. ** bry.* camph. chel. cupr. gran. laur. *led.* mags. mags-aus. *merc.* mur-ac. natr-m. natr-s. *phosph.* phos-ac. plat. puls. ran. rhus. *sulf.* veratr. zinc.

Talon. *Merc.*

Orteils. Zinc.

FOURMILLEMENT, FORMICATION.

En général. *Acon. alum. amb.*
amm. amm-m. ant. *arg.* *arn.*
ars. asa. *baryt.* *bell. bry. calc.*
calc-ph. camph. canth. caps.
carb-veg. caus. *cham. chel.*
chin. cin. *colch.* con. croc.
electr. euphr. evon. ferr-mg.
graph. guai. *hep. ign.* *kal. lach.*
led. lyc. mags. *mags-arc.*
mags-aus. merc. *mur-ac.* *natr.*
natr-m. *n-vom.* par. *phosph.*
phos-ac. *plat.* plumb. *puls.*
ran. ran-sc. *rhod.* *rhus.* *sabad.*
sabin. *sec.* selen. *sep. sil. spig.*
spong. squill. *staph.* *sulf.* sulf-
ac. *thui.* veratr. *viol-tr.* zinc.

—

Cuir chevelu. Acon. alum.
amm. arn. ars. baryt. calc.
carb-veg. chel. croton. lach.
laur. led. nitr-ac. *n-vom.* plat.
ran. rhod. rhus. sabad. spig.
veratr.

Sourcils. Croc. ran.

Oreilles. Alum. *amb.* amm. ant.
ars. baryt. calc. caps. carb-veg.
caust. chin. *colch.* coloc. dros.
kal. laur. mill. n-vom. *plat.*
phell. ratanh. rhus. sabad.
samb. sep. spig. sulf. sulf-ac.
thui. long. veratr. zinc.

Face. Acon. alum. amb. anac.
ant. arn. bell. calc. cann. colch.
euphorb. evon. ferr-mg. grau.
lact. merc. n-vom. ol-an. pæon.
plat. ran. sabad. sec. thui.

Lèvres. Ant. arn. calc. caust.
lact. natr-m. pæon. phos-ac.
sabad. stront.

Cavité buccale. *Acon.* alum.
arn. *baryt.* carb-veg. caust.
colch. ign. lach. merc. natr-m.
petr. plat. rhus. samb. *sec.*
seneg. sep. tab.

Palais. Caust. colch. sabad.

Arrière-Bouche. Acon. carb-
veg. colch. ign. lach. petr.
samb. sec. sep. tab.

Gencives. Acon. arn. *baryt.*
rhus.

Langue. *Acon.* alum. merc. natr-
m. plat. *sec.* seneg.

Anus. Agar. alum. baryt. berb.
calc. carb-veg. caust. chin. cocc.
colch. *croc.* ferr-mg. hep. ign.
ipec. kal. laur. mags-aus. mosch.
mur-ac. natr. *n-vom.* ol-an.
phosph. plat. plumb. rhus.
sabad. sabin. sep. spong. sulf.
tereb. teucr. zinc.

Parties génitales. Acon. berb.
carb-veg. chin. mags-aus. merc.
natr-m. phos-ac. plat. sil. spig.
thui. val.

Frein du prépuce. Merc. phos-
ac.

Gland. Mags-aus. *natr-m.* phos-
ac. spig.

Testicules. Berb. carb-veg.

Scrotum. *Berb.* carb-veg. chin.
merc. phos-ac. sil. thui.

Verge. Val.

Vulve. *Plat.*

Poitrine. Bell. ran-sc. spong.

Mamelles. Sabin.

Aisselles. Bry. mez.

Cou. °*Electr.* sec. spong.

Sacrum. Lyc. sassap. stann.

Lombes. Croton.

Nuque. Lact.

Dos. Acon. baryt. caus. electr.
evon. graph. natr. sec.

Omoplates. Anac. arg. lact.
mags-arc. mez. sil.

Coccyx. Lyc.

Bras. Amm. arn. * *bell.* caps.
cham. cocc. croc. gran. lach.
natr-m. ° *nitr.* pæon. *sec.* sep.
° *sulf.* thui.

Épaule. Ammoniac. berb. cocc.

Coude. Berb. canth. merc.

Avant - Bras. Arn. bry. con.
plumb.

Mains. Anis. arn. ars. *baryt.* berb.
bry. caus. hyos. *lach.* lam. mez.
ol-an. op. par. phosph. phos-
ac. plat. ° *ruta.* sec. seneg. spig.
sulf. veratr.

Poignet. Calc.

Doigts. *Acon.* agar. *alum. amm-
m.* baryt. ° *calc. cann.* cin. croc.
hep. kal. kreos. lach. lact. laur.
mags-arc. mags-aus. magn-m.
magn-s. mur-ac. ° *natr-m. natr-
s.* nitr-ac. *ol-an.* op. pæon. *ran.
rhod.* rhus. *sec. sep.* ° *sil.* staph.
sulf. tab. *teucr.* thui. veratr.
verb.

— **articulations.** Sulf.

Pouces. Amb. cin. mags. *natr.
ol-an.* plat. plumb. sabad. *teuc.*
zinc.

Hanches. Baryt. evon. kal.

Cuisses. Arg. chin. gins. guai.
hep. plumb. sep. spig. sulf.
sulf-ac. tax.

Genoux. Carb-an. electr. gent.
kal. merc. rhus. zinc-ox.

Jambes. Alum. ant. baryt. bell.
calc. cast. caust. graph. *ign.*
ipec. *lach. n-vom. ol-an.* phos-
ac. *plat. rhod.* rhus. sep. spig.
sulf. sulf-ac. veratr. zinc.

Tendon d'Achille. Sabin.

Pieds. Alum. amb. amiac. amm.
arn. baryt. bell. berb. carb-an.
croc. ° *dulc.* euphorb. magn-c.
mang. mez. mill. phosph. puls.
rhod. rhus. sassap. ° *sep.* spong.
stann. tax. zinc. zing.

Plante des pieds. Arn. berb.
caus. clem. con. croc. *hep. kal.*
laur. magn-m. natr-m. ol-an.
phosph. *plat.* puls. raph. ° *sep.*
spig. staph. sulf. thui.

Talon. Amm. caust. ferr-mg.
graph. natr. phosph. stront.
sulf.

Orteils. Alum. amm. asa. berb.
cast. *caus.* chin. *colch.* euphr.
hep. kal. *lach.* lact. magn-m.
natr. nicc. nitr-ac. plat. *plumb.*
puls. ran-sc. *sec.* spig. staph.
° *sulf.* veratr. zinc.

Os , périoste. Acon. arn. cham.
colch. merc. plat. plumb. puls.
rhus. sec. sep. sulf.

— **Glandes.** Acon. arn. cann.
canth. con. mags-aus. merc.
natr. phos-ac. plat. puls. rhod.
rhus. sabin. sep. spong. sulf.
zinc.

FROTTEMENT (SUITES DU).

Bosses (élevures). Lach. lyc.
merc. natr. nitr-ac. op. rhus.
spig. veratr. zinc.

Boutons. Amm-m. bov. bry.
chin. cycl. graph. grat. lach.
laur. magn-c. merc. mosch.

natr-m. nitr-ac. phosph. puls.
rhus. sabin. sassap. sep. spong.
sulf. veratr. zinc.

Boutons purulents. Cycl. graph. sassap.

Brûlement. Amm. amm-m.
anac. arn. *ars. bell.* bov. *bry.*
calad. calc. canth. *caps. caust.*
chel. cic. cocc. cycl. dros. *dulc.*
euphorb. guai. graph. grat. *hep.*
kal. kreos. *lach.* laur. led. *lyc.*
mags. mags-arc. magn-c. magn-
m. *merc. mez.* mosch. n-vom.
oleand. par. *phosph.* phos-ac.
plumb. puls. ran. rhod. *rhus.*
sabad. sabin. *samb.* sassap. *se-*
neg. sep. *sil.* spig. *squill. staph.*
stront. *staph. thui.* veratr. zinc.

Cuisson. Bry. carb-an. hell.
sulf. zinc.

Dartres. °Dulc.

Desquamation. Dros.

Ecchymoses. Cycl. euphorb.
hyos. kal. mags. merc. par.
sulf.

Élancement. Arn. asa. baryt.
bry. canth. caust. cycl. dros.
graph. merc. par. phos-ac. puls.
rhus. sabad. sep. sil. spong.
squill. staph. sulf. tarax. thui.
viol-tr.

Éruption indéfinie. Alum.
amm. *ars. baryt.* bov. carb-an.
carb-veg. *caus.* kal. lyc. magn-
c. **merc.* natr. nitr-ac. phosph.
staph. zinc.

Excoriation (douleur d'). Agar.
amb. ant. baryt. bry. calc.
cann. caps. cic. dros. hep. lyc.
mags. mags-aus. mang. merc.
mez. natr-m. nitr-ac. n-vom.
oleand. par. petr. phosph. phos-

ac. puls. rhus. sabin. selen.
sep. sil. squill. staph. sulf.
zinc.

Formication. Amb. caps. chin.
cocc. merc. sabad. sil. spig.

Gonflement. Ars. bry. caust.
dulc. lach. mang. natr-m. puls.
ran. rhus. sulf. sulf-ac.

Miliaire. Amm. caust. lach.
merc. rhus. selen. veratr. sulf.

Nodosités, papules. Agar. ars.
bov. bry. carb-an. magn-m.
magn-s. ipec. natr-m. nicc. op.
staph. sulf. zinc.

Prurit apaisé. Alum. *amb.*
amm. anac. ang. ant. *arn. asa.*
berb. bov. *bry. calc.* camph.
cann. *canth. caps.* caust. chel.
cic. cin. *cycl. dros. dulc.* ferr-
mg. grat. *guai. ign.* kreos. laur.
led. mags-arc. mags-aus. magn-
c. magn-m. *mang.* merc. *mosch.*
mur-ac. natr. nitr. oleand. ol-
an. phell. *phosph.* phos-ac.
plumb. prun. *rhus. ruta.* sabad.
sabin. samb. sassap. seneg.
spig. spong. squill. stront. *sulf.*
sulf-ac. tab. tarax. tart. thui.
viol-tr. *zinc.*

— **changeant de place.** Anac.
calc. chel. con. cycl. ign. mags.
magn-c. magn-m. mez. nitr-ac.
spong. staph. sulf. ac. zinc.

— **restant invariable.** Acon.
agar. alum. amb. amm. amm-
m. ang. ant. *arg. arn.* asa.
bism. bov. calad. *cham. chel.*
cocc. colch. croc. *cupr.* dros.
euphorb. grat. hell. *ipec.* kal.
laur. *mags. mags-arc. mags-aus.*
magn-m. merc. mez. nitr-ac.
n-vom. *puls. ran-sc.* rhab. rhus.

ruta. *sil. spig. spong.* stront. *sulf. sulf-ac.* tarax. tart.

— **aggravé.** *Anac.* arn. baryt. *bism.* bov. *calad.* calc. cann. canth. *caps. caus.* cham. chel. chin. cocc. *con.* cupr. dros. dulc. *guai.* kal. *led.* mags. magn-c. magn–m. merc. *mez.* par. phosph. phos-ac. *puls.* sassap. seneg. sep. *sil.* spig. *spong.* squill. staph. stram. stront. sulf.

Rougeur. Agar. arn. bell. bov. graph. lyc. merc. natr-m. n-vom. oleand. phos-ac. puls. rhus. spong. tarax. teucr.

— **stries rouges.** Euphorb. phosph.

Saignement. Chin. cocc. kal. nitr-ac.

Taches. Ant. ars. cocc. kal. lach. mang. merc. phosph. rhus. sabad. sep. sulf. sulf-ac.

Gencives. Caust. lach. phos-ac. stront.

Torpeur. Anac. oleand. plumb.

Ulcères. Ang. ars. asa. bell. caust. con. hep. * *lach.* lyc. merc. natr. nitr-ac. petr. puls. rhus. sil. staph. sulf.

Ulcération (douleurs d'). Phosph. staph.

Vésicules. Amm. ant. caust. chin. cycl. hep. lach. mang. natr. natr-m. phosph. rhus. sassap. spong.

GLOUSSEMENT.

En général. Amb. ant. arg. arn. asa. asar. bell. berb.° *calc.* chel. colch. con. crotal. kreos. lach. mags-aus. mang. men. natr-m. oleand. par. puls. *rhab.* rhus. spig. spong. squill. zinc.

Bras. Amb. mags-aus.
Épaule. Berb. mang. puls.
Coude. Kreos. mang. rhab. spong.

Bras. Berb. colch. zinc.
Avant-Bras. Zinc.
Mains. Berb. rhus.
Doigts. Berb. par. spig. teucr.
Fesses. Amb. ant. zinc.
Cuisses. Berb. men. oleand.
Genoux. Arg. asa. asar. bell. berb. natr-m. rhab.
Jambes. Ant. arn. berb. con. crotal. rhab. rhus. spig.
Pieds. Berb. chel. lach.

GONFLEMENT (SENSATION DE).

En général. Acon. alum. amm. amm-m. ant. arn. *aur.* baryt. * *bell. bry.* ° *calc.* canth. caps. carb-an. carb-veg. chin. cocc. con. dig. dulc. graph. guai. *hep.* hyos. *ign.* * *lach.* laur. *merc. nitr. nitr-ac.* n-mosch. * *n-vom.* par. plat. * *puls. rhus. sabin.*

sassap. seneg. sep. sil. spig. *spong.* stann. staph. * *sulf.* sulf-ac. veratr. *zinc.*

Lèvres. Oleand. rhus.
Mâchoire inférieure. Sabad.
Bouche. Alum. amm. anac. ba-

ryt. *bell.* bry. chin. cocc. daph.
hep. ign. lach. lyc. nitr. n-
vom. plumb. puls. rhod. *sabin.*
sang. spong. stront. sulf. thui.
zinc.

Palais. Ign. n-vom. puls.

Arrière-Bouche. Alum. baryt.
* *bell.* bry. chin. *hep.* * *lach.*
nitr-ac. * *n-vom.* plumb. * *puls.*
rhus. *sabin.* sang. * *sulf.* thui.
zinc.

Gencives. Amm. chin. daph.
hyos. nitr. n-vom. puls. rhod.
sabin. spong. stront.

Luette. * Puls.

Langue. Anac. cocc. lyc. mags-
aus.

Aines. Con. sil.

Anus. Camph. graph. hep. n-
mosch. teucr.

Poitrine. Lach. *merc.*

Aisselles. Kal-hdr. laur.

Genoux. Alum. amiac. berb.
canth. carb-veg. lach. *nitr-ac.*

Jambes. Lam. lyc. prun.

Pieds. Plat. sassap.

Plante des pieds. Bry. ° *calc.*

Orteils. Mur-ac.

—

Glandes. Ant. *aur. bell. bry.*
carb-veg. chin. con. dulc. *hep.*
ign. lach. mags. mags-arc. *merc.*
natr-m. *nitr.* nitr-ac. n-mosch.
n-vom. *puls. rhus.* sabin. spig.
spong. staph. sulf. zinc.

PICOTEMENT.

En général. Agar. bell. cann.
cin. croc. dros. lyc. mez. mosch.
plat. ran-sc. sabad. sep. sulf.
tart. zinc.

—

Bouche. Caust. lach. lyc. ol-an.
phell. phosph. rhod.

Palais. Caust. ol-an.

Gencives. Lach.

Langue. Lach. phell. phosph.
rhod.

Scrotum. Plat.

Bras. Alum. coloc. mags-arc.
plat.

Avant-Bras. Alum. coloc.

Mains. Lach. *plat.* seneg. sil.

Doigts. Ferr-mg. natr-m. *ol-an.*
sil. *sulf.*

Pouce. Ol-an.

Hanche. Caust.

Cuisses. Nitr-ac. zinc.

Genoux. Cann. croton. plat.
spong. sulf-ac. tart.

Jambes. Croton. ° *lach.* phell.
sil.

Tendon d'Achille. Sulf-ac.

Pieds. Puls. ran-sc. ° *sep.* tart.
zinc.

Talon. Ferr-mg.

Plante des pieds. Alum. ant.
natr. ruta. *sep.* staph.

Orteils. Lach. mez. sulf-ac. *zinc.*

PRURIT.

En général. * *Acon.* agar. agn.
alum. * *amb.* * *amm.* * *amm-m.*

anac. anthrok. * *ant.* arg. arn.
* *ars.* * *asa.* asar. aur. baryt.

bell. berb. bism. bov. *bry.*
**calad.* calc. calc-ph. camph.
cann. *canth.* caps. carb-an.
carb-veg. caust. cham. *chel.*
chin. **cic.* cin. cist. cocc. coff.
colch. coloc. **con.* croc. crotal.
croton. **cycl.* dig. °*dros.* dulc.
electr. euphorb. euphr. evon.
ferr-mg. gins. graph. grat. guai.
hep. heracl. hydroc. hyos. *ign.*
°*ipec.* iod. **kal.* kal-chl. kreos.
**lach.* laur. **led.* lupul. **lyc.*
mags. mags-arc. *mags-aus.*
**magn-c.* magn-m. magn-s.
mang. meph. **merc.* mercurial.
**mez.* mosch. mur-ac. natr-c.
natr-m. nicc. nitr. *nitr-ac.* **n-vom.* **oleand.* ol-an. op. *par.*
petr. phell. phosph. phos-ac.
plat. *plumb.* prun. **puls.* **ran.*
ran-sc. ratanh. rhod. **rhus.*
rhus-v. **ruta.* **sabin.* sassap.
sec. **selen.* seneg. sep. **sil.*
spig. spong. squill. stann. **staph.*
stram. stront. **sulf.* *sulf-ac.*
tab. tarax. *tart.* tax. teucr. thui.
val. *veratr. viol-tr.* vinc-min.
zinc.

Brûlant. **Agar.* alum. **amb.*
amm. anac. *arg.* arn. **ars.* aur.
baryt. berb. borax. bov. °*bry.*
calad. calc. calc-ph. canth. *caps.*
carb-veg. chin. °*cic.* cocc. coff.
colch. dulc. *euphorb.* grat. guai.
hell. *hep. ign.* kal. led. lyc.
mags. magn-c. mang. *merc.*
mez. natr. ° *n-vom.* oleand. ol-an. op. phell. petr. phosph.
phos-ac. puls. *ran.* °*rhus. sabad.*
sassap. seneg. sep. *spig.* spong.
squill. stann. *staph.* stram.
stront. *sulf. veratr. viol-od.*

Chatouillant. *Agar.* arg. bry.
calc. cocc. euphorb. euphr. ign.
merc. mur-ac. plat. puls. ruta.
spong. squill. tart.

Déchirant. Bell. bry.

Douloureux. Alum. amm. baryt.
cham. cocc. lupul. nitr.

Cuisant. Amm - m. ant. *berb.*
bov. *bry.* calc. camph. carb-veg.
chel. *chin.* cocc. **colch.* coloc.
con. euphorb. grat. hell. ipec.
° *lach. led.* lyc. *mags-arc.* mags-aus. mang. *merc.* mur-ac. natr-c. nitr. *n-vom.* °*oleand.* ol-an.
op. phosph. °*puls.* sil. staph.
stront. tart.

Élancement (avec). *Agn.* alum.
anac. ang. ant. *arg.* arn. asa.
aur. baryt. berb. **bry.* calad.
calc. camph. cann. canth. caps.
carb-veg. caus. cham. chin.
cocc. colch. *con.* crotal. *cycl.*
dig. **dros.* dulc. euphorb. euphr.
graph. hep. hyos. *ign.* iod. kal.
lach. laur. *led.* lyc. mags. *mags-arc. mags-aus.* magn. *merc.*
mez. mosch. mur-ac. natr. natr-m. nitr. nitr-ac. n-vom. *oleand.*
op. petr. phell. phosph. phos-ac. plat. plumb. prun. *puls.* ran.
ran-sc. rhab. °*rhus. ruta.* sabad. *sabin.* samb. sassap. sil.
°*spig.* **spong.* squill. *stann.*
**staph.* stram. sulf. tab. tarax.
teucr. °*thui. veratr.* °*viol-tr.* zinc.

Erratique. Cham. graph. kal.
magn-m. mez. ratanh. rhus-v.
spong. staph. zinc.

Excoriation (avec douleur d').
Berb. cann. led. mags-m. mags-aus. mez. plat. ruta. staph. sulf.
zinc.

Formicant. Acon. amb. arg. arn. asa. baryt. *bell.* bry. calc. camph. canth. *chel. chin.* cin. euphr. ferr-mg. led. mags-arc. mags-aus. n-vom. op. phos-ac. *plat.* °*puls.* **rhod.* sabad. sec. sil. spig. spong. *squill.* staph. sulf. thui. veratr.

Gale (comme dans la). Amb. merc. °*veratr.*

Picotant. Cin. plat. zinc.

Poux(comme par des).Arg. canth. magn-m. plat. zinc.

Puces (comme par des). Arg. iod. lyc. mags-arc. magn.merc. mez. natr. nicc. ol-an. puls. sil. spong. staph. stab. teucr. thui. zinc.

Reptation (avec). Arg. ars. dulc. magn-c. sil. spig. staph.

Rongeant. * *Agn.* alum. amb. anac. *ars.* berb. bism. bry. caps. caust. cham. clem. *cocc.* con. cycl. *dig.* dros. *euphorb.*˙ evon. graph. guai. hell. hep. kal. led. °*lyc. mags-aus.* men. merc. n-vom. *oleand.* par. phell. phosph. *plat. puls. rhod.* rhus. °*ruta.* spig. spong. squill. *staph.* stann. sulf. thui. tarax. veratr. vinc-min.

Orties (comme causé par des). Colch. lupul.

Violent. *Agar.* alum. amm. cin. °*dros.* °*dulc.* heracl. hyos. °*ipec.* kal-chl. kreos. **lach.* lyc. magn. magn-m. merc. natr. nitr-ac. op. par. phosph. rhus-v. seneg. zinc.

Voluptueux. Anac. mags. arc. *merc.* mur-ac. sep. sil. spong. sulf.

———

Cuir chevelu. Agar. agn. alum. **amm.***amm-m.* anac. °*ant.* arn. arg. *ars.* asar. *baryt. berb. bov.* **calc.* calc-ph. caps. carb-an. *caust. cham.* chin. coff. con. *crotal.* cycl. dros. **graph.* grat. *kal.* lach. *laur. lyc.* magns-arc. magn-c. magn-m. mang. meph. **merc.* mez. mur-ac. *natr-m.* °*nitr-ac. oleand. ol-an.* par. petr. phell. **phosph.* phos-ac. puls. ran-sc. ratanh. **rhod. rhus. ruta.* sabad. **sass.* **seneg.* **sep.* **sil.* spig. staph. stront. sulf. sulf-ac. **thui.* veratr.

Yeux. *Agar. alum.* amm. ars. asa. *baryt.* bell. bov. **calc.* canth. carb-an. carb-veg. *caus. chel.* con. coloc. cupr. *cycl.* ferr. *ign.* lach. laur. mags. mags-arc. mags-aus. magn-c. *magn-m.* merc. mosch. *mur-ac. natr. na-tr-m.* oleand. petr. phosph. plat. **puls.* ran. rhod. sep. **sil. spig.* squil. stann. stront. **sulf.* zinc.

Sourcils. Agar. agn. alum. caust. chin. laur. mags-arc. par. selen. sil. spig. sulf. viol-tr.

Paupières. Agn. alum. Amb. amm-m. ang. ars. baryt. **bell.* **bry.* **calc.* camph. carb-an. carb-veg. caust. chin. cin. cocc. croc. cycl. dros. **euphorb.* euphr. ferr. graph. iod. kal. kal-hdr. kreos. laur. lyc. mags. *mags-arc. mags-aus.* magn-m. *mez.* mosch. mur-ac. *natr.* na-tr-m. nicc. **n-vom.* oleand. par. petr. *phosph.* plat. puis. *rhus. ruta.* sep. **sil.* spong. stap. **sulf.* sulf-ac. *veratr.* zinc.

Angles des yeux. Alum. ant. arg. arn. *bell.* berb. borax. bruc. bry. *calc.* carb-veg. *caus.* cin. *con.* crotal. euphorb. ferr-mg. hell. hyos. ign. iod. lam. laur. led. *lyc. mags-arc. magn-c.* magn-m. mur-ac. *natr-m.* nitr-ac. n-vom. phell. prun. *puls.* rhus. *ruta.* sep. squill. *staph. stront.* sulf. tax. tong.

Oreilles. Æth. *agar. alum.* amb. *amm.* amm-m. °*anac.* arg. baryt. bell. berb. borax. *bov.* caps. carb-veg. cast. caust. *con.* cupr. ferr-mg. gran. graph. hep. *ign. kal.* kal-hdr. kreos. lach. *laur. lyc. mags.* magn-m. mang. men. meph. merc. mez. mill. mosch. mur-ac. natr-m. nitr. nitr-ac. *n-vom.* ol-an. petr. phell. *phosph.* phos-ac. *puls.* ratanh. raph. rhab. rhod. *rhus.* sabad. *sass. sep. sil. spig.* stann. *sulf.* tong. veratr. zinc.

— **extérieurement.** Agar. carb-veg. con. hep. kal. sil. spig. sulf.

— **conduit auditif.** Alum. caust. ign. nitr. sassap.

— **lobes.** Alum. caust. kal. laur. natr-m. phos-ac. sabad.

— **intérieurement.** Anac. caps. puls. ratanh. rhab. ruta. samb. sep.

— **derrière les oreilles.** Agar. alum. carb-veg. graph. mosch. natr-m. nitr-ac. therid.

Nez. Agar. agn. °*amm.* aur. *aurym.* berb. borax. bov. *calc.* *carb-veg.* caps. *caus.* coloc. con. eugen. gran. grat. hell. hep. ign. kal. lach. *laur.* lyc. magn-c. *merc.*

mur-ac. natr-m. natr-s. nitr. *nitr-ac.* n-vom. oleand. ol-an. op. petr. *phell.* phosph. samb. sass. selen. seneg. *sil.* spig. staph. stront. sulf. ther. zing.

Face. *Agar.* agn. *alum.* amb. *amm.* anac. °*ant.* arg. ars. asa. baryt. *bell.* berb. *calc. cann.* caps. caust. °*chel.* colch. *con.* dig. dulc. euphorb. ferr-mg. gins. gran. graph. grat. hep. kal. lach. laur. *lyc.* magn-c. meph. natr. *natr-m.* natr-s. nicc. *nitr.* n-vom. oleand. ol-an. op. petr. phell. *phosph.* phos-ac. plumb. *rhus.* ruta. *sabad.* sass. sep. sil. spong. squill. stann. staph. *stront.* sulf. tab. thui. *veratr.* viol-tr. zinc.

Joues. Agar. *agn.* alum. ant. asa. *bell.* berb. bov. caust. chel. *con.* cycl. dig. dulc. graph. hep. *lach.* laur. magn-m. natr-n. *oleand. rhus.* sabad. sil. *spong. staph.* stront. thui.

Favoris. Agar. amb. *calc.* natr. natr-m. sil.

Front. Agar. alum. amb. amm-m. anac. berb. canth. caps. carb-an. carb-veg. caust. cham. chel. croc. laur. led. natr-m. n-vom. oleand. ol-an. phell. rhus. samb. sil. spig. squill. veratr.

Lèvres. Alum. amm. arn. berb. bry. calc. caust. chel. con. ferr-mg. graph. hell. kal. laur. magn-c. mang. natr. *nitr-ac.* ol-an. phosph. sabad. sil. sulf. thui. zinc.

Menton. Alum. amm. berb. calc. con. dig. grat. hydroc. *kal.* laur. *lyc.* mags-aus. magn-c. meph.

natr-c. natr-m. oleand. ol-an. op. phosph. plat. sassap. sig. squil. *stront.* sulf. tarax. thui. *zinc.*

Mâchoire inférieure. Laur. natr. oleand. par. squill.

Bouche. Amm. bell. calc. caust. cist. ferr-mg. graph. *kal.* lach. mags-arc. magn-c. merc. nitr-ac. phosph. phos-ac. prun. rhod. samb. *sil.* spig. spong. tong. zinc.

Palais. Ferr-mg. kal. phosph. sil.

Voile du palais. Sil.

Arrière-Bouche. Cist. samb. spig.

Gencives. Amm. bell. calc. caust. graph. kal. lach. merc. nitr-ac. phosph. prun. rhod. spong. tong. zinc.

Langue. Alum. mags-arc. n-vom. phos-ac.

Ventre. Agar. alum. arn. aur. baryt. **bell.* berb. bov. cann. coloc. con. ign. kal. kal-hdr. laur. led. mags-arc. magn-c. mang. *merc. natr.* n-vom. *ol-an. petr.* phosph. *puls.* sassap. *sep.* spig. stront. sulf. tereb. zinc.

Aines. Berb. laur. magn-c. magn-m. magn-s. sep. spig.

Nombril. Ign. kal. kal-hdr. mags-arc. ol-an. phosph. *puls.*

Anus. Agar. **alum.* amb. **amm.* amm-m. **anac.* ant. ars. bell. berb. borax. bruc. bry. **calc.* canth. caps. **carb-veg. *caus.* cham. chin. cin. cocc. coloc. con. croc. ferr-mg. gran. graph. grat. ign. iod. **kal.* lach. led. **lyc.* mags. mags-aus. magn-m.

n-vom. ol-an. petr. phell. ** phosph.* phos-ac. plat. prun. rhus. *sabad.* sassap. **sep.* °*sil.* *spig.* squill. stann. staph. **sulf.* tereb. teucr. zinc.

Fesses (entre les). Alum. con. gran. seneg.

Périnée. Agn. alum. ars. carb-veg. gran. ign. mur-ac. n-vom. plumb. tarax.

Parties génitales. Acon. agar. agn. alum. *amb. amm.* anac. ang. ant. arn. ars. aur. baryt. *berb.* bry. **calc.* camph. *cann. canth.* carb-an. **carb-veg. caus.* cham. chin. cinn. cocc. *coff. *con.* croc. dig. dulc. euphorb. euphr. ferr. magn. *graph.* hep. heracl. *ign.* ipec. iod. **kal. kreos.* laur. led. **lyc.* mags. mags-arc. mags-aus. *magn-m.* mang. meph. **merc.* mez. mur-ac. natr. **natr-m.* natr-s. nicc. *nitr-ac. n-vom.* ol-an. **petr.* phos-ac. prun. *puls.* ratanh. rhod. *rhus.* sabin. sass. selen. **sep. *sil.* spong. staph. ** sulf. thui.* viol-tr. zinc.

Frein du prépuce. Cann. caus. hep. merc.

Gland. Alum. amb. arn. ars. calc. chin. cinn. coff. con. dig. hep. ign. ipec. iod. kal. led. mags-aus. mang. *merc.* mez. *natr. natr-m.* natr-s. *nitr-ac.* n-vom. petr. sabin. *sep.* sil. spong. *thui.*

Testicules. Merc.

Scrotum. Agar. alum. anac. ang. ant. aur. baryt. *berb.* calc. *carb-veg. caus.* cham. chin. cocc. coff. croc. ferr-mg. *graph.* hep. heracl. kal. *lyc.* mags-aus.

magn-m. mang. meph. mur-ac.
natr. natr-s. nicc. *nitr-ac.* *n-
vom.* *petr.* phos-ac. prun. puls.
ratanh. rhod. selen. staph. thui.
zinc.

Clitoris. Sulf.

Verge. Agar. ant. ars. caust.
coff. con. hep. natr-s. *nitr-ac.*
ol-an. phos-ac.

Mont vénérien. Agar. carb-
an. carb-veg. *kal.* natr-s. sulf.

Grandes lèvres. Agar. amb.
amm. *calc.* *carb-veg.* *con.*
graph. °*kal.* kreos. lyc. magn-
c. *merc.* *natr-m.* nicc. *nitr-ac.*
sep. *sil.* staph. *sulph.* thui.

Vagin. Canth. * *con.* kreos.
* *sulf.*

Prépuce. Acon. agar. ang. ars.
bry. calc. camph. *cann.* *carb-
veg.* caust. con. euphorb. euphr.
ign. laur. *lyc.* *mags-arc.* merc.
natr. *nitr-ac.* *n-vom.* *puls.* rhus.
sep. thui. viotr.

Poitrine. Agar. alum. anac. ang.
ant. arn. baryt. berb. *bov.* calc.
canth. *carb-veg.* con. kal. *lyc.*
natr-m. nicc. phell. *phosph.* sabad. *sep.* spong. squil. *stann.*
staph. sulf.

Mamelles. °*Alum.* caust. con.
hep. mags-arc. petr. puls. *rhus.*
sassap. sep. °*sulf.*

Mamelons. Con. hep. mags-arc.
petr. puls. sass. sep. sulf.

Aisselles. Anac. asar. carb-veg.
dig. grat. kal. nitr-ac. *phosph.*
sep. *spig.* spong.

Cou. *Alum.* anac. ant. calc. carb-
veg. cinn. mez. nicc. nitr-ac.
puls. rhus. squill. stront. sulf.
tab. teucr. thui.

Sacrum. Berb. grat. kal. magn-
m. merc. natr-m. phell.

Lombes. Alum. dig. puls.

Nuque. Alum. amm-m. berb.
carb-veg. mez. nitr-ac. ol-an.
phell. *sep.* staph. therid.

Dos. *Agar.* alum. amm-m. anac.
ant. baryt. berb. *calc.* *caust.*
daph. eugen. graph. guai. iod.
kal. °*lach.* laur. lyc. mags-aus.
magn-m. magn-s. merc. mill.
mur-ac. *natr.* natr-m. natr-s.
nicc. *nitr-ac.* n-vom. ol-
an. phosph. *phos-ac.* seneg.
sep. sil. spig. therid. thui.
zinc.

Omoplates. Alum. arn. baryt.
calc. crotal. laur. merc. oleand.
phell. ratanh. ruta. seneg. sil.
stront. therid. zinc.

Coccyx. Agar. alum. borax. bov.
graph. laur. led. par. plumb.

Bras. Agar. ang. ant. ars. aur.
bov. calc. carb-veg. *caust.*
chin. con. cupr. graph. hell. kal.
lach. lam. led. °*lyc.* natr. n-
vom. ol-an. op. phell. *phosph.*
phos-ac. plat. *puls.* rhus. ruta.
sep. sulf. tab. tart. teucr. thui.
veratr. zinc.

Coude. Agar. amm-m. berb.
canth. coloc. dulc. hep. *laur.*
merc. natr. nitr-ac. *oleand.*
petr. phosph. puls. rhus. sep.
spig.

Avant-Bras. Amm. amm-m.
berb. bov. carb-an. carb-veg.
caus. con. dulc. euphorb. hyos.
laur. magn-c. magn-m. magn-
s. merc. mill. nitr. puls. *ran.*
ratanh. sass. spig. stront. *sulf.*
tax. verbasc.

Mains. Agar. alum. amb. amm-m. anac. arg. aur. baryt. *berb*. borax. calc. *carb-an. carb-veg. caus*. cin. *colch*. dig. euphorb. galv. *gran*. graph. *grat. hep*. ipec. kal. kal-hdr. *kreos*. lach. lam. lupul. *lyc*. magn-c. magn-s. mang. *merc*. mur-ac. natr. *natr-m. nitr-ac*. ol-an. petr. *phell. phosph*. phos-ac. plat. ran. *rhus*. rhus-v. ruta. *sas*. sep. *sil. spig*. staph. stann. stram. *sulf*.

Poignets. Agar. amm-m. arg. berb. kal. led. plat. plumb. selem. veratr.

Doigts. * *Agar*. alum. amb. amm-m. *anac*. ant. ars. *berb*. borax. calc. carb-an. carb-veg. caust. *cocc-bon. cycl*. euphorb. grat. *lach*. lact. laur. *lyc*. mags-arc. magn-c. mang. *merc. natr-m*. natr-s. n-vom. oleand. ol-an. pers. phos-ac. plat. *plumb*. prun. *ran*. ran-sc. *rhod. spig*. sulf. therid. veratr. verb. zinc.

Pouces. Ant. carb-veg. cocc. grat. natr. oleand. ol-an. plumb. spong. staph.

Fesses et hanches. Amm. amm-m. ant. ars. baryt. calc. *caus*. chel. coloc. con. evon. kal. kal-hdr. lach. laur. led. lyc. mags-aus. magn-c. magn-m. mur-ac. natr. nicc. nitr-ac. ol-an. oleand. petr. phosph. phos-ac. *prun*. sep. sil. stann. staph. stront. sulf. tarax. *therid*. teucr. zinc.

Cuisses. Agar. alum. anac. ang. ant. arn. ars. baryt. berb. bry. *calc*. canth. caus. chel. cic. cocc.

con. croton. dig. dulc. electr. euphorb. euphr. *graph*. grat. guai. kal. *lach*. laur. led. mags-arc. magn. magn-m. mang. *merc*. mosch. mur-ac. natr. natr-m. *nitr-ac*. n-vom. *oleand*. phell. *phosph. prun*. ran-sc. ratanh. *rhod*. sassap. sil. *spig*. spong. *stann*. staph. stront. *sulf*. tarax. *zinc*.

Genoux. Amb. ant. asa. aur. berb. bry. *caus*. coloc. grat. hep. ign. kal. lach. **lyc. mang*. men. mur-ac. natr. nitr. nitr-ac. n-vom. ol-an. phosph. ran. ratanh. *rhus*. samb. sassap. *spong*. stann. *sulf*.

Jambes. Agar. alum. amb. amm-m. ant. asa. aur. berb. bism. *calc. caust. cocc. coloc*. croton. cycl. dulc. euphorb. euphr. graph. grat. °*ipec*. kal. **lach. laur*. **lyc*. mags-aus. magn-m. mang. mez. mosch. mur-ac. natr. natr-m. nitr. ol-an. op. *phosph*. phos-ac. plumb. rhus. *sabin*. sass. seneg. sep. *sil*. spig. *staph*. stront. sulf-ac. tarax. tart. tax. therid. thui. veratr.

Tibia. Ant. asa. bism. *calc. coloc*. croton. *grat. kal. lach*. magn-m. mang. mosch. nitr. *phosph*. plumb. *sep*. spig. *stront*. sulf-ac.

Mollets. Alum. *caus. cocc. coloc. cycl*. euphr. °*ipec. laur*. lyc. mags-aus. mang. *mez*. mur-ac. ol-an. *phosph. rhus. sabin*. sass. sil. staph. *tarax*. tax. therid. thui. veratr.

Tendon d'Achille. Berb. selen.

Pieds. *Bell. berb. bov. calc. caus*.

cham. cocc. dulc. electr. *gins.*
grat. hep. *ign.* kal-hdr. *lach.*
laur. led. ran-sc. selen. stram.
veratr. zinc.

Dos du pied. Agar. alum. anac.
asa. *bell.* bism. calc. *caus.* coloc.
dig. hep. *ign. led.* natr-m. natr-s.
ran-sc. *rhus.* spig. stann. stram.
tarax. thui.

**Malléoles et articulation
du pied.** Agar. ant. asa. aur.
borax. calc. *cocc.* dig. grat. *kal.*
lyc. magn-m. ol-an. *oleand.*
petr. *phos-ac.* puls. *rhus.* selen.
sep. stann. staph.

Talons. Calc. caust. cham. ign.
nicc. oleand. *phosph. phos-ac.*
puls. ran-sc. sabin. sil. *staph.*
veratr.

Plante des pieds. *Alum. amb.*
amm. amm-m. aur. cham. chin.
con. cupr. euphorb. hep. kreos.
mur-ac. *natr.* natr-s. *oleand.*

ran-sc. ratanh. *rhab.* sassap.
sep. spig. sulf. tarax. tart. thui.
zinc.

Orteils. *Agar. alum. amb.* amm.
amm-m. ant. ars. asa. *berb.*
borax. carb-an. clem. *cycl.* dros.
graph. hep. kal. lact. mags-arc.
mags-aus. magn-s. mang. merc.
mur-ac. natr. natr-m. *natr-s.*
nitr-ac. *n-vom.* pæon. plat.
puls. ran-sc. rhab. rhus. sep.
spig. spong. stann. *staph. sulf.*
tarax. *zinc.*

———

Os, périoste. *Cycl.* nitr. *phosph.*
veratr.

Ongles. Hep.

Glandes. Amm. anac. ant. canth.
carb-an. carb-veg. caus. cocc.
con. kal. magn-c. merc. phosph.
ran-sc. rhab. rhus. sabin. sep.
sil. spong.

REPTATION.

En général. Agn. alum. amm.
arg. aur. baryt. *berb.* borax.
bov. calc. cann. caps. *carb-veg.*
caus. laur. *led. lyc.* mags-aus.
magn-c. magn-m. mang. *mur-*
ac. natr. nitr-ac. n-vom. *oleand.*
phosph. phos-ac. plat. ran. ran-
sc. *rhod. *rhus. *sabad. sec.
sil.* spig. spong. *staph. *sulf.*
zinc.

———

Cuir chevelu. Alum. Cann.

chin. kal. kal-chl. ran. sil. staph.
thui.

Oreilles. Rhod.

Face. Magn-m.

Poitrine. Alum. coloc. mags-
aus. magn-m. mang. ran-sc.

Bras. Bell. mags-aus.

Avant-Bras. Caus.

Mains. Arn.

Cuisses. Berb. natr.

Genoux. Merc.

Pieds. Arn. phosph.

Plante des pieds. Magn-m.

RONGEMENT.

En général. *Agar. *agn. alum.* amb. anac. *ant.* arg. ars. °*ba-*

ryt. bell. berb. *bism.* bry. *canth.* caps. caus. cham. clem. cocc. con. °*cycl.* °*dig.* °*dros.* euphorb. evon. graph. guai. hell. hep. hyos. *kal.* °*led.* *lyc.* mags. mags-aus. *men.* merc. mez. natr. n-vom. *oleand. par.* phell. *phosph. phos-ac.* *plat. puls.* °*ran-sc.* rhod. *rhus.* °*ruta.* sep. spig. °*spong.* squill. stann. *staph.* sulf. tarax. thui. *veratr.* vinc.

———

Cuir chevelu. Agn. alum. ars. *baryt. berb.* bry. caps. cham. dros. n-vom. oleand. rhus. ruta. sep. staph. thui. veratr.

Oreilles. Arg. dros. indig. kal. kal-hdr. mur-ac. plat. sulf.

Anus. Agn. ars. ferr. phosph. phos-ac. stann. tarax.

Périnée. Agn. ars. tarax.

Parties génitales. °*Kal.* °*lyc.* n-vom. plat.

Testicules. °*Phos-ac.*

Scrotum. Plat.

Grandes lèvres. °*Kal.* °*lyc.*

Poitrine. Bell. berb. phos-ac.

Aisselles. Agn. mez.

Cou. Magn-m.

Hanches. Amm.

Sacrum. Amm. canth. magn-m. nicc. phosph. stront. sulf.

Lombes. Phos-ac.

Dos. Bell. hell. mags-aus. magn-m.

Omoplates. Alum. natr.

Coccyx. Alum. kal.

Bras. Ars. hell. lam. led. °*lyc.* phell. phosph. plat. *sulf.*

Épaule. Berb.

Coude. Berb. dulc. phosph. puls.

Avant-Bras. Rhus.

Mains. Baryt. berb. gran. lam. merc. platin.

Poignet. Berb. plat. veratr.

Doigts Berb. oleand. phos-ac.

Pouces. Oleand.

Fesses. Amm-m. berb. euphorb. evon. kal-hdr. led. staph. sulf.

Cuisses. Agar. anac. ars. berb. canth. chel. dig. euphorb. kal-hdr. led. n-vom. par. phosph. ran-sc. spig. stront. tarax.

Genoux. Berb. ran-sc. zinc.

Jambes. Alum. bell. aur. berb. euphorb. °*lyc.* *sulf.* natr. natr-m. phos-ac. tarax.

Tibia. Bism. coff. lam. laur.

Pieds. Agar. anac. *bell.* berb. bism. cocc. crotal. dig. *graph.* led. nicc. plat. *ran-sc.*

Talons. *Graph. ran-sc.*

Plante des pieds. Plat. tart.

Orteils. Berb. cocc. kal. *ran-sc.* sep.

Os, périoste. *Amm-m.* arg. bell. canth. con. *dros.* graph. lyc. *mang. phosph. phos-ac.* puls. °*ruta.* samb. staph. stront.

Ongles. Alum.

Glandes. Baryt. cham. mez. °*phos-ac.* plat. ran-sc. spong. staph.

TENSION.

En général. Agn. alum. amm. amm-m. anac. ang. °*ant.* arg.

*arn. asa. asar. aur. *baryt.
*bell. borax. *bry. calc. canth.
*carb-an.°carb-veg.*caus. cham.
chin. colch. coloc. con. dig.
euphorb. hell. hep. iod. kal.
kreos. lach. laur. led. lyc.*mags-
arc. magn-c. magn-m. mang.
men. merc. mez. mosch. mur-
ac. natr. natr-m. nitr-ac. *n-
vom. oleand. par. petr. phosph.
phos-ac. plat.*puls. rhod.*rhus.
ruta. sabad. sabin. sassap. sep.
sil. spig. spong. stann. staph.
stront. sulf. tarax. thui. veratr.
verb. viol-od. viol-tr. zinc.

——

Cuir chevelu. Asar. baryt. berb.
carb-an. caust. lam. par. ruta.
sabad. stront. spig. staph.
Os, périoste. Arn. mang. °ruta.
zinc.
Glandes. Alum. amb. amm. ang.
arg. arn. aur. baryt. bell. bov.
bry. calc. carb-an. caust. clem.
coloc. con. dulc. graph. kal.
lyc. mags. mags-arc. merc.
mur-ac. n-vom. phosph. *puls.
rhus. sabad. sabin. sep. sil.
spong. staph. stront. sulf. thui.

TÉRÉBRATION.

Glandes. Bell. lyc. puls. sabin.
Ongles. Colch.
Os, périoste. Anac. ang. asa.
aur. *bell. *calc. carb-an. dulc.
hell. hep. kal. lach. lyc. mang.

*merc. mez. natr. natr-m.
phosph. phos-ac. °puls. ran-sc.
rhod. rhus. sabad. sabin. °sep.
° sil. °spig. staph. sulf. thui.

TORPEUR.

En général. *Amb. *anac. ang.
cham. con. cycl. lach.°lyc. mags.
n-vom.°oleand. phosph.°phos-ac.
plat. plumb. °puls. *sec. stram.
sulf. tart.

——

Oreilles. ° Mur-ac.
Bras. Acon.*amb. calc-ph. cham.
° ign. kal. meph. natr-m. °nitr.
phosph. puls. ° rhus. sec.
Coude. Sulf.
Avant-Bras. Berb. casp. nitr.
stront. sulf.
Mains. Acon. ars. bov. bry. cann.
carb-an. carb-veg. cocc. graph.
lach. lam. °lyc. nitr. puls.°ruta.
sep. sil. zinc.

Poignet. Bov. plumb.
Doigts. Anac. ang. calc. cann.
caust. cic. cin. coff. colch. con.
crotal. cupr. dig. elcctr. euphr.
ferr. kal. kreos. lach. lyc. magn-
m. mur-ac. nicc. ol-an.*phosph.
phos-ac. plat. rhod. rhus. sec.
sep. sil. spong. staph. stront.
sulf. tart. thui. verb. zinc.
Pouce. Cin. kal. plat. stront. verb.
zinc.
Fesses. Calc. ° lach. staph.
Cuisses. Acon. agar. carb-veg.
° euphr. ferr. °graph. hep. men.
op. plat.
Genoux. Calc. graph. plat.
Jambes. Acon. alum. anac. berb.
borax. bry.*calc. carb-veg. dulc.

graph. kal. lyc. °*n-vom*. plat.
sep. sulf. sulf-ac.

Pieds. Acon. amb. ang. ant. ars.
carb-veg. con. electr. graph.
hep. lyc. op. par. phos-ac. *plat*.
rhus.

Talons. Alum. caust. clem. *ign*.
n-vom. sep. stront.

Plante des pieds. Bry. *puls*.
sulf.

Orteils. Arn. chel. crotal. cycl.
lach. *° plumb*. puls.

TRESSAILLEMENT.

Os, périoste. Anac. * *asa*. aur.
bell. °*calc*. caust. * *chin*. clem.
colch. lyc. merc. *natr - m*. n-
vom. petr. phosph. °*puls*. rhod.
rhus. sep. sil. sulf-ac. val.

Ongles. Calc. caust. graph. mags-
aus. merc. natr-m. n-vom. puls.
rhus. sil.

Glandes. Arn. *asa*. aur. *bell*.
bry. *calc*. caps. *caust*. chin.
clem. graph. lyc. men. merc.
natr. *natr-m*. nitr-ac. *n-vom*.
petr. *puls*. *rhus*. sep. sil. *sulf*.

ULCÉRATION (DOULEUR D').

En général. Alum. amb. *amm*.
* *amm-m*. anac. ang. ars. bell.
bov. * *bry*. cant. caps. caust.
* *cham*. *chin*. cic. cocc. dros.
ferr. *graph*. hep. ign. kal. *kreos*.
lach. laur. magn-c. * *magn-m*.
mang. *merc*. *mur-ac*. natr. *natr-*
m. nitr. *nitr-ac*. n-vom. petr.
phosph. phos-ac. * *puls*. * *rhus*.
ruta. *sang*. sass. *sep*. * *sil*. spig.
spong. stann. staph. sulf. sulf-
ac. tarax. * *thui*. veratr. zinc.

Sous-cutanée (comme d'une ulcération). Agn. amm. anac.
* *arn*. ars. asa. aur. baryt. * *bry*.
calc. carb-veg. chin. colch. con.
cycl. dros. euphorb. *graph*.
* *hep*. hyos. iod. * *kal*. kreos.
led. * *mang*. natr-m. nitr-ac.
n - vom. par. petr. * *phosph*.
* *puls*. ran. *rhod*. * *rhus*. ruta.
sassap. *sec*. *sil*. stann. staph.
sulf. tarax. val. veratr. *zinc*.

———

Oreilles. Anac. calc. ferr. kal.
magn-c. mang. mur-ac.

Nez. Amm-m. arn. bry. camph.
canth. cocc. dulc. graph. ign.
kal. mur-ac. nitr. * *n-vom*. petr.
puls. rhus. staph. veratr.

Face. Acon. caps. chin. lyc. mang.
natr. natr-m. rhus. *staph*.

Lèvres. Chin. ign. mags-arc.

Menton. Euphorb. mang. spong.

Bouche. Alum. *amm*. bell. bov.
carb-an. carb-veg. *caust*. graph.
kal-hdr. ° magn-c. mang. natr.
nicc. nitr. ol-an. phell. phos-ac.

Palais. Amm. caust.

Arrière-Bouche. Kal-hdr. *nicc*.
nitr-ac. phos-ac.

Gencives. Alum. amm. bell. bov.
carb-an. carb-veg. caust. graph.
kal-hdr. ° magn-c. mang. natr.
nicc. nitr. ol-an. phell.

Ventre. Amm-m. *bov*. dig. hell.
kreos. magn-c. mang. °*nitr-ac*.
ran. *rhus*.

Nombril. Magn-c.

Anus. Magn-c.

Poitrine. °*Spig. staph.*

Aisselles. Prun.

Lombes. Kreos.

Nuque. Puls.

Épine dorsale. Carb-an.

Omoplates. Calend. cist.

Bras. Sep. staph. tab. thui.

Coude. Natr-s.

Avant-Bras. Stront.

Mains. Plat. sil. sulf-ac. teucr.

Doigts. Berb. bry. carb - veg. caus. graph. kal. par. plat. sassap. *sil.*

Fesses. Berb. calc. *kal. phosph.* prun. puls. sulf. verbasc.

Cuisses. Anac. sep.

Genoux. Caust. ol-an. rhod.

Jambes. *Iod.* puls. sep.

Pieds. Amm-m. * *bry.* caust. hep. indig. lyc. * *natr-m.* nitr.

Plante des pieds. Amb. *baryt.* calc. *canth. graph.* ° *ign.* kreos. laur. lyc. magn-s. nitr. °*phosph.* prun. *puls. spig.* sulf. zinc.

Talon. Amm. amm-m. berb. carb-an. *caust.* euphorb. graph. kal-hdr. laur. natr-s. zinc.

Orteils. Amm. carb-an. carb-veg. caust. con. kal-hdr. *natr.* phos-ac. *sil.* val. zinc.

—

Glandes. Amm. amm-m. aur. bell. bry. calc. canth. caust. cham. chin. cic. cocc. graph. hep. ign. kal. merc. mur-ac. natr. natr-m. nitr-ac. petr. phosph. puls. rhus. ruta. sil. staph. sulf-ac. teucr. zinc.

CHAPITRE IV.

SIMPTOMES DES ANNEXES DE LA PEAU,

DES GLANDES, DES OS, DES VAISSEAUX SANGUINS,
DES MEMBRANES MUQUEUSES
ET DE DIVERS PHÉNOMÈNES EXTÉRIEURS.

—

CÉRUMEN.

Augmenté. Agar. amm-m. calc. ° *con.* electr. hep. selen. sep. sil. thui. zinc-ox.

Blanc. *Lach.*

Bouillie (comme de la). Lach.

Dur. Lach. *puls.* selen.

Humide. Sil.

Jaune. Kal. lach.

Liquide. Amm-m. con. iod. *kal.* lach. *merc.* mosch. selen. *sil.*

Manque (de). ° *Calc.* ° *carb-veg.* ° *galv.*

Muqueux. Con.

Noir. *Puls.*

Pâle. *Lach.*
Purulent. Sep.
Pourri (comme du papier). Con.

Rouge de sang. Con.
Séreux. Zinc-ox.

CHEVEUX (SYMPTOMES AUX).

Arrachés (douleurs comme s'ils étaient). ° *Chin.* indig. ° *lyc.* selen. sulf.
Chute des. *Voy.* l'article ci-après.
Collant (se). Borax. fluor-ac. natr-m.
Contraction (sensation de). * Chin.
Croissant plus vite. Electr. lyc.
Douloureux. Agar. amm. *amb.* * ars. asar. * bell. calc. caps. carb-veg. ° chin. cinn. ferr. hep. * ign. mez. natr-m. natr-s. nitr-ac. * n-vom. par. spig. spong. sulf. thui. * veratr. zinc.
Feutrés. Borax. fluor-ac. natr-m.
Etoupe (comme de l'). ° *Phos-ac.*
Fétides. Natr-m.

Flasques. ° *Phos-ac.*
Froids. Sab.
Gras. Bry. plumb.
Gris. Graph. ° *lyc.* ° *phos-ac.* sulf. sulf-ac.
Hérissant (se). Amm. arn. baryt. cann. canth. cin. cocc. croc. dulc. laur. lyc. magn-c. merc. mez. mur-ac. n-vom. puls. ran. sil. spig. spong. veratr. zinc.
Plique (comme la). Borax. fluor-ac. ° lyc. ? natr-m.
Secs. Alum. * kal. plumb.
(**Tiraillement** des). * *Acon.* alum. arn. baryt. bell. bry. canth. kal. kreos. ° *laur.* lyc. magn-m. mur-ac. nitr. phosph. phos-ac. rhus.

CHUTE DES CHEVEUX ET DES POILS.

Tête en général. Alum. *amb.* °amm. ° ant. ars. * aur. aur-s. °baryt. bell. bov. * calc. canth. *carb-an. *carb-veg. *caus. chel. °chin. colch. * con. cycl. dulc. ferr. ferr-mg. °fluor-ac. *graph. hell. *hep. *ign. iod. *kal. *kreos. °lach. * lyc. ° magn-c. * merc. merc-d. natr. *natr-m. *nitr-ac. op. par. petr. *phosph. *phosac. plumb. puls. rhus. * sassap. sec. selen. * sep. *sil. * staph. * sulf. sulf-ac. tab. °zinc.
Côtés de la tête. Bov. * graph.

kal. *phos. phos-ac. staph. zinc.
Devant (sur le). °Ars. bell. hep. ° merc. °natr-m. °phosph. sil.
Occiput. Calc. *carb-veg. hep. °petr. *phosph. sep. *sil. staph. sulf.
Oreilles (derrière les). *Phosph.
Plaques (par petites). * Canth. hep. ° iod. * phosph.
Tempes. Calc. kal. lyc. merc. natr-m. par. sabin.
Vertex. *Baryt. calc. carb-an. °graph. hep. °lyc. nitr-ac. plumb. selen. ° sep. sil. zinc.

Paupières. Agar. *bell.* caust. hell. **kal.* par. plumb. selen.

Narines. Calc. *caust. graph.* sil.

Favoris. Agar. amb. ° *calc.* ° *graph.* natr. **natr-m.* nitr-ac. plumb. sil.

Moustaches. Baryt. *kal.* plumb.

Parties génitales. Bell. hell. natr. *natr — m.* nitr- ac. *rhus.* selen.

Corps (par tout le). Ars. *calc. carb-veg. graph.* hell. kal. lach. *natr-m.* op. oph. phosph. *sabin.* sec. sulf.

Maladies graves (après des). ° *Carb-veg.* ° *chin.* ferr. ° *hep.* ° *phosph.*

Chagrins (après de fréquents). ° *Ign.* ° *lyc.* ° *phos-ac.* ° *sulf-ac.*

CUIR CHEVELU.

Abcès. ° *Calc.* ° *lyc.*

Bosses (élevures). Anac. baryt. * *calc.* carb-an. ° *daph.* hell. kal. *lyc.* natr-m. n-vom. puls. phosph. phos-ac. ruta. sil.

Boutons. Agar. alum. anac. ant. amb. arg. **ars.* baryt. bar-m. berb. bov. calc. ° *clem. con.* cycl. hell. **hep.* kal. * *led. lyc.* mags. mags-arc. mur-ac. natr. ° *natr-m.* nitr. n-vom. oleand. par. petr. puls. rhus. sil. tarax. zinc.

Boutons purulents. Arn. **ars.* bov. gran. kal. mur-ac. n-vom. puls. rhus. sil.

Brûlement. Ars. baryt. **bry.* * *calc. caps.* clem. coloc. cupr. dros. grat. indig. lach. laur. lyc. *merc.* mur-ac. natr-m. oleand. *ol an.* par. phell. phosph. phos-ac. plat. ran. ruta. sep. spig. spong. staph. sulf. thui. veratr. viol-tr. zinc.

Collé sur le crâne. Arn. berb. mags. par.

Contraction. *Carb-veg.* * *chin.* lyc. natr-m. par. plat. rhus. stann.

Croûtes. ° *Alum.* **ars.* ° *baryt.*

* *calc.* ° *carb-an.* ° *chel.* electr. ferr-mg. **graph.* ° *hell.* ° *kal.* magn-c. * *merc.* mur-ac. **natr-m.* nitr-ac. * *oleand.* par. petr. phosph. **rhus.* ruta. sil. sulf.

Cuisses. Agn. bry. coloc. dros. grat. iod. mags-arc. merc. mez. ran. rhod. thui. zinc.

Contusion (douleur de). Arn. dig. par.

Dartres. Baryt. cupr. kal. petr. rhus.

Desquamation. Lach.

Ecchymosé (douloureux comme). Arn. **ars.* asa. baryt. calc. *ferr.*

Élancement. Agn. ant. arn. asa. *asar.* berb. caust. chin. cupr. cycl. mez. petr. phos-ac. sulf. thui.

Endolorissement. Agar. alum. amb. amm. ant. * *ars. baryt. bell. bry.* calc. *carb-veg.* * *chin.* cinn. *ferr.* ign. *lact.* lyc. magn-c. * *merc.* mez. *mosch.* natr-c. natr-m. nitr. nitr-ac. * *n-vom.* par. *petr.* phosph. phos-ac. rhod. rhus. sabin. sassap. *spig. staph. sulf.*

Enflure. Acon. berb. rhus. ruta. staf. sulf.

Éruptions. °*Baryt.* bar-m. **calc.* °*carb-an.* cic. °*clem.* **lyc.* **merc.* ** olean.* ** petr. rhus. ruta.* spig. **staph.*

Excorié. Bov. °calc.

Excoriation (douleur d'). ** Amb.* anac. ars. bry. calc. *dros.* gran. graph. **hep.* iod. magn-c. **merc.* ** mez.* natr-c. natr-m. n-vom. *ol-an.* par. petr. phosph. phos-ac. ran. ruta. staph. stront. zinc.

Formication. Acon. alum. amm. arn. ars. *baryt.* calc. carb-veg. chel. croton. lach. laur. led. nitr-ac. *n-vom.* plat. ran. rhod. rhus. sabad. spig. veratr.

Furoncles. Baryt. bell. calc. kal. **led.* magn-m. mur-ac. nitr-ac. rhus.

Gerçures. Ruta.

Glandes engorgées. °*Ars.* °*ba-ryt.* **calc.* lyc.

Gonflement. **Ars. bell.* cham. crotal. cupr. °*daph.* dig. merc. op. petr. phosph. puls. *rhus.* ruta. sep. stram. sulf.

Gratter (besoin de se). Alum. amm. baryt. *bov.* lyc. mur-ac. natr-m. oleand. par.

Incisives (douleurs). Clem.

Loupes. °*Calc.* °*lyc.*

Miliaire. Natr-m. spong. tart.

Ostéonossies. ** Aur.* °*daph.* °*merc.*

Ostéocopes (douleurs). Ang. *ant. arg.* ** aur.* baryt. *bell.* bry. *calc.* canth. carb-veg. caust. cham. **chin.* cocc. cupr. graph. guai. ** hep.* ign. ipec. *lyc.* mang. ** merc. mez.* natr-m. ni-

tr. ** nitr-ac.* n-vom. *phosph.* phos-ac. puls. rhod. rhus. ** ru-ta.* sabad. sabin. samb. *sep.* sil. spig. staph. sulph. veratr. viol-tr. zinc.

Poux (**prurit** comme par des). Bov. caps. laur. *mgs. merc. mez.* *oleand.* rhod. ruta. sabad. staph. s**ulf.**

Prurit. Agar. agn. alum. **amm.* ** amm-m.* anac. °*ant.* arg. arn. ars. asar. baryt. berb. bov. ** calc.* calc-ph. caps. carb an. *caust. cham.* chin. coff. con. *crotal. cycl.* dros. **graph.* grat. *kal.* lach. *laur. lyc.* mags-arc. magn-c. magn-m. mang. meph. ** merc.* mez. mur-ac. *natr-m.* nitr. °*nitr-ac.* oleand. ol-an. par. petr. phell. ** phosph.* phos-ac. puls. ran-sc. ratanh. **rhod. rhus.* ruta. sabad. ** sass.* **se-neg.* ** sep.* ** sil.* spig. staph. stront. sulf. sulf-ac. ** thui.* veratr.

Pustules. Bov.

Reptation. Alum. ant. baryt. cann. chin. kal. kal-hdr. ran. rhus. sil. spig. staph. thui.

Refroidissement facile. Ba-ryt. borax. calc. °*carb-veg.* ** kal.* led. lyc. natr. natr-m. phos.

Rougement. Agn. alum. ars. *baryt. berb.* bry. caps. cham. *dros.* n-vom. oleand. rhus. ruta. sep. staph. thui. veratr.

Rugosité. Natr-m. ruta.

Sensibilité. Alum. amb. ars. ** baryt. bell.* borax. bov. bry. ** calc.* carb-an. ** carb-veg.* ** chin.* chinin. ** ferr.* grat. ign.

lach. lyc. magn-c. magn-m.
mang. natr-c. natr-s. nitr. *nitr-
ac. * n-vom. par. petr. phosph.
phos-ac. rhus. sassap. selen.
sep. sil. spig. spong. squill.
sulf. *zinc.

Squames. * Alum. calc. crotal.
graph. kal. lach. °mez. °oleand.
rhus. staph.

Suintement. ° Baryt. * calc.
° clem. * graph. ° hell. ° hep.
* merc. * nitr-ac. ° oleand.

Taches. ° Ars. mosch. kal. zinc.

Tension. Asar. baryt. berb.
carb-an. caust. lam. par. ruta.
sabad. stront. spig. staph.

Toucher (sensibilité au). Amb.
arg. ars. aur. baryt. bell. bry.

calc. carb-veg. * chin. cinn.
ferr. hell. graph. hep. ign. lyc.
magn. * merc. mez. mosch. natr-
c. natr-m. nitr. nitr-ac. * n-
vom. par. petr. phosph. phos-
ac. rhod. rhus. sabin. sassap.
* spig. * staph. * sulf.

Ulcères. * Ars. nitr-ac. ruta.

Ulcération (douleurs d'). Agar.
arg. *ars. colch. graph. kal-hdr.
kreos. * merc. mur-ac. nitr-ac.
petr. phosph. rhod. rhus. ruta.
sil. spig. stann. sulf-ac. tarax.
zinc.

Vésicules. Bov. ° clem. ol-an.

Vésicules   sanguinolentes.
° Ars.

ÉCOULEMENTS ET SÉCRÉTIONS MORBIDES.

Acides. Calc. graph. hep. kal.
lam. magn - m. merc. natr.
nitr. n-vom. plumb. sep. sulf.
tarax.

Aqueux, séreux. Agar. alum.
amb. amm. amm-m. ant. arg.
ars. asar. bell. bov. calc. cann.
carb-an. *carb-veg. cast. *cham.
chin. clem. coff. con. *graph.
guai. ign. iod. kal-hdr. kreos.
*lach. mags-arc. magn-c. *ma-
gn-m. men. *merc. mez. murex.
mur-ac. nicc. nitr. n-vom. par.
phosph. plumb. puls. ran. rhus.
seneg. sep. sil. squil. stann. staph. *sulf. sulf-ac. thui.

Albumineux. Amm-m. borax.
bov. iatroph. mez. petr. plat.

Amers. Arn. ars. carb-veg. cist.
dros. merc. nitr-ac. phos - ac.
*puls.

Blancs. Amb. °asar. *bell. borax. bov. *calc. canth. carb-veg.
caust. °colch. con. ferr. graph.
grat. hell. kreos. lyc. mags-arc.
magn-c. merc. natr-m. nitr. n-
vom. ol-an. phosph. prun. *puls.
raph. ratanh. sabin. sep. *sil.
sulf-ac. tab. tart.

Blanc de lait. *Calc. carb-veg.
con. ferr. lyc. phosph. *puls. sabin. sep. °sil. sulf-ac.

Bleuâtres. Amb. ars. cupr-ac.

Brunâtres. Amm-m. *ars. *bell.
bism. borax. carb-veg. grat.
nitr-ac. sulf.

Brûlants. Alum. amm. amm-m.
*ars. calad. °calc. °carb - an.
cast. chin. cin. con. kal-hdr.
mags. magn-s. mez. *puls. sulf.
sulf-ac.

Chair (couleur de). Alum. °cocc.

kreos. merc. nitr-ac. sabin. tab.

Colle (comme de la). *Sabin.

Copieux. *Acon. alum. *amm. arg. ars. asa. bry. calc. canth. cast. caust. chin. cic. °daph. °dulc. ferr. *graph. guai. iod. kal. kreos. °lach. laur. lyc. magn-m. magn-s. mang. *merc. mez. natr. *natr-m. nicc. nitr-ac. *phosp. phos-ac. *puls. ran. rhus. ruta. samb. sabin. °sass *sep. sil. squill. staph. *sulf. thui.

Corrosifs, âcres. *Alum. *amm. *amm-m. anac. ant.*ars.*borax. bov. calc. cann. canth. carb-an. carb-veg. cham. chin. con. euphorb. *ferr. hep. ign. iod. kal. kal-hdr. kreos. lach. lyc. mags. arc. magn-c. magn-m. mang. *merc. mez. mur-ac. *natr-m. nitr-ac. °n-vom. *phosph. phos-ac. prun.*puls. ranc. °ruta.*sep. *sil. spig. squill. *sulf. sulf-ac. thui.

Cuisants. Ant. ars. cham. °con. ferr. ipec. °lach. merc. °phosph. sil. sulf.

Douceâtres.Asar. lach.magn-c. merc-cor.

Écumeux. °Ars. chen. ferr. op. sec. sulf-ac.

Epais, muqueux. °Acon. agar. alum. amm-m. ant. arg. ars. baryt. berb. borax. calc. carb-an. carb-veg. cast. con. cop. electr. graph. ipec. iod. kal-hdr. °kreos. lam. lyc. mags-arc. magn-m. magn-s. murex. mur-ac. natr. natr-m. nicc. nitr-ac. ol-an. op. par. puls.°ruta.sabad.

samb. sassap. scrof. sec. selen. seneg. sil. staph. *sulf. tong. zinc. zing.

Fétides. Caps. magn-c. nitr-ac. *n-vom. sabin.

Filants. Asa. carb-veg. graph. mags-aus. magn-c.

Floconneux. Agar. amb. merc. sep. *sulf.

Fromage (ayant l'odeur du). Calc. °hep. merc. sulf.

Gélatineux. Arg. berb. chinin. hell. laur. rhus. selen.

Globuleux. Sil. thui.

Graisseux. Magn-c.

Grisâtres. Amb. anac. arg. ars. carb-an. cust. chin. cop. kreos. lach. magn-m. merc. sep. sil. thui.

Jaunâtres. Acon. agn. alum. amb. amm. amm-m. anac. ang. *ant. arg. ars. aur. baryt.*bell. berb. bov. *bry. *calc. °cann. canth. caps. carb-an. *carb-veg. cast. caust. cham. cic. clem. con. corall. croc. °daph. °dros. dulc. eugen. gran. graph. hep. iod. kal. *kreos. lach. *lyc. magn-c. magn-m. magn-s. mang. merc. mez. mur-ac. *natr. natr-m. nitr. *nitr-ac. *n-vom. *phosph. phos-ac. prun. *puls. rhus. ruta. sabad. sabin. sec. selen. seneg. *sep. *sil. spig. *stann. staph. *sulf. sulf-ac. °thui. veratr. viol-tr.

Inodores ou insipides. Amm-m. calc. carb-an. corall. kreos.

Laiteux. Calc. carb-vg. electr. natr-m. con. electr. ferr. lyc. natr-m. phosph. *puls. sabin. sep. °sil. sulf-ac.

Métallique (d'un goût). Calc. cupr. ipec. n-vom. rhus.

Moisi (ayant un goût de). Borax. *carb-veg.*

Muqueux. Acon. agar. *agn. alum.* amb. amm. *amm.* amm-m. ang. ant. arg. arn. *ars.* arum. asa. *asar.* aur. baryt. *bell.* bism. *borax.* bov. bry. *calc.* camph. cann. canth. caps. carb-an. *carb-veg.* *caus.* cham. chel. *chen.* *chin.* cin. cocc. coff. *colch.* *coloc.* con. cop. croc. *cupr.* dig. dros. *dulc.* euphorb. euphr. ferr. galv. grat. *graph.* guai. hell. *hep.* hyos. ign. ipec. *iod.* *kal.* *kal-chl.* kreos. *lach.* lact. laur. *lyc.* mags-arc. mags-aus. magn-c. *magn-m.* *merc.* *mez.* mur-ac. *natr.* *natr-m.* natr-s. nicc. nitr. *nitr-ac.* n-mosch. *n-vom.* oleand. *par.* *petr.* *phosph.* *phos-ac.* phell. plat. plumb. *puls.* ran. raph. ratanh. rhab. rhod. *rhus.* ruta. sabad. *sabin.* samb. *sass.* sec. selen. seneg. *sep.* *sil.* spig. spong. *squill.* *stann.* staph. *sulf.* sulf-ac. *tart.* tong. *thui.* val. veratr. *zinc.*

Purulents. Cop. ign. *merc.* sep. (*Comp.* **Suppurations.**)

Putrides. °*Ars.* bell. °*chel.* cupr. ferr. graph. kreos. merc. mur-ac. °*natr.* nitr-ac. °*puls.* sep. sil. °*stann.*

Rougeâtres. Asar. borax. °*bry.* graph. par. phosph. rhus. sil. °*squill.* sulf.

Salés. Alum. *amb.* *ars.* °*baryt.* calc. chin. dros. *graph.* *lyc.* magn-c. magn-m. *merc.*

natr. n-vom. *petr.* °*phosph.* puls. samb. *sep.* *sil.* stann. staph. sulf. zinc.

Sanguinolents. °*Acon.* alum. amm-m. ars. *asar.* *baryt.* *bell.* *canth.* caps. *carb-veg.* caust. chen. °*chin.* cocc. con. cop. evon. ferr. graph. hep. *iod.* kal. kal-chl. led. lyc. *merc.* mez. murex. natr-m. nitr. n-mosch. *n-vom.* op. par. petr. phosph. *puls.* sep. *sil.* sulf. sulf-ac. thui. veratr. vip-torv.

Sang (avec stries de). *Ars.* borax. *chin.* °*daph.* ferr. lach. magn-c. magn-m. sabin. *sep.*

Saumure (*sentant la*). Graph.

Séreux. Borax. caps. carb-veg. colch. electr. *graph.* ferr. kal-hdr. laur. lyc. *magn-c.* mez. natr-m. nitr. n-vom. ol-an. *puls.* *rhus.* seneg. stann. staph. sulf-ac. tereb.

Tenaces. Acon. agn. *alum.* amm-m. anac. ant. °*ars.* baryt. *bell.* *bov.* bry. calc. °*cann.* canth. carb-veg. caust. *cham.* chin. *chinin.* *cist.* cocc. colch. con. dulc. euphr. graph. iod. kal. lach. lact. laur. lob. mags-arc. magn-c. magn-m. *merc.* °*mez.* natr. n-vom. °*par.* ol-an. °*phosph.* phos-ac. plumb. puls. *ran.* raph. rhus. sabad. sabin. °*samb.* scroph. *seneg.* sep. spig. spong. squill. *stann.* staph. *tab.* tart. tong. veratr. zinc.

Transparents. Alum. cast. crotal. ferr-m. graph. kal-hdr. magn-s. mang. natr-m. phosph. puls. sabad. *sep.* *sil.* *stann.* sulf-ac.

Verdâtres. Ars. asa. aur. borax. *carb-veg.* caust. colch °dros. ferr. hyos. kal. kreos. lach. °led. *lyc.* mags-aus. *magn-c.* mang. *merc.* murex. natr. natr-m. nitr-ac. n-vom. par. *phosph.* °puls. rhus. sabad. *sep.* sil. *stann.* *sulf.* °thui.

Visqueux. Carb-an. carb-veg. hep. phosph. °phos-ac. plat. *sulf.*

———

Oreilles. Alum. amm-m. anac. *asa.* aur. bell. bry. calc. °carb-an. °carb-veg. caust. °cham. °cist. °colch. kal. *lyc.* °men. *merc.* mosch. *natr-m.* *nitr-ac.* petr. puls. sep. *sil.* *sulf.* zinc.

Yeux, blennorrhée oculaire. Acon. agar. alum. *amm.* *calc.* caus. cham. chin. con.*dig.* dros. euphorb. *euphr.* *graph.* guai. hep. lep. *natr.* nitr-ac. phos-ac. *puls.* rhab.*seneg.* sil. spig.*sulf.* tarax. thui.

Nez. *Acon.* agar. *agn.* *alum.* *ambr.* *amm.* °amm-m. anac. ant. °arg. *ars.* asa. asar. aur. baryt. °bell. °borax. bov. brom. °bry. calad. *calc.* camph. *cann.* canth. caps. carb-an. *carb-veg.* caus. *cham.* chel. *chin.* *chlor.* cic. °cin. clem. cocc. coff. colch. coloc. *com.* corall. cupr. cycl. *dros.* euphorb. *euphr.* ° *ferr.*

fluor-ac. graph. guai. hell. hep. *hyos.* ign. *iod.* *ipec.* *kal.**kreos.* *lach.* °*laur.* led. *lyc.* mgs. mgs-arc. mgs-aus. °*magn.* *magn-m.* mang. nem. *merc.* *mezer.* mosch. mur-ac. *natr.* *natr-m.* *nitr.* *nitr-ac.* n-mosch. n-vom. op.°par. petr.*phosph.**phos-ac.* plumb. *puls.* rhod. rhus. °sabin. samb. sa-s. selen. °seneg. *sep.* °*sil.* spig. °spong. *squill.* °*stann.* °*staph.* *sulf.* *sulf-ac.* *tart.* teucr. *thui.* veratr. *zinc.*

Urètre. *Agn.* bar-m. *cann.* *canth.* caps. cheb. con. *cop.* galv. ipec. lach. lam. *merc.* *merc-corr.* *natr-m.* *nitr-ac.* °n-vom. °petr.°phos-ac.*puls.* ratanh. sabin. sass. *tereb.* *thui.*

Vagin. Acon.°agn.*alum.*ambr. *amm.* amm-m. °anac. ant.*ars.* baryt. bell. *borax.* bovist. bry. °calc. cann. canth. *carb-an.* *carb-veg.* cast. *caus.* cham. °chin. chinin. cocc. coff. *con.* °dros. electr. ferr. gran.*graph.* guai. °hep. ign. °iod. kal. *kreos.* °lach. *lyc.* *magn.* *magn-m.* mang. *merc.* mezer. mur-ac. murex. *natr.* *natr-m.* natr-s. nitr. *nitr-ac.* n-mosch. *n-vom.* *petr.* *phosph.* phos-ac. plat. plumb.*puls.* ran. *ruta.*sabin. sass. sec. seneg.*sep.**sil.* squill. *stann.* stront. *sulf.* *sulf-ac.* tart. *tong.* thui. viol-tr. *zinc.*

GLANDES (SYMPTOMES DES).

En général. Acon. agn. alum. amb. *amm.* amm-m. ant. arg. arn. *ars.* °asa. °aur. baryt. bar-m. *bell.* berb. borax. bov. *bry.* calad. *calc.* calend. camph. canth. caps. *carb-an.*

*carb-veg. caust. *cham. chin.
cic. cinn. °cist. clem. cocc. coloc. *con. corall. croc. cupr.
cycl. dig. *dulc. °electr. euphorb. ferr. °gran. *graph.
°hell. *hep. hyos. *ign. *iod.
*kal. °kreos. *lach. led. *lyc.
magn-c. magn-m. mang. *merc.
mez. mur-ac. natr. °natr-m.
*nitr-ac. °n-vom. oph. *petr.
*phosph. phos-ac. plumb. prun.
puls. raph. ran. ran-sc. rhod.
°rhus. ruta. sabad. sabin. samb.
sassap. *sep. sil. spig. *spong.
squill. stann. *staph. stram.
stront. *sulf. sulf-ac. tart. teucr.
°thui. veratr. viol-od. zinc.

Bleuâtres. Arn. ars. aur. *carb-
an. carb-veg. con. hep. °lach.
mang. merc. puls. sil. sulf-ac.

Brûlement. *Ars. *bell. °cann.
carb-veg. cocc. *hep. laur. merc.
*phosph. °puls. rhab. sil. tereb.

Chaleur. °Acon. amm. ant. arn.
asa. *bell. *bry. °calc. canth.
carb-an. carb-veg. chin. clem.
cocc. euphorb. hep. kal. led.
*merc. n-vom. petr. *phosph.
puls. rhus. sassap. sil. °sulf.

Chatouillement. Kal. plat.

Contraction. Acon. alum. amm.
arn. bell. borax. chin. cocc. con.
*ign. *iod. lyc. mang. nitr-ac.
*n-vom. phosph. plumb. *puls.
rhus. sep. *spong. sulf. sulf-ac.

Contusive (douleur). Arg. °arn.
ars. °carb-an. carb-veg. caust.
chin. °cic. *con. cupr. *iod.
kal. mags-arc. natr-m. °petr.
*phosph. plat. puls. rhod. rhus.
°ruta. *sep. staph. sulf. sulf-
ac.

Cordons gonflés. Calc. *dulc.
hep. *iod. lyc. rhus.

Crampoïdes (douleurs). Amm-
m. anac. *ang. bell. bov. *calc.
*carb-veg. caus. chin. iod. kal.
lyc. mags-arc. mags-aus. natr.
phos-ac. plat. sabad. sep. sil.

Déchirement. Agn. amb. amm.
arn. baryt. *bell. bov. *bry.
calc. cann. caps. carb-an. carb-
veg. caus. cham. *chin. cocc.
con. cycl. dulc. ferr. graph.
grat. ign. *kal. *lyc. *merc.
mez. natr. nitr-ac. n-vom. ol-
an. phell. phosph. *puls. rhod.
rhus. selen. seneg. sep. *sil.
*sulf. thui. zinc.

Dureté. Voy. **Induration.**

Élancement. Acon. agn. alum.
*amm-m. ang. arg. arn. *asa.
baryt. *bell. berb. borax. bry.
*calc. carb-an. caust. chin. cocc.
*con. cupr. cycl. euphr. electr.
graph. grat. hell. hep. *ign. iod.
kal. kreos. lach. lyc. mags. mags-
arc. *merc. mez. murex. mur-
ac. natr. *natr-m. nitr-ac. n-
vom. ol-an. phell. *phosph. phos-
ac. plumb. *puls. raph. ran-sc.
rhab. rhus. sabad. sang. *sep.
sil. spig. *spong. stann. staph.
*sulf. sulf-ac. thui. veratr. zinc.

Endolorissement. *Acon. *a-
lum. amb. *amm. ant. *arn.
ars. *aur. *baryt. *bell. berb.
borax. bry. *calc. calend. *cann.
canth. *carb-an. carb-veg. *caust.
cham. *chin. cic. clem. cocc.
*coloc. con. coral. dulc. *graph.
hell. hep. ign. *iod. kal. *lyc.
mags-arc. magn-c. magn-m.
*merc. murex. natr-m. nitr-ac.

n-vom. petr. *phosph. °phos-ac.
*puls. rhab. rhus. selen. °sep.
*sil. *spig. spong. squill. stann.
staph. stram. *sulf. sulf-ac. tart.
*thui. veratr.

Engorgement. Voy. **Goufle-ment.**

Étranglement. Amm. chin. *ign.
mags-arc. n-vom. plumb. *puls.
*spong.

Excoriation (douleur d'). Alum.
ant. arn. bry. calc. caust. cic.
clem. *con. *graph. hep. *ign.
kal. merc. mez. natr-m. n-vom.
phosph. plat. puls. rhus. *sep.
staph. sulf. sulf-ac. teucr. *zinc.

Flaccidité. Ars. cham. chin.
°con. *iod. kal. °nitr-ac. n-
mosch. phos-ac. sec. sil. veratr.

Formication. Acon. *arn. bell.
calc. cann. canth. *con. laur.
mags-aus. merc. natr. phos-ac.
*plat. puls. rhod. *rhus. sabin.
*sep. *spong. sulf. zinc.

Fouillement. Acon. amm-m.
arn. asa. bell. bov. bry. *calc.
*dulc. kal. natr. phosph. plat.
*rhod. rhus. ruta. sep. spig.
stann.

Frémissement. Ang. bell. calc.
kal. mez. natr. sil.

Gonflement. Acon. agn. *alum.
amb. *amm. amm-m. ant. arg.
*arn. *ars. °asa. °aur. *baryt.
bar-m. *bell. borax. *boy. *bry.
calad. *calc. camph. cann. canth.
caps. *carb-an. *carb-veg. caus.
*cham. chin. cic. cinn. °cist.
*clem. *cocc. coloc. *con. corall.
croc. cupr. cycl. dig. *dulc.
°electr. euphorb. ferr. *graph.
*hell. *hep. hyos. ign. *iod. *kal.

° kreos. °lach. led. *lyc. magn-
c. magn-m. *mang. *merc. merc-
corr. mez. mur-ac. *natr. *natr-
m. *nitr-ac. ° n-vom. ol-jec.
oph. *petr. *phosph. *phos-ac.
*plumb. *puls. raph. ran. ran-
sc. rhod. *rhus. ruta. sabad.
*sabin. samb. *sass. *sep. *sil.
spig. *spong. squill. stann.
*staph. stram. stront. *sulf.
sulf-ac. tart. tereb. teucr. °thui.
veratr. viol-od. zinc.

— (**Sensation** de). Ant. aur.
*bell. bry. carb-veg. chin. con.
dulc. hep. ign. lach. mags. mags-
arc. merc. natr-m. nitr. nitr-ac.
n-mosch. n-vom. *puls. rhus.
sabin. spig. *spong. staph. sulf.
zinc.

Encisives (douleurs). Arg. *bell.
calc. con. graph. ign. *lyc.
natr. phos-ac. *sep. sil. staph.
sulf.

Indolentes, gonflement froid.
°Ars. °asa. °bell. *calc. °cocc.
°con. cycl. °dulc. ign. °lach.
°merc. nitr-ac. phos-ac. plumb.
rhod. sep. °sil. spig. staph.
°sulf.

Induration, dureté, nodo-sités. °Agn. amb. amm. ant.
arn. ars. aur. *baryt. bar-m.
*bell. bov. °bry. *calc. camph.
cann. canth. caps. *carb-an.
*carb-veg. caust. *cham. °chin.
*clem. cocc. coloc. *con. cupr.
cycl. dig. *dulc. ferr. *graph.
hep. hyos. ign. *iod. kal. *lyc.
*magn-m. mang. merc. natr.
nitr-ac. n-vom. *petr. °phosph.
plumb. *puls. raph. rhod. *rhus.
sep. *sil. spig. *spong. °squill.

* *staph.* * *sulf.* thui. veratr.

Inflammation. ° *Acon.* ° *arn.* ars. aur. * *baryt.* * *bell.* berb. ° *bry.* calc. ° *camph.* canth. ° *carb-an.* carb-veg. ° *cham.* con. ° *dulc.* ° *gran.* * *graph.* ° *hep.* kal. lach. laur. ° *lyc.* mags-aus. mag-m. * *merc.* * *nitr-ac.* ° *n-vom.* petr. * *phosph.* phos-ac. plumb. ° *puls.* ° *rhus.* samb. sassap. * *sil.* spig. squill. ° *staph.* * *sulf.* sulf-ac. ° *thui.* veratr. zinc.

Nodosités. ° *Bry.* ° *calc.* * *carb-an.* * *cham.* clem. ° *coloc.* ° *dulc.* ° *graph.* ° *hep.* ° *iod.* ign. ° *lyc.* ° *nitr-ac.* ° *phosph.* puls. rhus. ° *sil.* ° *sulf.*

Pesanteur. * *Bell.* chin. *cupr.* mags-arc. merc. n-vom. ° *phosph.* puls. *rhus.* sil. stann. staph. *sulf.*

Pincement. *Bry.* * *calc.* mags-arc. *men.* mur-ac. prun. * *rhod.* rhus. *sabad. stann.* sulf. *veratr.*

Pression. Alum. arg. *ars. aur.* * *bell.* * *calc.* carb-veg. *caus.* chin. cin. cocc. con. cycl. *ign.* kal. * *lyc.* mags-arc. magn-m. mang. men. * *merc.* natr-m. nitr-ac. par. *phos-ac.* puls. rhab. *rhus.* sabin. * *spong.* ° *stann.* * *staph.* stram. * *sulf.* veratr. zinc.

Prurit. *Amm. anac. ant.* canth. carb-an. carb-veg. * *caus.* cocc. * *con.* kal. magn-c. *merc.* * *phosph.* ran-sc. rhab. rhus. *sabin.* sep. * *sil.* * *spong.*

Pulsation , battement. *Amm-m.* arn. *asa.* * *bell.* bov. bry. calc. caus. * *cham.* clem. *kal.*

lach. *lyc.* mags. * *merc.* natr. nitr-ac. phosph. rhod. ° *sabad.* sep. * *sil.* * *sulf.* thui.

Reptation. Bell. calc. *laur.* sep. * *spong.* sulf.

Roideur. Arg.

Rongement. Baryt. cham. *mez.* ° *phos-ac.* plat. ran-sc. spong. staph.

Sensibilité. Arn. *aur. baryt.* bell. * *cham.* chin. cocc. * *con.* cupr. *graph.* hep. ign. kal. laur. * *lyc.* magn-c. *natr.* nitr-ac. n-vom. *petr. phosph.* phos-ac. puls. * *sep.* sil. *spig.* squill. *sulf-ac.*

Serrement. Amm-m. anac. * *ang.* bell. bov. * *calc.* carb-veg. caust. *chin.* iod. kal. lyc. mags-arc. mags-aus. natr. phos-ac. * *plat.* sabad. sep. sil.

Suppuration. ° *Aur.* * *bar-m.* * *bell.* * *calc.* canth. ° *cist.* coloc. * *dulc.* * *hep.* hyos. ign. kreos. ° *lach.* * *lyc.* * *merc.* * *nitr-ac.* petr. ° *phosph.* sass. ° *sep.* * *sil.* squill. * *sulf.*

Tension. Alum. amb. amm. ang. arg. arn. aur. * *baryt.* bell. bov. * *bry.* calc. carb-an. * *caus.* clem. coloc. * *con.* dulc. * *graph.* kal. lyc. mags. mags-arc. merc. mur-ac. n-vom. * *phosph.* * *puls.* * *rhus.* sabad. sabin. sep. sil. * *spong.* staph. stront. * *sulf.* thui.

Térébration. * *Bell.* lyc. *puls.* sabad. sabin.

Tiraillement. Alum. ign. * *merc.* * *puls.* sil. zinc. (Comp. *déchirement.*)

Tressaillement. Arn. *asa.* aur. bell. bry. * *calc.* caps. caus.

chin. * *clem.* graph. lyc. *men.*
merc. natr. * *natr-m.* nitr-ac.
n-vom. petr. * *puls. rhus.* sep.
sil. *sulf.*

Ulcération. *Ambr.* ant. arn.
* *ars.* asa. *aur. bell. calc.* * *canth.*
carb-an. carb-veg. caus. * *clem.*
coloc. * *con. cupr. dulc.* * *hep.*
hyos. ign. kal. *kreos.* * *lach.* lyc.
* *merc.* nitr-ac. * *phosph.* phos-
ac. *rhus.* sass. sep. * *sil.* spong.
squill. * *sulf. sulf-ac. thui.*
zinc.

Ulcération (douleur d'). Amm.
* *Amm-m. aur.* bell. *bry.* calc.
canth. *caus.* cham. chin. *cic.*
cocc. *graph.* hep. *ign.* kal. merc.
mur-ac. natr. *natr-m.* nitr-ac.
petr. * *phosph.* * *puls.* * *rhus.*
ruta. sil. staph. sulf-ac. teucr.
zinc.

Vent (comme s'il y pénétrait du).
Spong.

Vivant (comme s'il y avait dedans quelque chose de). Ign.
merc. rhod. spong. sulf.

———

Sous-maxillaires (glandes).
* *Amm.* amm-m. arg. arn. * *ars.*
aur. * *baryt.* ° bell. * *calc. chin.*
cic. clem. cocc. *corall.* croton.
° *dulc. graph.* ign. iod. kal.
° *kreos.* lact. led. ° *lyc.* mags.
mags-arc. mags-aus. magn-c.
° merc. mez. natr. * *natr-m.*
* *nitr-ac.* * *petr.* phosph. phos-
ac. puls. raph. *rhus.* sep. * *sil.*
spong. squill. stann. * *staph.*
* *sulf-ac.* veratr. zinc.

Inguinales (glandes). ° *Ars.* ° *aur.*
calc. ° carb-veg. clem. * *dulc.*
graph. hep. ° iod. lyc. * *merc.*

natr. * *nitr-ac.* n-vom. *phosph.*
phos-ac. * *sil.* spong. stann.
stram. * *staph.* * *sulf.* ° *thui.*
tereb.

Axillaires (glandes). Amm.
amm-m. ars. asar. baryt. * *bell.*
calc. calend. ° *carb-an.* clem.
coloc. cupr. hep. iod. kal. lyc.
natr-m. * *nitr-ac.* phosph. phos-
ac. prun. *rhus.* sep. * *sil.* ° *staph.*
* *sulf. sulf-ac.*

Cervicales (glandes). Alum.
° amm. arn. baryt. bar-m. * *bell.*
* *calc.* caps. * *carb-an.* carb-veg.
caust. cinn. ° cist. cupr. ° electr.
ferr. graph. * *hell.* ign. ° *iod.*
kal. ° *kreos.* ° lach. * lyc. magn-
m. * *merc.* ° *mur-ac.* natr. *natr-*
m. * *nitr-ac.* ° *petr.* * *phosph.*
puls. selen. * *sil.* spig. spong.
° *staph.* * *sulf.* tart. viol-tr.

———

Cutanées ou sébacées (glandes).
Voy. *Acné* et *Tannes,* dans la
première partie de cet ouvrage.

Lacrymales (glandes). ° *Bry.*
* *calc.* ° *natr.* ° *petr.* ° *phosph.*
* *puls.* ° *sil.* ° *stann.*

Salivaires (glandes), **paro-**
tides. *Amm.* arg. *arn.* aur.
baryt. * *bell.* ° *bry.* ° *calc.* caps.
° carb-an. * carb-veg. caus. * *cham.*
chin. cocc. * *con.* dig. dulc.
euphorb. graph. hep. *hyos.* ° *ign.*
* *kal.* lyc. magn. mang. * *merc.*
mez. natr. *nitr-ac.* n-vom. petr.
phosph. phos-ac. ° *puls.* * *rhus.*
° *sabad.* sep. ° *sil.* staph. ° *sulf.*
thui.

Amygdales. Acon. alum. amm.
amm-cs. * *baryt.* * *bell.* berb.
* *calc.* * *canth.* ° *cham.* gran.

graph. *hep. *ign. *lach. *lyc.
*merc. natr. natr-m. natr-s.
nicc. *nitr ac. *n-vom. *phosph.
plat. ran-sc. raph. rhus. sep.
*staph. *sulf. tart. *thui. zinc.

Thyroïde (glande), **goître.**
°Ambr. °amm. bell. °calc. carb-
an. °caus. con. dig. °hep. *iod.
kal. °lyc. magn. merc. *natr.
°natr-m. petr. phosph. plat. sil.
*spong. *staph. sulf.

Mammaires (glandes). Acon.
alum. ambr. amm. °arn. °ars.
asa. baryt. *bell. borax. *bry.
°calc. camph. cann. *carb-an.
carb-veg. caus. °cham. *clem.
cocc. coloc. *con. croc. cupr.
dig. dulc. ferr. graph. guai.
°hep. iod. kal. kreos. laur. lyc.
mags-arc. mags-aus. mang.
merc. merc-corr. murex. mez.
natr. natr-m. nitr-ac. n-mosch.
n-vom. ol-an. petr. phell.
*phosph. phos-ac. plumb. prun.
°puls. ran-sc. rhab. rhus. rut.
sabin. samb. sang. sep. *sil.
°sulf. thui. veratr. zinc.

Testicules. Acon. °agn. agar.
alum. ambr. amm. ant. arg.
*arn. ars. asa. *aur. baryt. bell.
bism. bry. calc. camph. cann.
canth. caps. carb-veg. caus.
°chin. *clem. cocc. coff. °con.
dig. euphorb. euphr. graph. hep.
hyos. ign. *iod. ipec. kal. lyc.
mgs. mgs-arc. mgs-aus. mang.
men. *merc. mez. natr. natr-m.
nitr. *nitr-ac. *n-vom. petr.
phosph. phos-ac. plat. plumb.
*puls. *rhod. rhus. ruta. sabad.
sabin. selen. sep. sil. spig.
°spong. squill. °staph. °sulf.
sulf-ac. tarax. tart. teucr. °thui.
valer. veratr. °zinc.

Ovaires. °Acon. agar. °agn.
°ambr. °ant. arn. asa. °aur. *bell.
calc. °canth. °carb-an. carb-
veg. caus. chel. *chin. coloc.
*con. dros. dulc. *graph. hyos.
ign. °kal. *lach. laur. °lyc.
*merc. mez. natr. nitr. nitr-ac.
°n-vom. plumb. puls. ran. ran-
scel. ruta. sabin. sass. sec. *sep.
*staph. sulf. *thui. °zinc.

HÉMORRHAGIES ET SAIGNEMENTS.

En général. *Acon. agar. alum.
amb. amm. amm-m. anac.
*ant. arg. *arn. *ars. asa.
baryt. bar-m. *bell. bism. borax. bov. *bry. *calc. *cann.
*canth. caps. *carb-an. *carb-
veg. caus. *cham. °chin. cin.
°cinnam. clem. cocc. coff.
colch. coloc. con. *croc. crotal.
*cupr. *diad. dig. *dros. dulc.
euphr. *ferr. graph. hep.
*hyos. ign. *iod. *ipec. *kal.
°kreos. *lach. *led. *lyc. mags.

mags-arc. mags-aus. magn-c.
magn-m. *merc. mercurial.
mez. mosch. mur-ac. natr.
natr-m. °nitr. *nitr-ac. n-
mosch. °n-vom. oph. op. par.
petr. *phosph. phos-ac. *plat.
°plumb. *puls. rhod. °rhus.
ruta. sabad. *sabin. sassap.
°sec. selen. *sep. °sil. stann.
staph. °stram. *sulf. °sulf-ac.
tarax. tart. thui. val. veratr.
vip-torv. °zinc.

Aqueuses. Alum. amm. berb.

borax. bov. *calc. carb-veg. chin. cocc. con. crotal. dulc. *ferr. *bell. *graph. hell. kal. kreos. laur. lyc. natr-m. nitr-ac. n-vom. phosph. *plat. plumb. prun. puls. rhus. sabin. sec. sep. spig. stram. sulf. tart.

Brunâtres. *Bry. °calc. °carb-veg. °con. °puls. °rhus.

Caillots (en). Amm. *arn. *bell. bry. canth. carb-an. caus. *cham. *chin. con. *croc. *ferr. *hyos. *ign. *ipec. magn-m. *merc. natr-s. nitr. *nitr-ac. *n-vom. *phos-ac. *plat. *puls. *rhus. rhus-v. *sabin. *sec. sep. *stram. stront.

Claires. Berb. bov. crotal. dulc. ferr. graph. kreos. laur. magn-aust. magn-m. natr-s. phosph. prun. puls. °rhus. sabin. sec. stram. tart.

Colle (comme de la). Puls.

Corrosives. Amm. ars. baryt. bov. *canth. carb-veg. graph. hep. *kal. *nitr. rhus. sassap. *sil. sulf. sulf-ac. zinc.

Décomposé (d'un sang). Amm. amm-m. cic. crotal. lach. oph. vip-red. vip-torv.

Écumeuses. Oph.

Épaisses. Carb-veg. croc. cupr. electr. kreos. lach. laur. magn-c. magn-s. nitr. n-mosch. *plat. *puls. *sulf.

Fétides. Ars. *bell. *bry. *carb-an. carb-veg. caus. cham. chin. croc. ign. kal. merc. phosph. plat. rab. *sabin. sec. sil. sulf.

Foncé (d'un sang). Acon. amm. ant. arn. asar. bell. bism. bry.

canth. carb-veg. *cham. *chin. cocc. con. *croc. cupr. dig. dros. ferr. graph. ign. kreos. lach. led. lyc. magn-c. magn-m. nitr. nitr-ac. n-mosch. *n-vom. phosph. *phos-ac. plat. *puls. sec. selen. *sep. stram. sulf.

Grisâtres (muqueuses). Berb.

Huileuses. Laur. oph.

Noires. Amm. arn. asar. canth. carb-veg. *cham. *chin. *croc. electr. ferr. kreos. magn-c. magn-m. magn-s. natr. natr-m. natr-s. nitr. nitr-ac. *n-vom. olan. *puls. sec. *sep. stram. sulf.

Pâles. Alum. amm. ars. *bell. berb. borax. bov. *calc. *carb-veg. chin. *cocc. con. °crotal. dulc. *ferr. *graph. mags. hell. °kal. kreos. *lyc. mags. magn-m. natr-m. *nitr-ac. n-vom. phosph. *plat. plumb. prun. *puls. sep. spig. stram. °sulph. tart.

Poix (sang comme de la). Magn-c.

Rouge clair. *Acon. amm. arn. ars. baryt. *bell. borax. bov. bry. calc. canth. carb-an. carb-veg. chin. °crotal. dig. dros. *dulc. *ferr. *graph. *hyos. °ipec. kreos. laur. led. mags-aus. magn-m. merc. natr. nitr. nitr-ac. n-mosch. *phosph. *puls. *rhus. sabad. *sabin. sec. sep. sil. stram. stront. sulf. tart. zinc.

Visqueuses. *Croc. cupr. kal-chl. magn-c. sec.

Yeux. Arn. *bell. calc. °carb-veg. °cham. crotal. °euphr. *lach. °n-vom. ruta. seneg.

Paupières. *Bell.*

Oreilles. Bell. bry. °*calc.* caus. °*cic.* °*cist.* °*con.* galv. *graph.* *lach.*°*lyc.**merc.°*nitr-ac.* ophiot. petrol. phosph. **puls.* °*rhus.* °*sep.* °*sil.* °*sulf.*

Nez, épistaxis. **Acon.* agar. amb. **amm.* **anac.* ant. arg. **arn.* ars. *baryt.* **bell.* berb. borax. **bry.***calc.***cann.* canth. caps. *carb-an.* **carb-veg.* caus. **cham.* **chin.* chinin. coff. colch. con. corall. **croc.* crotal. cupr-ac. diad. dig. **dros.* dulc. electr. °*euphr.* ferr. galv. *graph.* hep. hyos. **ign.* *iod.* ipec. *kal.* kal-chl. *kal-hdr.* kreos. *lach.* led. *lyc.* mags. mags-arc. *magn-c.* magn-m. magn-s. meph. **merc.* merc-d. mosch. mur-ac. natr. *natr-m.* natr-s. **nitr-ac.* n-vom. oph. par. *petr.***phosph.* phos-ac. **puls.* ratanh. rhod. **rhus.* **ruta.* sassap. sec. **sep.* **sil.* spong. stann. **sulf.* sulf-ac. tarax. thui. veratr. zinc.

Lèvres. Ars. °*bry.* carb-an. gins. **ign.* kal. phos-ac. plat.

Bouche. Agar. *alum.* amm. anac. ant. °*arn.* °*ars.* arum. baryt. **bell.* borax. bov. **calc.* canth. °*carb-an.* **carb-veg.* caust. *chin.* °*chinin.* **cist.* con. crotal. croton. euphr. ferr-mg. °*gran.* graph. °*iod.* kal. kal-chl. *lach.* °*led.* lyc. *magn-m.* **merc.* *merc-d.* natr. *natr-m.* nitr. *nitr-ac.* n-mosch. n-vom. oph. *phosph.* *phos-ac.* ran-sc. ruta. sec. *sep.* °*sil.* staph. **sulf.* sulf-ac. °*tereb.* *tong.* **zinc.*

Gencives. Agar. *alum.* amm.

anac. ant. °*ars.* arum. baryt. bell. borax. bov. **calc.* °*carb-an.* **carb-veg.* caust. *cist.* con. crotal. croton. euphr. ferr-mg. °*gran.* graph. °*iod.* kal. *kal-chl.* lach. lyc. *magn-m.* **merc.* *merc-d.* natr. *natr-m.* nitr. °*nitr-ac.* n-mosch. *phosph.* phos-ac. ran-sc. ruta. sep. °*sil.* staph. **sulf.* sulf-ac. °*tereb.* tong. **zinc.*

Anus, hémorrhoïdes. Alum. **amm.* **amm-m.* °*anac.* ant. ars. asar. baryt. borax. calc. caps. *carb-an.* **carb-veg.* cast. **caus.* chinin. coloc. **con.* croc. crotal. *cupr.* *ferr.* graph. hep. ign. *kal.* °*lach.* lam. led. lyc. mags-arc. magn-m. **merc.* mercurial. **merc-c.* mur-ac. *natr-m.* nitr. nitr-ac. **n-vom.* oph. **petr.* **phosph.* plat. prun. *puls.* raph. ratanh. sabad. sabin. °*sassap.* selen. **sep.* sil. stram. **sulf.* tart. thui. val. vip-torv. zinc.

Vagin (par le). **Métrorrhagie.** **Acon.* amm. **bell.* bry. **calc.* **cham.* **chin.* °*chinin.* cin. °*cinnam.* cocc. °*coff.* **croc.* °*diad.* **ferr.* °*hyos.* °*ign.* **ipec.* iod. °*kreos.* °*led.* mags-arc. °*mags-aus.* *merc.* °*natr.* *natr-m.* n-vom. °*plat.* °*puls.* °*rhus.* °*ruta.* **sec.* squill. *stram.* °*sulf.* °*sulf ac.*

Urèthre. Amm. °*arn.* **ars.* °*calc.* **canth.* °*caps.* °*caust.* °*chin.* °*con.* °*cop.* crotal. °*euphorb.* **ipec.* **lyc.* **merc.* mez. °*mill.* murex. °*n-vom.* op. *phosph.* °*puls.* sec. tereb. uv. *zinc.*

MUQUEUSES (MALADIES DES MEMBRANES).

Voy. chap. VI, sect. 2 de la première partie.

MUQUEUSES (SÉCRÉTIONS).

Voy. plus haut, **Écoulements divers.**

ONGLES (SYMPTOMES DES).

En général. *Alum.* amm - m. *ant. *ars. aur. baryt. bell. *borax.* bov. *calc. *caust. chel. chin. cocc. colch. *con.* dig. dros. *graph. hell. * hep. iod. kal. *lach. lyc. mags. mags - arc. *mags-aus. *merc. mosch. mur- ac. *natr m. *nitr-ac. * n-vom. par. petr. phos-ac. plat. *puls. ran. *rhus. ruta. sabad. sec. *sep. *sil. squill. *sulf. sulf-ac. thui.

Bleuâtres. Amm. ° *aur.* carb- veg. chel. * chin. cocc. °dig. dros. lyc. ° natr-m. * n- vom. petr. phos-ac. sassap. °sil.

Brûlement. Alum. calc. *caus.* con. kal. merc. nicc. nitr-ac. vinc.

Cannelés. Sabad. sil.

Cassants. *Alum. calc. ° graph.* merc. sabad. sep. * sil. * squill. ° sulf.

Entrés dans la chair. Colch. * graph. kal. *mags-aus. sil. * sulf. teucr.

(Chute des). Ant. ars. *hell.* *graph. merc. sec. sep. squill. thui.

Contusion (douleur de). Nitr.

Croissance lente. Ant.

Déchirement (douleur de). Amb. baryt. bism. camph. *carb-veg.*

colch. *coloc.* iod. lyc. nitr. ol- an. sulf-ac.

Échardes (douleur comme par des). Bell. *carb-veg.* colch.*hep. *nitr-ac. petr. * sil. *sulf.

Élancement. Amm - m. bell. carb - veg. colch. con. graph. hep. *kal.* lyc. mags-aus. natr-s. nicc. *nitr. nitr-ac.* phos-ac. sep. *sil. sulf.

Endolorissement. *Amm - m. ant.* bell. carb – veg. * caust. *graph. * hep. kal. lyc. mags. * mags - aus. merc. natr-m. nitr- ac. ° n-vom. par. petr. phos-ac. puls. ran. rhod. rhus. sabad. * sep. * sil. squill. stann. *sulf.

Envies. * Calc. lyc. merc. *natr- m. * rhus. sabad. stann. * sulf.

Epaississement. Alum. calc. *graph merc. sabad. sep. *sil. ° sulf.

Excoriation (douleur d'). Alum. graph. hep. kal. mags - aus. merc. mez. natr-m. n-vom. puls. sep. sulf.

Fendillés. * Sil. squill.

Friables. Alum. *graph. merc.* sabad. sep. sil. ° sulf.

Gonflés autour. Natr-m.

Inflammation. Con. hell. kal. lyc. natr-m. phos-ac. teucr.

Jaunes. *Amb. ant. ars. aur.

carb-veg. chel.*con. ign.°merc.
°nitr-ac. °n-vom. phos-ac. *sep.
*sil. spig. °sulf.

Pression. Calc. caust. mags.
mags-aus. sass. sulf.

Prurit. Hep.

Pulsation. Amm-m. con. mags-
aus. sep.

Rabougris. Alum. calc. °graph.
merc. sabad. °sep. °sil. °sulf.

Rougement. Alum.

Rugosité. Sabad. sil.

Saignement. Crotal.

Sale (couleur). Ant. ars. °graph.
mur-ac. °nitr-ac. sil. sulf.

Suppurants. Calc. kal. phos-ac.
sep.

Tachetés. Alum. ars. natr-m.
*nitr-ac. sep. °sil. sulf.

Térébration. Colch.

Tressaillement. Calc. caus.
graph. mags-aus. merc. natr-m.
n-vom. puls. rhus. sil.

Ulcération. °Alum. ant. °ars.
baryt. bell. borax. bov. calc.
caust. con. °crotal. ferr-mg.
°graph. °hep. iod. °kal. *lach.
lyc. mags-aus. *merc. natr-m.
°nitr-ac. petr. phosph. °puls.
°rhus. *sep. *sil. squill. *sulf.
sulf-ac.

Ulcération (douleur d'). *Amm-
m. bell. berb. caus. chin. con.
*graph. hell. *hep. *kal. mags.
mags-aus. *merc. mur-ac. natr-
m. natr-s. nicc. °nitr-ac. n-vom.
ol-an. *puls. ran. °rhus. sep.
sil. *sulf. sulf-ac. thui.

OS ET PÉRIOSTE (SYMPTOMES DES).

En général. Acon. aeth. agar.
alum. *amb. *amm. amm-m.
anac. *ang. anis. *arg. ars.
asa. atham. *aur. *baryt. bell.
berb. bism. borax. bov. *bry.
*calc. canth. caps. carb-an.
*carb-veg. °caus. chel. *chin.
cic. clem. cocc. coff. con. croc.
crotal. *cupr. °daph. diad. dros.
euphorb. euphr. graph. grat.
*guai. ign. indig. *iod. kal.
kreos. °lach. lact. laur. led.
*lyc. mags-arc. magn-c. magn-
m. magn-s. *mang. men. meph.
*merc. merc-c. mez. mur-ac.
natr. natr-m. natr-s. nicc. nitr.
*nitr-ac. oleand. ol-an. par.
*phosph. *phos-ac. plat. plumb.
poth. prun. *puls. ran-sc. raph.
rhod. *rhus. *ruta. sabad. *sabin. samb. sassap. sec. sep.
°sil. spig. spong. stann. *staph.
stront. *sulf. sulf-ac. tax. tereb.
teucr. thui. vinc. zinc. zinc-
ox.

Arthritiques (douleurs). °Asa.
°aur. bell. bry. °calc. °chin.
dig. °hep. °lyc. °merc. °mez.
°puls. °sabin. °staph. °sulf.

Brisure (douleur de). Cocc. cupr.
hep. magn-m. natr-m. puls.
°ruta. samb. sep. veratr.

Brûlement. Ars. asa. bry. carb-
veg. caus. con. euphorb. lyc.
merc. nitr-ac. phosph. phos-ac.
*rhus. *ruta. *sabin. sil. sulf.
tart. zinc.

**Chair comme détachée par
un coup.** Bell. *bry. canth.
dros. electr. *ign. ipec. kreos.
led. mosch. natr. natr. *nitr-
ac. n-vom. ol-an. *rhus. ruta.

stann. staph. * sulf. thui. veratr. zinc.

Contusive (douleur). Ign. ruta.

Coups. Amm. phosph. rhod. sulf-ac.

Crispation (sensation de). Natr.

Déchirement. * Agar. alum. ° amm-m. ang. * arg. arn. ars. asa. ° aur. °baryt. ° bell. berb. bism. bov. bry. cann. * carb-veg. ° caus. cham. chel. * chin. * cocc. coloc. * cycl. °cupr. dig. dulc. graph. hell. ign. iod. kal. lach. lact. laur. ° lyc. ° magn-c. magn-m. mang. meph. merc. mur-ac. natr. natr-m. nicc. ° nitr. nitr-ac. n-vom. °phosph. * phos-ac. puls. ° rhod. ° ruta. sabad.*sabin.sassap. sep.*spig. spong. stann. * staph. stront. teucr. thui. veratr. verb. zinc.

Déviation, courbure. ° Amm. ° asa. °bell. °calc. cic. ferr. hep. ° iod. ° ipec. ° lyc. ° merc. mez. ° nitr-ac. ° phosph. ° phos-ac. ° plumb. *puls. rhod. °rhus. ruta. ° sep. * sil. ° staph. * sulf.

Endolorissement. Acon. agn. ° amb. agar. alum. amm-m. anac. ang. ant. * arg. arn. * ars. * asa. * aur. baryt. bell. bism. bry. °calc. camph. cann. canth. caps. carb-an. carb-veg. caust. cham. chel. * chin. chinin. cic. clem. ° cocc. colch. coloc. ° con. * crotal. * cupr. * cycl. ° daph. dig. dros. dulc. euphorb. * ferr. graph. guai. hell. ° hep. ign. iod. ipec. kal. * kreos. * lach. led. ° lyc. mags. mags-arc. magn-c. magn-m. * mang. *merc. * mez.

* mur-ac. natr. natr-m. * nitr-ac. n-mosch. n-vom. oleand. op. petr. phosph. °phos-ac. plumb. poth. *puls. ran-sc. *rhod. *rhus. ruta. sabad.*sabin. samb. sass. sec. sep. * sil. spig. spong. *staph. stront. * sulf. thui. val. veratr. viol-tr. ° zinc.

Élancement. Acon. aeth. agn. agar. amm. anac. ant. arg. ars. asa. aur. *bell. berb. bry. *calc. canth. carb-veg. *caus. chel. *chin. cocc. colch. *con. daph. *dros. dulc. euphorb. euphr. graph. *hell. iod. kal. *lach. laur. lyc. mags. magn-m. mang. *merc. mez. mur-ac. natr. na-tr-s. nitr. nitr-ac. n-vom. ol-an. par. phell. petr. phosph. phos-ac. prun. *puls. raph. ran-sc. *ruta. sabin. samb. *sass. °sep. sil. spig. staph. stront. sulf. thui. tarax. tax. val. verb. viol-tr. zinc.

Erratiques (douleurs). Lact. sil.

Excoriation. (douleur d'). °Con. graph. hep. ign. merc. °phos-ac. sep.

Fouillement. Asa. calc. carb-an. cocc. diad. dulc. mang. nat-r. rhod. ruta. sep. spig. thui.

Fourmillement. Acon. arn. cham. colch. merc. plat. plumb. puls. rhus. sec. sep. sulf.

Fractures. °Asa. °calc. °ferr. °lyc. °merc. °mag. °nitr-ac. °phosph. °phos-ac. °puls. °ruta. °sep. °sil. °staph. °sulf. °symph. nitr. ac? °ruta. °sil. °sulf.

Froid (sensation de). Ars. °calc. °lyc. sep. sulf. °zinc.

Gonflement. Amb. amm., ant.

carb-an. °*clem.* coloc. con. °*daph.* dig. dulc. °*guai.* hep. iod. °*lach.* led. °*lyc.* **merc.*°*mez.* natr. natr-m. °*nitr-ac.* petr. "*phosph.* °*phos-ac.* °*puls.* rhod. °*rhus.* °*ruta.* sabin. sep. °*sil.* spig. **staph.* °*sulf.* thui. veratr.

— **périoste** (du). *Ant.* **asa.* °*aur.* bell. bry. *chin.* mang. °*merc.* mez. **phos-ac.* puls. rhod. rhus. **rut.* sabin. **sol.* staph.

Grattement. **Asa.* berb. °*chin.* coloc. *phos-ac.* puls. **rhus.* **sabad.* spig.

Incisives. (douleurs). Anac. dig. sabad.

Inflammation. °Acon. °ang. °ars.°*asa.*°*aur.*°*bell.*°bry.°calc. °*chin.* °clem. °con. °cupr. °euphorb. °hep. °iod. °*lach.* °*lyc.* °magn-m. °*mang.* °*merc.* °*mez.* °*nitr-ac.* °*phosph.* °*phos-ac.* °*puls.* rhus. °sep. **sil.* °*staph.* °*sulf.* thui. °veratr.

— **périoste.** Ant. **asa.* aur. °*bell.* °*chin.* led. **merc.* **phos-ac.* puls. rhus. **sil.* staph.

Meurtrissure (douleur. de). Agar. amm-m. ang. asa. aur. baryt. *bell.* bov. **bry.* calc. cann. chin. **cocc.* *dros.* graph. °hep. °*ign.* °*ipec.* led. mags-aus. magn-c. meph. mez. natr-m. **nitr-ac.* n-vom. par. petr. *phosph.* °*puls.* **rhus.* **ruta.* sabad. sabin. sep. **sulf.* thui. val. **veratr.* zinc.

Moelle comme gelée. Ang. lyc.

Nécrose. **Ars.* °*asa.* bell. con. *euphorb.* kreos. *merc.* °*phosph.* *phos-ac.* plumb. °*sabin.* sec. ° *sil.* sulf. °*thui.*

Paralytique(douleur). *Aur.* bell. *chin.* cocc. *crotal.* cycl. *lach.* led. mez. natr-m. n-vom. petr. puls. rhus. sabin. sil. staph. veratr. zinc.

Pression. Alum. amm.*anac.* ang. anis. **arg.* arn. ars. asa. *aur.* **bell.* bism. bry. cann. canth. carb-veg. cham. chel. cocc. *colch.* coloc. con. °*cupr.* **cycl.* °*daph.* dros. *graph.* guai. hell. hep. ign. **kal.* led. mags-arc. mags-aus. *merc.* mez. nitr. n-mosch. n-vom. **oleand.* phosph. *plat.* *puls.* rhod. **rhus.* **sabin.* sil. spong. stan. **staph.* teucr. *thui.* val. *veratr.* viol-tr. zinc.

Prurit. *Cycl.*nitr. *phosph. veratr.*

Pulsation , battement. Asa. berb. °*merc.* mez. nitr. nitr-ac. phosph. rhod. ruta. *sabad.* sep. sil. °*sulf.* thui.

Ramollissement. Amm. * *asa.* °*bell.* **calc.* cic. *ferr.* °*hep.* iod. ipec. **lyc.* **merc.* °*mez.* °*nitr-ac.* petr. °*phosph. phos-ac. puls. ruta.* °*sep.* **sil.* staph. °*sulf.*

Rongement. *Amm — m.* arg. bell. canth. *con.* dros. graph. *lyc. mang. phosph.phos-ac.* puls. °*ruta.* samb. staph. stront.

Roulement. Phos-ac.

Serrement. Ang. asa. *aur.* bell. calc. *euphr.* ign. lact. mez. petr. phos-ac. plat. spig.

Térébration. Anac. ang. asa. aur. **bell.* **calc.* carb-an. dulc. hell. hep. lach. lyc. mang.**merc.* mez. *natr. natr - m.* phosph. phos-ac. °*puls.* ran-sc. rhod. rhus. sabad. sabin. °*sep.* °*sil.* °*spig.* staph. sulf. thui.

Tiraillement. Acon. agar. anac. ang. asa. atham. aur. *baryt.* bry. ** carb-veg. * caust.* *chin.* crotal. cupr. ign. indig. kal. kreos. ** lyc.* mags-arc. mang. men. merc. par. phos-ac. plumb. rhod. *sabin.* samb. seneg. stann. staph. tereb. thui. zinc-ox.

Tressaillement. Anac. ** asa.* aur. bell. °*calc.* caust. °*chin.* clem. colch. lyc. merc. *natr-m.* n-vom. petr. phosph. °*puls.* rhod. rhus. sep. sil. sulf-ac. val.

Ulcération, Carie. ° Ang. ars. ** asa.* aus. bell. bry. *calc.* caps. *chin.* clem. con. cupr. dulc. *euphorb. graph.* guai. °*hep.* iod. *lach.* lyc. ** merc.* ° *mez.* ° natr-m. °*nitr-ac.* op. *petr. phosph.* °*phosph-ac. puls.* rhus. °ruta. °*sabin.* sec. ° *sep.* * *sil.* spong. ° *staph. sulf.* thui.

Périoste. Ant. aur. *bell.* °*chin.* ign. mags. *mags-arc. mags-aus.* merc. °*phosph-ac. puls.* rhus. *ruta. sil.* spig. staph.

Ulcération (douleur d'). Amm. *amm-m.* °*bry.* caus. cic. graph. °ign. mang. natr-m. °*puls. rhus.*

———

Tête, Crâne. *Ant. ang.* **aur.* baryt. *bell.* bry. *calc.* canth. carb-veg. caust. cham. **chin* cocc. cupr. °*daph.* graph. guai. * *hep.* ign. ipec. *lyc.* mang. **merc.* mez. natr. **nitr-ac.* n-vom. *phosph.* phos-ac. puls. rhod. rhus. **ruta.* sabad. sabin. samb. **sep. sil.* spig. staph.

sull. veratr. viol—tr. zinc.

Oreilles (région des). °*Asa.* °*aur.* baryt. °*carb-an.* indig. kal. lach. ° *nitr-ac.* °*puls.* raph. ratanh. * *sil.* * *staph.*

Nez. Ars. * *aur.* corall. hep. indig. laur. * *merc.* natr-m. nitr. thui.

Face. ° *Alum.* asa. * *aur.* * calc. ° *caps.* carb-veg. * *caus.* ° *chel.* * *chin.* * *cist.* colch. °con. °*dros.* * *hep.* **mez.* **natr-m.* * *nitr-ac.* n-mosch. * *phosph.* ruta. samb. ° *sil.* * *spig.* * *staph.*

Mâchoire inférieure. ° *Cist.* merc. ° *sil.*

Palais. ° *Aur.* **merc.*

Bassin. °Aur.

Sternum. Con.

Vertébrales. °*Calc.* °*lyc.* °*puls.* °*rhus.* ° *sil.* °staph. **sulf.*

Bras. Acon. anac. °*ang.* baryt. *bell. calc. indig.* iod. lact. °*lyc.* meph. merc. *natr. natr-m.* natr-s. nicc. *nitr-ac.* plumb. raph. ° *rhus.* ruta. * *sil.* staph. °*sulf.* tereb. *thui.*

Coude. ° Amb. °lyc. phosph.

Avant-Bras. Natr-m. plumb. spig. spong.

Mains. Aeth. agar. anac. anis. arg. asa. atham. *aur.* bell. *berb.* bism. carb-an. **carb-veg.* caust. *chel. chin.* euphr. ign. iod. kal. lach. lact. laur. led. magn-c. magn-m. *mang. merc.* mez. natr. natr-s. nitr. ol-an. par. *phosph.* phos-ac. ran-sc. rhod. *sabin.* samb. sass. *spig. stann.* staph. sulf. sulf-ac. tax. *teucr.* zinc.

Doigts. Crotal. daph.

Hanche. *Berb.* calc. caust. cic. kal. *kreos.* magn - c. natr - s. *oleand. ruta.*

Fémur. Aur. baryt. berb. borax. *canth.* carb-an. chin. cocc. coff. euphorb. graph. guai. *indig.* lach. lyc. magn-c. magn-s. men. mez. mur-ac. *puls. ruta.* sep. sil. sulf. zinc.

Genou. Bov. carb-an. carb-veg. grat. indig. magn-c. phosph. prun. rhod. stann. zinc.

Jambes. Amm. ang. asa. *baryt. berb.* bry. ** caus. chin.* croc. crotal. dros. graph. ign. indig.

kal. * *lach.* lyc. magn-m. nitr. nitr-ac. poth. puls. °*sil. thui.* zinc.

Tibia. Ang. *berb.* * *lach.* lyc. magn. * *sil. thui.*

Péroné. Berb. crotal.

Pieds. Acon. agar. *alum.* ars. *asa. aur.* bell. bism. *carb-veg. chin.* cocc. *cupr.* lach. ° *merc.* nitr-ac. plat. *ruta. sabin.* spig. stann. *staph.* teucr. veratr. zinc. zinc-ox.

Calcanéum. Berb. caps. coloc. crotal. diad. ign.

Orteils. Mez. sep.

POUX.

Voy. **Cuir chevelu.**

PUS.

Voy. **Suppurations.**

SANG.

Voy. **Hémorrhagies.**

SUPPURATIONS ET PUS.

(Comparez : **Ulcères.**)

En général. Acon. amb. amm. anac. ang. ant. arg. * *arn.* * *ars.* °*asa.* ° *aur.* baryt. bar-m. * *bell.* bov. bry. * *calc.* ° *canth.* caps. carb-an. * *carb-veg.* caust. * *cham.* chel. *chin.* cic. °*cist.* clem. cocc. *con.* croc. crotal. dros. * *dulc. graph.* hell. * *hep.* hyos. ign. ipec. *kal.* kal–chl. kreos. * *lach.* * *lyc.* mags. * *mang.* * *merc.* mez. mur-ac. natr. natr-m. nitr. * *nitr-ac.* n-vom. petr. * *phosph.* phos-ac. plumb. * *puls.* ran. ran-sc. * *rhus.* ruta. sabad. sabin. sassap. sec. selen. sep. * *sil.* spig. spong.

squill. ° *staph.* * *sulf.* sulf-ac. tart. thui. viol - tr. vip - torv. zinc.

Arrêtées. Acon. ars. baryt. *bell.* bov. bry. °*calc.* carb-veg. caust. chin. cic. clem. coff. *cupr.* dros. *dulc.* graph. ° *hep.* hyos. ign. ipec. °*lach.* led. lyc. kreos. magn-c. ° *merc.* n-vom. petr. phosph. *plat.* plumb. puls. rhus. sassap. *sep.* ° *sil.* spong. staph. *sulf. veratr.*

Bénignes. * *Calc.* * *cham.* ° *hep.* * *lach.* * *merc.* * *puls.* * *sil.* °*sulf.*

Copieuses. Acon. arg. °*ars.* °*asa.*

bry. °*calc.* canth. chin. cin. graph. iod. kal. kreos. lyc. mang. °*merc.* mez. natr. *phosph.* phos-ac. **puls.* °rhus. ruta. sabin. **ssp.* °*sel.* staph. sulf. thui.

Malignes. ° *Ars.* °*asa.* ° *calc.* °*cham.* °*hep.* °*lach.* ° *merc.* °*phosph.* °rhus. °*sil.* °sulf. vip-torv.

Opiniâtres. °*Calc.* °*cham.* °*hep.* ° *lach.* °*mang.* ° *merc.* °*phosph.* °*sil.* °*sulf.*

Acides. Calc. graph. * *hep.* kal. *merc.* natr. sep. sulf.

Aqueuses. * *Ars.* * *asa.* calc. *carb-veg.* * *caust.* clem. con. dros. *graph.* iod. kal. lach. *lyc.* **merc.* *nitr-ac.* n-vom. plumb. puls. *ran. ran-sc. rhus.* ruta. *sil. squill. staph.* sulf. thui.

Blanches. Amm. ars. *calc.* carb-veg. hell. lyc. natr-m. puls. sep. sil. sulf.

Brunâtres. Anac. ars. bry. calc. carb-veg. con. puls. rhus. *sil.*

Corrosives, âcres. Amm. anac. **ars.* bell. calc. *carb-veg.***caust.* cham. chel. clem. con. cupr. graph. *hep.* ign. iod. kreos. lach. *lyc.* **merc.* mez. natr. natr-m. *nitr-ac.* n-vom. petr. phosph. plumb. puls. *ran.* ran-sc. **rhus.* ruta. **sep.* **sil.* spig. squill. staph. sulf. sulf-ac. zinc.

Fétides. *Amm.* * *ars.* °*asa.* aur. bar-m. bell. bov. bry. *calc.* caust. **carb-veg.* chel. *chin.* chinin. cic. con. cycl. *graph.* * *hep.* *kreos.* *lach. *lyc.* mang. *merc.* mez. mur-ac. natr. nitr-

ac. n-mosch. n-vom. *phos.* **phos-ac.* plumb. puls. *rhus.* ruta. sabin. sec. *sep.* * *sil.* staph. **sulf.* sulf-ac. thui. vip-red.

Fromage fort (ayant l'odeur du). Calc. * *hep.* merc. sulf.

Gélatineuses. Arg. arn. baryt. *cham.* ferr. *merc.* sep. *sil.*

Grisâtres. Amb. *ars.* carb-an. **caust.* chin. lyc *merc.* phos-ac. sep. *sil.* thui.

Jaunes. Acon. amb. amm. anac. ang. arg. *ars.* aur. bov. * *bry.* **calc.* caps. * *carb-veg.* * *caus.* * *cic.* °*clem.* con. croc. dulc. graph. * *hep.* iod. °*kreos.* lyc. magn-c. mang. * *merc.* natr. natr-m. nitr. *nitr-ac.* n-vom. °*phosph.* **puls.* *rhus.* ° *ruta.* sec. selen. **sep.* * *sil.* spig. * *staph.* **sulf.* sulf-ac. thui. viol-tr.

Noir (teignant en). Bry. chin. lyc. °*sulf.*

Rouge pâle. Dulc.

Putrides. °*Ars.* °*chel.* **merc.* mur-ac. °*puls.* °*sil.* °*stann.*

Sanguinolentes. Arg. arn. **ars.* * *asa.* bell. *carb-veg.* caus. con. croc. dros. * *hep.* hyos. iod. kal. kreos. lach. *lyc.* mags. **merc.* mez. natr-m. *nitr-ac.* phosph. phos-ac. *puls.* rhus. ruta. sabin. sec. sep. *sil.* sulf-ac. tart. zinc.

Saumure (sentant la). Graph.

Salées. *Amb.* *ars.* baryt. calc. chin. *graph.* * *lyc.* magn-c. magn-m. merc. **natr.* petr. °*phosph.* *puls.* **sep.* *sil.* stann. staph. sulf. zinc.

Sanieuses. *Amm.* **ars.* °*asa.* aur. bar-m. *bell.* bov. *calc.*

carb-veg. °*caus.* **chin.* °chinin. °*clem.* con. dros. graph. hep. kal. °*kreos.* °*lach.* °*lyc.* mang. **merc. mercurial.* mur-ac. **nitr-ac.* n-vom. *phosph.* phos-ac. plumb. ran. **ran-sc.* **rhus.* °*sang.* sec. sep. **sil.* squill. °*staph.* *sulf.* tart. vip-red. vip-torv.

Séreuses. Ars. **asa.* carb-veg. **caus.* dros. iod. kal. *lyc.* **merc. nitr-ac.* plumb. puls. *ran.* ran-sc. *rhus.* ruta. **sil.* staph. **sulf.* thui.

Suif (semblable au). **Merc.*

Verdâtres. Ars. °*asa. aur.* brom. carb-veg. °*caus.* kreos. **merc.* natr. n-vom. phosph. °*puls.* **rhus.* sep. sil. staph.

Visqueuses. Ars. asa. °*bov.* cham. °*con.* merc. mez. *phosph.* phos-ac. *sep.* sil. sulf.

——

Yeux. Bell. bry. **caus.* °*euphr.* graph. kal. °*kreos.* °*nitr-ac.* plat. plumb.

Angles des yeux. Cham. cin. graph. n-vom. puls. staph.

Oreilles. Alum. amm. °*asa.* °*aur.* bell. *borax.* °*bov.* °*calc.* °*carb-veg.* caust. °*cist.* °*graph.* **hep.* kal. lyc. **merc.* petr. **puls.* °*rhus.* sep. **sulf.* zinc.

Nez. °*Alum.* arg-n. °*asa.* °*aur.* °*aur-m.* cic. cin. °*con.* **lach.* **merc.* °*petr. puls.* sulf.

Lèvres. Bry. **merc.* phos-ac. staph.

Bouche. Amm. baryt. **bell.* berb. canth. °*caus.* °*gran.* °*ign.* °*lach.* lyc. **merc.* °*natr-m.* nicc. sep. **sulf.* sulf-ac.

Amygdales. Baryt. **bell.* berb. °*gran.* °*ign.* °*lach.* merc. nicc. °*sep.*

Gencives. Canth. °*caus.* lach. lyc. °*natr-m.* sulf. sulf-ac.

Langue. Canth.

Anus. Lach. sulf.

Parties génitales. Caps. con. merc. sass. sep.

Gland et prépuce. Cinn. **merc.* mez. sep. cann. lyc. natr-m. nitr-ac. staph. *thui.*

Urèthre. °*Agn.* °bar-m. **cann.* **canth.* caps. chel. con. °cop. galv. ipec. °*lach.* lam. **merc. mercurial.* °natr-m. nitr-ac. n-vom. °*petr.* phos-ac. **puls.* ratan. sass. sabin. °*tereb.* **thui.*

Mamelles. °*Hep.* °*merc.* °*phosph.* °*sil.*

Glandes axillaires. °*Calc.* coloc. *hep.* petr. sep. °*sil.*

Cou. °Cist. hyos. °ipec.

Lombes. °*Sil.* °*staph.*

Nuque. °Sil.

Mains. Eugen.

Doigts. Borax. **mang.* n-vom.

Mollets. Chin.

Talons. Borax.

Doigts. Lach.

Os. °*Ang.* ars. °*asa.* °*aur.* bell. bry. calc. caps. chin. clem. con. cupr. euphorb. graph. guai. °*hep.* iod. °*lach.* °*lyc.* **merc.* °*mez.* °*natr-m.* °*nitr-ac.* op. petr. phosph. phos-ac. puls. rhus. °*ruta.* °*sabin.* sec. sep. °*sil.* spong. °*staph.* °*sulf.* thui.

—— **périoste.** Ant. aur. *bell.* °*chin.* ign. mags. *mags-arc. mags-aus.* merc. °*phos-ac.* °*puls.* rhus. ant. sil. spig. staph.

Glandes. °*Aur.* bar-m. **bell.* *calc. canth. °*cist.* coloc. *dulc.* *hep. hyos. ign. kreos. *lach. lyc.* *merc. *nitr-ac. petr. ° *phosph.* sassap. *sep. sil.* squill. **sulf.* | canth. bell. borax. bov. *calc.* caus. con. °*crotal.* ferr–meg. ° *graph.* *hep. iod. °*kal. lach.* lyc. mags-aus. *merc. natr-m. °*nitr-ac.* petr. *phosph.* °*puls.* °*rhus.* *sep. sil. squill. **sulf.* sulf-ac.

Ongles. °*Alum.* °ant. °*ars. baryt.* | sil. squill. **sulf.* sulf-ac.

VAISSEAUX SANGUINS (SYMPTOMES DES).

En général. ** Acon.* alum. ** amm.* ang. ** arn. * ars. baryt. * bell. bry. * calc.* camph. carb-an. ** carb-veg. * caus.* chel. *chin.* cic. coloc. con. *croc.* cycl. ferr. ** graph.* hyos. lac. lyc. mags. mags-aus. *men,* mosch. ** mur-ac.* natr-m. nitr. **n-vom.* oleand. op. ** phosph.* phos-ac. ** puls.* rhod. *rhus.* sassap. **sep. * sil.* spig. spong. staph. stront. ** sulf.* thui. zinc.

Anévrysmes. ° *Carb-veg.* ° lyc. ° *lach.* ° puls. spig.

Bleuâtres. *Carb-veg. * mur-ac.*

Chatouillement. Carb-veg.

Cuisson. Grat. tart.

Déchirantes (douleurs). Sulf-ac.

Douloureux. ** Caus.* coloc.

Endurcis. °*Sep.*

Enflammés. ** Arn. *ars.* calc. °*cham.* kal. kreos. lyc. n-vom. ° *puls.* ° *sil.* °*spig. * sulf.* thui. zinc.

Excoriation (douleur d'). Amm. ang. baryt. *caus.* graph. grat. (hep.) ign. *kal.* mags-arc. merc. mur-ac. natr-m. nitr. n-vom. *phosph. puls.* rhus. sil. *sulf.* sulf-ac.

Formication. Ant. kal.

Hémorrhoïdes. *Alum.* amb. amm. amm-m. anac. ang. ** ant.* arn. ** ars.* baryt. bell. ;** calc.*

** caps. carb-an. * carb-veg.* caus. cham. chin. coloc. cupr. euphr. ferr. ** graph.* grat. hell. hep. hyos. *ign. kal.* lacb. *led. lyc.* mags. mags-aus. magn-c. *merc. * mur-ac. natr-m.* nitr-ac. ** n-vom.* petr. ** phosph.* phos-ac. plat. plumb. ** puls.* ran. rhod. rhus. sabin. ** sep.* sil. spig. stann. staph. stram. stront. ** sulf. sulf-ac.* tart. veratr. zinc.

Incisives (douleurs). Carb-an. plat.

Lancinantes (douleurs). Alum. ars. baryt. *caus.* graph. grat. kal. merc. natr-m. *nitr.* n-vom. phosph. puls. *sil.* sulf. sulf-ac.

Pression. Ign. phosph.

Prurit. Berb. bruc. *caps.* carb-veg. caust. graph. lach. mags. mags-aus. n-vom. plumb. puls. sep. sil. ** sulf.* sulf-ac. tart.

Réseaux vasculaires. *Berb.* °*carb-veg.* °*caust.* lyc. plat. °*thui.*

Rouges, injectés. **Acon.* aeth. ** amb.* amm. °*ars. * bell.* bruc. electr. eugen. kal. °*lach.* laur. meph. **merc.* phosph. °phos-ac. spig. **sulf.*

Saignants. Acon. amm. bell. ** calc.* cham. chin. cupr. electr. ferr. galv. hyos. kal. magn-arct. °*men.* nitr-ac. **phosph. *puls.* sep. stram. ** sulf.*

Serrement. Graph.

Suintement. Alum. amm. baryt. caus. natr-m. sep. sulf. sulf-ac.

Tension. Graph.

Ulcération. °*Ars*. °*cham*. kreos. °*lach*. °*lyc*. °*puls*. °*sil*. sulf. tart.

Varices. *Amb*. arn. **ars*. berb. calc. °*carb-veg*. caus. coloc. °*ferr*. °*graph*. °*kreos*. °*lach*. °*lyc*. °*mags-aus*. magn-c. *natr-m*. n-vom. °*puls*. *spig*. sil. *sulf*. sulf-ac. °*tart*. thui. °*zinc*.

Veines injectées. **Acon*. aeth. **amb*. amm. °*ars*. **bell*. bruc. electr. eugen. *kal*. °*lach*. laur. meph. **merc*. phosph. °*phos-ac*. spig. **sulf*.

Veines proéminentes. Acon. alum. **amm*. **arn*. ars. *baryt*. *bell*. bry. calc. camph. chel. **chin*. cic. coloc. con. *croc*. cycl. *ferr*. graph. hyos. lach. lyc. mags-arc. mags-aus. men. mosch. natr-m. n-vom. oleand. op. *phosph*. phos-ac. *puls*. rhod. rhus. sassap. sep. sil. spig. spong. staph. stront. *sulf*. *thui*. zinc.

Yeux. * *Acon*. aeth. * *amb*. amm. °*ars*. **bell*. bruc. electr. eugen. *kal*. °*lach*. laur. meph. **merc*. phosph. °*phos-ac*. spig. **sulf*.

———

Cou. Bell. thui.

Anus. Acon. °*aloë*. *alum*. amb. **amm*. °*anac*. ang. *ant*. arn. ars. baryt. bell. *berb*. bruc. **calc*. caps. *carb-an*. carb-veg. *caus*. cham. chin. chinin. coloc. cupr. electr. ferr. **graph*. grat. hell. **ign*. **kal*. °*lach*. lact. lyc. mags. mags-aus. magn-c. magn-m. **mur-ac*. **natr-m*. nitr. *nitr-ac*. **n-vom*. **phosph*. plat. °*plumb*. **puls*. ran. rhus. **sabin*. **sep*. sil. stram. stront. **sulf*. sulf-ac. *tart*. therid. thui. veratr. zinc.

Parties génitales. °*Calc*. °*lyc*. °n-vom. zinc.

Cuisses. *Calc*. zinc.

Jambes. **Caust*. coloc. ferr. graph. puls. sulf. °*zinc*.

Genou. °*Carb-veg*.

Pieds. Sulf.

FIN.

TABLE ALPHABÉTIQUE

DES MATIÈRES

POUVANT SERVIR DE VOCABULAIRE

DES DIVERS TERMES EMPLOYÉS POUR DÉSIGNER LES MÊMES DERMATOSES.

———

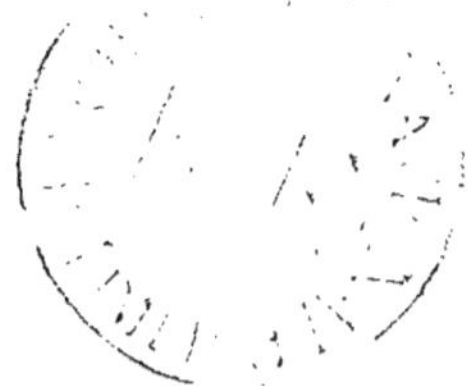

FIN DE LA TABLE.